中华中医药学会肺系病分会组织编写

医道薪传 仁心永续

中医肺系病专家从医之路与诊疗经验集萃

主编 张洪春 王成祥

全国百佳图书出版单位
中国中医药出版社
·北京·

图书在版编目（CIP）数据

医道薪传，仁心永续：中医肺系病专家从医之路与诊疗经验集萃 / 中华中医药学会肺系病分会组织编写；张洪春，王成祥主编 . -- 北京：中国中医药出版社，2025.5

ISBN 978-7-5132-9354-9

Ⅰ. R256.1

中国国家版本馆 CIP 数据核字第 202530PH69 号

中国中医药出版社出版

北京经济技术开发区科创十三街 31 号院二区 8 号楼

邮政编码 100176

传真 010-64405721

河北品睿印刷有限公司印刷

各地新华书店经销

开本 889 × 1194 1/16 印张 32 字数 735 千字

2025 年 5 月第 1 版 2025 年 5 月第 1 次印刷

书号 ISBN 978 – 7 – 5132 – 9354 – 9

定价 188.00 元

网址 www.cptcm.com

服务热线 010-64405510

购书热线 010-89535836

维权打假 010-64405753

微信服务号 zgzyycbs

微商城网址 https://kdt.im/LIdUGr

官方微博 http://e.weibo.com/cptcm

天猫旗舰店网址 https://zgzyycbs.tmall.com

如有印装质量问题请与本社出版部联系（010-64405510）

《医道薪传，仁心永续》
编委会

主编 张洪春　中日友好医院
　　　王成祥　北京中医药大学第三附属医院

编委（按姓氏笔画排序）

王　真　浙江省中医院
冯淬灵　北京大学人民医院
吕晓东　辽宁中医药大学
朱　佳　江苏省中医院
刘良徛　江西省中医院
许银姬　广东省中医院
孙增涛　天津中医药大学
李风森　新疆医科大学附属中医医院
李泽庚　安徽中医药大学
李建生　河南中医药大学第一附属医院
李素云　河南中医药大学第一附属医院
杨　毅　湖北省中医院
杨道文　中日友好医院
吴登山　解放军 305 医院
张　伟　山东省中医院
张念志　安徽中医药大学第一附属医院
张惠勇　上海中医药大学附属龙华医院
苗　青　中国中医科学院西苑医院
林　琳　广东省中医院
封继宏　天津中医药大学第二附属医院
鹿振辉　上海中医药大学附属龙华医院
蔡宛如　浙江中医药大学第二附属医院

协编 邹　浩　北京中医药大学
　　　刘　剑　中日友好医院
　　　于会勇　北京中医药大学第三附属医院

序　言

中医之道，博大精深，承载着中华民族数千年的健康智慧与生命哲学，源远流长。中华中医药学会肺系病分会的成立与发展，肩负着促进中医药防治肺系病学术交流、培育英才的重任。学术的繁荣是中医药事业蓬勃发展的基石，人才的培养与经验的传承，使这一基石得到了稳固的根基。因此，中华中医药学会肺系病分会组织编撰《中医肺系病专家从医之路与诊疗经验集萃（第一辑）》，这不仅是一次对过往成就的总结与致敬，更是一次对未来希望的播撒与传续。

回首往昔，中华中医药学会肺系病分会的每一步成长，都凝聚着多位业内专家的心血与智慧。他们用行动诠释了“传承”的深远意义，用医术书写了“精诚”的壮丽篇章。在这本书中，汇聚了分会众多知名专家的从医经历与诊疗经验，他们不仅是学术的领航者，更是后辈们学习的榜样。通过他们的讲述，后学得以窥见中医肺系病学领域的广阔天地，感受着他们对学术的热爱与执着，对后学的关爱与期望。这些宝贵的经验，是中医药事业薪火相传的宝贵财富，是激励后学不断前行的精神灯塔，更是推动中医药学术发展与创新的不竭动力。

在“从医之路”中，专家、学者们回顾了自己的学医初心、求索之路、工作经历及疫情防控的难忘经历。他们用自己的故事，为我们描绘了生动的中医成长画卷，让大家看到了中医人在面对挑战时的坚韧与智慧，在面对患者时的仁爱与担当。这不仅是对各位专家个人成长历程的珍贵记录，更是对中医药学术传承与发展的一次总结与前瞻。他们的成功告诉大家，每一位中医人的成长，都离不开前辈的指引与同行的帮助，都离不开对学术的热爱与对患者的关爱。这些故事，激励着后学们积极寻求名师指导，不断汲取前辈智慧，勇攀医学高峰。

“临证经验”部分，是本书的核心与精髓。专家、学者们以丰富的临床经验和深刻的思考感悟，对流行性感冒、哮喘、慢性咳嗽、支气管扩张症、慢性支气管炎、肺结节、慢性阻塞性肺疾病等常见及重大肺系疾病进行了深入剖析与阐述。书中不仅介绍了每种疾病的病因病机、辨证施治方法，还分享了许多临床案例，让大家得以直观感受中医药在肺系疾病治疗中的独特优势与显著疗效。这些经验是专家、学者们多年临床实践的结晶，是中医肺系病学领域的宝贵财富，更是后学们传承与创新的重要基础，为后学们在传承的基础上创新、在前人的基础上奋进指明了方向。

“科研探索”部分，展示了专家、学者们在临床研究与基础研究领域的深厚造诣与卓越贡献。他们以解决临床问题为导向，以推动学科发展为目标，开展了大量深入、细致的研究工作。无论是临床研究中的实践创新，还是基础研究中的理论探索，他们都取得了丰硕的成果。这些成果不仅丰富了中医药肺系病学的理论体系，更为中医药的临床应用提供了科学依据，为中医肺系病学科的传承、创新、发展，奠定了坚实的根基。

培养与鼓励后学之才，传承与发扬前辈们的宝贵经验，对于中医药事业的繁荣与发展意义重大。青年中医是中医药事业的未来与希望，希望大家能够珍惜前辈们的宝贵经验，积极学习，勇于实践，不断提升自己的综合素质与专业技能。同时，青年中医也要保持对学术的探索之心、对患者的仁爱之心，努力成为既有深厚理论功底，又有丰富临床经验的优秀中医人。青年中医要敢于质疑，勇于创新，在传承中寻求突破，在创新中推动发展，为中医药事业的繁荣与发展贡献自己的力量。

最后，感谢所有参与本书编撰的专家、学者，他们的辛勤付出与无私奉献让这本书得以面世，成为展示中医肺系病学领域学术发展的一份珍贵献礼。期待《中医肺系病专家从医之路与诊疗经验集萃（第一辑）》的出版，能够激励更多的中医人，特别是青年一代，继承和发扬中医药的优良传统，不断探索创新，在传承中奋进，在前行中超越，为人类的健康事业贡献更多的中医智慧与力量。让我们携手并进，共同书写中医药事业更加辉煌的篇章，让中医药之光照亮更多人的生命之路！

国医大师　晁恩祥

晁恩祥

2024 年 12 月

编写说明

在中华中医药学会的正确指导下，肺系病分会始终致力于推动中医药在肺系病领域的学术交流、医疗水平的提升及行业规范的建设。自 2011 年分会成立以来，共组织召开 11 次全国中医肺系病学术交流大会，制定了 6 项行业诊断标准、5 项专家共识、5 项临床实践指南。近年来，分会培养和造就了一大批中医肺系病领域的知名专家和学科骨干，包括全国名中医 1 人、国家"万人计划"科技创新领军人才 1 人、长江学者 1 人、岐黄学者首席科学家 1 人、岐黄学者 3 人、青年岐黄学者 1 人、省级名中医 15 人等。他们在临床、科研、教学等方面均取得了显著的工作业绩，为中医药事业的传承与创新发展注入了活力与动能。

为了更好地整理和传承中医肺系病专家的宝贵经验，推动中医药事业的繁荣发展，中华中医药学会肺系病分会决定组织编撰《中医肺系病专家从医之路与诊疗经验集萃（第一辑）》。本书旨在通过系统整理，呈现肺系病分会第一、二、三届共计 24 位中医肺系病专家的从医历程、诊疗经验和学术思想，为中医肺系病领域的研究者、从业者提供一份珍贵而丰富的学习资源。

本书的编写主旨：第一，整理中医肺系病专家的从医之路和诊疗经验，弘扬中医药在肺系病领域的诊疗精髓。第二，为青年中医提供学习榜样，提供实践参考，启迪后学锐意进取，创新发展，推动中医药事业的薪火相传与繁荣发展。第三，传播中医肺系病专家的学术思想，促进学术交流，推动中医药事业的发展。

本书内容丰富，涵盖中医肺系病专家的从医之路、临证经验和科研探索等多个方面，具有极高的学术价值和实用价值。本书适合肺系病工作者深入研读，可作为临床实践的指导手册和学术研究的参考宝典。此外，本书也适用于医学院校师生阅读，可作为学习中医肺系病学理论、掌握临床诊疗技能的辅助材料。

在本书编写的过程中，我们得到了 24 位中医肺系病专家学者的鼎力支持。他们不顾工作繁忙，倾注心血，精心撰写文章，无私分享自己的从医历程和诊疗经验。这些文章语言简明扼要、通顺流畅，情感真挚动人，充分展现了专家们对中医药事业的深厚热爱和执着追求。在此，我们向所有参与本书编写的专家学者、工作人员及支持单位表示最诚挚的感谢和崇高的敬意！

尽管我们在编写过程中力求严谨、准确、全面，但由于时间和水平的限制，本书难免存在不足之处。我们衷心希望广大同道和读者在阅读过程中能够提出宝贵意见和建议。

《医道薪传，仁心永续》编委会

2025 年 2 月

中华中医药学会肺系病分会换届改选暨第二十次全国肺系病学术交流会
北京 2016.12.10

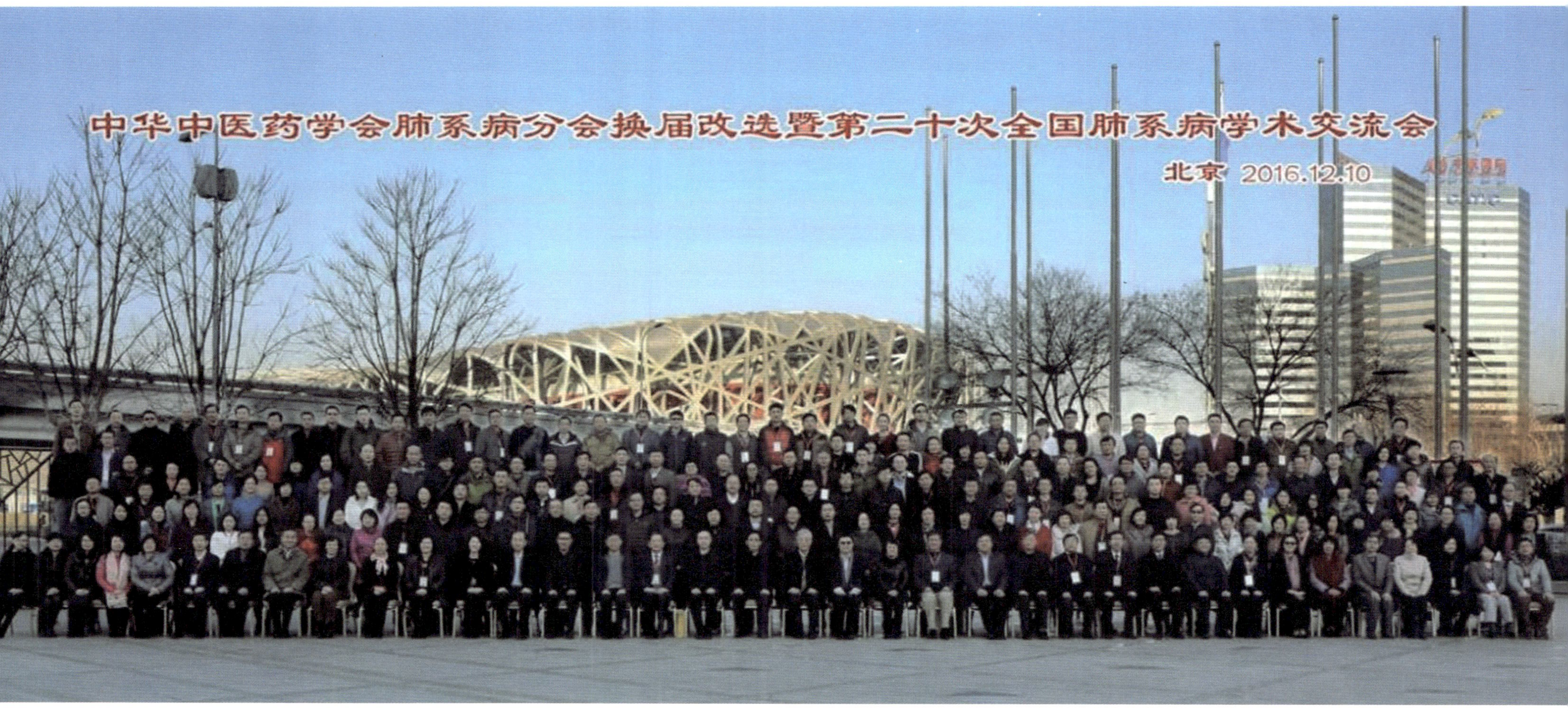

中华中医药学会肺系病分会第二届委员会合影

中华中医药学会肺系病分会第 25 次学术交流会暨肺系病分会换届选举会议
2023.4.22 北京

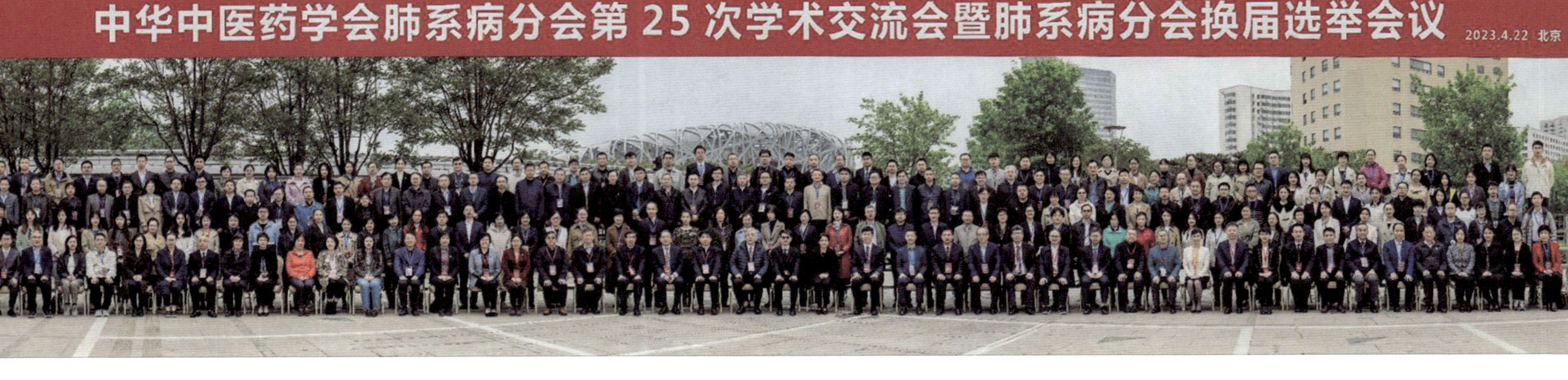

中华中医药学会肺系病分会第三届委员会合影

目　录

王成祥

医学博士，教授，博士研究生导师

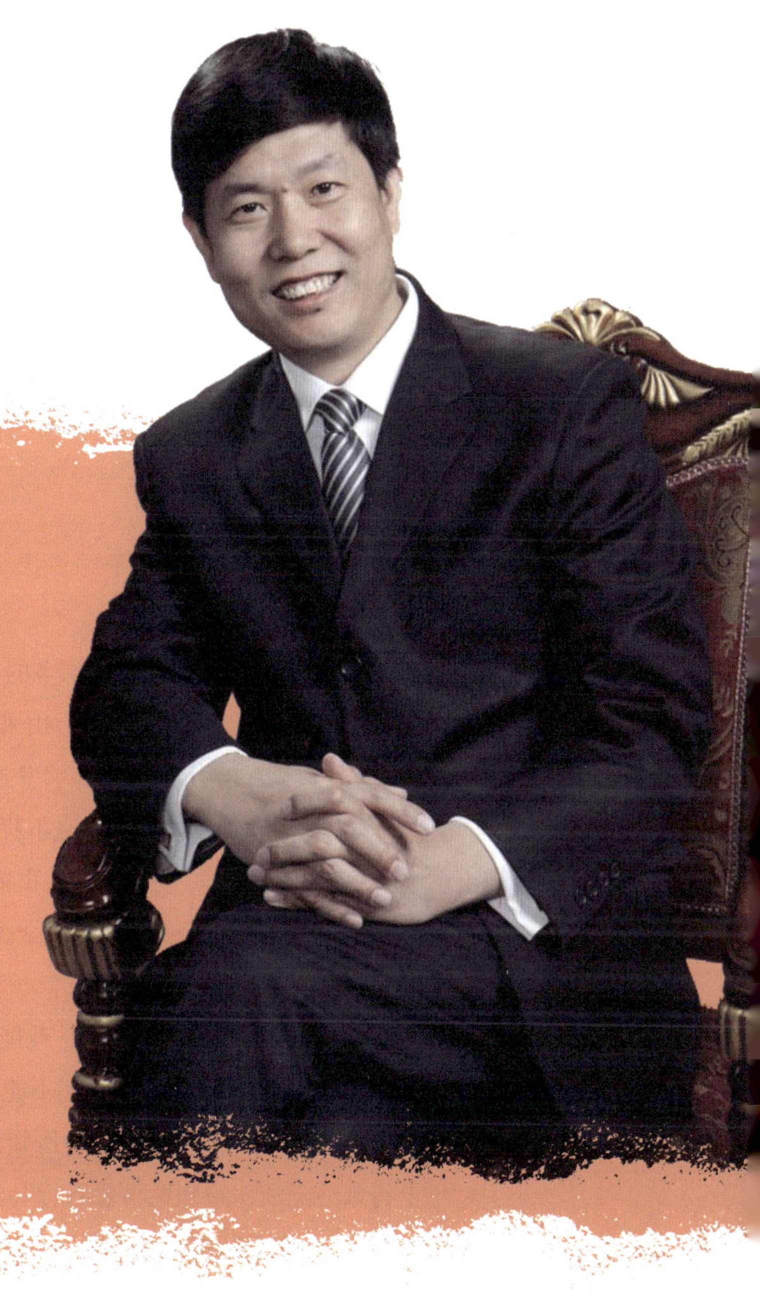

享受国务院政府特殊津贴专家，首都名中医。中华中医药学会肺系病分会主任委员，中国中药协会呼吸病药物研究专业委员会副主任委员，世界中医药学会联合会呼吸病专业委员会副会长，国家中医药管理局重点专科（中医肺病科）负责人，北京中医药大学学术委员会委员，北京中医药大学第三附属医院原院长，全国老中医药专家学术经验继承工作指导老师。《现代中医临床》期刊副主编，《北京中医药》期刊第五届编辑委员会京内外“1+1”首席编委组成员。其主持国家级课题5项、部局级课题10项，参与省部级课题12项；发表论文100余篇，获各级专业成果奖7项，参与编写著作6部；获国家发明专利5项。培养博士、硕士研究生及带徒共80余名。

济世悬壶，时光中沉淀的杏林情怀

一、从医之路

（一）医者初心

我出生在山东省日照市五莲县户部乡的一个美丽山村，这里是清代疫病大家刘奎的故里。早在孩提时代，我就受父亲的熏陶，上山采药，练习针灸，与中医药结下了不解之缘。耳濡目染，环境熏陶，不断指引着我将继承发扬中医药事业作为今后的人生发展方向。1981年参加高考，自己在填报高考志愿时，毫不犹豫地选择了中医学专业，并顺利被山东中医学院（现山东中医药大学）录取。读书期间，我精心研习，如饥似渴地学习中医药知识，系统研读《黄帝内经》（简称《内经》）《伤寒论》《金匮要略》等经典著作，这些中医经典理论使我终身受益。

由于自幼受到中医药知识的熏陶，我能很快地接纳新学到的中医专业知识，但当时年纪尚小，对于有些深奥抽象的中医理论还不能够完全理解，在学习上也会经常遇到困惑。因此，我经常向老师和同学们请教，加强对中医知识的背诵记忆，以逐步积累和丰富中医内容。

“纸上得来终觉浅，绝知此事要躬行”。中医理论要运用于临床实践才能发挥其价值，并且在临床实践中才能不断提高中医水平。在理论学习方面不断进步的同时，我也急切地期待运用已学的中医知识为患者诊病。那时，我们学生都想早点进行临床实践，在实践中互相交流诊病体会，探讨疑难病的机制，共同学习进步。当自己运用中医知识缓解了患者临床症状，验证了自己的临床效果时，一股自豪感便油然而生。学习过程中的汗水与苦闷在此刻都烟消云散，渐渐地中医药便在心中扎下了根。

（二）医道求索

1986年从山东中医学院毕业后，我回到家乡五莲县人民医院中医科工作，成为了一名临床医师。我在临床工作两年，发现了自己有很多不足，觉得应该继续深造，于是1988年我考取北京中医药大学东直门医院第一届“临床技能型”硕士研究生，成为时任院长杜怀棠的首位弟子，中医名家周平安、姜良铎则是我的临床指导老师。

由于杜怀棠师从秦伯未、董建华等名家，且以外感热病、老年病、肺系病为主要研究方向，故而自己也将肺系病确定为研究方向。从古至今很多外感性疾病，首先是通过口鼻或者皮毛传到肺系，进而引起肺功能的失常，所以肺系病是一个非常广阔的领域。当时东直门医院“临床技能型”硕士研究生的培养创新之处就在于由王永炎、吕仁和等名家讲授临床专题课程。我印象最深的是当时王永炎老师提到可以通过听咳嗽的声音，辨别肺系疾病的种类与证型，近些年来，闻声辨咳成为我指导临床研究生做的课题之一，这种创新课程启发了我的创新思维。20 世纪 70 年代，我的家乡暴发流行性腮腺炎，病情严重且传染性强，当地老中医用名为白头翁的毛茛科植物放入沸水中与鸡蛋一同熬煮，用之治疗和预防腮腺炎的效果非常好。攻读研究生期间，我参与导师杜怀棠的课题时想到了这一单方，并创新性地研制了白头翁注射液，以用于治疗病毒性疾病和肺部感染，非常有效。努力不一定会成功，但是不努力则一定不会成功。当你彻底想明白生活的本质，再进入生活时就会知道该怎么通过自己的努力，让生活变得更好。临渊羡鱼，不如退而结网。只有努力了，人生才会有价值。不断地学习深造给我的职业生涯带来了变化和希望，攻读硕士和博士学位期间，我分别以老年性肺炎和病毒性肺炎作为自己的研究课题，毕业后便留在北京中医药大学东直门医院工作。

2003 年“非典”期间，由于在病毒科研方面与许多中国农工民主党（简称农工党）的医学科研专家接触，我加入了农工党，之后积极自学统战理论知识，不断提升自身的政治把握能力、组织协调能力、参政议政能力、合作共事能力。2008 年我入选第二批全国中医临床优秀人才研修项目，入选这一项目对我的中医悟性和临床思考方式的提升都有很大帮助，同时朱良春、陆广莘、薛伯寿、孙光荣等大师的课程对我遣方用药又有很大启发，老师们的经验让我能够站在他们的肩膀上继续学习。此后，在老年人下呼吸道感染、呼吸道病毒性疾病，以及咳嗽、喘证等治疗方面，我不断深入地进行临床及基础研究。为了提高临床疗效，在传承秦伯未、董建华、杜怀棠等名老中医治疗肺系疾病学术经验的基础上，我拟继续开展中医药防治呼吸系统疾病的临床和应用基础研究，争取在中医药减少抗菌药物应用、减毒增效方面有所突破。

2017 年 7 月，我接任北京中医药大学第三附属医院院长一职，发挥中医药在治未病中的主导作用、在重大疾病治疗中的协同作用、在疾病康复中的核心作用，坚持“中医特色鲜明，中西并行发展”的建院思路，开展中医文化建设，做好医疗、教学、科研等工作，同时，坚持医院公益性，注重提升百姓健康水平，提倡中医未病先防理念，并且关注医养护融合发展，重视中医文化的宣讲和中医药下基层活动，努力让中医文化为“健康中国”战略保驾护航。

（三）深入基层

我来自农村，也曾经在基层医院工作，所以对基层医疗资源不足、人才短缺的情况很有体会，助力基层医疗卫生水平的提高也是我一直想做的事。工作后我积极参与社会服务工作，多次组织和参加了少数民族地区及边远地区的医疗帮扶活动。

自2018年以来，为响应北京市中医管理局组织的“北京市名中医身边工程”和“健康乡村建设”项目，我在密云区河南寨镇中庄村建立了驻村工作站，同时组建了10支团队、70余名专家在密云区10个乡镇社区开展对口支援，服务百姓3万余人。

2020年8月20日，根据国家卫生健康委员会、国家中医药管理局《关于对三级医院对口帮扶贫困县县级医院的工作方案》要求，我与专家成员到达扎赉特旗蒙医综合医院，与该医院再次对接并开展义诊活动。经过第三批帮扶团队两个月的工作，医院中药房常用的中药饮片已经基本到位，为义诊及后续中医工作的开展提供了有利条件。医院捐赠的远程会诊平台设备也在新院址初步搭建完成。之后我和专家团队又赶到了扎赉特旗阿尔本格勒镇，通过前期沟通，在镇政府的安排下，我们一起开展了多项健康扶贫活动。为贯彻落实国家大力发展中医药政策，促进京蒙中医药学科的交流与合作，传播中医文化精粹，造福兴安百姓，我们又来到了兴安盟人民医院进行参观调研。中医药建设首先要加大中医人才的建设力度，其次是全员推广中医适宜技术，把被动等待变为主动出击。在协助推进兴安盟人民医院中医药建设的同时，也进一步精进了北京中医药大学第三附属医院西医技术，发挥了北京中医药大学第三附属医院中西医结合特色，更好地为百姓健康服务。

2020年11月，为进一步加强医疗扶贫，根据中央统战部的安排，我带领北京中医药大学第三附属医院专家团队在贵州省赫章县中医院、大方县中医医院和大方县凤山彝族蒙古族乡卫生院开展精准医疗帮扶和考察调研，帮扶专家组成员进行实地考察及坐诊、查房等工作，就诊患者也切实体会到了中医药“简、便、廉、效”的优势。我们提出的人才培养、学科建设、医院发展等建议得到了当地领导的肯定，双方深入座谈，达成多项帮扶共识。

2023年4月，我当选为中华中医药学会肺系病分会主任委员，之后多次举办中医药专家走基层、赴革命老区送学术送医疗、赴边疆地区送医疗活动，旨在发挥中医药的独特优势，为基层和边疆地区的医务人员和群众服务。通过基层帮扶活动，我们进一步提升了基层医疗水平，为保障广大人民群众的身体健康、推动基层医疗卫生事业发展作出了更大贡献。

我们是幸运的一代人，与先辈们相比，我们遇上了更好的时代。怀有一颗感恩的心，尽量多地帮助别人，这让我觉得更快乐且更有成就感。

（四）疫情防控

在新型冠状病毒感染疫情防控过程中，自己作为北京防疫专家组中西医结合组组长，承担了北京市海淀区、房山区、密云区3区的技术指导工作；参与了北京中医药大学组织的远程会诊指导工作，提高了对感染病例的临床救治疗效。在全力参加国内疫情防控救治工作的同时，我也积极组织学会专家线上支援全美中医药学会和塞尔维亚中国中医诊疗中心的中医同行工作，通过讲座等方式加强了学术交流，立足当地实际情况，有针对性地给予了疫情防控救治的建议和指导，受到国际友人的热烈欢迎和一致好评，该方式取得了良好的效果，彰显了农工党员的担当奉献和家国情怀，提升了中医药的国际影响力。2020年12月23日，我获得了中国农工民主党中央委员会授予的“农工党抗击新冠肺炎疫情先进个人”荣誉称号。

在防疫期间，自己作为北京中医药大学第三附属医院院长，接到任务时第一时间部署了防疫工作，成立医院疫情防控工作领导小组，做好发热筛查，开展应急演练，建设基因扩增实验室（PCR 实验室），同时根据我们对疾病认识的不断深入，及时修订防控流程。当时我们对北京中医药大学第三附属医院、北京中医药大学校医院、小关社区卫生服务中心 3 个阵地进行防控，均取得了零感染的战绩，圆满完成了大学疫情防控、社区网点排查、境外返京隔离点医疗保障、密接人员流调转诊、大规模采样等防疫任务。我还与医院科研管理部门一起，总结凝练了感染后恢复期患者的核心病机和主要证候特点，集国医大师、首都国医名师及抗疫一线专家集体智慧，向北京市药品监督管理局申请并获批了两个院内制剂，分别是针对急性期的清瘟止咳颗粒和针对恢复期的桔杏君子颗粒，其中桔杏君子颗粒应用于恢复期患者康复治疗的临床疗效较好，为巩固抗疫成果作出了突出贡献。

此外，当时自己作为北京中医药学会肺系病专业委员会主任委员，由我牵头制定的《新型冠状病毒恢复期中医药综合干预方案专家共识》由北京市中医药管理局印发执行，这在指导新型冠状病毒感染后恢复期的中医药治疗中发挥了重要作用。作为呼吸病学专业的医生，我充分发挥专业优势，先后在北京卫视《养生堂》、新华网、北京政协《委员讲堂》从中医药防治疫病作用等角度展开科普宣传，对普及传染病预防知识、缓解民众焦虑紧张情绪发挥了积极作用。

创新，是中医的生命力，也是中医人的生命力。如今新发传染病的流行对中医学提出了更高挑战，我们要牢记前辈们的嘱托，不忘初心，传承经验，不断创新，守卫人民健康。

二、临证经验

（一）支气管扩张症

支气管扩张症是由反复感染、免疫损伤等多种刺激下引起的以中、小气道不可逆性异常扩张为特点的肺疾病，常见反复发热、咳嗽、咳大量脓痰、呼吸困难，甚至咯血。中医学将其归属于“肺痈”“咳嗽”“咯血”范畴。在我国，患有支气管扩张症的男性和女性占总人口的 1.1% 和 1.5%，并且这类患者常存在免疫缺陷，不仅具有进行性加重和恶化的特征，还极易并发多种肺部及消化、免疫系统疾病，严重时可危及生命。

我们将该病病位定位在肺，病机为正虚邪实，以热毒夹痰、夹瘀为实邪，正虚为肺、脾、肾虚。我在治疗的时候分为两期去论治，急性期多用千金苇茎汤合加味桔梗汤，以清解热毒、祛痰排脓、逐瘀消痈，鱼腥草、败酱草等可加大清热解毒的效力，桔梗配伍杏仁，一宣一降，养脏腑之真，顺应肺脏的生理特性，祛痰排脓效果更好。临床上热毒不甚的患者常用桔梗甘草汤合治疗肠痈的薏苡附子败酱散以排脓解毒。缓解期多用四君子汤、当归黄芪汤、生脉饮加减，以补肺健脾益肾，益气养阴，托毒扶正。用方时以党参易人参，配合理气行气药，如陈皮、紫苏、木香等，补脾益肺，养血生津，同时在后续治疗中注重日常顾护肺气，增强免疫。

案例

患者，女，67岁。

初诊（2023年6月21日）：患者感冒咳嗽、咳痰1周余，加重2日，现发热，体温38.5℃，咳嗽，咳大量黄脓痰，痰中带血丝，胸闷憋气，活动后喘息。晨起口中异味，口干口苦。2023年6月21日行胸部CT示双肺支气管扩张合并感染。小便调，大便略干，纳可，眠差。舌暗红，苔黄厚，脉弦滑数。

西医诊断：支气管扩张症。中医诊断：肺痈，证属痰热内阻证。

处方：芦根30g，瓜蒌30g，五味子30g，干姜6g，炒苦杏仁10g，白前10g，蜜紫菀10g，蜜百部6g，麸炒薏苡仁30g，干鱼腥草30g，连翘30g，麸炒枳壳12g，桔梗10g，甘草6g，土茯苓30g，蝉蜕10g，仙鹤草30g，白芍30g，漏芦20g，葶苈子15g。14剂，每日2剂，早晚温服。

二诊（2023年7月5日）：服药后咳嗽较前减轻，夜间或午间睡眠咳白色黏痰量多，平素间断咳嗽，晨起口干，活动后胸闷气短，大便略干，平素易自汗，纳可，眠可，舌暗红，苔薄白微腻，脉弦细数。

中医诊断：肺痈，证属气虚血瘀，痰热壅肺证。

处方：当归10g，黄芪30g，芦根20g，火单桃仁10g，薏苡仁30g，黄芩15g，干鱼腥草20g，连翘20g，漏芦20g，麸炒枳壳15g，桔梗10g，甘草6g，蜜紫菀15g，款冬花15g，地黄30g，虎杖15g。14剂，每日2剂，早晚温服。

三诊（2023年7月19日）：药后咳嗽、咳痰消失，咽干口干，神疲乏力，气短，仍自汗，纳眠可，二便调，舌红干，苔少，舌边齿痕，脉细数。

中医诊断：肺痈，证属气阴两虚，痰瘀互结证。

处方：麦冬15g，党参30g，茯苓30g，白术30g，醋五味子10g，干姜6g，炙甘草6g，炒苦杏仁10g，浙贝母6g，红景天15g，穿山龙15g，麸炒枳壳15g。14剂，每日2剂，早晚温服。

（二）疫毒感染

疫毒感染是由特定病毒引起的传染病，具有高度传染性。这类病毒能通过空气传播、接触传播及其他途径快速扩散，对人类和动物的健康造成严重影响。感染疫毒后，患者可能出现多种症状，轻者类似普通感冒，如咳嗽、鼻塞、发热等。重者则可能发展为严重的呼吸系统疾病，甚至危及生命，现以新型冠状病毒感染为例进行介绍。

新型冠状病毒感染属于中医“瘟疫”的范畴，治疗按照温病治法为总纲，按卫气营血理论进行辨证。感染后患者进入恢复期阶段，体内疫毒邪气已基本祛除，正气尚未完全恢复，仍遗留有咳嗽、咳痰、胸闷、气短、烦躁、失眠等“余邪未尽”之症，其核心病机可概括为

"正虚邪恋"。我在临床总结出该病"正虚"以气阴两虚为主，"邪恋"可表现为痰、湿、瘀、热等邪留滞体内，从而导致气血失调，脏腑失和，络脉不畅，肺气不利。因此，"气阴两虚、余邪未尽"是感染后恢复期的主要证候特点。我在临床应用桔杏君子方进行治疗疗效显著，该方主要由生脉散合四君子汤化裁而来，党参直补肺脾之弱、气运之虚；以炒白术、茯苓、麦冬、五味子、仙鹤草辅之，培土以生金、补阴以助气、收敛以固脱；紫苏子、桑白皮、枇杷叶等化痰显著，分理清浊，伏祛余邪；桔梗升提、杏仁宣降、甘草和中以为间使，务在气化有回转之机，余邪有顺出之径。

案例

患者，女，73岁。

初诊（2023年2月8日）：患者3周前因感染新型冠状病毒后出现气短的情况。2023年1月20日查胸部CT示左肺下叶结节，双肺散在微小结节。刻下症见：气短，后背偏左疼痛，疼痛不持续，休息拍打后可缓解，纳一般，夜尿频，每晚4～5次，入睡困难，睡后易醒，大便干结，3～5日一行。舌红、苔薄黄腻，脉弦细数。

中医诊断：风温病，证属气阴两虚，余邪未尽。

处方：桔梗10g，炒苦杏仁10g，麦冬10g，党参20g，五味子10g，茯苓15g，仙鹤草30g，紫苏子10g，桑白皮10g，麸炒枳壳12g，蒲公英30g，远志6g，炙甘草3g。14剂，每日2剂，早晚温服。

二诊（2023年3月5日）：复诊气短较前改善，腋下及头顶出汗，自汗盗汗，胸闷憋气，自行在家吸氧，后背痛，胸中自觉气不舒，口干口苦，头晕，心悸，纳食较前改善，眠差，不易入睡，大便偏干，服药后2～3日一行。

处方：桔梗10g，炒苦杏仁10g，麦冬10g，党参20g，五味子10g，茯苓15g，仙鹤草15g，紫苏子15g，桑白皮10g，麸炒枳壳12g，红景天15g，薤白9g，桂枝6g，远志6g，炙甘草3g。14剂，每日2剂，早晚温服。

（三）咳嗽变异性哮喘

咳嗽变异性哮喘（cough variant asthma，CVA）是一种特殊的哮喘类型，无类似哮喘的喘息、气促等明显症状，该病常由冷空气、刺激性气味、运动劳累等因素触发，其临床表现主要是清晨或夜间的发作性咳嗽。根据临床证候等特点分析，本病应属于中医学"咳嗽"的范畴。其病位主要在肺、脾、肝三脏，病机多因此三脏阴阳失和，最终导致肺气宣发肃降功能失调，发为咳嗽。

1. 内风与外风合邪是该病病因之一，治疗上应重视祛风散邪，用虫药息风解痉之功以恢复气道的平和状态

我认为祛风散邪，疏风止痒，恢复肺气之宣发肃降功能为治疗本病的一个重要着眼点。疏散风寒邪气的药物，常用麻黄、防风、荆芥。麻黄宣散风寒，其性峻猛，对于疏散风寒邪气常有极佳的疗效。外风时可引动内风，而防风能入肝经，既可以辛散外风，又具有息内风、解痉之效，兼能利咽止痒，临床用之可谓一举多得。针对此病咽喉不适症状严重者，可选用玄参、射干、生甘草、桔梗等药以清利咽喉，利咽止咳。虫类药物性多走窜，属血肉有情之品，多具有透达关窍、祛风通络之功，且易于人体吸收利用。风为百病之长，善兼夹其他邪气入侵人体，风邪入络，内风伏肺者，非虫类药物之走窜飞升之性不可治之。我针对此病，多选用全蝎、僵蚕、蝉蜕等药。肺气宣发肃降，呛咳不止，实为肺气上逆的表现，故在散邪祛风的同时，降气止咳的药物也是必须使用的，如苦杏仁、枇杷叶、紫苏子、百部等。且临床中应重视患者大便情况，肺与大肠相表里，肠腑通畅则肺气易降，肺气宣降正常则大便顺畅，针对咳嗽气逆兼见大便不通者，我多加用苦杏仁、炙枇杷叶、紫苏子、火麻仁以降逆肺气，兼润肠通便，临床反馈效果极佳。

2. 疏肝健脾，和调气机以斡旋中焦是另一治则

本病的病机离不开肺气上逆，肺失宣肃。人体气机运动的基本形式是升降出入，肝气以升发为健，肺以肃降为顺，脾胃居中，为人体气机升降之枢纽。故肝气是否条达，脾气是否疏畅，对肺主一身之气机的功能有重要的影响。临床治疗中，应非常注意患者中焦功能是否正常。此类患者在临床表现上多在咳嗽的基础上伴有情志不舒、痞满、腹胀、纳差、反酸烧心等症状，其病机在于肝郁脾虚，肺胃之气上逆，兼有肝郁化火，木火刑金。中医学认为脾胃虚弱，运化无权，食积化热，腐败反酸，是胃食管反流病的基本病机。胃食管反流病是对咽部的慢性刺激，患者多于夜间发作而不自知，若伴有误吸则损害气道，长此以往，则损伤气道黏膜，诱发气道慢性炎症，进而引起本病的发作。针对此类患者，可选用半夏泻心汤加减以斡旋中焦，半夏泻心汤祛邪作用较强，但恢复脾胃功能运化作用相对较弱，故常少佐理气、补气药，以达祛邪与扶正并重的目的。此病多为脾胃虚弱，兼有肝气不舒，故以健脾疏肝、通降胃气为主，同时可搭配桔梗、枳壳、莱菔子，桔梗开宣肺气，枳壳降肺气，莱菔子降气导滞，上焦、中焦同治，降中有升以恢复肺气宣降及中焦气机枢纽的作用。针对反酸烧心严重者，常加制吴茱萸 3 ～ 5g，海螵蛸 15 ～ 20g，浙贝母 15 ～ 20g，以清热治酸，降逆和胃。

此外，治疗应顾及益气养阴，扶正祛邪，以润肺养肺来顺应肺之娇脏的特性。治法在疏风散邪的同时，常佐以生津润肺、益气养阴之药，可用生地黄、黄芪、党参、麦冬、五味子以成生脉散之意。若兼见咳嗽常因活动劳累而诱发，则加山茱萸 15 ～ 30g，以敛肾纳气。针对肺阴不足的情况，白芍一味药尤为重要。当患者以反复刺激性干咳为主，痰液不多之时，可以投芍药 30g，配合炙甘草以成芍药甘草汤。

脾为生痰之源，肺为贮痰之器，辨痰液来源及其寒热属性对分析患者病机所在有重要的意义。若痰为咳嗽排出，则病位在肺。若痰白而稀者，可用细辛 3g，干姜 6g，五味子 6g，清半夏 9g，取小青龙汤温肺化饮、燥湿止咳之意；若痰饮化热，舌苔黄厚腻者，多选用桑白皮 20g，黄芩 15g，生石膏 30g，加强清泻肺热之功。若痰为晨起清嗓而出，咽喉有异物感，咳之难出，咽之不下者则病位多在脾胃，多在中焦论治的基础上加用木蝴蝶 10g，既可疏肝和胃，又能清肺利咽；兼见痞满者，选用香附、苏梗、陈皮，取香苏散之意。临床用之，每每收效。

（四）慢性阻塞性肺疾病

慢性阻塞性肺疾病（chronic obstructive pulmonary disease，COPD）是一种以持续的呼吸道症状和气流受限为特征的、可以预防和治疗的呼吸系统慢性疾病，其气流受限呈进行性加重，发病与吸烟、粉尘接触、环境污染、宿主因素密切相关。该病属于中医学“肺胀”“喘证”的范畴，是因多种肺系疾病迁延、反复不愈发展而成，以咳、痰、喘为主要临床表现。COPD 病位在肺，与脾、肾关系密切，正气亏虚、痰饮壅肺、瘀阻肺络是 COPD 的基本病机，痰饮化热是 COPD 急性加重的演变病机。

我认为本病应辨病与辨证相结合，重视肺功能检查以明确诊断及分级，判断肺络瘀阻的程度。治疗时首辨病期，根据临床症状及理化检查可将本病分为急性加重期与稳定期。痰饮为阴邪，COPD 稳定期可见痰饮伏肺；痰饮化热是 COPD 急性加重时的病机。急性加重初期若邪去热清，则病情逐渐向稳定期转化，若邪气羁留，痰与火结，痰火胶着，则病程迁延，热蒸痰阻，会出现喘咳尤甚，甚至蒙蔽清窍而出现意识障碍的情况。

该病治疗上主张动态论治，根据稳定期、急性加重初期患者情况，行不同的治疗。稳定期以肺脾肾亏虚为主，痰饮瘀阻肺络为辅，治以补肺、健脾、固肾；急性加重期寒热平调，急性加重初期痰饮化热，宣散温化，佐以清热，若出现痰热蕴肺，予理气清热化痰。化痰活血通络贯穿该病治疗的始终。服药方法上，急性加重期邪气尚盛，进展迅速，服药每日 3 次以加强祛邪之功；稳定期病情缓和，按常规每日 2 次用药。

对此我有以下治疗用药思路。

1. 治以辛散表邪，温药和饮，痰气并治

以小青龙汤为基础方解表温饮，饮邪有化热之势者，常减少桂枝、细辛用量。痰饮渐化以刺激性咳嗽为主者，以芍药 30g 配合炙甘草以成芍药甘草汤。初期痰饮化热者，以小青龙汤温化痰饮，同时配以黄芩 15g、桑白皮 15 ～ 20g、厚朴 10g 理气清热化痰。火痰气并治是我治疗痰热证时贯穿的原则之一。咳痰明显者加炒莱菔子、紫苏子、葶苈子，以成三子养亲汤之意，三味药皆主降，又可通便以肺肠同治。

2. 治以解表清里，清热化痰

COPD 表邪入里而邪犹未解，内见痰与热互结者，其证较痰饮化热者重，此时予麻杏石甘汤。热毒甚者，热蒸痰结而成顽痰、胶痰，排痰时咳嗽频剧，呼吸不畅，痰或黄或白，质必稠难断，方加连翘 30g，漏芦 20g，败酱草 20 ～ 30g 或蒲公英 30g，以清热解毒，配合二陈汤理气化痰，加强处方化痰之功。

3. 重视调理气机

咳喘总病机为肺失宣降、肺气上逆，降逆止咳是治疗的重要原则。我以三子养亲汤为基础，搭配枳壳或炙枇杷叶降肺气，桔梗升提肺气，降中有升以恢复肺自身的宣降之功。

4. 治以益气养阴

气阴两虚是 COPD 稳定期的病理表现。党参、黄芪、麦冬、五味子以成生脉散之意，可

养阴生津润肺。活动后喘甚者，加山茱萸 15 ～ 30g 以敛肾纳气平喘，或配以六味地黄丸，可肺肾双补。COPD 本沉疴痼疾，顽痰水饮深伏肺络，非数日可除，因此即使在稳定期，益气养阴的同时常需兼顾化痰，因此配合金水六君煎，以扶正祛邪同时兼顾。

5. 治以活血化瘀

痰瘀同治是贯穿治疗始终的重要原则。当归、赤芍、红景天是常用的药物组合。

6. 善用虫类药

虫类药性善走窜，因而具有活血化瘀、攻坚破积、祛风通络止痉之功，乃血肉有情之品，亦有补充人体精气的作用。叶天士指出“初为气结在经，久则血伤入络，辄仗蠕动之物，松透病根”，虫类药爬行走窜，能循经入里，搜剔络中伏邪，因此病久入络者在活血化瘀的同时，常加蝉蜕 10g、全蝎 6g，以加强搜风祛邪之功。

（五）老年性肺炎

老年风温肺热病为老年期感受风热病邪引起的以寒热咳喘为主要临床特征的急性外感热病，相当于西医学之老年性肺炎。老年人肺部感染发生率较高，病原菌以革兰阴性菌为主，其中又以多重耐药铜绿假单胞菌（multidrug-resistant pseudomonas aeruginosa，MDRPA）尤为常见。该菌耐药性强，耐药谱广，对多种抗菌药物表现为天然或获得性耐药，治疗难度大，加之老年人宿疾较多，体虚多见，易疾病预后不良。这使得老年风温肺热病成为老年人临床常见病、多发病和重要死亡原因。本人长期致力于风温肺热病的临床研究，发现在风温肺热病的治疗过程中合理利用中药，有助于减轻老年风温肺热病患者的症状，改善患者预后，提高患者的生存质量。

老年风温肺热病以老年人为易感人群。正气虚弱是老年人易感外邪而患病的内因，正虚的产生是自然增龄和宿疾二者影响的结果。一方面，老年人随着增龄，体质渐趋虚弱；另一方面，有宿疾者，尤其是有肺部宿疾的老年人，脏腑阴阳气血较常人更为虚损，更易感染风温肺热病，即《素问·评热病论》所云：“邪之所凑，其气必虚。”风热、风寒、燥邪入里化热是老年风温肺热病的常见致病外因，正气不足时，外邪可趁虚而入，导致疾病的发生发展。

病机特点方面：本病以本虚标实为主。正虚是其发病基础，肺卫不固，易感受外邪（风寒、风热等）而致病。外邪侵袭导致肺失宣降，水津不布聚而生痰；子病及母，使脾气亏虚，脾失健运则不能运化水谷精微，津液不归正气所化，聚而生痰。痰阻于肺，郁而化热，与邪气相结，则成热毒。肺部气机阻滞损伤肺朝百脉的功能，可致血瘀。瘀血内阻使津液运行不畅，促使痰饮内生，终成痰瘀互阻。急性期的重症多为痰热、痰浊蒙扰神明，还可逆传心包，出现神志昏蒙症状。总体而言，病机可归纳为“热毒炽盛、痰瘀互结、正气亏虚”，并贯穿老年人的发病始终。

诊断方面：本病以咳嗽、咳痰、喘息、发热为主症。发热多呈中、低度热，喘息，咳痰，症状相较其他年龄组为多且重。咳痰并非全呈黄痰，白黏痰出现的情况也较多；口渴多不明显或口干不欲饮；神志症状和正虚症状出现率高。舌脉多受宿疾影响，舌红出现率不高，数脉出现率高。肺部听诊可闻及干湿啰音，或呼吸音低。胸部影像学检查可见单肺或双肺斑片状或大片状阴影，也可见肺纹理粗乱模糊。血常规可见白细胞计数或中性粒细胞比率升高，痰培养可发现致病性微生物。

治疗方面：首先要紧扣老年性肺炎“热毒炽盛、痰瘀互结、正气亏虚”的核心病机。我结合导师杜怀棠、姜良铎等呼吸疾病治疗方面大家的用药经验，组成了经验方扶正解毒化瘀颗粒，本方组成为黄芩、连翘、漏芦、败酱草、全瓜蒌、薏苡仁、赤芍、西洋参，以西洋参扶正，以黄芩、连翘、漏芦清热解毒，以瓜蒌、薏苡仁、败酱草化痰排脓，以赤芍活血化瘀，用药配伍符合核心病机。临床及实验研究表明，扶正解毒化瘀颗粒是治疗老年性肺炎的有效中药复方，可改善咳嗽、咳痰等症状，促进老年人肺炎等肺部炎症病灶的吸收，还可以恢复多重耐药铜绿假单胞菌对青霉素类及碳青霉烯类抗生素的敏感性，对老年性风温肺热病起到治疗作用。

本病除了对核心病机的治疗外，还需要在疾病发展的不同阶段，针对邪正斗争的程度详审而治之。邪在卫分时，若发热恶寒重，表明正气抗邪力强，不需扶正；若伤阴趋势明显，可加麦冬等甘寒养阴药；若表证轻但畏寒低热或不发热，应加益气扶正药如黄芪、白术等。邪在气分时，机体抵抗力已充分调动起来，多不需扶正，如果热势较甚，可加入甘寒清热养阴之品，如芦根、白茅根等，既可增强祛邪力量，又可防止邪气伤津。若出现营血分证候时，表明正气虚弱、邪热内陷，治疗需扶正祛邪并重，阴液亏损时用寒凉养阴药，如增液汤（麦冬、玄参、生地黄），邪热炽盛时需加大清热力度并加入凉血散血药，以解邪气。

另外，多数老年人患病后，存在气血阴阳不同程度的虚损，且感受邪气的性质和证候传变也不相同，因此扶正祛邪需因人而异。素体阳虚者多见鼻流清涕、肌酸乏力、畏寒、不发热或低热，治疗时可加用黄芪、人参、党参等扶正，选用温散发汗力轻之品如荆芥、防风、紫苏叶等祛邪，玉屏风散和补中益气汤体现了这一原则，临床应用得当常获良效。素体阴虚多火者易感风热、燥热之邪，即使感受风寒也易化热，表现为面赤身热，口渴，舌红、少苔或无苔。治疗时扶正宜选寒性养阴生津药，如玄参、生地黄、知母等，祛邪则用甘寒清热及咸寒清热药，避免苦寒之品伤阴。年老但素体健康者，病后出现发热、恶寒或不恶寒、咳喘、痰黏难咳时，需要详细采集病历资料，四诊合参，不可盲目使用黄芪、黄精、党参等温补药物，否则可能导致发热加重、伤津化燥，加重病情。

（六）肺结节病

肺结节病是一种病因未明的全身性肉芽肿疾病，通常累及多个系统或器官，临床以呼吸系统受累最为常见，常表现为双侧肺门淋巴结肿大和肺内浸润。约有 1/3 的患者会进展为慢性疾病，进而出现肺功能不全、肺纤维化，甚至心脏受累导致死亡的情况。目前研究认为肺结节病的发病机制主要是病原体及抗原刺激引起机体免疫调节异常，从而导致相关细胞因子分泌，特定免疫细胞大量增殖，免疫炎症过度修复，进而引发局部组织炎性肉芽肿的改变。因此，结节病治疗的目标主要是抑制肉芽肿炎症，调节增强的免疫反应，防止结节病进展为肺纤维化。关于肺结节病的中医类临床研究较少，个案报道以中西医结合治疗多见，我结合自身经验，利用单纯中药治疗肺结节病，临床疗效显著。

传统中医理论中并无具体明确的“肺结节病”病名，根据其临床特征及表现，肺结节病应归于中医“肺积”“积聚”范畴。病因主要为外感六淫邪气和雾霾废气等秽浊之邪；内伤多为情志失调、饮食所伤、劳逸所伤；其他病因亦可见先天禀赋失常及罹患其他慢性疾病后继发的情况。本病多属本虚标实之证，脏腑虚弱，痰瘀痹阻肺络是其病机关键，气虚是肺结节病发病的基础，气滞、血瘀、痰湿等病理因素是肺结节病发病的重要条件，治疗时应以益气扶正、活血化痰为原则。我认为虚、痰、瘀贯穿肺结节病始终，但是治疗时需根据肺结节病不同分期加以区分。

1. 扶正治疗是关键，辨清阶段分主次

我认为正气不足是导致肺结节病发生的重要原因，《医宗必读·积聚》云：“积之成者，正气不足，而后邪气踞之。”《活法机要》曰：“壮人无积，虚人则有之，脾胃怯弱，气血两衰，四时有感，皆能成积。”可见肺积的发生与正气不足、脾胃虚弱密切相关，因此扶正补气是必不可少的治法。我强调扶正需根据病情的不同发展阶段，以及患者脏腑功能情况，权衡扶正与祛邪的权重。疾病初期，正气尚盛，邪气尚浅，以攻邪为主；中期，发病渐久，正气渐弱，邪气渐盛，攻补兼施；后期，正气虚衰，以扶正为主。

2. 化痰散结是核心，活血通络不可少

虽然痰凝、气滞、血瘀是肺结节病发病的重要病理因素，贯穿疾病发展始终，我认为肺结节病初期以淋巴结肿大为主要表现，正虚痰凝气滞为此阶段的核心病机。《丹溪心法》云“凡人身上、中、下有块者多为痰”，而有形之结块非软坚散结之法不能破；《素问·至真要大论》中提出了“坚者耎之”“结者散之”的观点，因此我认为化痰散结是治疗结节肿块的核心治法。我善用二陈汤联合消瘰丸化痰散结。二陈汤之半夏、陈皮、茯苓均可同时入肺经与脾经，半夏燥湿化痰，陈皮理气化痰，茯苓利水渗湿，甘草补中益气、调和诸药，四药相合使气顺痰消。消瘰丸出自清代名医程钟龄所著《医学心悟》，其曰：“瘰疬，颈上痰瘰疬串也。此肝火郁结而成，宜用消瘰丸。”瘰疬相当于西医学淋巴结核，其病理亦是肉芽肿性疾病，与肺结节病有相通之处。消瘰丸由玄参、浙贝母和生牡蛎 3 味药组成。玄参，性微寒，味甘、苦、咸，能够泻火解毒，滋阴散结。浙贝母，味苦、辛，性寒，可以解瘀散结，清热化痰。牡蛎，味咸，性寒，可平肝潜阳、益智安神、软坚散结。3 味药相配伍临床上治疗瘰疬、痰核、瘿瘤初起效果确切。

3. 内外合邪需兼顾治疗

多数肺结节病表现为亚急性或慢性过程。少数呈急性起病，表现为双侧肺门淋巴结肿大、关节炎和结节性红斑，通常伴有发热、肌肉痛，称为 Löfgren’s 综合征或急性结节病。对于急性起病表现为发热、咳嗽、肌肉酸痛的患者，我考虑其属于风湿在表、痰湿在里的病因，结合《金匮要略·痉湿暍病脉证第二》云：“病者一身尽疼，发热，日晡所剧者，名风湿。此病伤于汗出当风，或久伤取冷所致也，可与麻杏苡甘汤。”选用麻杏苡甘汤为主方，合用防风、

独活、秦艽、忍冬藤等药物疏风散邪、祛湿通络止痛；方中薏苡仁健脾祛内湿，同时亦可合用白术、苍术、泽泻等药物健脾燥湿、利水渗湿，以祛除体内之痰湿。内、外湿虽有区别，但可相互影响，因此以湿邪为患时，注意外湿、内湿是否兼而有之，治疗当内外兼顾。

案例

患者，男，39岁。

初诊（2023年8月9日）：主诉“发现肺部肿物3个月”。患者体检行肺CT检查发现左肺肿物（4.8cm×4cm），于当地医院行支气管镜检查提示左肺下叶基底段开口处呈外压性狭窄，超声支气管镜在11L组和7L组分别探及26.7mm×18.0mm和19.4mm×11.0mm的淋巴结，予以穿刺活检，病理提示肉芽肿性炎，不除外肺结核、肺结节病，建议上级医院进一步确诊。2023年6月7日患者于东直门医院住院治疗，其间行支气管镜肺泡灌洗检查及相关检验检查后，明确肺结节病诊断，结合患者症状、体征及影像表现，考虑不需要系统激素治疗，建议进行中医药治疗。2023年7月26日患者出现发热，咳嗽加重，伴有肢体关节疼痛，经对症治疗后，2023年8月1日体温恢复正常，咳嗽减轻，但仍伴有肢体关节酸痛，为求中医系统治疗来诊。刻下症见：肘腕关节酸痛，纳眠可，二便调。舌淡红，舌体胖有齿痕，苔薄白，脉沉细。

西医诊断：肺结节病。中医诊断：肺积，证属气虚痰结证。治以疏风祛湿，化痰散结，活血通络，益气扶正。

处方：麻杏苡甘汤、二陈汤、消瘰丸加减。蜜麻黄6g，炒苦杏仁10g，薏苡仁30g，忍冬藤30g，秦艽15g，独活30g，防风10g，清半夏6g，陈皮10g，玄参30g，浙贝母10g，生牡蛎30g，夏枯草10g，桂枝10g，鸡血藤30g，黄芪30g，麸炒白术15g，麸炒枳壳10g，炙甘草3g。共14剂，每日1剂，水煎2次，早晚温服。

二诊（2023年8月23日）：现无咳嗽、咳痰，无胸闷、胸痛，晨起右侧胁肋部吸气时略有不适感，无恶心呕吐，饮食可，入睡困难。舌略红、体胖有齿痕、苔少，脉弦数细。影像表现：双肺支气管血管束增多；左肺门肿大，纵隔内多个增大的淋巴结影。气管前腔静脉后、隆突下见软组织块影；左肺上叶、下叶见斑片状稍高密度影，边界模糊；右肺下叶见少量索条影；纵隔内多发增大的淋巴结。影像诊断：纵隔内多发肿大的淋巴结，淋巴瘤？建议结合临床。肺部增强CT扫描显示左肺上叶、下叶炎性病变。患者病情平稳，右侧胁肋部吸气时略有不适感，考虑气滞血瘀、脉络不通，加全蝎6g通络止痛、解毒散结，桑枝15g以祛风湿、利关节。

三诊（2023年9月6日）：无咳嗽、咳痰，无胸闷气短，无口干、口苦，无肘腕关节酸痛，纳可，二便调，脉弦细，舌略红、体胖有齿痕、苔白腻。患者苔白腻，考虑痰湿内盛，在上方基础上加用茯苓20g、苍术10g，加强健脾利水、燥湿效果，促进痰凝消散。肘腕关节酸痛缓解，去桑枝15g。

四诊（2023年9月20日）：药后自觉排气多，咽部不适，咽痒，稍有咳嗽，无痰；余无明显不适；舌略红、体胖有齿痕、苔黄腻，脉沉细弦。患者喜熬夜，生活不规律，出现舌苔黄腻，茯苓加量为 30g，加泽泻 10g 清热利湿，使湿热从小便分消。

五诊（2023 年 11 月 15 日）：病情平稳，无明显不适。舌淡红、边有齿痕、苔白腻，脉弦细。复查肺部 CT 提示：两肺下叶炎症，结合临床表现，建议治疗后复查；纵隔内多发肿大淋巴结较 2023 年 8 月 23 日检查其范围有所缩小；两肺门影饱满。在前方基础上去防风，加连翘 30g。

六诊（2023 年 12 月 6 日）：药后无明显不适，舌淡红胖、边有齿痕、苔薄白，脉弦沉细。舌苔由白腻转为薄白，湿去，上方去白术、泽泻、杏仁，加白芍 15g。

七诊（2024 年 3 月 6 日）：复查肺部 CT 示左肺、右下肺斑点状稍高密度影、条索影，与 2023 年 11 月 15 日检查结果比较，有部分吸收，存在好转；纵隔内肿大淋巴结与之前检查结果比较明显缩小。

（七）胃痞

痞满是由于脾胃功能失调，升降失司，胃气壅塞，出现以脘腹满闷不舒为主症的病症。以自觉胀满、触之无形、按之柔软、压之无痛为临床特点。

肺与脾胃关系十分密切，共主气机升降与水液代谢。中焦脾胃不和，则病可及肺，肺气郁滞、肺失宣降，水液停聚，则出现咳、痰、喘、满闷等症状。此外由于肺叶娇嫩，不耐寒热，容易受外感内伤之邪侵袭，因此为“娇脏”。《内经》中提到“中焦如沤”，意为脾胃腐熟水谷、化生精微，将气血津液输于全身各脏腑。中焦脾胃为气机升降调节的枢纽，脾失健运，痰湿内生，则阻碍肺气宣发肃降，因此肺病的发生发展与中焦联系紧密。中医以整体观念、辨证论治为理论体系基本特点，注重脏腑之间的联系，在治疗时应从整体出发，综合调治，才能取得良好的疗效。我认为临床上肺系疾病伴有脾胃症状时尤其要注重对中焦的调治。

我从中焦论治肺系疾病的临证经验中可以总结为化痰理气、补虚泻实、平调寒热 3 个方面，常用香苏散调畅气机，以半夏泻心汤补虚泻实，以乌梅丸清热温寒。临证之时，根据患者实际情况，合理运用方剂化裁：痞满患者若兼见嗳气、反酸胃灼热的，加吴茱萸、煅牡蛎、海螵蛸等；若见恶心呕吐者加生姜、枇杷叶、旋覆花、竹茹和胃降逆；痞满甚者去参、草、姜、枣加枳实、厚朴，以增强行气消痞之力。应用乌梅丸时，我常用黄芩代替黄柏以清中焦郁热，椒目代替川椒祛痰平喘。

案例

李某，女，55 岁。

初诊（2019 年 7 月 17 日）：主诉“胃部憋闷胀满 1 个月，伴咳嗽咳痰 1 周”。现病史：患者 1 个月前无明显诱因出现胃部胀满憋闷，伴咽中异物感，无疼痛不适。1 周前因受凉出现咳嗽，咳白色泡沫状黏痰，量不多，夜间睡觉时觉咽痒，无咽痛，无恶寒发热，气短，无胸闷胸痛。晚餐后时有脘痞不适，按之不痛，呃逆，纳呆，觉气滞于小腹，可闻及肠鸣声，晨起时偶有腹痛，大便每日 1 ～ 2 次，质黏腻，排便时伴矢气较多。入睡困难，凌晨 2 时左右醒，醒后难复睡。平素精神较紧张。舌红，苔薄黄略腻，脉弦细数。

中医诊断：咳嗽，胃痞；证属脾虚寒热错杂证。治以辛开苦降、益气健脾。

处方：拟半夏泻心汤合香苏散化裁。清半夏 9g，黄芩 10g，黄连 6g，干姜 10g，党参 15g，香附 10g，苏梗 10g，陈皮 10g，炒苦杏仁 10g，白豆蔻 10g，枳壳 15g，蒲公英 30g，厚朴 10g，炒莱菔子 15g，炙甘草 3g。共 14 剂，每日 1 剂，制作为免煎颗粒，水冲服。

二诊（2019 年 7 月 31 日）：诉诸证较前皆有减轻，现干咳，痰色白量少而难咳，胃脘处仍有满闷不适，晨起明显，呃逆，无胃痛，偶有反酸。恶风，关节处自觉有凉风窜动。纳可，二便调，睡眠较前改善。舌红，苔薄黄，脉弦细数。辨病辨证及治法同前，处方继以上方去炒莱菔子，加炙枇杷叶 15g，桔梗 10g。共 14 剂，制作为免煎颗粒，服法如前。

三诊（2019 年 8 月 14 日）：诉咳嗽趋无，咳痰量少，能够咳出，胃脘处较前痞满减轻，呃逆减少，纳可，二便调，睡眠尚可。舌红，苔薄黄，脉弦细数。继以上方 14 剂，服法如前，随访无明显不适。

（八）胃食管反流性咳嗽

胃食管反流性咳嗽是指因胃酸和其他胃内容物反流进入食管，以咳嗽为突出表现的临床综合征，通常患者伴有典型的胃部不适症状，如胸骨后烧灼感、反酸、嗳气，或仅有咳嗽症状。因脾胃疾患诱发的胃食管反流性咳嗽，目前已跃居为慢性咳嗽的第二大致病因。我认为此病病位在肺胃，病机总纲以寒热错杂、虚实夹杂为主。用药方面，我用辛开苦降治其本，寒热平调治其根，以医圣之半夏泻心汤为底，随症加减化裁，达到补虚泻实调阴阳、辛苦合用复升降、补泻兼施调虚实之功。治疗时通常适当加予轻苦微辛之品，以达顺气化湿之效。该类药物不局限于叶天士的“杏、蔻、橘、桔”。对于咳嗽频剧及反流症状明显的患者，我常用杏仁及枇杷叶，杏仁苦微温，枇杷叶苦、微寒，二者降肺气止咳，同时还可使上行之胃气下行，一举两得；对于中焦湿重气滞的患者，如有腹胀堵塞感，我常予以杏仁及豆蔻，取三仁汤之意；对于气机壅塞不通者，如胸闷气短等症，予以苏梗，其辛、甘，理气宽中和胃。此外，胃病三分治七分养。饮食可直接影响脾胃功能，病从口入即谓此，若患者通过服用中药不适症状已改善，而病后食不自调，则脾胃易复伤。然而脏腑病位不同，对饮食的宜忌也有差别。我认为本病患者应少食寒凉、酸、甘味之品，只有饮食规律有节度，方可减少本病的发生。

案例

李某，女，62 岁。

初诊（2020 年 9 月 2 日）：主诉“反复咳嗽 3 个多月，加重 1 周”。现病史：患者 3 个多月前无明显诱因出现咳嗽，未予重视及治疗。近 1 周无明显诱因咳嗽加重，白天夜间均咳，有痰，量少色白不易咳出，口干，咽部异物感明显，平素闻烟味易作咳。食后胃胀痞满，反酸，无胃灼热症状。脐周偶作痛，脐周怕冷、喜暖，纳尚可，眠差，入睡难，易起夜，小便每晚 3 次，大便略偏干，2 日一行，今晨大便夹鲜血。舌暗，苔薄略黄，脉弦细数。既往痔疮病史。

西医诊断：胃食管反流性咳嗽。中医诊断：胃咳，证属寒热错杂证。治以平调寒热。

处方：半夏泻心汤加减。清半夏 6g，黄芩 10g，黄连 6g，干姜 6g，党参 15g，紫苏叶 10g，炒苦杏仁 10g，蜜枇杷叶 15g，白芍 30g，仙鹤草 30g，蒲公英 30g，瓜蒌 30g，薄荷 6g，桔梗 10g，蝉蜕 10g，生甘草 6g。14 剂，制为免煎颗粒。

二诊（2020 年 9 月 23 日）：服药后咳嗽改善，较前减少，仍口干，有少量痰，不易咳出，自汗出，乏力，纳可，进食多则反酸，矢气多，服药期间大便可，停药后大便干，已无出血，眠差，入睡难，舌边、尖红，苔黄，脉沉细。处方较前方去白芍、仙鹤草；加沙参 15g，吴茱萸 3g，火麻仁 3g。14 剂，制为免煎颗粒。

三诊（2020 年 10 月 14 日）：咳嗽已基本缓解，食后胃胀已消失，现偶见夜间反酸、口干。睡眠较前改善，入睡难情况减轻，二便调，舌暗红，苔黄腻，脉沉细。处方较前方加芦根 20g，藿香 10g，玄参 30g。14 剂，制为免煎颗粒。后患者病情平稳。

三、科研探索

（一）临床试验

1. 流行性感冒的中医药学临床研究

流行性感冒（简称流感）属于中医时行感冒范畴，为外感热病之一。中医在流感防治上具有丰富经验和独特优势。我们采用前瞻、随机、对照、盲法设计开展相应研究，以评估益气清瘟解毒合剂对流感的疗效。研究以利巴韦林为对照组药物，共纳入 123 例患者，其中中药组 60 例，西药组 63 例。结果显示中药组疾病疗效愈显率为 91.67%，显著高于对照组的 20.00%；证候和主症疗效愈显率均为 90.00%，也显著优于对照组（25.00% 和 23.33%）。治疗组体温正常者比例高于对照组，症状积分改善率和减少量均较对照组更佳。在舌象和脉象方面，治疗组表现更优。治疗组淋巴细胞百分比升高，而对照组淋巴细胞百分比和绝对值均升高。益气清瘟解毒合剂还能显著降低血清肿瘤坏死因子 - α（TNF- α）表达。研究表明益气清瘟解毒合剂在流感治疗中具有显著疗效，可能通过增强免疫应答、调节免疫功能和减轻炎症损伤以发挥治疗作用。

2. 病毒性肺炎的中医药学临床研究

（1）病毒性肺炎是常见的呼吸系统疾病，清肺饮在治疗病毒性肺炎中显示出显著优势 对于病毒性肺炎目前西药治疗效果有限。我们对 1995 年 11 月至 1997 年 2 月住院的符合病毒性肺炎及风温肺热病痰热壅肺证的患者进行研究。患者被分为治疗组（清肺饮）和对照组（利巴韦林）。治疗组 36 例，每日分 4 次口服清肺饮合剂 100mL；对照组 31 例，口服利巴韦林，每次 0.3g，每日 3 次。两组均可根据需要进行液体维持治疗，并对合并细菌感染的患者加用抗生素。结果显示清肺饮的治愈显效率为 77.78%，总有效率为 94.44%，明显高于对照组的 48.39% 和 74.19%。清肺饮在退热、减轻咳嗽、改善痰黏度方面表现出色，其退热效果明显优于利巴韦林，反映出其较强的祛邪能力；咳嗽症状的减轻是治疗的重要指标，中医学认为咳嗽与痰热壅肺有关，清肺饮可清热化痰，显著缓解了咳嗽；此外，清肺饮还有效改善了黏痰、黄痰，帮助患者更快恢复。

（2）中西医结合治疗严重急性呼吸综合征效果较佳　严重急性呼吸综合征（severe acute respiratory syndrome，SARS），曾用名传染性非典型肺炎（简称“非典”），以其强烈的传染性和较高的致残率和病死率给人民健康带来了严重威胁。当时我们选取了确诊的“非典”患者，随机分为中西医结合组（中药与西药联合治疗）和西药组（仅西药治疗）各 25 例。中西医结合组按进展期和恢复期给予相应中药，同时进行西医基础治疗；西药组则单纯使用西药基础治疗。研究期间进行观察，内容包括体温、症状、胸片、血常规、激素用量等。结果显示，中西医结合组在减少激素用量、促进肺部炎症吸收方面明显优于西药组，但两组在退热时间方面无显著差异。中西医结合组的症状改善也较西药组明显。具体而言，中西医结合组在治疗过程中，减少了激素的日均用量，并促进了肺部阴影的吸收。中药治疗依据辨证分期，对进展期患者使用清肺解毒、祛湿通络的方药，对恢复期患者使用益气养阴、解毒祛痰的方药。整体来看，中药参与治疗显示出相对于单纯西药治疗的优势。

3. 老年性肺炎的中医药学临床研究

由于抗生素使用不当，微生物对药物的耐受性不断增加，治疗作用逐渐下降。抗生素研发缓慢与耐药菌不断增加的情况成为抗感染领域面临的重要挑战，导致医疗与社会负担不断增加。老年性肺炎是临床常见病、多发病和重要死亡原因。抗生素治疗并不能完全解决老年性肺炎的治疗问题，故而其病死率仍居高不下。虽然引起老年性肺炎的病原微生物不同，但我们基于中医理论认为热毒炽盛、毒瘀互结、正气亏虚是贯穿老年性肺炎病程始终的核心病机，故而针对核心病机创立益气解毒化痰化瘀法。结合杜怀棠、姜良铎、王成祥等教授的用药经验，组成扶正解毒化瘀方。

为评价扶正解毒化瘀法降低老年性肺炎病死率的有效性和安全性，我们使用了严格的多中心随机双盲平行对照试验方法进行研究。研究通过对 303 例老年性肺炎的证候进行分析，以进一步证实了老年性肺炎（老年风温肺热病）的核心病机是热毒炽盛、痰瘀互结、正气亏虚，这一病机贯穿老年性肺炎病程的始终。经统计分析，扶正解毒化瘀颗粒可明显提高入组后住院达 2 周以上老年性肺炎患者治疗的有效率，且能改善老年人的病情，促进排痰，有助于病情恢复。在研究成果方面，该研究形成技术应用规范 1 项，并申报国家专利 1 项。

4. 新型冠状病毒感染及外感热病恢复期的临床研究

新型冠状病毒感染患者进入恢复期阶段后，体内疫毒邪气已基本祛除，正气尚未完全恢复，仍遗留咳嗽、咳痰、胸闷、气短、烦躁、失眠等“余邪未尽”之症，其核心病机可概括为“正虚邪恋”，此时“正虚”以气阴两虚为主，“邪恋”可表现为痰、湿、瘀、热等邪留滞体内，从而导致气血失调、脏腑失和、络脉不畅、肺气不利。因此，我们提出“气阴两虚、余邪未尽”是新型冠状病毒感染恢复期主要证候特点。

本人带领的团队综合对新型冠状病毒感染恢复期的病机分析结果，以及多年在呼吸和感染疾病方面治疗的临床经验，在此基础上结合国医大师、首都国医名师及抗疫专家的共识，研发了具有益气养阴、调和气机、化散余邪功效的桔杏君子颗粒，为探讨其疗效，团队采用平行、随机、对照试验方法，对新型冠状病毒感染恢复期的患者进行临床治疗，共给药治疗2周。以证候积分为评定标准进行分析，桔杏君子颗粒治疗恢复期气阴两虚证2周后有效率为90.18%。该药物能显著改善恢复期患者（气阴两伤，余邪未尽证）的诸多临床症状，提高其生活质量；且患者在服用本药物之后，其身体各项功能没有受到明显影响，亦无明显不良反应的发生。桔杏君子颗粒对于恢复期及其他外感热病恢复期证属气阴两虚证的患者具有较好的疗效和安全性。

（二）基础研究

1. 清肺饮治疗流感的机制研究

临床研究证实清肺饮可以治疗患者流感症状，为了明确其潜在的作用机制，我们开展了一系列基础研究。

（1）流感病毒是成人病毒性肺炎的主要病原，RNA多聚酶在其复制过程中扮演关键角色，是抗病毒药物研究的主要靶点　既往实验显示清肺饮能有效抑制流感病毒A/PR/8/34（H_1N_1）RNA多聚酶的活性，尽管其效果不如利巴韦林显著。此外，清肺饮能提高小鼠对流感病毒的特异性抗体水平，提示其可能含有免疫佐剂样成分，有助于中药免疫佐剂的开发。实验还发现清肺饮不仅能提高正常及免疫低下小鼠腹腔巨噬细胞的吞噬功能，还能逆转地塞米松引起的功能下降情况，表明其对病毒感染的恢复具有积极作用。

（2）明确清肺饮对H_1N_1流感病毒感染的影响，特别是其通过调节肠道菌群和肠转录组的机制方面　研究显示清肺饮由12种中草药组成，经UPLC-MS分析发现其中含有73种化学成分。使用H_1N_1感染的小鼠模型进行研究，结果表明清肺饮能够显著降低肺部损伤、病毒载量和改善结肠肠道菌群程度。同时它对肺部指数的改善效果与奥司他韦相似。通过RNA测序发现，清肺饮显著下调了与炎症相关的基因，如在MAPK信号通路、TNF-α和JAK/STAT信号通路显示出了其抗炎作用。此外，清肺饮还调节了肠道菌群，增加了有益菌的丰度，减少了有害菌的丰度，从而可能通过调节肠道菌群发挥抗病毒作用。这些结果证明了清肺饮在抗病毒中的效果。

2. 益气清瘟解毒合剂治疗流感的机制研究

益气清瘟解毒合剂在流感病毒感染中的有效性已被广泛认可，特别是在流感重症病例中，炎性细胞因子的过度分泌会引发严重的免疫炎性损伤。临床研究证实益气清瘟解毒合剂可以治疗患者流感症状，为了明确其潜在的作用机制，我们开展了一系列基础研究。

（1）研究益气清瘟解毒合剂对流感病毒肺炎的免疫调控作用　流感病毒的血凝效价为1∶128，半数致死量为456 pfu/50 μL。益气清瘟解毒合剂（YQJH）能提高感染小鼠的生存率，延长生存时间，并降低体重下降和肺指数。益气清瘟解毒合剂可减轻炎症细胞浸润，降低病毒载量，调节细胞因子表达。与模型组相比，益气清瘟解毒合剂显著改善白细胞介素-1β

（IL-1β）、β干扰素（IFN-β）、白细胞介素-4（IL-4）、白细胞介素-6（IL-6）、白细胞介素-17（IL-17）的表达，并在液相芯片中显示一致结果。外泌体相关的miRNA和mRNA结果显示，益气清瘟解毒合剂能调节免疫相关通路，改善B细胞激活情况。感染进程中，益气清瘟解毒合剂组小鼠的免疫球蛋白A（SIgA）表达量显著高于模型组。

（2）研究探讨了益气清瘟解毒合剂通过调控miR-125b-5p干预流感病毒感染中$CD4^+$ T细胞分化的机制　患者流感感染后，各证型组鼻腔分泌液SIgA浓度上升，其中风寒束表证组最低。模型对照组小鼠体重下降，病毒载量和肺指数上升，胸腺和脾指数下降，肺组织炎症明显。益气清瘟解毒合剂组小鼠状态改善，体重增加，病毒载量和肺指数下降，炎症减轻。与模型对照组相比，益气清瘟解毒合剂显著降低Th1细胞比例，提升Th2细胞比例，改善辅助性T细胞17（T helper cell 17，Th17）/调节性T细胞（regulatory T cells，Treg）比值，并调节由特异性转录因子T细胞表达的T盒（T-box expressed in T cells，T-bet）、GATA连接蛋白3（GATA-3）、维A酸相关孤儿受体γt（retinoic acid-related orphan receptor γt，RORγt）和叉头蛋白3（forkhead box P3，Foxp3）。益气清瘟解毒合剂还能调控微小核糖核酸125b-5p（miR-125b-5p）水平，提高肺泡上皮细胞（MLE-12）细胞的Foxp3表达及上清液TGF-β1浓度。

3. 单味中药治疗流感的机制研究

清热解毒中药在抗流感病毒方面具有显著优势。一些单味中药在临床治疗流感具有较好治疗效果，故而应用频次较高的清热解毒药物探讨其对流感病毒所致呼吸系统病理损伤的修复作用，并且阐明清热解毒药物对防治流感的作用机制。

（1）黄芩对流感病毒FM1感染小鼠有显著治疗效果　研究发现，黄芩能显著降低感染后第3～5天肺组织中TNF-α、IL-1和IL-6等促炎因子的表达，并增加IL-10和IFN-γ的水平。黄芩通过抑制促炎因子和促进抗炎因子的表达，减轻肺部炎症，改善肺组织修复，同时减少肺部充血、水肿和病变，改善气管内膜和纤毛排列。

（2）通过网络药理学和小鼠模型研究了白头翁抗流感病毒性肺炎的机制　研究筛选出9种化合物和57个靶点，构建了药物-靶点网络和PPI网络，发现白头翁通过调节肿瘤坏死因子(TNF)、甲型流感、核因子κB（NF-κB）和MAPK信号通路来发挥作用。实验验证白头翁显著降低肺组织中的TNF-α、IL-1和IL-6促炎因子的表达，并减轻病变，显示出多靶点、多通路的抗病毒特性。

（3）板蓝根对流感病毒FM1感染小鼠的治疗效果显示其能显著降低TNF-α和IL-6促炎因子的表达，同时提高IFN-γ水平　光学显微镜和扫描电镜检查结果表明，实验中板蓝根组的肺组织和气管病变明显减轻，炎性反应和病理损伤得到了有效修复。

（4）虎杖对FM1病毒感染小鼠的干预治疗结果显示，第5天虎杖组肺指数显著低于模型对照组　虎杖改善了肺组织和气管病变，减少了炎症细胞浸润。RT-PCR检测表明虎杖显著提高IFN-γ mRNA水平，降低IL-1 mRNA表达，并上升IL-10 mRNA水平，这表明其有效改善了肺炎及病理损伤，调节了炎症反应。

4. 无毒干蟾治疗流感的机制研究

体外实验显示，无毒干蟾水提物、无毒干蟾醇提物、蟾酥水提物、蟾酥醇提物在对流感病毒 PR8 直接作用后具有最佳抗病毒效果，特别是蟾酥水提物的抗病毒效果与奥司他韦相当。TUNEL 实验表明，除无毒干蟾水提物外，其余药物组均能显著降低细胞凋亡率，其中蟾酥水提物效果最佳。RT-PCR 结果显示，蟾酥水提物和干蟾醇提物能够显著下调细胞应激相关 mRNA 表达，提升抗凋亡 mRNA 水平。无毒干蟾和蟾酥在小鼠模型的实验中表现为显著改善肺损伤，减少肺部炎症，并提高小鼠生存率。无毒干蟾和蟾酥可降低感染后小鼠肺组织的 IL-6、TNF-α 水平，并调控内质网应激通路，减轻细胞凋亡。电子显微镜观察到，流感病毒感染小鼠肺组织的内质网肿胀和细胞凋亡现象在蟾酥水提物和干蟾醇提物干预后有所改善。综合来看，蟾酥水提物和干蟾醇提物通过抑制内质网应激和减轻炎症反应，在抗流感病毒感染中表现出较好的效果。

5. 扶正解毒化瘀方治疗耐药菌感染的机制研究

前期临床研究已经证实扶正解毒化瘀方可以显著改善肺炎患者临床症状，为了明确其潜在的作用机制，我们开展了一系列基础研究。

（1）扶正解毒化瘀方对多重耐药铜绿假单胞菌进行体外抑菌实验研究　传统抗生素对耐药菌的疗效明显下降，开发新的治疗手段显得尤为紧迫。中医药作为一种相对安全、不良作用小的治疗途径，可能为解决耐药菌感染问题提供了一种新的选择。中医理论中的“扶正祛邪”和“活血化瘀”理念与西医学的免疫调节及病理生理机制有一定的契合点。

我们开展了相应研究，不仅丰富了中医药抗感染理论，还为西医学中多重耐药菌的治疗提供新的思路。通过体外抑菌实验，我们全面评估扶正解毒化瘀方对多重耐药铜绿假单胞菌的抑菌效果，以明确该方的最小抑菌浓度（MIC）、最小杀菌浓度（MBC）；探讨了扶正解毒化瘀方对铜绿假单胞菌（pseudomonas aeruginosa，PA）生物膜形成的抑制作用，以明确其在耐药机制中的潜在作用。我们通过对实验数据的统计分析得出高浓度扶正解毒化瘀方含药血清有一定体外抑菌作用，可一定程度恢复 MDRPA 对哌拉西林－他唑巴坦（TZP）的敏感性，可能存在延缓甚至逆转铜绿假单胞菌耐药性的作用，为扶正解毒化瘀方可能干预铜绿假单胞菌耐药机制体现疗效的假设提供了研究基础，并对临床耐药菌感染性疾病的治疗提供了新思路。

（2）扶正透邪解毒化瘀法对多重耐药铜绿假单胞菌的抑菌作用及免疫损伤的干预机制研究　我们以目前临床上最常见的机会致病菌之一的多重耐药铜绿假单胞菌为研究对象，并以该耐药菌腹腔感染所致老年大鼠免疫炎性损伤为试验模型，选择扶正解毒化瘀治法方药为研究对象，并根据临床经验及前期的实验研究结果加用益气透邪类中药。通过采用纸片扩散法、试管稀释法，并运用电子显微镜观察细菌的超微结构，我们探讨了扶正透邪、解毒化瘀治法方药的水煎剂、含药血清对多重耐药铜绿假单胞菌的体外抑制作用。

通过实验研究结果证实扶正透邪解毒化瘀方水煎剂含有的生物碱、黄酮、皂苷、萜类等成分，具有抗炎、抗菌、抗氧化、镇咳、祛痰、活血、调节免疫、抗肿瘤、抗衰老等作用，是其治疗 MDRPA 肺部感染的物质基础。此外，中药提前给药在炎症反应早期即能维持抗炎因子 IL-4、IL-10 在较高水平，并对 TNF-α、IL-6 等促炎因子有显著下调作用，这可能缓解了炎症因子级联反应的进程和强度，减轻了组织损伤，从而对治疗和预后产生更积极的作用。

（3）扶正解毒化瘀方干预铜绿假单胞菌感染所致炎症“瀑布样效应”机制的研究　我们选择了临床上最易引起脓毒血症且最常见的机会致病菌——铜绿假单胞菌为研究对象，以该菌感染所致大鼠炎症损伤为实验模型，以“十一五”国家科技支撑计划项目为载体，选择治疗老年人肺炎疗效显著的扶正解毒化瘀方为干预药物，由铜绿假单胞菌感染后内毒素脂多糖激发 TLR4-NF-κB 信号传导通路引起炎症“瀑布样效应”，进而以引发全身炎症反应综合征导致脓毒血症这一关键环节为干预切入点。研究通过采用 RNA 干扰技术（siRNA）干扰、流式细胞微球阵列法、激光共聚焦显微镜等现代技术，阐明扶正解毒化瘀方干预脂多糖（LPS）所致的炎症损伤的机制，从而揭示该方治疗 PA 感染所致肺炎的药效学机制，为进一步探索中药治疗多重耐药菌肺炎的药理学机制，开发该类药物提供依据。

通过体外实验和动物实验相结合，从不同层面观察了扶正解毒化瘀方的体外抑菌作用，以及对 MDRPA 急性和慢性肺部感染大鼠的作用，并对其机制进行了分析和探索。实验建立了较为稳定的 MDRPA 急性和慢性肺部感染模型，从临床急性感染和慢性感染两个方面观察了 MDRPA 肺部感染所致的机体免疫炎性反应，并观察了扶正解毒化瘀方对炎性细胞因子 TNF-α、IL-10 等的调节作用；初步阐明了扶正解毒化瘀方的作用机制。

四、结语

回望数十载行医治学的岁月，岁月荏苒，唯初心不改。尽管自己已步入花甲之年，但对中医药的热忱与追求却从未减退。从医之初至今，感恩恩师的教诲，家人的无私支持，以及同道们一路上的携手相伴。中医药作为中华民族的瑰宝，历经千年而不衰，其源远流长的生命力正是源于卓越的临床疗效与独特的理论体系。传承先贤的学术智慧，结合西医学的先进理念，是我们每一位中医人必须肩负的责任与使命。

面对现代社会日益严峻的健康挑战，尤其是在老龄化趋势下，中医药在防病治病、养生保健中的优势日益显现。如何更好地发挥中医药的独特作用，是每一位中医人的历史使命。中医学不仅是一门博大精深的理论体系，更是一门实践中的艺术，其真正的力量在于通过临床实践为患者带来福祉。

薪火相传，砥砺前行。前辈们的教导和学术精神一直是我前进的动力，而如今，我也有幸在教学岗位上，将这些宝贵的经验和智慧传授给年轻一代。作为师者，我对后学寄予厚望。现代科技的进步为我们打开了新的研究大门，无论是基因组学、精准医学，还是人工智能与大数据分析，这些新技术为中医药的科学化研究提供了新的契机。希望年轻的中医学子们在坚守中医药传统精髓的同时，勇敢探索，用现代科学技术解读中医的奥秘，为中医药的现代化和全球化贡献智慧。

未来的中医之路任重道远，但我相信，只要我们以传承为根，以创新为翼，中医药必将在新时代焕发出更加璀璨的光芒，造福天下苍生。

（王成祥）

王真

教授，主任中医师，浙江省名中医，
博士研究生导师

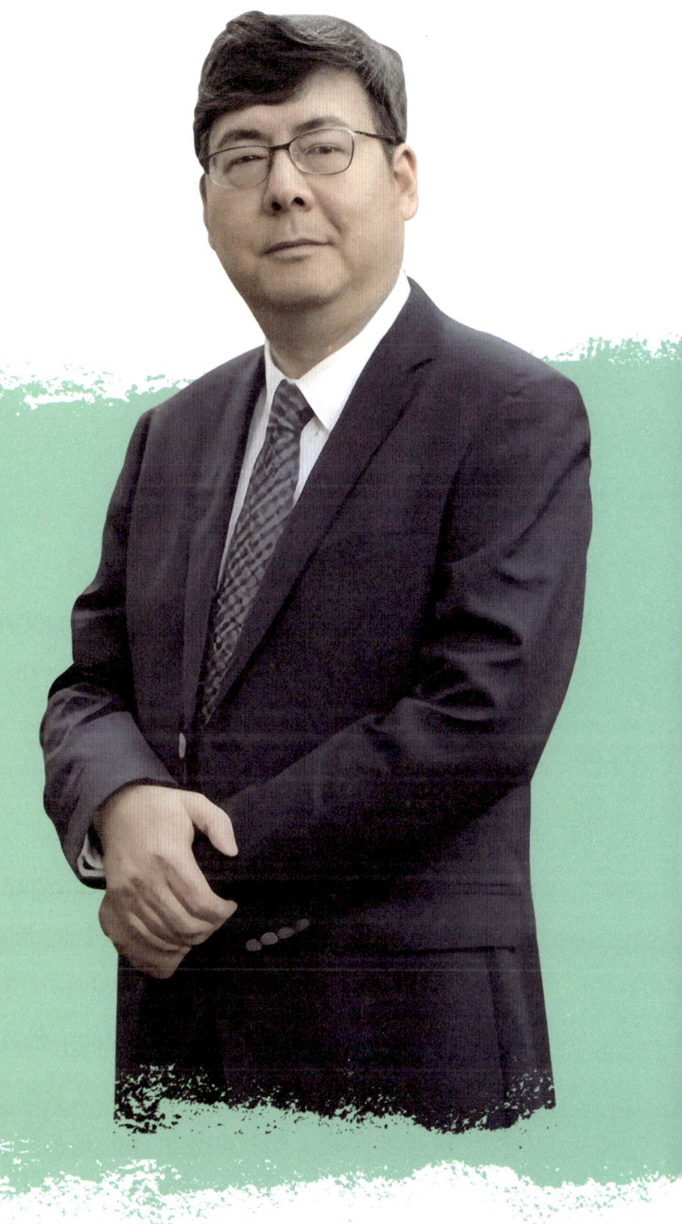

中国农工民主党党员，浙江中医药大学附属第一医院呼吸内科学术主任。现任国家中医药管理局重点学科（中医肺病学）带头人、国家临床重点专科（中医专业）带头人、“十三五”浙江省中医药重点学科（中西医结合肺部疾病学）带头人。目前担任中华中医药学会肺系病分会副主任委员、中国中西医结合学会呼吸病专业委员会常务委员、中国医师协会呼吸医师分会副主任委员、世界中医药学会联合会呼吸病专业委员会常务理事、中国民族医药学会肺病分会副会长、中国民族医药学会热病专业委员会副会长、中国中药协会呼吸病药物研究专业委员会常务委员、浙江省中西医结合学会呼吸病专业委员会名誉主任委员、浙江省中医药学会呼吸病分会副主任委员、浙江省医学会呼吸病学分会委员、浙江省劳动能力鉴定委员会医疗卫生专家等。已从事中西医结合防治呼吸系统疾病的教学、科研、临床工作30余年，师从国医大师晁恩祥教授、葛琳仪教授。主要研究方向为中西医结合防治慢性气道疾病的临床和基础研究、睡眠呼吸障碍疾病的中西医研究等。全国卫生健康系统先进工作者，浙江省抗击新冠肺炎疫情先进个人、浙江省教育系统“三育人”先进个人。近年来主持并完成国家级科研项目1项，科学技术部“十二五”国家科技重大专项1项，厅局级项目2项，目前在研科学技术部科研项目子课题项目1项，国家自然科学基金项目1项，作为主要参与者参与多项国家级、省部级课题，获得省部级科技奖励1项、厅局级科技奖励4项，出版专著、教材5部，发表论文80余篇，其中SCI论文20余篇，培养硕、博士研究生共60余名。

医者仁心，德者善行

一、从医之路

（一）初识中医

我出生于一个中医世家，我的父亲是一名肾病方向的中医师。小的时候我总是在家里看不到他的身影，不论白天黑夜，他都在医院里忙忙碌碌，我心里也埋怨过，也生气过，当时想着当医生真的太苦了，我不能像他一样。没想到，长大之后我却成为和他一样的医生，在父亲的建议下，我填报了很多中医院校方面的志愿。1982 年的秋天，我被浙江中医学院（现浙江中医药大学）中医学专业录取，并在毕业后进入浙江省中医院工作。

一开始，自己时常考虑自己后面的主攻研究方向，当时我常跟随葛琳仪、徐志瑛等呼吸方面的大家抄方学习，我也经常向老师们虚心请教诊治经验，有些问题现在看起来显得那么幼稚，但是老师们也都耐心给我做了解答。也正是这样，我从此与肺系疾病结下了不解之缘，义无反顾地投身于肺系病症的诊治研究中。

我到现在还记得初见葛琳仪教授的情形，我刚到浙江省中医院报到时，葛老是浙江省中医院的院长。给我印象最深的是葛院长经常会在晚上来我们病房查看病历，对不规范、不仔细的地方，会留下纸条，要求予以改正，如敷衍了事，那下次一定会受到批评。这种严谨的治学作风深刻地影响着我们后辈，从某种意义上讲，也影响了我的一生，让我发自内心地想在自己的岗位上做好这份工作。

中医药文化薪火相传，到了 2004 年我有幸拜于晁恩祥老师门下，聆听晁老的教诲，感受晁老的人格魅力，学习晁老的学术思想。在老师的言传身教下，我如同海绵吸水一样，从临床工作中如饥似渴般地汲取着知识，积累着自己的心得体会，尽可能提高着自己的医疗水平。晁老的临床水平令人叹服，晁老甘守清贫的崇高品质更是令我辈敬仰，犹记得我初次到晁老家拜访的情形，家里的地面还是那种磨得发亮的老式水泥地，布置虽然简单，但干净而又温馨，自带一种返璞归真的美感。

此外，我还先后跟诊浙江省中医院的多位老师，跟随老中医们出诊、抄方。对我来说，病例千千万，每个患者的表现都不一样，可是就像侦探破案一样，只要抓住事情的本质，就能从日常中找到线索并发现真相。老师们的心得、医书上的知识终究是别人的，如何转化成自己的经验，是我经常思考的问题。最后得出的结论是临床疗效永远是第一位的，临床上应用须有效，那就需要整理总结出自己的经验方，因此我在临床上应用的方药总是不断调整，就像是软件的版本需要更新一样，我也需要将自己脑子里的方药版本进行更新，以归纳总结出有效方药。

（二）心系于民

我深知医学是一门要与人打交道的学问，所有的知识都最终要反馈到患者身上。在我的笔记本里，有一张小小的浙江省地图，上面布满了各种颜色的小记号。这可是我不外传的“宝藏”之一。每去一个地方义诊，我就在地图上做一个记号，看看到底哪里还没有画上标记，就会把那个地方作为下一站的目的地。早在 1994 年，我还是一名主治中医师，当时刚好有下乡到浙江云和县，支援贫困山区的机会，我第一个报名参加，那个时候还没有修建高速公路，一路颠簸过去，一待就是一个多月。在那一个多月里，我感受到了很多，第一次切身体会到了基层百姓的需求和困难，组方时如何在具有同样功效的前提下尽量选择一些价格便宜的药物、如何在疾病稳定期减少疾病的发作、如何帮助当地的医生尽快提高医疗水平等，都是需要考量的问题。针对当地的常见病如支气管哮喘、肺源性心脏病（简称肺心病），我制定了治疗处方并组织培训，使当地呼吸科的服务能力得到了大幅提升，这保证了在我回去之后，他们也能独当一面开展医疗工作。此后，我开始了我的“打卡模式”，东阳市人民医院、松阳县人民医院、安吉县中医院、永康市中医院、诸暨市第二人民医院、温州市中西医结合医院、宁波市奉化区中医医院……这些医院都留下了我的足迹。问诊、查体、做检查、开药方、约好下次就诊时间，绝不会因为是外地患者就忽视某个小细节。累吗，说实话是累的，但是我却乐此不疲，患者的信任是我肩上最大的担子，也是我工作的最大动力。只要还在医疗行业一天，肩上的担子就要多承担一天。地方医院有些患者的病情的确很重，身体条件不允许他们到上级医院来就诊。他们上不来，那我就下去，不能耽误他们的病情。这么多年的标记下来，地图上的记号早已做得密密麻麻，甚至超出了浙江范围，自己能走遍浙江省乃至浙江省以外地区的山山水水，为人民贡献自己的绵薄之力，这已经是我非常骄傲的一件事了。

2018 年川西之行，我与中共浙江省委统战部组织的其他医疗专家一起走进四川阿坝州进行医疗活动，短短的 10 余天时间，让我颇有感触。当地患病以慢性阻塞性肺疾病（简称慢阻肺）、呼吸衰竭、感染性疾病为主，其中呼吸衰竭患者较多，但在当地他们没有呼吸机，没有高档抗生素，也没有抗曲霉菌药物，我在力所能及的范围内与当地医生讨论修改诊疗方案。当地青年医生的求知欲非常强，提了许多问题让我解答，并对自己的解答内容认真做了笔记。我也给他们留下了电话，以方便联络，还鼓励他们有机会的话，来浙江省中医院进行学习，参加学术交流活动。此后在 2020 年、2022 年的时候我又去了宁夏、内蒙古包头等地进行了医疗工作。我的经历只是抛砖引玉，在此影响下呼吸内科又有多名医生参加了国家中医医疗巡回队，在四川阿坝藏族羌族自治州、四川凉山彝族自治州、黑龙江边境等地开展医疗帮扶工作。现在又有了远程会诊等一些新手段，使得医生之间的联系更紧密了，这让我们更加希望能够尽自己所能帮助边远地区解决一些疑难杂症的治疗问题。

作为一名呼吸科医生，在临床接诊中，我注意到，感冒或是感染，往往在老年人身上是致命打击。感染性疾病，尤其是肺部感染，一直是老年人群的最主要杀手之一，且年龄越大，肺部感染危害越大。上工治未病，如何快速有效地进行未病治疗，疫苗预防或许是一种最简单、最行之有效的手段，而现状是老年人的疫苗接种相较于儿童疫苗接种实在少得可怜。从我国范围来看，老年人的流感疫苗接种尚不到2%，肺炎疫苗的接种率则更低。目前，在我国部分地区如上海、深圳、成都、青岛等地已开展了对老年人群或重点人群的疫苗免费接种服务，浙江省的德清县亦于2018年开展了针对60岁以上老年人免费接种流感疫苗的工作。因此，在反复商量讨论及实地调研后，在我成为政协委员进行政协提案的时候，我提出了自己的第一个政协提案：浙江省作为全国的经济强省，应该有能力在全国率先在省域范围内开展对65岁以上老年人群予以免费接种肺炎疫苗与流感疫苗的工作。提案提上去后受到了大家的关注，委员们开展了热烈的讨论，大家纷纷为解决民生方面存在的问题献计献策。最终，“针对重点人群开展流感疫苗自愿免费接种服务”作为浙江省十方面民生实事写进了2020年浙江省政府工作报告，这表示浙江省内的老年居民只要符合条件，就可以进行免费疫苗接种。我相信，假以时日，这个政策会在全国范围内铺开，让更多的百姓受益。

这些年的经历让我深切体会到，目前很多地方的基层医院的硬件都已完备，但软件仍亟须提高，而最大的软件就是人才，除了医务工作者下去帮扶，更重要的是如何能让基层医疗人员快速成长起来。通过从本科阶段定向培养、基层实践，再到后来利用互联网学习平台等多种方式学习，这种综合培养模式或许将成为未来发展的主要方向。

（三）疫情防控

2003年，面对“非典”这场突如其来的灾难，作为一名医生，我当然知道病情的凶险，深知自己与可能随时出现的“非典”患者密切接触会有怎样的风险。但我知道，关键时刻要以大局为重，我主动请缨，前往城乡接合部，到当时流动人口较多的下沙院区负责排查疑似病患，待了40多天，一直到疫情结束。除了辛苦繁重的工作，我们更需要应对发热患者沉重的思想负担。40多天的工作，总算有惊无险地度过，而我也积累了非常宝贵的抗疫经验。

有了既往的经验，当新的疫情暴发后，我敏锐地感觉到抗击疫情的号角已经吹响，无烟的战场一触即发。当时我第一时间到达医院，带领呼吸科同事们，在医院各部门支持及配合下，最短时间内完成了医院隔离病房的建设，并且投入了使用。面对来势汹汹的疫情，我深知一位中医专家应有的责任。在抗击疫情的开始阶段，我就建议采用中西医结合的方法，积极运用中医药治疗隔离病房的患者，治疗取得了很好的临床疗效。随着当时疫情的发展，浙江省委、省政府很快就明确了中医药在防治中的重要意义，亟待制定浙江省防治疫毒感染的诊疗方案。在浙江省中医药管理局的组织下，我和国医大师葛琳仪教授及几位老专家等进行了讨论，并根据疫情变化不断进行修改，全程参与了浙江省中医院牵头制定的浙江省中医药防治疫毒感染诊疗方案，通过临床实践不断对方案提出修改意见，在短短时间内，就修正了三稿。当时，我除了要救治收住在浙江省中的患者，还要指导浙江省内各级医院开展中医药救治工作，在青田县、温州市等地都留下了我的足迹。在所有专家共同努力下，大大提高了浙江省内中医药治疗疫毒感染的普及率，浙江省在疫情防控中针对不同分型患者均给予了中西医联合治疗，并取得了很好的治疗效果。此外，我还作为科学技术厅应急攻关项目子课题负责人，主持参与了对疫毒感染患者的临床研究项目，通过本研究可以有效探析数据背后隐藏的疫情规律，对疫情进行基本分析，为相关决策的制定与实施提供了科学的参考依据。当时我作为专家受邀出席浙江省第九次疫情防控工作新闻发布会，解答了人民群众在疫情防控中关注的中医药方面的问题，得到了社会群众的认可。针对在全省各地了解到的情况，我提出了自己的想法，由于中医诊疗的特殊性及为了更好评价中医药药物疗效，建议针对此类急性传染病，中医可单独成立隔离病房，同时为了更好地发展中医药事业，加强中医药对传染病治疗的基础研究，需要加强中医系统基础研究的硬件建设。

二、临证经验

（一）慢性咳嗽

慢性咳嗽是以咳嗽为唯一症状或主要症状，持续时间＞8周，且胸部影像学检查未见明显异常的一种疾病状态。导致慢性咳嗽的病因繁多，最常见的有咳嗽变异性哮喘（CVA）、上气道咳嗽综合征（upper airway cough syndrome，UACS）、嗜酸粒细胞性支气管炎（eosinophilic bronchitis，EB）、胃食管反流性咳嗽（gastroesophageal reflux cough，GERC）和变应性咳嗽（allergic cough，AC）。研究表明，CVA 约占我国慢性咳嗽病因的 1/3，其次是 UACS 和 EB。

慢性咳嗽可归属中医“内伤咳嗽”“顽咳”“久咳”“久嗽”等范畴，核心病机为肺气宣降失司，迫气上逆，而发为咳嗽。《素问·咳论》谓“五脏六腑皆令人咳，非独肺也”，咳嗽虽然起之于肺，但与肝、心、脾、胃、肾等脏腑均息息相关。若他脏受邪，脏腑功能失调，亦可引起肺之宣降失常，从而产生咳嗽，这与西医学对慢性咳嗽的解剖学认识有异曲同工之处。咳嗽为临床常见病、多发病，很多患者由于急性期或亚急性期失治、误治，最终转为慢性，严重影响患者的生活质量。

在治疗咳嗽方面需要以辨病论治与辨证论治相结合，强调外感与内因并重，以祛邪止咳、扶正补虚为常法。再根据病位与兼证的不同加以变化，风邪侵袭、肺气不利者，予疏风解痉之法；鼻窍不利、咽喉不利者，予利咽通窍之法；脾胃运化失调者，予和胃降逆、疏肝健脾等治疗。

CVA常表现为慢性刺激性咳嗽，无痰或少痰，常于夜晚及凌晨发作，可伴咽痒、气上冲感，无明显胸闷、气促等症状。运动、冷空气、刺激性气味等容易诱发或加重症状。EB和AC症状均与CVA类似，其临床症状相似，寒热之证不突出，异病同治，均可归属于咳嗽中的“风咳”范畴，患者可因先天禀赋不足，外感风邪，邪侵肺卫，肺失宣肃而作咳，病位在肺，病因切中“风”字。因此，治疗应当“从风而论”，予祛风宣肺、解痉止咳之法，拟方多选用疏风宣肺的麻黄、紫苏叶为主药，两者相伍，可增强辛散宣通之力，疏风散寒，开宣肺气。配伍蝉蜕、僵蚕、穿山龙、地龙等以祛风解表，息风解痉；咽痒而咳者，予桔梗、射干、山豆根等宣肺利咽而止咳。有些患者咽痒不明显，而胸腹间气往上冲的感觉明显，取治疗奔豚气的桂枝加桂汤，可获得较好的疗效，其中桂枝通常需用到15～20g。此外，药对也可灵活应用于组方之中，如予肺形草、紫草、茜草清肺止咳、凉血解毒，取其“治风先治血，血行风自灭”之意。生白芍及生甘草合用，共奏柔肝缓急、解痉止咳之效。“肾为气之根”，久咳肺肾两虚者，佐以五味子、补骨脂、淫羊藿等补肾气以纳肺气，黄芪扶正祛邪，攻补兼施。咳嗽痰黏者，常选用炙枇杷叶、炙紫菀、炙款冬花、鲜芦根等润肺化痰止咳。

UACS以变应性鼻炎、鼻窦炎为基础疾病，部分患者还与慢性咽喉炎、扁桃体炎等咽喉部疾病相关。除咳嗽外，可伴有鼻塞流涕、鼻后滴漏感及咽后壁黏液附着等情况。鼻窦炎常伴有脓涕较多、面部胀痛、嗅觉减退等。该病病位在肺、鼻、咽喉，肺开窍于鼻，鼻为上气道之始，喉为肺之门户，外邪通过鼻、喉部入侵，而致肺失宣肃，津液代谢失常，故治疗重点在鼻在咽，当以利咽通窍、疏风止咳为主。鼻部症状明显者，用苍耳子散加减，方中苍耳子、辛夷共奏疏散风邪、宣通鼻窍之功，白芷祛风通窍，善散头面风邪而止痛。鼻部病变易化热，常予薄荷、鱼腥草、野荞麦根、黄芩、金银花、连翘等品疏风清热解毒。咽痛者，选加西青果、桔梗、射干、牛蒡子等清风热、利咽喉；咽干者，常予南沙参、北沙参、羊乳参、天花粉、知母、五味子等品养阴生津；音哑者，加用木蝴蝶、胖大海清肺开音。痰凝气滞者，可酌选半夏厚朴汤、三子养亲汤、二陈汤等加减化裁理气化痰。

GERC属于胃食管反流病的一种特殊类型，干咳或咳少量白色黏痰，多数患者可伴有反酸嗳气、烧心、胸闷不适等反流症状。咳嗽大多发生在日间、直立位及体位变换时，与进食有明显关系。病位在肺、肝、脾、胃，多因脾胃运化失司，气机失调，肝气犯胃，上逆伤肺，而发为咳嗽。因此治疗上以降逆止咳为核心，再根据病变脏腑的不同，选用和胃降逆、疏肝健脾等治法。临证常予旋覆代赭汤和胃降逆止咳，方中旋覆花降气消痰、止呕止咳，代赭石重镇降逆，半夏、生姜降逆化痰，人参（多用党参代）、大枣补中益气，甘草调和诸药，但代赭石性凉易败胃，如无嗳气、呕吐时原方去代赭石，以防下气太过。肝火犯胃，反酸烧心明显者仿左金丸之意清肝泻火、制酸止呕，还可加用海螵蛸、海蛤壳、煅瓦楞子等。脾胃虚弱，胃纳差者取参苓白术散、四君子汤之意益气健脾。杭州地处江南水乡，湿邪为患，脾虚湿滞明显者，投藿香、佩兰、砂仁化湿行气；气机阻滞，嗳气腹胀者，予陈皮、佛手、木香、枳壳理气行气，炒谷芽、炒麦芽、山楂、六神曲、莱菔子消食化积；肺与大肠相表里，通腑气亦能降肺气，大便秘结者，药选柏子仁、芦荟、瓜蒌子等。

案例

姜某，女，47岁。

初诊（2019年3月11日）：主诉“咳嗽3月余”。患者3个多月前出现阵发性干咳，遇冷空气及烟尘异味时咳嗽加重，夜间尤甚，伴咽痒、眼痒不适，自服“止咳糖浆”后咳嗽稍减，但仍为之所苦，胃纳一般，夜寐欠安，舌偏红，苔薄白，脉细数。肺部CT检查示无明显异常，肺功能提示为支气管激发试验阳性。肺部听诊无殊。

中医诊断：咳嗽，为外感咳嗽之风咳。治以疏风宣肺、缓急解痉。

处方：炙麻黄9g，苏叶10g，桔梗、射干各12g，旋覆花9g（包煎），穿山龙30g，肺形草15g，茜草10g，紫草10g，炙款冬花、炙紫菀、炙枇杷叶各12g，蝉蜕6g，地肤子、白鲜皮各12g，僵蚕10g，生白芍20g，生甘草6g。7剂，1天1剂，水煎2次，分早晚温服。

嘱其避免接触可疑环境因素及化学物质，清淡饮食，避免食用海鲜、腌制食品等腥发之物。

二诊：患者诉咳嗽大减，但咽痒不舒仍存，大便偏稀，日行2～3次。仍守原意，前方加木蝴蝶6g，清肺利咽，因大便偏稀，生白芍减量至12g，续服7剂。药后诸症瘥，予停药。

（二）支气管哮喘

支气管哮喘是一种慢性气道炎症性疾病，临床表现为反复发作的喘息、气急，伴或不伴胸闷或咳嗽等症状。哮喘可归属为中医“哮病”“咳嗽”的范畴，盖因宿痰伏肺，每因情志、饮食、外感及特殊气味等因素诱发，痰饮阻滞气机，升降失常，其病理因素以风为主，兼见痰、瘀，气阴亏虚。诊病时应以动态变化的角度看待本病的发展过程。肺为华盖，为娇脏，最易感受外邪，起病之初，外邪犯肺，患者素体虚弱，抗邪无力或失治误治，致风邪伏于肺络，患者复感外邪时，内引伏风，正气与伏风相搏结，阻于气道，致气道狭窄，故此时患者发而为咳。随着病程日久，邪伏肺络，致肺宣发肃降失司，通调水道失常，津液代谢障碍，内停而生湿生痰，故有部分患者出现咳吐稀薄痰或者泡沫样痰的症状。同时邪伏肺络日久可影响肺朝百脉，辅心行血之功能，而致瘀血内生，此时伏风与痰瘀胶结，致使病势深入，病程缠绵复杂。再随疾病发展，子盗母气，脾气虚耗，脾失健运，一者痰湿内生，二者水谷精微来源减少，母病及子，而致肺脾气虚。肺为气之主，而肾为气之根，肺肾同主人体呼吸之运动，肺脾气虚，日久耗伤肾气，纳气无根，故此时患者出现喘息、胸闷等不适。形寒饮冷伤肺，患者每遇寒冷气候，或防寒保暖不当，或饮食失慎，又可引动伏邪，如此反复，加剧肺脾肾之气阴亏虚。针对就诊的患者应充分了解患者病史，明确患者所处阶段，针对主要病理因素，随证治之。

从总体用药分析来说，所用药物应以“苦”“辛”为多，药性以“温”为主。治疗哮喘时重视肺气的宣降，善用辛开苦降的用药原则，常用枇杷叶、桔梗、射干、西青果、细辛等“苦”味药和紫菀、款冬花、紫苏叶、肺形草等“辛”味药配伍，开中焦痰实，降肺气之逆。用药针对哮喘“痰”“虚”“瘀”“风寒”“内热”的病机，以“温”“寒”“平”“凉”为主，体现其“消”“补”“温”“清”4 大治疗方法。临证时多选择归肺、脾、胃经的药物，最常用清热解毒药、化痰止咳平喘药和补虚药。哮病病位在肺，禀赋不足、情志刺激、饮食不当均可诱发，故与脾、肝、胃关系密切。中医素有“左肝右肺”的理论，左升右降，共同调控气机和津液输布。若肝疏泄不利，一则气机升降失调，二则肝郁化火，灼伤肺津，化成痰液，引发哮喘再次发作。临证常用白术、茯苓等药以健脾，减少痰液生成。保持腑气通畅亦为临床治疗哮喘的方法之一，紫苏子、当归、杏仁除降气平喘之外，又能润肠通便。在治疗哮喘时，加入蜈蚣、全蝎之类的虫药可取得不错的疗效，但需注意不宜久用，待症状缓解、病情稳定之时可改用僵蚕、地龙等药物。

案例

南某，38 岁。

初诊（2021 年 11 月 27 日）：主诉“反复咳嗽 2 年余”。自诉 2 年余前着凉后出现咳嗽，以干咳为主，后每于受冷着凉或者冬季时咳嗽加重，咳时伴有气上冲感及咽痒，曾于当地其他三甲医院治疗，予吸入剂治疗（具体不详），未规律服药，症状反复。刻下见患者咳嗽明显，干咳为主，夜间及受凉和咽痒时咳嗽加剧，面色略白，畏寒明显，胃纳可，二便调，舌淡红，苔薄白，脉沉。肺功能检查示：支气管激发试验阳性。

中医诊断：咳嗽（风咳），证属风邪伏络，肺脾气虚证。

处方：炙麻黄 9g，射干 12g，桔梗 10g，前胡 12g，牛蒡子 16g，穿山龙 30g，僵蚕 9g，地龙 10g，木蝴蝶 5g，蝉蜕 6g，地肤子、白鲜皮、紫苏子各 12g，旋覆花 9g（包煎），淫羊藿 12g，仙茅 9g。7 剂，水煎服，每天 2 次，早晚分服。

二诊：患者自觉咳嗽及咽痒较前明显减轻，畏寒改善，但气上冲感仍明显，舌淡红，苔薄白，脉略沉，遂在前方基础上去仙茅，加葶苈子 12g（包煎）、煅磁石 45g（先煎）、白果 10g、桂枝 15g、知母 12g，14 剂。后随访，患者自诉症状已基本控制，嘱定期随诊。

（三）肺泡蛋白沉积症

肺泡蛋白质沉积症（pulmonary alveolarproteinosis，PAP）是一种罕见的肺部弥漫性疾病，其特征是肺泡和终末细支气管内大量过碘酸雪夫染色阳性的磷脂蛋白样表面活性物质沉积，导致气体交换障碍，诱发低氧血症，最终导致呼吸衰竭。全肺灌洗是 PAP 的首选治疗方法，但治疗过程中可能出现并发症，治疗后复发率高。PAP 的西医治疗尚未成熟，中医治疗临证经验不足，仅有少数个案报道。

中医古籍无肺泡蛋白沉积症的相关论述，结合患者症状及疾病特征，一般将其归属“内伤咳嗽”范畴。患者平素饮食不节，日久耗伤中气，脾胃虚弱，母病及子，肺金失于濡养，致肺脾两虚。肺气宣降失司，中焦失运，水湿不化，湿聚成痰，邪无出入，留滞于内，符合朱丹溪“百病多由痰作祟”“怪病多痰”之论。痰浊阻滞，盘踞肺络，致气血运行不畅而留瘀，而肺脾气虚，宗气化生不足，无力推动血液运行，亦可致瘀血形成，与久病入络之“久病必有瘀”“因虚可瘀”的基本规律相吻合。痰瘀互结，郁久化热，酿生热毒。痰浊、瘀血、热毒相互胶结，凝滞于肺部，发为此病。本病属本虚标实之证，当攻补兼施，治以补肺健脾、化痰祛瘀、清热解毒。患者受病渐久，正气较弱，邪气深伏，任受且攻且补。凡气血阴阳运行之处，痰、瘀、热毒等内伤伏邪皆可及。故治疗初期以攻邪为要，截其病势，防邪气进一步盘踞深入而加重病情，药用苦杏仁、浙贝母、鲜芦根化痰止咳，桃仁、红花、三棱、莪术、郁金、泽兰破血逐瘀，猫爪草、半枝莲、半边莲、败酱草、虎杖清热解毒，辅以炒白术、生黄芪、怀山药补益肺脾，干姜温运脾阳、防寒凉伤胃，桂枝温阳化气、助血行。取类比象，影像学表现的两肺多发病灶，类似于痰、瘀、热毒等内伤伏邪。由微观可窥见内伤伏邪伏而未动，痰、瘀、热毒未深入伏留，病势已缓。

正气亏虚是邪气伏留的基础，正气的强弱决定了邪气是否潜藏、外出或发病。故治疗后期以扶正为主，扶助正气以战邪，调整原方扶正药与化浊药比例，减鲜芦根、苦杏仁、泽兰、败酱草、虎杖，增麦冬、玉竹以滋养肺阴、顾护阴津，增炒党参健脾益肺，增山茱萸、淫羊藿补益肝肾，防内伤伏邪侵及他脏。诸药合用，正气渐复，伏邪得散。

案例

姚某，男，62 岁，浙江杭州人。

初诊（2020 年 6 月 22 日）：主诉“发现两肺间质性改变 7 年余，确诊肺泡蛋白质沉积症 3 年余”。患者 2015 年 3 月因“反复发热 2 周”就诊于浙江省某医院，胸部 CT 提示两肺多发局灶性间质性改变，气管镜检查未见异常。予静脉抗感染（具体药物不详）、乙酰半胱氨酸片对症治疗后体温下降。随后患者定期复查，其间出现 2 次发热，最高体温 38.9℃，予抗感染、对症治疗后体温恢复正常。2018 年 9 月查胸部 CT 提示双肺磨玻璃及网格影较前明显增多，无咳嗽咳痰、胸闷气促、口干、关节肿痛等，再次于浙江某医院就诊，复查气管镜检查未见明显异常，气管镜活检病理提示:（左下叶后基底段）肺组织慢性炎症，病理会诊考虑肺泡蛋白质沉积症可能。为进一步明确诊断，2018 年 10 月 26 日患者就诊于中日友好医院，气管镜活检病理提示：肺泡内粉红色颗粒状物质沉积，过碘酸雪夫染色阳性。诊断为肺泡蛋白质沉积症，因患者呼吸道症状不明显，病情尚轻，未行肺泡灌洗治疗，予乙酰半胱氨酸口服。随后患者定期复查胸部 CT，提示病情稍有进展。2020 年 6 月 22 日为寻求中药治疗就诊于我院门诊。刻下症：乏力，偶有咳嗽、咳痰，痰白、量少、质黏，无活动后气促，纳寐尚调，大便质稀，日行 2 ～ 3 次，小便正常，舌暗红，苔薄黄腻，脉细涩。

中医诊断：内伤咳嗽，证属肺脾气虚、痰瘀夹毒证。治疗初期以攻邪为主，该患者病程缠绵，邪气深伏，影像学提示病情稍有进展，故当以攻邪为急，防邪气进一步攻窜入里，且其呼吸道症状尚轻，无活动后气促，尚可耐受攻伐。治以化痰祛瘀、清热解毒，兼补益肺脾。

处方：苦杏仁 12g，浙贝母 12g，鲜芦根 30g，桃仁 10g，红花 10g，三棱 10g，莪术 10g，郁金 10g，泽兰 10g，猫爪草 15g，半枝莲 15g，半边莲 15g，败酱草 20g，虎杖 20g，炒白术 12g，生黄芪 30g，怀山药 15g，干姜 6g，桂枝 6g。7 剂，每日 1 剂，水煎服，早晚分服。

上方随症加减服用 9 个月，乏力好转、咳嗽咳痰症状已消，大便转为正常。

二诊（2021 年 3 月 25 日）：患者口干，咽干，纳寐可，二便调，舌淡红，苔薄白，脉沉细。复查胸部 CT 提示：两肺多发网格状高密度灶，与 2019 年 3 月 21 日胸部 CT 结果显示大致相仿。结合症状、舌脉及影像学表现分析认为，患者体内痰、瘀、热毒等浊邪未进一步凝滞积聚，邪势不张，故调整原方扶正药与化浊药比例，减鲜芦根、苦杏仁、泽兰、败酱草、虎杖，增麦冬 12g、玉竹 15g、山茱萸 15g、炒党参 20g、淫羊藿 12g。煎服法同前。上方随症加减续服，其间未出现明显呼吸道症状。服至 2022 年 6 月 25 日，于我院复查胸部 CT 提示：两肺多发网格状高密度灶，较前（2021 年 3 月 25 日）部分吸收。

（四）间质性肺病

间质性肺病（interstitial lung disease，ILD）是指以肺泡壁为主要受累部位，同时累及肺泡周围组织及其相邻支撑结构的一组异质性疾病。主要表现为活动后呼吸困难、干咳、胸闷气急。研究显示，间质性肺病发病率在我国呈上升趋势，尤以老年人居多。

本病应属中医“肺痿”范畴，病位在肺脾肾，总属“本虚标实”，基本病机为肺脾肾亏虚，痰浊、瘀血、热毒互结。肺为娇脏，主气司呼吸，肺气升降正常，方可实现其宣发肃降、通调水道的功能。感受外邪时肺脏最先受病，致使肺脏宣发肃降失调，肺气壅塞，气机不畅，出现咳逆上气、胸闷气喘之证候。脾肾亏虚，气血生化不足，不能温润濡养肺络，久而产生痰浊、瘀血等病理产物痹阻肺络，因而出现肺痿的证候。《金匮要略·肺痿肺痈咳嗽上气病脉证治》云：“热在上焦者，因咳为肺痿。”热毒也是肺痿发作的重要因素。

间质性肺病以咳嗽、咳痰为主要表现者，治以调畅肺气为主，药用紫菀、枇杷叶、紫苏子、紫苏叶等味。紫苏子降气化痰、止咳平喘与疏风散邪之紫苏叶相配伍，不仅外散风邪，更能肃肺中伏痰，使风息而喘平，痰化而咳止。紫菀辛散苦泄，长于化痰，枇杷叶辛凉，长于清热止咳，二者相配伍，清润不燥，共奏润肺止咳、消痰下气之功。痰多、热象明显的患者，可用虎杖、瓜蒌、鱼腥草、葶苈子、浙贝母清肺泻火、化痰止咳。久病则瘀，肺络痹阻，瘀去而血得以新生，故治疗可配伍桃仁、红花、丹参以活血祛瘀生新。

间质性肺病患者经免疫抑制剂治疗后，免疫功能失调，多表现为活动后呼吸困难，或易外感、乏力、多汗。此类患者大多肺脾肾俱虚，气阴两亏，治疗应以益气养阴、化痰止咳为主，可用太子参、五味子、山茱萸等药。太子参归脾、肺经，可补肺气，润肺燥，治肺脏气阴不足。五味子归肺、心、肾经，能上敛肺气，下滋肾阴，为治疗久咳虚喘之要药。山茱萸归肝、肾经，封藏之力较强，能补益肝肾，收敛元气。五味子偏于敛肺生津止咳，山茱萸偏于补肾固精止遗，二药合用，收敛之力增强，可以提高补益肺肾的功效。

间质性肺病病程日久，可致脾肾两虚。脾虚则运化之力减弱，痰湿内生，症见咳嗽、痰多，药用白术、茯苓、陈皮以健脾化痰，可绝痰源。肾虚则摄纳无权，气不归元，呼多吸少，气不得续，动则喘甚。对于咳唾无力、静卧时亦气喘不止的患者，治以淫羊藿、补骨脂补肾助阳、纳气平喘。

瘀血贯穿间质性肺疾病始终，尤需重视。间质性肺病早期以邪实为主，气机升降失司，气血失于流畅而致气滞、血瘀、痰浊痹阻肺络，日久则造成脏腑虚损与痰瘀互见，进而加重病情。该病为本虚标实之候，虚为先天禀赋不足、脏腑虚弱，实为痰湿、气滞、血瘀为患。该病主要病机为痰瘀痹阻肺络，脏腑失调，与肺、脾、肾等脏密切相关，尤以肺气不利、肾失摄纳为关键。而瘀血贯穿间质性肺疾病整个过程，是主要的病理因素。

夹有痰热者可用清金化痰汤清肺解毒、化痰止咳，芦根、桑白皮、薏苡仁直入肺经，清泄肺热；瓜蒌理气开胸散结；百合、麦冬养阴润肺止咳；可配伍矮地茶、麻黄、紫菀花、款冬花止咳化痰；红花、当归活血化瘀等。痰瘀痹阻者用地龙、穿山龙、瓜蒌皮、浙贝母等化痰兼具活血散结的药物。气滞血瘀明显者宜宣肺理气、活血化瘀，加丹参、桃仁、红花活血化瘀，地龙、橘络、紫菀、款冬花可除秽浊以通肺络。间质性肺病是本虚标实之候，常因外邪诱发或加重。若风寒外袭，可用麻黄、杏仁之类宣肺解表；若风热犯肺，可用桑菊饮加减宣肺止咳；若燥邪上犯，宜先清化上气，取微辛微苦之品如桑杏汤、杏苏散等。

从“虚”治瘀，肺间质性疾病患者，或因先天禀赋不足，或因后天失养，或失治误治，使脏气虚损，无力推动血液运行，日久则血滞成瘀。肺气虚耗者宜补肺、益气养阴，用生脉散和补肺汤为主方加减；若咳痰稀薄者，合紫菀、款冬花、紫苏子等止咳定喘；偏阴虚者合沙参、麦冬、玉竹、百合、玄参养阴润肺；咳痰黏稠者合浙贝母、百部、桑白皮化痰肃肺；瘀较重者可加赤芍、丹参以活血通络增强其通肺络作用。肺脾气虚者以补肺汤合六君子汤加减为主，肺肾阴虚者以百合固金汤为主方进行加减。

案例

项某，女，51岁。

初诊：主诉“反复咳嗽、微喘5年，再发加重5天”。5年前无明显诱因下出现咳嗽、痰少，活动后微喘，外院进行肺部CT、肺功能等检查，诊断为间质性肺病。5天前出现症状加重的情况，咳痰，痰黄厚，量不多，偶有胸闷，乏力明显，闻到烟味时咳嗽明显。夜寐欠佳，胃纳可，舌红，苔白腻，脉弦数。

中医诊断：肺痿，证属肺虚痰热证。患者素有旧疾，肺气亏虚，痰瘀互结，又新感痰热。治以活血化瘀，清肺化痰。

处方：炙枇杷叶15g，炙紫菀12g，炙百部12g，射干12g，桔梗12g，虎杖根15g，败酱草15g，生黄芪20g，炒白术12g，桑白皮15g，炒黄芩12g，当归15g，桃仁10g，红花10g，鲜芦根45g，瓜蒌皮12g，薤白12g，酸枣仁12g。共14剂，每日1剂，水煎服，早晚饭后温服。

二诊：患者诉咳嗽较前好转，咳痰减少，痰色白质黏，咽痛，无胸闷，乏力仍明显，睡眠仍欠佳，余无所苦。原方去虎杖根、败酱草、鲜芦根、薤白，加山豆根5g、紫苏叶10g清热利咽，加制远志12g、夜交藤15g安神。后患者症状好转，一直随访治疗。

（五）肺结节

肺结节是指肺内直径≤3 cm的类圆形或不规则形病灶，影像学表现为密度增高的阴影，可单发或多发，边界清晰或不清晰。随着胸部螺旋CT的普及，显著提高了肺部结节的检出率，如何处理肺部结节也成了医生和患者共同关注的问题。国内指南依据临床评估（病史及体格检查）、影像学技术、结节恶性病变预测模型等评估方法将肺结节分为低危、中危、高危3个级别。中低危结节以定期CT检查随访为主，高危结节需由呼吸科、胸外科、影像科等多学科会诊，决定是否需要进一步检查明确诊断，或行手术切除治疗，或3个月后复查CT。在长期CT随访的治疗空窗期，不少患者寻求中医治疗。临证发现，中医药在稳定结节病灶、降低恶变风险、缓解肺结节相关不确定性带来的负面情绪等方面具有明显优势。

中医学无“肺结节”病名，根据疾病特征，可将其归属“肺积”“息贲”“癥积”等范畴。其病因涉及外感六淫、电离辐射、烟毒雾霾、饮食失宜、情志失调、禀赋不足、劳逸失度、年老体虚等。

肺结节的病位在肺，与肝、脾、肾相关，其核心病机为机体阴阳失衡，脏腑功能失调。“阳化气”不及，“阴成形”太过，是对肺结节病机本质的高度概括。

1.“阳化气”不及是肺结节发病的成因

“阳化气”不及是发病成因主要包括两个方面：①脾肾阳虚，气化无源。阳气是气化过程中的催化剂，是生命之化源。肾阳主一身之阳气，肾阳不足，不能温煦脾阳；或脾阳久虚，损及肾阳，皆可形成脾肾阳虚的病理状态。脾肾阳虚，化源不足，阳气的蒸腾、激发、推动、温煦作用减弱，人体精、血、津液等精微物质运行迟缓，输布、排泄障碍，致阴津凝敛成形过度，而变生痰浊、水饮、瘀血等，痰浊、水饮、瘀血皆为阴邪，同气相求，于肺部阳气最为薄弱之处停滞，痹阻肺络，发为肺结节。②肺脾气虚，气化无力。肺脾气虚，激发、振动脏气的动力不足，机体无力运化水湿，湿聚成痰，水道不通，邪无出路，留滞于内。宗气横贯心脉，促进心气推动血液运行，肺脾气虚，宗气化生不足，血行郁滞，瘀血自成。肺为娇脏，不耐寒热，外合皮毛，开窍于鼻。肺脾气虚，卫外失司，防御抗邪无力，易致邪气入侵，故六淫、雾霾等邪气，或从皮毛而入，或从口鼻而入，均易犯肺，与体内痰瘀浊邪交结，内外合邪，发为肺结节。此外，脾肾阳不足，肝气失于温煦，升发无力；或肺脾气虚，肺气肃降不利，脾胃斡旋失司，皆易形成气化不通的病理伴随状态。在“阳化气”不及的基础上，气机郁滞不通将进一步加重津液运行无权、血脉瘀阻的情况。

2.“阴成形”太过是肺结节发病的结果

当阳气不足（阳化气能力减弱）时，阴精不能布散运动于全身，而停留于机体某一部位，变成“垃圾阴精”。“阴成形”的寒凝收引力导致凝滞于肺部的浊阴堆积，超出机体运化能力，最终形成大小不等、形态各异、部位不定、密度不一的结节。肺部之浊阴或形成良性结节，或形成恶性结节，少部分肺结节是早期肺癌的表现。良性结节属肺积初期，积少质弱，此“垃圾阴精”尚处量变阶段，以湿、痰、瘀为主，“守而不走”，可予扶正化浊之品缓消；恶性结节属肺积中期，积多体虚，此“垃圾阴精”已达质变阶段，湿、痰、瘀、毒并重，“走而不守”，易侵犯其他部位，非中药缓治所宜。综上，“阳化气”不及，或为阳虚，或为气虚，或伴气滞，致气化功能失调；“阴成形”太过，湿浊、痰饮、瘀血、毒聚等阴邪相互胶结，凝滞于肺部，肺络阻塞发为肺结节。

临证诊疗肺结节时，先调阅影像，兼顾时间、空间对比，观察结节特征及变化情况，结合病史，评估结节的恶性风险。对于恶性概率高者，建议其进一步检查明确诊断，暂缓中药治疗，以防延误病情；对于良性结节可能性大、无手术指征者，通过辨证寻找阴阳失衡的切入点，调动阳气，缓消阴邪，遣方用药以纠正“阳化气”不及、“阴成形”太过的病理状态。纠正“阳化气”不及，并非完全是“火神派”所推崇的“扶阳”，而是因人制宜，选择最适合患者的药方来调动阳气，使阳气在人体内部得以正常流通而布散周身。临证时，四诊合参，抓主症，察舌切脉，仔细辨别化气成形能力的强弱，平衡调动阳气与缓消阴邪之权重。正虚气化不及为甚者，常见畏寒、便溏、乏力、气短、自汗、舌淡胖、舌边齿痕、脉沉细无力，当以激发、振动阳气为重，辅以消阴，常用炙附子、淫羊藿、肉苁蓉、肉桂、桂枝温阳化气，复气化之源；以黄芪、党参补益肺脾之气，复气化动力。气化不通畅是气化不及的伴随状态，气化之机要在于气血津液升降出入离合尽量畅达，清除浊阴务求“通顺”，故常以枳壳、木香、陈皮、佛手调理气机，复气化之通畅。邪实成形太过为甚者，常见咳痰、胸闷、肢体困重、舌暗、苔白腻、脉涩或弦滑，当以消阴化浊为重，兼调动阳气，常用桃仁、红花、三棱、莪术、郁金、牡丹皮化瘀消积，浙贝母、竹沥半夏、制胆南星、射干化痰散结，地龙、僵蚕、穿山龙通达肺络。正虚阴实者，则复气化与消阴邪并重，复“阳化气”之生机，阳虚者扶阳，气虚者补气，兼有气滞者疏通气机，除“阴成形”之病理，予化痰、祛瘀、散结、通络之品，使搏结日久的秽浊之邪得以正常气化，从而使结节缩小、吸收甚至消失。

案例

胡某，女，45岁。

初诊（2021年1月11日）：主诉“发现两肺多发磨玻璃小结节3个月”。患者3个月前于外院体检发现两肺多发磨玻璃小结节，较大者位于左肺上叶，直径约6.5 mm。刻下症见：偶有干咳，平素性情急躁，大便质稀，日行1～2次，小便调，纳寐可，舌红，苔薄白，脉弦细涩。

中医诊断：肺积，证属肺脾气虚、痰瘀互结证。治以益肺健脾、化痰消瘀。

处方：桃仁10g，红花10g，三棱10g，莪术10g，当归15g，牡丹皮12g，郁金10g，丹参15g，泽兰10g，白茅根30g，白毛藤20g，淮小麦30g，泽泻10g，焦山栀12g，炒党参20g，黄芪20g，炙甘草6g。共7剂，每日1剂。水煎服，早晚分服。

二诊（2021年1月18日）：患者咽中有痰，畏寒，乏力，大便质稀，日行1～2次，舌淡红，苔薄白，脉弦细。守方去郁金、泽泻、焦山栀、黄芪，增太子参20g、淫羊藿12g、山茱萸15g、枸杞子15g、牛蒡子15g。共21剂，服法同前。

三诊（2021年2月8日）：患者乏力好转，大便已调，咽中有痰，咽部异物感，情绪焦虑，夜寐欠安。守方去牡丹皮、太子参、枸杞子，加姜半夏12g、藏青果10g、百合15g、厚朴9g、茯苓15g。共21剂，服法同前。

四诊（2021年3月1日）：患者仍咽中有痰，咽部异物感明显，干咳，情绪转佳。守方去姜半夏，增山豆根6g、炙枇杷叶12g、炙紫菀12g、炙款冬花12g、射干12g。共21剂，服法同前。

五诊（2021 年 3 月 25 日）：患者诸症缓解。守方续服 21 剂，服法同前。

其后患者于门诊定期随诊，续服中药，2021 年 5 月 10 日于外院复查肺部 CT：两肺多发磨玻璃结节，较大者位于左肺上叶，直径约 5 mm，与 2020 年 10 月 11 日肺部 CT 检查结果相比，部分结节较前变淡、消失。随访至今，未有新发结节，病情稳定。

（六）慢性阻塞性肺疾病

慢性阻塞性肺疾病是呼吸科常见疾病，病情反复发作，呈进行性加重，治疗手段有限。中医学认为该病属“肺胀”“喘病”范畴，好发于中老年人，常由慢性支气管炎、肺气肿或哮喘等疾病迁延不愈发展而来。目前一般认为慢阻肺稳定期的病理因素以气虚为主，可兼见阴虚、痰和血瘀。该病是一个逐渐发展的过程。肺为娇脏，易受侵袭，肺主宣发肃降，外邪犯肺，肺失宣降，不能通调水道，气化津液，导致水气停留，变生为痰，故初起临床表现为咳嗽咳痰、痰黏稠或清稀、畏寒怕风、自汗等肺气虚的症状。肺虚日久，累及母脏，而致脾气虚耗，子盗母气，脾失健运，痰浊内生。同时，肺所主之气由脾产生的水谷精微与自然界呼吸之气结合而成，脾气亏虚，肺气不得充养，进一步加重肺气的亏虚。此时出现痰多色白，易咳出，乏力，口淡，便溏，舌淡胖，苔白腻，脉濡滑等肺脾气虚的表现。随病势的深入，耗伤肾气，肾虚不能纳气归元，气不下行而浮逆于上，则逐渐出现肾不纳气，咳喘气促，痰多满闷等症状。每遇寒冷季节，患者感受外邪而发病，正虚难复，病邪留恋，难以缓解，季节转换或外邪引动则又致该病急性发作，如此反复，最终导致病情日益加重，出现以肺、脾、肾三脏亏虚为本，痰浊瘀血内阻为标的本虚标实之证。需要特别强调的是，患者前来就诊时往往已经发展到疾病中、后期，因而单纯的肺气虚并不多见，临床上以肺脾气虚证和肺肾气阴两虚证为多见。

本病治疗应遵循“急则治其标，缓则治其本”的原则，在不同时期进行有所侧重的治疗。以杨继荪老院长、国医大师葛琳仪教授等为代表的浙派中医，主张运用清肺温肾法，以“正本清源、补虚泻实”为治疗原则治疗慢性咳喘病。在慢阻肺的急性期，采用清化痰热的方法，但治疗中注意中病即止，虽用清热之药物，但不常用或久用。选用的佛耳草、老鹳草等具有浙江地域特色的药材，以达到清热化痰、止咳平喘之功。

补脾是治疗慢阻肺的根本。延缓慢阻肺患者肺功能下降速率，减少每年发作次数非常关键，因而治疗上需要注意顾护脾胃，提升正气，防止复发。脾与肺在中医五行理论中为“金水相生”的母子关系，“虚则补其母”，通过补益脾气达到调补肺气的目的。同时，脾胃充足亦可补益精气，肾气得以充养。脾健则痰无从生，而不咳喘，故实脾亦是杜绝生痰之源的关键。重视健脾益气法的应用，通过补益脾气达到调补肺气、肾气的效果。除运用大剂量的黄芪、党参、太子参等补气药物升提阳气、培土生金外，还需要结合不同患者的体质进行辨证施治，如气虚痰湿著者，需加大健脾化痰之药；阴虚甚者，则加南沙参、北沙参、天冬、麦冬、石斛等养阴益气之药。

慢阻肺患者往往肺脾肾三脏俱虚，津液代谢失常，水饮内停，化生痰饮。肺朝百脉，助心行血，气行则血行，肺若营阴不足，则肺气运行不畅，终致血瘀。病久痰瘀互结，闭结于肺而致气机不利，痰瘀互生而成恶性循环。慢阻肺发生发展过程中，痰与瘀是贯穿疾病始终的病理因素，治疗方面需要注重个体化治疗，结合患者的特点，做到攻补兼施。痰瘀是阴邪，非温不化，非阳不运，在慢阻肺稳定期，用温药以温脾肾之阳而治本，采用温补、温通、温化等方法治疗，脾肾阳气充盛，则运化功能正常，故以温药缓图，振奋阳气，化痰祛瘀。这也和国医大师洪广祥教授的“治肺不远温”的学术观点不谋而合。常用药物为制半夏、陈皮、茯苓、苏梗、丹参、赤芍、川芎、泽泻等。

案例

陈某，男，58岁。

初诊（2011年4月）：主诉“反复咳嗽咳痰气急8年余”。自诉目前咳嗽咳痰持续存在，痰呈白色泡沫状，量多，气短，动则尤甚，胸部满闷感，腹胀纳少，乏力明显，大便尚正常。平素工作繁忙，生活不规律，有吸烟史30余年，1日10支左右。既往3个月内发病2次，自觉生活质量明显下降。查体时见：面色晦暗，杵状指，桶状胸，肋间隙增宽，双肺可闻及少量干、湿啰音，心率85次/分，律齐，各瓣膜听诊区未闻及病理性杂音，腹软，无压痛、反跳痛，肝颈静脉回流征（–），舌质暗淡，舌下青筋显露，舌苔白，舌尖部少苔，脉细滑。

中医诊断：肺胀，证属肺脾气虚，痰瘀互阻证。治以健脾化痰消瘀。

处方：炒党参、炒白术、茯苓各12g，怀山药15g，陈皮12g，苏梗6g，炙甘草3g，桃仁12g，薏苡仁30g，鱼腥草、肺形草各15g。7剂，水煎服。

二诊：患者诉咳嗽咳痰减少，但胃纳仍欠佳，予加强健脾助消化的药物，去鱼腥草、肺形草，加谷芽、麦芽各12g，鸡内金9g，再进7剂。

三诊：患者诉偶有咳嗽，气急明显好转，胃纳改善。改为中药颗粒剂（药物组成：炒党参、炒白术、茯苓、怀山药、陈皮各12g，苏梗6g，炙甘草3g，规格为每袋9.5g），每日2次，每次1包。

（七）支气管扩张症

支气管扩张症起因为多种病因引起的反复化脓性感染，这导致中小支气管出现反复损伤和（或）阻塞，致使支气管壁结构破坏，最终引起支气管异常和持久性扩张。临床表现常为慢性咳嗽、大量咳痰和（或）间断咯血、伴或不伴气促和呼吸衰竭等轻重不等的症状。并且支气管扩张症病情易反复，对患者的日常生活质量有着较大的影响。

支气管扩张症患者常因反复咳嗽、咳脓痰、时有咯血为主要症状来就诊，诊断上可属中医学“咳嗽”“咯血”“肺痈”等范畴，其病机为痰、热、瘀、虚，虚实夹杂，可因火热之邪为标，或因六淫外感，或因饮食不当，或因七情内伤，使得机体出现郁而化热，炼液成痰的情况，甚则灼伤肺络，迫血外泄；而当痰热内蕴，阻滞气机时，肺易失宣降，以致咳嗽，咳脓血痰，同时痰热不除，气血阻滞难以通畅，又会再次加重痰热和瘀血的形成。急性发作期治疗需重视清热化痰，常用虎杖、败酱草、黄芩、浙贝母等苦寒之药清热解毒化痰。支气管扩张症其本在虚，即使发病初期为邪实正盛，然而在经历反复发作、迁延难愈的病程后，正气也已虚。肺气虚，则表不固，外邪易感；肺阴虚，则内火生；脾胃亏虚，则气血生化失常，津液运行失司，内生痰湿、瘀血。因此，治疗时强调寒温并用，顾护脾胃，喜用芦根、桑白皮、竹茹、竹沥半夏等甘寒之药清热化痰，兼而养阴；缓解期扶正则以健脾和胃为主，常用药为白术、苍术、甘草、当归、防风、太子参等甘温健脾之药，喜用玉屏风散或六君子汤加减以健脾和胃，固本以避外邪。该病治疗用药常以寒温并用为主，以免过于寒凉伤及正气，用药性平缓之药，甘温、甘寒以补益阴阳，以防过于滋腻，反碍脾胃，化生痰湿。同时注重肺与脾胃在气血津液运行方面相互协助、相互影响的作用，重视脾胃的顾护。

案例

杨某。

初诊（2022 年 1 月 3 日）：主诉“反复咳嗽咳痰 5 年，加重伴咯血 2 天”。患者诉 5 年前出现咳嗽咳痰，痰色白易咳出，每天 10 口左右，其间症状反复，甚则咯血，查肺部 CT 示双肺支气管扩张，具体就诊不详。2 天前患者无明显诱因下出现咳嗽咳痰加重的情况，痰少而黏，伴气促，咯血，色鲜红，每日 10 口左右。刻下症见：患者咳嗽咳痰，色白，量不多，质黏，伴咯血，血色鲜红，形体消瘦，两颧潮红，无胸痛、发热、盗汗、消瘦、阵发性呼吸困难等症状，胃纳欠佳，二便调，舌红，苔薄，脉细数。

中医诊断：咯血，证属阴虚火旺证，虚火灼肺，迫血妄行。

处方：黄芩炭 12g，白茅根、藕节炭各 30g，三七片 3g，芦根 30g，仙鹤草 15g，知母、竹沥半夏各 12g，金荞麦 30g，鱼腥草 20g，鼠曲草 6g，前胡 10g，玄参、生地黄、麦冬各 12g，甘草 3g。14 剂。

二诊：患者诉咯血减少，仍有咳嗽咳痰，痰色偏黄，质黏，胃纳好转，故在前方基础上加虎杖、败酱草各 20g，老鹳草 15g，去玄参、生地黄，予 14 剂。后患者定期随诊，诉咳嗽咳痰症状好转，无咯血。

（八）疫毒感染

疫毒感染是一种具有传染性的疾病，其病原体为病毒。这类病毒具备强大的传播能力，可通过空气、直接接触及其他多种途径在生物间迅速扩散，对人类及其他生物的健康构成严重威胁。疫毒感染可引发一系列轻重不一的疾病症状。轻度感染可能仅表现为普通感冒症状，如咳嗽、流涕、发热等。然而，在严重情况下，会威胁人类生命。现以新型冠状病毒感染为例进行介绍。

新型冠状病毒感染属中医疫病范畴，病机为疫毒袭肺，肺失宣降，邪热夹湿，耗伤人体正气。病位主要在肺，或兼在胃肠，辨证属湿热毒疫，治以清热解毒祛湿之法，用药以透、清为特点，宣畅三焦气机，透达郁热，解毒泄浊。治疗上可从三焦分治论治，以宣畅气机、清解上焦疫毒，益气健脾、分解中焦湿毒，通腑存阴、降解下焦浊邪为基本治疗方法。

疫毒之邪携热夹湿蕴结于肺，则肺失宣降，水道失调，气机不利，临证多选用浙贝母、杏仁、桔梗、葶苈子等，配以藿香、佩兰等芳香宣化之品。若疫毒炽盛剧烈，出现高热、咽喉肿痛、舌红苔腻等症状，须配伍金银花、连翘、石膏、青蒿、虎杖、芦根等清热解毒之品。由此可见，对于上焦湿热疫毒的治疗，临床应辨证选药，宣肺化气，兼以清热解毒，使腠理疏通，湿毒邪气得以透达外出，从汗而解。

脾失健运，湿浊内生，外受疫毒，湿毒蕴结，困阻中焦，邪气胶结缠绵，临证宜选用益气健脾化湿之品，如党参、炒白术、山药、木香、砂仁、茯苓、槟榔、焦山楂等，配伍半夏、炒苍术、厚朴、草果等辛温之品，佐以黄芩、黄连、栀子等苦寒之品。诸药配伍，健脾益气，辛开苦降，祛湿化邪，脾胃得健，则升降有衡。若湿热疫毒久居中焦而不散，则上可扰肺，下可袭肠，进而弥漫全身，此时治疗上应宣上渗下，祛邪外达。

下焦治湿以通利为主，若见湿热所致的小便黄赤，常选用猪苓、滑石、泽泻、薏苡仁、萆薢、萹蓄、车前草之品，迫使邪气消于下而渗于外，则湿祛热自除。此外，湿毒搏结下焦，亦可表现为大便不解、下利清水等热结旁流之症。无论热结旁流还是腑实便结，均可用下法，常选用承气汤类方药，给邪以出路，避免疾病进一步发展。若津液耗损严重，可适当配伍一些滋阴润燥之品，体现“壮水之主，以制阳光”的治则，起到增液保津、顾全大局的作用。

案例

高某，男。

初诊（2020年2月8日）：因“发热咳嗽10天，胸痛胸闷气促3天”入住某定点医院。患者10天前开始发热，体温在38.5℃左右波动，口服对乙酰氨基酚片体温能下降，伴有咳嗽咳痰，痰黄黏，量不多，舌质红，苔黄厚腻，脉弦数。3天前开始出现胸痛，以呼吸时为明显，自服盐酸莫西沙星片、盐酸阿比多尔片、洛匹那韦利托那韦片，症状好转不明显，伴有恶心纳差。近3天大便不通，腹胀，服解热镇痛药效果不佳。入院后查肺部CT提示两肺病毒性炎症。流感病毒核酸阴性，新型冠状病毒核酸阳性。

中医诊断：疫病，证属湿热毒疫。治以透邪解毒祛湿之法。

处方：麻杏石甘汤合升降散加减。生麻黄6g，杏仁10g，生石膏60g，甘草6g，藿香10g，厚朴10g，炒苍术15g，草果10g，法半夏9g，茯苓15g，僵蚕10g，生大黄9g，葶苈子10g，赤芍12g，白芍12g，瓜蒌皮20g。5剂，每日1剂，分2～3次温服。

二诊：服药后，大便通，体温下降，咳嗽有痰，胸闷气急较前好转，乏力，稍有恶心纳差，腹胀无，舌质红，苔微黄腻，脉滑。以上处方去生麻黄、生石膏，加砂仁6g（后下）、枳壳6g、神曲6g、炒麦芽9g，续服5剂。

三诊：诸症好转，咳嗽不多，咳出白黏痰，乏力，胃纳改善，二便无殊，舌淡，苔薄腻，后胸部CT提示病灶吸收期改变，连续3次核酸检测阴性，隔离至2周后出院。

三、科研探索

（一）临床研究

1. 慢性阻塞性肺疾病

（1）慢性阻塞性肺疾病病情反复发作，进行性加重，病情恶化导致劳动力减退，最终可发展为呼吸衰竭和肺源性心脏病。中医学认为本病以咳、痰、喘、胀为特点，可归“肺胀”范畴。慢阻肺稳定期主要表现肺脾肾三脏的虚证，大多数医家都从脏腑辨证论治，调补肺脾肾三脏。而我们所用的益气健脾法是通过补益脾气，从而达到调补肺气，杜绝生痰之源的重要治疗手段。

我们联合三家三级甲等医院，采用多中心随机对照双盲的研究方法，综合采集了临床症状、运动耐力、肺功能、营养状况和生活质量等指标，以观察益气健脾法对 144 例慢性阻塞性肺疾病稳定期肺脾气虚型患者治疗的疗效。结果显示规律、有效的治疗能减少 COPD 患者急性发作次数，稳定肺功能，增加运动耐力，改善营养状况。益气健脾法尤能改善 COPD 稳定期患者的临床症状，提高患者的 BMI 指数，显著提高患者的生活质量。

（2）为明确慢性阻塞性肺疾病稳定期患者的中医证型及证型的演变规律，我们在全国多中心开展了相应的调查研究，结果显示按慢性阻塞肺疾病稳定期中医证型出现频次由高到低依次为肺气虚证、肺脾气虚证、肺肾气阴两虚证、肺肾气虚证、肺肾阳虚证。1 年后随访发现，在所有被调查的慢性阻塞肺疾病患者中，60.82% 的患者的证型发生了改变。针对医院就诊的慢性阻塞肺疾病患者的中医证型调查结果显示，肺肾气虚证是出现频次最高的中医证型，之后依次是肺脾气虚证、肺气虚证、肺肾气阴两虚证。由此可见，无论是在稳定期患者中，还是在医院就诊的患者中，肺脾气虚证与肺肾气阴两虚证均是最常见的证型。我们通过多中心随机对照双盲的研究方法，观察了中医药对慢性阻塞肺疾病稳定期肺脾气虚证与肺肾气阴两虚证患者的治疗效果，结果显示中医药治疗对慢性阻塞肺疾病稳定期肺脾气虚证与肺肾气阴两虚证患者的临床症状及生活质量均有较明显的改善作用，对肺脾气虚证患者还能改善其营养状况。

（3）在前期研究基础上，我们通过高危人群筛查，建立了一个多维度切实可行的慢阻肺预测模型，以有利于识别慢阻肺患病的高危因素，将慢阻肺防治的关口前移。基于回顾性数据，采集部分临床上可能与慢阻肺相关的指标构建慢阻肺预测模型，并进行内部验证和外部验证，同时根据预测模型分析慢阻肺的中医病因病机，为慢阻肺的防治提供新思路。最终，本研究共纳入回顾性患者 1056 例，其中训练集 740 例，内部验证集 316 例，开展的前瞻性研究纳入患者 408 例用于外部验证。最终建立临床预测模型方程：$y=-5.920+0.047$（年龄）+2.113（有二手烟接触史）+3.158（有咳嗽）+1.801（喘息症状 1）+3.063（喘息症状 2）+2.396（喘息症状 3），$\mathrm{logit}(p)=\frac{e^y}{1+e^y}$。此模型议程中，喘息症状 1 是偶尔或短暂的喘息，通常不影响日常生活；喘息症状 2 是较频繁或持续的喘息，可能对日常生活有一定影响；喘息症状 3 是频繁且严重的喘息，显著影响日常生活。此时模型准确度为 94.1%，灵敏度为 98.5%，特异度为 89.2%，AUC 为 0.964，提示模型诊断效能良好。内部验证集 AUC 为 0.976（95% *CI*：0.962，0.990），外部验证集 AUC 为 0.691（95% *CI*：0.638，0.744），最终得到预测模型的临界值（cut-off 值）为 0.258。

2. 睡眠呼吸暂停

睡眠呼吸暂停多为在夜间反复出现呼吸暂停和（或）低通气，进而引起低氧血症、高碳酸血症，还可引起较多的并发症及多系统的损害，如与肥胖具有很高的关联性，常伴有血脂代谢紊乱、糖代谢紊乱的情况，与脑梗死和心肌梗死也具有相关性。本病患者生活质量明显降低，甚至发生猝死情况。同时日间常可因疲劳嗜睡，诱发工伤、交通事故和其他意外，从而造成社会危害，该病已引起全球广大学者的关注，但目前的治疗疗效不确切。

本病属于中医“鼾证”范畴。中医学认为本病虚实兼夹，多为本虚标实的情况，虚是先天禀赋不足，或脏腑虚弱，实是以痰湿、痰热、血瘀、气滞为患，主要病理因素为痰湿、痰热、血瘀、气滞。通过前期研究我们认为本病主要证型为痰湿内阻、痰热内壅、痰瘀互结、阳气不足 4 型，其中尤以痰湿内阻型为多见。

为明确临床经验方对该疾病的疗效，我们主要通过在健康生活方式的基础上加用临床经验方——二陈解鼾颗粒进行治疗，以 80 例痰湿内阻型阻塞性睡眠呼吸暂停低通气综合征患者为研究对象，最终评价了其临床疗效，形成了痰湿内阻型阻塞性睡眠呼吸暂停低通气综合征的中医优化证治方案。

结果显示，在健康生活方式基础上加用二陈解鼾颗粒治疗可以明显改善痰湿内阻型阻塞性呼吸暂停低通气综合征患者的中医证候和夜间低通气及缺氧情况，降低体重指数、血黏度及血脂，减少日间嗜睡症状，提高生活质量。

因为团队有着长期对睡眠呼吸暂停临床研究的经验，2011 年 4 月浙江省中医院呼吸内科被推选为国家中医药管理局肺病协作组鼾证协作分组的组长单位，本人为鼾证组组长，制定了鼾证的中医诊疗方案和中医临床路径，受到了专家的肯定，并在全国范围内进行了推广应用。

3. 新型冠状病毒感染

在新型冠状病毒感染治疗中，中医药迅速介入、全程深度地参与救治，充分发挥了“未病先防、已病防变、瘥后防复”等中医治疗特色优势，大量患者得到了及时救治，显示了中医药的疗效优势。基于上述条件，我们收集了临床数据，进行数据统计分析，结果显示中西医结合治疗能减少轻症患者重症化，减少重症患者病死率，减少并发症，在防控新型冠状病毒感染的工作中展示出了优势。在对曾用的清轻固本合剂、清轻固本颗粒、银翘败毒合剂、麻杏千金合剂、葶苈泻肺合剂等几个药物的工艺研究、质量研究、注册资料草案等内容进行了完善，研究团队最终完成了上述药物的院内制剂备案。

（二）基础研究

1. 甘利欣针治疗哮喘

甘利欣针是甘草次酸的第 3 代产品，生物利用度高，不良反应少见。有研究显示甘利欣可使哮喘模型大鼠呼吸曲线的呼吸幅值变小、支气管壁炎症细胞浸润减轻，血清 IgE 水平降低；能降低哮喘患者血清 IgE 水平，缓解临床症状。我们通过建立哮喘大鼠模型，观察不同剂量的甘利欣引起的大鼠哮喘症状的变化，以及对外周血、支气管肺泡灌洗液（BALF）中嗜酸性粒细胞计数（EOS）和肺组织病理学的影响，了解甘利欣对哮喘气道炎症的作用；并通过测定外周血、支气管肺泡灌洗液中细胞因子 IL-4、IFN-γ 的浓度，探讨甘利欣治疗哮喘的可能作用机制。

实验研究发现：一方面，甘利欣能降低血清和支气管肺泡灌洗液中 EOS 数；另一方面，甘利欣可以抑制外周血和肺泡灌洗液 Th2 细胞因子 IL-4 的分泌、促进 Th1 细胞因子 IFN-γ 的生成。通过实验表明，甘利欣治疗哮喘气道炎症的作用机制不仅与减轻 EOS 对肺组织的浸润有关，而且与纠正失衡的 IL-4/IFN-γ 比值有关。

2. 穿山龙治疗哮喘

气道炎症是哮喘的主要病理基础，气道上皮细胞在气道炎症发生过程中起着至关重要的作用。糖皮质激素通过结合糖皮质激素受体发挥强大的抗炎作用，但长期使用易造成激素依赖。应用具有活血祛风、化痰平喘作用的穿山龙在临床上治疗哮喘往往取得良效。现代药理认为穿山龙具有抗氧化、抗炎等作用，其主要成分结构与激素相似，故可能具有和糖皮质激素竞争糖皮质激素受体的能力。我们通过前期研究，推测穿山龙可能通过影响糖皮质激素受体活性以起到抗炎作用，并影响激素耐药性。我们构建了哮喘小鼠模型并培养其气道上皮细胞，介入穿山龙及其含药血清干预治疗，从组织、细胞及分子水平就穿山龙对哮喘小鼠糖皮质激素受体活性的影响及作用机制进行研究，探索其潜在抗炎作用机制，寻找穿山龙治疗哮喘的作用靶点。我们主要采用体内实验观察穿山龙对支气管哮喘小鼠的抗炎作用及其机制，应用石蜡切片进行常规苏木精-伊红染色，观察气道壁厚度及平滑肌厚度；用酶联免疫吸附测定法（ELISA）测定肺泡灌洗液 IL-1、IL-6、TNF-α 水平；用免疫组化检测糖皮质激素受体 α（GRα）、糖皮质激素受体 β（GRβ）及热休克蛋白 90（HSP90）的表达；用 Real-Time PCR 检测 GRα、GRβ、HSP90 的 mRNA 表达差异；用 Western blot 检测 GRα、GRβ、HSP90 的蛋白表达水平。我们通过体外实验主要观察穿山龙对支气管哮喘小鼠气道上皮细胞的抗炎作用及其机制，主要用 ELISA 试剂盒检测 IL-1、IL-6、TNF-α 的含量；用 Real-Time PCR 检测 GRα、GRβ、HSP90 的 mRNA 表达差异；用 Western blot 检测 GRα、GRβ、HSP90 的蛋白表达水平。

研究结果显示，穿山龙对支气管哮喘有一定的抗炎作用，其治疗哮喘的抗炎作用与糖皮质激素的协同作用与糖皮质激素受体有关。穿山龙可以对抗因大量使用糖皮质激素所引起的糖皮质激素受体数量减少的情况，还可通过影响糖皮质激素受体 α 的活性对哮喘发挥抗炎作用，通过影响糖皮质激素受体 β 的活性降低糖皮质激素耐药性。

3. 洋金花治疗上皮间质转化

间质性肺疾病是以肺泡壁为主，包括肺泡周围组织及其相邻支撑结构病变的一组疾病，病变可波及细支气管。上皮间质转化（epithelial-mesenchymal transition，EMT）是肺纤维化中成纤维细胞的重要来源过程。EMT 是上皮细胞在与周围间质的相互作用过程中逐渐获得了某些间质细胞特有性状的现象，以 E- 钙黏素（E-cadherin）、连环蛋白（catenin）等上皮标志蛋白的丧失与波形蛋白（Vimentin）、α - 平滑肌肌动蛋白（smooth muscle actin，α-SMA）等间质标志蛋白的获得为主要特征。在发病过程中 EMT 发生机制涉及生长因子、转录因子等多个因素，构成复杂的肺纤维化发病细胞因子网络。转化生长因子 - β（transforming growth factor-β，TGF-β）是肺纤维化的关键因子，能诱导肺泡上皮细胞进行 EMT，活化成纤维细胞，促进其增殖。

洋金花是中药中重要的平喘止咳药，药用历史悠久，作用活性强。我们通过提取洋金花总碱，将洋金花总碱和 TGF-β1 一起加入 A549 细胞培养基中，在不同时间点采用 RT-PCR 法、Western-blot 法检测上皮细胞标志物 E-cadherin、细胞角蛋白（CK-19）和间质细胞标志物 α - 平滑肌肌动蛋白（α-smooth muscle actin，α-SMA）、Vimentin 的表达，观察洋金花总碱抑制 TGF-β1 诱导的 A549 细胞 EMT 过程。

结果显示 TGF-β1 可以诱导 A549 细胞发生上皮间质转化，细胞形态由鹅卵石状向梭形改变，洋金花总碱干预后在形态上能维持部分肺泡上皮细胞形态，但不能完全逆转。洋金花总碱在蛋白水平方面能抑制 α-SMA 表达，增加上皮细胞标志物 CK-19 的表达，且呈时间依赖性和浓度依赖性，在 72 小时及 200μg/mL 浓度时效果最为明显，能抑制 Vimentin 表达，增加上皮细胞标志物 E-cadherin 的表达，在 48 小时及 200μg/mL 浓度时效果最为明显。洋金花总碱在基因水平能增加 CK-19 mRNA 的表达，减少 α-SMA mRNA 的表达。

4. 穿山龙治疗哮喘的后续研究

我们在前期基础上进一步研究了穿山龙对哮喘小鼠热休克蛋白 70（HSP70）m^6A-mRNA 甲基化修饰的作用机制，团队采用多组学（普通转录组、表观转录组、翻译组）交叉学科技术（Merip-seq，RIP-seq，RNA-seq，Ribo-seq），从 HSP70 m^6A-mRNA 甲基化修饰整体水平、具体效应器及翻译机制这 3 大部分探索穿山龙干预哮喘转录后 RNA 化学修饰调节基因表达的机制，在表观转录组学和翻译组学层面深入研究哮喘发病机制，在基因层面研究中药穿山龙干预哮喘的作用机制。结果显示，穿山龙具有多成分、多靶点的特点，可以降低哮喘小鼠气道高反应性，改善哮喘小鼠肺组织形态变化、胶原沉积变化、杯状细胞增生状况，改善哮喘小鼠支气管肺泡灌洗液中的炎症细胞浸润情况，降低哮喘小鼠 BALF 中 IL-4、IL-5、血清总 IgE 的表达水平和肺部 HSP70 蛋白与 mRNA 的表达水平。研究还证明了穿山龙可通过脂肪氧化酶 DNA 甲基化羟化酶（FTO）依赖的方式干预 YTH 结构域 N6- 甲基腺嘌呤 RNA 结合蛋白 2（YTH domain N6-methyladenine RNA binding protein 2，YTHDF2）以下调哮喘 HSP70，进而达到治疗哮喘的目的，丰富了穿山龙治疗哮喘的科学内涵，为临床应用提供理论支持。

四、结语

岁月不居，时节如流，不知不觉，已经是我踏入医学生涯的第42个年头了。在医学的长河中我走过了一年又一年，回首中医学习的漫漫历程，感慨颇多。刚进入中医学习时，对这门古老医学的向往与好奇；开始临床实习时，对责任与担当的深刻体会；工作时，解决病患问题后的喜悦与满足，一幅幅场景仍在鲜活如初、历历在目。从学生到医者，这条路并非一帆风顺，回首往事，我深深感谢恩师们的悉心教导，让我在茫茫中医海洋中找到了前进的方向。老一辈中医大家的谆谆教诲、严谨的治学态度、博大的胸怀、无私的奉献精神，无不指引和启迪着我不断进取，无不激励和鼓舞着我追求卓越。

中医不仅仅是一门专业知识，更是一种养生之道、一种治疗之术、一种人生哲学。中医不仅注重疾病的治疗，更关注患者的整体健康状况，注重预防保健。数字化新纪元的到来，使信息化、大数据与中医得以融合，时代给了中医最好的机会。年轻的中医人必须敏锐地学习跨学科的新知识、新技术，并与中医学相结合，高质量开拓个体化诊疗特色优势。开放兼容是当代医者守正创新之路，希望年轻的中医人切实把中医药这一祖先留给我们的宝贵财富继承好、发扬好、利用好，不忘初心，坚定不移，做有思想的学术研究，走好年轻中医人的成才之路，面向未来，为人类健康事业作出更大的贡献。让我们携手共进，为中医事业的美好明天而努力奋斗！

（王真）

冯淬灵

医学博士，主任医师，二级教授，博士研究生导师

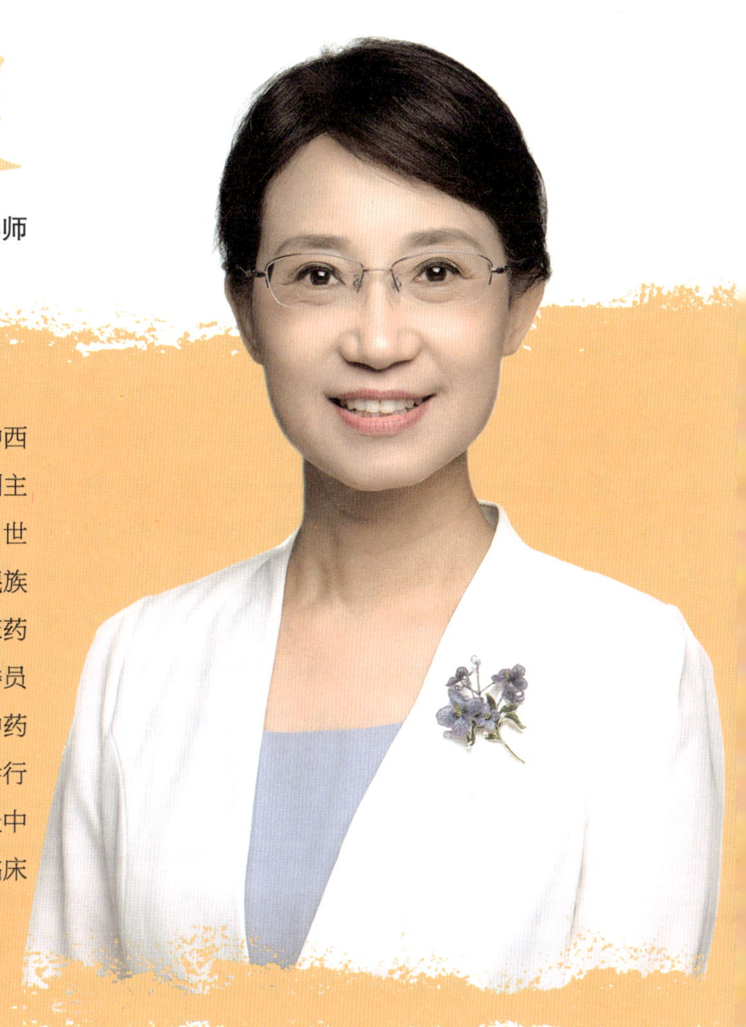

北京大学人民医院中医科主任、北京大学医学部中西医结合学系副主任。兼任中华中医药学会肺系病分会副主任委员、中国中西医结合学会呼吸病专业副主任委员、世界中医药学会联合会肺康复专业委员会副会长、中国民族医药学会热病专业委员会副会长、北京中医药学会临床药学专业委员会主任委员、北京中医药学会肺系病专业委员会副主任委员等。国家及北京市自然基金委员会中医中药学科评审专家、中华中医药学会及中国中西医结合学会行业奖评审专家、国家重点研发项目评审专家；北京市级中医药专家学术经验继承工作指导老师。全国优秀中医临床人才、首都中青年名中医。

为者常成，行者常至——与医学生共勉

一、从医之路

（一）学医初心

我的爸爸是一名中学教师，小时候我跟随父母住在学校的职工宿舍，宿舍旁边就是学校图书室，我就在书香氛围中长大。从小学到中学，我的学习成绩一直名列前茅，对自己的未来有过各种梦想，但最终的梦因高考前的一场病破碎。高考前突然发热，经过输液、吃药一直不好，直到一名老中医开了几剂药，吃下后体温就恢复正常了，我当时觉得中医好神奇呀！于是我下定决心学中医，谁劝都没用，最终以很高的分数考入当时全国最好的中医院校——北京中医学院（北京中医药大学前身）。

（二）求索之路

进入大学刚上几天课，我就傻了，刚开始就是阴阳五行、之乎者也，根本听不懂，还有大量的课程需要背诵，给了背功很差的我一个下马威！我记得当年方剂老师上课点名背方歌，我跟老师说："老师，我真的背不下来，我来讲方解吧。"老师说："四句话（方歌都是四句话，像唐诗一样）背不下来，能讲方解，讲方解更难呀。好吧，能讲下来更好。"我便开始讲述我的理解，一直以来我的逻辑思维比较好，背诵的东西都靠理解，原话是记不住的，从此，方剂老师不再点我名背方歌，当然，后期学习的四大经典我也基本背不下来，全靠理解，大学五年自己特别羡慕记忆力非常的同学。虽然，当时感觉中医和我的想象千差万别，但是，既来之则安之，我逐渐培养起了兴趣，刻苦努力学习，大学成绩一直名列前茅。

我赶上了好年代，上大学有补助，毕业包分配。于是 1993 年大学毕业后我留校到了北京中医药大学第一附属医院——东直门医院呼吸科工作，何其幸！在这里遇到了一生的导师、挚友。上班两年，当时在呼吸科查房的李康老师跟我说"小冯呀，考研究生吧"。我们那个年代上考研究生的人并不多，但我选择听从李老师的建设，收心开始复习考研。再读《黄帝内经》，我仍感觉艰难。当时我大学上铺的好友李玥玲在本校读研，在李玥玲的帮助下，我联系到当年教我们《黄帝内经》的翟双庆老师，翟老师用一下午的时间从第一页串讲到最后一页，我终于恍然大悟。1996 年我幸运地成为了一名定向生，师从武维屏教授。

硕士期间我的学习成绩很好，但因为怀孕没能转博，硕士毕业后，在武老师的提醒下，我和苏惠萍老师一起做科研，在李澎涛、王新月老师指导下成功申请到国家自然科学基金青年基金项目。当时好友杨承芝提醒我报名职称考试，我得以晋升了副主任医师。2001 年我参加全国统考，再次以优异成绩考取了武维屏老师的博士研究生。2010 年 9 月至 2013 年 9 月，我完成了第四批全国老中医药专家师承教育，成为全国著名中医呼吸病学专家武维屏教授的学术继承人。

武老师严谨治学、勤奋进取，他是我终身学习的榜样。书到用时方恨少，在临床中我越来越觉得自己的中医功底不够，2017 年我考取了第四批全国中医临床优秀人才研修项目。在优秀人才研修项目学习的这几年，国家中医药管理局给我提供了更高的平台，我得以结识优秀的同学，聆听名师讲座，重读四大经典，更值得珍惜的是，能有机会拜师国医大师王琦院士，国医大师晁恩祥教授，全国名中医田德禄、林洪生、张炳厚、刘景源教授门下。高山仰止，景行景远，几年的学习使我提升了中医理论知识水平，丰富了临床经验，自己受益终生。

（三）工作经历

1993 年我到北京中医药大学东直门医院呼吸科工作，在各位老师的指导下，遵从武维屏老师“西医跟得上，中医承与创”的宗旨，结合临床重读中医内科学。同时，恶补西医知识，学习西医诊疗指南，先后在北京协和医院呼吸科、天坛医院内镜中心进修学习，中西医并重，提高临床诊疗水平。同时在各位老师指导下，开展科研、教学工作。在东直门工作的 20 多年间，在家人的鼎力支持下，我得以全身心投入工作中，每天除了睡觉和吃饭，几乎都在学习、工作，先后主持了国家自然科学基金、北京市自然科学基金、首都发展基金、北京市科技计划等 10 余项科研工作。我顺利地晋升为主任医师、教授，并成长为博士研究生导师。

2016 年 9 月在时任东直门医院院长王耀献教授的举荐下，我作为引进人才调入北京大学人民医院任中医科主任。在这里自己结识了很多全国一流的西医专家，并有幸和他们合作，开阔了思路。我始终强调中西并重、一专多能，自己带领全科同事共同努力，与院内优势学科合作，增加中医适宜技术，形成中西医结合诊疗方案，以不断提高临床诊疗效果，2022 年获批疫情下重点专科，2023 年与胸外科、呼吸科、消化科联合获批 3 项北京市重大疑难疾病中西医协同攻关项目。2024 年在院领导和多部门支持下，获批北京市、国家中医药管理局中西医协同旗舰科室。团队获批科学技术部重点研发计划子项目、国家自然科学基金、北京市自然科学基金、首都卫生发展基金、北京市中医药科技计划等多项临床与基础研究项目。

（四）疫情防控

2003 年 SARS 病毒传入北京，东直门医院接诊了首例患者，由于病毒初到，人们对其并不认识，门诊患者非常多。当时我正好在门诊，每天被发热患者包围，使用辨证论治进行治疗帮助了不少患者，后来还配合进入 SARS 病房的同事一起收集病例，完成临床科研任务。

2019 年新的病毒再次出现，我们通过临床观察，辨证处方，自拟了解热饮、麻杏止咳方，煎煮后免费发放给本院职工，疗效显著，两张处方远传至了东北地区，帮助了很多患者。自己作为北京市疫情防控专家组成员，执笔了北京市此次疫毒感染康复期的诊疗方案，承担了国家卫生健康委国际培训的任务，通过线上的形式向多个国家介绍了中国抗击疫情的经验和方案。2022 年中医科获批疫情下重点专科，与呼吸与危重医学科、急诊、发热门诊、感染科通力协作，形成了比较完善的中西医防治呼吸道传染病的方案。

二、临证经验

（一）慢性咳嗽

慢性咳嗽是临床常见疾病，病因多见咳嗽变异性哮喘、上气道咳嗽综合征、胃食管反流性咳嗽等，临证当中西互参、病证结合。

咳嗽变异性哮喘是哮喘的一种特殊类型，咳嗽是其唯一或主要症状，无明显喘息、气促等，但存在气道高反应性，主要表现为刺激性干咳，夜间及凌晨明显，往往因感冒、气候改变、吸入冷空气、灰尘、油烟和异味刺激等因素诱发，咽干咽痒，咽痒即咳，难以克制，骤发骤止，反复发作。风为百病之长，风性主动，善行而数变，风盛则痒，当从“风”论治，但需辨别内风外风之异。外风始受于肺，宜疏风宣肺；内风始生于肝，宜平肝、泻肝、柔肝以息风。风邪袭肺者多用紫苏叶、荆芥、防风等祛风散邪之品，以止嗽散、加味麻杏石甘汤（炙麻黄、苦杏仁、生石膏、炙甘草、前胡、桔梗、射干、葶苈子）化裁；肝阳化风者多用天麻、钩藤、白蒺藜等平肝息风之品，以天麻钩藤饮化裁；阴虚风动者多用乌梅、五味子、白芍等柔肝息风之品，以过敏煎、沙参麦冬汤化裁。咽痛音哑者加牛蒡子、玉蝴蝶利咽止痛；气道痒甚者酌加蝉蜕、地龙、僵蚕、全蝎等息风解痉之品以缓解气道痉挛；伴胸闷、喘憋、喉中哮鸣音者加地龙、穿山龙以解痉平喘。要注意的是，对鱼、虾过敏之人，需慎用动物类药物。

上气道咳嗽综合征与鼻部或咽喉部病变有关，常见于鼻后滴漏综合征和慢性咽喉炎，除咳嗽、咳痰外，多伴鼻塞、鼻腔分泌物增加、频繁清嗓、咽后黏液附着及鼻后滴流感，医生治疗以基础病为主。鼻后滴漏综合征以宣通鼻窍为要，风热证多以苍耳子散、芎芷石膏汤化裁；风寒证多以苍耳子散、麻黄附子细辛汤或小青龙汤化裁。慢性咽喉炎以清利咽喉为要，阴虚肺燥，见咽喉干痒、灼热者，以玄麦甘桔汤加味；肝郁痰滞，见咽中异物感、咳吐不爽、胸闷太息者，以小柴胡汤合半夏厚朴汤化裁。

胃食管反流性咳嗽是由于胃酸和其他胃内容物反流进入食管，导致以咳嗽为突出表现的临床综合征，多伴反酸、胸骨后烧灼感、嗳气等，以和胃制酸为要。胃虚气逆，见呃逆嗳气、烧心反酸、纳差者，以旋覆代赭汤合乌贝散化裁；痰气交阻，见咽喉异物感、胸膈满闷者，以半夏厚朴汤合香苏散化裁；寒热错杂，见心下痞满、呕吐、下利者，以半夏泻心汤化裁；肝胃不和，见嗳气吞酸、胁腹胀满者，以柴胡疏肝散或化肝煎合左金丸化裁；胆胃郁热，见嗳腐吞酸、口干口苦者，以温胆汤合左金丸化裁；脾胃虚寒，见恶食寒凉、手足肢冷者，以理中汤合吴茱萸汤化裁。

案例

案例一：陈某，男，24岁。

初诊（2018年10月17日）：患者间断咳嗽、胸闷1年余，曾行气道激发试验阳性，诊为咳嗽变异性哮喘。刻下症：咳嗽，夜间明显，少量白黏痰，不易咳出，遇冷热刺激及生气时加重，胸部憋闷有紧缩感，深吸气得舒，纳差，胃胀，口干口苦，有过敏性鼻炎病史，春秋时节鼻塞鼻痒，有鼻后滴漏感，寐梦多，二便调，舌红，苔薄黄，脉弦。

西医诊断：咳嗽变异性哮喘。中医诊断：咳嗽，证属肝郁犯肺证。治以疏肝利肺。

处方：以麻杏石甘汤合四逆散加味。炙麻黄5g，杏仁10g，生石膏20g（先煎），炙甘草4g，柴胡10g，白芍12g，炒枳壳10g，射干10g，葶苈子10g（包煎），地龙10g，穿山龙30g，辛夷10g（包煎）。7剂。

二诊：咳嗽消失，胸闷、鼻塞减轻，情绪好转，偶食油腻嗳气，舌脉同前，原方去射干、葶苈子，加紫苏梗10g、香附10g、陈皮10g、旋覆花10g，继服14剂，诸症消失。

案例二：李某，女，39岁。

初诊（2022年8月29日）：主诉“咳嗽1周”。现病史：患者1周前无诱因出现咳嗽，有少量黄色黏痰，不易咳出，平卧加重，夜间影响睡眠，口服惠菲宁、强力枇杷露、孟鲁司特钠，吸入信必可，效果均不明显，伴有烧心、反酸，进食辛辣后加重，口服抑酸剂后反酸减轻，咳嗽未见明显减轻，口干口苦，大便黏滞不畅，舌淡红，苔薄黄腻，脉弦滑。既往有胃食管反流、咳嗽变异性哮喘病史。

西医诊断：胃食管反流。中医诊断：咳嗽，证属肝胃蕴热、循经犯肺。治以清肝和胃、泻肺止咳。

处方：以化肝煎加味。处方：醋青皮10g，陈皮10g，白芍15g，牡丹皮10g，炒栀子10g，泽泻10g，土贝母15g，瓜蒌30g，炙麻黄5g，苦杏仁10g，煅瓦楞15g，桑白皮15g，前胡10g，桔梗10g。14剂。

二诊：咳嗽、反酸均明显减轻，偶闻刺激性气味咳嗽，少痰，口苦，大便量少不畅，腹胀，食欲欠佳，舌淡红，苔薄黄，脉弦细。原方去瓜蒌、桑白皮、前胡，加生石膏30g（先煎）、地骨皮30g、莱菔子15g、厚朴10g，继服14剂，咳嗽消失，诸症明显改善。

（二）外感发热

外感发热是临床常见疾病，多见于由病毒、细菌和非典型病原菌等诱发的呼吸道感染。导师武维屏教授治疗外感发热，治从三阳，我在导师的经验基础上，结合太阳、少阳、阳明三经邪气轻重及兼夹邪气的不同，融寒温辨证及用药于一体，辨证合用使用经方、时方，临床实践表明融寒温辨证及用药于一体，进一步补充了武老师三阳合治的处方用药经验。

风寒邪气侵袭，可用荆防败毒散合小柴胡加石膏汤加减治疗。荆防败毒散出自明代《摄生众妙方》，功专发汗解表，散风祛湿，适用于介于外感表实的麻黄汤证与外感表虚的桂枝汤证之间的证候，荆防败毒散非如麻黄之类强发其汗，无麻桂过温之弊，亦无引邪入里化热之虞，临床常应用于风寒袭表初起。小柴胡汤和解少阳、枢利气机，少阳犹如门轴，是病邪出入的关键，故三阳合病时治疗之重点当在少阳，少阳枢机通利，则外邪易散，内邪易解，无闭门留寇之虞，有启门逐邪之功。生石膏取白虎汤之意泄阳明经热。

感受风热邪气，常用银翘散合小柴胡汤加石膏加减，银翘散常选取金银花、连翘、薄荷3味药辛凉透表、清热解毒。兼有湿邪者加苍术、藿香芳香辟秽；若咽痛、咽干、失音等咽部症状较重，加炒牛蒡子、玄参、桔梗等清热解毒、利咽止咳；咳嗽痰多，加杏仁、贝母等止咳化痰；鼻塞流涕者加辛夷、苍耳子等辛香开窍；大便干加全瓜蒌；近年来，甲型流感病毒、乙型流感病毒、新型冠状病毒等时邪疫毒肆意流行，故方中常加马鞭草、贯众等擅解疫毒之品。

案例

案例一：张某，女，77岁。

2018年6月27日因“发热伴咽痛、皮疹、关节肌肉疼痛20天”收住院。患者出现发热，伴有咽痛，体温最高为38.7℃，曾有寒战不适，外院先后予以头孢噻肟联合莫西沙星治疗3天，后予以泰能3天抗感染治疗，之后予以激素治疗1周，后停用药物3天，体温改善不明显。刻下症：患者寒战、高热，皮肤红色丘疹，时有呕吐，小便黄，大便尚可，舌质红，前部少苔，舌根部黄腻，脉弦滑数。

西医诊断：成人斯蒂尔病（可能性大）。中医诊断：外感发热，三阳合病。治以三阳合治为法。

处方：柴胡15g，黄芩10g，姜半夏9g，金银花10g，连翘12g，薄荷10g（后下），荆芥穗10g，生石膏30g（先煎），葛根10g，羌活10g，独活10g，蒲公英30g，桔梗10g，知母10g。

6月28日起服药，6月29日体温未超过37.5℃，7月1日体温正常。进食好转，每日大便，微汗出，舌质红，苔薄黄，脉细数，后采用竹叶石膏汤加减善后。

案例二：董某，女，58岁。

2024年3月4日因“发热伴咽痛3天”就诊，患者接触家中发热患者后出现发热，体温最高达38.9℃，头身痛，咽干痛，鼻塞，无尿频、尿急，无腹痛、腹泻，无咳嗽、咳痰，自行服用连花清瘟胶囊后，症状未见改善来诊。刻下症：发热恶寒，寒热往来，体温最高38.5℃，无明显汗出，咽干、咽痛，全身痛后背尤甚，偶有咳嗽、咳痰，大便偏干。舌质淡红，苔薄白，脉沉。

西医诊断：上呼吸道感染。中医诊断：外感发热，三阳合病。治以三阳合治立法。

处方：荆芥 10g，防风 10g，川芎 10g，羌活 12g，独活 10g，柴胡 15g，黄芩 10g，桔梗 10g，辛夷 10g，绵马贯众 10g，生石膏 20g（先煎），瓜蒌 20g。患者服药 1 剂后热退。

（三）特发性肺纤维化撤减激素

特发性肺纤维化（idiopathic pulmonary fibrosis，IPF）是一种病因不明的慢性、进行性、纤维化的间质性肺疾病，以呼吸困难进行性加重及肺功能进行性恶化为主要临床特征。目前 IPF 尚不能完全治愈，西医学常使用药物（尼达尼布和吡非尼酮）和非药物（补氧和 / 或肺康复）治疗。部分患者因各种原因在治疗过程中会反复使用大剂量激素，比如感染等因素可导致 IPF 急性加重（acute exacerbation of idiopathic pulmonary fibrosis，AE–IPF），IPF 合并肺癌患者在手术、放化疗后也可出现 AE–IPF，表现为咳嗽、咳痰、呼吸困难等症状，推荐用糖皮质激素治疗，临床常用甲泼尼龙 500 ～ 1000mg/d 或泼尼松龙 1mg/kg，撤减激素的过程中容易出现病情反复的情况，导致激素撤减困难。自己在继承武维屏老师辨治激素依赖性哮喘经验的基础上进行了分阶段辨证治疗。

长期大量使用激素导致的 IPF，治疗时应以气血阴阳为纲，五脏六腑为目，通补元气、平衡阴阳为核心，重视化痰、祛瘀。根据患者激素使用阶段和临床症状、体征及理化检查，分期分型辨证论治，经方、时方灵活加减。

1. 清热化痰，通利三焦

在 IPF 治疗大剂量使用激素期，多处于外邪诱发肺痹加重的阶段，病情急迫，大量激素鼓动元阴元阳抗邪，火旺是病变根本，火热炼液成痰，或痰湿从阳热化，形成痰热互结的标实证，用柴芩温胆汤合麻杏苡甘汤化裁以治标为主，清热化痰，通利三焦。在通调三焦的基础上，重视恢复脾之健运，以绝生痰之源，同时关注核心病位，肺脏宣肃正常，则咳喘自止。若痰多热甚者，加金荞麦、鱼腥草清热排痰；伴痰黏难咳者，加南沙参、煅蛤壳、浙贝母清肺化痰。此外，伴 Velcro 啰音的痰湿表现者，可加瓜蒌、半夏、紫苏子理气化痰；伴发绀、心悸等血瘀表现明显者，常加丹参、当归活血通经，既往研究显示，丹参可减轻肺纤维化，病证兼治。

2. 阴阳双补，寒热并调

在激素减撤期病情最为复杂，元阴元阳逐渐耗损，阴阳失衡为病变核心，常见寒热错杂证，另外，此期外来鼓动元气之力减少，肺金失于补养，难以制约肝木，肝木犯肺，咳喘易于复发。用乌梅丸加减治疗可兼顾五脏，寒热并调，标本同治。《金匮要略·脏腑经络先后病脉证第一》言“若五脏元真通畅，人即安和”，故治病当以五脏阴阳和调、元气运行通畅为要，乌梅丸五脏并治，阴阳同调，内护元真之气，协助激素减量的同时，防止病情复发。若喘憋甚者，酌加酒萸肉、穿山龙纳气平喘；肺部 CT 示蜂窝影明显者，可加桃仁、三棱、莪术活血通络。

3. 温阳祛瘀，扶助元气

在激素停用期，元气耗损日久且失于培补，则元气虚甚，多以阳虚内寒为病机关键，宜及时温补肾阳，又气虚过甚，行血无力，加重瘀阻，选方金匮肾气丸合当归芍药散加减，一达“少火生气”温肾之效，二获健脾理血祛瘀之功，三助培补元气来复之力，如见喘憋、咳嗽、咳白痰、痰量多，或伴痰咸，纳差，舌暗红、苔白腻等虚痰上泛之象，方用金水六君煎加减，肺脾肾三脏同调，标本兼治。此期患者全身状态以“虚”为主，需增强正气，常配红景天、灵芝补虚扶正。

案例

患者，男，62岁。

初诊（2022年9月4日）：主诉“发现特发性肺纤维化2年余，伴肺癌术后10个月”。患者2020年9月于体检时发现间质性肺疾病，于中日友好医院诊断为特发性肺纤维化，患者未予重视。2021年11月23日于体检时胸部CT提示左肺下叶外基底段实性肿块，纵隔及左肺门多发淋巴结增多、增大。癌胚抗原为14.53ng/mL，考虑恶性可能大。遂就诊于北京大学人民医院胸外科，于2021年12月8日行左肺下叶切除术，确诊肺腺癌，T2bN2M0，临床分期为Ⅲ A期，分别于2022年1—3月行4周期AC方案（培美曲塞＋伯尔定）化疗，2022年3月22日胸部CT提示纵隔新发多发肿大淋巴结，转移可能大；双肺间质性病变大致同前，于3—5月行3周期免疫治疗，2022年5月14日肺部CT检查结果提示新发双肺多发炎性改变，双肺间质性病变大致同前。胸外科考虑免疫相关肺炎不能除外，予甲泼尼龙口服治疗病情控制不佳，2022年5月28日收入院。入院后分别予甲泼尼龙每次120mg，每日1次，共11天；每次80mg，每日1次，共3天；每次40mg，每日1次，共3天，行逐渐减量治疗。每周复查胸部CT，3次均提示双肺间质纤维化伴炎性病变较前无显著变化，患者2022年6月14日出院后序贯口服甲泼尼龙。2022年7月1日患者突发高热、寒战，随即出现胸闷、喘憋，指脉氧饱和度89%，就诊于北京大学人民医院，胸部CT示双肺间质纤维化伴多发感染，感染较前加重，诊断为肺部感染、Ⅰ型呼吸衰竭。于当日转入ICU监护治疗，给予无创呼吸机辅助通气、抗感染及其他对症支持等治疗，虽氧饱和度有所改善，但患者呼吸窘迫明显，于2022年7月4日予气管插管呼吸机辅助通气，经抗感染、营养支持、激素冲击（甲泼尼龙最大加量为240mg）等综合治疗后，患者症状逐渐改善，2022年7月12日顺利脱机拔管，2022年7月21日转回胸外科病房行后续治疗，2022年8月3日复查胸部CT示双肺间质纤维化伴感染较前好转，2022年8月10日出院，序贯口服醋酸泼尼松片，每次35mg，每日1次，逐渐减量，同时口服复方磺胺甲噁唑片，每次1片，每日3次，预防感染。患者出院后指尖血氧饱和度一直较低，不能脱离吸氧。2022年8月22日就诊于呼吸科门诊，予尼达尼布抗纤维化治疗，患者服尼达尼布后因出现剑突下疼痛，自行停药。2022年9月4日至中医科门诊就诊，患者佩戴制氧机轮椅推入，活动耐力差，无法行走，喘憋，动尤甚，气短明显，心悸，纳眠可，二便调。查体：双肺可闻爆裂音，右下明显，舌暗红，苔白腻，脉弦滑。个人史：吸烟史40年，每日1包，戒烟1年。

西医诊断：特发性肺纤维化，肺癌。中医诊断：肺痹，证属阴阳失和，寒热错杂证。治以调和阴阳，平调寒热。

处方：乌梅丸加减。乌梅 20g，附子 10g（先煎），党参 15g，花椒 6g，当归 12g，黄柏 10g，黄连 12g，肉桂 10g，细辛 3g，葶苈子 20g（包煎），鬼箭羽 15g，丹参 15g，苦参 10g，白果仁 10g，酒萸肉 15g，穿山龙 30g。4 剂，水煎服，每日 1 剂，每日 2 次。

二诊（2022 年 9 月 8 日）：患者仍喘憋，出现排便不畅，依赖药物解大便，大便不干，舌尖红，苔黄厚腻，脉弦滑。予初诊方去白果仁，加火麻仁 15g、柏子仁 15g、白术 80g，乌梅增量至 25g。14 剂，煎服法同前。

三诊（2022 年 9 月 22 日）：患者喘憋明显减轻，活动耐力较前明显提升，不用轮椅，拄拐杖可以行走 100 米，可自主排便，不需药物辅助，但仍活动后气短，咳嗽、有痰，激素减量至每次 5mg，每日 1 次。血糖升高，予二诊方黄连加量至 20g。14 剂，煎服法同前。

四诊（2022 年 10 月 11 日）：患者步行入诊室，已停用激素，咳嗽、咳痰，痰量多，大便溏，舌尖红，苔白腻，脉弦滑。改方金水六君煎加减，组成：熟地黄 20g，当归 10g，清半夏 9g，茯苓 20g，化橘红 15g，砂仁 6g（后下），炒苦杏仁 10g，蜜麻黄 5g，酒萸肉 15g，穿山龙 30g，白芍 30g，白术 20g，前胡 10g，桔梗 10g，炙甘草 6g。28 剂，煎服法同前。

五诊（2022 年 11 月 13 日）：患者诸症改善，可行走 3000 ～ 4000 步，不用带制氧机。后期坚持服用中药，精神状态逐渐好转，随访至 2023 年 8 月 10 日，患者日常生活基本不受限。

（四）肺结节

肺结节是指影像学表现为直径≤ 3 cm 的局灶性、类圆形、密度增高的实性或亚实性肺部阴影，可为孤立性或多发性，不伴肺不张、肺门淋巴结肿大和胸腔积液。单个病灶定义为孤立性肺结节，两个及以上者定义为多发性肺结节；按照病灶大小，特将肺结节中直径＜ 5 mm 者定义为微小结节，直径为 5 ～ 8 mm 者为小结节。随着影像学技术的发展和国民健康意识的提高，肺结节的检出率逐年上升，绝大部分体检检出的肺结节为良性结节，部分肺结节是肺癌的早期表现形式，早期肺癌手术治愈率几乎可以达到 100%。

大多数肺结节患者没有症状，我们根据中医治未病理论及国医大师王琦院士倡导的“辨体 – 辨病 – 辨证诊疗模式”（简称“三辨模式”），按照患者疾病不同阶段给予不同治疗措施，以行精准治疗，全程管理。

1. 直径小于 8 mm 的肺结节

直径＜ 5 mm 的微小结节和直径≥ 5mm 且＜ 8 mm 的肺小结节，西医学建议定期随访，无须特殊治疗，但很多患者处于焦虑状态，寻求中医药治疗。这些患者绝大多数无临床症状，处于“未病”状态，面临“无证可辨”的困境。肺结节的发生与体质有一定相关性，对已有肺结节的患者，在无证可辨时以辨体质为主，结合影像学特征进行辨治，如结节无分叶，边缘有尖角或纤维索条影者，良性可能性大，可加用软坚散结、理血祛瘀之品；结节表现为分叶、毛刺、胸膜凹陷征及血管集束征者，恶性倾向明显的，可加用解毒消瘤之品，同时嘱患者注重养生，对体质偏颇加以平衡，使肺结节的生长微环境得到改善，以期结节变小或者生长速度减慢，从而达到“既病防变”的目的。对肺癌高危风险人群进行胸部 CT 筛查的同时，可以进行体质信息的采集及判断，对无肺结节但易感体质患者进行饮食养生、起居调摄、情志调摄、运动调养等干预，达到未病先防的目的。

2. 直径≥ 8mm 暂不予手术的肺结节

直径≥ 8 mm 的肺结节不乏良性病变，针对影像学倾向恶性可能的肺结节，达到多大直径需要手术的问题仍然在讨论中。目前对于直径≥ 8 mm，或有分叶、毛刺、胸膜凹陷征及支气管征等恶性征象，或随访期间结节增大或实性部分增多者，考虑为恶性肺结节可能性大。这部分肺结节患者依据结节的形态和大小，部分患者有 1 ～ 3 年随访期，暂不予手术，建议随访期间的患者中大部分选择中医药治疗。这部分患者肺结节本身仍然没有临床表现，治疗以辨体 – 辨病为主。肺结节可归属于“肺积”范畴，《杂病源流犀烛》记载：“邪积胸中，阻塞气道，为痰……为血，皆邪正相搏，邪既胜，正不得制之，遂结成形而有块。”这提示肺结节主要病机为痰瘀互结、留滞肺络。临床常在辨体质基础上加用三棱、莪术、皂角刺、浙贝母、穿山甲（代）、鸡内金等理血祛瘀、软坚散结之品；影像学提示恶性度高者可加白花蛇舌草、半枝莲、半边莲等清热解毒消瘤药物，以期达到既病防变的目的。

3. 肺结节切除术后

肺内结节经胸腔镜或外科手术切除，此阶段胸痛、咳嗽、气短等症状明显，临床治疗以辨证论治为主，同时结合辨病，以期减轻症状、提高生活质量。另外，术后恢复期也可在“三辨模式”指导下服用中药，减少复发转移，提高远期生存率，达到“瘥后防复”的目的。

（1）术后胸痛　肺结节手术属于金刃损伤，致使皮肤、肌肉脉络破损，气血郁滞脉外，伤口红肿、青紫、疼痛，主要证型为气滞血瘀证，临床中可用血府逐瘀汤加减治疗。我们的临床研究结果表明，血府逐瘀汤加减能减轻患者术后疼痛程度，减少止痛药服用数量，缩短疼痛治疗时间。

（2）术后咳嗽　咳嗽是肺结节切除术后常见的并发症之一，发生率为 25% ～ 50%。这可能与手术操作过程中气管损伤后修复，以及传入纤维修复过程中敏感性增高有关；另外，还可能与淋巴结切除后，支气管壁受到异常的机械牵拉或暴露于各种化学刺激下导致咳嗽反射异常兴奋有关，最终导致气道高反应。术后咳嗽以咳嗽阵发，少痰，伴咽痒、胸痛、胸闷、气短等为特点，属于国医大师晁恩祥教授提出的“风咳”范畴，符合“风盛挛急”的病机特点，立法疏风宣肺、解痉止咳治疗，以止嗽散合过敏煎加减为主方，常可加用蝉蜕、防风、僵蚕等祛风解痉之品。咳嗽无痰、严重影响生活质量者，短期可适当加诃子等镇咳药物。

（3）术后气短　胸部是宗气所居之处，手术直接伤肺，肺失主气之功能，外不能吸入清气，内失宣发肃降，则现气短，尤其是活动后加剧，同时伴有乏力、自汗、胸闷等症状，证属中气亏虚证，临床以补中益气汤、升陷汤加减为主方。若伴乏力、便溏者，可予参苓白术散加减治疗。

4. 情绪管理

患者体检发现肺部结节后，易出现过度担心、焦虑等不良情绪，如《素问·举痛论》所云：“思则心有所存，神有所归，正气留而不行，故气结矣。”患者出现性情抑郁、善太息、胸胁胀满、腹泻、脉弦等肝郁气滞或肝郁脾虚的证候，临证除选用中药治疗外，心理疏导亦是主要治疗措施。此外舒缓类音乐及太极拳、八段锦和五禽戏等均可改善患者心境、缓解不良情绪、促进身心愉悦，有利于疾病的治疗与康复。

案例

案例一：叶某，女，65 岁。

2022 年 6 月 19 日因发现肺结节 2 周就诊。患者 2022 年 6 月体检结果中肿瘤标志物 CA199升高（41.4U/mL），进而查肺部 CT 提示 7mm 左右磨玻璃结节来诊。患者咽痒不适，偶有咳嗽，有少量痰，恶风，遇异味刺激则咳嗽、鼻部不适。时有胃胀，舌淡暗，苔白略腻，脉细弦。既往史：过敏性鼻炎、慢性胃炎。

辨病：肺结节、过敏性鼻炎、慢性胃炎。辨体质：气虚质、特禀质、痰湿质。

处方：过敏煎加减。银柴胡 10g，防风 10g，乌梅 20g，灵芝 5g，橘红 12g，炒白术 15g，浙贝母 12g，莪术 10g，皂角刺 10g，威灵仙 15g，虎杖 15g。加减化裁，间断服用。

2022 年 8 月 28 日进行肺部 CT 检查，结果：磨玻璃结节未显示。

案例二：武某，女，75 岁。

2022 年 9 月 13 日因咳嗽咳痰伴有气短反复发作 10 余年，加重半月就诊。患者近 10 余年反复咳嗽、咳痰，病情逐年加重，出现气短，确诊为慢性阻塞性肺疾病。半月前外感咳喘加重，咳嗽、咳黄痰、气短、心悸、大便干燥。舌质暗红，苔白略厚，脉沉细。肺部 CT 提示：双肺新发磨玻璃结节，左下肺可见团片高密度影，部分呈实性，大小约 1.5cm×1.4cm。

西医诊断：肺内结节影、慢性阻塞性肺疾病。辨证：痰浊阻肺。治法：燥湿化痰，止咳平喘。

处方：炙麻黄 4g，炒杏仁 10g，化橘红 15g，茯苓 30g，炒白术 10g，清半夏 9g，前胡 10g，桔梗 10g，生白术 20g，瓜蒌 30g，三棱 10g，莪术 10g，穿山龙 30g，同时服用西黄丸，加减化裁治疗数月。

之后复查肺部 CT 提示：磨玻璃结节变小，左下肺团块影基本消失。

（五）肺癌

肺癌是目前发病率和病死率最高的肿瘤。随着医学的进展，肺癌的治疗手段越来越优化，包括化疗、放疗、靶向治疗、免疫治疗等，方法和新的治疗药物不断产生，患者的生存期明显延长，但是这些治疗手段同时也有很多的不良反应，有的不良反应甚至是致命性的。

对于临床分期ⅠB（T2aN0M0）、Ⅱ（T2bN0M0、T1a-cN1M0）和ⅢA（T1a-cN2M0）的患者需手术治疗，或是放化疗后行手术治疗，术后再行化疗。还有部分肺癌伴有转移的患者，已经没有手术机会，放化疗则是重要的治疗手段。放射治疗和化疗药物在给肺癌患者带来生存效益的同时，其不良反应、耐药性的产生及合并用药不良反应的增加也给肺癌患者的生活质量带来了巨大影响。中医药联合放化疗在增强抗癌效果、减轻不良反应、减少耐药性、提高生活质量、延长生存期等方面优势明显。针对这部分患者采用辨病、辨证相结合的方式进行遣方用药，可达到既病防变、病后防复的目的。

目前对于肺癌的中医病机分析逐渐趋于一致，肺癌发病归为正虚和邪实 2 个方面，虚以气虚、阴虚、气阴两虚为多见，实则不外乎气滞、血瘀、痰凝、毒聚之病理变化。早期因虚而致实，多数患者以痰、湿、瘀、毒等实性病理因素为主，证候以实证居多，癌毒邪气逐渐损伤正气，本虚标实凸显，后期以正虚为主。

中医学认为化疗药物属药毒之邪，有火热的特点，化疗为以毒攻毒之法，在攻击癌毒的同时损伤正气，其中中焦脾胃最易受伤，导致运化失职，水谷不能化生气血，逐渐加重五脏损伤。辨证以五脏为纲，气血阴阳为目，病位主要在肺脾肾，后期可涉及肝与心；常以气虚、血虚、气阴两虚多见，后期可见阳虚。痰浊、瘀血是主要病理产物，又是致病因素，可促进疾病进展。化疗常见不良反应以恶心、呕吐、乏力、气短、多汗等为主要表现，临床中常辨证选用香苏散、旋覆代赭汤、麦门冬汤等以减轻恶心、呕吐；补中益气汤、参苓白术散、八珍汤、六味地黄丸等改善乏力等症。

肺为娇脏，不耐受邪扰，放疗所用放射线为酷热大毒之外邪，攻伐机体，燔灼肺叶造成气阴亏耗，加之癌毒蕴结，又肺与肾母子相及、金水相生，因此肾精亦受耗损。大毒耗气、酷热伤阴是接受放疗患者的病机特点，治疗过程中应时时注重固护阴津。除乏力、食欲不振外，放疗最常见的并发症为放射性皮炎。早期热毒之邪进入营血，血热内结，皮色红赤，可口服犀角地黄汤加减，外用可选金黄散、二黄煎、凉血解毒膏等；中期局部气血瘀滞加剧，火热邪毒熏蒸于皮肤表面，皮色暗红，可选血府逐瘀汤加减口服，外用可加入乳香、没药、青黛、血竭、珍珠、虎杖等化瘀消癥之品；后期热毒攻伐、气阴大伤，治以益气养阴法，可选用清燥救肺汤加减治疗。

总之，放化疗联合中医辨证论治能有效控制肺部肿瘤，可明显改善胸痛、气短、咳嗽等症状，有助于降低化疗产生的不良反应，达到减毒增效的目的。

案例

案例一：王某，男，78 岁。

初诊（2022 年 3 月 22 日）：因发现肺部肿瘤 1 年就诊。患者 2021 年发现肺部肿瘤，确诊为肺腺癌Ⅳ期，2021 年 12 月行一次化疗结合免疫治疗，因不良反应停用；同时靶向治疗药不能耐受停用。刻下症：乏力，气短，无憋气、咳嗽，纳可，睡眠可，大便正常。舌红，苔薄黄。辅助检查：2022 年 2 月 7 日胸部 CT 显示左肺上叶前段占位，大小为 30mm×15mm，内可见泡状透亮影、毛刺、胸膜凹陷、血管集束、棘状突起征。2022 年 2 月 16 日肺灌注 SPECT/CT 显示双肺上叶血流灌注减低区，不除外急性肺栓塞可能。西医诊断：肺癌。

中医诊断：肺岩，证属正气虚损，湿毒蕴结。治以益气健脾，解毒散结。

处方：参苓白术散加减。太子参 30g，陈皮 10g，麸炒白术 15g，茯苓 20g，灵芝 15g，仙鹤草 15g，山药 15g，炙甘草 6g，桔梗 10g，半枝莲 15g，半边莲 15g，白花蛇舌草 30。同时给予西黄丸口服，吸入思力华。

二诊（2022 年 3 月 29 日）：乏力，动则喘息心慌，自测心率 100 次 / 分左右，咳嗽咳痰近无，无反酸烧心，无口干、口苦。舌淡红，苔薄黄，苔中心褐色，右脉弦，左脉沉，脉率不快。处方：定喘神奇丹加减。熟地黄 30g，牛膝 12g，山茱萸 30g，南沙参 15g，苦参 10g，丹参 12g，醋五味子 10g，麦冬 15g，茜草炭 10g，荆芥炭 10g，灵芝 1 袋，穿山龙 30g，砂仁 6g（后下），党参 15g，同时口服西黄丸，吸入思力华。

三诊（2022 年 5 月 10 日）：行走不用借助棍杖。

四诊（2022 年 7 月 31 日）：气短明显减轻，现能走二三千米，浑身无力改善，心慌好转，胃脘不适减轻，大便不成形，时有腹泻，纳眠尚可。处方：参苓白术散合四神丸加减。

五诊（2023 年 4 月 2 日）：精神好、可以外出行走 2000 米。2023 年 1 月 8 日于呼伦贝尔宏安综合医院行胸部 CT 检查，结果显示，左肺上叶结节大小约 15mm×21mm，边缘毛刺，肺癌不除外；右肺上叶后段肺气囊影，直径约为 2.4cm。

案例二：郑某，男，56 岁。

2021 年 8 月 9 日因确诊肺腺癌Ⅲ期 2 年，经化疗、靶向、免疫治疗后来诊。经过一、二线化疗方案，患者病情仍进展，给予靶向、免疫治疗。来诊时患者腹泻乏力，严重时频次不计其数，甚至每天坐在便池上，大便溏稀，时有水样便，无腹痛，偶有恶心，乏力。面色㿠白，气短，偶有咳嗽、咳痰。舌淡暗苔薄白，脉沉细。

西医诊断：肺癌。中医诊断：肺岩、腹泻、虚劳，证属肺脾两虚，痰瘀内阻证。治以健脾补肺，渗湿止泄。

处方：参苓白术散加减。人参 10g，茯苓 30g，炒白术 15g，山药 30g，陈皮 10g，砂仁 6g（后下），炒薏苡仁 30g，桔梗 10g，炙甘草 6g，大枣 15g，赤石脂 20g（先煎），禹余粮 20g（先煎），五倍子 10g。7 剂，水煎服。

患者服药后大便频次明显减少，对上方进行加减化裁，大便成形，每日 2 次，精神、食欲转佳。顺利完成后续治疗。

三、科研探索

我从事中西医结合防治呼吸系统疾病的临床与实验研究工作多年，主攻方向是中医药防治气道炎症性疾病及慢性呼吸系统疾病全程管理，曾先后主持国家重点专项、国家自然科学基金等科研项目 20 余项。

（一）临床研究

1. 慢阻肺患者的管理

临床中慢阻肺患者对疾病认知有迫切需求，但三甲医院专科医生门诊时间又无法满足患者需求，针对此情况，2010 年我在北京市科技计划项目资助下完成了“北京城区慢性阻塞性肺疾病社区管理模式研究”，该研究通过对北京城区慢性呼吸道疾病患者及社区卫生服务机构的医生对慢阻肺的认知情况及患者对社区医生的信任度进行调查，提出“三级医院－社区卫生服务机构－家庭保健员/患者共同参与的慢阻肺环状管理模式”。我们在北京市科技计划项目资助下完成了北京市的示范研究，并在国家中医药管理局临床专项资助下完成了推广研究。研究结果表明慢阻肺环状管理模式可以减轻慢阻肺稳定期患者的症状，提高生活质量，降低急性加重的风险，较单一药物管理的治疗更全面。在常规药物治疗的基础上，配合健身气功八段锦锻炼可以缓解患者症状、增加运动耐力、提高生活质量。

2. 清热化痰理气方治疗慢阻肺急性加重期的临床研究

痰热壅肺证是慢性阻塞性肺疾病（慢阻肺）急性加重期最主要的证候，清热化痰理气法是治疗慢阻肺急性加重痰热壅肺证的主要治法，清热化痰理气方是我在导师武维屏教授治疗痰热壅肺证咳嗽的临床验方蒌芩止嗽煎剂的基础上化裁而成的。临床研究表明，清热化痰理气方有助于改善 AECOPD 患者的临床症状和减少气道黏液高分泌，清热化痰理气方联合西药治疗较单用西药能更好地改善慢阻肺急性加重期患者的临床症状，通过调节固有免疫中 TLR4–MyD88/ TNF–NF–κB 信号传导通路及 Th17 介导的获得性免疫干预慢阻肺急性加重期炎症反应是其可能的作用机制。

3. 益气活血化痰方治疗慢阻肺稳定期的临床研究

气虚血瘀痰阻证是慢阻肺稳定期的主要证候，我的导师武维屏教授提出益气活血化痰法是慢阻肺稳定期的主要治法，并自拟益气活血化痰方，形成了北京中医药大学东直门医院院内制剂——肺康冲剂，后更名为芪蛭益肺颗粒。在国家自然科学基金资助下，我们以慢阻肺稳定期患者为研究对象，治疗组在常规西药治疗基础上加用益气活血化痰方，治疗组患者治疗后的生活质量得到明显改善，血清中 TGF–β、碱性成纤维细胞生长因子（b–FGF）含量降低，与对照组比较血清中层粘连蛋白（LN）、透明质酸（HA）、Ⅲ型前胶原肽（PⅢP）含量未见升高，这提示益气活血化痰方可能通过慢阻肺患者气道重塑，减缓气流受限进展，改善患者生活质量。

在科技部重点研发计划资助下，我在原方基础上进行加减，以慢阻肺并发慢性呼吸衰竭患者为研究对象，在基础治疗之上加用中药复方，治疗结果表明益气活血化痰方可以降低慢阻肺并发慢性呼吸衰竭病死率，改善患者临床症状，提高生活质量。

4. 阻塞性睡眠呼吸暂停低通气综合征与体质的相关性研究及消鼾利气汤的临床疗效评价

阻塞性睡眠呼吸暂停低通气综合征（obstructive sleep apnea hypopnea syndrome，OSAHS）是一种具有潜在致死性的严重临床疾患，上气道解剖结构异常、肥胖、高龄、男性、家族史、吸烟、饮酒等都是其常见危险因素，西医学多采取气道正压通气、口腔矫正器、健康宣教等治疗方式，治疗中患者的依从性较差。我们采用横断面研究，分析了 400 多例 OSAHS 患者的中医体质类型特点，以及中医体质与病情严重程度、身体质量指数（BMI）、日间症状之间的关联性。OSAHS 患者多肥胖，体质以偏颇体质为主，位居前 4 位的是痰湿质、气虚质、阴虚质、湿热质，兼夹体质中痰湿质兼气虚质最多，重度 OSHAS 患者以痰湿质为主，痰湿质与超重程度和 OSHAS 病情严重程度相关。痰湿质、男性、肥胖为重度 OSAHS 的危险因素。痰湿质 OSAHS 患者的睡眠监测指标分布呈现出高身体质量指数（BMI）、高呼吸暂停低通气指数

（AHI）、高呼吸暂停指数 (apnea index，AI）、低平均氧饱和度（$MSpO_2$）、bMWT 期间最低血氧饱和度（$LSpO_2$）特点。

国医大师王琦院士强调，OSAHS 中医治疗当以“辨体论治”为核心，提出“辨体－辨病－辨证”诊疗模式是治疗 OSAHS 的有效思路。临床诊疗时当先辨病，后辨体，结合辨证，序贯用方。我的老师王琦院士从调理 OSAHS 痰湿体质出发，创消鼾利气汤，体病兼顾，随证加减。临床研究表明，消鼾利气汤可显著改善痰湿质患者临床症状及日间困倦情况，提高患者生活质量，在一定程度上降低了 OSAHS 病情，对于轻中重度的 OSAHS 治疗均具有良好的疗效。

5. 苏黄止咳胶囊治疗胸腔镜术后咳嗽的临床疗效评价

国医大师晁恩祥教授发掘经典理论，创新完善了风咳理论，苏黄止咳胶囊是晁老师在总结治疗风咳经验方的基础上形成的创新药物，被写入了咳嗽诊疗指南，用于治疗咳嗽变异性哮喘和感染后咳嗽。咳嗽是胸腔镜术后重要的并发症，术后咳嗽的特点符合风咳证，临床应用苏黄止咳胶囊治疗后得到了不错的止咳效果。通过随机双盲单中心研究，结果表明，苏黄止咳胶囊治疗胸腔镜术后咳嗽确有疗效。

6. 血府逐瘀胶囊治疗胸腔镜术后胸痛的临床研究

胸腔镜术后疼痛证候符合中医金枪所伤之气虚血瘀证，血府逐瘀胶囊源于《医林改错》的经典方剂血府逐瘀汤，可理气活血止痛，我们以术后胸痛患者为研究对象，用血府逐瘀胶囊进行干预，发现与常规止痛药物比较，血府逐瘀胶囊可以更迅速地减轻患者的疼痛程度。

7. 对早期肺癌患者的体质分布及疏肝解郁法干预肺小结节患者焦虑抑郁状态的临床研究

我们以 842 例经病理确诊的早期肺腺癌患者为对象，采用横断面研究，结果表明，早期肺腺癌的体质分布以平和质为主，与一般人群趋同。除平和质外，早期肺腺癌中阳虚质、气郁质、气虚质占比最多。无证可辨者占总病例数的 36.9%。在出现的证候中，血瘀证、气虚证、气滞证、痰热证占比最多。体质与证候的分布均受性别、年龄的影响。体质分布受吸烟的影响，推测吸烟对肺腺癌发生的影响与气虚质、血瘀质的影响相当。

我们还进行了肺小结节中医药干预与非中医药干预的队列研究，明确中药复方辨证论治对肺小结节预后及对患者情绪的影响。初步结果显示，中药复方及全程管理可以改善患者的情绪，减轻患者的焦虑状态。

（二）基础研究

1. 益气活血化痰法对慢性阻塞性肺疾病气道重塑的干预作用

气虚血瘀痰阻是慢阻肺的基本病机，虚、痰、瘀贯穿疾病始终。痰瘀互结阻于肺络是慢阻肺气道重塑的基本病机，也是导致慢阻肺不可逆气流受限的关键难治环节。我们团队建立了慢阻肺气虚血瘀痰阻证大鼠模型，用益气活血化痰方（芪蛭益肺颗粒加减方）进行干预，体内外实验研究结果显示，益气活血化痰方可以通过 TGF-β1/Smads 信号转导通路，调节 MMP-9/TIMP-1 以抑制细胞外基质沉积，干预慢性阻塞性肺疾病气道重塑，减轻慢阻肺模型大鼠气流受限情况。

2. 清热化痰理气法中药复方干预慢阻肺气道黏液高分泌的研究

气道黏液高分泌是慢阻肺急性加重的主要病理表现之一，是慢阻肺疾病进展的独立危险因素，为细菌定植提供了环境。痰热壅肺是慢阻肺急性加重期的主要证候，清热化痰理气法是治疗慢阻肺急性加重期气道黏液高分泌的主要治法。清热化痰理气方是在武维屏教授治疗痰热壅肺证咳嗽的经验方——蒌芩止嗽煎剂的基础上化裁形成的，我们复制了慢阻肺急性加重大鼠模型，通过体内外实验研究，结果表明清热化痰理气方可以调控中性粒细胞弹性蛋白酶，通过免疫应答调节慢性阻塞性肺疾病炎症反应以干预慢阻肺急性加重气道黏液高分泌情况。

3. 中药复方对 PM2.5 导致的气道炎症的干预作用研究

PM2.5 可以诱发气道炎症，导致过敏性气道疾病及炎症性疾病的发生发展，引起慢性咳嗽、过敏性哮喘、慢阻肺、间质病甚至肺癌等疾病。团队针对中药复方干预气道炎症做了系列研究。

（1）玉屏风颗粒干预 PM2.5 导致气道炎症的作用及机制研究　PM2.5 可通过引起 Th17/Treg 失衡诱发肺损伤，玉屏风散、过敏煎及过敏煎合止嗽散均可明显改善 PM2.5 导致的大鼠肺组织病理损害，并可改善 PM2.5 导致的 TH17/Treg 失衡。

（2）比较玉屏风散与加味过敏煎对 PM2.5 诱导的肺泡巨噬细胞吞噬功能障碍及其介导的免疫失衡和肺部炎症反应的干预作用的研究　通过体内外实验证明：①玉屏风散与加味过敏煎通过抑制气道上皮细胞细胞间黏附分子 –1（ICAM–1）和单核细胞趋化蛋白 –1（MCP–1）的表达发挥改善 PM2.5 导致的肺组织炎症损伤的作用；②玉屏风散与加味过敏煎通过下调肺组织 Fc ε RI 的基因表达和 IgE 水平，减轻嗜酸性粒细胞气道炎症；③玉屏风散与加味过敏煎通过抑制表皮生长因子受体（EGFR）/ 磷酸肌醇 3– 激酶（PI3K）/ 蛋白激酶 B（AKT）信号通路减轻 PM2.5 导致的气道黏液高分泌，且玉屏风散的干预作用优于加味过敏煎；④玉屏风散与加味过敏煎通过调节 Th17/Treg 平衡，减轻 PM2.5 导致的肺组织炎症损伤；⑤转录组学和蛋白质组学研究表明，加味过敏煎和玉屏风散可以通过不同的靶基因起效。

（3）清热化痰理气法中药复方及拆方通过中性粒细胞胞外诱捕网干预 PM2.5 所致的气道炎症的比较研究　结果：①清热化痰理气方及其拆方通过降低中性粒细胞浸润减少中性粒细胞胞外诱捕网（NETs）形成，进而减轻 PM2.5 诱导的气道炎症，且清热化痰理气方的干预效果优于清热解毒方和理气化痰方；②清热化痰理气方及其拆方通过 MAPK 信号通路干预 NADPH 氧化酶 /ROS/ 组蛋白瓜氨酸化途径调控 NETs 生成，以减轻气道炎症，清热化痰理气方对 MAPK/ERK 信号通路的干预作用优于清热解毒方，对 P38 MAPK 信号通路的干预作用优于理气化痰方，清热解毒方通过 ERK 和 P38 MAPK 信号通路调控 NETs 生成，理气化痰方调控 NETs 的生成方式与 P38 MAPK 信号通路相关；③清热化痰理气方及其拆方通过激活 mTOR 信号通路下调自噬水平，进而干预组蛋白瓜氨酸化过程，最终减少 NETs 生成，进而减轻 PM2.5 诱导的气道炎症，且清热化痰理气方的干预作用优于清热解毒方和理气化痰方。

四、结语

医学路漫漫，要成为一名学者型的医生，更需一生坚韧而执着地追求。在我的成长路上有幸遇明师指引、倾心培养，有师长同行真诚帮助，同时还有学生的陪伴激励和家人的无私奉献。

“为者常成，行者常至”，努力做最好的自己。与后学共勉。

（冯淬灵）

许银姬

主任医师，教授，博士研究生导师

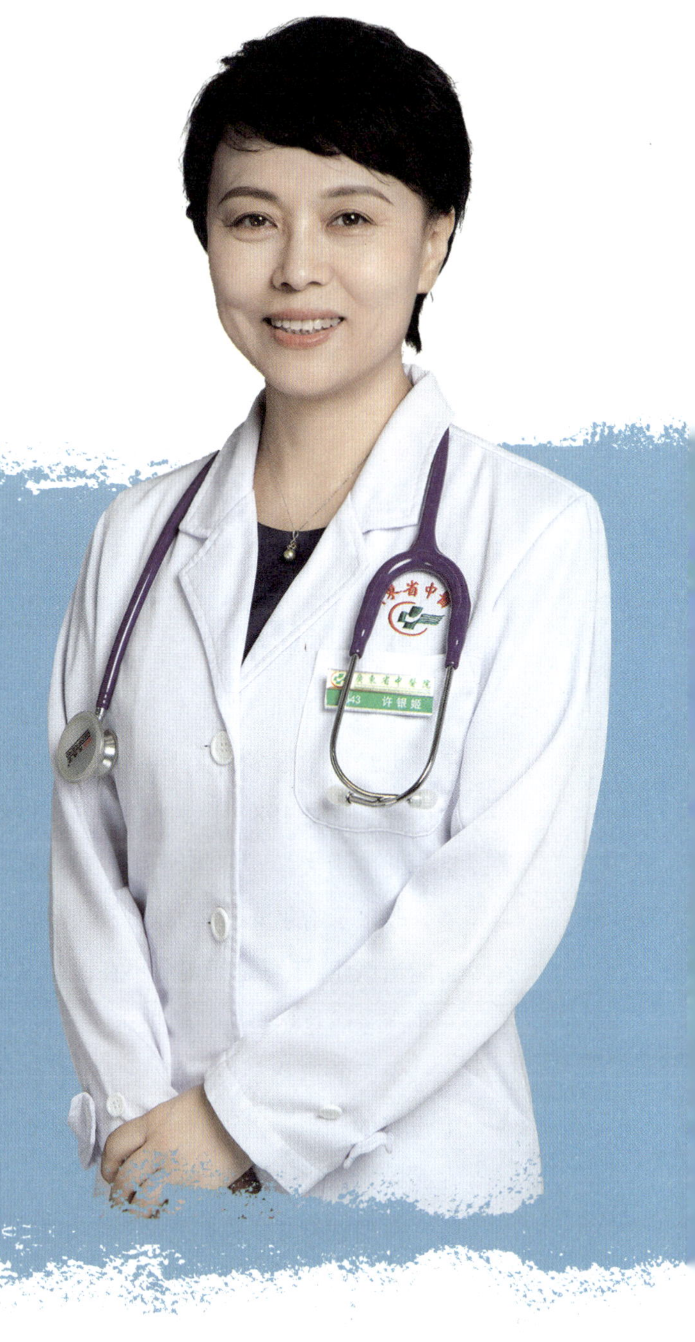

师从国医大师晁恩祥教授；现任广东省中医院（总院）呼吸与危重症医学科主任，广东省中医院（总院）内科第二党支部书记。中华中医药学会肺系病分会副主任委员、中国民族医药学会热病专业委员会副会长、中国初级保健基金会华南区呼吸罕见病专业委员会副主任委员、广东省中医药学会呼吸病专业委员会及重症康复专业委员会副主任委员、广东省中西医结合学会肺康复专业委员会副主任委员、广东省临床医学会肺血管病及介入诊治专业委员会副主任委员、广东省呼吸与健康学会过敏专业委员会及呼吸康复专业委员会副主任委员等。

研究方向为聚焦慢性阻塞性肺疾病、支气管哮喘、肺血管病的中医药治疗，慢病管理及肺康复。其先后主持/参与国家自然科学基金6项、省部级及厅局级课题10余项，发表论文80余篇，作为主编/副主编参编专著6部，发明专利3项，著作权登记2项。获评广东省中医院青年名中医，第三届“羊城好医生”，2019年广州实力中青年医生。科研成果先后获广州市科技进步奖三等奖1项，中华中医药学会科学技术奖二等奖1项，广东省中医院科技成果一等奖和三等奖各1项。

匠心筑梦，岐黄传承

一、从医之路

（一）医者初心

出生于20世纪70年代初的我们，见证了祖国改革开放以来蓬勃发展、生机盎然的40年，也经历了很多制度上的第一次，例如大学新生入学军训、上大学交学费、执业医师资格考试等。我是1989年参加高考的，以前是高考前填报志愿，在工程师父亲的影响下，报考的是华北电力大学。那年因为特殊情况，高考结束后要重新填报志愿，自己又在妈妈的影响之下，改报了哈尔滨医科大学。妈妈说："你出生后的小枕头是《医学手册》，就是希望你长大以后能当医生。"可是妈妈并不在医疗系统工作，不知家中为何会有《医学手册》？更想不到那一年高考后竟然会重新填报志愿。也许是命运使然，我就这样意外地踏入了医学的大门。

学医的道路是艰辛的，也是丰富多彩的，尤其是到了临床阶段，感觉每天都能学到课本上没有的知识，也深刻地体会到了书本知识距离临床实践还有很长的距离。实习时的宿舍就在医院，所以大多数时间都在病房，白天实习，晚上在教室看书；那时候还没有手机，如果哪个科遇到抢救，我们就会奔走相告，那兴奋劲儿，就像赶集。

那时候学到很多，也闹出过一些笑话。

记得在消化科的一次夜班，急诊电话告知，马上车床推来一位上消化道出血的患者。兴奋的我们跑到楼下去接患者，简单查看了患者，就向上级老师汇报："患者中年男性，呼之不应，皮肤湿冷，可能出现了失血性休克。"等老师去查看患者时，他却神志清楚，血压正常，竟然完全没有休克的表现。原来患者嫌弃我们是学生，所以闭着眼睛不理我们；那时刚好是初秋，外面又下着小雨，患者从急诊车床过来，淋了雨，并且有些受凉，所以皮肤是湿冷的。那天剧情反转所带来的震惊至今仍记忆犹新。"纸上得来终觉浅，绝知此事要躬行"，读书期间，患者就这样给我们上了一课，"扎根临床，才能做一名好医生"。

西医院校也有一门专业课是"中医学"，当时已经学习了《内科学基础》和部分《内科学》的内容，当学到“肾主骨生髓”，会想到肾性贫血；当学到“肺为娇脏，易受外邪侵袭”“温邪上受，首先犯肺”会想到急性呼吸窘迫综合征（acute respiratory distress syndrome，ARDS）的各种病因；“肺主通调水道”，又会想到慢性肺源性心脏病、右心衰竭失代偿期就会出现下肢水肿。我不禁惊叹古人的智慧与中医的博大精深，这成为我后来学习中医、与中医结下不解之缘的起点。

（二）求索之路

1995 年报考硕士研究生，我选择了黑龙江中医药大学的中西医结合临床专业继续深造。入学后开始重新学习《内经》《伤寒论》等中医经典，也在临床工作中不断实践。导师张迪教授深耕临床，以过硬的临床功底为患者解除病痛，现在年近 85 岁高龄，仍每周出 4 次门诊，风雪无阻。哈尔滨的冬天，不仅天气寒冷，道路难行，还可能因为穿着厚重而行动不便，退休 20 多年的老师竟然还坚持出门诊，这是热爱，更是执着。张老师不怨天尤人、务实进取的精神深深影响了我，后来工作中每每遇到困难，感觉无路可走的时候，就会浮现出满头银发的老师和蔼可亲地为患者诊治的画面，“做好临床，就是正路”。

张老师不拘泥于古训，很多理论也是源于临床。她认为哮喘患者多宿痰伏肺，因外邪引发，肺气壅闭、痰郁化热而发哮喘，故以定喘汤合瓜蒌薤白半夏汤加减治之，方中麻黄宣肺平喘，白果敛肺定喘，黄芩、桑白皮清热化痰，瓜蒌、半夏化痰除湿，薤白通阳散结，诸药合用，升中有降，散中有收，阴阳调和，使肺气得以宣肃，胸阳得以舒展，从而达到止咳平喘之功效，在临床实践中也取得较好疗效，经过临证加减形成了院内制剂“喘康平合剂”，读书时我也参与了部分作用机制探讨的研究。

在黑龙江中医药大学的学习经历，让我看到了中医药的临床疗效，对中医更加热爱，也坚定了毕业后到中医院工作的决心。

（三）工作经历

20 世纪 90 年代是充满变革与发展的时代，也是充满激情的年代，刚毕业的我们很多人都走出家门，甚至国门，“世界那么大，我想去看看”。《春天的故事》和《深圳速度》吸引着我来到了改革开放最前沿的广东，进入了广东省中医院。“排队礼让患者”“电梯让给患者，职工步行上下楼”，仅有的空调都安装在病房，医生们却挥汗如雨，这便是我最初的感受。

就这样，“以患者为中心”的医院文化潜移默化地让我们心中时刻都装着患者，无论是节假日，还是突如其来的疫情。“以患者为中心”，让我们更加注重临床疗效，重视发挥中医特色与优势；在临床工作之余，我们还积极开展了临床科研工作。刚毕业之时，我协助林琳教授开展培土生金法联合隔姜灸治疗慢阻肺稳定期患者的研究，形成了院内制剂“健脾益肺颗粒”，后又经过不断优化，又形成了“升芪益肺颗粒”。我们是国内比较早系统开展培土生金法治疗慢阻肺稳定期的团队，相应研究成果也先后获得广州市科学技术局三等奖和中华中医药学会科技成果二等奖。

广东省中医院在国内最早开始拜师全国名中医的学习模式，我也非常荣幸于 2007 年拜师国医大师晁恩祥教授。跟师 10 余年，虽自觉努力，却因工作繁忙而没有长期跟诊，加之个人愚钝，勉强学到晁老经验的冰山一角，但每每用于临床，却取得神奇疗效，例如晁老治疗咳嗽变异性哮喘和感染后咳嗽的“苏黄止咳方”和治疗慢阻肺稳定期的“调补肺肾方”。在新型冠状病毒感染后咳嗽迁延难愈时，“苏黄止咳胶囊”也经常为患者带来快速缓解症状之惊喜。晁老常教导我们，“读经典、做临床、跟名师、做科研、勤思悟、善总结”，所以，近些年我们将“培土生金”理论融入咳喘病慢病管理和中医肺康复工作，创制了呼吸八段锦、健脾补肺操（抗阻运动）和强心益肺操（有氧运动），形成了医体融合的中医肺康复模式，深受患者好评。后来还在晁老和张洪春老师的指导下，出版了《中医肺康复实践》，为我们取得 2024 年中国康复医学会呼吸康复规范化建设优秀单位奠定了坚实的基础。

（四）深入基层

我们专科是国家中医药管理局华南区域中医肺病诊疗中心，中国医师协会和中华医学会呼吸与危重症医学科（PCCM）规范化建设三级医院优秀单位，承担基层医院的帮扶工作。2008 年，我随广东“健康直通车”团队到新疆哈密市义诊、会诊、办培训班及送医送药，为新疆少数民族地区的医疗发展尽绵薄之力。2018 年，我们专科成为 PCCM 规范化建设优秀单位后，积极帮扶基层医院进行专科建设，先后到广东省的湛江、中山、英德、清远等地进行培训和指导，推动基层呼吸专科建设发展，其中中山市陈星海医院还成为 PCCM 规范化建设二级医院示范单位。

不仅我们走出去，也要请他们进来。每年我们专科都接收来自全国各地的基层医生进修学习，学习的内容包括呼吸常见病与呼吸重症的中西医救治、气管镜介入技术、肺功能检查技术及中医肺康复技术等。进修医生勤学习，我们善代教，所以呼吸专科的进修医生每年都能荣获医院的“优秀进修医生”。

就这样，我个人的成长与呼吸专科的发展同频共振，专科从普通专科到广东省重点专科，再到国家中医药管理局重点肺病专科、华南区域中医肺病诊疗中心，再到 PCCM 和呼吸康复规范化建设优秀单位，得到西医同行的认可。我也从住院医师成长为主任医师和教授，又进入中华中医药学会肺系病分会，逐渐登上全国的舞台。

（五）疫情防控

近 20 年，我们先后经历了严重急性呼吸综合征（SARS）、H7N9 禽流感、H1N1 猪流感等多次疫情。2003 年“非典”肆虐期间，我还在科教科工作，虽然没有在临床一线救治患者，但是积极协助呼吸科主任林琳教授开展“非典”的临床研究及资料整理工作，后来的相关成果获得教育部提名科技进步奖二等奖，这也是广东省中医院的第一个科研成果。2003 年 10 月，我还有幸参与了由世界卫生组织（WHO）与国家中医药管理局联合主办的“中西医结合治疗 SARS 国际研讨会”，不仅开阔了视野，也锻炼了分析整理临床研究资料的能力。

2019年年末，新的病毒再次出现。科室根据疾病的情况进行了辨证论治，充分发挥中医优势，让很多患者转危为安，同时医院大力支持呼吸科的建设，快速提高了临床科室的救治能力及水平。正因为那段时间的锻炼，使得呼吸科重症监护室救治急性呼吸窘迫综合征（ARDS）、脓毒症等呼吸危重症的水平得到快速提高，目前可进行俯卧位通气、连续肾脏替代治疗（CRRT）、有创血流动力学监测、重症超声、复杂困难气道狭窄的介入治疗等，真正践行了医院“中医水平站在前沿，现代医学跟踪得上”的理念。

二、临证经验

（一）感染后咳嗽

感染后咳嗽多属“外感咳嗽”范畴，治疗核心在于“宣肺散邪”，使肺气得以宣通，外邪得以祛除。风寒、风热是感染后咳嗽最常见的两种证型。临证中，风寒咳嗽，可用杏苏散加减，主要以杏仁、紫苏叶宣肺散寒，桔梗、前胡化痰止咳，可加用生姜、麻黄、荆芥、防风加强宣肺散寒之力。风热咳嗽，则可以桑菊饮加减为常用方，桑叶、菊花疏风散热，连翘、薄荷助以清热，桔梗、杏仁宣肺止咳，芦根生津止渴。

风邪常为外感咳嗽之先导，因此治疗感染后咳嗽，应重视疏风，避免单纯散寒或者清热而忽视散风的重要性。在辨证施治时，应细察患者的临床表现，如有咽痒、阵发性或者痉挛性咳嗽等遇冷加重的症状，临床可选用晁老的苏黄止咳汤加减治疗此类咳嗽，麻黄作为主药，其辛散之性能够透邪外达，但临证中多选用炙麻黄，既保留了麻黄之宣肺祛风散寒之功，又不致耗伤正气；紫苏叶、紫苏子、前胡、杏仁则能进一步降逆肺气，助麻黄宣肺疏风止咳之力；辅以蝉蜕、僵蚕解痉祛风、缓急止咳，款冬花、牛蒡子则能化痰利咽。在运用本方治疗中，如咳嗽重者加罂粟壳（但不宜久服），兼寒者加荆芥、防风等，兼热者加桑叶、菊花、连翘、地龙等。

治疗感染后咳嗽，久咳不愈者，宣肺之余当酌加敛肺之品。对于敛肺收涩之品，不少医家认为外感咳嗽使用这些药物有“闭门留寇”之虞，将其列为治疗禁忌，除非是在纯虚无邪、久咳肺气不敛的情况下，其他一般极为少用。但从《伤寒论》中的小青龙汤、射干麻黄汤等方中都选用了五味子，且《伤寒论》中，但遇寒咳者，总加五味子、干姜，因干姜温肺祛寒，五味子酸甘入肺肾二经可使肺气下归于肾，两药合用则为一散一收，可“闭门而不留寇”。《中国基本中成药》中记载的止嗽化痰丸，由杏仁、半夏、贝母、桔梗、甘草、马兜铃、罂粟壳、桑叶、玄参、麦冬、瓜蒌仁、葶苈子、大黄、冬花、百部、五味子组成，适用于痰热咳嗽或外感久咳不愈、外证已清、痰热内盛者，这充分说明敛肺止咳只要配伍得当无论表里证皆可用之。

治疗感染后咳嗽，应重视调和脏腑。《素问·咳论》指出：“五脏六腑皆令人咳，非独肺也。”虽然感染后咳嗽主要病位在肺，但在治疗过程中还需兼顾其他脏腑的调理，特别是脾胃的调理，因为脾胃乃气血生化之源，对肺有滋养作用，肺气充足则外邪不犯。临证中，应注意感染后咳嗽患者是否有脾胃虚弱的表现，如纳差、腹胀、便溏等脾胃虚弱的情况，治疗时当“培土生金”，不宜一味宣肺止咳，反致邪气深入，本人多选用陈夏六君子汤加减以健脾助运，滋养肺气。

案例

张某，男，53岁。

初诊（2024年5月9日）：主诉“咳嗽咳痰2周”。患者2周前因感邪出现咳嗽咳痰，痰色白量少，咽干，咽痒无咽痛，白天咳甚，无发热恶寒，汗出，无周身酸痛、头晕头痛，少许鼻塞流涕，口干，无口苦、胸闷气促、腹痛腹胀，纳眠一般，二便调。舌淡，苔薄黄，脉滑细。查体：双肺呼吸音清，未闻及干湿啰音。

西医诊断：感染后咳嗽。中医诊断：咳嗽，证属风热犯肺证。治以疏风清热，宣肺止咳为法。

处方：紫苏叶10g，蜜麻黄5g，甘草10g，款冬花10g，前胡10g，杏仁10g，佛耳草10g，荆芥10g，五味子10g，法半夏10g，蜜枇杷叶15g，薏苡仁30g，桑白皮15g，蜜百部15g。7剂，水煎内服。

二诊：患者咳嗽咳痰较前减少，痰色白量少，少许咽干，夜间咳甚，余未诉明显不适。舌淡暗，苔薄黄，脉弦滑。查体：双肺呼吸音清，未闻及干湿啰音。处方：前方去薏苡仁、桑白皮，加生姜10g、细辛3g。7剂后症状缓解。

（二）支气管扩张症

支气管扩张症多属“肺痈”“咯血”“肺络张”等范畴，其病因分内因及外因，为内外合邪所致。外因指外感风、热、湿、火之邪，内因为肺体亏虚、饮食不当、七情内伤等，其中内因是本病发病的关键。支气管扩张症的发生与人的体质因素关系密切，患者多为素体阳盛（热盛）或阴虚体质人群，大多气火偏旺、形体偏瘦。阳盛体质之人，多伴不同程度的阴虚，此体质者无论有无阴伤，感受六淫之邪后入肺多从热化。且该类患者多在幼年时患有肺系疾病基础，正气受损，肺阴不足是产生支气管扩张症的根本原因，肺体亏虚，阴津亏损，久必及肾，致肾阴不足；肝肾同源，肝肾阴虚，不能制阳，则相火易亢盛，正如《景岳全书》中云：“水亏则火盛，火盛则刑金，金病则肺燥，肺燥则络伤而嗽血。”肺为娇脏，喜润恶燥，不耐寒热，如唐容川在《血证论》中言：“肺为娇脏，无论外感、内伤，但一伤其津液，则阴虚火动，肺中为刑，全失清肃下降之令，其气上逆，嗽痰咳血。”外邪入侵，内外合邪，则热毒蕴结，血败肉腐而成痈，加之火热内炽，灼伤血络，迫血妄行；另外，气机逆乱，尤其是肝气不疏、肺气上逆，亦能引动血行，致咯血之症。当见支气管扩张合并咯血时，张景岳的理论“血动之由，唯火唯气耳”最切合病机。

支气管扩张症的基本病理为痰、热、瘀、虚，其病程绵长，虚实夹杂，反复发作为其基本特点，因此，治疗上补虚泻实应贯穿疾病治疗的始终。补虚以益气养阴、健脾补肺为法，泻实以清热化痰、凉血止血为法。①痰热蕴肺者，常选用黄芩、鱼腥草、金荞麦、桑白皮、知母、桔梗等清热化痰。桔梗辛开苦泄，可载药上行，有宣肺利咽、祛痰排脓之效，痰脓量多时，当选桔梗为排脓的主药，且用量宜大；但支气管扩张咯血时，用量宜轻，因其性主升浮，可加重咯血。②阴虚络损者常选用知母、太子参、沙参、麦冬、女贞子、旱莲草等滋阴柔络。③血瘀络损者常选用地锦草、大黄炭、茜根炭、白及等凉血止血，煅花蕊石、三七等化瘀止血。④肝火犯肺者，选用黛蛤散（青黛＋海蛤壳），其中青黛清热解毒凉血，擅清肝经郁火、消膈上热痰；海蛤壳清肺泄热、降气化痰，二者合用共奏清肝泻肺、凉血解毒、化痰止咳之功效，用于治疗肝火犯肺之头眩、目赤、口苦、咳嗽痰稠、痰中带血、咯吐鲜血等症。肝火犯肺、乘脾犯胃者，酌情使用左金丸（黄连＋吴茱萸），临证时根据寒热的比重，用药的分量随之增减。热盛者，多用黄连，少佐吴茱萸；寒甚者则反之；若寒热等同，则二药各半为宜。

本病全程治疗中应注重养阴润肺。清热药的使用往往容易伤阴，应注意需时时顾护阴液，预防攻伐太过，顾此失彼，得不偿失。支气管扩张症属于本虚标实、虚实夹杂之证，在治疗过程中，要重视气与火，即使在疾病缓解期，亦不主张过于温补，清补缓收，临床用药时需注意随证加减。

案例

李某，女，60 岁。

初诊（2021 年 1 月 18 日）：主诉“反复咳嗽咳痰 10 余年，加重 3 天”，既往支气管扩张症病史 10 余年。刻下症：咳嗽咳痰，痰色黄白量少，偶带血丝，间中质稠，不易咳出，无发热，偶胸闷，少许口干，无口苦、头晕头痛、咽痒咽痛、腹痛腹泻，眠尚可。舌暗红，苔薄黄，脉弦滑。查体：双肺呼吸音清，双下肺可闻及散在湿啰音。

西医诊断：支气管扩张伴咯血。中医诊断：肺络张，证属痰热壅肺证。治以清肺化痰、润肺止血为法。

处方：玄参 15g，沙参 20g，仙鹤草 15g，金荞麦 30g，地骨皮 10g，桑白皮 15g，甘草 5g，桔梗 10g，瓜蒌皮 15g，浙贝母 15g，杏仁 10g，苇茎 20g，太子参 15g，麦冬 15g，生地黄 10g。5 剂，水煎服。

二诊：患者咳嗽咳痰减少，痰色黄白量少，痰中未见血丝，间中质稠，不易咳出，偶胸痛，少许口干，余未诉明显不适。舌暗红，苔薄白，脉弦滑。守前方 4 剂续服，诸症进一步减轻。

（三）支气管哮喘

支气管哮喘属于中医学“哮病”范畴，是由于先天禀赋不足，肺脾肾三脏亏虚，水液运化失司，宿痰内伏，感邪引触所致。痰为哮喘发作的主要因素，痰为肺脾肾三脏功能失调的产物，而又以脾肾功能失调为主。“痰之本，水也，原于肾；痰之动，湿也，主于脾”。痰形成以后，又成为致病因素，蕴于肺内，阻碍气机升降，每因感邪而诱发，若患者同时存在肾阳不足、脾虚不运的情况，则伏痰不去，缠绵难愈。

治痰之本，在于温肾健脾以化痰。哮喘之发病虽然由宿痰而起，追溯痰之本源，乃因虚而起，宿痰内伏未化，故常因天气变化及外感六淫等引触，以致痰阻气道，气道挛急，肺失肃降，肺气上逆而发，此乃本病易为外邪感触之根源。其治疗一方面宣肺化痰，降气定喘；另一方面温肾健脾，益肺治本，杜绝生痰之源。若仅专注于攻邪治标，正气内虚于里，病易感邪即发，缠绵不愈。治疗祛邪为主而兼以扶正，外邪痰浊祛而正自安；正气复而外邪痰浊毋能再犯，如此则顽疾亦可期渐愈。

治疗哮喘，当遵循“痰非温不化”“治肺不远温”的原则，应注重温化痰饮。部分哮喘患者伴有热象的表现，如咳吐黄痰、口干咽燥等，但这并不意味着可以盲目地使用寒凉药物进行清热治疗。哮喘的根本病机在于肺、脾、肾三脏的虚损及痰饮的内生，而寒凉药物虽能一时缓解热象，却也可能损伤人体的阳气，使得痰湿更加难以化解。因此适当配伍温肺化痰的药物，如干姜、细辛、半夏等，往往可以起到事半功倍之效。

其中咳嗽变异性哮喘（CVA）为临床常见病，被认为是支气管哮喘的一种特殊类型，本人有幸师从晁老，学习了其“风邪”致病理论，体会颇多。晁老认为，“风邪”是 CVA 发作的主要病因，其病机特点为“风盛挛急、肺常不足”。CVA 在急性期常表现出类似哮喘的症状，如过敏性反应、突发打喷嚏、鼻塞、咽痒、气道瘙痒感等，这些表现均与风邪侵袭、肺失宣降密切相关。

故 CVA 治疗上主要“从风论治”。以疏风宣肺、止咳利咽之药首选，取其既有疏风止痒，又有散风脱敏之效；再者就是选用解除或缓解气道挛急之药物，合而成方之后，临床观察确感效果明显。常用方药：炙麻黄、紫苏子、紫苏叶、炙枇杷叶、紫菀、杏仁、射干、牛蒡子、蝉蜕、地龙、僵蚕。但由于该病存在个体差异，往往存在着不同表现，因而又以加减变化、证变治变：如有风邪犯肺，兼有痰热象时，常见咽中痒有少许黏痰不易咳出，或合并含有少量黄痰，用药时则加入清肺化痰药，如黄芩、浙贝母、瓜蒌皮等。又有风邪犯肺，证见风寒之象时，常见少痰，遇冷风咳嗽加重，咽中痒，可加入疏风散寒辛温之品，如桂枝、生姜、细辛、干姜等。临床还常见兼有阴虚肺燥者，如伴有咽干、少痰、干咳，或见肠燥便干者，常又加入养阴润燥之品，如麦冬、沙参、百合、生地黄、火麻仁等。部分患者病程较长，治疗时当酌加敛肺之品以防久咳伤肺，如五味子、乌梅、白果等。当服药后病情缓解好转，尚应继续服用，此时应适当补肺健脾养肾以求扶正固本，如黄芪、党参、红枣、白术、山药等。

案例

黄某，女，79 岁。

初诊（2024 年 7 月 16 日）：主诉“反复发作性咳喘 12 年，再发 2 天”，患者有支气管哮喘病史 12 年，规律吸入信必可，近 1 年无明显发作，但 2 天前出现夜间咳嗽明显，少许气紧。刻下症：咳嗽，夜间咳甚，闻及异味加重，咳痰，痰色黄白，量少，质黏稠，难咳出，少许气紧，无恶寒发热，无咽干咽痛，无口干口苦，纳眠可，二便可。舌淡暗，苔薄白，脉弦滑。查体：双肺呼吸音清，可闻及散在干啰音。

西医诊断：支气管哮喘（急性发作期）。中医诊断：哮病，证属风哮证。治以急则治其标为则，以祛风宣肺平喘为法。

处方：蜜麻黄 8g，干姜 10g，甘草 10g，白芍 15g，法半夏 10g，细辛 3g，五味子 10g，桂枝 10g，生山茱萸 15g，射干 10g，僵蚕 10g，地龙 10g，蜜百部 15g，蜜款冬花 15g。7 剂，水煎内服。

二诊：患者咳嗽咳痰较前缓解，现仍咳痰，色白，量少，无气紧或者活动后气促，余未诉明显不适。舌淡暗，苔薄白，脉弦滑。查体：双肺呼吸音清，未闻及明显干湿啰音。处方：前方加黄芪 30g、白术 15g、防风 10g、大枣 10g 以补益肺脾。7 剂后诸症缓解，后续门诊维持信必可吸入治疗。

（四）慢性阻塞性肺疾病

慢性阻塞性肺疾病（简称慢阻肺）是一种可以预防和治疗的常见病，慢阻肺分为急性加重期、稳定期，属于中医学“肺胀”“喘证”“痰饮”等范畴。

本虚标实为本病的病机总括，因此“祛邪以扶正，扶正以祛邪”的治疗理念当贯穿始终。慢阻肺急性加重期，往往是因外感六淫之邪，尤其是风寒或风热之邪侵袭，触动体内宿痰，导致肺气壅塞，喘促加剧。《素问·脏气法时论》有云：“肺主于气，邪乘于肺则肺胀，胀则肺管不利，不利则气道涩，故气上喘逆鸣息不通。”此时，治疗当先以宣肺化痰以开泻肺气，通调水道，助心行血。慢阻肺急性加重期初诊时多为痰热壅肺证候，本人在临床实践中，多采用定喘汤加减治疗，此方集麻黄宣肺平喘、白果敛肺定喘、苏子降气平喘、桑白皮泻肺平喘等多味平喘药物，集宣、降、敛一体，可平喘却不致宣散太过、耗损正气，若是热象偏盛，则加入清热泻火之品如金荞麦、牡丹皮、知母，以防“火热炽盛，金气必伤”。

慢阻肺的稳定期，虽无急性加重时的剧烈喘促，但患者多表现为肺脾气虚之候。《诸病源候论·咳逆短气候》中云：“肺虚为微寒所伤则咳嗽，嗽则气还于肺间则肺胀，肺胀则气逆，而肺本虚，气为不足，复为邪所乘，壅否不能宣畅，故咳逆短乏气也。”当知慢阻肺皆从肺虚起病，肺气虚可累及脾，脾失健运，生化无力，四肢肌肉则会受濡养不足，最终出现呼吸困难、松弛瘦削、纳差易倦乏力等症状。脾主肌肉，故慢阻肺稳定期多采用补益脾气、培土生金之法治疗慢阻肺脾肺气虚证患者，从而温养肺气，固肺平喘，提高其生存质量，减轻复发次数。所谓“四季脾旺不受邪”，脾胃与肺具有土金相生母子关系，以此理论为指导，本人在临床上治疗慢阻肺患者，围绕健脾为核心和枢纽，一则水谷精微生化有源，且健脾以绝生痰之源；二则可培土生金，补益肺气；三则可以后天养先天，通过健脾来加强补肾效果。常选用四君子汤健脾益气，若病程日久，脾虚伴有中气下陷者选用补中益气汤补虚升陷；伴有肺气虚者加用黄芪、玉屏风散；伴有肾气虚者加用二仙汤、巴戟、锁阳、胡芦巴。

慢阻肺病程漫长，往往存在痰瘀交阻之象，在急性加重期和稳定期的治疗过程中，应重视痰瘀同治的原则。《血证论》有云“气行则血行，气滞则血瘀”“津液之输布，全赖气之推动”。通过活血化瘀、化痰散结的治法，可以促进气血运行，加速痰液的排出，从而改善患者的临床症状。在组方用药时，可适量加入当归、桃仁、红花、丹参等活血化瘀之品，以及半夏、陈皮、茯苓等化痰药，以达到痰瘀同治的目的。此外，根据患者的具体病情，灵活调整药物配伍，做到因人制宜，辨证施治，方能在慢阻肺的治疗中取得更加理想的疗效。

案例

陈某，男，80岁。

初诊（2024年7月1日）：主诉“咳嗽咳痰活动后气促半月余”。患者半月余前出现明显咳嗽，夜间咳甚，闻及刺激性气味时咳嗽加重，咳痰，痰色黄白，量多，质黏稠，难咳出，活动后气促，少许胸闷，无恶寒发热、鼻塞流涕、口干口苦，自觉疲倦乏力，纳差眠可，二便调。舌淡暗，苔微黄，脉弦滑。查体：双肺呼吸音清，双下肺可闻及细湿啰音。2024年7月1日查肺功能提示：重度混合性通气功能障碍，最大自主通气量（maximal voluntary ventilation，MVV）中度下降，支气管舒张试验阴性。

西医诊断：慢性阻塞性肺疾病。中医诊断：肺胀，证属痰热壅肺证。治以清热化痰、宣肺止咳为法。

处方：蜜麻黄8g，杏仁10g，甘草10g，款冬花10g，紫苏子10g，桑白皮15g，火麻仁20g，苇茎20g，桃仁10g，冬瓜子20g，薏苡仁30g，桔梗10g，瓜蒌子15g。7剂，水煎服。

二诊：患者咳嗽咳痰减轻，痰色黄白，量少，质黏稠，难咳出，仍少许胸闷，活动后气促较前缓解，余未诉明显不适。舌淡暗，苔薄白，脉弦滑。其他查体检查大致同前。改用补益肺脾法以治肺脾气虚之本，合以降气化痰止咳法。处方：党参15g，甘草10g，砂仁5g，茯苓15g，桂枝10g，白术15g，法半夏10g，陈皮5g，厚朴15g，当归10g，前胡15g，桑白皮15g，蜜款冬花15g。14剂，水煎服。

三诊：患者咳嗽咳痰进一步减轻，痰色白，量少，质黏稠，较前容易咳出，无胸闷，活动后气促进一步缓解，余未诉明显不适。舌淡暗，苔薄白，脉弦滑。以补益肺肾法治肺肾气阴两虚之本，合以降气化痰止咳法善后。处方：黄芪30g，太子参15g，前胡10g，法半夏10g，款冬花10g，紫苏子10g，麦冬10g，黄芩10g，桃仁10g，藿香10g，炒神曲15g，锁阳10g，生山茱萸15g，蜜枇杷叶10g。14剂后患者诸症明显缓解，余未诉明显不适。

（五）慢阻肺合并呼吸机依赖

机械通气是慢阻肺患者出现呼吸衰竭时重要的生命支持手段，能够为疾病的治疗提供时间，提高重症患者救治成功率，但长时间的机械通气会导致患者呼吸肌功能障碍，引起呼吸机依赖，造成脱机困难。临床上导致呼吸机依赖的原因主要包括免疫失衡、骨骼肌营养不良、呼吸肌疲劳、严重心肺功能衰竭及心理因素等，且长时间的机械通气会给患者及家属带来沉重的负担，因此呼吸机的撤离一直是慢阻肺合并严重呼吸衰竭患者治疗中的重点与难点。

慢阻肺属中医学“肺胀”范畴，稳定期为正气亏虚，肺脾肾三脏虚损，迁延失治，急性加重期时为正虚不能卫外，外邪反复侵袭，痰瘀互结，阻碍肺之正常气机，从而诱使本病发作，其病机为本虚标实，痰浊、水饮、血瘀为3大中医病理产物。《证治汇补·痰证》曰：“脾为生痰之源，肺为贮痰之器。”慢性阻塞性肺疾病患者因脾失健运，运化无权，而致肺失宣降，上焦水道宣降失常，水液停聚于肺，凝聚成痰。因此，治病之要点在于健脾益肺，使脾气健旺，水精四布，肺无痰贮。在临床工作中，我们常用麻黄、杏仁、紫苏子、款冬花等具有宣肺平喘、降气化痰的药物，从而改善气道阻塞，快速缓解症状。其中，麻黄辛温宣散，适用于风寒闭肺；杏仁苦温下气，善治咳喘；紫苏子降气化痰，适用于痰壅气逆；款冬花润肺止咳，适用于久咳伤肺。其次，患者常伴有气阴两虚、痰瘀互结等证候，需要补气养阴、活血化瘀，可搭配党参补中益气，和胃生津；三七、丹参活血通络，可起到改善血液循环、防止静脉血栓发生的作用；生地黄养阴生津，滋润肺脏；半夏燥湿化痰，茯苓健脾利湿，两药配合可改善脾虚水湿内停，减少痰液生成。

当慢阻肺患者出现呼吸机依赖时，常表现为四肢乏力、少气懒言、周身肌肉、瘦削殆尽，尤以呼吸无力为主要症状，其临床表现亦可归属于“痿证”范畴。其病位以肺脾为主，但实与五脏相关，如《素问·痿论》所曰：“五脏使人痿何也？ 岐伯对曰：肺主身之皮毛，心主心之血脉，肝主身之筋膜，脾主身之肌肉，肾主身之骨髓，故肺热叶焦，则皮毛虚弱急薄，著发为痿躄也。”究其病机，缘肺病日久，子病及母，必致脾土虚弱，脾虚则运化失常，气血生化乏源。而脾主肌肉，脾虚则出现肌肉瘦削等表现。且脾虚生化乏源，不能正常输布水谷精华于肺，则肺气更虚，卫外更弱，外邪易乘虚而入诱发感染。病久及肾，则肾气亦亏，肾气亏虚，摄纳无权，则喘促难愈，从而影响患者呼吸机撤离。该情况治疗上当以补脾益气为大法，将温、补、调、养贯穿始终。国医大师邓铁涛教授善用岭南道地药材五指毛桃治疗痿证，因该药味辛甘、性平，有健脾益气、燥湿化痰、舒筋活络之功效，适用于脾虚水肿、喘咳肺痨、易汗痹痛等病症的治疗。邓铁涛教授认为五指毛桃性味温和、不温燥，补而不峻，跟黄芪一样有益气补虚之功。此外岭南地区多湿多虚的体质人群皆可适用，是岭南中药具黄芪之称的佳品，故也称“南芪”。呼吸机依赖的患者因长期营养不良及反复使用广谱抗生素攻伐太过，致正气亏虚，结合邓老经验，我们在治疗中亦重用五指毛桃，每剂用量范围达 30 ～ 90g，并常配伍黄芪、升麻、柴胡等药，以达升阳举陷、健脾益肺之功效，临床上用之颇有成效。

值得一提的是，痿证虽以肺脾亏虚为本，但由于岭南地区地域气候、饮食等多种因素，会导致湿热壅盛，致使气血营运受阻，肌肉筋脉失养，中焦湿热亦较为常见。湿热困阻中焦，则中焦气机升降不利，脾之升清、胃之和降失司，气血生化不足，病程漫长，缠绵难愈。中焦脾胃虚损，内生湿热，外邪入侵，内外合邪，则会致使病情进一步加重。若湿热下注，阻滞下焦，则不利于元气的升提。湿热相合，如油入面，故清湿热同样是临床治疗的重要环节。

案例

陈某，男，72 岁。

初诊（2024 年 4 月 26 日）：主诉“反复咳嗽、咳痰、气促 15 年，再发加重 2 月余”。患者 15 年前出现反复咳嗽、咳痰、气促的症状，呈进行性加重的情况，每因天气变冷时症状反复，2022 年曾行肺功能检查，结果提示极重度混合性通气功能障碍，胸部 CT 示肺气肿伴多发肺大疱。2024 年 2 月因慢阻肺急性加重入住 ICU 并行呼吸机治疗，肺炎病灶吸收后 2 次尝试撤离呼吸机失败，外院予气管切开并维持呼吸机辅助通气。转入我院监护室时患者神志清晰，精神疲倦，可书写表达，少气懒言，四肢乏力，恶寒低热，间断咳嗽，气切套管内可吸出较多白稀泡沫样痰，胸部憋闷，四肢浮肿，并以双下肢为主，大便溏稀，每日 2 ～ 3 次，小便正常，舌质淡红，舌体肿胀，苔白腻，脉滑细。

西医诊断：慢性阻塞性肺疾病急性加重、呼吸衰竭、肺源性心脏病失代偿期、气管切开状态。中医诊断：肺胀，证属肺脾肾虚，外寒内饮。治以温肺散寒，化气利水，兼补肺脾。

处方：蜜麻黄 10g，白芍 10g，细辛 3g，干姜 10g，炙甘草 6g，桂枝 10g，五味子 6g，法半夏 15g，葶苈子 15g，桑白皮 10g，猪苓 15g，茯苓 20g，白术 15g，泽泻 15g，五指毛桃 30g，薏苡仁 20g，山药 15g，厚朴 10g，共 10 剂。

二诊：患者恶寒低热消失，泡沫样痰减少，转为少量白痰，四肢浮肿消失，降低呼吸机参数前提下可耐受床旁肺康复锻炼，仍大便溏稀，舌淡红，有齿痕，苔白，脉滑细。

治以健脾益气，渗湿止泻。前方改为：白扁豆 10g，白术 15g，茯苓 20g，炙甘草 6g，桔梗 10g，人参 10g，砂仁 6g（后下），山药 15g，薏苡仁 30g，五指毛桃 45g，厚朴 10g，泽泻 15g，升麻 10g，法半夏 15g，陈皮 10g，丹参 10g，共 12 剂。

三诊：患者乏力明显改善，自主呼吸模式下可床旁活动，大便已成形，每日 2 次。舌淡红，有齿痕，苔白，脉细。治以补中益气，升阳举陷。方药改为：黄芪 20g，五指毛桃 45g，白术 15g，陈皮 10g，升麻 10g，柴胡 10g，人参 10g，炙甘草 6g，茯苓 20g，厚朴 10g，山药 15g，砂仁 6g（后下），共 7 剂。之后患者脱机锻炼过程顺利，予以拔除气管切开套管，改无创呼吸机辅助通气，症状及复查血气分析结果稳定，予带药出院并继续家庭无创辅助通气。

（六）中医肺康复

“康复”首见于《尔雅》，“康，安也”“复，返也”，为“恢复健康”之意，这不仅包括疾病的治愈，还包括精神情志的康复及正气的复原。中医肺康复是在中医“整体观”“辨证论治”等基础理论指导下，结合现代康复技术，综合运用多种中医康复手段及技术方法，消除或减轻由于病损而产生的身心障碍，使之重归家庭，重返社会。中医肺康复包括但不限于呼吸吐纳、传统功法、针灸推拿、中医外治法、情志疗法、辨证用药、膳食指导等方法，可减轻慢性肺系疾病患者的临床症状，改善机体功能，恢复其日常生活活动能力，从而提高其生活质量，也体现了中医“既病防变”和“瘥后防复”的治未病理念。

肺康复是一项需要个体化的、以患者为中心的综合干预模式，包括但不限于健康教育、运动训练、药物调整、生活方式干预等措施，由医生、护士、治疗师、营养师等不同专业人员共同指导，需要患者及家属参与，坚持执行方能长期获益。

中医肺康复整合四季养生、五体养五脏的运动方式、饮食和情志调护及中医特色疗法等措施，从而达到疾病康复、精神及正气复原。五体养五脏，即针对五体（筋、脉、肉、皮、骨）与五脏（肝、心、脾、肺、肾）的关联，通过锻炼相应部位来促进五脏的健康。如太极拳、柔韧拉伸运动等可舒展筋骨而养肝；有氧运动、八段锦等可疏通经脉，锻炼心、肺功能；

抗阻运动、肌肉力量训练可锻炼肌肉，增强脾胃功能；导引、吐纳等呼吸训练有益于改善肺功能；阻抗、冲击、振动运动可增强骨骼密度和肌肉力量，有健肾之功。

八段锦、太极拳、五禽戏、易筋经等传统健身功法与现代运动锻炼相比，动静结合、刚柔相济，动中有静，动以养形，静中有动，静以养神，有舒筋活络、调节气息、静心凝神、畅达气血之功效，非常适合老年呼吸慢病患者练习。但是部分高龄慢阻肺患者，因呼吸困难或者膝关节退行性变，难以完成传统健身功法中下蹲及扎马步等动作，影响其推广应用。基于此，我们创制了呼吸八段锦功法，将传统中医呼吸吐纳、经络刺激、导引术等与现代肺康复训练有机融合，动作柔和缓慢，圆活连贯，完成全身性运动。与传统中医功法比较，呼吸八段锦更注重于呼吸调息、呼吸肌肉、呼吸功能方面的锻炼；运动强度不高，可坐位练习，重度、极重度慢阻肺或者膝关节退行性变患者亦可实施，安全性较高。

呼吸八段锦功法因运动强度偏低，对心肺功能锻炼的作用不够，故我们又联合体育教练开展医体融合肺康复模式，自编强心补肺操（有氧运动）、健脾益肺操（抗阻运动），运动训练以呼吸八段锦调节呼吸开始，配合有氧运动和抗阻运动，应用于临床，取得较好效果。

中医学的精髓为“辨证论治”，中医肺康复也要根据患者气血、阴阳、虚实的不同而辨证康复，辨证选用中医特色疗法、中药辨证处方、针灸、按摩手法及膳食指导等康复手段，制定个性化肺康复方案，方显奇效。如针刺、灸法、穴位贴敷等可因穴位和手法不同，达到止咳化痰、健脾补肾等不同作用；热罨包、火龙罐等适合肺肾气虚或阳虚患者；平衡火罐及刮痧等适合痰湿或痰热内蕴患者；沐足可因沐足方组成的不同而有舒筋活络或镇静安神之功。中医特色疗法可通过改善咳、痰、喘、腹泻、便秘等临床症状，从而提高患者生活质量。

中医肺康复强调“天人相应”“形神合一”的整体观，即人体各部分功能的协调统一、形体与精神的协调统一、机体与外界环境的协调统一。形为神之依附，神为形之主宰，形神共复，首先康神，中医肺康复重视身心同治，可通过顺志从欲法、精神内守法、认知引导疗法等促使患者释放内心的苦闷和压抑，也可通过情志相胜疗法，如“忧伤肺，喜胜忧”等治则调节心情，也可通过太极拳、气功等中国传统健身功法舒缓情志，或辨证给予安神定志、养阴镇静等中药，达到身心同治之目的。

案例

邓某，男，36 岁，已婚，育有 2 女 1 子。

因“反复咳嗽咳痰气促 2 年，肺移植术后 1 个月”入院。患者因 Castleman 病进行了 30 次化疗和免疫治疗，后出现副肿瘤天疱疮和闭塞性细支气管炎，因呼吸衰竭先后 3 次进行气管插管，最后行右侧肺移植。入院诊断：肺移植术后状态，闭塞性细支气管炎，Castleman 病（透明血管型），中度贫血，低蛋白血症，慢性乙型病毒性肝炎。移植前血气分析氧浓度分数（FiO_2）0.6，pH 7.17，二氧化碳分压（$PaCO_2$）112mmHg ↑，氧气分压（PaO_2）91.6mmHg；移植后血气分析 FiO_2 0.4，pH 7.3，$PaCO_2$ 57.9mmHg ↑，PaO_2 125mmHg。肺功能也从第一秒用力呼气量（FEV_1）0.45L（13.3%）升至 1.26L（37.2%），但未达到预期。为了更快更好地恢复健康，在预防感染、抗排异、抗乙肝病毒等基础治疗的基础上，我们积极开展了中医肺康复治疗。

首先对患者进行临床评估，患者气道廓清障碍、ICU 获得性无力，肢体肌肉力量严重下降，肢体运动障碍，营养状态低下，活动能力受限，无法外出社交。我们为患者制定了阶段目标以提高咳嗽能力，促进痰液引流；增强肌肉力量，提高活动耐力；最后使得患者生活能基本自理，回归家庭，为左侧肺移植做好准备。

肺康复措施包括：①气道廓清：呼吸模式调整、吸气肌训练、气道湿化、自主呼吸循环技术（ACBT）等。②肌肉力量训练：由体育教练张红星老师指导进行下肢踏车训练（被动 / 主动 / 抗阻）、桥式运动（主动 / 被动）、床边坐立（扶坐 / 独坐）、床边站立（扶站 / 独站）、神经肌肉电刺激（双侧股四头肌、胫前肌），运动训练以循序渐进为原则。③中医特色治疗：皮内针取双侧孔最、双侧中府、膻中以达到宣肺止咳的效果；穴位贴敷天突、双侧定喘穴加强止咳化痰；热罨包贴双侧肺俞穴以改善咳嗽咳痰症状；耳穴压豆，取神门、肾、肺、心、皮质下、垂前，以改善睡眠质量；舒筋活络散沐足，促进下肢血液循环，并改善睡眠。④中医膳食指导及情志护理，带动家属共同参与康复训练。经过近 3 周的康复训练后，患者咳嗽咳痰减轻，可平地活动，生活自理能力明显改善。

所以，西医肺康复长于改善运动障碍，中医肺康复长于解决临床症状，中西医结合肺康复将带来更好的临床效果，值得进一步推广。

三、科研探索

（一）慢性阻塞性肺疾病

1. 慢阻肺急性加重期证候分布

2005 年 1 月至 2012 年 1 月，我们在广东省中医院、广东省中医院珠海分院、广东省人民医院、佛山市中医院、广州医学院第一附属医院、江门市五邑中医院、深圳市中医院、中山市中医院、南海区中医院等门诊和住院部纳入诊治的 597 例慢阻肺急性加重期患者证候信息，运用临床流行病学方法得出了其常见证候：肺脾两虚、痰热壅肺证，肺脾肾虚、寒饮内停证，肺脾肾虚、痰浊阻肺证，肺脾肾虚、痰瘀阻肺证，肺脾肾虚、痰热瘀阻证，体现了慢阻肺本虚标实的病机特点，为广东地区慢阻肺的中医药辨证论治提供参考。

2. 慢阻肺临床治疗路径

广东省中医院于 2005 年开始实施具有中医特色的慢阻肺临床路径，并经过多次修改，在临床广泛应用。2011 年呼吸专科优化了慢阻肺临床路径，并对其实施效果进行了评价，开展的研究共纳入患者 172 例，其中对照组 86 例，优化组 86 例，结果显示优化临床路径之后，患者住院时间、住院总费用、西药费、治疗费均下降，差异有统计学意义（$P < 0.05$）；而在呼吸困难改善程度及临床症状评分方面，两者无统计学差异（$P > 0.05$）。该研究成果提示临床路径通过不断完善，合理运用临床路径，可减少医疗费用及住院时间，以便提高医疗质量，更合理地利用医疗资源。

3. 预后相关因素

（1）焦虑抑郁状态　2011 年 2 月至 2012 年 4 月，我们纳入于广东省中医院就诊的慢阻肺稳定期 GOLD 分级为 3 ～ 4 级的患者 123 例，应用 Zung 编制的焦虑自评量表和抑郁自评量表，以问卷的形式进行评估。结果显示，慢阻肺患者合并焦虑占 39.02%，合并抑郁达 46.34%，随着病程延长、肺功能变差、6MWD、BMI 下降、mMRC 分级升高及中医症状计分升高，其合并焦虑抑郁情绪更多，而焦虑抑郁等不良情绪反过来又影响身体整体的功能。慢阻肺稳定期合并焦虑或抑郁状态，证型以肺肾两虚、痰瘀阻肺为主，1/3 左右的患者合并肝气郁结证。调查结果提示在慢阻肺患者中合并焦虑抑郁状态的不在少数，临床诊治中应重视心理问题，中医治疗亦应标本同治。

（2）长期随访的慢阻肺患者预后相关因素分析　我们采用回顾性和临床随访的研究方法，收集了 2007—2017 年期间长期于广东省中医院呼吸科门诊就诊的 114 例慢阻肺患者信息，分析了预后相关因素。结果提示：慢阻肺患者不同 GOLD 分级的下降速率呈现先快后慢的形式，其中Ⅱ级下降最快，为每年 57.75±70.74mL，Ⅲ级每年为 28.46±46.66mL，Ⅳ级每年为 10.25±24.43mL。结果提示慢阻肺应早诊断、早干预，才能更好地延缓肺功能下降。过去一年急性加重次数与吸烟指数、体育锻炼、家庭氧疗等有关。

（3）慢阻肺急性加重期患者院内死亡临床预测模型　我们开展了回顾性连续分析，对 2016 年 1 月至 2019 年 6 月于广东省中医院呼吸科收治的 1767 例慢阻肺急性加重期患者进行纳入，按 7 ∶ 3 比例随机分为训练集和验证集，训练集用于筛选危险自变量、模型构建、内部验证，验证集用于模型的外部验证。通过单因素分析和多因素逐步逻辑回归分析，并结合临床实际情况筛选变量，采用二元逻辑回归方法构建并验证了慢阻肺急性加重患者的院内死亡结局的预后模型，模型包括年龄、是否患慢性心衰（0= 否，1= 是）、是否患肺恶性肿瘤（0= 否，1= 是）、$PaCO_2$ 值、乳酸值、白细胞计数、红细胞计数、血小板计数 8 个变量。模型在内部验证和外部验证中都表现出较好的区分度和准确度，有助于临床医生预测慢阻肺患者的院内死亡概率，以便早期识别预后不良的高危患者。构建模型后方程为：

死亡结局概率 $P=\frac{eY}{(1+eY)}$，其中 Y=0.037×（年龄）+1.9171×（是否患慢性心衰）+ 2.6403 ×（是否患肺恶性肿瘤）+ 0.0498×（$PaCO_2$）+ 0.6484×（乳酸值）+ 0.22×（白细胞计数）– 1.9094×（红细胞计数）– 0.0109×（血小板计数）– 3.1732。

（4）肠道微生态与慢阻肺频繁急性加重的相关性研究　采用前瞻性队列研究，选择 2020 年 9 月至 2021 年 1 月在广东省中医院呼吸病科住院的慢阻肺患者 60 例，无肺部基础疾病的对照组患者 10 例。通过分析结果提示频繁急性加重型慢阻肺应尽可能选择空气条件较好的居住环境；尽管规律使用吸入药物，仍不可避免部分慢阻肺患者频繁急性加重的情况，但规律口服中药可能成为减少急性加重的干预方式；频繁急性加重型慢阻肺患者需要更多的居家治疗，住院时间更长，疾病负担更重，需要更多的关注。

本研究提示慢阻肺患者存在肠道菌群紊乱的情况，频繁急性加重型的肠道菌群可见机会致病菌相对丰度的增高。免疫指标的波动影响频繁急性加重型慢阻肺优势菌群的相对丰度，调节免疫可能有助于减轻肺部的炎症反应。慢阻肺的中医本虚证候均以肺肾气虚证为主，频繁急性加重型的标实证候以痰热壅肺证占比最高，非频繁急性加重型的标实证候则以痰浊阻肺证占比最高。肺肾气虚证和肺脾气虚证的肠道拟杆菌相对丰度的下降，提示慢阻肺病久累及脾肾两脏，可能影响肠道菌群的多样性和相对丰度。

（二）支气管哮喘

1. 证候研究

（1）支气管哮喘急性加重期　我们开展了相应研究，纳入了 2008 年 12 月至 2011 年 4 月就诊于广东省中医院、广州军区陆军总医院的哮喘急性发作期患者 217 例。研究提示哮喘多见于中老年女性、本科及以上学历、长期吸烟人群，病程多在 1 ～ 10 年；环境因素及感染是常见的发病诱发因素。哮喘急性发作期患者以寒哮、热哮、风痰哮及虚哮为基本证型；以喘息、咳嗽、咳痰、胸闷为主要证候特征；病性要素为寒、热、风、痰、瘀、虚，为哮喘的中医辨证论治及证候量化研究提供了研究基础。

（2）变应性鼻炎 – 哮喘综合征　我们收集了 2014 年 9 月至 2017 年 2 月广东省中医院耳鼻喉科及呼吸科就诊的变应性鼻炎患者 123 例，哮喘患者 157 例，变应性鼻炎 – 哮喘综合征患者 136 例，通过分析结果提示变应性鼻炎 – 哮喘综合征患者大多以变应性鼻炎症状为首发，而且发病年龄较哮喘提前，提示变应性鼻炎应积极治疗，若控制不佳，病情迁延，部分患者可能发展至变应性鼻炎 – 哮喘综合征。这 3 种疾病的中医证候分布规律体现了本虚为主，或有标实的主证，本虚为肺、脾或肾虚，标实以风、痰为主。变应性鼻炎“风盛正虚”，哮喘“夙痰为根”，变应性鼻炎 – 哮喘综合征以“正虚为本”“风痰作祟”为其主要病机，临证时应注意审证求机。

2. 不同气流阻塞表型哮喘患者肠道微生态的特征分析

研究收集 11 名健康受试者和 28 名哮喘患者（固定气流阻塞 15 名，可逆气流阻塞 13 名）的临床资料及粪便标本，通过分析结果提示固定气流阻塞、可逆气流阻塞哮喘患者与健康受试者的肠道菌群相对丰度和代谢功能存在差异。肠道关键差异菌群（如拟杆菌属、肠杆菌目、肠杆菌科、大肠杆菌属、气单胞菌目、巨单胞菌属等）可能与哮喘的固定气流阻塞的发生发展相关，其中变形菌门、克雷伯氏菌属和大肠杆菌属等菌群的富集可能会促进肺功能的损害，而厚壁菌门、巨单胞菌属等可能有助于延缓这一进程。

3. 临床研究

（1）参蛤青龙丸治疗支气管哮喘寒哮证的非劣效性随机对照试验　我们采用随机对照、第三方评价的临床试验，纳入 1 ～ 3 级支气管哮喘急性发作期及慢性持续期寒哮证患者 129 例，随机分为中药组 65 例，西药组 64 例。中药组采用参蛤青龙丸治疗，西药组吸入沙美特罗替卡松 50μg/250μg，每次 1 吸，每日 2 次，疗程均为 12 周。结果意向性（ITT）分析与遵循研究方案（PP）分析均显示，治疗第 4 周、第 8 周、第 12 周时两组哮喘控制测试（ACT）

评分的 95% 可信区间下限均> -1.5，提示中药组均不劣效于西药组。参蛤青龙丸治疗 1 ～ 3 级支气管哮喘寒哮证患者的 ACT 评分不劣效于沙美特罗替卡松气雾剂，两者亦可不同程度地改善肺功能。

（2）固肺汤联合西医常规方法治疗变应性鼻炎哮喘综合征随机对照双盲研究　我们纳入符合入选标准的变应性鼻炎哮喘综合征（CARAS）患者 107 例，随机分为治疗组 54 例和对照组 53 例。治疗组采用西医基础治疗联合固肺汤治疗，对照组采用基础治疗结合安慰剂治疗，均每日 2 次，每次 12g，疗程 24 周。结果提示固肺汤联合西药治疗变应性鼻炎哮喘综合征患者可降低哮喘第 2 次急性发作的风险，并且可改善鼻部相关症状，但对肺功能影响不明显。

（三）中医综合慢病管理

2013 年 3 月至 2015 年 3 月，我们在广东省中医院开展咳喘病慢病管理工作，并先后开展了多项临床研究，研究结果提示如下。

1. 中医健康教育可以提高慢阻肺患者对疾病的认知、态度及行为，增强治疗用药的依从性，减轻患者的症状；对于不同文化程度的患者，中医健康教育都能提高其对慢阻肺的认知及用药依从性情况；中医健康教育过程应进行戒烟教育。中医健康教育成为慢阻肺慢病管理的基础。

2. 强化中医慢病管理，即在中医慢病管理基础上加强随访及教育指导强度，我们比较了中医慢病管理与强化重要慢病管理的管理效果，结果提示中医慢病管理对慢阻肺患者的知信行有一定程度的改善，强化管理则可加大这种效应。

3. 中医综合慢病管理可改善慢阻肺患者运动耐力、降低圣乔治呼吸问卷（SGRQ）中的疾病影响，降低急性加重次数；而对肺功能、SGRQ 总分、慢阻肺的综合症状评分（CAT 评分）、mMRC 等方面无明显影响。所以中医综合慢病管理虽然不能改善慢阻肺患者的肺功能，但是可减少急性加重次数，对于长期预后将有积极作用，具有一定的推广应用前景。

4. 慢阻肺的治疗不仅重视急性加重期，亦重视稳定期的药物及肺康复治疗。相对于常规药物治疗，中医综合慢病管理能提高慢阻肺患者的肺康复依从性，并减轻临床症状。

（四）中医肺康复

1. 广东省中医院中重度慢阻肺稳定期患者肺康复现状分析

为分析中重度慢阻肺稳定期患者的肺康复现状，我们开展了横断面调查研究，纳入 2019 年 1—12 月广东省中医院咳喘病慢病门诊的中重度慢阻肺稳定期患者 180 例，结果显示，教育程度越高、接受过健康教育、疾病早期的患者用药规范程度更好。中医肺康复知晓度偏低（仅为 37.8%），文化程度越高、接受过健康教育、参与过传统功法锻炼、肺功能越好的患者中医肺康复知晓度更高。传统功法锻炼中途退出率高达 66%，主要原因为缺乏功法指导（占 75.8%）；患者病情较轻的更愿意开展中医肺康复锻炼，锻炼更愿意选择频率为 3 ～ 5 次 / 周的，以及在公园广场锻炼的方式；有功法锻炼者的肺功能、运动耐力和营养状况更好，健康教育可提高中医功法锻炼的参与。患者证型中肺脾气虚证比其他证型营养状况更差，肺气虚证比其他证型肺功能更好、症状更少、急性加重风险更低；慢阻肺合并营养不良的患病率为17.8%，营养不良可增加急性加重的风险，降低运动耐力、肺功能和生活质量，故而应重视低体重患者的营养状况。广州地区日常中医药膳普及率高达68.3%，这种饮食方式可更好地发挥中医优势。

2. 下肢运动锻炼对老年性肺炎患者炎症吸收的影响

为明确下肢运动锻炼对老年性肺炎患者炎症吸收的影响，我们开展了相应的随机对照临床试验，于广东省中医院总院呼吸科住院部纳入2015年7月至2016年1月符合入选标准老年性肺炎的患者共42例，患者被随机分为对照组和康复组，康复组在对照组基础上配合下肢运动训练进行干预，下肢运动训练采用MOTOMED智能运动训练设备。本研究提示老年性肺炎肺康复安全可行，下肢运动训练可有效改善老年性肺炎患者喘促症状，促进肺部炎症吸收，改善患者日常生活活动能力，但康复效果的维持需要长期家庭肺康复训练。

3. 八段锦对慢阻肺稳定期患者的临床作用

2014年8月至2015年4月我们于广东省中医院纳入了慢阻肺稳定期患者60例，按照患者意愿进行分组，分别为对照组和试验组各30例。试验组在对照组常规药物治疗基础上增加了八段锦运动，干预12周。分析结果显示，在常规治疗基础上进行八段锦锻炼可改善慢阻肺患者的FEV_1%、改善mMRC分级和BODE指数、提高SGRQ总分，并改善其活动能力。八段锦锻炼需要蹲马步，对膝关节压力较大，部分老年慢阻肺患者无法完成，且对呼吸调节作用不够，因此，我们进一步创制了适合慢阻肺患者锻炼的呼吸八段锦。

4. 呼吸八段锦对慢阻肺的临床疗效评价

（1）慢阻肺急性加重期序贯的作用　2017年8月至2018年1月按照纳排标准纳入慢阻肺急性加重期患者，根据患者意愿进行分组，分别为干预组21例和对照组19例。干预组在对照组基础上联合8周的呼吸八段锦锻炼，住院期间锻炼每日1次，每次10～15分钟，每周不少于3次，出院后继续锻炼，共8周。结果提示呼吸八段锦对慢阻肺急性加重期的序贯治疗，对改善患者的呼吸困难症状、提高运动耐力具有一定的潜力，患者耐受性较好，相对安全。

（2）对重度、极重度慢阻肺稳定期的作用　我们开展了相应的随机对照的临床研究，纳入2018年5月至2019年1月在广东省中医院就诊的稳定期慢阻肺患者共50例，随机分为呼吸八段锦组18例，缩唇–腹式呼吸组14例，对照组18例。对照组予常规西医治疗，以中医培土生金法为主；缩唇–腹式呼吸组在对照组治疗的基础上，联合缩唇–腹式呼吸进行锻炼；呼吸八段锦组为对照组治疗的基础上，联合呼吸八段锦进行锻炼。各组均干预12周。结果显示，呼吸八段锦可改善重度、极重度慢阻肺稳定期患者的临床症状，降低CAT评分；增加体重，提高BMI指数，但在改善活动耐力、肺功能和呼吸肌力方面未见优势；呼吸八段锦和缩唇–腹式呼吸锻炼均为比较安全的肺康复形式。

呼吸八段锦可坐位或立位完成，擅长调节呼吸，安全性较好，适合慢阻肺急性加重期及稳定期患者居家锻炼，但是运动强度偏低，对心肺功能的锻炼不足，故在此基础上我们形成了医体融合的肺康复模式。

5. 医体融合肺康复

医体融合肺康复模式为运动形式，以呼吸八段锦、自编强心补肺操（有氧运动）、自编健脾益肺操（抗阻运动）为主，体育教练线下带练，每周 1 次，其余时间居家根据教学视频训练。为评估其作用，我们采用随机对照临床试验进行研究，纳入符合纳入标准的 70 例慢阻肺稳定期患者，试验组 35 例，对照组 35 例。试验组采用医体融合肺康复模式，对照组采用传统肺康复模式，干预时间为 12 周。结果提示：医体融合肺康复模式可提高慢阻肺稳定期患者运动耐力、改善临床症状、提高生活质量、缓解焦虑抑郁情绪，更有益于帮助患者养成运动习惯及提高运动依从性，并有良好的安全性。

（五）肺血栓栓塞症

1. 急性肺栓塞患者 90 天内再入院的危险因素分析

肺栓塞是呼吸科常见的急危重症，目前临床对高危、中高危急性肺栓塞患者多启动紧急再灌注治疗，短期内可使病情缓解，但部分稳定期患者仍会出现疾病复发和病情加重，甚至死亡的情况，其影响因素较多。为明确患者 90 天内再入院的危险因素，我们进行了回顾性分析，选择 2016 年 1 月 1 日至 2021 年 6 月 30 日广东省中医院住院系统登记的首次院内诊断肺栓塞的患者，根据出院 90 天内的入院情况分为再入院组和对照组。研究结果显示呼吸困难（占 68.33%）是最常见的临床症状，其次是胸痛（占 24.93%）和下肢水肿（占 24.05%），这提示临床出现相应症状时，应注意肺栓塞的鉴别诊断。肺栓塞在冬季小寒、大寒节气多发，提示天气寒冷时应注意预防静脉血栓的形成。肺栓塞中医以气滞血瘀证、气虚痰热瘀阻证和阳气暴脱证为主，阳气暴脱证的病情更危重，应加以甄别并积极救治；同时中医治疗在辨证基础上，也应关注行气活血、清热化痰、回阳救逆等治法。肺栓塞首次住院期间若出现下肢水肿、舒张压升高和肺栓塞严重程度（PESI）评分升高的情况，这提示 90 天内患者再入院风险增加，应加强抗凝治疗，出院后重视随访并及时复查。PESI 评分、PESI 分级、简化版肺栓塞严重指数（sPESI）评分和危险分层对于评估肺栓塞 90 天内再入院的价值均有限，今后可开展多中心前瞻性研究构建新模型，以预测再入院的风险。

2. 三七通舒胶囊干预内科静脉血栓栓塞症（VTE）高风险合并出血高风险患者的临床研究

VTE 发病率仅次于心肌梗死和脑卒中，是第三大最常见的心血管疾病。VTE 高风险患者若无或仅有低出血风险的，可使用机械预防与药物预防，对合并高出血风险者则建议使用机械预防。寻找有效抗凝并减少出血风险的预防药物是当下的热点问题，三七具有活血、止血双重功效，我们开展了相应的研究，以此为切入点，通过前瞻性、随机对照临床试验，评估三七通舒胶囊治疗内科 VTE 高风险合并出血高风险患者的有效性和安全性。本研究在 2022

年 2 月至 2023 年 2 月于广东省中医院总院呼吸与危重症医学科病房纳入符合纳排标准的 VTE 高风险合并出血高风险的患者，患者被随机分为对照组 27 例和试验组 29 例，对照组在基础病治疗同时进行 VTE 物理预防，试验组在对照组基础上联合三七通舒胶囊口服，1 粒，每日 3 次，观察期为 10 天。结果提示：在 VTE 高风险合并出血高风险的内科住院患者中，相较于单独的物理预防，联合使用三七舒通胶囊治疗可改善患者高凝状态，在降低血栓事件的发生率方面具有潜在的作用。此外，三七舒通胶囊的干预未显著增加患者出血事件，并可改善大小便潜血水平，具有良好的安全性。因此三七通舒胶囊可作为 VTE 高风险合并出血高风险患者的预防药物选择之一。

四、结语

岁月悠悠，我与中医的不解之缘，犹如涓涓细流汇入长江，奔涌向东，终归大海，让我走过一段又一段充满挑战与收获的征程。在充满挑战的医学生涯中，我有幸见证了无数的生命奇迹，也深刻体会到中医文化的博大精深。这一路走来，有前辈与恩师的指引，有同道的相助，这才让我越走越远，越走越坚定。每一次面对病患，我都如同面对一场新的挑战；而每一次的成功治疗，都让我的内心充满了自豪与满足。

“以患者为中心”“仁爱敬业、务实进取”是广东省中医院的院训，也是我的职业准则。医生不仅是治疗者，也是倾听者与安慰者，换位思考，更能明白患者的痛苦与诉求，温暖的话语有时候比药物更能帮助到患者。

中医不仅给予了我治病救人的能力，更让我学会了以平和的心态面对人生的起起伏伏。“阴阳互生”“否极泰来”，学会“阴中求阳”，组方用药是如此，人生智慧亦是如此。内心的宁静与坚定，会让我在医学道路上走得更加从容、坚定。

（许银姬）

刘良徛

医学博士，二级教授，主任医师，博士研究生导师，博士后合作导师

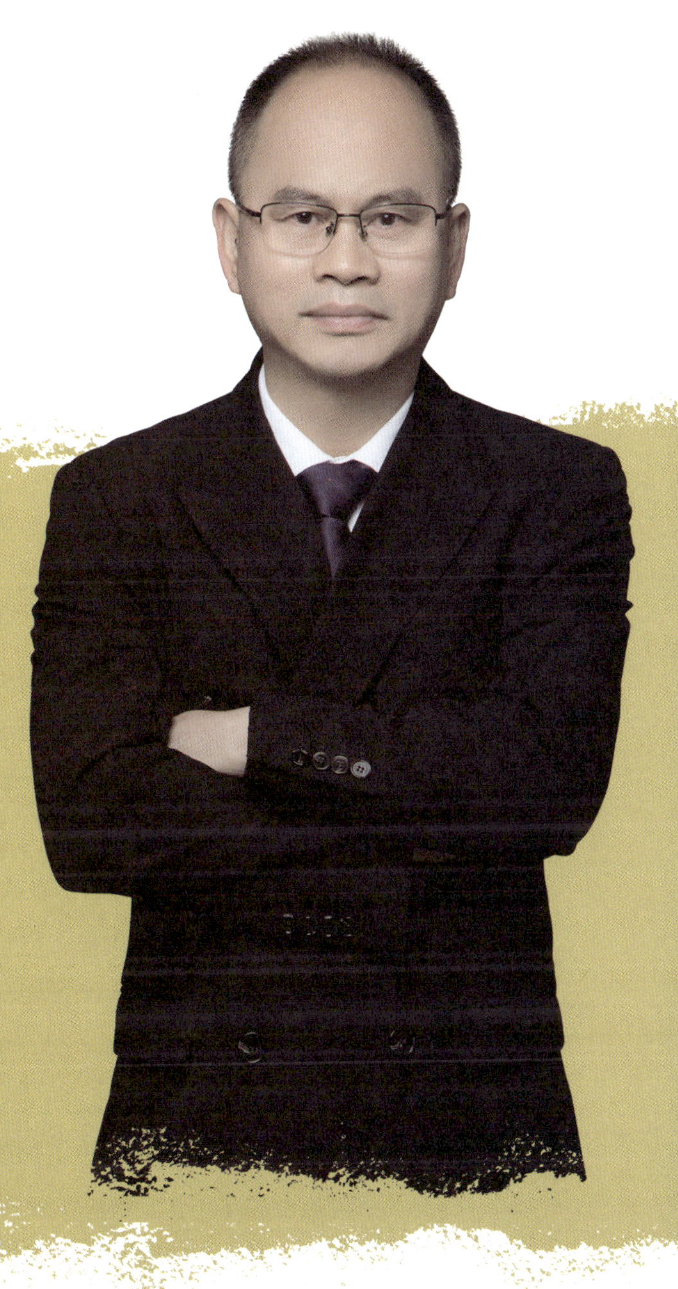

享受国务院政府特殊津贴专家、国家药品监督管理局新药审评专家、江西省名中医。国医大师洪广祥教授亲传弟子、学术继承人。江西中医药大学附属医院党委副书记、院长，国家临床重点专科、国家中医药管理局重点专科（肺病科）带头人，国医大师洪广祥全国名老中医药专家传承工作室负责人，江西省中医肺科学重点实验室负责人，江西中医药大学呼吸病研究所负责人。

研究方向：呼吸疾病及疑难病的诊治，如急慢性咳嗽、慢性阻塞性肺疾病（肺气肿）、慢性肺源性心脏病、支气管哮喘、肺癌、支气管扩张症、肺炎、呼吸衰竭、肺间质纤维化、胸腔积液、肺部结节、睡眠呼吸暂停低通气综合征等，首倡“全程温法治疗肺间质纤维化”。担任国家自然科学基金、江西省自然科学基金、江西省科技进步奖通讯审评专家，《中华中医药杂志》《江西中医药》等多种学术期刊审稿专家。中华中医药学会肺系病专业委员会副主任委员、中国民族医药学会热病分会副会长、中国研究型医院学会中西医结合呼吸专业委员会副主任委员、江西省中医药学会肺系病专业委员会主任委员。

仁术精诚：中医之道的传承与实践

一、从医之路

（一）医者初心

我从小就对中医药产生了浓厚的兴趣，那时看到坐诊的老先生望闻问切，四诊合参，用中药解决患者的病痛，使我对中医产生了深深的向往之情，并立下从事中医事业的志向。后来，我目睹了中医在治疗一些慢性病和复杂疾病中所展现出的独特优势，这更加坚定了我学习中医的信念。于是，在高考填报志愿时，我毅然选择了中医学，并被江西中医学院（现江西中医药大学）顺利录取，开始了我的学医之路。

中医理论虽然有些晦涩难懂，但是学来会让人觉得有趣又充满道理。“阴阳五行”“天人合一”这些看似抽象的理论在中医学体系中落到了实处。通过理论的学习，我逐步搭建起中医的基本框架，今后随着各科的深入学习，我逐步完善了这个框架，建立起了基本的中医思维。我还深入学习了《黄帝内经》《伤寒论》《金匮要略》《温病学》等中医经典课程，更深刻地体会到了中医的博大精深，也更加确定，只有深入临床实践，才不至于让自己所学变成纸上谈兵，只有在临床中切实解决患者的病患，才能成为一名合格的医生。

随着对中医理解的不断加深，我的学医初心也逐渐明晰——我希望能尽己所能，运用中医学知识解决患者的病痛，也希望中医能够永久地传承与发展下去。这份初心伴随着我在医学道路上不断前行，无论是在学术研究还是在临床实践中，我都始终坚持以患者为中心，以疗效为根本，不断探索和实践，为中医药事业的发展贡献自己的力量。

（二）医道求索

1989 年在江西中医学院完成本科阶段的学习后，我回到了老家泰和县，在泰和县塘洲镇医院工作了 2 年。通过 2 年的临床实践，我深感自身的不足，尤其对于一些复杂的呼吸系统疾病，西药治疗并不能取得很好的效果，囿于当地的医疗水平以及自身能力的局限，我下定决心考研，以进一步深入学习。

1991 年我考取了江西中医学院硕士研究生，师从江西省名中医洪广祥教授。洪老师熟读经典，精于临床，尤其对呼吸系统疾病有着独到的治疗经验，2013 年洪老师更是被评为国医大师，享誉全国。在跟随洪老师学习的过程中，我深感其医术精湛。记得有一次，老师会诊一名来自奉新县的患者，该患者 48 岁，患有支气管扩张症 20 余年，因发热就诊，此次发热经抗生素治疗 16 天，仍高热不退、呼吸困难。其妻抱着最后一丝希望，找到正在出门诊的老师，哭诉着请求会诊。洪老师见患者端坐病床，呼吸喘急，全身肿胀，唇绀颊暗，问之尿少（已使用利尿剂），痰白黄相兼。老师以薏苡附子败酱散、大黄牡丹汤、己椒苈黄丸、生脉散加减处方进行治疗，5 天后患者由家属搀扶来到门诊，其妻面露喜色，患者判若两人，诉服药后痰出盈盆，呼吸困难大为缓解，现全身水肿基本消退。当时我甚为震惊，感慨精湛的医术不仅能治愈一个患者，也是挽救一个家庭。类似的案例还有很多，洪老师用一个个临床实例坚定了我提高自身医术的决心。

洪老师教导我们在医路中要树立“实践－认知－再实践－再认知”的知行观，始终坚持在实践中积累经验，如此才能不断进步。洪老师学识广博，思维灵活，从不墨守成规，坚持继承与创新相结合，善于发现、总结问题，创造性地形成了自己独特的学术观点，比如针对哮病的病因病机，提出了“三因学说”；对于哮病的治疗，提出了“全程温法防治哮病”及“治肺不远温”的治疗原则；对于慢性阻塞性肺疾病，提出“宗气不足”是其发生、发展的关键因素。而这些也正是洪老师经过数十年的临床实践，才总结出的宝贵经验。这些理论和经验时刻引导着我，令我对肺系疾病的中医诊疗有了更深刻的认识，并在应对临床复杂和疑难问题时也更加得心应手。

除了学术上的指导外，洪老师崇高的医德也影响着我。洪老师闻名遐迩，全国各地患者慕名而来，拖延下班成为常态，尽管如此，洪老师从未面有难色，无论什么情况，诊疾问病严谨仔细，殷殷嘱托各种注意事项，态度和蔼。洪老师以身作则，教会了我如何成为一名有责任感和同情心的医生。在求索之路上，与老师的每一次交流与学习，都让我对中医有了更深层次的认识和理解。毕业后，我留在江西省中医院工作，为了进一步提升自己的专业素养，我在 2005—2010 年期间，把握机会赴国外进行学术交流与研修，致力于博士阶段的学习。完成学业后，我毫不犹豫地选择返回家乡，继续留在江西省中医院工作，将所学的专业知识付诸实践。

行医 30 年来，我始终铭记洪老师的教导，坚持在实践中积累经验。在洪老师“治肺不远温”学术思想的影响下，我结合自身的临床实践，在肺纤维化的诊疗方面形成了自己的见解，并提出“全程温法治疗肺间质纤维化”，经过 20 多年的临床使用经验积累，拟定温肺化纤汤专方治疗。温肺化纤汤是在十几年临床经验基础上总结而来的经验方，目前已开展温肺化纤汤的细胞、动物等基础研究，研究结果为临床应用开发提供了基础保障。在团队的共同努力下，“温肺化纤法的创新理论构建与临床推广运用”获得 2021 年江西省科学技术进步奖二等奖，并与建昌帮药业有限公司达成“温肺化纤颗粒”科技成果开发转让协议，这标志着该项科技成果即将从实验室走上生产线。

（三）深入基层

我的医学之路，不仅在高楼林立的医院里铺展，更在广袤的基层土地上延伸。基层是中医学临床应用的根，也是检验医学成果的广阔天地。因此，我多次深入基层，将优质的医疗服务带给最需要的人，帮助基层医疗机构发展一直是我想做的工作。

2021 年 4 月 25 日，当时的我任江西省中医院副院长，带队赴安福县中医院开展大型专家团队爱心义诊活动。此次义诊汇集了呼吸科、心血管科、消化科、骨科、肛肠科等 10 余位专家，为前来就诊的患者答疑解惑。我们仔细询问每位患者的身体状况，通过中医四诊合参以及查阅相关检查化验资料，辨证开方，为每位患者提出了有效的治疗意见。同时以此次活动为契机，我还提出江西省中医院要充分发挥专科特色和学科优势，在技术帮扶、人才培养、分级诊疗等方面与安福县中医院开展更紧密的合作，不断提升县中医院解决专科重大疾病的救治能力和服务水平，让安福百姓在家门口就能享受到省级三甲医院的优质医疗技术。2021 年 12 月 25—26 日，我在万安县五丰镇西元村考察，了解当地医院帮扶工作进展和效益发挥情况，并率医疗专家开展健康帮扶义诊活动。我认为要充分利用好医院中医药人才技术优势和社会资源优势，以提升基层医院的医疗服务水平。

在对口支援和义诊的过程中，我深刻体会到基层群众对健康的需求和期盼，我也深感自己肩负的责任和使命。后来，我作为江西省中医院的院长，积极推动医疗资源下沉，倡导与基层建立长效的医疗帮扶机制。我希望通过我们的努力，能够逐步改善基层医疗条件，缩小城乡医疗服务差距，让基层群众享受到更加公平、可及的医疗服务。在这些年的基层工作中，我收获了很多感动和成长，看到了自己的工作给基层群众带来的实实在在的帮助，也更加坚定了我服务基层、奉献社会的信念。我相信，只要我们坚持不懈，基层医疗卫生事业一定能够取得更大的进步和发展。

（四）疫情防控

疫毒感染会造成一定程度的健康危机，我作为江西中医药大学附属医院的一名呼吸病学专家和党员，深知自己的责任和使命。疫情就是命令，防控就是责任，我毫不犹豫地投入了这场没有硝烟的战斗中。

在 2019 年的疫毒感染初期，面对未知的病毒和严峻的形势，我主动请缨，要求前往一线，希望能够在那里贡献自己的一份力量。然而，组织上考虑到我的专业特长和临床经验，决定让我留在江西省，担任江西省中医药防治专家组组长。虽然未能亲赴一线，但我深知留在省内同样能够发挥重要作用。

作为江西省疫情防控应急指挥部高级专家、中医药防治专家组组长，我深感肩上的担子沉重。我迅速组建了一支由呼吸科、感染科、重症医学科等多个学科组成的专家团队，为了找准病因，准确诊断，我们夜以继日地工作，对感染患者的临床资料进行收集、整理和分析。

通过对患者的证候信息进行深入研究，我带领团队先后制定了 4 个版本的防治方案，形成了独具特色的“江西方案”，为全省疫情防控工作及时提供了科学有力的指导。

在抗疫过程中，我始终坚持中西医结合的治疗原则，充分发挥中医药的特色和优势。我牵头组建了关于疫毒感染医疗救治的中西医结合定点医院，在医院筹建过程中，我和我的团队克服了时间紧、任务重、资源有限等重重困难，在短短 3 天内完成了人员选拔、培训、病区改造和物资储备等工作。定点医院成立后，我剃发明志，全身心投入患者的救治工作中。我和我的团队对每一位患者都进行了精心的诊治，针对不同患者的病情，制定了个性化的治疗方案。我们运用中医药辨证施治的原则，结合西医学的检测和治疗手段，取得了显著的治疗效果。定点医院收治的患者，全部治愈出院，这无疑是对我们工作的最大肯定。

针对新型冠状病毒感染后的治疗，团队从理论构建 – 机制验证 – 临床应用 3 个方面着手，基于江西省中医院国家级名老中医万友生、国医大师洪广祥和国医大师伍炳彩的学术思想，提出“四方一汤”中医药抗疫创新理论。该理论被纳入中国工程院院士黄璐琦主编的《中医药抗击新冠肺炎精选论文集》；被中国科学院院士仝小林团队、长江学者和岐黄学者张忠德团队纳入引用；被纳入西安交通大学第二附属医院新冠感染诊疗推荐意见编委会撰写的《关于新型冠状病毒感染若干问题的多学科临床诊疗推荐意见》。团队研发的“四方一汤”得到了广泛的社会认可和支持，并被推广至全国及海外。截至 2023 年 6 月，“四方一汤”已在全国范围内 36 家医院推广应用。同时，团队通过奔赴前线、物资捐赠等方式将“四方一汤”推广至乌兹别克斯坦、葡萄牙、白俄罗斯等国家，充分发挥了中医药辐射示范作用。本人多次受邀在国际及国内大型学术会议大会发言，将“四方一汤”带入国际学术舞台，提高了我国中医药抗击疫情的国际学术地位。2024 年 8 月，江西中药抗疫良方“四方一汤”入选 2023 年度江西省十大创新成果。2024 年 9 月，“‘四方一汤’创新理论构建及‘防、治、康’一体化推广应用”获得 2023 年江西省科学技术进步奖一等奖。

二、临证经验

（一）肺间质纤维化

肺间质纤维化（简称肺纤维化）是一类原因不明、进行性的、以两肺弥漫性间质纤维化伴蜂窝状改变为病理特征的疾病，临床表现呈进行性呼吸困难和低氧血症，可伴有干咳，或咳痰量少，晚期多可引起心肺功能衰竭而死亡。该病属呼吸系统疑难疾病，其发病率近几年呈现上升趋势，患者确诊后平均存活期为 2 ～ 4 年，5 年生存率为 30% ～ 50%。西药治疗虽然能一定程度地减缓疾病的进展，但均不能明确逆转纤维化并修复肺损伤，甚至会产生不良反应，因此肺间质纤维化的治疗已成为全球共同关注的医疗热点。肺间质纤维化属于中医“肺痿”范畴，病因病机复杂，近年随着对本病研究的深入，已认识到肺间质纤维化总属本虚标实证，病位涉及肺、脾、肾等脏，本虚可分为气虚（包括宗气亏虚）、阴虚、阳虚，标实主要为痰浊、血瘀，以及“肺络痹阻”等，但从“阳虚”论治肺间质纤维化的文献报道较少，这完善了肺间质纤维化的病因病机学说。

近20年来，我们一直致力于肺间质纤维化的研究。通过长期临床实践发现，大多数患者的发病并不是一个偶然的突变结果，而是肺脏经过长期的渐进损伤，尤其是肺之阳气逐渐虚损、痰瘀缓慢积聚，从而导致疾病发生的一个过程。

肺间质纤维化患者多数发病于大病久病、久咳之后，肺阳、肺气受损，最终损及脾阳、肾阳；肺脾肾阳亏损，温养无力，内寒凝结，故肺间质纤维化患者平素多见易感冒、畏寒、四肢不温等症状。虚可致实，阳虚则气不布津，津液聚生痰浊，阳虚寒凝则气机推动无力，气机不畅，瘀血乃生；实又可致虚，痰易伤人体阳气，加重阳虚，且痰浊和瘀血可阻碍气机，机体本就因阳虚而气机推动无力，再有痰瘀的阻碍，气机更是不畅。因此，我认为肺间质纤维化的中医病机为“阳虚寒凝，痰滞血瘀”，治当“温阳散寒，祛痰行瘀”。

阳虚寒凝是该疾病的根本原因，虚则补之，寒则温之，故选择温补法治之；因痰瘀属于阴邪，非温不化，治疗也需要使用温法，因此若忽视温法治疗，必将影响化痰、祛瘀的效果。基于洪老师“治肺不远温”的学术思想，我提出“全程温法治疗肺间质纤维化”的学术观点，拟用温肺化纤汤专方治疗。

温肺化纤汤由阳和汤化裁而来，阳和汤是外科治疗阳虚寒凝、筋脉痹阻之阴疽的经典方剂。肺间质纤维化患者两肺持续存在的Velcro啰音，肺部CT显示网格状、蜂窝状的病理改变，与外科“阴疽”十分相似，遵循中医“异病同治”原则，选择以阳和汤为基础拟定的温肺化纤汤治疗肺间质纤维化。

在临床应用中，还应注意知常达变。痰瘀久酿，可郁而化热，临床表现出明显的热象，这时可暂予清热治疗，切记不可过寒，清热应中病即止，因其疾病本质仍不离阳气虚弱的本质，故而在热象有所消退后，应及时换以温法固护阳气、温化痰瘀。除药物治疗外，患者还应注意在日常起居的过程中保养阳气，如在饮食上适当摄入温补食物助养阳气，在衣着上注意防寒保暖以固护人体阳气，在情绪上保持心态稳定以收敛阳气，即全程紧扣温法治疗，知常达变。

在新冠疫情期间，我们在临床中发现感染疫毒会导致肺纤维化，其发病机制与“阳虚寒凝，痰滞血瘀”的病机契合，使用温肺化纤汤治疗，同样取得很好的疗效。目前，温肺化纤汤已被批准为院内制剂，成为治疗肺间质纤维化的专方，临床疗效显著。

案例

饶某，男，43岁。

初诊（2020年3月27日）：主诉“反复干咳2个月余”。现病史：患者于2020年1月30日确诊新型冠状病毒感染，2020年2月19日胸部CT示两肺多发片状、斑片状、结节状磨玻璃影，部分实变，考虑病毒性肺炎；经抗病毒、对症支持等治疗，复查3次核酸阴性，于2020年2月23日出院。出院后患者仍反复干咳、胸闷；2020年3月23日于江西省鄱阳县某医院复查胸部CT提示双肺多发磨玻璃密度增高影及斑索影；2020年3月27日于医院感染新型冠状病毒，之后于肺纤维化康复门诊就诊。刻下症：干咳，时感胸闷、气短不足以息，乏力，怕冷，无发热，无胸痛等；舌质暗红，苔白腻，脉沉细。

中医诊断：肺痿，证属阳虚寒凝、痰滞血瘀证。治以温阳散寒、化痰行瘀。

处方：以温肺化纤汤加减。熟地黄 10g，鹿角霜 10g（先煎），炮姜 6g，肉桂 3g，麻黄 5g，芥子 10g，甘草 3g，桃仁 10g，红花 5g，川芎 6g，地龙 10g，土鳖虫 6g，黄芪 15g。7 剂，每日 1 剂，水煎，早晚 2 次分服。

服药后患者干咳、胸闷、气短有所缓解，怕冷、乏力明显改善，之后定期于本院康复门诊巩固治疗并接受随访。

二诊：患者所在当地医院复查胸部 CT 示双肺多发磨玻璃密度增高影及斑索影，较先前吸收变淡。嘱继续服用上方 1 个月，每日 1 剂，水煎，早晚 2 次分服。

三诊：患者偶有干咳、胸闷，未诉其他明显不适，于本院复查胸部 CT 示双肺弥漫性磨玻璃渗出病灶，较先前大部分吸收。

（二）慢性咳嗽

慢性咳嗽也可称为慢性干咳。临床通常将以咳嗽为唯一症状或主要症状，时间超过 8 周，胸部 X 线检查正常者称为不明原因慢性咳嗽，简称慢性咳嗽。慢性咳嗽涉及多种原因，如《素问·咳论》曰："五脏六腑皆令人咳，非独肺也。"咳嗽虽然是肺系的病变，但其他脏腑的功能失调，也有可能影响到肺，引起肺气宣降不利，肺气上逆而作咳，故有"肝咳""胃咳"等十咳说，这种患者大多数均表现为干咳无痰或痰少不易咳出而作干咳状，多数医家把这种咳嗽归属于"燥咳"范畴，认为是燥胜阴虚、肺失滋养所致，常投以清燥润肺或滋阴润燥之品，然多数疗效不佳。慢性咳嗽涉及多个系统，不仅与呼吸系统（肺系）有关，还与鼻、咽喉、消化系统有关。西医学认为，慢性咳嗽的常见病因为鼻后滴漏综合征、咳嗽变异性哮喘和胃食管反流，这 3 种病因占全部病因的 67% ～ 94%；个别嗜酸性粒细胞支气管炎也是慢性咳嗽的重要原因。洪老师认为此种干咳的发生与"肺""胃"和"肝"三者的气机失调有关，病位在"肺系"和（或）"胃系"，可因外感六淫之邪，或闻异味，情志不遂等因素而诱发。最终内外合邪，互为因果，造成咳嗽慢性迁延，反复发作。

洪老师认为慢性咳嗽患者的体质多表现为肺脾气虚，甚至气阳不足。慢性咳嗽患者通常有慢性咽炎、鼻炎、胃炎等病史，容易反复感冒，且往往为过敏体质。治疗过程中，患者可能因过度使用抗生素、清凉润喉药物和清热解毒中药而导致正气受损，邪气郁结，气机逆乱，使得病情复杂且难以治愈，这些因素共同构成了慢性咳嗽的主要病机特点，故洪老师认为气阳虚弱是慢性咳嗽的主要内因，患者常对气候变化敏感，尤其在寒冷季节易出现咳嗽症状。此外，咽喉和鼻部的疾病也与咳嗽密切相关，因为这些部位与肺经相连，易受寒热影响。过敏体质的患者对特定刺激物反应强烈，常伴有其他过敏性疾病。脏腑气机不利，尤其是胃和肝的功能失调，是导致慢性咳嗽的重要原因。咳嗽的病机复杂，涉及内外因素的相互作用，治疗时应综合考虑这些因素，以恢复正常的气机升降和肺的宣肃功能。

对于以寒邪客肺为主的证候，临床多表现为刺激性干咳，遇寒或气候突变发作，平素怯寒、易感冒、自汗，舌质淡红或暗红，脉弱，如兼夹外感风寒，可显浮脉，舌苔薄白或白微腻。支气管激发试验阳性或支气管舒张试验阳性。支气管舒张药物、糖皮质激素治疗后咳嗽显著缓解为西医治疗效果的重要判断标准。中医治疗可运用洪老师经验方——温肺煎（生麻黄 6g，细辛 3g，生姜 10g，紫菀 10g，款冬花 15g，矮地茶 20g，天浆壳 15g），在临床观察中，许多咳嗽变异性哮喘患者在发作期出现咽后壁充血和滤泡增生等症状，如果仅用温肺煎治疗，尽管部分患者用药后咳嗽频率减少，但仍感到咽喉不适，且咽喉检查显示充血和滤泡无明显改善。咳嗽变异性哮喘通常由内在阳气虚弱和外界寒凉刺激引发，使用温肺煎治疗原则上是正确的，且对部分患者有效。然而，如果咽喉症状没有改善，可能是因为治疗过于侧重于疾病的本质，而忽略了对外在咽喉症状的治疗。在跟随国医大师伍炳彩教授学习过程中，伍老师认为临证的咽喉诊察颇为重要，针对咽喉之病态征象，伍老师常以银翘马勃散（金银花 10g，连翘 10g，马勃 5g，射干 10g，牛蒡子 10g）治疗。温肺煎主要用于解表寒、温肺、散寒痰和止咳，而银翘马勃散则具有清热解毒和利咽除湿的效果。从药性上看，两者一温一凉，可以同时使用以达到温清并用的效果。在临床上，如果患者同时存在肺部寒证和咽喉热证，可以考虑联合使用这两种方剂，以标本同治。

对于湿热郁肺为主的证候，临床表现为干咳或晨咳，少量黏痰，晨起口黏；部分咽红，肺部听诊正常；血常规正常或嗜酸性粒细胞增多，胸片检查结果无异常，支气管激发试验阳性；大便黏，小便黄，舌红、边尖见点刺，苔黄白相间或黄腻，脉濡滑。临床上，洪老师常予麻黄连翘赤小豆汤加减。药用：生麻黄 10g，连翘 10g，赤小豆 20g，桑白皮 10g，杏仁 15g，甘草 6g，大枣 6 个，生姜 3 片。洪老师通过实践发现，麻黄连翘赤小豆汤对湿热郁肺型咳嗽患者有较好疗效。该方既能清利湿热，又能宣畅肺气；既可外散表邪，又能内清瘀热，全方着力于祛湿止咳，共奏祛风止痒、宣肺止咳之功。

对于胃逆侮肺为主的证候，临床表现为慢性咳嗽，以夜咳为重，咳嗽与进食明显相关，如餐后咳嗽、进食咳嗽等，常伴有胃食管反流症状，如反酸、嗳气、胸骨后烧灼感，或伴有咽干、音哑等，舌质红，苔白黄相兼而腻，脉象弦滑。临床上，洪老师常予旋覆代赭汤加减。药用：旋覆花 10g（布包），代赭石 20g，党参 15g，法半夏 10g，生姜 10g，炙甘草 10g，川楝子 15g，大枣 6 枚，枇杷叶 10g，煅瓦楞子 15g（布包）。洪老师认为整个方剂旨在通过强化脾胃、调和肝胃、清肃肺气来治疗咳嗽，特别是由胃气上逆引起的咳嗽。方中的党参、红枣、炙甘草等甘温药物可益气健胃，恢复脾胃的正常功能，从而调和气机，使咳嗽得以缓解。脾气健旺，胃气冲和，肝气条达，肺气清肃，则咳嗽自平。

对于气阳虚弱为主的证候，临床表现为平素恶寒怯冷，易感冒，咳嗽遇寒冷或气候突变时易作，冬、春季多见，舌淡或暗，脉细。洪老师常予用益气护卫汤。药用：黄芪 30g，白术 10 ～ 15g，防风 10 ～ 15g，桂枝 10g，白芍 10g，炙甘草 6g，生姜 3 片，红枣 6 枚，仙茅 10g，淫羊藿 10 ～ 15g。该方可扶正固本，改善机体免疫力，提高对外界环境的适应能力，减少咳嗽发生。

在临床治疗中，若邪重病急，标实突出，则先治标实；若邪轻病缓，本虚突出，则治本虚为主；若本虚标实俱显，则标本兼治。洪老师认为不同兼症和并发症，治疗应随症加减：对于过敏症状如眼痒、鼻痒、打喷嚏等，可加入抗敏煎（组成：全蝎3g，蝉蜕10g，乌梅10g，僵蚕10g）以抗敏止痒；胸胁胀痛时，可加入郁金10g、枇杷叶10g、香附10g等以疏肝达肺；若伴有面赤、烦躁易怒，可改用青黛3g（包煎）、海蛤壳20g、桑白皮10g、郁金10g等清肝泻肺；若患者出现皮肤瘙痒，洪老师常加白鲜皮、地肤子等药清热祛风利湿止痒；若因湿热郁遏，热壅胸中，致气机不通而出现"烦热，胸中窒"等懊憹症状，洪老师常加淡豆豉、生栀子以清胸中之热，宣上焦之郁；若患者阳虚征象严重，症见四肢清冷、面色无华、倦怠乏力、精神不振等症，洪老师常加用芪附汤（生黄芪30g、熟附子10g）、补骨脂10g、锁阳10g等以增温阳益气之功。这些调整旨在针对具体症状进行治疗，以达到更好的疗效。

案例

周某，男，31岁。

初诊（2016年8月3日）：主诉"咳嗽2月余"。现病史：2个多月前出现咳嗽，昼夜皆咳，干咳无痰，胸闷阻塞感，口黏，无咽痒、咽痛，无发热胸痛，纳呆，寐安，二便平，舌质红、苔黄腻，脉细弱。查体：咽充血，两肺听诊呼吸音粗糙。辅助检查：胸片示两肺纹理增粗；支气管激发试验阴性。

中医诊断：慢性咳嗽，证属湿热郁肺证。治以祛湿清热、宣肺止咳为法。

处方：以麻黄连翘赤小豆汤、平胃散合银翘马勃散加减。炙麻黄10g，连翘10g，赤小豆20g，桑白皮10g，苦杏仁10g，生姜9g，大枣10g，炙甘草6g，厚朴9g，陈皮10g，苍术10g，金银花10g，射干10g，马勃6g，牛蒡子10g。7剂，每日1剂，水煎，早晚2次分服。

二诊：咳嗽已减半，胸闷阻塞感未尽消，口黏好转，纳少，舌偏红、苔白腻，脉细弱，咽充血减轻。患者湿热余邪未尽去，守上方加白豆蔻10g。7剂，每日1剂，水煎，早晚2次分服。咳止，余症尽除。

（三）肺癌

肺癌是常见的恶性肿瘤之一，以咳嗽、胸痛、发热、咯血等为主要临床表现。其发病率和病死率均高居恶性肿瘤首位，严重危害人类健康。肺癌的隐匿性很强，早期常因无明显症状而容易漏诊，故很多患者待有症状来就诊时已到疾病中晚期。大部分晚期肺癌患者无法通过手术根治，而单纯靶向治疗仅适用于具有敏感基因突变的患者；单纯化疗虽能杀死肿瘤细胞，但破坏了自身免疫系统功能。化疗联合靶向治疗是目前大部分肺癌患者的主要治疗手段，但即便接受该治疗手段，但有部分患者的疗效不佳，使得患者常因治疗费用高，不良反应大，效果不显著而放弃。

洪老师根据多年临床经验认为中医药在晚期肺癌治疗中有独特优势。他强调正虚邪实是晚期肺癌的病机特点，烟毒、邪毒、痰瘀是晚期肺癌的病理要素，并提出"以补助攻，留人治病"治疗原则，在此指导下，洪老师将扶正法贯穿治疗始终，通过"以补助攻"来"留人治病”。因正盛则可祛邪，正虚则邪恋；邪去则正安，祛邪即扶正。在治疗方法上，要根据病机特点，采取活血化瘀、消痰散、健脾益气、养阴护阳的治法。在施治的过程中，要按病情的复杂性和兼夹证有机结合，分清主次。尤其到肺癌晚期，病情进展严重，人体正气大虚已直接威胁人体生机，扶正补益就成为治疗之关键。

在洪老师辨治晚期肺癌经验的基础上，我认识到脾胃气虚在肺癌进展过程中的重要地位。脾为后天之本，气血生化之源，“有胃气则生，无胃气则死”，临床实践证明，肺癌患者凡见面削形瘦，“大肉尽脱”的脾败证候，常预示患者已进入生命垂危阶段。因此晚期肺癌患者转归与脾胃气虚程度高度相关，健脾气与保胃气是改善晚期肺癌患者生活质量并延长存活期的重要治则。脾胃为元气之源，元气又是人体之本，脾胃伤则元气衰，元气衰则疾病生。脾胃的功能失调又是重要的致病因素，脾胃亏虚会加重晚期肺癌患者咳嗽、咳痰的症状，影响疾病的预后。故治疗过程中必须顾护脾胃，不损气血，做到祛邪而不伤正。

案例

李某，男，67岁。

初诊（2020年6月29日）：主诉“咳嗽咳痰，伴痰中带血2月余”。现病史：患者2个多月前出现咳嗽咳痰，偶见痰中带血，于当地某医院确诊为肺癌，患者为求中医治疗遂来诊。刻下症：咳嗽，咳痰，量少，色白质稀，偶见痰中带血，咽干，咽痒，咽痛，口干口苦，鼻腔干燥，胸部疼痛不适，平素怯寒，纳可，夜寐差，易醒，双下肢皮肤瘙痒，小便夜间频数，大便可，舌淡红，苔白腻，脉细弦。既往史：有吸烟史30余年，每日20支，否认嗜酒史。

西医诊断：肺恶性肿瘤。中医诊断：肺积，证属气血两虚、痰瘀阻络证。治以益气健脾生血，凉血止血通瘀。

处方：以参苓白术散合资生汤加味。党参15g，茯苓10g，白术10g，甘草6g，山药10g，莲子肉10g，白扁豆10g，薏苡仁20g，砂仁10g（后下），桔梗10g，玄参10g，鸡内金10g，牛蒡子10g，神曲10g，蒲黄10g，花蕊石10g，仙鹤草15g，茜草炭10g，三七粉3g（冲服）。7剂，每日1剂，水煎，早晚2次分服。

服药7剂后诸症均减而自行停药。

二诊：服药后诸症均减而未复诊，现因诸症加重就诊。症见：咳嗽咳痰，咳黄痰，每日20余口，偶见咯血，咽干，鼻稍干，口干，纳可，寐欠佳，平素怯寒，二便平，舌暗红，苔黄腻，脉细弦数。处方：更方为资生汤加味。山药10g，玄参10g，白术10g，鸡内金10g，牛蒡子10g，白茅根30g，芦根30g，仙鹤草15g，三七粉3g（冲服），炒稻芽15g，炒麦芽15g。7剂，每日1剂，水煎，早晚2次分服。守二诊方长期自行购药服药。

三诊：仍有咳嗽，咳黄痰，偶见咳白痰，痰中带血，胸痛，咽痛，咽痒，流清涕，纳可，寐安，平素怯寒，易汗出，二便调，恶心欲吐，舌淡红，苔薄黄，脉细滑。外院复查胸部CT示：肺占位较前缩小。继二诊方加茜草炭10g。14剂，每日1剂，水煎，早晚2次分服。其后，患者每月均来门诊复诊，病情稳定，继服三诊方调理治疗。

（四）肺结节

肺结节是指肺内直径≤ 3cm 的圆形或类圆形病灶，影像学表现为密度增高的实性或亚实性肺部阴影，其边界清晰或呈磨玻璃影，可单发或多发，不伴肺不张、肺门淋巴结肿大及胸腔积液。病灶直径＞ 3cm 者称为肿块。该病起病隐匿、病程较长，早期临床症状不典型，随着人们健康体检意识的提升和医学技术的进步，肺结节的诊出率呈逐步上升趋势，健康人群中经胸部 CT 检查肺结节的阳性率达 14% ～ 35%。

肺结节的发生发展与肝肺气机失调密切相关。肺主一身之气，其气主降；肝主疏泄，调畅全身气机，其气主升。肝气以升发为宜，肺气以肃降为顺。肝与肺气机升降失调，会导致全身气机运行失调，气血津液运行不畅，在肺聚而成结。部分肺结节患者恐疾病加剧，常出现恐惧、悲观等情绪，而长期的情绪抑郁可引起肝气不疏、忧思犯脾、气血失调的情况，进而加重气滞血瘀，推动病情发展。因此调畅气机是治疗肺结节的重要原则。肺结节形成后必阻碍肺络，导致络脉闭塞、血瘀肺络。《素问·调经论》云："病在血，调之络。"故通行肺络亦是治疗的重要环节。

因此，肺结节在治疗上总以畅气、舒郁、通络为主，秉承畅行肝气、疏解肝郁、通行肺络的治疗原则，从而促进气血、津液的运行。在长期的临床实践中，我常以畅气舒郁通络为法，运用柴胡剂治疗肺结节，在临床中取得良好的疗效。

案例

龚某，女，27 岁。

初诊（2022 年 10 月 17 日）：主诉"发现左下肺微小结节影（5mm×4mm）1 年余"。现病史：左胸偶发刺痛不适，平素情绪较急躁，喜叹息，左侧肋间压痛，余无不适，无口干、口苦，纳可，寐安，二便平，舌淡红，苔薄白。查体：两肺呼吸音弱。辅助检查：2021 年 7 月 3 日胸部 CT 示左肺下叶基底段胸膜下实性结节，约为 5mm×4mm。2022 年 8 月 19 日，胸部 CT 示左下肺胸膜下结节大小约为 5mm×4mm，OT 实验阳性。

西医诊断：肺结节。中医诊断：肺积，证属气滞痰凝证。治以畅气舒郁通络。

处方：逍遥散加减。当归 10g，白芍 10g，柴胡 10g，茯苓 10g，白术 10g，炙甘草 6g，生姜 3 片，薄荷 10g，郁金 10g，杏仁 10g。7 剂，每日 1 剂，水煎，早晚 2 次分服。

二诊：服药后左侧肋间压痛减轻。现症见：左侧肋间压痛未见，无咳嗽、咳痰，稍口干，无口苦，鼻腔无不适，易急躁，喜叹息，纳可，寐安，二便调，舌淡红，苔薄白。守上方加玫瑰花 10g。14 剂，每日 1 剂，水煎，早晚 2 次分服。

三诊：服药后左侧肋间压痛稳定。现症见：偶有左肋疼痛，转移注意时疼痛减轻，生气时加重，无咳嗽、咳痰，无胸闷气短，余无不适，易急躁，易困倦，纳可，寐安，二便平，舌淡红，苔薄白。守上方加合欢花 10g。14 剂，每日 1 剂，水煎，早晚 2 次分服。

四诊：复查胸部 CT 提示双侧胸膜稍粘连，左下叶外基底段约 4mm×3mm 大小粘连影。现症见：偶有左侧胸部刺痛，受凉、生气、呼吸时胸痛，半小时后咳自行缓解，伴呼吸不畅，无胸闷气短，易急躁，喜叹息，纳可，寐安，无口干、口苦，大便 2 ～ 3 日一行，成形，小便黄，不喜饮水，舌边尖红，苔薄白，脉细。处方：更方为丹栀逍遥散加味。牡丹皮 10g，生栀子 10g，当归 10g，白芍 10g，柴胡 10g，茯苓 10g，白术 10g，炙甘草 6g，生姜 3 片，薄荷 10g，豆豉 10g，杏仁 10g，玫瑰花 10g。7 剂，每日 1 剂，水煎，早晚 2 次分服。

（五）慢性阻塞性肺疾病

慢性阻塞性肺疾病是以持续气流受限为特征的呼吸系统疾病，临床表现为咳嗽、咳痰、胸闷喘息。本病初期在肺，后面发展可累及至心，导致肺源性心脏病的发生；累及到脑会引起肺性脑病。慢阻肺的患病率、致残率和致死率逐年上升，目前我国的慢阻肺患者约有 1 亿人，慢阻肺的病死率在我国居第 4 位。常规西医治疗慢阻肺主要应用糖皮质激素、抗生素、支气管舒张剂、祛痰药等药物，以及肺康复训练、长期家庭氧疗等手段，这些方式可缓解患者呼吸困难、咳嗽、咳痰等症状，但不能延缓肺功能长期下降的情况，亦不能延缓疾病进程。

慢阻肺是慢性进展性疾病，在慢阻肺的早期，即可出现肺之气阳虚。卫气通于肺，卫气又称卫阳，是肺之气阳的一部分。肺宣发卫气于体表，是人体抗御外邪的屏障，具有保护诸脏免受外邪侵袭的作用，汗孔开合与体温调节等全赖肺所输布的卫气温养。肺经口鼻直接与外界相连，常易外感受病，而在诸多外邪中，风寒为其中之首。因此临床上气阳不固成为慢阻肺发病的主要诱因，气阳不固，风寒之邪易侵犯机体，患者遇风寒常易感冒和继发肺部感染，而引发患者病情反复和（或）急性加重的情况。

随着慢阻肺疾病进展，肺虚及脾，导致肺脾两虚，“久咳不瘥”；肺伤及肾，肾气衰惫，摄纳无权，“由咳致喘”而见气短不续，动则益甚。气虚日久，必损及阳，肺脾肾三脏气阳虚直接导致津液输布障碍。气虚推动无力，则津聚为痰，阳虚温化无力，则津凝为痰。气为血之帅，气虚则血瘀；血得温则行，得寒则凝，寒凝则血瘀。痰瘀胶结，深伏于内，壅塞肺络，则形成痰瘀。因此慢阻肺患者多数可见面浮肢肿，面色晦滞，口唇、舌及舌下脉络青紫显露、爪甲暗紫等痰瘀之象。

宗气与肺的关系十分密切。宗气积聚于胸中，宗气的产生由肺呼吸之气与脾胃水谷之精气结合而成。上走息道以行呼吸，贯通心脉以行气血。肺通过生成宗气而起主一身之气的作用。肺宣降气机功能失常，也会影响呼吸功能和宗气的生成。由此可见，宗气与肺的关系密切。慢阻肺患者，肺气虚弱，必宗气不足，宗气虚则一身之气虚。

慢阻肺的证候特点总体为本虚标实，气阳虚为本虚，痰瘀伏肺为标实。在急性加重期，应根据“急则治其标”和“祛邪以安正”的治则，合理选择方药，尽快控制病情，以用最短时间促使患者进入稳定期。稳定期多表现为气阳虚弱和痰瘀伏肺的主要证候，以扶正为主，补益中气，固护阳气，兼化痰行瘀。

案例

万某，男，61 岁。

初诊（1998 年 10 月 6 日）：患者咳嗽气喘 20 余年。每遇气候转凉、劳累易发作，冬季发作尤甚。西医诊断为慢性支气管炎、阻塞性肺气肿。发作时多用抗感染药物作为主要治疗手段，但病情仍反复发作，且症状逐渐加重。近又发病迁延月余，遂要求中医治疗。症见咳嗽痰多，痰白质稀多泡沫，日咳痰量 100mL 以上；胸闷气憋，动则气喘加重，甚则倚息不能平卧，伴怯寒背冷、神疲乏力、纳差便软、脘腹胀、口唇及舌质暗红而润，苔厚腻，黄白相间，脉虚弦滑，右关弦滑甚，右寸浮细滑，左寸脉弱。

西医诊断：慢性支气管炎、阻塞性肺气肿。中医诊断：肺胀，证属寒饮伏肺，阳气虚弱，兼夹风寒。治以解表化饮，温经散寒。

处方：小青龙汤合苓桂术甘汤加减。干姜 10g，桂枝 10g，生麻黄 10g，白芍 10g，甘草 6g，细辛 3g，法半夏 10g，五味子 10g，茯苓 10g，白术 10g，生姜 10g，红枣 6 枚，胡芦巴 10g，补骨脂 15g。7 剂，水煎服，每日 1 剂。

二诊（1998 年 10 月 13 日）：诉咳嗽、喘憋明显改善，痰量已减过半，全身症状亦有减轻，厚腻苔已减 2/3，原方再服 7 剂。

三诊（1998 年 10 月 20 日）：诉喘咳基本缓解，痰量一日有 10 余口，以白黏痰为主。

处方：补中益气汤、温阳护卫汤（经验方）合芪附汤加减。生黄芪 30g，炒白术 10g，陈皮 10g，升麻 10g，北柴胡 10g，西党参 30g，炙甘草 10g，当归 10g，防风 15g，桂枝 10g，白芍 10g，生姜 10g，红枣 6 枚，熟附子 10g(先煎)，胡芦巴 10g，补骨脂 15g。7 剂，水煎服，日 1 剂。

四诊（1998 年 10 月 27 日）：诉病情更趋稳定，动则气喘症状较前减轻，故嘱患者继原方 14 剂，加以巩固。

（六）疫毒感染

疫毒感染是一种由病毒引起的传染病，这种病毒能够通过空气、接触及其他途径传播，影响人类和其他生物的健康。它通常会导致一系列的疾病症状，从轻微的感冒到严重的呼吸系统疾病，甚至可能威胁生命，现以新型冠状病毒感染为例进行介绍。

新型冠状病毒感染的临床表现以发热、乏力、干咳为主，且发病迅速，表现出极强的致病性。虽多数病例为轻型或普通型，预后良好，但也有少部分为重型和危重型。感染后初见便可见病情严重，或初期症状不显著但病情在短时间就发展至重症期，出现高烧、暴喘甚至呼吸衰竭的情况。时至今日，在大量的临床诊疗中，我们已经逐渐厘清该病毒的发展特性和治疗方式，一系列的指南及防治措施也相应出台，控制住了其蔓延趋势。不可否认的是，在此过程中中医药治疗展现了不可忽视的力量。

在国家级名中医万友生、国医大师洪广祥、国医大师伍炳彩 3 位老先生学术思想的指导下，我们根据江西省该病毒感染的证候特点，将其病机特点概括为“寒、湿、燥、瘀”，即寒湿起病，兼夹燥邪，郁而化热，阳虚痰瘀。

起病以寒湿为先，该病毒发于冬季，病发时正当九九寒冬，冬天的主气为寒，加之江西地处江南水湿之地，雨水较多，故容易感受寒湿之邪。然而疫毒感染患者多有干咳、痰少的症状，故认为本病还兼夹燥邪，正所谓“湿与燥兼”。临床早期多表现为恶寒发热，无汗为主，周身酸痛，可见胸闷气憋、短气乏力、干咳少痰等肺失宣肃、津液不运的表现；还可见寒湿困脾之恶心、纳差、腹泻、大便黏滞不畅等消化失常的症状，并见舌质淡红、苔多白腻、面色黄滞、脉多濡等。治以散寒除湿，化痰止咳，抗毒退热。方拟散寒祛湿抗毒方，处方：藿香 9g，杏仁 9g，桂枝 9g，炙甘草 6g，炒白术 9g，紫苏叶 6g，法半夏 9g，陈皮 9g，前胡 9g，桔梗 9g，枳壳 9g，茯苓 9g，生姜 9g，大枣 9g，蝉蜕 3g。疫毒感染传变迅速，如治疗不及时，或治疗不当寒湿容易化热，转变成湿热证，具体原因有 3 点：有些患者发病后不愿意及时就诊，延误治疗时机；疾病早期症状轻微，未引起患者重视，导致病情变化；部分患者素体阳盛，感邪后易于化热。基于以上几点，所以病机常见由寒湿转化为湿热，因此临床上寒湿证相对少见，湿热证相对普遍。临床症状见发热或不发热，微恶寒，乏力，头身困重，肌肉酸痛，干咳痰少，咽痛，口干不欲多饮，或伴有胸闷脘痞，无汗或汗出不畅，或见呕恶纳呆，便溏或大便黏滞不爽，舌淡红，苔白厚腻或薄黄，脉滑数或濡。治以清热化湿，止咳退热，抗毒辟疫。方拟清热化湿抗毒方，组方：杏仁 9g，黄芩 9g，连翘 9g，茯苓 9g，白豆蔻 6g，滑石 9g，桑叶 9g，广藿香 9g，生薏苡仁 15g，生甘草 6g，蝉蜕 3g。

疾病后期，以气阴两虚、肺脾气虚为主，临床见体倦少气，精神不振，口渴，自汗，胸满身重，小便短赤，便溏或大便黏滞不爽，脉虚或弱，舌质红或淡红，苔白腻或黄腻；或见病情缠绵，日久不愈；或临床症状虽不明显，但核酸检查难以转阴或反复出现阳性。治以益气养阴，扶正除湿，抗毒辟疫。方拟扶正祛湿抗毒方，组方：党参 15g，炒白术 9g，麸炒苍术 6g，生黄芪 15g，当归 9g，生甘草 6g，麦冬 6g，五味子 6g，陈皮 9g，青皮 6g，六神曲 9g，葛根 9g，黄柏 9g，泽泻 6g，升麻 6g，贯众 9g，金银花 9g，连翘 9g，生姜 6g，大枣 6g。

临床发现，新型冠状病毒感染会导致肺间质纤维化。此次病毒为寒湿之邪，易伤阳气；寒湿易阻气机，血为之瘀滞；一些患者误用、过用寒凉之药，损伤阳气，因此导致了患者出现肺间质纤维化，其发病机制与“阳虚寒凝，痰滞血瘀”的病机契合，故以温肺化纤汤治疗，温肺散寒，化痰行瘀。

案例

易某，女，56 岁。

初诊（2023 年 8 月 14 日）：主诉“感染新型冠状病毒后咳嗽 4 天”。现症见：咳嗽，偶咳，咳即右胁下疼痛，发热，体温 37.5℃，咽痒即咳，无咽中痰滞感，咽痛，咽干，口干不苦，流清涕，平素怯寒，性急，胸骨下压痛，腰痛，纳一般，寐一般，易醒，夜尿 3 ~ 4 次，大便 2 日未解，口淡，不欲饮食，小便调，脉细弦，舌红，苔黄腻。

中医诊断：疫病，证属寒邪郁表，湿热毒蕴结于肺。治以外散表寒，内清热化湿解毒。

处方：清热化湿抗毒汤加味。苦杏仁 10g，茯苓 10g，黄芩 10g，白豆蔻 6g，滑石粉 6g，连翘 10g，桑叶 10g，麻黄 6g，薏苡仁 10g，炙甘草 6g。5剂。

二诊：患者咳嗽改善，以夜间咳嗽为主。口不干、不苦、不黏，鼻稍干，无头痛头晕，无恶寒发热，咽不干、不痒，大便软，小便清长。舌质红，苔腻微黄，脉细弦。诸症已减，说明药已对证，守方清热化湿抗毒方，7 剂。

三诊：患者无咳嗽、咳痰，无发热恶寒、汗出、头痛头晕、周身疼痛、胸闷胸痛、口干、口苦、口黏，鼻稍干，无鼻塞流涕，不打喷嚏，咽不干、不痒，大便偏干，小便淡黄，舌质红，苔白，脉滑。复查核酸检测为阴性，继服清热化湿抗毒方加减 10 剂以资巩固疗效，不适随诊。

三、科研探索

（一）临床研究

1. 温肺化纤方治疗特发性肺间质纤维化疗效与安全性评价

当前缺乏特发性肺间质纤维化（idiopathic pulmonary fibrosis，IPF）的治疗药物，中医药疗法在改善患者临床症状与生活质量方面表现出一定的疗效，但缺乏评价证据；团队通过回顾性研究评价了温肺化纤方联合基础疗法治疗 IPF 的疗效和安全性，以为进一步临床确证试验提供依据。既往我们收集了江西中医药大学附属医院 2013 年 12 月至 2021 年 7 月期间收治的温肺化纤方联合基础疗法治疗的 IPF 患者病历及临床随访资料，对中位生存时间、中医症状疗效、生活质量评分、六分钟步行距离，用力肺活量、肺部 CT 评分等进行了评估。

分析结果显示，27 例患者的中位生存时间为 50.1 个月，5 年累积生存率为 41.8%，高于既往文献报道的 39%。长期服用温肺化纤汤能稳定症状进展率，改善咳痰、胸闷、气短等症状，且肺功能下降速度较未治疗患者慢。胸部高分辨率 CT 评分显示，多数患者肺部纤维化未加重，部分患者甚至出现逆转。治疗期间，患者生活质量普遍未下降，且随治疗时间的延长，生活质量改善率会随之上升。六分钟步行距离改善率随治疗时间的增加而增加。治疗过程中，患者肝肾功能和血常规未出现异常，未发生严重不良反应，无患者因不良反应中断治疗。综上所述，温肺化纤方联合基础疗法对 IPF 患者治疗显示出较好的疗效和安全性，能改善临床症状、生活质量，延缓肺功能下降程度，且安全性良好。

2. 麻黄连翘赤小豆汤加减对慢性咳嗽湿热郁肺证患者具有良好疗效

我们通过研究探讨了运用麻黄连翘赤小豆汤加减治疗慢性咳嗽的证候特点、加减用药及组方规律，为临床医师提供了慢性咳嗽的诊疗思路。团队选取 2019 年 9 月至 2021 年 9 月在门诊运用麻黄连翘赤小豆汤加减治疗慢性咳嗽符合纳入标准的临床医案，收集医案中的发病情况、临床症状、舌脉诊、联合方组及加减用药等资料记录作为数据来源；运用 Excel 及 SPSS Modeler 与 SPSS Statistics 软件进行频数统计、关联规则及聚类分析得出的结果进行探讨分析。

本研究收集整理了 150 例，共 226 个诊次的临床医案，分析了使用麻黄连翘赤小豆汤加减治疗慢性咳嗽患者的临床症状和用药情况。研究发现患者症状多由异味、咽痒、冷风等刺激因素诱发，主要表现为反复咳嗽、干咳或少量黏痰、舌质红、苔腻或白或黄、脉滑或细，常伴有咽喉不适和口味异常。临床症状频数较高的依次为怕冷、胸闷、流涕、鼻塞等。

药物分析显示，药物四气频数以寒性药物最多，无热性药物使用；五味以辛味最多，药物归经以归心、肺、胃、肝、脾经为主；功效以清热解毒药最多，常用药物以射干、牛蒡子、金银花等为主。合方使用频数前五位的方剂包括银翘马勃散、抗敏煎等。

采用 Apriori 算法进行关联规则和聚类分析，结果得出二阶关联规则 25 条，三阶关联规则 89 条，通过对药物进行聚类，得出 8 类药物组，包括清热解毒、息风止痉、化湿、利尿通淋等不同功效的药物组合。

3. 晚期肺癌的证候学特点

团队通过查阅文献了解近 5 年以来晚期肺癌的中医用药规律研究进展，把握研究方向，确保该研究的时效性与创新性，避免因研究的重复与落后而浪费科研资源。之后，我们收集在临床运用中药治疗晚期肺癌的门诊病历，通过“中医传承辅助平台系统（V2.5）”软件分析患者基本信息（性别与年龄）、主要症状、舌脉象、证候类型、治法治则、药物、性味归经、组方规律和高频药物聚类新方等，挖掘出我从脾胃论治晚期肺癌的用药规律，以期为同道运用中医药治疗晚期肺癌提供新方法、新思路及临床实践依据，从而让晚期肺癌患者获益。

研究纳入的原始病案照片及影像学资料均源于 2020 年 9 月至 2022 年 9 月我在江西中医药大学附属医院呼吸与危重症医学科门诊接诊的晚期肺癌病案处方。研究分析的病案均经过纳入标准和排除标准的筛选，随后将纳入患者的病案资料进行规范化整理，病案内容包括患者基本信息（姓名、年龄及性别）、症状、舌脉、证型、治法及方药等。

在 135 例晚期肺癌患者的病案分析中，我们记录了 111 种常见症状和体征，其中 55 种症状出现频次超过 10 次。最普遍的症状包括食欲不振、睡眠正常、咳嗽、舌淡红、口干等，以上症状反映了患者的脾胃功能和气阳虚弱状态。中医证型分析结果显示，脾虚痰湿证、脾虚肝郁证和脾虚湿热证是最常见的证型，分别占 28.89%、24.44% 和 20.74%。舌色以淡红舌最常见，而舌苔以薄白苔为主。脉象分析中，细滑脉最为常见，其他脉象如细弦、弦滑等也有出现。这些数据强调了在晚期肺癌治疗中，应重视脾胃健康和气阳的恢复，以及四诊信息（望、闻、问、切）在临床辨证中的重要性。

4. 银翘马勃散的临床研究

银翘马勃散乃吴鞠通所创，为专治湿温喉阻咽痛方，所治病机为肺气不化，湿热郁遏，心胆之火结聚。此方为后世医者沿用，多将其单纯用于咽喉病症的治疗中。临床我常用银翘马勃散，临证运用此方时不局限于咽喉疾病，亦可将其用于治疗其他疾病，正如国医大师伍炳彩教授认为临证对银翘马勃散的运用“应不离于咽喉，又不止于咽喉”。在临床上不仅将此方用于急、慢喉痹，乳蛾等以咽喉病变为主的疾病，亦常用于肺系病、心系病、神志病、热病等多种疾病。团队通过收集、整理我在门诊运用银翘马勃散的医案，分析了银翘马勃散运用于治疗不同疾病的理论内容。

团队利用中医传承辅助平台（V2.5）对 149 例医案进行数据处理和分析，建立了数据库，并运用统计报表、数据分析和 Apriori 算法等方法研究银翘马勃散在临床上的应用规律。研究结果发现，银翘马勃散不仅用于咽喉相关疾病，还涉及多条经脉和脏腑的疾病，治疗时可兼顾咽喉症状。团队通过对 206 首含银翘马勃散的处方分析，发现该方剂可用于 22 种中医疾病，其中咳嗽、肺胀等病症最常见。药物使用频次最高的包括连翘、金银花等，且药物主要归经于肺、胃、心等经脉。数据挖掘显示，核心药物有 9 味，关联规则分析揭示了 72 条用药模式和 76 条关联规则，为临床用药提供了依据。

（二）基础研究

1. 温肺化纤汤的机制研究

（1）温肺化纤汤对肺纤维化微环境中 BMSCs 定向分化功能调控机制的研究　肺间质纤维化是呼吸科的疑难病，其发病率在我国快速上升，该病临床预后差，患者从确诊到死亡的中位生存时间为 2 ～ 3 年。骨髓间充质干细胞（bone marrow mesenchymal stem cells，BMSCs）在肺损伤部位定殖只是第一步，BMSCs 要进一步分化成有功能的肺泡上皮细胞，替代已破坏和凋亡的细胞，才能真正达到修复损伤的目的。理想状态下，作为多能干细胞的 BMSCs 可以分化成多种细胞类型，植入肺脏后能分化为Ⅰ型和Ⅱ型上皮细胞、内皮细胞和成纤维细胞。但是在疾病状态下，情况要复杂得多。细胞、生长因子和细胞外基质在体内构成细胞赖以生存的动态环境，简称微环境。BMSCs 的增殖分化和自我更新行为高度依赖其所处的局部三维微环境。肺间质纤维化会产生大量的细胞因子 IL–13，进而激活 JAK/STAT 信号通路，影响 BMSCs 的增殖和分化，因此，改变肺间质纤维化微环境中关键细胞因子的浓度，进而调控 BMSCs 的定向分化能力成为研究的热点。而温肺化纤汤则可通过调节肺间质纤维化微环境中细胞因子的浓度来调控 BMSCs 的定向分化，达到治疗本病的目的。

（2）温肺化纤汤通过 Notch 信号通路增强 BMSCs 免疫抑制功能的机制研究　前期研究中，实验室研究证实温肺化纤汤能够促进骨髓间充质干细胞替代受损细胞，从而减轻肺间质肺纤维化程度，但这一作用不能完全解释该方的药理作用。最新的研究发现 BMSCs 具有很强的免疫调节能力，而 Notch 信号通路在其中扮演着重要角色。实验团队通过流式细胞术、实时聚合酶链式反应技术（GRTPCR）、ELISA 等技术，采用体内和体外实验相结合的方式研究肺纤维化微环境中淋巴细胞免疫表型、转录因子表达和因子分泌，发现经温肺化纤汤干预后，Notch 信号通路被激活，BMSCs 在体内外的免疫调节功能增强，肺部的损伤可得到明显改善。

（3）温肺化纤汤对肺间充质干细胞外泌体的影响及分子机制　特发性肺纤维化是一种进展快、预后差的疾病，采用温肺化纤汤治疗效果确切。前期研究结果显示，温肺化纤汤可以促进肺间质干细胞外泌体的分泌。团队通过采用体内和体外实验相结合的方式，研究肺纤维化微环境中肺间质干细胞分泌外泌体数量和内含物的变化情况，进而观察了这个变化所带来的生物学效应的改变，以及温肺化纤汤对这个过程中的干预作用。通过体内体外检测，团队发现，温肺化纤汤可通过影响肺间充质干细胞外泌体发挥修复肺损伤部位作用。

2. 玉屏护卫方的机制研究

玉屏护卫方促进肺间充质干细胞增殖研究：选用 C57BL/6 小鼠，提取肺间充质干细胞，选择 96 孔板，细胞计数为 4×10^4 细胞 / 孔，分为 6 组，第 1 组作为对照，其余各孔加入玉屏护卫方含药血清，浓度分别为2.5%、5%、7.5%、10%、15%，采用四甲基偶氮唑盐法（MTT法）检测。结果表明，玉屏护卫方能促进肺间充质干细胞增殖。

3. 散寒除湿抗毒方、清热化湿抗毒方和扶正祛湿抗毒方体内外研究

为明确散寒除湿抗毒方、清热化湿抗毒方和扶正祛湿抗毒方的药效作用，项目组展开了体外实验，在体外抗病毒实验中，实验发现含药血清中的生物活性物质会干扰病毒的增殖，影响实验药效，故使用培养基稀释的中药原液进行药物毒性检测以及体外药效评价。选择MRC-5细胞，96孔板接种，细胞计数为1×10^4细胞/孔，给药48小时后，进行细胞计数试剂盒-8（Cell Counting Kit-8，CCK8）检测。结果显示在MRC-5细胞中，散寒除湿抗毒方半数毒性浓度（TC50）为29.93mg生药/mL，浓度在0～16.0mg生药/mL时对细胞无毒性；清热化湿抗毒方半数毒性浓度（TC50）为9.129mg生药/mL，浓度在0～8.0mg生药/mL时对细胞无毒性；扶正祛湿抗毒方半数毒性浓度（TC50）为38.21mg生药/mL，浓度在0～16.0mg生药/mL时对细胞无毒性。实验表明，散寒除湿抗毒方、清热化湿抗毒方和扶正祛湿抗毒方的临床使用剂量对MRC-5细胞安全、无毒。

为明确散寒除湿抗毒方、清热化湿抗毒方和扶正祛湿抗毒方对冠状病毒的作用，项目组展开了相应实验，鉴于冠状病毒需要在生物安全3级实验室进行操作，而中药有多靶点的特点，极可能存在广谱抗冠状病毒活性，因此我们采用HCov-229E冠状病毒株在江西中医药大学生物安全2级实验室中开展实验。选择对数生长期的MRC-5细胞，经100TCID50的HCov-229病毒感染[MOI=0.1]。病毒抑制率（%）=（药物组平均OD值－病毒组平均OD值）/（正常组平均OD值－病毒组平均OD值）×100%。计算药物对病毒的半数抑制浓度（IC50），并计算治疗指数（SI=TC50/IC50）。结果显示散寒除湿抗毒方对病毒的半数抑制浓度（IC50）为2.402mg/mL，治疗指数为12.46；清热化湿抗毒方对病毒的半数抑制浓度（IC50）为1.561mg/mL，治疗指数为5.848；扶正祛湿抗毒方对病毒的半数抑制浓度（IC50）为8.915mg/mL，治疗指数为4.286。实验表明，散寒除湿抗毒方、清热化湿抗毒方和扶正祛湿抗毒方对于冠状病毒具有较好的抑制活性的作用。

为明确散寒除湿抗毒方、清热化湿抗毒方和扶正祛湿抗毒方在对抗炎症方面的作用，项目组进行了一系列实验，在动物实验中，项目组开展散寒除湿抗毒方、清热化湿抗毒方和扶正祛湿抗毒方对肺损伤小鼠细胞因子和免疫球蛋白调节作用的研究。结果显示，给药后细胞因子IL-2、IL-4、IL-6、IL-21、IL-17A、IL-23、IL-1β、TNF-α水平下降，抑炎因子IL-10水平上升；IgA、IgM和IgG免疫球蛋白水平稳定。实验结果表明，散寒除湿抗毒方、清热化湿抗毒方和扶正祛湿抗毒方能减轻炎症，促进组织修复，调节免疫平衡。

为揭示散寒除湿抗毒方、清热化湿抗毒方和扶正祛湿抗毒方的作用机制，项目组展开转录组学分析，通过筛选得到关键作用基因集。KEGG富集分析显示散寒除湿抗毒方在Phospholipase D信号通路中呈现显著基因富集，如二酰甘油激酶η（DGKH）、溶血磷脂酸受体6（LPAR6）、KIT配体（KITL）、血管紧张素原（AGT）；清热化湿抗毒方在Cytokine-cytokine receptor interaction信号通路中呈现显著基因富集，如C-C模式趋化因子配体（CCL）3、

C-X-C 模式趋化因子配体（CXCL）13、肿瘤坏死因子受体超家族成员（Tnfrsf）17、CCL21b、CCL28、CCL4、白细胞介素 -12 受体 β2 亚基（IL-12RB2）、C-C 趋化因子受体（CCR）3；扶正祛湿抗毒方在 viral protein interaction with cytokine and cytokine receptor 信号通路中呈现显著基因富集，如 CCR8、CCL19、CCR6、CCL21d、CCL20、CCR4、IL-16、TNF、脂磷壁酸（LTA）、白细胞介素 -2 受体 α 链 (IL2RA)。经 PCR、WB 技术验证，上述基因表达水平与组学分析结果一致，这为进一步阐明散寒除湿抗毒方、清热化湿抗毒方和扶正祛湿抗毒方的药效作用机制提供了坚实的基础依据。

四、结语

在医学的长河中，我已扬帆远航 40 载，心怀对中医的热爱与虔诚，这份初心始终如一。我感激一路上遇到的良师益友，他们的智慧和支持是我不断前行的力量。中医学，这门古老而深邃的学问，其生命力在于临床实践的一次次验证。要博采众家之长，在继承的基础上，结合西医学，以开放的心态，促进中医与现代科技的融合，这是一名中医人的使命。作为中医人要发挥中医在预防和治疗上的独特价值，发挥中医的整体调理和个体化治疗优势。

杏林之路，世代相传。我深受前辈的教诲和榜样的激励，我也对年轻学子充满期待。每一位中医学子都当立志高远，要以名中医的标准要求自己，在努力继承的基础上，应该加大创新力度，否则就很难成为一代名医，这是历史的规律，也是现在的定律。此外，中医的东西，尤其是老前辈们的东西大家不要先去争论，应当先把它接受下来，接受下来之后再去实践、去求证，即“不争论，多实践”。随着现代科技的发展，我们有了更多的研究工具和方法，通过这些方法我们再来深入研究和阐释中医药的深层机制。

我期望年轻一代的中医人，能够在继承和发扬中医精髓的同时，积极拥抱现代科技，探索中医药的现代化道路，让这份古老智慧焕发新的光彩，为全人类的健康福祉贡献力量。

（刘良徛）

吕晓东

二级教授，博士研究生导师，博士后合作导师

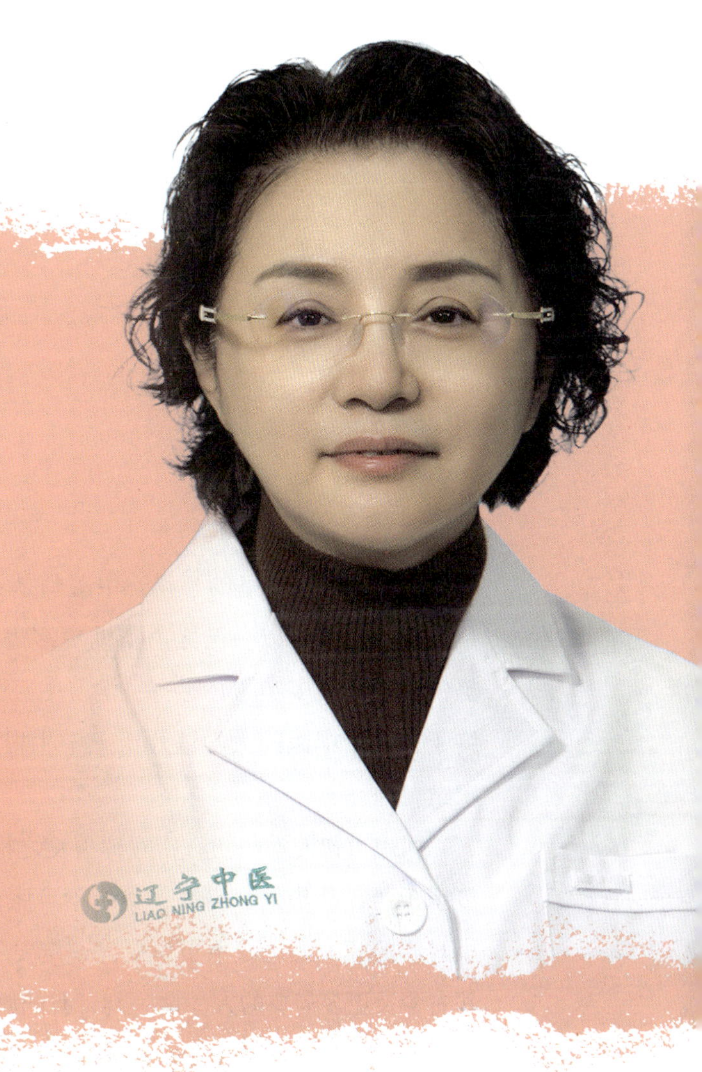

汉族，1966年1月生，鞍山海城，中共党员，辽宁中医药大学党委书记，辽宁省政协委员。享受国务院政府特殊津贴专家，全国专业学位研究生教育指导委员会高校委员，第七届国家卫生计生突出贡献中青年专家，第七批全国老中医药专家学术经验继承工作指导教师，辽宁省“兴辽英才计划”高水平创新创业团队负责人，辽宁省名中医，辽宁省“百千万人才工程”百人层次人才，辽宁省学术头雁，第六届沈阳市优秀专家。

现兼任国家中医药管理局络病重点学科学术带头人，中华中医药学会络病专业委员会副主任委员，世界中医药学会联合会呼吸病、肺康复委员会副会长，辽宁中医药学会络病委员会主任委员，辽宁省医学会和中医药学会副会长，国家自然科学基金和国家科技奖励评审专家，中华中医药学会科技奖励评审专家，全国博士后基金评审委员会专家。担任《世界科学技术－中药现代化》《中国中医基础医学杂志》《中华中医药杂志》等期刊编委，*Medical Science Monitor*、*Journal of Traditional Chinese Medicine* 审稿专家。主持国家、省部级课题20余项，发明专利3项，发表学术论文160余篇，SCI论文5篇，主编著作9部，主编“十三五”研究生规划教材1部，获辽宁省科技进步奖二等奖1项、三等奖4项，以及其他奖项共20余项。曾荣获辽宁省巾帼建功标兵，辽宁省劳动模范，辽宁省三八红旗手，辽宁省五一劳动奖章，沈阳市劳模、十大杰出青年创新人才、五四奖章和红旗手等荣誉称号。

精益求精，深耕肺络理论研究；继往开来，加速临床成果转化

一、从医之路

（一）医者初心

中医是一门神圣的学科，中医师是一个伟大的职业，自小我便对中医抱有无限的憧憬与热爱，希望能够以一己之力帮助更多需要帮助的人。直至 1983 年填报高考志愿时，书写的笔尖触动了我多年的心愿——学习中医、治病救人。“人之初，性本善”，多年来善良的种子终于在辽宁中医药大学这片沃土中生根发芽，直至 1988 年参加工作，我开始了中医道路的求索。

回想当初的学医初心，除却善良之根外，“不为良相，当为良医”是另一个原因。中医药传承千年，从华佗、扁鹊、李时珍、张仲景开始，中医的传承从未间断，其内容博大精深。小时候的我，便想着生于华夏，一定要了解中国的国粹，并深入学习，学透学精，以造福左邻右舍及更多需要的人。这一刻，我的愿望实现了，我开始了学医之路。

中医药作为历史瑰宝，凝聚着中华民族的智慧，蕴含着浓厚的中华民族传统文化，其历史源远流长，赢得了中国乃至世界的认可与支持。吾辈应大力发展中医药事业，擦亮中医药这块金字招牌，不断推进中医药事业高质量发展，使中医药传统文化的内涵和精髓得以延续传承。

（二）医道求索

1988 年我毕业于辽宁中医学院中医系并留在医院工作，从医师到主治医师，从医务科到急诊科，从心血管内科到呼吸内科，我经历了很多。但唯有一点从未忘记，那就是要时刻读书、时刻学习、时刻进步，于是我继续攻读了硕士和博士学位，并在全国名老中医马智教授

的悉心指导下，学习临床诊疗思路。马老从医、执教40余载，熟谙医理，勤于临证，擅治风温肺热病、咳嗽变异性哮喘等呼吸系统疾病，顽固性失眠、眩晕、癫痫、抑郁症等神经系统疾病及慢性结肠炎、胃炎等消化系统疾病。基于数十年中医内科的临证经验及领悟思考，马老提出“气病百病生”“无痰不作病”“久疾无不瘀”的病因病机观点，总结出“化痰瘀、调气血”的内科杂症治疗六字心法。马智教授善用经方、验方、小方化裁组合，常谓：“先人遗留之方，施药精炼，久经临床诊治验证，如明其理法，尊其准绳，运用得当，则疾病应手而解。”吾侍其左右，颇有感触，这也在我今后的临床辨治中发挥了至关重要的作用。

另吾博览众书，结合临床，喟叹圣贤医案之心得之精如下，即以整体观念与辨证论治为则，根据病情不同，将患者可分为未病、将病、已病3类。授人法于阴阳、和于术数，饮食有节、起居有常、不妄作劳之方为医人之未病；阴阳相搏而不调者，虽阳盛或阴盛而不为病者，抑其病情传变，为医人之将病；又有病症较明者，观其病之所在，病之所状，审脉之浮沉滑涩等，辨其表里、阴阳、寒热、虚实等，询其饮食起居、生活近况等，定其病而分其证，而后拟方为医人之已病。如遇病情危急者，则需井井有条，慎思后快下，以解燃眉之急，或遇病之危久者，则更需深思熟虑，以求万全之方。

（三）工作经历

吾本着“求真、求是、求实”的理念，精益求精，深耕肺络理论研究；继往开来，加速临床成果转化，投身于临床与教学科研工作30余年，其中专研于肺病数十载，虽不能望古代先贤之项背，然奋力自学，尽余所能，凡有益于中医药事业之事，定当竭尽全力，精益求精，故对于诊治肺系疾病有些一得之见。多年来，吾潜心修学，阅读经典，参考医案，临床与教学科研并举，体悟中医之理，感悟自然之道，终有所获，吾深知唯有医案可“宣明往范，昭示来学，既不诡于圣经，复易通乎时俗”。

在临床教学时，吾通过传授对患者的舌象、脉象进行的观察分析，更为清晰地向学生们展示病情情况，并细致阐述临证经验，更加精准地概括临证思维及辨证思想，以更加方便地让学生们理解疾病的诊疗情况。正所谓“医可为而不可为，必天资敏悟，读万卷书，而后可借术而济世”，行医这几十年中，吾深知学与悟二者缺一不可，回首行医之路，吾感触颇深，也总结了一些经验，便于走出临床再回观临床，及时修进，为中医药事业贡献微薄之力。同时作为一名中医内科学老师，吾以“胸痹”为例，分别用“林黛玉”“胖大嫂”“俄罗斯大叔”来形容胸痹的情志失节、饮食失调、寒邪内侵的病因，在教学中更加重视培养学生的中医思维。古人云：“授人以鱼不如授人以渔。”吾将中医知识与临床典型病例相结合，详细讲解患者的临床表现、辨证要点、中医处方，进而塑造学生们的临床思维框架，使他们深入了解中医药的临床价值，验证中医药理论。

团队中的骨干力量于2005年着手进行络病理论防治疾病的基础和临床研究，成立辽宁中华中医药学会络病委员会，筹建络病创新团队，吾作为团队带头人于2009年任主任委员，整合医院肺病科室优势资源，初步建立应用络病理论防治疾病的关键理论体系平台，并进行络病理论创新研究，提出了肺络“病证治”理论体系，并于2011年正式成立络病创新团队，于2012年成功申报国家中医药管理局重点培育学科——中医络病重点学科，吾于2016年当选中华中医药学会络病委员会副主任委员，“肺络病证治体系构建及应用创新团队”于2018年入选辽宁省“兴辽英才计划”高水平创新创业团队，并且在团队不懈的努力下，于2023年入选国家“高水平中医药重点学科建设项目”及辽宁省中医药传承创新团队。

（四）疫情防控

2022年4月，面对新的疫情，辽宁省迅速响应国家号召，组建了来自3家省属中医医院的200名医护人员的辽宁省援沪医疗队，辽宁省援沪医疗队平均年龄33岁，其中92名为“90后”。队伍中包括11名中医专家和15名护理部领导，专业覆盖中医多个方向，在今后的治疗中医疗队运用中医药特色，实施了全面的中医救治。

秉医者之仁，怀救苦之心，辽宁省援沪医疗队当时整建制接管上海宝山区方舱医院，积累了丰富的中医药防控疫毒感染的治疗经验。医疗队充分发挥中药和中医特色技术的优势，实现中医药干预治疗全覆盖，以达到尽快消除症状、截断病情，尽早转阴的目的。针对儿童、高龄和有基础疾病的患者，专家会诊组确立“扶正固本”的治疗原则，结合“三因制宜”，根据季节特点、地域特点、患者自身体质特点，四诊合参，辨证论治，采用“一人一策一方”，为每个患者开出他们专属的中医处方。

我在临床大量病例观察的基础上，以中医“五运六气”“体质学说”“三因制宜”“辨证论治”等理论为支撑，遵循应服尽服原则，根据不同的人群按照一人一策一方、一人一时一方进行特色用药，同时增加普适方及代茶饮的治疗方式，充分发挥了中医药诊疗的重大作用。

二、临证经验

（一）咳嗽

咳嗽是因肺失宣肃，肺气上逆所致的以发出咳声或伴有咳痰为主症的一种肺系病证。它既为症状表现，又可单独命名疾病。有声无痰为咳，有痰无声为嗽，临床上多痰声并见，故以咳嗽并称。咳嗽首见于《黄帝内经》，《素问·宣明五气》记载：“五气所病……肺为咳……”依据五脏六腑辨证论治咳嗽。《素问·咳论》提出：“皮毛先受邪气，邪气以从其合也。其寒饮食入胃，从肺脉上至于肺则肺寒，肺寒则内外合邪，因而客之，则为肺咳。”《黄帝内经》强调外感与内伤两类咳嗽的病因，即邪可从外而入，也可自内而发，二者均可导致脏腑功能失调，肺失宣肃，肺气上逆而发为咳嗽。咳嗽病因病机复杂，临床表现各异，既有寒、热、燥之异，又有痰湿、痰热、肝火、阴亏之别，外感和内伤咳嗽之间错综复杂，互为关联，因此有时难以截然区分。咳嗽总的治疗原则关键在于分清邪正虚实，外感咳嗽多属邪实，治疗应当祛邪利肺；内伤咳嗽多属虚实夹杂，本虚标实，治疗应当祛邪止咳、扶正补虚。我在治疗慢性咳嗽时，多以络病理论为基础来指导临床用药，并注重益气养阴药和疏肝解郁药的配伍使用。

案例

案例一：徐某，男，45岁。

初诊（2020年12月2日）：主诉“咳嗽反复发作20余年，加重1周”。现病史：患者1周前，因感冒受凉之后咳嗽加重，干咳，遇异味及冷空气刺激后，时有阵咳，偶有痰，胸闷不舒，晨起口干口苦，身有微热，大便溏，每日4～5次，小便正常，夜寐尚可，舌质淡，苔薄黄，伴齿痕，脉沉弦。既往史：否认高血压、糖尿病、冠心病等病史。过敏史：否认药物、食物过敏史。

西医诊断：慢性咳嗽。中医诊断：咳嗽，从少阳论治。

处方：柴胡10g，黄芩15g，法半夏10g，紫苏子15g，蜜麻黄10g，紫苏叶15g，牛蒡子10g，五味子10g，僵蚕15g，蝉蜕15g，地龙15g，荆芥10g，防风10g，杏仁10g，桔梗15g，薏苡仁25g，茯苓15g，山药25g，白芍25g，甘草15g。7剂，水煎服，早中晚3次分服。

二诊（2020年12月9日）：患者仍有咳嗽，咳痰，痰色略黄，口干涩，口苦，舌质淡，苔黄，伴齿痕，脉沉。处方：上方加牡丹皮10g，栀子15g，橘红15g。10剂，水煎服，早晚2次分服。

三诊（2020年12月23日）：患者咳嗽症状较前减轻，有少量黄痰，偶有口干，偶有口苦，大便溏，舌质淡，苔薄黄，伴齿痕，脉沉。处方：上方加石斛20g，川楝子10g。10剂，水煎服，早晚2次分服。

四诊（2021年2月3日）：患者咳嗽、口干、口苦见好转，大便溏，舌质略暗，苔白伴齿痕，脉沉。处方：上方加仙鹤草15g。15剂，水煎服，早晚2次分服。

五诊（2021年3月24日）：患者病情好转，舌质淡苔白伴齿痕，脉沉。以代茶饮为处方，组成：西洋参2g，百合2g，麦冬2g，桔梗2g，红枣2枚，陈皮2g，菊花1枚。50剂，代茶饮，每日1剂。

案例二：许某，男，58岁。

初诊（2021年6月16日）：主诉“患者反复咳嗽4余年，加重2周”。现病史：患者2周前因感冒受凉后出现干咳，咽中有痰，难咳，偶有黄痰，怕冷，无汗出。多言后气短，双下肢浮肿，平素性情急躁易怒，背部皮肤粗糙，二便正常。舌质淡红，苔黄略燥，脉沉弦。既往史：2017年患胸膜炎、胸腔积液，曾行右肾切除术。过敏史：否认药物、食物过敏史。

西医诊断：慢性咳嗽。中医诊断：咳嗽，证属表寒肺热证。治以辛凉宣泄、清肺平喘为法。

处方：蜜麻黄10g，石膏25g，杏仁10g，蒲公英35g，连翘15g，竹叶10g，黄芩15g，栀子15g，鱼腥草15g，桔梗15g，牛蒡子15g，枇杷叶15g，法半夏10g，黄芪25g，白术15g，陈皮15g，柴胡10g，枳实15g，白芍25g，川楝子10g，甘草15g。7剂，水煎服，早中晚3次分服。

二诊：患者干咳症状较前减轻，仍有气短，舌质红，苔黄略燥，脉沉弦。处方：上方加黄芪 30g。10 剂，水煎服，早晚 2 次分服。

三诊：患者干咳好转，黄痰减少，偶有气短，舌质红，苔黄燥，脉弦。处方：上方石膏减为 15g，加党参 25g。10 剂，水煎服，早晚 2 次分服。

四诊：患者肺系症状明显好转。舌质红，苔薄黄。脉弦。处方：上方加西洋参 10g，减党参。10 剂，水煎服，早晚 2 次分服。

（二）哮病

哮病是支气管哮喘的中医病名，是一种以慢性气道炎症和气道高反应性为特征的异质性疾病。哮病的典型症状为发作性伴有哮鸣音的呼气性呼吸困难，可伴有气促、胸闷或咳嗽等症状。上述症状可在短时间内发作，并持续数小时至数天，可通过使用平喘药物缓解，或自行缓解。夜间及凌晨发作或加重是哮病的重要临床特征。哮病在古代中医病名中，归属于“喘鸣”“上气”“哮吼”等范畴。关于哮病的论述始见于《黄帝内经》中所记载的“阴气在下，阳气在上，诸阳气浮，无所依从，故呕咳上气喘也”；《景岳全书·喘促》中正式提出了“哮喘”病名，且详细解释哮喘之病因为“喘有夙根，遇寒而发，或遇劳而发”；在《金匮要略·肺痿肺痈咳嗽上气病脉证治》中记载的“咳而上气，喉中水鸡声，射干麻黄汤主之”，首次论述了哮病的治疗方法。哮病发生的原因是痰存于肺内，常因外感、饮食、情志、劳倦等诱因被触发而致病。哮病发作时基本病理变化为“伏痰”遇感引触，痰随气升，气因痰阻，相互搏结，壅塞气道，肺管狭窄，通畅不利，肺气宣降失常，引动停积之痰，而致痰鸣如吼，气息喘促。肺主气司呼吸，主宣发肃降，如果外邪侵袭或他脏的病气上犯于肺，可导致肺失宣肃，气机上逆，引起哮鸣喘息、咳嗽等症状。中医药对哮喘的治疗有独到的特色及优势，治疗主要以实喘泻肺、虚喘培补摄纳为原则。发作期以攻邪治标、祛痰利气为主，缓解期应扶正治本为主。后期预防调护中，应当注意保暖，避免因寒冷空气的刺激而诱发的情况，还可根据身体情况，做适当的体育锻炼，以逐步增强体质，提高抗病能力。穴位贴敷是一种治疗哮喘疾病的传统中医特色疗法，其依据“春夏养阳，秋冬养阴”的思想，在每年农历三伏时节和农历三九时节进行贴敷。穴位贴敷通常选用具有温补脏腑、祛痰化湿、活血行气等功效的药物，选取天突、膻中、定喘、肺俞、膏肓穴位进行贴敷，可极大程度地避免慢性呼吸系统疾病反复发作，并且改善患者的体质。

西医学认为，支气管哮喘属于慢性气道炎症，容易诱发气道高反应性，以气促、咳嗽及喘息等为主要临床表现。当前，支气管哮喘的病因病机并不明确，医学界仅认为和环境、多基因遗传等存在一定关联，临床治疗的关键是平喘止咳、扩张支气管、消炎等，以雾化吸入糖皮质激素类药物为主要治疗手段，其中布地奈德可作用于支气管中各类细胞，从而对气道炎症的扩散进行抑制，同时有效控制气道变态反应，并减少腺体分泌，改善哮喘症状。对于处于发作期的哮喘患者，必要时应采用多种药物联合治疗的方法，以达到减轻患者症状，改善患者生存质量的目的。

案例

张某，男，61 岁。

初诊（2020 年 5 月 27 日）：主诉“咳嗽喘促 1 周”。现病史：咳嗽、喘促 1 周，活动后加重，痰黄黏稠，量少难咳出，全身时有怕冷，大便干，3 日行 1 次，夜寐尚可，夜尿多，口干口苦，食少纳差，舌质红，无苔，脉弦。既往史：否认既往史。过敏史：否认食物、药物过敏史。

西医诊断：变异性哮喘。中医诊断：哮病，证属寒热错杂，肺失宣降。治以清肺平喘、宣肺止哮为法。

处方：蜜麻黄 10g，制附子 9g，细辛 5g，射干 10g，乌梅 15g，黄连 10g，黄柏 15g，黄芩 15g，石膏 25g，知母 15g，柴胡 10g，酒大黄 15g，麦冬 20g，杏仁 10g，桔梗 15g，地龙 15g，芦根 15g，当归 15g，沙参 15g，川芎 15g，炙甘草 15g，石斛 15g，肉桂 15g，莱菔子 20g，木香 10g。7 剂，水煎服，早晚 2 次分服。

二诊（2020 年 6 月 3 日）：患者自觉症状有所好转，食欲、排便亦有所好转，舌质红绛，无苔，脉弦。处方：上方加焦山楂 10g，赤芍 15g。15 剂，水煎服，早中晚 3 次分服。

三诊（2020 年 6 月 17 日）：怕冷症状有所好转，偶有咳嗽，痰黄黏稠，咳不出来，食少，大便干，3 日行 1 次。处方：上方减酒大黄为 5g（酌情用药）。代茶饮：白芍 5 ～ 10g，桔梗 5 ～ 10g，枳实 5 ～ 10g，陈皮 10g。

（三）喘证

喘证是指由于外感或内伤，导致气机失常，以致喘促、气短、呼吸困难，甚则张口抬肩，鼻翼扇动，不能平卧为临床特征的病症。喘证的命名最早见于《黄帝内经》中所记载的“肺病者，喘息鼻张”。喘证病因复杂多样，外邪、饮食、情志及过劳、久病均可致喘。喘证有虚实之分，实喘在肺，外邪、痰浊、肝郁等邪实壅塞气道，气机宣降不畅，呼吸不利而致喘；虚喘在肺、肾两脏，肾主纳气，为气之根，肺主气司呼吸，主宣发肃降，两者共同完成机体的呼吸运动，临床患者常虚实夹杂。根据喘证虚实，张仲景提出治喘十法，其中实喘治疗以“通、宣、降、泻”为要，包括通腑泄热法、通脉肃肺法、活血化瘀法、宣肺散寒法、理气消痰法、清肺降逆法、泻肺行水法 7 法；虚喘治疗以“补”为要，包括补肺益气法、补肾纳气法、扶阳固脱法 3 法。喘证常需与气短、哮病等相鉴别。气短症状较轻，不会出现张口抬肩，不能平卧等症状。《医学正传》中提出“喘促喉中如水鸡响者，谓之哮”“气促而连续不能以息者，谓之喘”，由此看出“哮”与“喘”最重要的鉴别在于有无声响。

在西医学中肺气肿、慢性阻塞性肺疾病、肺炎、气胸、肺栓塞等疾病均可见喘的症状。慢性阻塞性肺疾病常伴随喘证，我国慢性阻塞性肺疾病患者基数庞大，40 岁以上人群的患病率达 13.7%，且死亡率高，居中国疾病死亡原因第三位。随着环境因素及个体因素的暴露，其发病率和死亡率呈现逐年上升趋势。另一常伴喘证的疾病为肺气种，肺气肿又称慢性阻塞性肺气肿，为呼吸系统常见病，其不是一类独立的疾病，是由慢性支气管炎、支气管哮喘、支气管扩张、肺间质纤维化等慢性呼吸道疾患共同引起的。因长期咳嗽、呼吸困难等导致肺内压力增高，终末细支气管远端的气道弹性减退，肺泡不能回缩，过度充气膨胀后体积增大，进而形成阻塞性肺气肿，气急、气短、咳嗽、呼吸困难、胸闷等都是其常见症状，吸烟、粉尘吸入、环境污染及自身抵抗力弱、劳累等因素均可刺激该病加重。目前国内常用的治疗方法有药物治疗及肺减容术、呼吸机正压通气治疗等物理疗法。

案例

裴某，男，68岁。

初诊（2020年7月22日）：主诉“咳嗽、喘促1年”。现病史：1年前因感冒后出现咳嗽、喘促，平素气短，偶有喘促（吸入“布地奈德”1年多）、咳嗽，无痰，经常感冒，着凉后即发病，白天汗多，大便干燥，每日1次。舌质暗，满布瘀斑，苔白略厚，脉沉而无力。肺部CT检查示：肺气肿；右肺上叶后段炎性病变。既往史：高血压，血压140/110mmHg。过敏史：否认药物、食物过敏史。

西医诊断：肺气肿。中医诊断：喘证，证属阳虚血瘀证。治以温阳助气、活血化瘀。

处方：蜜麻黄8g，制附子10g，细辛5g，黄芪25g，白术15g，陈皮15g，白芍25g，赤芍15g，桂枝10g，桔梗15g，苦杏仁10g，当归15g，枳壳15g，牛膝15g，肉苁蓉25g，郁金15g，木香5g，丹参15g，桃仁10g，红花10g，僵蚕15g，蝉蜕15g，苏子10g，甘草15g。7剂，水煎服，浓煎100mL，早中晚3次分服。

二诊（2020年7月29日）：患者畏寒，遇寒即恶心，胃部自觉寒凉，小便尚可，喘促有所好转。舌质暗，伴瘀斑，苔白略厚，脉沉。处方：上方加小茴香5g，干姜5g。10剂，水煎服，浓煎100mL，早晚2次分服。

三诊（2020年8月12日）：畏寒，恶心有所减轻，大便正常。舌质暗红，伴瘀斑，苔白略厚，脉沉。吸入布地奈德改为早1次。处方：上方制附子改为15g，加吴茱萸5g、地龙15g，干姜改为10g。10剂，水煎服，浓煎100mL，早晚2次分服。

四诊（2020年8月26日）：症状均明显减轻。舌暗红，伴瘀斑，苔白，脉沉略有力。处方：上方蜜麻黄改为5g。12剂，水煎服，浓煎100mL，早晚2次分服。

（四）肺痿

肺痿是指患者以反复咳吐浊唾涎沫为主要表现的病症，究其缘由，大抵为咳喘日久，肺脏津气损伤，或病久失治，肺脏失于濡养，以致肺叶焦枯，痿弱不用，是一种慢性虚损性疾病。肺痿一病，最早可追溯至东汉医家张仲景所著的《金匮要略》，《金匮要略·肺痿肺痈咳嗽上气病脉证治》记载：“寸口脉数，其人咳，口中反有浊唾涎沫者何？师曰：为肺痿之病。”又言：“痿者萎也，如草木之萎而不荣。”在此对肺痿做出了较为精准的定义。肺痿之病性，总属本虚标实。本虚以肺气虚、肺阴虚及肺中津气损伤为主，标实则以痰瘀阻络为主。中医在肺痿的治疗方面，以补肺生津为总的治疗原则。辨证时应辨虚寒、虚热。虚热者以润肺生津，滋阴清热为主；虚寒者则以温肺益气为主。古今医家治疗肺痿的临证经验丰富，认为肺痿无论虚寒或虚热，其病久必有瘀血。东汉·张仲景《金匮要略·血痹虚劳病脉证并治》云：“五劳虚极羸瘦……内有干血。”即各种原因所致虚极，均可影响血行而致瘀，提示我们在肺痿的治疗方面还可从补虚逐瘀着手。

西医学认为，肺纤维化属于间质性肺疾病（ILD），是以肺泡出现慢性炎症和间质纤维化为主要病理改变的一种疾病。其发病多呈隐匿性，主要表现为进行性加重的呼吸困难，咳嗽等，预后差，最后患者多死于呼吸循环衰竭。特发性肺纤维化（IPF）为ILD的典型代表，是临床最常见的一种特发性间质性肺炎，其发病率呈逐年上升趋势。目前，现代中医医家多认为肺纤维化的中医病名应归属于“肺痿”范畴。IPF主要在成年人中发生，男性多于女性，多数患者有吸烟史。关于IPF的发病机制，目前认为IPF是上皮驱动和成纤维细胞激活过程的结果，炎症可能仅为辅助影响因素。吸烟、病毒和细菌感染及胃食管反流等是IPF的危险因素。目前，IPF的治疗手段主要包括抗纤维化药物、肺康复、肺移植、对症治疗及氧疗等。2016版《特发性肺纤维化诊断和治疗中国专家共识》在该病治疗方面肯定了戒烟和氧疗的重要作用，推荐使用吡非尼酮来延缓用力肺活量下降速度，这在一定程度上可能降低死亡率。尼达尼布可显著减少IPF患者用力肺活量（FVC）下降的绝对值，一定程度上可缓解疾病的进展。

案例

崔某，女，65岁。

初诊（2021年5月25日）：主诉“呼吸困难1月余”。现病史：患者2021年4月15日于中国人民解放军北部战区总院做房颤射频消融术治疗，口服胺碘酮，每日3片，查肺部CT显示肺间质纤维化伴炎症病变。现房颤已复律。患者术后一个月出现呼吸困难，咳嗽，痰黏色白，无喘鸣，畏寒，夜寐欠安，口干不苦，二便正常，舌红少津，有细裂纹，脉沉细。既往史：房颤射频消融术后，否认高血压、糖尿病病史。过敏史：否认食物、药物过敏。

西医诊断：肺间质病。中医诊断：肺痿，证属肺气阴两虚，痰瘀伏络证。治以益气养阴、化瘀通络为法。

处方：丹参15g，地龙15g，沙参20g，麦冬20g，川芎15g，西洋参10g，黄芪25g，党参15g，路路通20g，赤芍10g，柴胡10g，蜜麻黄10g，制附子10g，细辛3g，五味子10g，黄柏20g，桔梗15g，杏仁10g，茯苓15g，白术15g，鸡内金15g，莱菔子15g，鳖甲10g，桑椹25g，甘草10g。7剂，水煎服，早中晚3次分服。

二诊（2021年6月2日）：上述症状略有缓解，舌质红，略少津，脉沉细。处方：上方加桃仁10g，10剂，水煎服，早晚2次分服。

三诊（2021年6月23日）：上述症状略有缓解，舌质红，略少津，脉沉细。处方：蜜麻黄10g，地龙10g，黄芪25g，沙参15g，川芎15g，麦冬15g，西洋参10g，酸枣仁15g，鳖甲15g，桑椹25g，石菖蒲15g，生龙骨15g，丹参10g，赤芍15g，柴胡10g，生牡蛎15g，红景天15g，路路通20g，蒲公英35g，川楝子10g，莱菔子25g。10剂，水煎服，早晚2次分服。

四诊（2021 年 7 月 7 日）：呼吸困难好转，但偶有气短，口干好转，舌质红，略少津，脉沉细。处方：上方黄芪改为 35g，加党参 20g，10 剂，水煎服，早晚 2 次分服。

五诊（2021 年 8 月 4 日）：偶有咳嗽，咽咸，有痰，后背凉，无口干口苦，舌质红，苔薄黄，脉沉。处方：7 月 7 日方加杏仁 10g，桔梗 15g，10 剂，水煎服，早晚 2 次分服。

六诊（2021 年 9 月 8 日）：双肺 CT 显示仍有间质性改变，但较 6 月 23 日肺部 CT 检查结果明显好转。偶有心慌，食欲下降，呃逆，舌质红，苔白，脉沉弦。处方：上方加甘松 15g，红景天 20g，木香 10g，10剂，水煎服，早晚 2 次分服。

七诊（2021 年 11 月 3 日）：双肺 CT 检查结果显示较以前明显好转，偶有呃逆，咳嗽，痰多，舌略暗，苔白，脉沉弦。处方：6 月 23 日方加芥子 10g，莱菔子 20g，10 剂，水煎服，早晚 2 次分服。

八诊（2021 年 11 月 24 日）：上述症状好转。处予膏方：山药 300g，紫河车 50g，太子参 100g，生地黄 150g，茯苓 100g，川芎 70g，当归 150g，白术 150g，麦冬 200g，丹参 70g，五味子 50g，苦杏仁 100g，桔梗 70g，炙甘草 100g，柴胡 100g，陈皮 100g，木香 100g，川楝子 70g，远志 100g，石菖蒲 150g，莱菔子 100g，白蔹 70g，桑椹 150g，黄精 70g，大枣 100g，沙参 100g，熟地黄 100g，阿胶 150g，鹿角胶 30g，冰糖 100g，蜂蜜 100g。35 日量，每日 1 ～ 2 次，每次 10 ～ 20mL。

（五）肺积

“肺积”为古代中医病名，属五积之一。《难经・五十六难》最早提出“肺积”病名。《素问・奇病论》说：“病胁下满气逆，二三岁不已，是为何病……病名曰息积，此不妨于食。”《脉经・平五脏积聚脉证》说：“诊得肺积，脉浮而毛，按之辟易，胁下气逆，背相引痛，少气，善忘，目瞑，皮肤寒，秋瘥夏剧，主皮中时痛，如虱缘之状，甚者如针刺，时痒，其色白。”以上文献记载了古代中医对肺积的认识，概括性地指出了肺积的症、脉、形、色、神，为后世医家研究和治疗肺积奠定了良好基础。

中医肺积病的病因病机比较复杂，中医大家们普遍认为，肺积的形成和发展与正气虚衰、邪气侵袭密切相关。对于“正虚”的认识，不同医家的侧重点有所不同，但多数医家从气虚、阴虚的角度进行探讨。病变早期，邪盛而正气亏虚不明显，可攻邪以扶正。病变后期，则应以扶正为要，辅以祛邪，注意要顾护正气，不可急攻。中医名家朱震亨提出：“凡积病不可用下药，徒损真气，病亦不去，当用消积药使之融化，则根除矣。”总之，古人认为，应根据病变发展阶段，详审邪正盛衰，辨清虚实，以及虚实的多少，辨证地使用攻补之法。

中医学中的肺积类似于西医的原发性支气管肺癌。根据既往流行病学调查显示，肺癌在中国恶性肿瘤中的发病率和死亡率均位居首位，肺癌已成为危害人类健康的重要疾病之一。近年来，中医药治疗已融入肺癌的综合治疗，在稳定肿瘤病灶、延长肿瘤生存时间、提高免疫功能、改善临床症状、提高生活质量等方面显示出一定的疗效和优势，同时也可减少放疗和化疗的不良反应。

肺癌，全称原发性支气管肺癌，是一种起源于支气管黏膜、腺体或肺泡上皮的肺部恶性肿瘤。肺癌大致可分为非小细胞肺癌和小细胞肺癌。其中非小细胞肺癌占 80% ~ 85%，其余为小细胞肺癌。在中国，肺癌的发病率和死亡率一直在上升。肺癌的常见病因包括吸烟、职业和环境污染，以及电离辐射、遗传学、病毒等。肺癌的早期诊断具有重要的临床意义，因为只有在病变早期获得诊断和治疗，才能有较好的疗效。

案例

王某，男，48 岁。

初诊（2020 年 9 月 16 日）：主诉“咽干不适，肺癌术后”。现病史：肺癌术后，咽干不适，无咳嗽，无怕冷怕热，二便正常，舌质暗，苔薄黄，伴齿痕，脉弦。既往史：否认糖尿病、心脑血管疾病史。过敏史：否认食物、药物过敏史。

西医诊断：肺癌术后。中医诊断：肺积，证属脾气亏虚、气滞血瘀证。治以疏肝行气、益气生津、活血化瘀为法。

处方：柴胡 10g，当归 15g，白芍 15g，牡丹皮 15g，栀子 15g，黄芪 20g，白术 15g，陈皮 15g，党参 20g，川芎 15g，丹参 15g，桔梗 15g，川楝子 30g，甘草 15g，郁金 15g，木香 5g，沙参 15g，麦冬 15g，石斛 15g，灵芝 15g。7 剂，水煎服，早中晚 3 次分服。

二诊（2020 年 9 月 23 日）：舌质略暗，苔略黄燥，脉沉弦。处方：上方加鳖甲 15g，桑椹 20g，7 剂，水煎服，早中晚 3 次分服。

三诊（2020 年 10 月 14 日）：感冒后时有咳嗽，痰白，色量少，舌略暗，伴齿痕，脉沉弦。处方：上方加杏仁 10g，桔梗 15g，前胡 10g，白前 15g。10 剂，水煎服，早晚 2 次分服。

四诊（2020 年 10 月 28 日）：偶有荨麻疹，大便尚可，舌质略暗、略燥，伴齿痕，脉弦。处方：上方加橘红 10g，蝉蜕 10g，15剂，水煎服，早晚 2 次分服。

五诊（2020 年 11 月 18 日）：症状明显好转，舌脉同前。处方：上方灵芝改为 25g，麦冬改为 25g，15 剂，水煎服，早晚 2 次分服。

（六）疫毒感染

中医理论中指的是由疫疠之邪（具有强烈传染性的致病因素）引起的感染性疾病。这类疾病通常具有传染性强、发病急、症状重等特点，现以新型冠状病毒感染为例进行介绍。

新型冠状病毒感染多以发热、咳嗽、呼吸困难、头痛等为主要临床表现，其中发热及咳嗽是最主要的症状。部分患者会伴随心血管系统（如心律失常、休克等）、消化系统（如恶心、腹痛及厌食等）及泌尿系统（如急性肾损伤等）等肺外系统的异常表现，同时调查发现年龄较大者（65 岁或以上）感染风险较高，吸烟会增加感染后病情加重的可能性。

目前针对此次疫毒的西医治疗方案包括支持治疗、抗病毒治疗、血浆治疗、激素治疗及干细胞治疗等。抗病毒药物中使用频率最高的是利巴韦林、瑞德西韦等 RNA 聚合酶抑制剂。研究显示瑞德西韦能够显著缩短感染患者恢复时间。

新型冠状病毒感染属于中医学“温病”“瘟疫”的范畴，吴又可在《温疫论》中指出：

“瘟疫之为病，非风、非寒、非暑、非湿，乃天地间别有一种异气所感，疫者，感天地之疠气。”可见瘟疫之病所感邪气为“异气”，与传统概念中“风寒暑湿燥邪”六淫之气不同。我国在与疫病斗争的3000多年历史中，中医依据疫病的发病时期、时行地区及病邪性质形成了一套完整的理论体系，在疫情期间发挥了独特的治疗优势。针对疫毒感染的病因病机，诸多学者都有着自己的独到见解，但都认为病邪的根源在于“湿”，病位在“肺”。马家驹认为此疫毒感染潜伏期较长，为1～14天，与湿邪重浊黏滞的致病特点相吻合，由此推测此疫毒感染的主要致病邪气即为“湿毒”之邪，病邪由口鼻而入，经上焦膜原壅遏于肺，随着疾病发展可逆传心包或横逆肝肾，但以上焦尤其以肺为主。同时始发时间于寒冬未至之时，气温不寒，阴雨连绵，外部环境湿气较重，人体受环境影响易于产生内湿，这种气候变化的异常是邪气产生及发展的基础。此外也有医家认为本次疫毒病邪中有夹燥、夹寒的特点。喻昌在《医门法律》中指出：“秋伤于燥，冬生咳嗽。”燥邪伤肺，肺津受损，肺失濡润发为干咳，通过对50多例新型冠状病毒感染患者的观察发现，大多患者都有干咳、口咽部黏膜干燥等表现，进一步说明此次病邪中兼燥邪。

针对此次疫毒感染疫情的防控，国家卫生健康委员会公布的第九版诊疗方案中，依据患者临床表现及检查结果将感染患者分为轻型、普通型、重型3类。针对轻型患者，可通过观察患者舌脉及发热情况等临床表现将其分为寒湿郁肺以及湿热蕴肺两种证型，寒湿郁肺者多见咳嗽、咳痰、腹泻呕吐等症状，舌质淡胖，苔白厚，脉濡或滑，推荐处方为寒湿疫方；湿热蕴肺患者多见乏力、肌肉酸痛、头身困重，舌质红、苔白腻或薄黄，脉滑数或濡，推荐处方为金花清感颗粒、连花清瘟胶囊。普通型患者可分为湿毒郁肺、寒湿阻肺、疫毒夹燥3种证型，推荐处方为宣肺败毒方、宣肺润燥解毒方等。重型患者可分为疫毒闭肺、气营两燔2种证型，推荐处方依次为化湿败毒方、宣肺败毒方等。中医治疗新型冠状病毒感染在口服汤药的基础上还可配合针灸、太极等传统特色疗法，以改善患者症状，提高患者免疫力，起辅助治疗作用。

案例

案例一：何某，女，53岁。

初诊（2022年6月9日）：主诉“头痛、咽痛7日”。现病史：因“头痛、咽痛”于6月9日进行核酸检测，结果呈阳性，收入医院治疗。之后复核呈阳性，伴有咽痛，口干口苦，大便秘结，食欲差，肺部CT示左肺下叶磨玻璃影。体温36.0℃，指脉氧97%，呼吸18次/分，血压135/88mmHg，脉搏100次/分。舌红，舌苔淡黄，脉弦数。过敏史：无过敏史。疫苗接种史：3针（影像学诊断：双肺病毒性肺炎）。

中医诊断：温疫（伤肺期，初期），证属肝郁气滞、郁热伤肺。治以保肺理气，疏肝健脾，泄热生津为法。

处方：柴胡10g，法半夏10g，黄芩15g，杏仁10g，桔梗15g，太子参10g，丹参15g，麦冬15g，炒麦芽20g，薏苡仁30g，鸡矢藤25g，火麻仁15g，厚朴15g，莱菔子20g，鸡内金10g，蒲公英30g，金银花15g，川楝子10g，木香10g，郁金15g，藿香15g，甘草10g。7

剂，水煎服，早中晚 3 次分服。

案例二：王某，女，74 岁。

初诊（2022 年 6 月 5 日）：主诉“咳嗽 3 天”。现病史：咳嗽，痰白稠，口干口苦，后背热，寐差，饮食、大小便尚可。查肺部 CT，结果显示双肺未见明显异常；核酸阳性。舌质红，苔淡黄，脉滑。既往史：脑梗死、冠心病等疾病。过敏史：否认食物、药物过敏史。

中医诊断：温疫，证属邪伏膜原，肝郁气滞证。治以清热解毒，化痰止咳，解郁安神为法。

处方为蜜麻黄 8g，杏仁 10g，甘草 15g，连翘 15g，金银花 15g，蒲公英 15g，桔梗 15g，莱菔子 15g，黄芩 15g，柴胡 10g，玉竹 15g，麦冬 15g，生龙骨 15g，生牡蛎 15g，石斛 15g，桃仁 10g，石菖蒲 15g，厚朴 15g，陈皮 15g，远志 10g，浙贝母 15g。7剂，水煎服，早中晚 3 次分服。

三、科研探索

（一）临床研究

1. 制定特发性肺间质纤维化患者健康相关中医生活质量评价量表，构建特发性肺纤维化在病证结合模式指导下的疗效评价体系框架

研究团队参考 2002 年卫生部制定的《中药新药临床研究指导原则》，结合 IPF 的疾病特点，构建了 IPF 病证结合模式指导下的疗效评价体系框架，认为 IPF 的疗效评价体系应由疗效评价标准、疗效评价指标及疗效评价方法三大要素构成，总结了 IPF 病、证、生活质量等疗效评价标准，筛选了相应的疗效评价指标，整理了定量直接比较法、四级标准法（定性）、问卷量表法（定量）的疗效评价方法。同时，项目组根据国内外生存质量量表研制的基本原则和步骤，通过问卷量表法，形成了五大维度，62 项条目的 IPF 中医生存质量评价量表。其中，五大维度分别是中西医症状（证候）领域、生理功能领域、情志 / 心理领域、社会适应、环境维度。量表已完成初步的信度和效度评价，结果显示其内部一致性良好，具有较高的可信度。与 CAT 呼吸问卷相比，标准效度系数为 –0.819（$P < 0.01$）；临床调查研究显示，该量表与 mMRC 量表中的 Spearman 相关系数为 0.803。因此，该量表可以独立作为独立工具，用于临床评估 IPF 患者的生存质量。

2. 中药复方参龙煎剂治疗特发性肺纤维化具有较好的临床疗效

团队基于中药复方干预特发性肺纤维化随机对照试验系统评价的方法学建议，通过设计多中心、双盲、随机对照研究，评价中药复方（参龙煎剂）治疗特发性肺纤维化的临床疗效及其安全性，为中药复方干预特发性肺纤维化随机对照试验设计提供示范。本研究通过系统评价，发现活血通络中药能提高特发性肺纤维化治疗的总有效率，改善患者的部分肺功能指标，提高其生活质量。系统评价再评价表明，中医药在缓解患者的咳嗽、呼吸困难症状，提

高患者的生活质量方面的疗效及安全性值得肯定，同时对延缓患者肺功能的下降具有一定作用。并依据系统评价中方法学的建议，设计多中心、双盲、随机对照研究，治疗组最终有 42 例患者完成试验，对照组有 43 例。结果显示与安慰剂相比，参龙煎剂颗粒剂治疗特发性肺纤维化具有较好的临床疗效和安全性。

3. 搭建肺病数据库管理平台，获得以络论治 IPF 高质量循证证据

为规范中医药临床研究，团队通过对中医肺络及肺病相关文献进行深入挖掘，搭建了包含电子病历采集、数据管理分析于一体的规范化肺病数据库管理平台（软件著作权：2017SR390889、2020RS1101624）。该数据库集成了中国知网、万方、维普等数据库内大量的临床数据、文献资料及研究成果，项目组已通过该系统完成了肺络病的发病机制、诊疗规律及药物作用机制的相关研究。为使诊疗体系标准化，团队制定并优化了 IPF 患者健康相关中医生活质量评价量表 TCM-IPF-QOL，构建了由“病”“证”“生活质量”“安全性指标”“其他指标”构成的 IPF 疗效评价体系框架，以实现中医治疗的精准评估，并通过基于络病理论的 Meta 分析获得以络论治 IPF 的高质量循证证据。

4. 制定并优化疫毒防控中医药分类管理防控方案

在疫毒感染的危急时刻，团队迅速集结精锐力量，结合患者救治经验，以回顾性真实世界研究和横断面调查为依据，通过数据挖掘、德尔菲法和临床建模方法，以不同人群为研究对象，在五运六气、三因制宜及辨病论治的指导下，实现了未病先防、既病防变的目标，建立了一种以“社会面（代茶饮）- 观察点（普适方）- 定点医院（协定方）”为救治核心思路且能推广、普适性强的中医呼吸道传染病防控和评价模式，此外，还建立了科学、全面、智能的不同人群信息采集的智能系统，制定科学、实用、规范的《呼吸道传染病防治管理手册》，制定并优化了中医药分类管理防控方案，建立了一种疫毒感染中医药方案应用推广模式。并且，团队组织研发益气固表解毒汤、解表清热止咳汤两种院内制剂，已转化经济效益 358 万元。

（二）基础研究

1. 定义并阐释“肺络构效”理论内涵，提出肺络构效失衡发病观

厘定古今典籍，团队对相关概念，如经、络、脉、经络、血脉、经脉、络脉、气络、血络、阴络、阳络、络病、病络等进行了定义和限定，在此基础上，我们认为肺络作为络脉的重要组成部分，具有络脉的一般结构和功能特点，并因络属脏腑的不同有区别于其他络脉的生理特性和功能，最终总结肺络的结构特点、功能特点及二者相互联系产生的外在表现，并将其命名为“肺络构效”。

所谓“肺络构效”，其中构意为结构；效意为效能、效果，具体是指肺络的结构特点、功能特点及二者相互联系产生的外在表现。肺络的结构特点为阳络居外，在上为盖；阴络网密，散胃聚心；气络有形，血更偕从；肺络张弛，舒缩有道。肺络的功能特点为气络吐纳，气血生化；肺络布津，上焦如雾；营卫流通，能溢奇邪。肺络结构与功能互济互用，联合肺系其他组织结构及功能，共同产生了包括肺的生理功能、生理特性及其与五神、五时、五窍、五体、五液之间关系的“肺脏象”表现。“肺络构效失衡”则指肺络的结构、功能本身，或结构与功能之间，甚至“肺络结构”“肺络功能”与“外在表现”之间失去动态平衡。

2. 基于肺络构效基本理论，行业内首次构建肺络病辨证论治体系

项目组依据肺络构效失衡的发病观，指导肺系疾病的发病规律、基本病机、基本证候及治法方药的基础研究与临床疗效评价研究，构建肺络病证治体系，阐述了以络病理论为基础对肺系疾病进行辨证分型的意义，总结络病辨证与传统辨证方法的区别和联系，进而对肺络病变的辨证分型予以概括和定义，并初步形成肺络病的辨证体系。

3. 开展肺络病名词术语标准化研究

项目组开展了肺络病名词术语标准化研究，旨在统一和规范中医领域对肺络病的表述，提升学术交流与临床应用的准确性。团队前期制定了肺络病名词术语和治疗术语规范化的研究思路及方法，并通过文献梳理、专家咨询、问卷调查等方法，对肺络病相关名词术语进行了系统化、规范化的整理，涉及肺络病的病种、病机、证候、治则、治法等多个方面。

4. 系统诠释了 IPF 的分期及对应病机

团队突破了对 IPF 的传统病机认识，创新性地提出了 IPF 分期论治思想，即 IPF 缓解期的病机为“肺虚络瘀”，急性加重期的病机为“肺热络瘀”，发挥取象比类通络特色思想，明确证素、治法、通络方药。基于肺络构效失衡理论，团队提出了 IPF 缓解期的病机为“肺虚络瘀”，其中，“肺虚”强调肺络的“功能失衡”，指 IPF 发生发展过程中，先后或兼夹出现肺肾阴虚、肺胃阴虚、肺脾气虚、肺络亏虚的病机；“络瘀”则强调肺络的“结构异常”，主要指在“肺虚”的基础上，肺络中痰浊、瘀血或痰热毒瘀互结的病理状态，以及痰热毒瘀损伤肺络、浸渍肺络内外成积的病机。“肺虚”与“络瘀”二者又相互影响，若不阻断其失衡发展的趋势，则肺络的结构与功能将不断被破坏，肺脏的生理功能会持续异常并不断加剧。

基于肺络构效失衡理论，团队提出 IPF 急性发作期的病机为“肺热络瘀”，其中“肺热”有阴虚、燥热、痰热、毒热和肺冷阴虚之别，但总以阴虚为本，贯穿疾病始终；“络瘀”有气虚血瘀、气滞血瘀、痰凝血瘀、络绌血瘀及瘀热互结之异，但均可加重肺热病机格局，使得疾病缠绵难愈或恶化。

通过对 IPF 的深入研究，项目组提出了运用肺络病理论分期论治 IPF 全病程的治疗策略，阐述了 IPF 稳定期的核心病机是“肺虚络瘀”，急性加重期的核心病机是“肺热络瘀”，并针对性地予以治疗，其中缓解期注重通络补络，急性加重期以清络化瘀为主，整体策略旨在逆转热、虚的病理过程，为 IPF 患者提供更为精准和有效的治疗手段。

5. 基于文献数据挖掘 IPF 的证治分析

我们梳理了古今文献中以络论治肺病的证治规律，通过对古今文献的深入挖掘与梳理，项目组系统归纳了肺络病证治规律的演变过程，分析古代与现代医籍中关于肺络病的诊疗方法，揭示肺络病证治的历史脉络与演变趋势。这不仅丰富了中医肺络病理论，也为现代临床提供了宝贵的治疗参考。

我们还搭建了中医肺络及肺病研究数据库，采用 Excel、SPSS 17.0 及 SPSS Clement12.0 等数据挖掘工具，利用频数分析、聚类分析、关联分析、Meta 分析等方法，围绕 IPF 的中医证候要素、治法要素等研究内容，采用主题词检索与基本检索相结合的方式，对相关数据库的文献进行检索并研究。研究表明，IPF 的证候要素以“气虚”“血瘀”“阴虚”为主，病位证素以肺、肾为主。益气、活血、养阴、止咳平喘的治疗原则，是众多医家在治疗 IPF 时达成的最主要的共识，处方用药以“补虚”“通络”为主，辅以止咳化痰平喘之法，为临床应用提供依据和指导。

6. 优化 IPF 分期论治治疗策略，发挥通络治疗特色，研制中药制剂“参龙煎剂”和“清络饮”

中药复方参龙煎剂以 IPF 肺虚络瘀病机思想为指导，由辽宁中医药大学国家级名老中医马智教授，基于清代医家王清任所创中医经典方剂“补阳还五汤”化裁而成，由黄芪、北沙参、熟地黄、广地龙、当归、川芎、甘草等 10 味中药组成，具有益气养血、活血通络功效。中药复方清络饮以 AE-IPF “肺热络瘀”病机思想为指导，基于中医经典肺病方剂“清金化痰汤”化裁而成，是自己的临床经验方，由桑白皮、黄芩、瓜蒌、半夏、桔梗、橘络、茯苓、麦冬、水蛭、地龙、甘草 11 味中药组成，具有清热解毒、化瘀通络的功效。两方中运用了补气通络、养阴通络、活血通络、辛以通络、虫以通络、藤以通络等多种通络特色治法，体现了以络论治 IPF 的学术思想和特色用药方法。

7. 基于中医象理论阐释辛、虫、藤类药在络病治疗中应用的理论依据

辛味药能散能行，行气通络。络脉迂曲，邪气容易停留在络脉曲折隐匿之处，一般的益气活血药不能驱散隐匿在络脉之中的邪气，而辛性走窜，可达于全身各处，更能引导其他药物进入络脉之中，达到祛邪通络的目的；虫类善行且行动迅速，故虫类药善走窜，剔邪搜络，可用于治疗络病日久，气血郁滞不通，痰浊、瘀血等有形实邪已生的情况；藤类在生长过程中具有形似网络、藤蔓间相互交错、呈蔓延式生长的特点，这与络脉的组织结构、生长分布方式相似，遂藤类药可通络散结。

8. 阐释 IPF、AE-IPF 中医病机的生物学基础

团队首次基于转录组学、代谢组学技术描绘了 IPF 缓解期肺虚络瘀证、IPF 急性加重期肺热络瘀证的组学特征图谱，明确了该证型的生物学基础。采用转录组学技术筛选了 IPF 肺虚络瘀证和 AE-IPF 肺热络瘀证患者血清及缓解期大鼠肺组织差异表达的长链非编码 RNA（LncRNA）、环状 RNA（circRNA）、微小 RNA（miRNA）和 mRNA，构建了内源竞争 RNA（ceRNA）调控网络；采用非靶向代谢组学的检测方法，筛选 IPF 缓解期大鼠血清中的差异代谢物，描绘了证候组学特征图谱。团队在病证结合模式下提出“肺虚络瘀”是 IPF 缓解期主要证型，通过数据挖掘技术，深入研究了 IPF 的中医病位与证素特点，明确了 IPF 病位在肺、肾，以气虚、阴虚、血瘀为主要证素，为 IPF “肺虚络瘀证”的提出奠定基础；基于高通量测序技术，初步分析了 IPF 缓解期肺虚络瘀证患者与健康受试者转录组学中 miRNA 的表达差异，结果检测出 3782 种差异性表达的 miRNA，显著差异基因 33 个；构建了 IPF 缓解期肺虚络瘀证 LncRNA/circRNA-miRNA-mRNA 的 ceRNA 网络，分析了该网络中 IPF 缓解期肺虚络瘀证的关键调控分子；基于肠道菌群代谢组学分析了 IPF 模型大鼠与假手术大鼠肠道菌群及代谢组学的差异，其中 IPF 模型大鼠厚壁菌门增加，拟杆菌门减少；4 个菌属表达上调，4 个菌属表达下调。

9. 挖掘中药复方“参龙煎剂”和“清络饮”的疗效机制

团队基于网络药理学技术及组学测序的预测结果，从 ceRNA、信号转导通路、细胞因子、细胞外机制降解、细胞凋亡、铁死亡等多个角度阐明复方“参龙煎剂”和“清络饮”的疗效机制，采用临床样本和实验动物为研究对象，针对 ceRNA 网络及代谢物调控失常、信号转导通路调控异常、铁死亡增强、上皮间充质转化增强、细胞凋亡上调等多个机制，从整体、组织、分子等多水平展开，运用质粒转染、显微计算机断层成像（microCT）、蛋白质印迹法（Western-blot）、逆转录聚合酶链式反应（RT-PCR）、流式细胞术、免疫荧光、MTT、荧光素酶报告等研究方法。研究发现，参龙煎剂可以通过多种途径发挥作用。首先可以通过调控 LncRNA-miRNA-mRNA 网络，靶向 circRNACRIM1/miR-18a-5p/Smad6 信号轴，抑制 TGF-β 1/Smads 信号通路，下调 Rap1/MEK/ERK 信号通路发挥作用。其次，参龙煎剂可以抑制白介素 3 调控的核因子（NFIL3）介导的铁死亡，调控 Th1/Th2 细胞因子平衡、Kelch 样 ECH 关联蛋白 1（Keap1）/ 核因子 Erythroid 2 相关因子 2（Nrf2）信号转导通路及氧化应激相关氧自由基和抗氧化酶。此外，参龙煎剂还能够抑制成纤维细胞 - 肌成纤维细胞转化，减少细胞外基质沉积和胶原合成，进而延缓 IPF 的进展，而“清络饮”则主要通过抑制细胞凋亡，改善 AE-IPF。通过上述研究，进一步丰富、发展、深化了络病理论内涵，为 IPF 和 AE-IPF 的防治提供了科学依据，同时也为中医药治疗和改善 AE-IPF 提供了新的思路，为新药研发提供了理论基础。

10. 参龙煎剂是通络治法指导下治疗 IPF 肺虚络瘀证的有效方药

（1）参龙煎剂治疗 IPF 肺虚络瘀证患者疗效显著　参龙煎剂能够改善 IPF 患者临床症状，PaO_2、$PaCO_2$ 等血气分析指标，一氧化碳弥散量（DLCO）、FEV_1 等肺功能指标，6 分钟步行试验（6MWT）及血清 TGF-β、IL-4、IL-13、IL-12、IFN-γ 等分子指标（中国临床试验注册中心注册号：ChiCTR-INR-17013653）。

（2）参龙煎剂可以有效改善 IPF 模型大鼠肺纤维化病理表现　参龙煎剂能显著减少 IPF 大鼠肺泡炎症和肺纤维化面积，有效降低肺组织羟脯氨酸含量和 TNF-α mRNA 表达，从而减缓肺组织纤维化进程。

（3）参龙煎剂对 IPF 中成纤维细胞间充质转化标志物具有调节作用　参龙煎剂能降低人肺成纤维细胞标志物 α - 平滑肌肌动蛋白（α-SMA）、钙黏蛋白（N-cadherin)、波形蛋白（Vimentin）的表达，提高上皮标志物（E-cadherin）蛋白的表达，通过干预 FMT 进程，进而发挥治疗 IPF 的作用。

（4）参龙煎剂可以调控 Rap1/MEK/ERK 信号通路进而抑制 IPF 炎症　参龙煎剂能够下调 IPF 大鼠肺组织 Rap1、MEK、ERK 蛋白和 mRNA 的表达，通过 Rap1/MEK/ERK 信号通路抑制 IPF 的进程。

（5）参龙煎剂可以调控 Keap1/Nrf2 信号通路进而抑制 IPF 氧化应激　参龙煎剂能够下调 IPF 大鼠氧自由基（NO、H_2O_2）的含量，提高 IPF 大鼠 SOD、CAT 抗氧化酶的含量，同时通过抑制 Keap1、Nrf2 蛋白的表达和 Keap1、Nrf2、HO-1 基因转录，抑制 IPF 氧化应激的发生。

（6）参龙煎剂可以调控 circRNA CRIM1/miR-18a-5p/Smad6 信号轴影响 IPFFMT 过程　参龙煎剂可以通过调控 circRNA CRIM1 影响大鼠肺成纤维细胞 TGF-β1、Smad2、Smad3、p-Smad2/3、Smad6 蛋白的表达，这证实了 circRNA CRIM1 对 AE-IPFFMT 进程中 TGF-β1/Smads 信号传导通路具有调节作用。

（7）参龙煎剂可以调控 IPF 细胞程序性死亡　参龙煎剂能够影响细胞 FSP1 依赖的铁死亡及线粒体和内质网途径的凋亡，干预细胞迁移，调节细胞凋亡，进而达到抑制 FMT 的作用，从而干预 IPF 进程。

（8）参龙煎剂可以调控 TGF-β1/Smads 信号通路干预 IPF　参龙煎剂能够下调 IPF 大鼠肺组织 TGF-β1、TGF-βRII、Smad3，上调 Smad7 蛋白和 mRNA 表达；下调肺成纤维细胞 TGF-β1、TGF-βRII、Smad3，上调 Smad7 蛋白和 mRNA 表达，从而干预 IPF。

（9）参龙煎剂调控 PI3K/AKT 信号通路从而抑制 IPF 血管新生　参龙煎剂通过降低 p-PI3K、p-AKT 的表达，抑制 PI3K/AKT 信号通路的活化，从而减少肺组织中 HIF-1α、VEGF 的蛋白表达，通过抑制血管新生，发挥治疗 IPF 的作用。

（10）参龙煎剂可以调控 CD40-CD40L 系统抑制 IPF 血小板活化　参龙煎剂能够有效降低 IPF 大鼠血小板相关活化因子 CD41、CD62P 表达水平和血清 PAI、FⅨ、FⅦ、PF-4 的表达水平，抑制肺组织 CD40、CD40L 蛋白的表达，通过调控 CD40-CD40L 系统抑制血小板活化，进而缓解 IPF 进程。

11. 优化 AE-IPF 动物模型制备方法

团队首次比较了博来霉素联合不同剂量的腹腔注射脂多糖制备 AE-IPF 动物模型的成模水平，结果表明，通过气管注射博来霉素（浓度：5mg/mL，剂量：0.1mL/100g），并在此基础上，以腹腔注射方式给予中剂量脂多糖（浓度：5mg/mL，剂量 0.5mL/100g），经两次诱导后，其造模效果与两次应用博来霉素进行气管造模的效果相近，死亡率较低，在 31 天时 AE-IPF 表现最为显著，说明能够较好地模拟炎症导致 AE-IPF 的过程，故可以作为模型制备方法。

四、结语

前期，围绕肺络病学科的关键科学问题和技术创新，团队已创新性提出“肺络构效”独特的理论研究体系，下一步将针对“肺络构效”理论，实现从内涵到外延的重大创新与突破，并将“肺虚络瘀”“肺热络瘀”病机观及代表方参龙煎剂、清络饮进一步过渡至临床应用与实验研究中，尤其注重理论联系实践、科研成果转化，以及进一步提升中医药防治肺脏病的临床疗效等，为对抗慢性复杂性肺系疾病开辟一条新的路径。

未来，我们将聚焦“以络统病”关键科学问题的诠释及技术壁垒的攻克上，以探究络病辨证方法、方药配伍规律与传统辨证论治之间的区别及联系为切入点，致力于实现临床络病辨证论治的“适用性、具体化、规范化”，深化和优化络病证治体系的构建，进一步开展肺络病理论研究、临床观察及成果转化，切实服务于国家需求和健康事业的发展中。

（吕晓东）

孙增涛

医学博士，二级教授，主任医师，
博士研究生导师，博士后合作导师

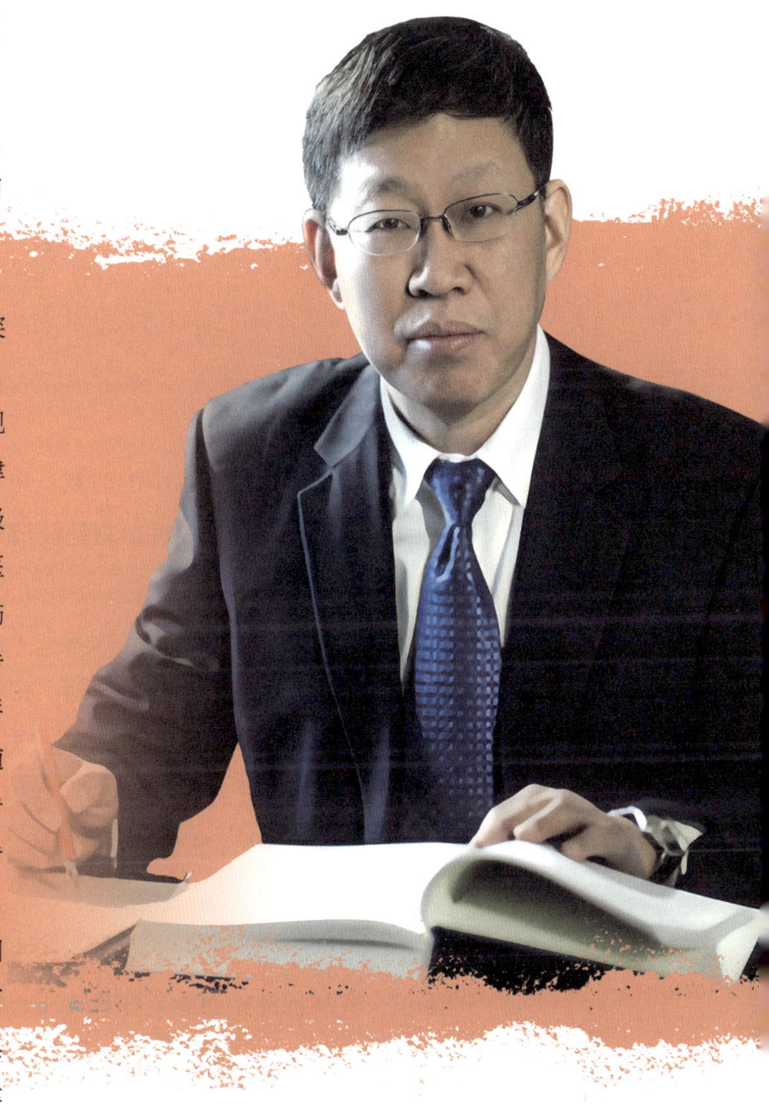

河北吴桥人，天津市名中医，国家卫生健康委突出贡献中青年专家，享受国务院政府特殊津贴专家，全国卫生系统先进工作者，全国优秀科技工作者。现任天津市中西医结合呼吸与感染病研究所所长，天津中医药大学热病与呼吸疾病研究所所长，天津市呼吸病研究所副所长，国家临床重点专科、国家区域中医（肺病）诊疗中心学术带头人，中国中药协会呼吸病药物研究专业委员会主任委员，中华中医药学会肺病专业委员会名誉副主任委员，世界中医药学会联合会呼吸病专业委员会副会长，中国医药教育协会慢性气道疾病专业委员会副主任委员，中华中医药学会内科专业委员会常务委员，天津市中西医结合学会呼吸病专业委员会名誉主任委员。荣获中国优秀呼吸医师奖，天津市“十佳”医务工作者和天津市劳动模范，全国中西医结合防治非典型肺炎优秀科技工作者，天津市抗击非典型肺炎突出贡献奖，天津市中医药防治非典型肺炎工作先进个人，全国中医医院优秀院长，天津市优秀科技工作者，天津市学科领军人才培养计划等荣誉。获得授权发明专利7项；获得教育部教学成果奖一等奖1项，教育部科学技术进步奖二等奖1项，李时珍医药创新奖1项，天津市科技进步奖二等奖2项、三等奖3项，中华中医药学会科学技术奖二等奖3项、三等奖2项。培养出站博士后、博士研究生、硕士研究生共60余名。

传承兴盛中医，我辈有责

一、从医之路

（一）医者初心

我与中医结缘很早，在我小的时候，由于我的母亲身受风湿性心脏病所累，痛苦不已。邻居中有位从北京过来的老中医，总是被请来给母亲治病，从那时起，中医便不经意间在我心中埋下了种子。

1981 年是恢复高考的第五年，我踏上了高考之路，那时大学录取率不高，考上大学是件非常难得的事情。在填写志愿的那一刻，在母亲的期待中，在老师的鼓励下，我毅然选择了河北医学院中医系（现河北中医药大学），当时河北医学院全院仅招收 500 余人，其中中医系招收学生 120 人，这 120 人中仅有 20 多人的第一志愿是中医，我就是其中之一，也正是从这时候起，我便与中医结下了不解之缘。

（二）医道求索

1986 年，我从河北中医学院中医专业学成毕业，5 年的专业学习使我掌握了扎实的中医理论基础知识，由于父母身体不太好，我想在身边照顾，便如愿被分配到了吴桥县医院。在 2 年的临床工作中，我对中医基础理论知识有了初步实践，同时亦深感知识储备的不足，为了进一步深造，我于 1988 年考入天津中医学院（现天津中医药大学）攻读中医内科学硕士学位，师从董国立教授。董老是全国名中医，家学渊源深厚，临床经验丰富，他总结出治疗肺病的“八法八方”、治疗肝病的“四方四法”等，其中治肝病的“四方四法”尤为有名。我在此期间，系统从事中医肺病的学习与研究工作，不仅进一步掌握呼吸病专业相关技能，同时通过跟师学习，不断汲取导师的临证经验，在此基础上，我的中医临床诊疗思维逐步成型，为后期临床诊疗及科研工作奠定了基础。

2003 年，为进一步提高科研能力与水平，我又考入了天津中医学院，攻读中医内科学专业博士研究生学位，师从张伯礼院士和晁恩祥国医大师，有幸承蒙两位恩师的携手教诲。他们一直将中医事业视为己任，不断努力地将中医药融入到国家大健康战略中，可以说将自己的一生都奉献给了中医，这给了我很大的鼓励。在读博期间，我进行了中医现代化思维和中医肺系病理论体系的深入学习，临床科研思维能力随之增强，另外通过去美国等国家做访问学者，进行学术交流，让我开阔了视野，而且使我的临床诊疗与科研思维愈加活跃。

（三）工作经历

1991年起，我就职于现在的天津中医药大学第二附属医院，从事中医肺系病的临床诊疗工作，开始中医治疗支气管哮喘和慢性阻塞性肺疾病的研究，先后于1994年、1995年承担天津市科委和天津市卫生局课题；1996—1997年完成了在天津市胸科医院的进修，确立了中西医结合的临床研究方向，1997年担任科室主任，开展呼吸病房建设工作，并逐步确立了慢性气道疾病、肺部感染性疾病、间质性肺疾病等研究方向。

2000年起，我承担起了行政管理岗位，历任天津中医药大学第二附属医院副院长、院长。我与管理班子明确“中医特色、中西医结合优势”的医院定位，坚持病证结合的诊疗模式，狠抓科室建设，提升医院综合诊疗和救治能力。我认为中医院首先需要做好符合现代疾病诊疗规律和能力的基础平台，才能将中医药优势发挥出来，进而打造系统化中医服务体系。

我带领呼吸团队在普通呼吸病房建设的基础上，先后筹建肺功能室、呼吸内镜中心、呼吸重症监护病房（RICU），引进超声引导下气管镜系统等先进诊疗技术，将呼吸疾病诊查做到位。因为只有明确疾病诊断，将疾病的概念搞清楚，才能搭建起大的学术交流平台，然后我们再用中医药理论对其研究，利用中医理论研究疾病的发病规律、病因病机，形成中医系统性治疗规范，最终形成“全程干预–综合评价–药物研发–防治体系”的关键技术和应用平台。

虽然行政管理的工作非常繁忙，但我始终谨记晁老对我的教导：“临床是一切经验的源头，犹如活水。你必须亲自去实践，在临床中积累经验。”于是，当时作为院长的我仍常常在一线奔走。我认为只有深入一线，才能知道一线的具体情况，才能与大家一起进步。在任职副院长、院长的17年中，无论行政事务多么繁忙，我也从未放弃每周两个半天的门诊、一个半天的查房工作。在我看来，作为医生的幸福感和责任都是从一线获得的。

（四）疫情防控

自己作为一名呼吸科医生，针对感染性疾病进行防控是工作日常，也是职责所在。

2002年，传染性非典型肺炎暴发，张伯礼院士说：“第一手资料必须由我们自己来收集。”危难时刻，我主动请缨，在天津“非典”定点医院——海河医院组建了一个整建制的海河医疗队，建立了全国第一个中医病区，应用中西医结合的方法救治患者。那时防护设备简陋，口罩还是两层纱布材质的，医生们都是戴2个口罩，当时在病房里憋气，出病房后才能松口气。这场遭遇战一开始便给了我重重一击，我的硕士副导师裴鸿烈老师，身体非常健康，当时刚退休又被召回医疗队，却因感染 SARS 冠状病毒去世了。他是天津第一个去世的主任医师，队员们都为此震惊不已，我们带着悲痛继续努力抗疫。最终，在全市上下的共同努力下，天津的整个“非典”疫情仅持续了 27 天就被扑灭。

2009 年“甲型流感病毒”（简称“甲流”）肆虐期间，我又作为天津市中医专家组组长数次赴“甲流”重症监护病房，亲自参与危重症患者救治，主持编写天津市中医药诊治“甲流”方案，提高“甲流”防治效果。

2022 年 1 月 8 日，新的疫毒突袭天津，我作为天津市疫毒感染定点救治医院专家组副组长入驻天津市定点诊治医院——海河医院，指导一线诊疗工作。同年 3 月 13 日，面对来势汹汹的疫情，我再次赴海河医院加入市级专家组，投入医疗救治、院感防控等工作策略制定、疑难病例讨论、制度流程制定等工作。通过中西医协同干预，我们实现了危重患者早转阴、危重病房早“清零”的壮举。

在临床工作的同时，我不断翻阅中医药古籍，梳理中医药发展脉络，尤其是中医药在几次重大疫情中的应用历史，同时也在不断思考。中医从整体出发，重视“天人合一”，它强调的是人与自然如何共存，帮助人在自然界中更好地适应、健康地生存，而非杀灭。西医借助的是科学的发展和手段，对疾病的认识更为细微和准确。中医与西医两者应互为倚重，使疾病的诊断更加清楚，治疗疾病能宏观把握，和谐统一。在我看来，中西医应该互相取长补短，共同发展，如此才能造福天下更多的患者。

二、临证经验

（一）外感热病

外感热病是指以感受外邪为诱因，以发热为主要症状的一组疾病群，包括呼吸道感染在内的多种感染性疾病。伤寒和温病体现了中医对外感温病认识的发展脉络，但在历次的外感传染性疾病的发生中存在是“温”是“寒”的争议，我们发现外感热病呈现出热病不远寒、寒病必发热、寒温相统一的发病特点。外感热病发病由外邪所引起，邪气郁闭肺卫肌表毛窍，阳气郁遏，初期表现出不同程度的表寒证，而因个体差异及干预治法之不同，可使得初期恶寒或寒战的严重程度有所不同，此即“热病不远寒”。以恶寒起病，随着病情的进展，常常表现为持续发热或肺热炽盛等温病的特点，此即“寒病必发热”。寒温是同一疾病的 2 种不同表现形式，是同一疾病过程的递进，整个病情变化过程可体现寒热的病机转化。

外感热病的诊疗中应当强调寒温统一、内外合邪，治疗倡导寒温双解、疏利透邪。根据外感热病的临床症状、病程、病史等情况，抓住外感热病寒热转化之机，顺应病机之演变，因势利导，予邪出路，使邪外出。呼吸感染性疾病的治疗上宜轻清宣透，即“治上焦如羽”，用药多取轻清上浮之品，使其透邪外出，如荆芥、紫苏叶、蝉蜕，僵蚕等；清热之寒凉药与宣散之温性药或热性药并用，寒温兼用，如麻黄 – 生石膏、金银花 – 连翘 – 羌活等；透邪外出，顺应病势，予邪出路，如芦根、蝉蜕等。

外感热病内因是基础，外感是主因，内外合邪，邪实正虚。“正虚邪毒”是贯穿呼吸系统感染性疾病的关键矛盾，“扶正解毒”是改善气营传变的关键治法。卫分阶段是疾病初始阶段，应因势利导，予邪出路，以疏散清透为主；气分阶段多为正邪相持、交争激烈阶段，实热之邪易耗气伤阴，故应于清热解毒的同时，予以益气生津之品，为祛邪外出提供动力保障；营血分阶段，邪气由表入里，应重视补气生津、清热凉血与疏利宣透治法的联合应用，同时可加入扶正药物，在疏散表邪的基础上固护正气，扶正药物亦应选用甘温生津之品，如党参、太子参，以避免因药性滋腻阴柔而导致闭门留寇。

重视湿邪在外感热病中的作用，由于人们病原谱、饮食习惯及生活规律的改变，湿邪在外感热病病因中愈发常见。部分患者临床表现有胸闷、脘痞、头昏蒙、舌体胖、舌苔厚腻等症，此时用药当以芳化疏利为主。治宜化湿化浊，疏利气机。取三仁汤、达原饮等古方，临证时可加入砂仁、薏苡仁、杏仁、石菖蒲、郁金、草果等，以使湿浊祛、滞气解，则湿阻气机导致的诸症可除。

重视通腑法在外感热病中的应用，肺与大肠相表里，肺经热邪可由经络传导于肠，因此利用通腑泄热之法既可降泄肺中火邪，又可调理脏腑气机。腑气得降、热邪得出，膈肌下移，呼吸功能亦可有所改善，临床常可选用牛蒡子、大黄、槟榔等。

案例

徐某，女，34岁。

初诊（2023年3月9日）：主诉“发热2天”。现病史：患者于昨日外出后，开始出现发热症状，自测体温37.8℃，伴身痛、头胀痛、头晕，遂就诊。查血常规，单核细胞百分比11.5% ↑；C反应蛋白14.74mg/L ↑。现症：发热，身痛，头胀痛、头晕，打喷嚏，流鼻涕，口咽干、咽痛，胃纳可，二便调，寐安。舌红苔薄黄，脉浮弦。

西医诊断：上呼吸道感染。中医诊断：外感热病，证属风热犯表证。治以辛凉解表，疏风清热。

处方：金银花20g，连翘15g，前胡10g，桔梗10g，蝉蜕10g，僵蚕6g，炒蔓荆子10g，川芎10g，柴胡15g，黄芩15g，芦根30g，羌活10g，陈皮10g，清半夏9g，杏仁10g，甘草6g。7剂，每日1剂，水煎服，分早晚2次温服。

二诊：患者热退，症状明显减轻。现症：咳嗽咳痰，痰色白、质黏，咽干痒，双上肢散在红色皮疹，瘙痒，胃纳可，二便调，寐安。舌红苔薄，脉弦。处方：桑白皮20g，黄芩15g，金荞麦20g，前胡10g，桔梗10g，浙贝母10g，蝉蜕10g，僵蚕10g，紫苏叶10g，地黄20g，白鲜皮20g，荆芥穗10g，连翘10g，陈皮10g，法半夏9g，甘草6g。10剂，煎服法同前。

（二）咳嗽

咳嗽是指由于邪犯肺系，肺失宣肃，肺气上逆导致的以咳嗽为主要症状的一组病症。咳嗽既是症状，又是一种独立的疾病，临床以咳嗽为主诉就诊，可涉及风、气、痰、虚等多种病理因素。

咳嗽之治，首辨病程：咳嗽在临床上可分为急性、亚急性和慢性。急性咳嗽多属外感咳嗽，起病急，病程短，常伴肺卫表证，多属实证。慢性咳嗽多为久病，常反复发作，病程长，多为虚实兼夹之证。对于邪实者，以祛邪为主，标本兼顾为治疗原则。咳嗽日久应注意调和五脏，以免宣散太过耗伤正气。

次辨病位：咳不离乎肺，亦不止乎肺。咳嗽的辨治应重视肺气宣发肃降的作用，肺失宣发，肺气不利郁闭而为咳；肺失肃降，肺气不降上逆亦为咳，临证用药当注重宣降肺气，升降并施，使肺气得调。常以麻黄、桔梗等宣畅肺气，以杏仁、紫苏子、款冬花、紫菀等降气止咳。慢性咳嗽常反复发作，往往与其他脏腑功能失常有关。咳嗽伴见鼻、咽喉部症状者多见于上气道咳嗽综合征，可酌加苍耳子、辛夷、木蝴蝶等，以利咽开窍；咳嗽伴见反酸烧心等症状者多见于胃食管反流性咳嗽，胃气上逆亦可累及于肺而引起咳嗽，其治疗常加旋覆花、代赭石，在宣降肺气的同时，以旋覆花降气消痰，降肺胃上逆之气，代赭石其质重坠，善镇逆气、降痰涎，降逆气而不伤正气，二者合用共奏降气消痰之功。

再辨病性：临床当辨明病性。由外界刺激物诱发的咳嗽，表现为阵发性干咳、反复发作、突发突止、变化迅疾，并伴咽痒等气道敏感性增高的症状特点，中医将其归属于“风咳”范畴，治当以紫苏叶、蝉蜕、僵蚕、五味子等品祛风解痉止咳，且药量宜轻，用药强调轻灵宣动，力求因势利导。咳痰色黄、咽干咽痛者多属热，治疗当用寒者以清化上焦之郁热，药用黄芩、金荞麦等。痰白质稀带泡沫、舌苔白水滑者多为寒饮，治疗当用温者以散寒化饮，药用干姜、细辛等。

慢性咳嗽往往迁延不愈，对患者生活造成严重影响，患者的第一诉求常是改善临床症状，因此在辨清咳嗽所涉及脏腑和寒热虚实的基础上，应配合利咽止咳之品，如前胡、百部、紫菀等品。

案例

患者，女，51 岁。

初诊（2024 年 3 月 4 日）：主诉“间断咳嗽咳痰 4 月余，加重 1 周”。患者诉 4 个多月前感冒后出现咳嗽咳痰，伴咽痒，曾于外院诊断为“慢性扁桃体炎、慢性咽炎”，未予系统治疗，症状间断发作，持续至今。1 周前因异味刺激后上述症状加重，遂就诊。现症：咳嗽咳痰，痰色白量多、呈泡沫样、质黏，咽痒，偶有胸闷，纳寐可，二便调。舌质暗淡，苔薄白，脉弦。

西医诊断：慢性咳嗽。中医诊断：咳嗽，证属风痰阻肺证。治以疏风化痰止咳。

处方：桑白皮 20g，黄芩 15g，金荞麦 20g，桔梗 10g，浙贝母 10g，蝉蜕 10g，僵蚕 10g，紫苏叶 10g，五味子 10g，干姜 6g，清半夏 10g，蜜紫菀 20g，麸炒白术 10g，茯苓 20g，山药 20g，化橘红 10g，杏仁 10g，甘草 6g。7 剂，每日 1 剂，水煎服，分早晚 2 次温服。

二诊：患者诉咳嗽明显减轻。晨起咳白黏痰，随后为白色泡沫样痰、量多，舌暗淡，苔白，舌边有齿痕，脉沉弦。前方去金荞麦，加蜜麻黄6g，白前10g，细辛3g。7剂，煎服法同前。

三诊：患者诉咳痰量较前减少。现咳白色黏痰，咽干，舌暗淡，苔薄白，脉弦滑。二诊方去蜜麻黄、白前、蝉蜕、僵蚕、干姜、细辛，加款冬花20g、麦冬10g，14剂，煎服法同前。

四诊：患者咳痰及咽喉症状均明显缓解，未诉特殊不适，继以上方治疗2周，煎服法同前。

（三）支气管哮喘

支气管哮喘（简称哮喘）是以反复发作的喘息、气急，伴或不伴胸闷或咳嗽为主要临床表现，伴有气道高反应性和可逆的气流受限的慢性气道炎症性疾病。

哮喘，中医称“哮病”，其病机特点是本虚标实，以肺脾肾亏虚为本，风痰（饮）留伏为标，风痰留伏之核心病机贯彻疾病始终，当树立全病程治疗之理念。发作期以标实为急，以疏风化痰、宣肺平喘为要；缓解期以本虚为主，在补益肺肾的基础上兼顾疏风化痰。我们结合临床表现及流行病学调查结果，治疗上重视寒温并用，消补兼施等治法的应用。

1. 疏风解痉，宣肺平喘

哮喘急性发作期，常因外界吸入性、接触性、冷热刺激等外风而诱发，且常表现出鼻、眼、耳部瘙痒感，或打喷嚏、鼻塞流涕等善行数变的外风表现，亦有喉痒、气道挛急、喉间哮鸣、气急胸闷等挛急收引的内风表现。外风宜疏宜散，内风宜息宜平。风邪散，气机平，肺气宣降得复，则哮喘自平，常用疏散外风药如麻黄、紫苏叶、防风等辛温之品，以宣畅肺气开达腠理，宣壅通窍给邪出路，内伏之风痰无外邪所引动，则复归平静。常用平息内风药如蝉蜕、僵蚕、全蝎、地龙、五味子等，用药酸甘养阴可柔肝息风、解痉缓急，加之虫类药物可走窜通络，搜剔内伏之风痰，即所谓“或透风于痰外，或息风于痰中，不与痰和，其势必孤”。

2. 痰饮并治，以饮为主

哮喘发作期以痰饮为重的患者，可见咳痰量多，质清稀有沫，舌苔水滑等表现，慢性持续期乃至部分临床缓解期患者亦可见到咳痰等痰饮表现。痰饮者宜化，可选用干姜、细辛、半夏等。急性期多为感染诱发，可配合桑白皮、黄芩、鱼腥草之类的药物清化肺热，或选用瓜蒌皮、牛蒡子、川贝母等清化热痰，以助痰液排出。其他如紫菀、款冬花润肺化痰之品也可加入，起到痰饮并治的作用。

3. 重视调补，控制发作

哮喘属于本虚标实之证。“虚 ”责之于肺脾肾三脏；“实”责之于外感之邪及病理产物，风、痰、瘀胶结，壅塞气道。发作期以疏风化痰、控制症状为急，缓解期以调补肺脾肾、加强症状控制、减少发作为要。“风痰伏肺”的核心病机，贯穿疾病始终，因此虽然缓解期患者以肺脾肾虚损症状为主，但仍需考虑风痰伏肺这一核心病机，在治疗方面要求寓补于调，寓调于补，标本兼顾，顺应脏腑气机，通调五脏，以调节机体状态，改善机体体质，减少急性发作次数。常用药物如下：补肺者黄芪、五味子之属；健脾者党参、白术之类；益肾者熟地黄、山茱萸、山药等味。在补益的同时重视气机的调畅，肺气宜宣宜降，常用宣发肺气的药物如麻黄、紫苏叶、桔梗等，肃降肺气的药物如杏仁、紫菀、枳壳等。脾气宜升宜健，常用木香、砂仁、麦芽等以健运脾胃、行气通滞。肾气宜补宜纳，常用牛膝以补益肝肾、引气归元。诸药并用以宣畅气机、脏腑平调，哮喘自平。

案例

黄某，男，44 岁。

初诊（2022 年 4 月 28 日）：主诉“间断咳嗽 5 年，加重伴鼻塞流清涕 10 天”。患者 5 年前因异味刺激后出现咳嗽、咳痰，伴见喘憋、胸闷，咽痒。自行服用镇咳药后症状缓解，未予系统诊治，后咳嗽喘促常因气候变化、异味刺激而间断发作。10 天前患者接触异味刺激后出现咳嗽，咳吐白色泡沫样黏痰，咽痒、有异物感，胸闷喘憋，夜间及异味刺激时加重，鼻塞流清涕，胃纳可，寐差，二便调，舌淡红，舌胖、边有齿痕，舌苔薄白，脉弦滑。查体：双肺呼吸音呼气相延长，可闻及哮鸣音。辅助检查：第一秒用力呼气容积（FEV_1）2.82L、FVC 4.46L、第 1 秒用力呼气容积与用力肺活量的比值（FEV_1/FVC）63.12%，支气管扩张试验（+），呼出气一氧化氮（FENO）25ppb，总 IgE 209IU/mL。

西医诊断：支气管哮喘。中医诊断：哮病，证属风痰伏肺证。治以疏风化痰，宣肺平喘。

处方：麻黄 6g，杏仁 10g，桑白皮 20g，黄芩 15g，前胡 10g，射干 10g，桔梗 10g，蝉蜕 10g，僵蚕 10g，紫苏叶 10g，五味子 10g，辛夷 10g（包煎），苍耳子 10g，蜜紫菀 20g，百部 20g，细辛 3g，干姜 6g，清半夏 10g，麸炒山药 20g，甘草 6g。7 剂，每日 1 剂，水煎服，分早晚两次温服。

二诊：患者诉鼻塞流涕、胸闷喘憋好转，痰量较前减少，但仍间断咳嗽，胃纳可，寐安，二便调，舌红，苔少，脉弦细。前方去干姜，加金荞麦 20g、乌梅 10g。7 剂，煎服法同前。

三诊：患者诉无明显咳痰、鼻塞流涕，无胸闷喘憋，仅晨起及夜间偶有咳嗽、咽痒，舌淡红，苔薄白，脉弦。二诊方去苍耳子、辛夷、射干、细辛，加浙贝母 10g。7 剂，煎服法同前。

四诊：患者诉咳嗽、咽痒等症状明显好转，无明显不适，纳寐可，二便调，舌淡红，苔薄白，脉弦。三诊方加牛膝 20g，14 剂，煎服法同前。随访至 3 个月，哮喘未再复发。

（四）慢性阻塞性肺疾病

慢性阻塞性肺疾病（简称慢阻肺）是一种常见的、可预防和治疗的慢性气道疾病，其特征在于其是由气道异常（支气管炎、细支气管炎）和 / 或肺泡异常（肺气肿）所引发的持续存在的气流受限，同时可出现相应的呼吸系统症状（呼吸困难、咳嗽、咳痰等）。

慢阻肺属于中医学“肺胀”的范畴，其核心病机为“肺脾肾虚、痰瘀互结”，有急性加重期和稳定期之不同。慢阻肺的治疗应遵循全病程治疗的原则，急性加重期以控制症状为主，稳定期以控制病情、减少急性发作为主。

1. 急性加重期：咳痰喘并治，尤重肺气宣畅

慢阻肺的主要症状包括咳、痰、喘。咳嗽、咳痰、喘息不仅是慢阻肺患者急性加重期的主要症状，在稳定期亦同时存在，只是相对症状轻微或稳定，当慢阻肺患者咳嗽、咳痰、喘息的症状超过了日常变异程度，需要增加或改变药物才可以缓解时，则提示患者病情加重，治疗时抓住咳嗽、咳痰、喘息的症状特点和变化情况不仅可以明确慢阻肺的寒热虚实属性，同时也是区别慢阻肺急性加重期和稳定期的重要指标。

辨痰是慢阻肺辨证的重要环节。通过辨痰之色、质、量、味的差异，有助于辨别痰的不同属性，准确地把握疾病的病机和脏腑的功能状态。黄痰或黄绿色痰，质黏而呈块，且不易咳出者，多为热痰，提示肺有郁热；白痰质清稀而有泡沫者多为寒痰，为有饮证；痰色透明而呈果冻样者，多存在气道过敏的情况。热痰当清化，黄芩、鱼腥草、金荞麦主之；寒饮当温散，用紫苏子、干姜、细辛之类；气道过敏当抑制气道高反应，可选用紫苏叶、蝉蜕等加减。咳嗽重者宜宣敛并用，可选用紫苏叶、五味子、乌梅等；气喘之症，气促且喉中有声者，多为肺气郁闭，当宣发肺气，宜选用麻黄、紫苏叶之类；喘促痰多且伴有乏力者，可选用苏子降气汤加减；喘息气促动则尤甚者，多为肺肾两虚，肾不纳气，当温肾纳气，加用山茱萸、熟地黄、五味子等。

2. 稳定期：善用补益，顾护肺脾肾三脏

慢阻肺发生、发展或急性加重的过程中常表现为因虚致实的病理过程。慢阻肺发病于肺，终归于肾，肺为脾之子，肾为肺之子，疾病日久由于子盗母气，脾虚症状日渐明显，金水相生，肺金不足，肾亦受累。由于机体脏腑功能的减退等“虚”证，导致患者易感疾病及疾病反复加重情况，同时因脏腑功能不足、气血津液等输布障碍，从而会产生气滞、痰浊、血瘀等实质性病理因素，呈现出“肺脾肾虚，痰瘀互结”的核心病机，因此临证之时应重视调补。常用自拟方补肺颗粒，方中党参健脾益气，培土生金为君；熟地黄、山茱萸滋阴补肾，金水相生为臣；当归、赤芍补血活血，炙麻黄宣肺平喘，紫菀、陈皮、半夏行气化痰，黄芩清热化痰，共为佐药；甘草祛痰止咳，兼具调和诸药为使。全方共奏补肺健脾益肾，消痰化瘀之功。

案例

患某，男，69岁。

初诊（2023年2月13日）：主诉“间断咳喘4年，加重1周”。患者4年前无诱因出现咳喘，于外院就诊后，诊断为“慢性阻塞性肺疾病”，间断使用药物（具体不详）后症状可减。1周前因劳累后症状加重，现症：咳嗽，咳痰，痰色白量多质黏，胸闷喘憋，咽紧，气短，偶有心悸气短，纳可，寐欠安，二便调，舌暗红，苔薄黄腻，脉弦。

西医诊断：慢性阻塞性肺疾病。中医诊断：喘证，证属肺脾肾虚、痰浊阻肺证。治以补肺健脾益肾、化痰平喘。

处方：蜜麻黄6g，杏仁10g，桑白皮20g，黄芩15g，金荞麦20g，前胡10g，桔梗10g，

射干 10g，紫苏子 10g，化橘红 10g，清半夏 10g，蜜紫菀 20g，款冬花 20g，太子参 30g，麸炒白术 10g，茯苓 20g，麸炒山药 20g，甘草 6g。7 剂，每日 1 剂，水煎服，分早晚 2 次温服。嘱患者避风寒，节饮食，调情志，慎起居。

二诊：患者胸闷喘憋较前减轻，咳痰量减少，痰色白质黏难咳，纳寐可，二便调，舌暗红，苔薄水滑，脉弦。前方去蜜麻黄、麸炒白术，加川贝母 6g、瓜蒌皮 20g、麸炒枳壳 10g。10 剂，煎服法同前。

三诊：患者咳嗽、胸闷明显减轻，咳少量黄黏痰，腹胀，舌淡暗，苔薄腻，脉弦。二诊方加干鱼腥草 20g、炒莱菔子 10g、木香 10g 以清热化痰、理气除胀。14 剂，煎服法同前。随访 3个月，患者病情稳定未再加重，症状控制理想。

（五）支气管扩张症

支气管扩张症的病理生理基础广泛，涵盖了持续性细菌感染、免疫反应失调、黏液纤毛清除受损和气道阻塞等。常因反复感染导致急性发作，日久而耗伤肺气、久则累及脾肾。肺为贮痰之器，脾为生痰之源，痰浊储留，而形成本虚标实、虚实夹杂之证。

本病辨治当以扶正祛邪为基本治则，扶正当以益气健脾调中为主，祛邪应以祛痰为要。治疗上根据分期的不同，急则治标，缓则治本。

发作期患者常在正虚的基础上复感外邪或内生痰、火、瘀等病理产物，临证时患者常以咳喘加重，咳痰量增多和 / 或咳吐脓性痰，甚至咯血为主要症状，以标实为急。治疗当紧抓痰实之标，不忘肺虚之本。临床中以痰热证常见，患者常表现为咳痰量多、质稠色黄、喘逆上气等症状，治宜清肺化痰，以清金化痰汤加减治疗，临床常用鱼腥草、黄芩、黄连等清热化痰，若见痰黏难咳可加用瓜蒌皮、枳壳以润肺化痰。寒痰常见于外感后期和缓解期，患者多有咳嗽气喘、痰清稀色白等症状，治宜温肺化痰，可选用二陈汤、三子养亲汤进行加减。若兼见咯血、痰中带血等症状，治宜凉血止血，常加用三七粉、仙鹤草等。“见痰休治痰”，在蠲化痰饮的基础上，仍需顾护生痰之源，可联合补肺健脾益气之治法，以攻补兼施，寒温并用，常用药物有党参、炒白术、茯苓、炒山药等。

缓解期患者主要表现为神疲乏力、气短、纳差等，可兼见咳嗽、咳痰、气喘等肺脾气虚、痰浊阻肺症状，此时治法应以补肺健脾、益气化痰为主，结合患者症状辨证施治。常用方剂如四君子汤类、金水六君煎、补肺汤等。常用党参、炒白术、黄芪等补肺健脾，茯苓、半夏、陈皮等理气化痰，加紫菀、紫苏子等止咳化痰平喘。诸药并举以达到脾气健运、肺气宣通、痰液清化、气道通畅的作用。

案例

李某，女，61 岁。

初诊（2023 年 7 月 13 日）：主诉“间断咳嗽咳痰，痰中带血 30 余年，加重 2 周”。患者既往患支气管扩张症 30 余年，2 周前无明显诱因出现咳嗽咳痰，痰色黄质黏，偶有痰中带血，胸痛，纳差，二便调，寐安。舌红，苔黄腻，脉浮数而弦。

西医诊断：支气管扩张症。中医诊断：肺痈，证属痰热壅肺证。治以清肺化痰。

处方：桑白皮20g，黄芩15g，金荞麦20g，鱼腥草30g，桔梗10g，浙贝母10g，蜜紫菀20g，款冬花20g，瓜蒌皮20g，郁金20g，枳壳10g，杏仁10g，黄芪30g，麸炒白术10g，山药20g，三七粉3g（冲服），陈皮10g，清半夏10g，甘草6g。7剂，每日1剂，水煎服，分早晚2次温服。

二诊：服药后上述症状减轻，痰黄质黏但易咳，偶有痰中带血，气短，纳差，便溏，寐差。舌暗，苔薄白，脉沉弦。上方去金荞麦、蜜紫菀、瓜蒌皮、枳壳，加党参15g、远志10g。7剂，煎服法同前。

三诊：患者偶有咳黄痰，无咯血，自觉后背凉，纳可，二便调，舌淡，苔薄白，脉弦。二诊方去三七粉，加茯苓20g、枳壳10g、补骨脂20g。7剂，煎服法同前。后患者自行间断以三诊方服用。

四诊：患者时有前胸部不适，偶有咳黄灰色痰，脉弦，舌淡暗，苔薄。三诊方去浙贝母、补骨脂，鱼腥草30g减为20g，加牛膝20g、三七粉3g（冲服）、木香10g。10剂，煎服法同前。后患者规律就诊，以四诊方为基础随证加减，病情稳定，精神状态良好。

（六）间质性肺病

间质性肺病，又称为弥漫性肺间质疾病，以弥漫性肺泡炎症（肺实质）和间质纤维化为基本病理改变。患者的呼吸道症状如喘息、咳嗽、咳痰等可呈进行性加重，严重影响生活质量。中医将其归为“肺痿”“肺痹”“喘证”等范畴。

本病的病机特点是本虚标实，肺肾亏虚为其发病的内在基础，瘀血阻滞为基本病理要素。间质性肺疾病多由于肺肾亏虚，邪毒内生，致使肺之气血运行失常而成瘀，气虚血瘀，肺络损伤，肺气宣发肃降失常故可见咳嗽、喘息等症状，疾病日久耗气，肺气虚日甚，子盗母气，脾肾受累，脾气亏虚不能化生水谷精微，聚津成痰，痰瘀交阻，瘀阻更甚，肺络损伤更重，其症以干咳为主，肾气虚不能摄纳，气浮于上，症见虚喘动甚。

间质性肺疾病其纤维化一旦形成，很难逆转，尤其是特发性纤维化。临床使用各种治疗方法如西医运用激素、免疫抑制剂治疗，皆难以扭转其临床发展进程，且间质性肺病起病隐匿，当发现时其多处于疾病的中晚期，当此之时，治疗除缓解患者临床症状，改善患者生活质量外，更重要的是预防间质性肺疾病的急性加重。急性加重，一方面是因为其肺气益虚，瘀阻更重导致；另一方面急性加重通常由于病毒或细菌感染，炎症反应再次被激发，损伤加剧，进一步导致间质增生，病情更加深重。因此临床常于间质性肺疾病稳定期以益气健脾补肾之品扶正固本，同时根据患者个体情况，体质偏颇及寒热表现，辨证使用清热药、化痰药等配合祛瘀散结药治疗控制，以预防邪气入侵，防止急性加重。

根据间质性肺疾病的基本病机表现，结合其病机演变过程和疾病分期，治疗过程中应紧紧围绕间质性肺疾病因虚致病、因虚致瘀的病机特点，虚实并治，消补结合，基于益气活血散结的核心治法，辨证加减施治。我们对比治疗早期以益气活血散结为主，中期在此基础上配合化痰清瘀治法，晚期则增加补肾纳气治法。我们形成了益气活血散结基础方——芪术合剂，治疗时根据治疗后临床症状、体征、生活质量等动态变化情况，不断调整治疗用药和方案。

肺气亏虚，络脉痹阻证者，症见：咳嗽，干咳无痰或少痰，气短，神疲，畏风，自汗，舌淡暗或有瘀斑，脉弦细或涩。治以补气活血，解毒通络。可在芪术合剂的基础上，加用疏风止咳、活血通络之品，如紫苏叶、三棱、全蝎、蜈蚣、蜂房等。肺脾两虚，痰瘀互结证者，症见：久咳不愈，胸中闷滞，气短乏力，咳痰色白质黏量少，面色晦暗，唇甲紫绀，舌暗体胖，脉细数。治以益气健脾，化痰祛瘀。可在芪术合剂的基础上，加用健脾益气，涤痰散瘀之品，如党参、白术、太子参、半夏、紫苏子、乳香、没药、桃仁等。肺肾亏虚，气不摄纳证者，症见：喘促胸闷，动则尤甚，咳嗽、咳声无力，面色晦暗，唇甲青紫，舌暗紫、苔少，脉弦细弱。治以补肺益肾、化痰平喘。可在芪术合剂的基础上，加用山茱萸、紫河车等以纳气定喘。阴阳两虚，血瘀水泛者，症见：咳喘胸闷，动则尤甚，抑或不能活动，头面及四肢浮肿或周身水肿，汗出、嗜睡，舌紫暗，脉微细欲绝。治以阴阳双补，活血利水。可在芪术合剂的基础上，加用附子、补骨脂以温阳化气，加用防己、益母草以活血利水。

案例

患者，男，80 岁。

初诊：主诉“间断咳喘 3 年”。患者 3 年前因外感后出现咳喘症状，未重视故未系统诊治，1 年前因劳累后出现咳喘症状加重，遂就诊于外院，诊断为“特发性肺纤维化”。1 年来患者咳喘每遇活动后加重，为进一步诊治遂来我院就诊。现症见：咳嗽阵发，早晚频繁，情绪波动后咳嗽明显，咳少量白黏痰，痰出时伴流涕，喘息时作，劳累后气短，无明显胸闷憋气、反酸烧心，关节肌肉等无明显异常，胃纳可，二便调，寐安，舌暗红，苔薄，脉弦。

西医诊断：特发性肺纤维化。中医诊断：肺痹，证属气虚血瘀证。治以补气活血，化痰散结。

处方：桑白皮 20g，黄芩 15g，前胡 10g，桔梗 10g，浙贝母 10g，紫苏子 10g，化橘红 10g，清半夏 9g，百部 20g，蜜紫菀 20g，款冬花 20g，党参 15g，黄芪 30g，莪术 10g，杏仁 10g，甘草 6g。14 剂，每日 1 剂，水煎服，分早晚 2 次温服。

二诊：患者咳嗽减轻，活动后仍喘促，咳痰较前易出，痰量多，胃纳可，二便调，寐安，舌暗红，苔薄，脉弦。前方加紫苏叶 6g、五味子 10g。14 剂，煎服法同前。

三诊：患者咳嗽不明显，痰量较前减少，喘息平稳，活动过大后喘促，尚未影响日常家务或轻度体育活动。继服二诊方 14 剂。后期患者诸症平稳，随症处方稍作调整，复查胸部 CT 示纤维化病变范围较前无明显进展。嘱其继服汤药，定期调整处方，避风寒，变化随诊。

（七）肺癌临床治验

肺癌以咳嗽、咳痰、咯血、气促等为主要临床表现，可归属为中医学“肺积”“息贲”等范畴。肺癌的核心病机以气虚阳微为本，以痰瘀交阻为标。

元气亏损是肺癌发生的根本。肺癌好发于中老年群体，患者脏腑功能渐衰，肾精元阳不能温充周身，津液精血失于温煦、推动，以致津液凝而内停为痰，血液涩而不行为瘀；痰瘀互结，阻滞气机为标，阳虚不能温运津血，津液失于输布导致津聚为痰，痰浊阻滞，血液运行受阻则为瘀血，久则痰瘀交阻不祛变生癌肿。

益气温阳是针对肺癌核心病机中气虚阳微而设立的治法，因此临证当中尤当注重甘温之品的应用。益气温阳治法既可培本固元，推动气血的运行，又可祛除局部凝滞之寒痰瘀血，标本同治。但癌症多属于慢性虚耗性疾病，病程长，患者体虚不耐寒热，故应避免一味用温热药而致化燥伤津，或一味用寒凉药品以致损伤阳气，因此在应用益气温阳法时应兼顾津液阴血，可选用黄芪、山茱萸、熟地黄、肉苁蓉、鹿角霜等品，使温而不燥，润而不凝。

临证时应重视通补兼施，扶正祛邪兼顾。在补益正气的同时酌加通达之品，重视益气温阳药物与活血通络、燥湿化痰、理气疏郁药物的联合应用。活血通络常用药物有莪术、赤芍、鸡内金等；燥湿化痰常用药物有半夏、陈皮、半枝莲、紫菀、款冬花等：理气疏郁常用紫苏叶、紫苏梗、郁金、枳壳等；或配伍木香、砂仁辛温之品，通脾胃之滞。

肺主气，司呼吸，通过宣发肃降对周身气机进行调节，因此肺癌发病，气机逆乱尤为明显，治疗时尤当注重调畅气机。临床治疗常采取麻黄配伍杏仁以宣肃肺气；枳壳配伍桔梗以宽胸理气；黄芪和柴胡相互协同，共同升举胸中之大气，半夏增和胃降逆之功，升降并用以平调气机，令气机上下通达。

案例

贾某，男，71 岁。

初诊（2024 年 3月 4 日）：主诉“发现左肺癌 2 个月，行左肺上叶切除术后 2 个月”。患者 3 个月前因感染甲型流感病毒于外院住院治疗，查胸部 CT 发现左肺上叶癌症，2 个月前胸腔镜下行左肺上叶切除术，病理检查结果显示鳞癌，术后恢复良好，稍有咳嗽咳痰，遂就诊。现症见：患者咳嗽咳痰，痰量少，动则喘息，纳寐差，二便尚可，舌胖大、嫩红少苔，脉沉弦。

西医诊断：左肺鳞癌。中医诊断：肺积，证属正气亏虚、痰瘀互结证。治以益气温阳，化痰行瘀。

处方：党参 15g，麸炒白术 10g，陈皮 10g，清半夏 10g，木香 10g，砂仁 10g，金荞麦 20g，半枝莲 20g，薏苡仁 20g，黄芪 30g，葶苈子 20g，茯苓 20g，酒萸肉 20g，鸡内金 10g，款冬花 20g，甘草 6g。10 剂，每日 1 剂，水煎服，分早晚 2 次温服。

二诊：患者咳嗽较前减轻，咳痰量增加，易咳，痰白带泡沫，乏力，纳可，二便尚可，寐差。处方：上方去鸡内金、金荞麦、木香、砂仁，加桑白皮 20g、黄芩 15g、桔梗 10g、远志 10g。10 剂，煎服法同前。

三诊：患者诉咳嗽、咳痰减轻，活动后气喘，少气懒言，舌质嫩红苔白，脉弦。处方：二诊方去酒萸肉，加秦艽 20g。14 剂，煎服法同前。

四诊：患者诸症减轻，周身酸软乏力，纳可，二便正常，舌暗红少苔，有裂纹，脉沉弦略数。三诊方去半枝莲、薏苡仁，黄芪由 30g 改为 40g，加仙鹤草 20g、淫羊藿 20g。14 剂，煎服法同前。后间断以四诊方服用，病情稳定，精神状态较好，未见复发转移。

三、科研探索

（一）临床研究

1. 扶正解毒方治疗社区获得性肺炎的临床疗效观察

为明确扶正解毒方治疗社区获得性肺炎的临床疗效、安全性及对促炎因子水平的影响，我们采用随机平行对照试验设计的方法，纳入 2020 年 12 月至 2022 年 1 月就诊于天津中医药大学第二附属医院的社区获得性肺炎（热毒壅肺证）患者 72 例，脱落及排除共 5 例，实际完成 67 例，观察组 34 例，对照组 33 例，对照组给予西医常规治疗，试验组在对照组的基础上联合应用扶正解毒方。与对照组相比，扶正解毒方可缩短完全退热时间、改善患者早期临床反应（定义为首次使用研究方案药物后 72 ～ 120 小时，咳嗽、咳痰、胸痛和呼吸困难中的两种症状得到改善，症状没有恶化，未接受其他抗生素治疗），且更好地改善了发热、咳嗽、胸闷憋气、纳差等症状；同时，能够更快降低白细胞计数、中性粒细胞计数、C 反应蛋白值，缩短住院天数，降低住院费用，尤其是减少抗菌药物费用。本研究还表明，扶正解毒方联合抗生素较单纯抗生素治疗能更明显地降低社区获得性肺炎患者血清 IL–6、IL–33 水平，提示扶正解毒方联合抗生素可通过显著下调 IL–6、IL–33 等炎症因子的水平，促使社区获得性肺炎患者更快向愈。

2. 支气管哮喘的证候学特点及临床研究

（1）支气管哮喘的证候学特点研究　我们纳入了 2005 年 10 月至 2007 年 12 月就诊于 7 家天津市医院，且符合纳排标准的支气管哮喘患者 1010 例，经随访共获得记有完整资料的发作期患者 894 例次，缓解期患者 593 例次，其中 477 例次为同一患者的不同时期。研究结果显示，发作期患者中热哮最多，共 401 例；风哮 227 例，冷哮 137 例和虚哮 129 例。哮喘发作期病性要素主要是气郁（占 94.30%），其次是痰（占 93.29%）和风（占 73.71%）；病位主要是肺（占 99.66%）、脾（占 58.28%）和肝（占 29.08%）。缓解期患者体质依次为肺虚 129 例、肺脾虚 101 例、脾虚 88 例、肺脾肾虚 67 例、肺肾虚 40 例、脾肾虚 23 例、肾虚 23 例以及三脏均不虚 122 例。

（2）支气管哮喘急性期辨证论治研究　我们采用随机、双盲、多中心设计，于 2009 年 9 月至 2011 年 5 月在全国 4 个临床研究中心选取符合纳入标准的 364 例轻中度发作期支气管哮喘受试者，以 1 ∶ 1 ∶ 1 的比例随机分配至辨证治疗组、综合治疗组及西药组。辨证治疗组辨证给予口服中药颗粒剂，根据辨证论治原则：热哮给予芩龙清肺止哮汤、寒哮给予苏麻温肺平哮方、风哮给予麻苏止哮汤；综合治疗组在辨证治疗组基础上加用中药穴位贴敷；西药组给予辅舒酮气雾剂吸入及舒弗美口服，各组疗程均为 10 天。观察患者治疗前后肺功能指标 FVC、FEV_1、FEV_1/FVC、峰值呼气流速（PEF）。结果显示治疗前后 3 组肺功能 FVC、FEV_1、

FEV_1/FVC、PEF，差异均有统计学意义（$P < 0.05$）。3 种治疗方法对哮喘急性发作期患者肺功能均有不同程度改善，但是辨证治疗组改善相对较为全面。

（3）支气管哮喘全程序贯治疗研究　从中医“整体观念”和“辨证论治”出发，在“全病程”概念下，谨守“核心病机”，以“病证结合”理论为指导建立支气管哮喘中医序贯治疗方案，客观评价该方案的安全性及有效性，明确中医药在哮喘治疗中的优势。

我们开展了相应研究，纳入了于 2014 年 11 月至 2016 年 6 月就诊于天津中医药大学第二附属医院肺病科，符合诊断标准的 82 例支气管哮喘（热哮证）急性发作期患者，患者随机被分为中医序贯治疗组和西医常规治疗组。急性发作期中医序贯治疗组在西医常规治疗组的基础上给予芩龙止哮合剂，西医常规治疗组按 GINA 指南根据病情程度给予舒利迭（50μg/250μg，每日 2 次）或辅舒酮（125μg，每日 2 次）治疗，疗程 4 周；慢性持续期中医序贯治疗组给予补肺颗粒（每次 2 袋，每日 2 次），西医常规治疗组给予相应的西药治疗，疗程 8 周，两组按需使用万托林。用药结束后随访 3 个月。结果显示，在急性发作期，中医序贯治疗组在第 2 周能够较快改善中医证候积分、主症（喘息、哮鸣音）总积分、主要次症（咳嗽、咳痰、胸闷、纳呆）总积分，且哮喘控制水平、ACT 评分改善优于西医常规治疗组。西医常规治疗组在治疗 2 周时能够较快减少短效 β2 受体激动剂（SABA）的用量，但在第 4 周末，中医序贯治疗组 SABA 用量明显少于西医常规治疗组。

在慢性持续期，中医序贯治疗组中医证候积分（6 周、8 周）、主要症状及次要症状总积分（6 周、8 周、12 周）、咳嗽症状（10 周）、咳痰症状（6 周、8 周、10 周、12 周）急性发作次数和 SABA 使用剂量（6 周）改善情况均优于西医常规治疗组，且肺功能（FEV_1、FEV_1/FVC）改善明显。中医序贯治疗组 SABA 使用总次数及人均剂量少于西医常规治疗组，且能显著减少哮喘急性发作次数，远期疗效显著。两组均未出现严重不良事件。

3. 慢阻肺的证候学特点及不同临床分期的临床研究

（1）慢阻肺患者的证候学特点研究　我们通过收集 2021 年 11 月至 2022 年 11 月就诊于天津中医药大学第二附属医院呼吸与危重症医学科的慢阻肺患者 201 例，采集同一患者的一般资料及其在不同临床分期下的四诊信息，归纳了慢阻肺患者的中医证素、证候，以期探讨出不同临床分期下慢阻肺的中医证素、证候的动态变化规律。

在急性加重期，病位证素整体顺次为肺、脾、肾、心、肝，病性证素分布顺次为痰、气虚、热、阴虚、饮、阳虚、外（风）、寒、气滞、血虚。在稳定期，病位证素分布顺次为肺、脾、肾、肝，病性证素分布顺次为气虚、阴虚、痰、阳虚、饮、血瘀、血虚。本虚标实是慢阻肺的主要病理性质，肺脾肾是慢阻肺的高频病位证素，痰、热、虚、瘀是主要病性证素。急性加重期共收集中医证候 5 项，顺次为痰热壅肺证、痰浊阻肺证、外寒内饮证、风寒袭肺证、阳虚水泛证；稳定期共收集中医证候 4 项，顺次为肺脾气虚证、肺肾气虚证、肺肾气阴两虚证、肺气虚证。

（2）清肺消炎丸、萎丹理肺颗粒治疗慢阻肺急性加重期的临床研究　慢阻肺急性加重期以正虚无力抗邪为本，外感邪气入侵为标，慢性炎症转为急性炎症是正邪在机体内交争的体现，其导致的咳痰黏稠、色黄、咳喘等症状的证候特点以痰热壅肺、气虚血瘀为主。治疗当以祛邪外出，宣降肺气，清热化痰，益气活血为法。在整体观念的思路指导下，我们开展了以清肺消炎丸、萎丹理肺颗粒为代表的针对慢阻肺急性加重期的中药干预研究。

为明确清肺消炎丸的治疗效果，我们采取随机、双盲、安慰剂对照、多中心设计，纳入了2008年3月至2009年6月来自3家分中心的慢阻肺急性加重期患者120例，随机分为治疗组、对照组，在西医常规治疗的基础上，治疗组给予清肺消炎丸治疗，对照组给予清肺消炎丸安慰剂治疗，疗程为7天。结果显示，加用清肺消炎丸可更快、更全面地改善临床症状，突出表现在改善喘促、发热、便秘、溲黄等症状方面，较对照组有快速而持久的治疗效果；同时可以有效改善慢阻肺患者肺通气功能，具体体现在增加 FEV_1 实测值、FEV_1 实测与预计比值及 FEV_1/FVC 的比值方面，进而有效缓解急性发作期患者气道阻塞情况，缓解临床症状，降低病情严重度。

为明确萎丹理肺颗粒治疗效果，我们纳入了2022年4月至2022年11月就诊于天津中医药大学第二附属医院呼吸科门诊的慢阻肺急性加重期痰热壅肺型患者72例，采用随机化方法将患者分为萎丹理肺颗粒组（治疗组）与安慰剂组（对照组），两组均予以西医常规治疗，之后观察萎丹理肺颗粒治疗临床慢阻肺急性加重期痰热壅肺证的疗效。结果显示萎丹理肺颗粒的治疗有效率可达86.67%，可显著改善患者咳嗽、咳痰、喘息、胸闷、烦躁、乏力方面单项积分。

（3）补肺颗粒治疗慢阻肺稳定期的临床研究　慢阻肺稳定期治疗重点在于控制病情，减少急性发作次数，提高生活质量。补肺颗粒可补肺健脾益肾，祛瘀化痰平喘。为明确其临床疗效优势，我们开展了补肺颗粒治疗慢阻肺稳定期的临床研究。

研究采用了随机、双盲、对照的方法，将来自4家三甲医院的271例轻中度慢阻肺稳定期患者按分层区组随机化方法分为治疗组（136例）和对照组（135例）。治疗组和对照组均给予疾病教育与慢病管理，在此基础上治疗组给予口服补肺颗粒，对照组给予口服补肺颗粒安慰剂，疗程均为12周。结果显示，补肺颗粒可降低CAT问卷积分、圣乔治呼吸问卷（SGRQ）积分，改善中医证候积分，降低血清可溶性生长刺激表达基因2蛋白（sST2）水平，提高血清IL-33、IL-4和IL-10水平，改善 FEV_1、FVC、$FEV_1\%$ 和 FEV_1/FVC 等肺功能，提高治疗总有效率。补肺颗粒能够有效改善轻中度慢阻肺稳定期患者临床症状，延缓肺功能下降，提高生活质量，其作用机制可能与提高血清IL-33、IL-4和IL-10水平，降低血清sST2水平，增强机体抗炎能力有关。

我们的另一项研究于2008年5月至2010年3月，在3家分中心纳入了符合标准的慢阻肺稳定期患者140例，患者被分为治疗组和对照组，每组70例。在常规治疗的基础上，治疗组口服补肺颗粒，对照组口服补肺颗粒安慰剂，疗程12周。研究期间脱落10例，其中治疗组1例，对照组9例。结果显示，干预4周时，补肺颗粒可以明显改善慢阻肺稳定期患者咳嗽、咳痰、喘促气短等临床症状，提高慢阻肺稳定期患者生活质量，改善患者呼吸症状自我感受及活动受限程度，改善患者肺功能指标 FEV_1、FVC、PEF。该药还可显著降低患者血清

TNF-α、IL-8 和 TGF-β1 水平，随着用药时间的延长，在治疗 12 周末这一作用更加明显。因此，这可能是补肺颗粒改善患者生活质量，减轻炎症反应、改善肺功能及延缓患者病情进展的中心和重要环节。补肺颗粒对上述炎性因子的调控作用在治疗的第 12 周末时仍然存在，说明其对慢阻肺稳定期患者慢性炎症反应的调节作用具有持续性，可使患者的炎症反应在一段较长时间内得到有效抑制，从而减缓慢阻肺的病情进展。

4. 间质性肺病的证候学特点及芪术抗纤颗粒治疗特发性肺纤维化患者的临床研究

（1）间质性肺病的证候学特点　在 2012 年 1 月至 2017 年 9 月，我们收集了来自 6 家分中心的 89 例 IPF 患者，以探究其证候学特点。结果显示，IPF 以气虚、血瘀作为核心病理要素，早期多兼见痰浊，后期多有阴虚、阳虚，病位以肺、脾、肾为主。

（2）芪术抗纤颗粒治疗特发性肺纤维化患者的临床研究　我们开展的临床回顾性研究提示芪术抗纤颗粒能够改善特发性肺纤维化患者的临床症状，降低 SGRQ 评分，提高患者生活质量，且能够在一定程度上减少患者单位时间内的感冒次数，进而降低患者急性加重的风险。我们根据前期研究结果，继续进行了多中心、随机、双盲、安慰剂对照试验研究，纳入来自 6 家医院的 130 名 IPF 患者按分层区组随机化方法被随机分为治疗组和对照组，每组 65 例。两组患者均给予疾病教育、健康状况随访和家庭氧疗等，治疗组给予口服芪术抗纤颗粒，对照组给予口服芪术抗纤颗粒安慰剂，疗程均为 48 周。观察患者肺功能指标（FVC、FVC%、DLCO、DLCO%）、SGRQ 积分和中医证候积分。试验结果显示，芪术抗纤颗粒可延缓患者 FVC、FVC%、DLCO 和 DLCO% 的下降，且治疗前后试验组的 FVC 变化量显著低于对照组，芪术抗纤颗粒可显著降低 SGRQ 积分中的呼吸症状、疾病影响的单项积分和总积分，以及中医证候积分。这证明了芪术抗纤颗粒可以显著改善患者的呼吸系统和全身临床症状，提高患者综合生活质量。

（二）基础研究

1. 风温肺热病卫气营血不同阶段的代谢组学变化

我们从临床试验和动物实验两个层次，探讨风温肺热病卫、气、营血不同阶段的血浆总体代谢组学概况，揭示风温肺热病卫气营血证候的代谢特征本质。

我们采用前瞻性的研究方法，收集了符合风温肺热病诊断的 33 例患者血浆样本，包括卫分组（n=11）、气分组（n=11）、营血组（n=11），并设置正常组（n=11）。对临床样本进行代谢物的分离和检测。风温肺热病卫分证、气分证、营血证患者与正常人的血浆样本代谢谱差异明显：卫分组与空白组的差异代谢物所涉及的主要通路包括色氨酸代谢、cAMP 信号通路、维生素消化吸收、酮体的合成与降解、脂肪酸生物合成、溯酸（TCA）循环、丙酮酸代谢、不饱和脂肪酸的生物合成、花生四烯酸代谢等；气分组与空白组的差异代谢物所涉及的主要通路包括色氨酸代谢、维生素 A 代谢、维生素消化吸收、昼夜规律驯化、类固醇激素生物合成、花生四烯酸代谢、缺氧诱导分子 -1 亚基（HIF-1）信号通路、血管平滑肌收缩、精氨酸和脯氨酸代谢、过氧化物酶体增殖物活化受体（PPAR）信号通路等；营血组与空白组的差异代谢物所涉及的主要通路包括色氨酸代谢，酪氨酸代谢，咖啡因代谢，苯丙氨酸代谢，氨基酸的生物合成，脂肪酸生物合成，苯丙氨酸、酪氨酸和色氨酸生物合成，不饱和脂肪酸的生物合成和酪氨酸代谢等。卫分组与气分组代谢物差异不明显，气分组与营血组代谢物差异明显，气分组与营血组间的差异代谢物所涉及的通路主要包括色氨酸代谢、氨基酸的生物合成、酪氨酸代谢、亚油酸代谢、嘌呤代谢、苯丙氨酸代谢、内分泌和其他因素调节钙重吸收、腺苷单磷酸活化蛋白激酶（AMPK）信号通路和维生素 B_6 代谢等。

动物实验方面，通过在大鼠气管内进行不同浓度的肺炎链球菌滴注，建立符合风温肺热病卫气营血证候特征的动物模型。将大鼠分为卫分组、气分组、营血组，并设置空白组，采取代谢组学方法对差异代谢物进行筛选，得到卫气营血组和相对于空白组的内源性差异代谢物，对所涉及的代谢通路进行分析。结果显示，与炎症相关的代谢物和代谢通路分析显示，炎症于卫分阶段出现，在气分阶段旺盛，并且气分阶段的差异代谢物和代谢通路多以炎症相关为主，在营血阶段炎症仍持续，并未见有与气分阶段相比明显降低的情况。能量代谢变化在风温肺热病卫分证阶段就有所涉及，并持续到营血阶段。当机体出现炎症、应激、缺氧时，会出现能量代谢的变化，以应对应激反应，这种变化在卫分阶段开始发生，随着炎症程度的加重而加强，在营血阶段出现失调。

2. 扶正解毒方治疗社区获得性肺炎的机制研究

我们开展的前期临床研究显示扶正解毒方治疗社区获得性肺炎的临床疗效优势，为探究扶正解毒方治疗社区获得性肺炎的机制，我们团队开展了一系列的研究。

我们通过肺炎链球菌气管滴注的方法构建模型，模拟社区获得性肺炎发病过程，运用扶正解毒方进行干预。结果发现：扶正解毒方可以通过减轻风温肺热病气分证大鼠肺组织炎症浸润，减轻肺组织线粒体损伤，降低 TNF-α 诱导的肺癌人类肺泡基底上皮细胞（A549 细胞）炎症因子 IL-6 的释放，改善细胞氧化应激水平，提高线粒体膜电位，恢复线粒体氧气消耗速率（OCR），并降低肺组织和细胞中 AMPK 磷酸化水平，从而调节能量代谢。

IL-6 等炎性因子在炎症应激的状况下，由免疫细胞活化并分泌，负责调节炎症和免疫反应。一方面，IL-6 激活下游的蛋白酪氨酸激酶（JAK2）并促进信号转导和转录激活因子 3（STAT3）的磷酸化和核定位，诱导 ROR-γt 的表达，促使 TH17 细胞的分化；另一方面，IL-6 又抑制 TGF-β 诱导的 Tregs 分化，影响 TH17 和 Treg 细胞免疫平衡。为进一步探究扶正解毒方如何发挥扶正与祛邪的作用机制，我们通过气管滴注肺炎链球菌的方法建立社区获得性肺炎模型，选取第 2 天、第 4 天、第 7 天为观察节点，探索扶正解毒方在不同阶段发挥扶正祛邪作用的机制。结果发现：扶正解毒组、西药组均能从不同时间对促炎因子 IL-6、IL-17 起到降低作用，对 IL-10、TGF-β 抑炎因子起到促进作用。扶正解毒方还能够在第 2 天、第 4 天、第 7 天不同程度地调控 IL-6/JAK2/STAT3 通路中相关基因和蛋白的表达，起到调节 Th17/Treg 免疫平衡状态，控制炎症水平，发挥扶正祛邪，促进机体恢复的作用。

3. 芩龙止哮合剂治疗支气管哮喘急性发作期的机制研究

针对哮喘发作的复合因素，我们探讨了复方中药“芩龙止哮合剂”拮抗核苷酸结合寡聚结构域样受体蛋白 3（NLRP3）炎症复合信号通路的关键机制，以揭示中药多靶点、多环节的治疗作用，为此我们构建了哮喘小鼠模型，用芩龙止哮合剂进行干预。结果显示，芩龙止哮合剂能够在哮喘急性发作期显著改善哮喘小鼠喘促、点头呼吸、瘙痒等过敏症状，有效减少 BALF 中细胞计数、EOS%、中性粒细胞百分比（NEU%）和降低肺组织中 NLRP3、凋亡相关斑点样蛋白（ASC）、Caspase-1及 IL-1β mRNA 的表达水平，抑制 IL-1β 受体的活化及 TNF-α 的表达，减少下游炎症因子 IL-1β、IL-8 及 IL-33 等的释放，从而减轻哮喘气道炎症反应，缓解哮喘症状。

4. 补肺颗粒治疗支气管哮喘缓解期的机制研究

补肺颗粒能够明显改善哮喘小鼠发作时的症状，包括搔抓身体、烦躁不安、呼吸急促、站立不稳、腹肌抽搐、二便失禁等。补肺颗粒能有效改善哮喘小鼠肺泡灌洗液中炎症因子（IL-4、IL-13）及气道重塑标志物（TGF-β1、TNF-α、VEGF、Endostatin）的水平，其中在改善 VEGF、TGF-β1、TNF-α 水平方面较地塞米松组更有优势。补肺颗粒能有效改善哮喘气管壁及管周炎症细胞浸润、黏膜增厚的情况，治疗后支气管壁厚度面积与基底膜周径的比值（Wat/Pbm）也有明显降低。补肺颗粒能改善哮喘气道上皮下胶原纤维沉积，治疗后胶原沉积面积与基底膜周径的比值（Wcol/Pbm）值有明显降低，且同地塞米松治疗相比更有优势。补肺颗粒对抑制哮喘气道重塑有积极作用，其机制与干预 TGF-β1/TNF-α 作用的成纤维信号通路，以及降低 VEGF 及内皮抑素水平，调节血管生成开关密切相关。

5. 清肺消炎丸治疗慢阻肺急性加重期的机制研究

我们利用大鼠建立了香烟吸入导致的慢阻肺模型，通过气道内毒素干预进行急性加重模拟干预，以氨茶碱作为阳性对照药物，进行清肺消炎丸治疗慢阻肺急性加重期的机制研究。结果提示慢阻肺大鼠模型肺组织中基质金属蛋白酶（MMP）-9、MMP-2、基质金属蛋白酶抑制剂 -1（TIMP-1）及层粘连蛋白（LN）的水平明显高于正常对照组，这提示蛋白酶 / 抗蛋白酶系统及细胞外基质参与了慢阻肺病理改变。清肺消炎丸组可降低肺组织中 MMP-9、MMP-2、TIMP-1 及 LN 水平，改善 MMP-9/TIMP-1 比例失衡，表明该药具有调节蛋白酶 / 抗蛋白酶，抑制细胞外基质过度沉积，改善气道重塑水平的作用。

6. 萎丹理肺颗粒治疗慢阻肺急性加重期的机制研究

临床研究证实萎丹理肺颗粒可以显著改善慢性阻塞性肺疾病急性加重期患者的临床症状，为了明确其潜在的作用机制，我们开展了一系列基础研究。

在慢阻肺急性加重大鼠模型中，萎丹理肺颗粒可显著下调肺组织中 NLRP3、ASC、Caspase-1的蛋白和 mRNA 水平，这表明萎丹理肺颗粒可有效减少 NLRP3 信号通路的激活和磷酸化，有助于通过抑制 NLRP3 通路减轻慢阻肺急性加重期大鼠模型中的炎症反应；同时该药可以降低 STAT3 和 RORγ 的蛋白表达，减少 $CD4^+$ 细胞向 Th17 细胞的分化；同时还可增加 FOXP3 的蛋白表达，并增加 $CD4^+$ 细胞向 Treg 细胞的分化。外周血流式细胞术的结果显示，萎丹理肺颗粒减少了 Th17 细胞的数量，并增加了 Treg 细胞的数量；我们通过采用 ELISA 检验发现，外周血及肺泡灌洗液中促炎细胞因子（IL-1β、IL-17、IL-6、IL-8 和

TNF-α）的释放显著减少，同时抑炎因子（IL-10 和 TGF-β1）的表达显著提高。我们的研究表明，萎丹理肺颗粒可能通过抑制 NLRP3 信号通路恢复 Th17/Treg 细胞平衡以降低模型大鼠的炎症反应。

7. 补肺颗粒治疗慢阻肺稳定期的机制研究

在构建慢阻肺大鼠模型的过程中，我们观察到模型组大鼠外周血中 IL-6、IL-8、TNF-α及超敏的 C 反应蛋白（hs-CRP）含量较空白对照组显著升高（$P < 0.05$），这反映出在慢阻肺稳定期大鼠体内存在以血清炎性因子普遍升高为特点的微炎症状态。治疗后，补肺颗粒组小鼠肺组织病变较前减轻，IL-6、TNF-α、hs-CRP 表达水平明显降低，表明补肺颗粒治疗可以降低血清炎性因子水平。

肺组织病理学显示，与空白对照组比较，慢阻肺模型小鼠的肺组织病理切片中可以观察到明显的炎症和肺气肿改变，肺组织炎症评分和肺泡平均内衬间隔明显增高。肺泡灌洗液中的细胞因子测定显示，促炎因子 TNF-α、IL-1β 的表达水平显著升高，而抗炎因子 IL-4、IL-10 的表达水平明显降低。治疗后，补肺颗粒组小鼠的肺组织炎症和肺气肿病变程度显著降低，肺组织的炎症评分和肺泡平均内衬间隔也显著降低，肺泡灌洗液中的 TNF-α、IL-1β 的表达水平也显著降低，而 IL-4、IL-10 的表达水平明显升高。由此说明，降低 TNF-α、IL-1β 的表达水平，升高 IL-4、IL-10 的表达水平，改善肺组织病变，减轻炎症反应，可能是补肺颗粒对慢阻肺稳定期发挥疗效的重要作用机制。

8. 芪术抗纤颗粒治疗间质性肺病的机制研究

因肺泡上皮细胞（AECs）损伤而启动上皮间质修复是肺纤维化发生的重要发病机制。我们使用博来霉素构建大鼠肺纤维化模型，运用芪术抗纤颗粒进行干预，结果显示，与模型组同期比较，芪术抗纤颗粒组第 14 天、第 28 天的肺泡炎症、肺组织 α-SMA 表达水平、肺泡灌洗液 TGF-β1 水平及第 14 天肺泡灌洗液 TNF-α 水平均显著降低，这提示芪术抗纤颗粒对肺纤维化大鼠肺组织炎症反应和肺纤维化病变具有一定的防治作用，其机制可能与降低肺组织炎性细胞因子和促纤维化细胞因子水平有关。团队进一步构建了博来霉素小鼠模型，发现芪术抗纤颗粒可降低小鼠血清及肺泡灌洗液中的 TGF-β1、血小板衍生生长因子（PDGF）、结缔组织生长因子（CTGF）水平，并抑制肺组织成纤维细胞的增殖分化情况。芪术抗纤颗粒还可直接降低肺组织糖酵解水平，降低乳酸水平并提升琥珀酸脱氢酶水平。芪术抗纤颗粒还可降低肺组织中的 Smad-2、Smad-3、Smad-7 的 mRNA 表达，Smad-2、Smad-3 表达及磷酸化 Smad-2、Smad-3 表达，提升 Smad-7 表达。这些研究提示芪术抗纤颗粒可以降低肺间质纤维化水平，其机制可能与抑制肺组织有氧糖酵解过程相关。

9. 益气温阳方抗肿瘤的作用机制研究

益气温阳方全方以黄芪、淫羊藿为君药，以党参、薏苡仁、肉苁蓉为臣药，佐以莪术、虎杖、鸡内金，以桔梗引诸药上行，甘草调和诸药。临床治疗已取得较为满意的疗效，为了明确其潜在的作用机制，我们开展了一系列基础研究。

动物实验结果显示，益气温阳方能够上调肿瘤组织中半胱天冬酶（Caspase）3、Caspase9、

Bax 蛋白表达水平，同时下调抗凋亡基因 Bcl-2 表达水平，这提示益气温阳方能够通过调控凋亡相关蛋白诱导肿瘤细胞凋亡。益气温阳方能够有效上调具有免疫防御作用的 Th1 细胞中的 IL-2、IFN-γ 表达，另一方面还可下调能够促进免疫逃逸的 Th2 细胞中的 IL-4、IL-10 表达，并能上调 IL-6、IL-12p70 免疫细胞因子的表达水平。益气温阳方能上调 Lewis 荷瘤小鼠脾组织中 Toll 样受体 4（TLR4）、NF-κB、TNF 受体关联因子 6（TRAF6）、c-Jun 氨基末端激酶（C-JUN）、IL-6、TNF-α、IL-12p70 基因的表达，说明益气温阳方能够通过调控免疫细胞因子和激活 TLR4 信号通路来增强免疫功能。

四、结语

雄关漫道真如铁，四十载医学岁月，我愈发感觉到中医学深邃广博，始终不变的是对中医药事业的坚守与热爱，一路走来，前辈中医大家的谆谆教诲记忆犹新，患者的殷切期盼历历在目，学生的求知渴望犹在眼前。传承是中医药发展的根基，创新是中医药发展的动力。面对社会环境发展、社会疾病谱变化、健康观念改变，中医药发展应坚持继承与创新并重，秉持包容开放的态度，与现代科学技术协同并进。以患者为中心，以疾病为落脚点，构建理论清晰、治疗规范、疗效确切、机制明确的证据链条，推动中医药全链条式协同发展，这是每一位中医人肩负的责任与使命。

而今迈步从头越，作为一名中医人，长征永远在路上，希望年轻后学，要永怀生命敬畏之心，在求学过程中，孜孜以求，不畏艰难，勇攀高峰。不忘初心，坚持做一个真实纯粹的中医人，以传承、兴盛中医为己任，为中医药事业添砖加瓦，为健康中国建设贡献中医药力量。

（孙增涛）

朱佳

主任中医师，教授，博士，硕士研究生导师

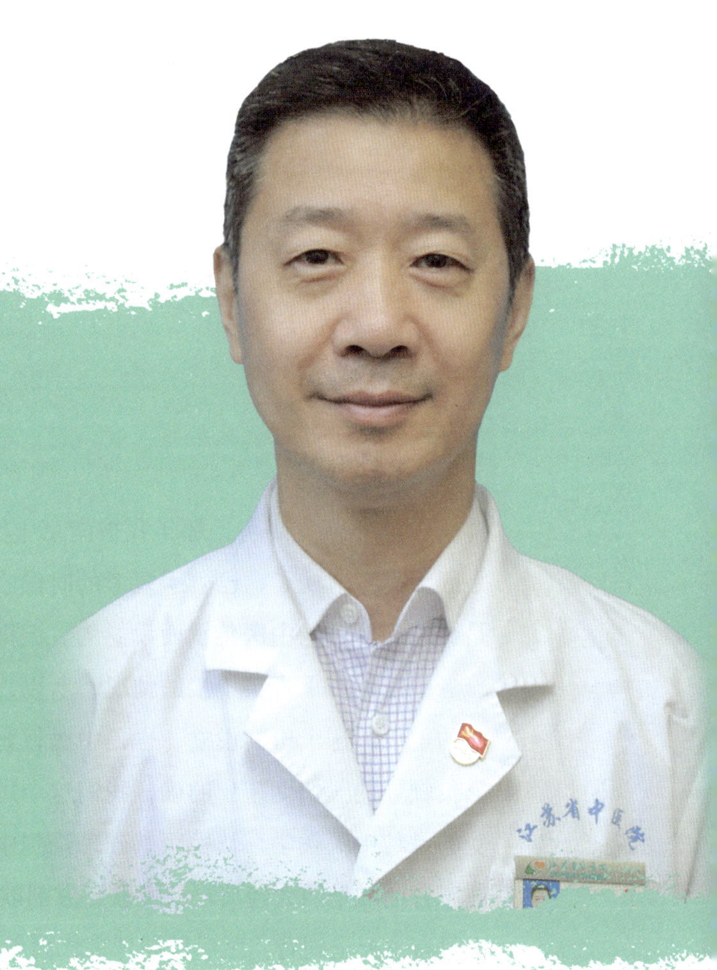

江苏省中医院原副院长、江苏省中医药研究院原副院长，第七批全国老中医药专家学术经验继承工作指导老师，享受国务院政府特殊津贴专家。江苏省名中医，全国中医优秀临床人才，江苏省中医药领军人才。兼任中华中医药学会肺系病分会副主任委员、内科分会常务委员，中国研究型医院学会中西医结合呼吸病专业委员会副主任委员，世界中医药学会联合会过敏性疾病专业委员会副会长，江苏省养生学会副会长，江苏省中医药学会内科专业委员会副主任委员，国家药品监督管理局新药审评专家、古代经典名方中药复方制剂专家审评委员会委员。

医道无涯，仁心引航

一、从医之路

（一）学医启蒙

1977 年恢复高考，那年我被南京中医学院意外录取，就读于中医系。之所以说是意外，是因为高考落榜了，已着手复考的时候收到了录取通知。我入读的是一个特殊的“本科班”，是专门为了名老中医传承而设立的。记得当时校长对我们说，江苏是名医大省，但现在面临着老中医的传承青黄不接的情况，所以，你们这个班是被精心挑选出来的，要肩负着快速传承的重任，这个班的设立，也是中医教育的一种新尝试，江苏省领导高度重视，希望你们不辜负领导的殷切期望！的确，我们这个班与其他中医系班级不一样，入学第一学年，全部接受的是纯中医教学，从中医基础理论到中医临床学，没有学习一点西医学的内容，每天早晨起床背诵的是四大经典、药性歌、方剂歌，不学外语，只学古汉语。由于中医内容较为抽象，也只有去死记硬背。之后假期到来，我们便进入了临床跟师学习阶段。

1979 年的春天，正式开始我的临床跟师学习生涯。我的老师李石青是江苏省中医院的一名老中医，他出生于金陵医家，又秉承于吴门医派传人曹鸣皋，是医院呼吸科专科的创始人，他学验俱丰，言传身教，一丝不苟，精湛的医术，卓越的疗效，让我们敬仰崇拜，让我们真正开始了对中医事业的热爱。2 年的临床跟师学习过程中，我诚心求教，带着问题温习经典，潜心思考，细研揣摩，做好笔记，总结心得。从开始面对患者束手无策，到熟练辨证，灵活处方，终于在结束考核时取得优异成绩。

2 年临床跟师结束后，回到学校又继续 1 年西医知识的学习，由于前 2 年在临床中接触到大量的西医知识，所以这一学期的学习特别轻松，全班所有科目考试成绩均为优秀，令老师们惊讶。

（二）医道求索

在行医的道路上，我很庆幸遇到了几位中医大师，除入门的李石青老师外，国医大师周仲瑛教授也给予我很多指导与帮助。1982 年 6 月，我大学毕业被分配在江苏省中医院，1986 年又攻读了硕士研究生，很荣幸地拜入国医大师周仲瑛教授门下。记得当时正值江苏流行性出血热流行期间，我加入了导师治疗流行性出血热的研究团队，之后多次赴江苏东海县实地研究治疗。在此期间，周老让我亲眼看见了在疫病面前，中医药治疫的特色与优势。根据流行性出血不同病期与特点，结合中医理论分析，周老提出发热早期热虽在气分，但已波及营分，以清气凉营注射液清热凉营解毒；低血压早期，四肢不温，切不可误作亡阳厥脱，当属于“热深厥深”，以升压灵注射液宣通阳郁；少尿期，属于瘀热阻于下焦，以泻下通瘀合剂泻下瘀热，腑气一通，小便自出；多尿期，属肾气亏虚，不能固摄，用补肾固摄法治疗。该项研究，大大地降低了出血热的死亡率。

有一件事给我留下了特别深的印象。由于当时医疗条件有限，血透尚未普及，急性肾功能衰竭的患者只能通过利尿的方法来治疗，但常常效果不好。在周老的带领下，我们给患者口服“泻下通瘀合剂”，患者呕吐明显的则采取灌肠给药，随着大便的增多，患者小便也开始慢慢地增加，使肾功能衰竭得到了缓解，渡过了少尿关。当时西医大夫看到了这样的现象，就试着给肾功能衰竭的患者使用了果导、硫酸镁等泻下药，结果大便是泻出了不少，但小便依然不出，他们很纳闷，询问周老为什么会这样？周老笑着让我回答，但这对于我这个刚出道的小医生，也百思不得其解。周老解释道：“中药成分复杂，作用靶点繁多，更何况复方制剂，出血热少尿的原因是热毒瘀结于下焦，下焦气化受阻，所以用泻下瘀热的方法使下焦的瘀热去除，从而达到祛除体内毒素、改善肠道微循环、稳定肠道内环境、改善肠道菌群失衡等目的。这就是中医的特色，也是中医的优势。”周老的一番话语，让我茅塞顿开，领悟到了中医治疗的真谛，同时，一种中医人的自豪感油然而生。

（三）深入基层

2003 年，我带队前往盱眙县观音寺中西医结合医院扶贫，针对医院底子薄、医疗水平差、中医队伍人员稀少等问题，组织并开展了一系列的活动，如开设夜校扫盲中医知识，开展疑难危重病讨论，师带徒，推广耳穴针灸等中医特色技术等，除完成日常工作外，还多次带领团队抢救危重症患者。其中，有 2 个急诊抢救印象非常深刻。一个是江苏新沂市的一辆卡车司机在行驶路上突然被蜂蜇伤，司机把车停靠路边后很快昏迷了过去，当地村民发现后把他送到医院时，患者已经是面色苍白，大汗淋漓，血压几乎为零，我得到消息后，迅速赶到急诊，组织抢救工作，经过 2 个小时的努力，患者终于转危为安。另一个是一位老人在凌晨突发胸闷疼痛到医院急诊，查心电图显示 T 波异常，值班医生就按心绞痛治疗，但一直得不到缓解，且患者又出现了呼吸困难，但按心衰治疗也未能获效。我到现场后，仔细地询问患者，发现患者心率快但心音偏右明显，左侧呼吸音很低，气管右移，诊断考虑是自发性气胸，故立刻进行了 X 线检查并得到了证实，之后我们对患者紧急采用胸腔穿刺引流排气，患者呼吸困难立刻得到了缓解，避免了一起医疗事故的发生。扶贫时工作虽然只有 3 个月，但无论是在医疗水平还是在工作能力上都得到了一次很好的锻炼，这也是在我成长过程中的一次宝贵的经历。

（四）疫情防控

针对疫毒感染引发的疫情，目的是要通过中西医结合的救治，降低危重症的死亡率。中医诊疗，离不开望闻问切，辨证施治，所以当疫毒感染发生时我们与患者零距离的面对面接触，做到了对每一个患者都能认真细致的诊查，特别是对已上呼吸机且神志不清的患者，中医按腹切脉，并记录下患者的病情，开出治疗方药，做到了一人一方。

在 2019 年发生的新的疫毒感染疫情中，江苏省医疗队的治疗方式大多数还是以西医为主，他们很希望能够运用中医药治疗，当时尽管自己平时巡查工作很累，但我想这也是加强中西医结合、提高疫毒感染治疗效果的宝贵机会，于是主动利用休息时间，为江苏医疗队的西医们进行了中西医结合治疗用药的培训，收到了非常好的效果。

针对疫毒发病季节、临床表现的不同，我们结合国家第九版诊疗指导方案，制定了 2022 年夏季江苏地区的中医诊治方案，所有患者坚持中医药治疗，不用激素、抗生素，从防、治、康 3 个方面，展示出中医药治疗的优势。

在针对疫毒感染的诊疗中，体现了中医的智慧，也让我进一步提升了我的中医自信，增强了作为中医人的职业崇高感，更加激发了我为中医事业奋斗的那份热情！

二、临证经验

（一）慢性咳嗽（五脏咳）

慢性咳嗽既是呼吸系统的常见疾病，也是呼吸系统比较顽固的疾病，常言道“咳嗽咳嗽，医家对头”，《素问·咳论》云：“五脏六腑皆令人咳，非独肺也。”揭示了咳虽为肺之病变，但其他脏腑病变，也可影响肺而发生咳嗽。

1. 肺咳

《素问·咳论》云：“皮毛者，肺之合也，皮毛先受邪气，邪气以从其合也。其寒饮食入胃，从肺脉上至于肺则肺寒，肺寒则内外合邪，因而客之，则为肺咳。”《灵枢·邪气脏腑病形》认为“形寒饮冷则伤肺，以其两寒相感，中外皆伤，故气逆上行”，这些理论皆指出了肺咳的特点为咳甚则喘，多为形寒饮冷所致。有 2 种原因可导致肺咳：一是感寒邪，皮毛为肺之合，皮毛受邪则从其合内传于肺。二是内有寒饮停聚，因肺脉起于中焦，寒饮入胃，则循肺脉上至于肺脏，内外之寒合并伤肺，致使肺气失调，宣降失职，上逆而为咳。另外，久咳不愈，肺气耗损，多伴气短乏力，脉多右寸无力。治肺咳，重在宣肺，病因风寒者，辛温散寒，如麻黄、紫苏叶、防风、桂枝等；痰饮内伏者，温肺化饮，用干姜、细辛、五味子；若邪郁化热，口渴心烦者，则加石膏；痰从热化，痰热内郁，咳痰色黄者，用桑白皮、黄芩、浙贝母、瓜蒌等；肺虚而咳者，用补肺汤，药用党参、黄芪、熟地黄、紫菀、桑白皮等。

案例

王某，男，38岁。

初诊（2005年1月5日）：主诉"咳嗽3个月"。患者经年久咳，经中药调理，半年未发。3个月前患者不慎受凉，再次出现咳嗽，阵发作呛，声音嘶哑，咳嗽咳痰，色白质清稀，量不多，咳甚则喘，口不干，大便质稀。查体：舌质暗红，苔薄黄，脉小滑右寸浮。胸部X线检查未发现异常。

西医诊断：慢性咳嗽。中医诊断：肺咳，证属风邪上受，痰饮伏肺。治以解表散寒，温肺化饮。

处方：炙麻黄5g，炙桂枝10g，细辛3g，淡干姜3g，炒白芍10g，法半夏10g，五味子3g，光杏仁10g，炙紫菀10g，炙款冬花10g，泽漆10g，挂金灯5g，生甘草3g。7剂。

二诊（2005年1月12日）：咳嗽稍减，咳痰质稠，咳出为舒，怕冷不显，咽痒不著，稍哑，咽中不痛。查体：咽部充血，苔薄黄、质暗红，脉细滑。原方加炙白前10g、射干10g。14剂。药后咳嗽基本控制。

按：此患者久咳，肺脾之气必虚，机体阳气不能布化，津液停聚，形成痰饮。此次不慎感受风寒之邪，咽喉不利，故出现阵发作呛，声音嘶哑。外邪袭肺，水饮内迫，肺寒上逆，则咳嗽、气喘；寒邪伤脾，则脾气更虚，故大便稀溏。舌质暗红，苔薄黄，脉小滑，亦为外寒内饮之象。治疗以小青龙汤为主方。小青龙汤方出《伤寒论》，以麻黄、桂枝共散风寒；干姜、细辛温脾而分化水寒；半夏燥湿化痰、和胃降逆，芍药敛阴和营，五味子敛肺止咳，三药合用，防诸药温燥太过；甘草与诸药皆可相配，调和药性，既补气，又化生阴液，使整方祛邪而不伤正。因患者咳甚则喘，故加杏仁止咳平喘；紫菀、款冬花润肺止咳化痰；泽漆、挂金灯为临床经验用药，共奏利咽止咳之效。1个疗程后，患者咳嗽较前好转，但患者咳痰改善不显，故加用射干、白前降逆化痰。服用2个疗程后咳嗽基本控制。

2. 肝咳

肝主升，肺主降，两者密切相关。《素问·咳论》指出："肝咳之状，咳则两胁下痛，甚则不可以转，转则两胁下满。"肝咳原因主要包括以下情况。

（1）木郁生痰　赵献可云："七情内伤，郁而生痰。"强调肝为生痰之脏。其机制有二：其一肝主疏泄，有通利三焦、疏通水道的作用，肝郁气滞，肝失疏泄，三焦气机阻滞，水道不利而致水液不行则出现痰饮病；其二木不疏土，脾失健运，运化失常水湿内聚成痰饮。痰饮内贮于肺，壅阻肺气，肺宣降失常而作咳。

（2）肝木侮肺　情志不遂，郁怒伤肝或忧思气结，则肝气升发太过，不受金制，反会侮金，肝气犯肺，肺失肃降，气机不利，升多降少，发为喘逆、咳嗽。

（3）木火刑金　《血证论·咳血》云："盖咳嗽固不皆失血，而失血则未有不咳嗽者也。"

肝郁气滞，日久化火，循经犯肺，木火刑金，则肺失清肃而咳，甚则迫血妄行而咳血。

（4）肝风上扰　叶桂有“肝阳化风，旋转不息，致呛咳不卒期”之说，此咳多因肝阴亏虚，血燥生风，阴虚风动，上扰于肺而引起。

（5）肝阴不足　清代名医王九峰云：“肝脏阴虚阳僭，是以呛咳咽痛，动劳则喘。”肝为风木之脏，以血为本。若肝之阴血不足，阴虚阳亢，虚火上炎，则会灼伤肺阴。因肺喜润而恶燥，肺阴亏虚，肺失濡润，灼津为痰而致咳喘。

（6）肝阳气虚　《太平圣惠方》曰：“肝虚则生寒，寒则苦胁不坚胀，寒热。”肝阳气虚，气不化水，寒饮内留，上凌于肺，则成咳逆。

（7）肝血瘀阻　肝失疏泄，木郁气滞，导致瘀血内阻，久必伤肺，肺络受阻，肺气肃降失司，则咳嗽。因此，肝咳的临床特征为气逆而咳，呛咳阵作，痰少质黏，痰滞咽喉，胁痛，脉弦等。

肝咳的治疗，因木郁生痰者，用柴胡、前胡、青皮、陈皮、佛手等疏肝理气化痰；因肝木侮金者，用泻白散加减，如桑白皮、地骨皮、柴胡、前胡、枇杷叶、车前子等；因木火刑金者，用栀子、牡丹皮、黛蛤散、黄芩、平地木等；因肝风上扰者，用桑叶、白蒺藜、僵蚕、钩藤、地龙等；因肝阴不足者，用北沙参、枸杞子、女贞子、旱莲草、地骨皮、玄参等；因肝阳气虚者，用制附子、党参、吴茱萸、当归、柴胡、金沸草等；因肝血瘀阻者，用旋覆花、茜草、桃仁、当归、平地木等。

案例

丛某，女，65岁。

初诊（2008年7月22日）：主诉“咳嗽8年”。患者8年来反复出现咳嗽，且受刺激后易咳，咳痰不多，色白，外院影像学检查提示两个肺陈旧性肺结核、肺大疱，西医治疗未效。曾用“培土生金”法治疗咳嗽，效果不明显。刻下症：干咳少痰，痰黏难咳，喉痒不著，咳甚时引及胸痛，夜寐欠安，大便日行2～3次。有“慢性浅表性胃炎”病史。查体：舌稍红，苔薄，脉弦，两肺听诊未闻及啰音。

西医诊断：陈旧性肺结核。中医诊断：肝咳，证属肝火犯肺，肺气不宣。治以清金抑木、降逆止咳为主。

处方：桑白皮10g，地骨皮10g，青黛3g（包），海蛤壳15g（先煎），川贝母5g，枇杷叶10g，郁金10g，白芍10g，远志10g，煨诃子10g，当归10g，炙马兜铃6g，茯苓15g，炙甘草3g。7剂。

二诊（2008年7月29日）：服用上药后胸痛症状消失，咳嗽较前稍有好转，干咳为主，呈阵发性，经常鼻痒，服用“酮替芬”后有效。口干，无胃痛反酸，有时打呃，矢气多。查体：舌质稍红，苔薄，脉弦，两肺未及异常。兼夹风邪，内外合邪，原方增以清宣祛风之品。处方：南沙参15g，炙麻黄5g，蝉蜕6g，僵蚕10g，苍耳草12g，杏仁10g，枇杷叶10g，远志6g，当归10g，蜈蚣3g，炙马兜铃6g，生甘草5g，枳壳10g。7剂。

三诊（2008年8月5日）：药后咳嗽明显好转，咳嗽时间间隔延长，汗多，舌质润红，苔薄，脉小弦。治守前法，原方加瘪桃干 10g，14 剂。后未就诊。

按：此患者咳嗽 8 年，久咳伤阴，肺阴不足，肺为清虚之娇脏，易受火灼，致娇脏失调，加之木火刑金，肺失肃降而咳嗽少痰。肝气郁滞则胸胁疼痛。既往有“慢性浅表性胃炎”，大便次数多，考虑为肝郁脾虚。舌淡红，苔薄，脉小弦均为木火刑金之象。选用泻白散合黛蛤散化裁。方中青黛、海蛤壳清肝化痰；桑白皮入肺中气分，泻肺中邪热；地骨皮入走血分，清肺中伏火，清热凉血。桑白皮以清气分之邪为主，地骨皮以透血分之邪为要。桑白皮、地骨皮相伍，气血双清，加强了清肺热之力。白芍养血敛阴，柔肝止痛，平抑肝阳；甘草补中益气，泻火解毒，润肺祛痰，缓急止痛，缓和药性，二药相伍有酸甘化阴之妙用，共奏敛阴养血、缓急止痛之效用。川贝母、枇杷叶、马兜铃化痰止咳；远志安神化痰；煨诃子养阴生津敛肺；茯苓健脾宁心；郁金配伍当归以达活血止痛，行气解郁之效。7 剂后，患者胸痛症状消失，咳嗽较前稍有改善，但因患者出现鼻痒等过敏症状，增用祛风宣肺化痰法治疗，咳嗽明显改善，因出汗较多，加用瘪桃干收敛止汗，14 剂后患者病情基本控制。

3. 脾咳

脾与肺，母子相关。《素问·咳论》云：“脾咳之状，咳则右胁下痛，阴阴引肩背，甚则不可以动，动则咳剧。”《素问·经脉别论》曰：“饮入于胃，游溢精气，上输于脾，脾气散精，上归于肺，通调水道，下输膀胱。水精四布，五经并行。”因脾主运化为后天之本，气血生化之源，性喜燥而恶湿。脾咳之因有：①饮食不节，嗜食厚味，脾胃受损，健运失职，痰湿内生，土不生金，病及子，脾虚肺损，肺失宣降而咳嗽。②素体脾虚，后天失调，脾虚生痰，上逆犯肺而作咳。③劳力耗脾伤气。《柳选四家医案》谓：“晨起咳嗽，劳倦伤脾，积湿生痰也。”故脾咳特点：痰多色白，晨起明显，便溏，食少倦怠。舌质胖，苔腻，脉濡。脾咳的治疗，痰湿壅盛者，以燥湿化痰为主，用苍术平胃散加减，配伍中药如苍术、厚朴、法半夏、陈皮、芥子、桔梗、紫苏子等；脾气虚弱者，用六君子汤或参苓白术散加减，配伍中药如党参、白术、茯苓、法半夏、陈皮、沸耳草等。若土虚木乘，肝脾失调，伴见口苦、便溏者，合用柴胡桂枝干姜汤。

案例

张某，女，30 岁。

初诊（2008 年 7 月 17 日）：主诉“咳嗽 4 个月”。患者近 4 个月来，反复咳嗽咳痰，痰多色白黏稠，晨起明显，形寒怕冷，胃纳较前可，一度腹泻，大便不成形，余无不适。自诉有痛经史。查体：舌淡红，苔薄腻，脉细滑。心肺听诊无异常。胸 X 线检查示两肺纹理增多紊乱。

西医诊断：慢性咳嗽。中医诊断：脾咳，证属脾虚生痰，上贮于肺，宣肃失司。治以益气健脾，化痰止咳为主。

处方：党参 10g，苍术、白术各 10g，制厚朴 6g，法半夏 10g，青皮、陈皮各 6g，云茯苓 15g，炒薏苡仁 15g，桔梗 10g，远志 10g，炮姜 5g，炙紫菀 10g，佛耳草 12g，炙甘草 3g。7 剂，水煎服。

二诊（2008 年 7 月 24 日）：药后咳嗽明显减轻，痰亦减少，大便正常，时有恶心，胃中不适。舌质淡红，苔薄腻，脉细滑。原方法半夏改为姜半夏 10g，桔梗、远志均改为 6g，加竹茹 10g。7 剂，水煎服。

按：此患者痰多色白黏稠，大便不成形，苔薄腻，脾虚痰湿之象，属脾咳，治疗当培土生金，化湿止咳，选方二陈平胃散。苍术健脾平胃，燥湿化浊，升阳散郁，祛风湿；白术补脾燥湿，益气生血。苍术苦温辛烈，燥湿力胜，散多于补，偏于平胃燥湿；白术甘温性缓，健脾力强，补多于散，善于补脾益气、止汗，茯苓甘淡渗利，健脾补中，利水渗湿，宁心安神。苍术、白术相伍，一散一补，一胃一脾，则中焦得健，脾胃纳运如常，水湿得以运化，不能聚而为患，人则康复无恙。白术、茯苓配伍使用，一健一渗，水湿则有出路，故脾可健、湿可除、饮可化，诸恙悉除。陈皮辛散升浮，偏理脾肺气分，长于行气健胃，燥湿化痰；青皮苦辛酸烈，沉降下行，偏于疏肝胆气分，兼能消积化滞。青皮行气于左，陈皮理气于右，左右兼顾，升降调和，共奏理气和胃之功。薏苡仁利水消肿，渗湿，健脾；党参补脾肺之气；半夏、厚朴燥湿化痰；桔梗宣肺祛痰；远志安神祛痰；炮姜温中暖脾；紫菀、佛耳草、甘草化痰止咳。患者服用 7 剂后咳嗽即明显改善，但出现恶心，胃中不适，恐与桔梗、远志对胃的刺激有关，故减其用量，且改法半夏为姜半夏，并加竹茹以加强降逆化痰之功。患者又自行续服 2 个疗程，咳嗽控制良好。

4. 肾咳

肺之与肾，金水相生。《素问·咳论》云："肾咳之状，咳则腰背相引而痛，甚则咳涎。"肾咳常见原因有：①肺肾阴虚。《医述·咳嗽方》谓："肺金之虚，多由肾水之涸，而肾与肺又属子母之脏，呼吸相应，金水相生，若阴损于下，阳孤于上，肺苦于燥，则咳不已，是咳虽在肺，而病实在肾。"由于肾阴亏虚于下。肺金失于濡润，由此肺津不足，燥热内生，肺失肃降，气逆于上，而致咳嗽。②虚火上炎。肾阴亏耗，虚火上炎，灼伤肺阴，肺失濡润，肺气上逆则咳嗽。③肺肾气虚。咳喘日久，耗伤肺肾元气，或因肾亏，气之化生不足，以致肺之主气、肾之纳气功能减弱，而见咳嗽，且往往伴有气急、气喘。④阳虚水泛。肾阳不振，命门火衰，气化不利，则水湿内停，痰饮由生。痰饮上逆犯肺，则咳嗽，咳吐泡沫稀痰，甚则气逆不能平卧。此证多因年老体弱，或久患咳喘，损及肾阳而致，肾阳亏虚，气不化水，水邪泛溢，则可伴有肢体浮肿等症状。肾咳特点：痰咸，咳逆尿出，尺脉弱。肾虚咳嗽的治疗，以金水六君煎为主进行加减，药用如熟地黄、当归、半夏、陈皮、茯苓、破故纸、山药等，口干舌红苔少，阴虚明显者，加麦冬、五味子、山茱萸；虚火上炎，苔黄脉数者，加知母、黄柏、黄芩、桑白皮等；命门火衰，痰饮上凌者，则用真武汤加减。

案例

骆某，女，64 岁。

初诊（2011 年 3 月 24 日）：主诉"反复咳嗽咳痰 2 年，加重半个月"。患者 2 年前因受凉出现咳嗽，胸部 CT 检查正常，但鼻窦部 CT 检查提示上颌窦炎。咽喉镜检查示：右侧鼻咽部有淡红色淋巴组织增生，病理检查示：右侧鼻咽部急慢性炎症伴淋巴组织增生。故一直用祛风化痰、止咳利咽法治疗，效果欠佳。半月前，患者因劳累致咳嗽加重，痰白，夜间明显，味咸，晨起打喷嚏，咳引胸腹疼痛，腹中积气，大便稀，日行2次，咳甚尿出，有时腹痛。查体见：面色黧黑，心肺听诊无异常，舌淡胖，苔薄微腻，尺脉沉细略弦。

西医诊断：慢性咳嗽。中医诊断：肾咳。治以补肾化痰，祛风宣肺。

处方：当归6g，熟地黄10g，半夏10g，陈皮6g，茯苓15g，荆芥10g，防风10g，蝉蜕6g，僵蚕10g，炙麻黄6g，杏仁10g，马兜铃6g，乌药10g，覆盆子30g，白芍15g，白术10g，山药30g，炙甘草5g。7剂，水煎服。

二诊（2011年3月31日）：药后一度咳出血性黏膜组织，虽咳嗽程度减轻，但仍有咳嗽，咳白痰，质黏，味咸，咳甚胸痛腹痛较前缓解，仍有咳甚尿出的情况，大便正常，咽喉干燥，舌淡红，苔薄微腻，脉沉细弦。证属肾虚肝旺，风痰内伏，肺虚有热；治从补肾化痰，平肝降逆，滋阴补肺。处方：熟地黄15g，当归10g，法半夏10g，陈皮10g，茯苓15g，白芍15g，炙麻黄6g，钩藤15g（后下），蝉蜕6g，僵蚕10g，徐长卿15g，阿胶10g（烊化），马兜铃6g，牛蒡子10g，山药30g，款冬花10g，炙甘草5g。7剂，水煎服。

三诊（2011年4月7日）：自诉咳出“肺组织”，病理检查诊断咳出物有较多中性粒细胞，未见恶性细胞。刻下症：咳嗽时作，咳痰，痰咸，咳甚则溢出，喉痒，偶打喷嚏，大便稀，咽喉干。舌质胖淡，苔薄腻，脉沉细弦。继从补肾祛风，平肝化痰，滋阴补肺治之。原方加苍耳草15g，覆盆子30g，去牛蒡子。7剂，水煎服。

四诊（2011年4月26日）：药后咳嗽明显缓解，但停药后反复，痰咸，咳则尿出，时打喷嚏，舌质淡红，苔薄，脉细弦。仍从肾咳论治，治守前法。原方7剂。水煎服。

五诊（2011年5月3日）：咳嗽从肾治，有效。咽喉不干。舌胖淡红，苔薄，脉尺细弦。前法化裁。处方：生地黄15g，当归10g，法半夏10g，陈皮10g，茯苓15g，牛蒡子6g，山药30g，苍耳草15g，蝉蜕6g，僵蚕10g，款冬花10g，芡实15g，炙甘草3g。7剂，水煎服。

六诊（2011年5月26日）：患者面色黧黑，咳嗽痰咸，从肾咳治疗，方用金水六君煎加减，收效显著。昨日食水果又发咳嗽，痰吐质黏，色白，大便偏软，舌质淡红，苔薄腻，脉尺部细弦。治从前方加减，原方去生地黄，改为熟地黄15g，加紫苏叶10g、炒白术10g。7剂，水煎服。

七诊（2011年6月2日）：咳嗽愈。夜间腿抽筋，晨起流涕少许，舌淡苔薄腻，脉细。原方治疗增以疏风通窍、除痹舒挛。原方加薏苡仁30g，白芷10g，辛夷10g。7剂，水煎服。

按：患者咳嗽，虽有鼻咽部疾患，但从整体而观，面色黧黑，咳痰味咸，咳甚尿出，脉尺沉而细弦，均为肾虚之候。肾在色为黑，在味为咸，故从补肾化痰论治。选方金水六君煎化裁。本方出自《景岳全书》，由二陈汤加熟地黄、当归、生姜而成。方中二陈汤健脾渗湿，理肺祛痰；熟地黄滋补肾精；当归补肝养血。荆芥、防风宣散风邪；蝉蜕疏风利咽；僵蚕祛风化痰；麻黄、杏仁宣肃肺气；马兜铃清肺化痰止咳；乌药行气止痛，温肾散寒；覆盆子补肝益肾缩尿；白芍、白术与防风、陈皮配伍疏肝健脾，止痛止泻；山药肺脾肾并补。诸药合用，使肝肾得补，脾土得健，肺气得调，疾病自然而愈。患者药后咳出血性黏膜组织，且出现咽喉干燥，提示邪去肺损，故合用阿胶补肺汤，药后效果显著，但因生冷水果而有反复，凉伤脾阳，大便偏溏，于方中增以紫苏叶、白术，散寒行气，和胃健脾。咳止后，患者下肢抽筋，鼻有清涕，故增加可健脾化湿、除痹舒挛、祛风通窍之药，加薏苡仁、白芷、辛夷以巩固并善其后。

5. 心咳

心与肺，同居上焦。《素问·咳论》曰："心咳之状，咳则心痛，喉中介介如梗状，甚则咽肿喉痹。"心主血脉，肺朝百脉，两者同居上焦。《三因极一病证方论》指出："喜伤心者……为心咳。"因此情志内伤，营阴暗耗，心火亢盛，上炎肺金。心主血脉，如环无端，周流不息。心之气阴不足，肺失所主，宣肃失司，或心阳虚衰，心主血脉功能低下，血流不畅，水饮射肺，引发咳喘，甚则咳逆不得卧。心咳特点：咳嗽少痰或咳则心痛，心烦、失眠或有咽痛，舌边尖红、苔黄，脉数。此类患者，多见于素有心脏疾患者，治疗上因心火亢盛者，用黄连阿胶汤加减；气阴两虚者，用生脉散加减；心主血脉，咳则心痛者，用桃杏仁、红花、当归、赤芍、丹参、郁金等；夜间咳甚，难以入眠者，用人参、麦冬、葶苈子、远志、茯神等。

案例

凌某，女，77岁。

初诊（2011年9月10日）：主诉"咳嗽气喘3个月"。患者3个月来一直咳嗽咳痰，痰量中等，以白痰为主，气喘，乏力。查体：两肺呼吸音粗，双肺可及湿啰音，双下肢轻度水肿。查血常规正常，胸片示：两肺感染，心影增大，主动脉硬化。既往有"心功能不全、高血压"病史，2009年行经皮冠状动脉介入治疗，一直服用"拜阿司匹林、赖诺普利、辛伐他汀"治疗。病机为气阴两虚，水饮射肺。

中医诊断：心咳。治以益气养阴，下气止咳为主。

处方：太子参12g，五味子5g，麦冬10g，玉竹10g，炙黄芪10g，葶苈子10g，丹参15g，桃仁10g，杏仁10g，枳壳10g，陈皮5g，枇杷叶10g，款冬花10g，炒谷芽、炒麦芽各15g，炙甘草5g。14剂。

按：此患者既往有"心功能不全、高血压、冠心病"病史，故心气心阴不足，治疗当益气养阴。拟方生脉散。太子参、黄芪配伍麦冬、玉竹以达益气养阴之效。五味子益气生津，葶苈子泻肺逐水，丹参、桃仁、杏仁活血化瘀，枳壳理气宽中，陈皮化痰，枇杷叶、款冬花下气止咳，谷芽、麦芽健脾开胃，甘草调和诸药。上方服用14剂，患者咳嗽气喘症状基本控制。

（二）慢性支气管炎

慢性支气管炎在病机上主要反映为肺、脾、肾3脏虚损，以及它们的相互协调关系失衡，同时又因风、痰、火、瘀等因素而愈加复杂，其基本病机总为本虚标实。虚与实之间的权重，又与急性发作、慢性迁延、临床缓解的不同而各有侧重。

具体而言，在急性发作期，多在肺脾气虚的基础上复感外邪，致肺气不宣，原有的咳嗽、咳痰、喘息等症状会明显加重，在短期内可突然出现脓性或黏液性痰，痰量明显增加，伴有发热及其他炎症表现，以标实为主，治疗以祛邪为先。如病因寒者，多用小青龙汤加减；病因热者，多用清金化痰汤加减。慢性迁延期，患者咳嗽、咳痰、喘息等症状连续存在，或反复发作，其病机多虚实夹杂，正虚邪恋。根据慢性支气管炎病程、病势深浅的不同，可以表现为肺－脾－肾的演变过程，同时，痰阻、血瘀、气逆贯穿迁延期全过程，治疗上应审因论治，标本兼顾，扶正祛邪。以肺气虚为主者，用玉屏风散、补肺汤加减；肺脾两虚者，则以六君子汤以健脾益气，培土生金；脾虚痰湿者，可用苓桂术甘汤合二陈汤加减，以温阳健脾，化痰止咳；脾肾阳虚者，用金水六君煎合真武汤加减以温肾健脾，纳气平喘。慢性支气管炎缓解期，病情处于相对稳定状态，治疗主要针对虚实多少的病机进行治疗，缓则治其本，以扶正固本为主，多以六君子汤、异功散、玉屏风散、生脉散等为基础方，常以益气配合温阳、健脾、宣肺化痰，再根据兼证加用化痰、理气、养阴等药物，益气常用黄芪、党参、黄精、灵芝、紫河车、冬虫夏草、胡桃肉等；温阳用附子、肉桂、补骨脂、淫羊藿；健脾用白术、山药、茯苓、扁豆、莲子；宣肺化痰用紫苏子、半夏、陈皮、杏仁、紫菀、款冬花、贝母；滋阴用地黄、天冬、麦冬、山茱萸、知母、沙参、五味子；化瘀用当归、川芎、丹参、桃仁。

案例

黄某，男，53 岁。

初诊（2024 年 1 月 11 日）：主诉“咳嗽反复 5 年，再发 3 个月”。患者 5 年来，每至冬天咳嗽发作，春暖后咳嗽缓解，此次因新型冠状病毒感染，咳嗽又作，胸部 CT 检查未见异常，肺功能基本正常，服阿斯美、孟鲁司特钠、信必可、急支糖浆等效果不明显。刻下症：咽痒欲咳，遇冷加重，气逆作咳，痰吐色白，有泡沫，量不多，咳甚欲吐。听诊两肺未闻及啰音，舌暗红，苔薄黄，脉细弦，右寸弱。既往无吸烟史，有糖尿病。

西医诊断：慢性支气管炎。中医诊断：咳嗽，辨证为久咳肺虚，风痰内伏，胃失和降。治以补肺祛风，化痰止咳。

处方：补肺汤加减。黄芪 15g，熟地黄 15g，桑白皮 10g，蜜紫菀 10g，法半夏 10g，醋五味子 10g，炒陈皮 10g，姜竹茹 10g，桔梗 10g，僵蚕 10g，蝉蜕 6g，金沸草 15g，款冬花 10g，炙全蝎 5g，炙甘草 5g。14 剂，水煎服，每日 2 次，温服。

二诊（2024 年 1 月 31 日）：药后咳嗽明显改善，程度减轻，次数减少，但遇风冷刺激仍易咳，咽中有米粒样感，痰少色白。舌质淡暗，苔薄微腻，脉细弦右寸弱。治守前法。原方加荆芥 10g、当归 10g、射干 10g。14 剂。

三诊（2024 年 2 月 21 日）：不咳，痰少，色质清，吃水果后则痰量增多，大便日行 2 次，欠实，舌质淡红，苔薄微腻，脉细弦缓。原方增加干姜 5g。并嘱其夏天行冬病夏治疗法。14 剂。

四诊（2024 年 7 月 19 日）：诉前诊至今，咳嗽一直未发。

按：患者反复咳嗽 5 年，多在冬季发作，符合慢性支气管炎的诊断标准。久咳肺虚，复感新型冠状病毒，邪恋于肺，兼夹肝胃气逆，内外合邪，虚实夹杂，故咳嗽持续不愈。治疗补肺气的同时，兼以降气化痰，息风解痉。方中黄芪补益肺气，五味子收敛肺气，熟地黄滋肾填精，以其金水相生，防其久病入肾；半夏、陈皮、竹茹化痰理气降逆；桑白皮、紫菀、款冬花、金沸草止咳平喘；僵蚕、蝉蜕、全蝎息风止痉，加强止咳之功效。二诊患者虽咳减，但遇风冷刺激易咳，且舌质淡嫩，故增荆芥、当归以养血祛风，射干利咽止咳。三诊咳虽止，但仍有清痰，不耐水果生冷，大便易溏，提示有脾阳不足的一面，方药增干姜以温脾化饮而收功。

（三）支气管哮喘

哮喘的发生，主要是在脏腑功能失调、阴阳偏盛偏衰的基础上，复加气候、饮食、病后等多种因素而形成，临床观察，冷哮多为气候过敏，因寒冷刺激而发病，故在气候突变，由热转冷，深秋、寒冬之时易作，有明显的季节性和一定的地区性；热哮多与内源性体内感染病灶所致的过敏反应有关，寒包热哮似属内源、外源的互为关联而表现为风寒外束、痰热内郁的证候；痰哮似属饮食过敏，因鸡蛋、鱼、虾等海腥发物成为变应原，或因吸入花粉、烟尘、异味气体等致敏物导致；虚哮则因禀赋不强，体质虚弱导致，表现为过敏素质，反复发病，又每易加重其过敏反应。为此，对本病的预防应该针对患者个体易于诱发的因素，辨其证候，分别对待。

哮喘病位在于肺系，又与脾肾密切有关，如脾不能运输水精，肾不能蒸化水液，均可致津液凝聚成痰，上扰于肺，成为发病的病理基础。饮食不当者，病源于脾，而素质不强者则多以肾为主，因此，痰哮重在治脾以杜痰源，虚哮重在治肾以清痰本。发作期以邪实为主者治肺为要，缓解期正虚为主者，则当调补脾肾，重视整体治疗。治本，培补正气，可以减轻、减少直至控制其发作。临床一般可分肺脾气虚证、肺肾两虚证，扶正培本，尤应以补肾为要，因肾为先天之本，五脏之根，精气充足则根本得固。患者可服用中药紫河车等药物，如紫河车含有多种激素，其可大补精气血，能提高免疫功能，抗过敏，长期服用，确可使部分病例发作减轻或不发。

但临证所见，发时未必皆实，故不尽攻邪，平时未必皆虚，亦非全都进行扶正。如反复频发、久延不愈的患者，特别是中老年哮喘，多因存在内源性肾上腺皮质激素分泌不足的情况，表现为哮喘慢性持续迁延难愈的状态，风痰瘀阻、肺肾两虚，邪实与正虚并见，是其病机的特点，治当标本兼治，攻补兼施。若发生喘脱危证，又当以扶正固脱为主，若拘泥于“发时治标”之说，则错失救治良机。缓解期虽不显，但其“痰饮留伏，结成窠臼，潜伏于内”，由于肺虚气不化津而成痰，脾虚积湿生痰，肾虚水泛为痰，以致正虚邪实，故在扶正培本的同时，也应参以化痰降气之品，清除内伏之顽痰，以冀减少复发。现代发现，缓解期的患者，依然存在气道高反应性，而气道高反应性的高低与发作频度、程度呈正相关，提示平时适当兼顾祛邪是有其必要性的。

所以，对于哮喘的治疗可以认为发时未必尽从标治，当治标顾本，平时亦未必全恃扶正，仍当治本顾标。如《景岳全书·喘促门》所说：“然发久者，气无不虚，故于消散中宜酌加温补，或于温补中宜量加消散，此等证候，当眷眷以元气为念，必使元气渐充，庶可望其渐愈。”

案例

刘某，女。

初诊（2014 年 3 月 25 日）：主诉“间断喘息 28 年，再发 2 个月”。患者喘息，反复发作，梅雨季节易发，曾多次住院治疗，确诊为支气管哮喘。2 个月前因感冒哮喘又发，曾用抗生素等治疗，症状有减轻，但不能尽愈，患者恐激素，拒用吸入激素治疗。刻下症：喘息间作，不耐异味，咳嗽痰黄，胸闷胀，鼻塞浊涕，喷嚏时作，二便调。心脏听诊未闻及杂音，两肺闻及少许哮鸣音。舌质淡，苔薄腻，脉细尺部无力，左关弦。

西医诊断：支气管哮喘（慢性持续期）。中医诊断：哮病，证属肺肾两虚，风痰郁热。治以补益肺肾，祛风化痰，佐以清热。

处方：淫羊藿 10g，炙黄芪 15g，荆芥 10g，防风 10g，蝉蜕 6g，藿香 10g，制胆南星 10g，紫苏子 10g，紫苏叶 10g，桑白皮 10g，炙麻黄 6g，地龙 10g，紫菀 10g，射干 10g，炒黄芩 10g，陈皮 10g，蜈蚣 2 条，甘草 5g。14 剂，水煎服，每服 200mL，每日 2 次。

二诊（2014 年 5 月 6 日）：药后鼻通涕止，喘息明显减轻，停药半月未服药，受凉后喉间有哮鸣声，有痰色黄，咳吐不畅，口中作甜，舌苔薄腻，脉细。在原方基础上进行加减，原方去桑白皮、蜈蚣，加海浮石 12g、佩兰 10g。14 剂，水煎服，每服 200mL，每日 2 次。

三诊（2014 年 5 月 20 日）：不喘，痰少质黏，色不黄，鼻通气，口不甜，易汗，寐欠安，大便日行 2 次。舌质淡红，苔薄，脉细。在原方基础上进行加减，原方去炙麻黄、藿香，加山药 15g。继续调理巩固半月。

按：本例因哮喘迁延，寒邪久郁化热，痰热蕴肺，肺失清肃，痰气搏结，壅阻气道，肺气胀满，故喘息，痰鸣，胸闷作胀；热蒸液聚生痰，痰热胶结，故咳痰黏稠色黄；胆热移窍，与风相搏，故鼻塞浊涕，喷嚏时作；舌淡红，苔薄腻，脉细尺弱，肺肾不足之候也。病机乃虚实夹杂，治当标本兼治，方用淫羊藿、黄芪补益肺肾；荆芥、防风、蝉蜕、紫苏叶祛风脱敏；藿香、胆南星芳香化浊，清热通窍；麻黄、紫菀宣肺平喘；射干、黄芩、桑白皮清热肃肺；陈皮理气化痰；地龙、蜈蚣涤痰解痉；甘草调和诸药。二诊症平而痰热未尽，口甜示有脾经湿热，故配以海浮石清化痰热，佩兰芳香化湿。三诊不喘，但易汗、寐差恐麻黄之不良作用，故去之，并增以山药补肺健脾益肾以培本。

（四）支气管扩张症

支气管扩张症，临床以反复咳吐脓性痰为特征，在急性期，除痰量明显增多外，常可见到咯血，或伴有发热。中医辨证，主要从外感燥热伤肺、痰热壅盛、木火刑金论治。因外感燥热者，治当辛凉清解法，方以桑杏汤加减；痰热壅盛者，以泻心汤合千金苇茎汤、葶苈大枣泻肺汤加减；大咯血者，亟宜止血不使溢出，存得一分血，便有一分生机。舌红绛苔少者，以犀角地黄汤为主，中西医结合必不可少。在迁延期，病入缠绵，正气受损，痰热不清，虚实夹杂，治疗在清热排痰的基础上，亦当注意培土生金，以绝生痰之源。以苇茎汤为基石，有肺气不足者，加黄芪；脾气不足者，加六君子汤。

支气管扩张者，排痰引流是重要的治法，切忌因咳嗽频频而采用镇咳之品，咯血干咳无痰者例外。凡支气管扩张症伴咯血者，首当以清热止血为要，清热需佐降气，兼外感者配合辛凉疏表之品，如为肺肾阴虚，则以滋阴清热为主，止血当配凉血行血。此期需注意，清热不可太过，以防寒凉遏邪；止血不可纯用炭药，以防留瘀，止血之后改清养行瘀之法，使离经之血得以排出或吸收。用药还需注意忌用辛温动火之品，慎用升提药物，忌过用寒凉、收涩药，所用药皆宜气淡味薄之品，后期需调养气血，清补肺脾。

案例

闵某，女，40岁。

初诊（2017年4月11日）：主诉"反复咳嗽咳痰3年，加重5天"。3年前，患者因咳嗽、咳黄脓痰，痰中偶带血丝住院治疗，出院诊断为"支气管扩张症"，近期患者无明显原因咳痰明显增多，遂来就诊，刻下症：时有咳痰，色黄脓稠，乏力，稍有口干，夜寐可，二便调。心脏听诊未闻及杂音，右肺可闻及少许湿啰音，舌暗红，苔薄黄，脉细数。

西医诊断：支气管扩张症。中医诊断：肺痈，证属气阴不足，痰热瘀肺证。治以益气养阴，清热化痰为主。

处方：炙黄芪10g，南沙参10g，忍冬藤15g，桔梗10g，冬瓜子15g，生薏苡仁15g，桃仁10g，枳壳10g，鱼腥草30g，金荞麦30g，炒麦芽15g，炒谷芽15g，炙甘草5g，14剂。

二诊（2017年4月25日）：痰多色黄，时有阵咳，咳引胸痛，夜间痰鸣。心脏听诊未闻及杂音，右肺仍可闻及湿啰音，舌红，苔薄黄，脉细。治守原法，加强清热化痰功效。处方：原方改冬瓜子为30g，生薏苡仁为30g，南沙参为15g，加葶苈子10g，大枣10g，郁金10g，14剂。

三诊（2017年5月9日）：自觉药后咳痰减少，症状改善，胃纳欠香；心脏听诊未闻及杂音，肺部听诊未闻及明显湿啰音，舌红，苔薄黄腻，脉细。治法：原法基础上加以健脾和胃理气，原方加炒白术10g，茯苓15g，焦楂曲10g，陈皮6g，14剂。3个月后电话随访，患者服药后咳嗽咳痰逐渐好转，未见再次发作，纳食也明显改善。

按：此例患者诊断支气管扩张症，主要症状为咳嗽，咳痰，色黄，不易咳出，无咯血，乏力，稍有口干，二便调，舌暗红，苔薄黄，脉细数。中医诊断为肺痈。中医辨证为气阴不足、痰热郁肺证。病程迁延反复耗气伤津，故见乏力、稍有口干，肺气亏虚则卫外不固，易受外邪侵袭，气不化津则津聚成痰，阴不足则虚火内生，煎灼津液致痰热互结，故出现咳吐黄痰，甚至黄脓痰等症状，舌脉皆佐此证。治以益气养阴、清肺化痰、排脓解毒，药用黄芪托毒排脓，南沙参益气养阴，鱼腥草、桔梗、金荞麦、忍冬藤、冬瓜仁、薏苡仁清肺化痰，二诊时，患者仍痰多色黄，甚则咳引胸痛，夜间痰鸣，加大冬瓜子、薏苡仁用量，并加用葶苈子、大枣，以加强清热化痰、利湿排脓功效，并予郁金行气活血止痛；三诊时患者咳痰症状明显好转，但出现胃纳不香等脾虚症状，处方注重顾护脾胃，加用白术、茯苓健脾，焦神曲健胃，并加用陈皮调畅气机，全方组合严谨，药证相符，故患者支气管扩张症的咳嗽、咳黄绿痰逐渐得到控制，病情得以稳定。

（五）咯血

凡咯血者，总以热居多，或为肺热伤络，或为痰热络损，或为木火刑金，或为阴虚火旺。咯血临床上多见于支气管扩张症、肺结核、肺癌、肺炎等，亦可见于经行咯血。

急性咯血，因外感风热、燥邪、风寒郁而化热而起，正如清代医家徐灵胎说："盖血证因伤风咳嗽而起者，十之七八，因虚劳伤损者，十之二三。"在急性咯血中，病因外感者，热邪极易内壅于肺或成痰热壅盛之候，热伤肺络，迫血妄行而出现咯血。燥为阳邪，每从口鼻而入侵于肺，"燥胜则干"，伤于肺络而为咯血。病因内伤者，常因情志失调，郁怒冒火，致肝火犯肺，损伤肺络而咯血，盖怒为肝志，怒则气上，气有余便是火，火气凌逆，上乘犯肺，肺失清肃，阳络受损，血液离经而成咯血。诚如《血证论·脏腑病机论》所言"凡五脏六腑之气，皆能上熏于肺以为病""肺中常有津液，润养其金，故金清火伏……金不制木，则肝火旺，火盛刑金，则蒸热，喘咳，吐血，痨瘵并作"。因此，急性咯血，当责之肺、肝，为实热之证。慢性咯血，由于久咳伤肺、忧悲太过、房劳不节等，致肺阴亏损，肺病及肾，金不生水，母病及子，日久累及肾阴，肺肾二脏阴津不足，水亏火旺，肺络受损而出现咯血之证。如《万病回春·虚劳》所说："不知百病生于肾……肾水空虚，不能平其心火，心火纵炎，伤其肺金，是绝肾水之源。"此证乃为阴虚火旺，或夹有痰热，故慢性咯血多为虚实夹杂之证。

咯血的治疗当以清、降为纲要。因风热燥邪伤肺者，治宜疏风清热，润燥宁络，方药以桑杏汤或清燥救肺汤加减；因肺热壅盛，或痰热络损者，治疗当清热泻火、清化痰热，方药用清金化痰汤加减；因木火刑金者，治疗宜清肝泻火，宁络止血，方药如加减泻白散合黛蛤散等；因阴虚火炎者，当以滋阴降火，潜镇宁络为主，方药如百合固金汤加减。凡治咯血，忌用升、散、温、燥，除活血化瘀之品禁用外，补气之品亦当慎之，因其"气有余便是火"也。

案例

汤某，女，29岁。

初诊（2015年12月17日）：患者诉自2015年6月剖宫产后，于8月始每次月经来潮前一天咯血，量1～2口，色鲜红，症前无咳嗽、胸痛、盗汗等症状，2015年11月9日查血常规、抗核抗体、降钙素原（PCT）均正常，肿瘤指标：NSE17.0ng/mL，余无异常。2015年11月23日，查胸部CT（非经期）未见明显异常；2015年11月29日再次咯血1～2口，11月30日月经来潮，12月1日查胸部CT示左肺上叶片状磨玻璃密度影，考虑肺泡咯血可能，请结合周期排除子宫内膜异位症或建议运用增强CT检查，以排除血管类病变。患者欲用中医保守治疗，遂于门诊就诊。刻下症：患者近1个月来反复感冒，鼻塞流清涕，无痰，患者平素月经正常，自剖宫产后月经量少，色暗，经期周期尚正常，舌淡，苔薄，脉细弦。

西医诊断：咯血（子宫内膜异位症），上呼吸道感染。中医诊断：咯血、感冒，证属风邪袭表，气郁络伤，冲任失调。治拟疏风解表，疏肝调经。

处方：紫苏叶 5g，荆芥 10g，防风 10g，白芷 10g，炒当归 10g，白芍 10g，女贞子 10g，墨旱莲 10g，醋柴胡 6g，制香附 10g，桑白皮 10g，益母草 10g，炙甘草 3g。7 剂，水煎服，每日 2 次，每次 200mL。

二诊（2016 年 1 月 5 日）：病史同前，月经来潮前咯血 2 口，色鲜红，余无不适，舌淡，边有齿痕，脉细。证属肝肾阴虚，肺虚有火，损伤肺络。治拟清降宁络，滋阴清热，佐调肝脾。具体方药如下：生地黄 15g，女贞子 10g，墨旱莲 12g，怀牛膝 10g，焦栀子 10g，牡丹皮 10g，荆芥炭 10g，党参 10g，白芍 10g，炒当归 10g，制香附 10g，炙甘草 3g。14 剂。

三诊（2016 年 2 月 2 日）：患者诉此次月经来潮，未见咯血，经量较以往多，2016 年 1 月 30 日（正值经期）复查胸部 CT 未见明显异常。自诉既往时有背痛，此次药后，亦明显有所缓解，舌质淡红，边有齿痕，脉细滑兼弦，治拟巩固，嘱经前 1 周服药，原方续服。

随访至今，经前未再有咯血之症，2016 年 6 月 6 日（正值经期）再次复查 CT，未见明显异常。

按：初诊时，患者经期已过，暂无咯血之证，然有外感表证，故先以疏风散邪以解表，佐以调经；二诊时经至咯血再作，主以清降宁络止血，佐以益气养血调肝，药后血止，疗效颇著。《素问·至真要大论》曰："诸逆冲上，皆属于火。"盖肺为娇脏，易受他脏之邪循经上犯，肺络受损，血上溢而为吐衄。此患者形体消瘦，且为剖宫产后起病，产后月经量较前偏少，辨证当属素体肝肾亏虚，又加产后冲任受损，冲脉气盛上逆，引虚火上炎，损伤肺络，而发咯血。故治疗当以清降宁络、滋养肝肾为主，患者素体形气不足，脉象细中带弦，故佐以益气养血，调理肝脾，正本清源，虚实兼顾。方中生地黄、女贞子、墨旱莲滋补肝肾之阴，栀子、牡丹皮清降凉血，怀牛膝引火下行，荆芥炭止血宁络。系患者产后发病，考虑产后病机"多虚多瘀"，且"女子以肝为先天"，以当归和血活血、白芍柔肝养阴，党参、炙甘草培补元气。佐以香附调理气机以安冲逆之气。诸药合参，共奏清降宁络止血之效。

（六）肺结节

肺结节是指肺内直径≤ 3cm 的局灶性、类圆形、密度增高的实性或亚实性阴影，可单发或多发，边界清晰或不清晰。随着 CT 检查的普及、AI 辅助识别肺结节技术的成熟，大量的肺微小结节被检出，形成结节因素很多，并非肿瘤为其发展的唯一结局，亦可为炎症、过敏等情况。

肺结节中医归属于"肺积"范畴，其形成多因正气不足，感受外邪，脏腑功能失司所致，病位在肺，涉及肝、脾、心，基本病机为气机不畅，邪结肺络，玄府郁滞，因肺之升降失调、肝之疏泄失司、脾之运化失常，易形成热毒、痰瘀等病理产物，最终壅结于肺之玄府肺络。治疗上以疏肝健脾、疏风宣肺、化痰宁神、解毒散结为基本治法，强化辛通开玄，酌情选用蜈蚣、全蝎、蜂房、僵蚕、醋莪术、白芥子、半夏、浙贝母、防风、蔓荆子、海风藤、络石藤等药，有助于结节的吸收消散。

案例

曹某，女，33岁。

初诊（2024年6月20日）：主诉"肺结节1年"。患者去年体检，胸部CT检查见两肺多发结节，未予重视。今年6月6日胸部CT检查示：两肺见少许条索状、小斑片状、斑点状密度增高影；两肺微小、小结节密度增高影，长径约2.9mm×9.8mm，部分呈磨玻璃样、边界欠清。刻下症：口干，大便干，月经量少，寐差。体检查有胆囊息肉。舌红，苔薄黄微腻，脉细略弦，右寸浮。

西医诊断：肺诊断性影像异常（肺结节）。中医诊断：肺积，证属肺热毒结，气郁痰凝。治以清热解毒，理气化痰，解毒散结，养血宁神。

处方：蒲公英15g，酒黄芩10g，浙贝母10g，夏枯草10g，生薏苡仁15g，桔梗10g，麸炒枳壳10g，当归10g，川芎10g，猫爪草15g，山慈菇6g，夜交藤15g，灵芝6g，炙甘草5g。14剂，水煎服。

二诊（2024年7月10日）：药后称可，无明显不适，苔薄微黄，舌淡红，脉细略弦。原方加僵蚕10g、姜黄10g、威灵仙10g，14剂，水煎服。

三诊（2024年7月29日）：病史同前，稍感乏力。舌淡红，苔薄，脉细。原方去川芎，加炙黄芪15g，莪术6g。

四诊（2024年8月19日）：近来寐差，入睡难，易早醒，二便调。舌稍红，苔薄微腻，脉细略弦。处方于6月20日方加酸枣仁15g、生龙骨15g（先煎）、生牡蛎30g（先煎）、法半夏10g、远志6g。14剂，水煎服。

五诊（2024年9月23日）：患者于9月15日复查胸部CT，两肺散在实性及磨玻璃小结节，左肺下叶见4mm×3mm结节，原9mm×8mm结节未见。自觉无明显不适。舌淡红，苔薄，脉细。治守前法，继以益气养血，解毒散结，宣通玄府。处方：炙黄芪15g，当归10g，蒲公英15g，酒黄芩10g，浙贝母10g，夏枯草10g，生薏苡仁15g，桔梗10g，麸炒枳壳10g，麸炒僵蚕10g，醋莪术10g，山慈菇6g，醋青皮6g，炒陈皮6g。14剂，水煎服。

按：本例患者肺结节，发生于新型冠状病毒感染之后，虽无明显的呼吸道症状，但从苔脉来看，舌质红，苔薄黄，脉细略弦、右寸浮，辨证为肺热毒结，气郁痰滞，治疗宜清热解毒，理气化痰，解毒散结，养血宁神。方中以蒲公英、黄芩清热解毒；夏枯草、浙贝母、山慈菇清肝疏郁化痰散结；生薏苡仁健脾渗湿，以杜生痰之源；桔梗宣通肺气，又引药上行，与枳壳相配，一升一降，利膈宽胸、通利气机；结合患者月经异常，予当归、川芎补血调经；猫爪草化痰散结，解毒消肿；夜交藤、灵芝养血益气，宁心安神。诸药合用，共奏清热解毒、化痰散结、养血安神之功效。二诊患者服用称无不适，结合胆囊息肉情况，加强僵蚕化痰散结功效；用姜黄活血化瘀，行气止痛；威灵仙通经络，循行肺、肝、脾经，活血通经络，加强解毒散结之功。三诊患者有乏力感，提示有气虚的情况，故方中加黄芪以补肺气，莪术加强消除癥瘕痞块之功。四诊患者诉难以入睡，考虑肺部结节致使患者忧虑情况可能，故在原基础方上增以龙骨、牡蛎，可加强镇心安神及软坚散结之功。五诊，复查胸部CT，原大结节明显缩小，患者精神压力得到释放，入眠明显改善，但仍有部分小结节未除，故继续以益肺气，解毒散结，宣通玄府以调治。

（七）肺癌

2020年全球癌症新发病例约1930万例，癌症死亡近1000万例。其中肺癌新发病例数为221万例，占癌症新发病例总数为11.4%。肺癌死亡约180万例，为癌症死亡首位。中医学认为肺癌的形成，非朝夕之功，癌毒侵袭，亦非急病之势，癌肿日久，必定暗耗阴血以自养之，然无形之气可速生，有形之血难速成，故而治疗肺癌当平补缓图，以促阴血生成。且肺癌手术后或放化疗后，脏腑功能受损，机体免疫功能低下，自身耐受性较差，倘若临证但见邪毒存留就一味猛进攻伐破逐之品，不仅更损正气，克伤脾胃，致使正气愈虚，无力抗邪外出，邪恋缠绵，更易闭门留寇，犯虚虚实实之戒。亦不可但见术后正气大损后就投之大量扶正补虚之品，一味单纯壅补不仅会导致虚不受补，更损脾胃，且易助邪滋长，加重病情。因此提倡攻补兼施，扶正祛邪，药用平和，徐图缓进，以求日渐“蚕食”癌肿。用药时即使投之毒性较大的药物，也不宜大剂量使用，且需进行配伍，以求发挥“平补少偏”之目的。扶正重在益气养阴、养血健脾，祛邪重在抗癌解毒、化痰软坚、以毒攻毒及温通散结等，同时注意调肝养神，顾护胃气。可用药如天冬、麦冬、百合、南沙参、北沙参、太子参、西洋参等益气养阴；白术、茯苓、山药、当归、白芍、女贞子、枸杞子等健脾养血；山慈菇、浙贝母、夏枯草、藤梨根、蜀羊泉、半枝莲、白花蛇舌草、龙葵等清热解毒散结。“阳化气，阴成形”，一方面，肺癌的形成，多因阳气耗伤，毒邪入侵，结聚而成；另一方面，肺癌之积块又为“体阴而用阳”之体，虽形成于“阴结”，却多表现为高代谢、易转移、多复发等“阳热”之象。故治疗用药，当以参扶阳化气，消散阴结之法，常用小剂量淫羊藿、巴戟天、制附子等扶阳化气，佐以醋鳖甲以消散阴积，合之以燮理阴阳。此外，肺癌为病，极易生变，常见变症主要包括转移、术后疼痛、恶心呕吐等。临证应之，当病症结合，审证求机，药随机转，知常达变。如术后伴久郁化火而致咯血者，常加用焦栀子、黛蛤散、仙鹤草等药以清肝泄热止血；若伴有骨转移者，多配用骨碎补、川续断、桑寄生等药以补肝益肾强骨；癌毒走窜，饮留胸胁者，用旋覆花、香附、桑白皮、猪苓、泽泻、葶苈子泻肺利水；皮肤损害、疮肿脱屑者，用生地黄、牡丹皮、赤芍、紫草、凌霄花、紫花地丁等凉血解毒；淋巴结转移者乃邪深毒痼，流窜经络，非虫药所不及，常用炒蜂房、焙壁虎、焙蜈蚣、炙全蝎攻毒散结，醋鳖甲、生牡蛎软坚散结，用僵蚕、地龙通络散结；若术后伴有胸胁部刀口作痛、口干、便结等热象明显者，常加入红花、全瓜蒌、生甘草等药以缓解润燥止痛；若伴有汗多、乏力明显者，可加用太子参、潞党参、浮小麦等药以养阴益气敛汗；若术后或放化疗过程中出现恶心干呕，嗳气饱嗝者，常加入旋覆花、代赭石、姜竹茹等药以降气化痰止呕。

案例

患者，男，69岁。

初诊（2023年7月31日）：主诉“两下肢行动不利1月余”。患者因下肢乏力，行动困难就诊于外院，外院检查诊断为“肺癌脑转移”，靶向治疗后，因患者反应较大故停用。之后患者觉胃中不适，泛吐酸水，大便干结，2 ～ 3 日一行，下肢微肿，不能行走，需靠轮椅，咳嗽有痰不多，舌质暗胖，苔腻淡黄，脉细弦。查体：两肺呼吸音粗，干、湿啰音阴性。既往有吸烟史 50 年。

西医诊断：肺恶性肿瘤伴脑转移。中医诊断：肺积，证属气阴不足，癌毒走窜，痰瘀胶结。治以健脾滋阴，燥湿祛痰，和胃降逆。

处方：黄芪 30g，党参 20g，生薏苡仁 30g，蜜桑白皮 10g，枸杞子 10g，醋鳖甲 10g（先煎），制天南星 10g，法半夏 10g，旋覆花 10g，煅代赭石 30g（先煎），紫苏梗 10g，麸炒枳实 10g，煅瓦楞子 30g（先煎），浙贝母 10g，炒牛蒡子 10g，酒地龙 15g，麸炒僵蚕 10g，全蝎 6g，蜈蚣 6g，猪苓 30g，醋莪术 10g，白花蛇舌草 30g，半枝莲 30g，焦山楂、焦神曲各 10g，炒稻芽、炒麦芽各 15g，甘草 5g。14 剂，水煎服，每日 2 次，每次 200mL。

二诊（2023 年 8 月 10 日）：药后诸证平稳，尚扶物站立行走，胃中和，不吐酸水，大便仍干结，不咳，舌胖色淡，苔薄腻。原方加瓜蒌仁 30g 以加强润肠通便之功，14 剂，水煎服，每日 2 次，每次 200mL。

三诊（2023 年 8 月 28 日）：行走基本无障碍，大便 2 日一行，小便有泡沫。舌质胖暗红，苔薄腻，脉细弦。原方去瓦楞子，加厚朴 10g、山茱萸 10g，14 剂，水煎服，每日 2 次，每次 200mL。

四诊（2023 年 9 月 26 日）：症情稳定，下肢乏力，能行走自如。右上肢不适。舌质暗红，苔薄黄腻，脉细弦。拟 7 月 31 日方加鸡血藤 15g、片姜黄 10g，去旋覆花，14 剂，水煎服，每日 2 次，每次 200mL。

按：患者老年男性，阴气自半，舌质暗胖脉细为肺脾气虚、阴血亦有不足。肺生毒积，肃降失职，浊气不降，上窜脑髓故见脑部肿积转移；肺气上逆故见咳嗽；肺与大肠相表里，肺失肃降，则肠腑降力不足至大便干结不畅，肠腑不降则胃气上逆见胃中不适、泛吐酸水。脾胃中宫乃人体气机升降之中轴，中宫不足则升降乏力，相火失降，故至下肢无力；同时肺失降敛，亦加重相火之失降。脉弦乃气机瘀结不畅之象，苔腻淡黄为痰湿瘀浊郁而化热之征。病机总属气血不足，痰湿毒结，肺胃失降，浊气上逆。治法为健脾滋阴，燥湿祛瘀，和胃降逆。方中黄芪、党参、生薏苡仁、甘草益气健脾；枸杞子滋肾润肺补肝；醋鳖甲滋阴散结；制天南星、法半夏燥湿化痰降逆；旋覆花、煅代赭石、紫苏梗、煅瓦楞子降胃逆止泛酸；醋莪术、麸炒枳实行气破血消积；焦山楂、焦神曲、炒稻芽、炒麦芽消食开胃助运；蜜桑白皮、浙贝母、炒牛蒡子清肺止咳；酒地龙、麸炒僵蚕、全蝎、蜈蚣活血通络祛瘀；白花蛇舌草、半枝莲、猪苓解毒利湿化瘀。二诊收效后，加瓜蒌子泄肺降胃后大便干结有好转。三诊加厚朴助瓜蒌等降气通便，山茱萸养肝肾以防肾损。四诊时患者已经行走自如，加用鸡血藤、片姜黄以增养血通络散瘀消积之效。

三、科研探索

（一）临床研究

1.流行性出血热

流行性出血热（简称出血热）是由出血热病毒引起的急性传染病，病情凶险，传变迅速，病理变化极其复杂，涉及全身多个脏器，病死率较高，根据本病发病特点、临床表现及流行性和传染性，属于中医学温疫、疫疹、疫斑范畴。

我们按照卫气营血理论，结合三焦和六经辨证原则，针对本病各个病期的特点，采用相应治法，研制了系列治疗方药。如发热期用清气凉营注射液、低血压休克期用升压灵注射液、少尿期用泻下通瘀合剂、多尿期用益肾固摄法、恢复期用益气养阴法。我们在 1980—1987 年间于 6 个省、市、县级医院治疗流行性出血热患者共 1127 例。治疗后治疗组轻度转为中度 12 例（12.37%），中度转为重度 35 例（7.9%）、转为危重型 2 例（0.45%），重度转为危重型 1 例（0.86%）；治疗后治疗组轻度转为中度 12 例（12.37%），中度转为重度 35 例（7.9%）、转为危重型 2 例（0.45%），重度转为危重型 1 例（0.86%）；药后治疗组卫气同病证转为气营两燔证 8 例（14.2%），气分证转为气营两燔证 10 例（3.39%）、转为营分证 2 例（0.68%），气营两燔证转为营分证 4 例（0.95%）、营血同病证 3 例（0.71%），营分证转为营血同病证 4 例（11.76%）；对照组分别为 5 例（25%）、35 例（30.17%）、10 例（8.62%）、22 例（13.49%）、6 例（3.68%）、8 例（57.12%）。治疗组 812 例，死亡 9 例，病死率为 1.11%，治愈率为 98.89%，对照组 315 例，死亡 16 例，病死率为 5.08%，治愈率为 94.92%，均 $P < 0.01$，具有统计学差异。结果显示辨证论治可有效防止疾病的恶化，提高治愈率，促进患者的预后与转归。

2. 慢性阻塞性肺疾病

慢性阻塞性肺疾病（COPD）是一种以持续气流受限为特征的慢性气道疾病。在缓解期，因患者体虚易汗，又易造成反复感冒而使其急性加重的情况。为明确中医对 COPD 部分证候的治疗效果，我们纳入了慢阻肺缓解期气虚自汗的患者 60 例，采用黄芪足三里穴位注射治疗，并设常规治疗为对照。研究结果：①治疗后治疗组患者中医证候自汗、神疲乏力、气短改善较对照组有显著性差异（$P < 0.05$），腹胀、便溏、食少纳呆较对照组比较亦有明显改善（$P < 0.05$），但在咳嗽、咳痰等证候上，两组无显著性差异（$P > 0.05$）。②治疗后治疗组综合疗效评定较对照组有明显改善（$P < 0.05$）。③治疗后治疗组皮肤湿度较对照组有明显改善（$P < 0.05$）。④治疗后治疗组患者血中乙酰胆碱含量降低，乙酰胆碱酯酶含量升高，与对照组比较均有显著性差异（$P < 0.05$）。

本研究结果显示，黄芪足三里穴位注射可以明显改善 COPD 稳定期气虚自汗患者的自汗、神疲乏力、气短等证候，改善 COPD 稳定期气虚自汗患者的皮肤湿度，减少其出汗量。其作用机制可能是通过黄芪足三里穴位注射，刺激机体神经介质，影响乙酰胆碱和受体的结合等而达到抑制出汗的作用。

3. 上气道咳嗽综合征

上气道咳嗽综合征（UACS）是指由于鼻部疾病引起分泌物倒流鼻后和咽喉等部位，直接或间接刺激咳嗽感受器，导致以咳嗽为主要表现的临床综合征。为验证中药治疗 UACS 的疗效，临床上选取了 2019 年 3—9 月于南京医科大学附属逸夫医院中医科门诊和江苏省中医院呼吸科门诊就诊的 60 例由变异性鼻炎引起的 UACS 患者，采用随机对照设计方法将患者分为中药组和对照组，每组 30 例。对照组和中药组治疗 2 周后的咳嗽症状评分、VAS 症状和困扰评分、过敏性鼻炎症状评分（TNSS）和血清免疫球蛋白 E（IgE）水平均低于治疗前（$P<0.01$），且中药组咳嗽症状评分和 VAS 症状和困扰评分优于对照组（$P<0.05$），对照组 TNSS 优于中药组（$P<0.01$），中药组显效率优于对照组（$P<0.01$）；中药组有效率高于对照组（$P<0.05$）。两组患者治疗过程中均未发现明显不良反应。

本研究结果显示，运用祛风宣肺法治疗无论对鼻部症状还是咳嗽症状都有很好的疗效，尤其是咳嗽症状，疗效优于常规西药疗法。其改善鼻部症状的疗效较常规西药疗法弱的原因可能是由于鼻用糖皮质激素直接作用于鼻部，对鼻部超敏反应的作用更直接和迅速，但相反，其对下气道的作用较弱，因而对咳嗽的改善明显弱于中药组。而且从 VAS 评分的比较来看，患者使用中药后对自我总体症状的评价改善更多。

4. 咳嗽变异性哮喘

为明确中医治疗咳嗽变异性哮喘的效果，我们开展了相应的临床试验，所有病例均来自高邮市中医院于 2015 年 3 月至 2016 年 12 月呼吸科门诊就诊的符合纳入标准的共 102 例患者。根据患者就诊号奇偶数按照随机、单盲、对照的方法分为 2 组：中药组和对照组。其中中药组 50 例，脱落 6 例，实际完成了 44 例，对照组 52 例，脱落 2 例，实际完成 50 例。两组患者在入组前设有超过 15 天的用药空白期，之后中药组采用院内协定方祛风止咳汤进行治疗；对照组使用布地奈德福莫特罗粉吸入剂 80μg/4.5μg 进行治疗，早晚各 1 次。疗程均为 14 天。结果显示中药组 44 例，总有效率为 95.45%；对照组 50 例，总有效率为 72.00%。经治疗后中药组患者咳嗽次数、咳嗽程度、咽痒中医症状疗效优于对照组。

5. 感染后咳嗽

感染后咳嗽是指患者发热、鼻塞、流涕、咽痛等急性期症状消失后咳嗽仍迁延不愈的一种独立性疾病。为探讨宣肺止嗽方治疗感染后咳嗽的效果，我们开展了相应研究，研究纳入 120 例患者，分别为江苏省中西医结合医院、江苏省中医院呼吸科门诊于 2011 年 9 月至 2013 年 1 月期间就诊的患者，我们将 120 例随机分成 2 组，治疗组 70 例，采用宣肺止嗽方治疗，7 天为 1 个疗程，疗程 2 周；对照组 50 例，口服惠菲宁，每次 10 mL，每日 3 次，7 天为 1 个疗程，疗程 2 周。通过两组患者治疗后临床疗效的比较，结果显示，治疗组总有效率 94.29%，对照组总有效率 80%，宣肺止嗽方治疗感染后咳嗽的疗效优于惠菲宁。

（二）基础研究

1.祛风宣肺汤治疗感染后咳嗽疗效及相关机制研究

（1）祛风宣肺汤治疗冷刺激联合室内尘螨（HDM）诱导哮喘小鼠的作用机制　我们开展的实验中将40只雄性BALB/c小鼠随机分为5组，即空白组、冷刺激组、HDM组、模型（冷刺激+HDM）组和祛风宣肺汤（11.83g/kg）组，每组8只。采用反复低温（10±3℃）刺激加HDM建立小鼠过敏性哮喘模型。给药24天后，检测支气管肺泡灌洗液（BALF）中白细胞介素（IL）-5、IL-13的水平、外周血嗜酸性粒细胞（EOS）计数及血清免疫球蛋白E水平；苏木精-伊红染色（HE）观察肺组织病理；免疫组化法检测瞬时肺组织受体电位M8亚型通道蛋白的表达。

结果显示与空白组相比，冷刺激组、HDM组、模型组BALF中IL-5和IL-13水平、外周血EOS计数和血清IgE水平均升高；病理结果显示肺泡间隙及毛细血管周围大量炎性细胞浸润；免疫组化结果显示肺组织中瞬时受体电位褪黑素8（TRPM8）表达增加，以模型组效果最为明显。与模型组相比，祛风宣肺汤组BALF中IL-5水平、IL-13水平、外周血EOS计数、血清IgE水平均明显降低，且肺组织炎症浸润及病变程度明显减轻，TRPM8蛋白表达明显降低。结果发现祛风宣肺汤能降低小鼠肺组织TRPM8蛋白表达水平，调节Th2型免疫应答，改善肺组织炎症浸润，达到缓解过敏性哮喘的作用。

（2）祛风宣肺汤治疗感染后咳嗽动物模型的疗效及相关机制研究　我们开展的实验中将雄性的ICR小鼠24只，按数字随机法随机分成空白组、脂多糖（LPS）组和中药组，每组8只。我们通过腹腔注射一定浓度LPS造成小鼠感染后咳嗽的气道高反应性模型，其中中药组同时给予中药组祛风宣肺汤灌胃。氨水刺激后人工数小鼠咳嗽次数，肺功能仪测定气道反应性，免疫组化检测小鼠肺中瞬时感受器电位香草酸受体1（TRPV1）表达位置和半定量，蛋白质印迹法（western blot，WB）方法检测肺组织中TRPV1蛋白表达，实时定量PCR（real-time PCR）方法检测肺组织中TRPV1、P物质受体神经肽受体1（NKl）的mRNA、神经生长因子（NGF）/神经生长因子受体络氨酸激酶（trKa）的mRNA表达，ELISA方法检测肺组织中P物质表达含量。

结果显示，LPS组小鼠咳嗽次数及气道反应性明显高于空白组小鼠，提示LPS模型小鼠造模成功，并且祛风宣肺方能明显降低模型小鼠咳嗽次数、气道反应性和小鼠肺部炎症，相关数据分析结果显示具有统计学意义（$P<0.05$）；祛风宣肺汤可以显著减少LPS升高的TRPV1的表达和神经源性炎症，包括上游调控轴NGF/trKa的表达。结合目前对于感染后气道高反应性的认识，考虑祛风宣肺汤可能是通过减少NGF/trKa来降低TRPV1的表达和神经源性炎症，并以此来降低气道高反应性。

2. 宣肺止嗽汤相关机制研究

（1）宣肺止嗽汤对感染后咳嗽大鼠肺泡灌洗液中细胞因子的影响　我们以烟熏加脂多糖滴鼻加辣椒素刺激法制备大鼠感染后咳嗽模型，在小鼠造模成功后随机分为模型组，宣肺止嗽汤低、中、高剂量组和惠菲宁阳性对照组，另取健康雄性 SPF 大鼠 10 只设为正常组。实验第 21 天开始给药干预，治疗 2 周后采用脱椎法处死大鼠，采用 ELISA 检测各组大鼠 BALF 中 IL–4、IL–5、IL–8 及 TNF– α 水平。

结果显示，模型组与正常组比较大鼠 BALF 中 IL–4、IL–5、IL–8、TNF– α 水平显著升高，而治疗组与模型组比较大鼠 BALF 中 IL–4、IL–5、IL–8、TNF– α 水平显著降低，与正常组接近。研究结果提示宣肺止嗽汤可能通过抑制炎症细胞释放细胞因子减轻气道炎症降低气道高反应从而有效地治疗感染后咳嗽。

（2）宣肺止嗽方镇咳化痰作用及其有关机制研究　采用氨水引咳法、酚红排泌法观察宣肺止嗽方对小鼠的镇咳、化痰作用；烟熏法复制慢性支气管炎模型，观察该方对慢支小鼠肺组织病理形态的影响。结果显示宣肺止嗽方可延长小鼠咳嗽潜伏期，高剂量组作用显著（$P < 0.05$）；抑制小鼠咳嗽次数，高、中剂量组效果明显（$P < 0.01$），低剂量组作用效果无统计学差异（$P > 0.05$），整体呈现出一定的量效关系；该方还可明显增加小鼠气管酚红排泌量（$P < 0.01$），亦表现出量效关系；并且该方减少了慢性支气管炎模型小鼠肺组织病理形态改变。

结果显示，宣肺止嗽方可明显延长氨水引起的小鼠咳嗽潜伏期，并抑制咳嗽次数，增加气管酚红排泌量，还能减轻慢性支气管炎模型小鼠的气管炎症表现，为中医“宣肺止咳”法的临床应用提供部分实验依据，体现了中药治疗在标本兼治、不良反应少等方面的优势。

（3）宣肺止嗽方对感染后咳嗽大鼠气道神经源性炎症的影响及其机制研究　我们将实验大鼠随机分为 6 组，即空白组、模型组、阳性对照组，以及宣肺止嗽方低、中、高剂量组。除空白组外均造为感染后咳嗽模型，造模成功后用相应药物灌胃 15 天，检测相关指标。通过苏木精 – 伊红染色法观察肺组织病理改变；收集支气管肺泡灌洗液，进行白细胞计数及分类计数；采用 ELISA 法检测 BALF 中速激肽［速激肽 P 物质（SP）、神经激肽 A（NKA）、神经激肽 B（NKB）］及降钙素基因相关肽（CGRP）的含量。

与模型组相比，各治疗组大鼠 BALF 中各炎症细胞比率均降低，以宣肺止嗽方中剂量组最为显著；各治疗组 BALF 上清液中 SP、NKA、NKB 及 CGRP 含量均降低，以宣肺止嗽方中剂量组最为显著。病理结果显示，模型组气道炎症表现及上皮损伤较为显著，而肺实质未见明显病理变化；各给药组气道炎症及上皮损伤情况均有所改善，以宣肺止嗽方中剂量组最为显著，基本接近正常大鼠气道表现。

感染后咳嗽的发病与神经递质（以 SP、NKA、NKB 及 CGRP 为主）介导的神经源性炎症有关，这与大部分的研究结果相似。宣肺止嗽方能降低此类神经递质的含量，缓解气道炎症，促进疾病的恢复，其中尤以中剂量作用显著，其次为低剂量，而该方高剂量疗效不佳，可能是因为药物浓度过高存在一定程度的药物毒性。西药惠菲宁对降低此类神经递质含量及缓解气道炎症无显著作用。结合肺组织病理学改变，本研究进一步证实了宣肺止嗽方对感染后咳嗽良好的治疗效果，并初步探讨了相关作用机制，为该方的临床应用提供科学合理的实验依据，并提示中药复方具有潜在的临床应用前景。

四、结语

“逝者如斯夫”，一个甲子转眼就过去了，虽然已年过六旬，但中医学的赤诚与热爱却始终浓烈。在成长的路上，感恩我的各位恩师的谆谆教诲，家人的关爱支持，同道们的热情鼓励。大医精于业，诚于心，厚于德。医之为道，非精不能明其理，非博不能至其约，中医学博大精深，故仍需更加努力，广博见闻，得窥医学之精髓，力争“精诚”二字，“精”于高超的医术，“诚”于高尚的品德，将中医学发扬光大。

（朱佳）

李风森

医学博士，教授，主任医师，博士研究生导师

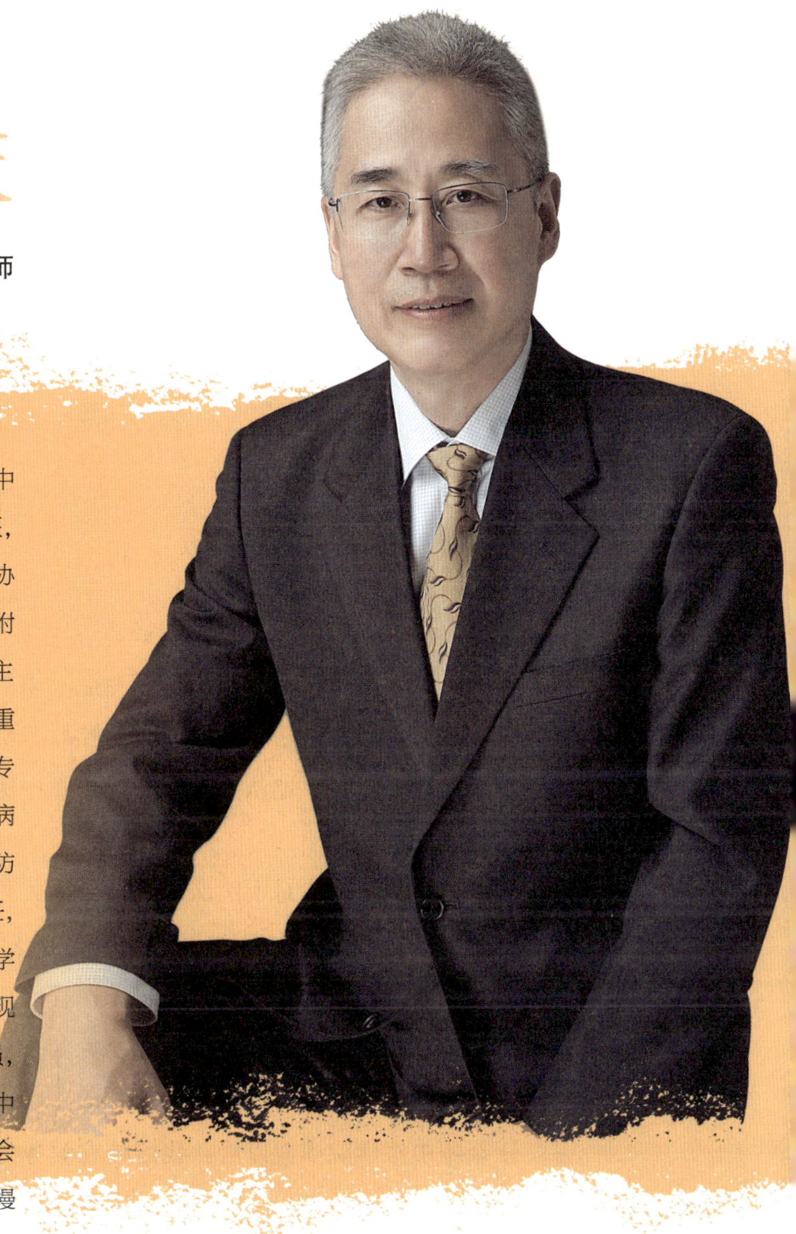

享受国务院政府特殊津贴专家，第七批全国老中医药专家学术经验继承工作指导老师，新疆名中医，新疆维吾尔自治区有突出贡献优秀专家，中国医师协会第十一届中国优秀呼吸医师。曾任新疆医科大学附属中医医院（新疆维吾尔自治区中医医院）呼吸科主任、副院长，现任呼吸中心学科带头人，国家临床重点专科（肺病科）负责人，国家中医药管理局重点专科肺病科负责人，国家中医临床研究基地重点研究病种"慢性阻塞性肺疾病"研究负责人，新疆呼吸病防治创新团队负责人，新疆呼吸病临床研究中心主任，新疆呼吸病研究重点实验室主任。曾任中华中医药学会肺系病分会副主任委员、内科分会副主任委员。现任中国中西医结合学会呼吸专业委员会副主任委员，世界中医药学会联合会呼吸病专业委员会副会长，中国医师协会中西医结合医师分会呼吸病学专业委员会副主任委员，中华医学会呼吸分会第十一届委员、慢性阻塞性肺疾病学组委员，新疆中西医结合学会呼吸专业委员会主任委员，新疆医学会呼吸病分会主任委员，新疆免疫学会副理事长，《世界科学技术－中医药现代化》《中国中医基础医学杂志》《中华医学》等期刊编委或审稿专家，国家科技进步奖评审专家，国家自然科学基金委员会评审专家。

医道传承，白衣铠甲情暖天山

一、从医之路

（一）“医”路殊途，打造天山脚下医术高峰

1981 年，我毕业于新疆乌鲁木齐重点中学——八一中学，第一年高考失利，决定第二年继续高考，当时想从事地质或是建筑专业。第二年复读时高考心理压力比较大，不知道报哪个大学，我的哥哥跟我说：“医生什么时候都需要，就学医吧。”但我还是拿不定主意，征求班主任张鑫老师的意见，他认为可以添加新疆中医学院这个志愿，于是，我就这样开始了我的中医求学之路。

入学的前两年，我对中医课程非常头疼，什么阴阳五行、四气五味、脏腑虚实等，觉得这些理论与高中所学的物理、化学差得也太远了，不是很喜欢，但也已经没有选择，只能是强记硬背、努力学习。等大三开始临床课程以后，学习内容没有学习基本理论那么枯燥，便逐渐开始喜欢上了中医学或者说医学，尤其是对治病救人越发感兴趣，从此立志想要当一个“大医”。

于新疆中医学院毕业以后，我留校在教务处从事教学行政工作，但发现这与自己想当医生的理想相差甚远，毕业一年多后，我于 1988 年 5 月调入了新疆维吾尔自治区中医医院（新疆中医医学院附属中医医院）内科，主要从事心血管与呼吸内科专业的临床工作，这段经历为我今后从事呼吸系统疾病的专业诊治打下了坚实的基础。当时医院的赵琨、火树华、谢志云、沈宝藩等老先生都是毕业于中国医科大学、上海医学院、浙江医科大学的西学中名家，他们严谨的治学态度和丰富的临床经验对我后来从事中西医结合治疗呼吸系统方面的临床和研究影响较大。1991 年医院选拔了优秀青年医师，我因此到上海中医学院助教进修班系统学习了硕士研究生课程。为了提升学历，我于 1993 年考入上海中医学院的中西医结合呼吸方面专业，师从吴银根教授。吴老师善用温热药治疗哮喘，如临床使用麻黄附子细辛汤治疗过敏性哮喘，常有奇效；冬令进补使用膏方治疗呼吸系统疾病，但治疗不限于冬季，四季皆可，

这些思路想法都让自己获益颇多。2002年9月，为了进一步精进医术，我又前往上海市第一人民医院呼吸科进修学习，跟随全国著名呼吸病专家周新教授、金先桥教授学习西医。后我于2004年考入新疆医科大学内科学专业，继续攻读博士，并于2007年毕业获得博士学位。通过不断地学习积累，不断地思考探索，在汲取前辈智慧的基础上，我提出了“以西医学为基础，以中医药特色为支撑”的中西医结合诊疗思路，为后来开展的慢阻肺、新型冠状病毒感染临床研究打下了坚实的基础。

上海进修归来后，我组建并发展了新疆第一家三级甲等医院中西医结合呼吸内科，这也是目前新疆唯一一家以中西医结合为特点的呼吸科室。经过我们20余年的发展，使原名不见经传的呼吸专科由16张床的小科室发展成今天新疆最大的呼吸专科，现有270张床位，年收治患者1.1万人次，门诊量10万人次，由5个临床科室、呼吸门诊、肺功能室、支气管镜室、研究型门诊、病房等部分构成，在国内有一定影响力，并且一跃成为国家中医临床研究基地重点病种“慢性阻塞性肺疾病”研究承担科室、国家卫生健康委重点专科——肺病科，国家中医药管理局重点学科专科、国家中医药管理局区域诊疗中心——中医肺病专科、国家中医药管理局重大疑难疾病中西医协作诊疗项目牵头单位。2019年，科室还成了中华医学会的呼吸与危重症医学科（PCCM）规范化建设优秀单位，成为了名副其实的国家队成员，极大地扩充了患者服务群体，推动了新疆中医药防治呼吸系统疾病的整体水平发展。

在从医过程中，我始终认为“问题从临床来，机制在文献或研究中阐明，结果反馈回临床，着力提升临床疗效，把解决患者痛苦作为第一要务；而科研、教学都必须为患者服务”，所以不论工作如何忙碌，我都会坚持一周2次门诊、3次查房，组织科室1个小时的业务学习或者病例讨论。由于在中西医结合治疗呼吸系统疑难疾病等方面形成了独有的特色和优势，有一些患者慕名前来就诊，甚至还吸引了周边国家的患者。自己在门诊坐诊的时间常常比较长，吃饭经常在办公室草草地吃一个盒饭了事，稍事休息，接着再给其他医院患者会诊。我同时在全国或新疆呼吸病专业等学会任职，经常在全国、自治区的学术会议上做讲座，汇报中西医结合呼吸系统疾病防治的新进展，汲取其他最新研究成果，以提升新疆呼吸病规范化诊疗的整体水平。我认为一个人水平再高，撰文著书、教书育人也应是他的本分，所以经常在夜深人静的时候，查阅文献，阅读书籍，把从医的经验和发现、临床研究中的问题一点点记录下来，希望能给后辈以启发和指引。

（二）白衣执甲，义无反顾投入战“疫”

自己曾作为自治区疫毒感染救治专家组副组长和中医首席专家，积极参与对抗疫毒感染工作，研究中医药防治疫毒感染方案，并制定了多个救治方案。我主持的新疆1号方（参麦宁肺合剂）、新疆2号方（甘露清瘟合剂）等7个方剂在新疆维吾尔自治区广泛使用，有效降低了患者转重率和死亡率。此外，我还参与修订国家版诊疗方案，并带领团队获批重大科技专项项目。

2020年3月，我作为专家组副领队及唯一的中西医结合呼吸病专家，带领医疗队赴巴基斯坦开展对抗疫毒感染指导工作。面对当地疫情和资源挑战，我们克服困难，与巴方深入交流，提供技术培训和诊疗建议，为巴基斯坦疫情防控体系的完善和筛查检测能力的提升作出了贡献，赢得了广泛赞誉，并顺利完成了医疗援助任务。

二、临证经验

（一）咳嗽（咳嗽变异性哮喘）

咳嗽是呼吸系统疾病中最为常见的临床症状，常由六淫外邪侵袭肺系，或脏腑功能失调，内伤及肺，肺气不清，失于宣肃，迫气上逆所成，临床以咳嗽、咳痰为主要表现。哮喘表现为反复发作的喘息、呼气性呼吸困难、胸闷或咳嗽，咳嗽变异性哮喘是一种特殊类型的哮喘，咳嗽是其唯一或主要的临床表现。

“肺主气，司呼吸”“肺为华盖，喜润恶燥，在体合皮，其窍在鼻”，因此肺易受燥邪的侵袭，出现鼻燥咽干的伴随症状。咳嗽应重视三因制宜，强调天人相应。基于《内经》“天不足西北，故西北方阴也”“西方生燥”“北方生寒”，以及《医原》所论“西北地高，燥气胜，东南低卑，湿气胜”等学术思想，本人认为在新疆远离海洋、戈壁沙漠较多、植被稀疏、粉尘漂浮、昼夜温差大、冬长夏短的特点下，冬季虽然寒冷降雪，但供暖时间长，反而形成室内高温干燥的小环境，因此“燥”是为新疆或西北的主要特征，而且燥邪非独秋有，四季均常有，“燥邪伤肺”，临床燥邪伤肺证主要表现为咳嗽，少痰或无痰，并伴有咽痒、咽干或咽部异物感，治疗应以清燥润肺为主，兼以祛风止痉。

案例

徐某，女，68岁。

初诊（2023年7月24日）：主诉“咽痒、干咳阵作1个月，加重1周”。患者诉1个月前因受凉出现鼻塞、流清涕、咽部不适、头蒙、身酸困、恶寒等症状，自服复方一枝蒿颗粒，症状逐步消失后，出现咳嗽阵作，不能控制，夜间明显，咳嗽欲吐的情况。口服复方甲氧那明胶囊、枇杷止咳糖浆、罗红霉素、阿莫西林等多种药物，效果不佳，肺部CT检查未见异常。故来我院就诊。刻下症：患者神志清，精神尚可，咽痒不适、干咳，吸凉空气及夜间咳嗽加剧，口干欲饮，纳食欠佳，二便调。舌质淡红，苔薄白欠津，脉紧。支气管激发试验（+），肺部听诊正常，咽部无充血。

西医诊断：咳嗽变异性哮喘。中医诊断：咳嗽，证属燥邪伤肺证。治以清燥润肺止咳。

处方：桑叶9g，杏仁9g，浙贝母9g，桑白皮9g，北沙参15g，栀子6g，白前9g，百部9g，桔梗9g，连翘9g，款冬花9g，紫苏子9g，僵蚕9g，木蝴蝶6g。水煎服，每日1剂，分2次服，每次220mL。

二诊：14天后，干咳、咽痒消失，未诉特殊不适，舌脉同前。方药：续服原方14剂，煎服法同前。

按：新疆气候寒燥，患者不慎感受凉燥之邪，燥邪伤肺，以致肺之宣降不利，气逆于上而为咳。肺失温润，故见干咳；燥灼津，津不上承，则咽干鼻燥；舌质淡红，苔薄白欠津，脉紧乃燥邪伤肺之征象，病位在肺卫，四诊合参当属中医咳嗽，证属燥邪伤肺。予清肺润燥止咳之法，方中用桑叶辛凉解表，疏散风热，清肺润燥；杏仁苦温润降，润肺止咳，两药协同疏风润肺止咳合为君药。桔梗辛散苦泄，专入肺经，有"诸药舟楫"之称，能够载药上行，桔梗对肺部疾病具有特殊的靶向性作用，有开宣肺气、化痰止咳之功；浙贝母清化痰热，助君药润肺止咳；北沙参润肺止咳，清热生津；白前宣利肺气，化痰止咳；连翘清热解毒，清散透表；木蝴蝶、僵蚕疏散风热，化痰散结，解毒利咽；紫苏子、桑白皮泻肺平喘；百部润肺止咳；款冬花润肺化气，止咳化痰，以上诸药合用共为臣药，以降泄肺气，止咳平喘；栀子清泻肺热为佐药，诸药配伍，肺金之燥热得以清润，肺气之上逆得以肃降，黏滞之稠痰得以化解，则燥热伤肺诸症自除，共奏润燥清热、化痰祛瘀、止咳平喘之功。

新疆居于西北，多燥生尘，娇脏易感而致风咳。依据三因制宜遣方用药，创制"桑杏止咳散"治疗咳嗽变异性哮喘，临床疗效良好。其他省市秋燥之时可参考使用。治哮不仅"清燥润肺"，还要"祛风止痉"，清燥润肺之剂为组方之基础，祛风止痉之剂，视"风"之轻重，在上方基础，还可以选择荆芥、墨旱莲、乌梅、蝉蜕等加减使用。

（二）肺胀（慢性阻塞性肺疾病）

慢性阻塞性肺疾病是一种以持续存在的气流受限为特征的肺部疾病，以气流受限不完全可逆为特点，呈进行性发展。急性加重期咳嗽咳痰、气短或喘息加重、痰量增多，呈脓性或黏液脓性，可伴有发热等症状；稳定期患者咳嗽、咳痰、气短等症状稳定或症状轻微。

慢阻肺属"肺胀"范畴，《金匮要略·痰饮咳嗽病脉证并治》症见"咳逆倚息，短气不得卧，其形如肿"。久病肺虚，痰瘀潴留，致肺不敛降，气还肺间，肺气胀满，每因复感外邪诱使病情发作或加剧。外邪从口鼻、皮毛入侵，多先犯肺，肺宣降失利，可见咳喘；肺气郁滞，脾失健运，津液不归正化而成痰；水饮、痰浊与血瘀，三者互为影响，兼见同病。故而治宜宣降肺气，止咳平喘。

久病肺虚，肺不主气，清气难入，浊气难出，气机壅滞，还于肺间，导致肺气胀满，张缩无力，不能敛降。肺虚不能化津，脾虚不能转输，痰浊愈易潴留，致喘咳持续不止；病久由肺而及脾、肾，正虚与邪实每多互为因果，阳虚卫外不固，则易外感；若痰饮壅盛，复感风寒，则易伤阳气，气虚更甚。肺脾气虚是慢阻肺反复发作的病机特点之一，故而稳定期治疗首要补脾益肺。

案例

单某，男，61岁。

初诊（2022年6月3日）：主诉"咳嗽、咳痰伴气喘8年，加重1周"。8年来无明显诱因出现咳嗽、咳痰、气喘，自行服用止咳糖浆无明显改善，在此期间症状反复发作。1周前着凉出现气喘、气憋，活动后加重，咳嗽，咳痰，痰多色黄难咳出，无发热，无寒战及咯血，气喘、气憋，胸满烦躁，活动后加重，咳嗽，有黄黏痰难咳出，身微热，口渴欲饮，纳寐可，二便正常。舌红苔黄腻，脉滑数。两肺听诊：双下肺可闻啰音，无胸膜摩擦音，无呼气延长。肺部 CT 显示符合双肺支气管炎并部分黏液栓形成。肺功能：极重度肺通气混合功能障碍，残气、肺总量、残 / 总比增加，支气管舒张实验阴性。

西医诊断：慢性阻塞性肺疾病（急性加重期）。中医诊断：肺胀，证属痰热郁肺证。治以宣降肺气，止咳平喘，清热化痰。

处方：麻黄 6g，白果 9g，桑白皮 9g，瓜蒌 12g，黄芩 9g，款冬花 9g，桔梗 9g，杏仁 9g，紫苏子 9g，伊贝母 9g，陈皮 9g，化橘红 9g，紫菀 9g。水煎服，每日 1 剂，分 2 次服，每次 220mL。

二诊（2022 年 6 月 20 日）：服上药后，咳嗽、咳痰均有好转，仍有白痰，咳吐不利，胸满气短，易汗出，饭后、活动后加重，自觉背部寒凉，自诉平日易感冒。纳呆，时有腹胀，大便时溏，小便正常。舌红，苔白微腻，脉滑。两肺听诊：双肺呼吸音粗，无胸膜摩擦音，无呼气延长。

西医诊断：慢性阻塞性肺疾病（稳定期）。中医诊断：肺胀，证属肺脾气虚证。治以益气固表，健脾燥湿，止咳化痰。

方药：党参 12g，浮小麦 9g，麸炒白术 9g，法半夏 9g，陈皮 9g，紫苏子 9g，茯苓 12g，薏苡仁 12g，防风 9g，伊贝母 9g，黄芩 9g，枇杷叶 9g。水煎服，每日 1 剂，分 2 次服，每次 220mL。

按：本病急性加重期多以外邪引“痰”作祟，患者感受寒邪，肺宣肃失常，气逆于上而为咳，升降失常则为喘；肺气郁滞，津液输布失常，津聚成痰；痰瘀于内，郁而化热，痰热蕴蒸，更伤阴津，可见痰多色黄难于咳出；四诊合参，证属痰热郁肺。治疗应遵循“急则治其标”的原则，治以宣肺降气、清热、化痰、止咳平喘；方以定喘汤化裁，麻黄、白果祛痰平喘；桑白皮、瓜蒌、黄芩清肺火，化痰下气，陈皮、化橘红可燥湿化痰兼理气。肺气宣而逆气降，痰浊化而咳喘平，痰热得清，风寒得解，喘咳痰多得平。

患者服药后诸症大减，故二诊西医诊断为慢性阻塞性肺疾病稳定期；中医诊断为肺胀，证属肺脾气虚。肺胀稳定期以正虚为主，病位主要在肺、脾、肾。肺主气，司呼吸，主宣发与肃降，久病伤肺，肺气不足，则宣发与肃降功能失职。肺失宣降，肺气上逆，则咳嗽；肺气不足，呼吸功能衰减，少气不足以息，故气短；若肺病及脾，子盗母气，脾失健运，则可导致肺脾两虚。若久病肺虚及肾，金不生水，致肾气衰惫，肺不主气，肾不纳气，则气喘日益加重，呼吸短促难续，吸气尤为困难，动则更甚。肺肾俱虚，反复发病，正虚更盛，如是循环。患者二诊时肺气宣肃失职，水津不布聚而生痰，或脾失健运或肺病及脾，不能输布水谷精微，酿湿成痰，痰浊上渍于肺，故见咳痰；卫表失和，腠理不固，自汗频出，且反复易感；痰湿困于中焦，则纳减呕恶，脘腹胀满，时有便溏；结合舌脉，故证属肺脾气虚。临床治疗采用“益气健脾化痰”法，方中党参补益肺气，浮小麦益气除热，止汗除烦，二者共为君药。麸炒白术健脾益气、燥湿利水、止汗，法半夏燥湿化痰、降逆和胃，陈皮理气燥湿祛痰，紫苏子温肺化痰、理气散结。茯苓、薏苡仁健脾渗湿，湿祛而脾旺；防风祛风散寒等，诸药合用，共奏益气固表、健脾燥湿、止咳化痰之功。

自己通过多年临床经验总结和研究发现，慢阻肺“治喘不单治肺，而在脾胃；治咳非独治肺，重在固表”。慢阻肺患者常有“汗出、背凉、易感冒”症状，基于“治未病”思想，我提出重视稳定期的治疗，减少患者病情的发生发展是慢阻肺治本的切入点。本人根据临床疗效潜心探索，提出“益气健脾固表”法并创制“益气固表丸”，以用于慢阻肺稳定期治疗，该药具有减少急性加重次数、减轻发作病情程度、长期使用效果更佳的作用与特点，于 2018 年取得国家药监局临床试验批件并已进行市场转化，同时自己提出了慢阻肺发展“快”“慢”的特殊表型，并从中医学证候、体质等凝练其规律，为慢阻肺的中医药防治提供了新思路和研究方法。

（三）肺积（肺结节病）

结节病是一类病因未明的非干酪坏死性、类上皮细胞性肉芽肿性疾病，常多系统受累，90% 的患者最常累及肺部和支气管肺门淋巴结。肺结节典型影像学表现为双支气管肺门淋巴结对称性增大伴或不伴纵隔淋巴结增大，肺内见沿淋巴管分布的双侧对称性微结节，以中上肺叶显著。早期无明显症状，或仅表现为咳嗽、咳痰及胸闷。

肺结节病，在中医学范畴内尚不存在被广大医家所公认的正式病名与辨证分型，根据其特点，多将肺结节归属于“肺积”的范畴。目前中医学病机上可将其认识为一种可累及肺、脾、肝、肾多种脏腑本虚，痰湿、血瘀、气滞标实的疾病，多为虚实夹杂。对于早期无症状及轻度症状导致辨证困难的患者，可考虑在中医体质学说理论下进行早期干预。临床发现，中医药治疗具有使部分肺结节缩小、促进炎症相关病灶吸收、延缓肿瘤相关性肺结节进展、改善患者焦虑抑郁情绪及临床症状等作用。

案例

患者，女，66 岁，退休前职业为教师，新疆籍。

初诊（2021 年 4 月 20 日）：主诉“胸闷、气憋 2 个月，加重 1 周”。患者于 2 个月前无明显诱因出现胸闷、气憋，偶伴干咳，就诊于新疆维吾尔自治区人民医院，完善肺部 CT，检查结果提示两肺下叶磨玻璃样改变，纵隔淋巴结肿大，考虑间质性肺炎？肺结节病？予孟鲁司特钠片口服降低气道高反应，服药后症状未缓解，遂进行就诊。我院行 CT 引导下肺穿刺活检术，穿刺病理见非干酪样坏死性结节性肉芽肿病变，提示肺结节病。现症：胸闷、气憋，偶咳白色黏痰，平素性情急躁，喜食肥甘厚味，夜寐欠安，二便正常。无呼吸困难，无发热肌肉酸痛，无咽痛鼻塞流涕，舌红苔薄腻，脉略弦。

西医诊断：肺结节病。中医诊断：肺积，证属痰瘀互结证。治以宣肺理气，化痰祛瘀。

处方：生黄芪 20g，石斛 15g，金银花 15g，远志 12g，陈皮 6g，蜂房 9g，三棱 9g，莪术 9g，红景天 6g，杜仲 9g，续断 9g，赤芍 9g，丝瓜络 9g。水煎服，每日 1 剂，分 2 次服，每次 220mL。

二诊：1个月后，患者胸闷气憋改善，睡眠好转，但咳嗽仍间作，二便尚可，舌淡暗，苔薄腻，脉弦滑；继予宣肺理气、化痰祛瘀治疗，处方：原方基础上加葶苈子9g，黄连6g，杏仁6g。水煎服，每日1剂，分2次服，每次220mL。

三诊：发病3个月后，感胸闷气憋明显减轻，咳嗽好转，但自觉双膝、双踝关节发凉，另诉汗多。治以宣肺理气、温阳通脉。处方：生黄芪18g，干石斛15g，金银花15g，杜仲15g，续断9g，女贞子9g，丝瓜络9g，柴胡9g，槲寄生9g，浮小麦30g，桑枝9g，桂枝9g。水煎服，每日1剂，分2次服，每次220mL。

四诊：发病半年后复诊，患者症状好转，未诉特殊不适症状，舌色红，苔薄白，脉略弦。复查肺部CT，检查结果显示两肺多发散在结节影较半年前明显减少，纵隔淋巴结未见明显肿大。治以补肺益气。处方：黄芪18g，太子参15g，茯苓15g，干石斛15g，连翘9g，女贞子9g，砂仁6g，木香6g，丝瓜络9g，柴胡9g，槲寄生9g，浮小麦30g，桑枝9g，桂枝9g。水煎服，每日1剂，分2次服，每次150mL。

按：肺结节患者个体差异较大，可累及肺、脾、肝、肾等多脏腑，是虚实夹杂、痰瘀互结之证，因新疆地处西北，气候干燥，饮食偏嗜辛辣厚腻之品，伤及脾胃运化，多生痰生湿。因此从中医学角度来讨论肺结节病的病因，“痰”与“瘀”常见。

本案患者平素性情急躁，肝阳素旺，肝气横逆犯脾，脾失健运，脾虚而无力化津，气滞而行津不畅，痰浊内生；痰浊阻滞中焦，上扰肺之清脏，致气血运行不畅，气滞行之不畅而得之瘀，肝脾功能失司，化为败血，停而得之，故肺脉痹阻，发为肺积，症见胸闷，气憋，咳白色黏痰。综观脉症，舌红，苔薄腻，脉弦，肺积源于痰瘀之邪闭阻肺孔玄府，病机为肺脏虚损、运之无力，气血津液等化为病理产物，阻塞肺络，肺络郁闭不通，塞而为病。辨证当属肺积，痰瘀互结证。治予自拟方药以宣肺理气、化痰祛瘀，以金银花为君药宣肺，黄芪、陈皮为臣以理气化痰，佐以三棱、莪术软坚散结，化瘀通络，红景天以益气活血、通肺脉、平喘息，共奏宣肺理气、化痰祛瘀之效，且现代药理学研究显示三棱、莪术、丝瓜络具有抗肿瘤作用，能抑制肿瘤细胞异常增殖，并有抗炎、镇痛作用。

半年后患者复诊时，未见明显不适症状，考虑仍为痰瘀痹阻肺络的结节病灶，即仍以祛痰化瘀治法为主，也侧重理气补虚固本，故重用黄芪补益肺气，加一味柴胡疏肝健脾，砂仁、木香健脾补气。

治疗结节病最有效的药物为激素，或加用免疫调节剂。治疗时可合用或单独使用中药，治疗以益气活血、散结通络为主要法则，适当加用祛风除湿药物以增强疗效。此病应密切观察病情演变，早期治疗非常重要。

（四）肺痹、肺痿（间质性肺疾病）

间质性肺病主要累及肺间质和肺泡，临床特点为渐进性、劳力性气促，有进行性加重的呼吸困难、咳嗽，伴有低氧血症和双肺弥漫性影像学改变，会逐渐丧失肺泡－毛细血管功能单位，最终发展为弥漫性肺纤维化和蜂窝肺，导致呼吸衰竭。

间质性肺病在中医中可归属“肺痹”“肺痿”范畴，其病位在肺，与脾、胃、肾脏腑密切相关，为多种慢性肺系疾病迁延日久、反复不愈后发展而成。病机多见气虚、阴虚、痰阻、血瘀，日久后则气阴两虚、阴阳互损。其中，肺痹以邪实为主，外感邪气内舍闭肺，肺气痹阻不通导致；肺痿以正虚为主，气阴亏虚，致肺叶失濡，日久则肺脏痿废不用，故而在肺痹期，应宣肺活血，祛痰平喘，中西医结合治疗延缓疾病进展，在肺痿期则治以益气化瘀、补肾散结。对于有危险因素的人群，应定期检查肺部 CT、肺功能及风湿免疫相关检查，尽可能早期发现并及时干预，延缓病情进展，提高患者生活质量。在临床诊治过程中，同时还要注重调理肺脏和肺脏相关的脏腑（脾、肾、心）功能，改善患者临床症状。

新型冠状病毒感染以后，以风湿免疫疾病为特征的疾病，如肌炎等间质性肺疾病明显增多，这与新型冠状病毒感染有密切关系。此类疾病以本虚标实为病理特征，急则治标，急性发作时以清热化痰、宣肺止咳为原则；缓则治本，在没有感染外邪时以治本为主，以益气温阳、化痰散结、补肾通络等为治疗原则。祛风除湿的温通之剂是必不可少的，如桑寄生、桂枝、附子等；养血柔肝、活血通络的白芍也是常用药，且用量稍大，可以参考风湿疾病的用药。

案例

患者，女，78 岁，汉族，乌鲁木齐市。

初诊（2023 年 12 月 17 日）：主诉“胸闷、气短间作 6 年，加重伴呼吸困难半年”。咳嗽间作，咳白色黏痰，量多不易咳出，胸闷、气憋，活动后气喘，双下肢无浮肿，周身乏力，纳食欠佳，夜寐尚可，小便可，大便不成形，舌质暗红苔白，脉涩。2023 年 10 月 19 日于医院进行肺部 CT 检查，结果示双肺间质性肺炎并部分间质纤维化，炎症较前明显进展，双背侧胸膜略增厚。患者额头皮肤增厚红肿，双手指关节肿胀，关节局部有瘢痕和结痂，见雷诺现象。实验室检查：抗核抗体 1 ∶ 300，抗 Ro-52 抗体（++），抗线粒体抗体 M2 型（+），其他自身风湿免疫、血管炎抗体、肌炎抗体阴性。

西医诊断：间质性肺疾病（肌炎）。中医诊断：肺痹，证属痰瘀互阻证。治以活血化瘀，祛痰平喘。

处方：炙麻黄 6g，杏仁 9g，白果 9g，紫菀 9g，款冬花 9g，法半夏 9g，陈皮 9g，紫苏子 9g，全瓜蒌 15g，半夏 9g，黄芩 9g，党参 15g。水煎服，每日 1 剂，分 2 次服，每次 200mL。

二诊（2024 年 1 月 20 日）：患者诉服上药后咳嗽、气喘症状明显缓解，现偶有咳嗽，咳少量白色黏痰，易咳出，仍有活动后胸闷、气短、气喘症状，较前改善，乏力，纳食欠佳，夜寐欠安，二便调。舌质暗红苔白，脉沉涩。

中医诊断：肺痿，证属肺虚络阻证。治以益气化瘀，扶正通络。

处方：生黄芪 30g，石斛 15g，白芍 30g，桂枝 15g，桑枝 15g，桑寄生 15g，桔梗 9g，贝母 9g，全瓜蒌 15g，当归 15g，牛膝 9g，川芎 15g，枳壳 9g，生地黄 15g，茯苓 30g，泽泻 9g，神曲 15g。水煎服，每日 1 剂，分 2 次服，每次 200mL。

三诊（2024 年 2 月 16 日）：患者诉服上药后咳嗽、气喘症状明显缓解，现症：晨起咳嗽明显，咳少量白痰，活动后胸闷、气短、气喘，较前改善，纳食欠佳，夜寐安，二便调。舌暗淡，脉沉。处方：上方去茯苓、泽泻，加地龙 15g、丝瓜络 9g、杜仲 9g。水煎服，每日 1 剂，分 2 次服，每次 200mL。

按：肺间质疾病发展过程中多虚实夹杂其中，肺痹期多以邪实为主，痰瘀阻络为其邪实的病机特点。气津不足，肺失所养，肺宣肃失常，肺络不能正常吸入清气化生宗气，而宗气贯心脉行气血，宗气不足致气虚血瘀；肺布津功能失宜，则致津停成痰；痰阻血行，痰凝气滞，气滞血瘀，血瘀津停，痰、瘀多互结。肺痿期“久病入络”“久病多虚”，肺痿多由久病转归，肺痿既成则难速愈，故肺痿虚、痰、瘀、络病多并见。肺病日久，累及于肾，肺肾同病，肾能助肺纳气，精气耗损，肺不主气，肾不纳气，可致气喘日益加重，动则更甚。

本案患者初诊时，肺失宣肃，肺气上逆，故咳嗽无力，气短而喘，动则尤甚；肺布津功能失宜，津停成痰；痰阻血行，痰凝气滞，气滞血瘀，血瘀津停，痰瘀多互结，则舌质暗红苔白，脉涩，乃之痰瘀阻络征象。病位在肺，病性属本虚标实证，患者四诊合参当属中医肺痹，证属痰瘀阻络。方以定喘汤宣肺降气，止咳平喘为基础，麻黄、白果一散一收，既可加强平喘之功，又能防止肺气耗散太过；配以紫苏子、杏仁、半夏、款冬花降气平喘，止咳祛痰。痰阻气滞，津停血瘀，肺络痹阻，故而加以党参益肺健脾，养血生津。血畅津行，肺气得宣，则喘咳痰多诸证自除。

患者二诊时，久病肺虚不能主气，动则耗气，中气不足则纳差、乏力倦怠，故而方药重用黄芪益卫固表、利水消肿、生津养血，辅以石斛“专滋肺胃之气液，气液冲旺，肾水自生”，益胃生津，养阴补肾；瓜蒌清热涤痰，宽胸散结，加用桑寄生、牛膝补肝肾，通经络，再配以理气化痰、祛湿活血药物。

三诊时患者诸症缓解，考虑患者年老病久，故而减茯苓、泽泻，加地龙、丝瓜络以通经活络、益肺平喘。

（五）时行感冒

新型冠状病毒感染属中医“温疫”范畴，即“时行感冒”。病因为时行疫气，该疫气具有“湿、热、毒、风”邪的特征，在疾病过程中还产生了“痰、瘀、积滞”等次生病邪，病机特点以“郁、闭、虚”为主。

我们发现本疫毒不单有“湿”，还有“燥热伤津而肺病”的特点。临床发现，在新疆、内蒙古等地区，疫毒“湿”的临床特点并不明显，轻型、普通型患者反而常出现“燥邪伤肺”的临床表现，因此治疗不但要重视“湿”，更要重视“燥”，因此提出西北地区疫毒的特殊证型“燥邪伤肺证”，获得了专家们的认可。基于此类患者临床证候及演变规律，我提出了“益气养阴，清热化湿”法，拟定的“新疆 1 号方（参麦宁肺合剂）”在新疆的疫情防控中起到了显著的作用。基于“未病先防、即病防变”的思想，以益气养阴、解表和中、清热利湿为法，通过改善人体内稳态失衡状态，达到增强免疫、抵御疫戾之气侵犯人体而发病的作用，以生脉饮益气养阴、生津润肺，柴胡香薷饮清泻肺热、健脾化湿，兼夹栀子、黄芩为伍以泻火解毒，消痰利气，有“先安未受邪之地”之意，共奏扶正祛邪之功效，邪祛则正安，以期达到增强机体抗病能力、抵御外邪侵犯的作用。

疫毒感染后，因肺组织损伤，免疫系统处于较为敏感的状态，气道受到刺激和损伤后处于高反应状态，咳嗽感受器敏感性增加，临床多见咳嗽少痰、咽干等症状。治疗时应秉承“因时因地因人制宜”的原则，疫毒感染后早期尚不影响肺气的宣发肃降，而到了疾病恢复期，正邪相争后，正气已虚，余毒留恋，肺气的宣降失常，气津亏虚，从而导致咳嗽，形成肺阴亏耗、肺气不宣的证候，即感染后咳嗽燥邪伤肺证，在治疗上以清宣凉润、止咳平喘为大法，在桑杏汤的基础上，加以桔梗辛散苦泄，开宣肺气；百部、款冬花等润肺化气，止咳化痰，共奏润肺止咳、化痰平喘之功。部分老年人、体虚之人、久病之人、寒凉之药使用过量者，有可能存在闭门留寇的情况，外邪久滞不能去，则损伤正气，气虚痰湿，湿困脾土，除了咳嗽等呼吸道症状，也常有乏力纳差、失眠健忘等症，我们可以用参苓白术散合黄连温胆汤或藿朴夏苓汤加减治疗，尤其是核酸不转阴者，以及年老体力下降明显者，如果患者气虚明显，人参、黄芪之类药物可以大量使用，以促进患者体力恢复或核酸转阴。如果是肺炎重症，除常规止咳化痰、宣肺化痰外，应重视活血化瘀、泄肺利水，因为重症容易产生血栓、水液稽留于肺等并发症，重症用药剂量要大，同时要注意患者的肝肾功能。

三、科研探索

（一）临床研究

1. 慢性呼吸道炎性疾病的中西医结合防治研究

我们团队前期开展的研究工作均证实中医药在治疗慢阻肺患者方面具有其独特的优势，我们在对患者辨证施治的基础上，宏观整体给予中医药干预，并因时因地因人制宜，根据患者不同的证型来选择合理的药物和剂量。我们发现中医药治疗在改善患者长期疗效优势更为突出，其中中药益气固表丸对慢阻肺的长期疗效可表现为延长稳定期的时间，减少年均发作次数，减少患者并发症产生的概率，进而减少了患者就诊及住院次数，这不仅延缓患者病情的发展，同时能够降低医疗费用、减少医疗成本。该药已于 2020 年完成了市场转化，使更多患者受惠。

针对慢性阻塞性肺疾病的中医药干预治疗，我们开展了平喘敷贴膏治疗慢阻肺稳定期的随机对照研究，研究结果提示穴位敷贴疗法联合热疗能够改善患者症状及提高患者运动耐量，减少急性加重次数，可以一定程度地改善肺功能和缓解患者的临床症状，提高患者的生活质量。采用中医肺康复治疗慢阻肺患者的随机对照研究结果提示家庭内肺康复锻炼可减少慢阻肺患者的急性加重次数，改善患者的生活质量，缓解慢阻肺患者疾病严重程度，降低慢阻肺患者未来风险，可进行临床和社区推广。

（1）益气固表丸治疗慢性阻塞性肺疾病疗效确切　在评价益气固表丸治疗稳定期慢性阻

塞性肺疾病的随机对照研究中，我们发现益气固表丸能够显著改善患者入组后急性加重间隔时间，减少急性加重次数，缩短急性加重持续时间。根据目前医院益气固表丸的使用情况，我们估算每年可为所有患者节省约 3000 万元医疗费用。

①益气固表丸治疗稳定期慢性阻塞性肺疾病的随机对照研究。研究选择慢阻肺稳定期患者，进行随机对照双盲试验，收集患者入组后首次急性加重距首次服药的时间间隔，分析结果发现益气固表丸可显著延长急性加重间隔时间 77.68 天，减少急性加重次数 1.46 次 / 半年，缩短急性加重持续时间近 3 天，估算每年可为所有患者节省约 750 万元医疗费用。试验组 CD8、IL–8、TNF– α 比对照组降低，CD4/CD8 升高。益气固表丸组血清促炎因子水平下调幅度大于安慰剂组。因此，益气固表丸对稳定期慢阻肺患者是一种有效、安全的辅助治疗方法。

②益气固表丸治疗频繁急性加重型慢阻肺（肺脾气虚证）的随机对照研究。研究纳入频繁急性加重型慢阻肺患者，采取双盲对照研究。研究结果发现，与安慰剂相比，益气固表组 1 个月时的喘息症状评分（WSS）和中医症状评分呈下降趋势，3 个月时 CAT 评分和中医辨证评分呈下降趋势。治疗从 1 个月到 3 个月，益气固表组治疗后 CAT 评分、咳嗽、痰液、喘息严重程度评分（WSS）、中医证候均较治疗前降低，治疗 1 个月后，CAT 评分、痰、中医症状评分均低于治疗前；治疗 2 个月后 CAT 评分、咳嗽、中医症状评分均低于治疗前；治疗 3 个月后，CAT 评分、痰、中医症状评分均低于治疗前。研究结果提示益气固表丸可以改善频繁急性加重型慢阻肺患者的喘息、健康状况，并能缩短咳嗽、咳痰和喘息的持续时间。

（2）桑杏止咳颗粒对感染后咳嗽及咳嗽变异性哮喘有较好的疗效　本人依据多年临床经验开发的中药复方制剂“桑杏止咳汤”，具有清宣燥热、润肺止咳、化痰平喘的功效，可用于咳嗽变异性哮喘、感染后咳嗽的治疗，以及用于燥邪伤肺所致的咳嗽，症见干咳、少痰或无痰、口渴、咽干鼻燥等症。该方于 2010 年获得新疆维吾尔自治区医疗机构制剂注册批件，于 2017 年获得国家发明专利：用于治疗急性支气管炎、上呼吸道感染的中药组合物（ZL 201410499013.8）。

前期我们针对干燥低海拔地区支气管哮喘患者进行相应的临床研究，结果发现，与对照组单纯使用 ICS/LABA（吸入性糖皮质激素 / 长效 β_2 受体激动剂）比较，桑杏止咳方联合 ICS/LABA 组（治疗组）治疗支气管哮喘总有效率达 92.2%，高于对照组 86.74%（$P < 0.05$），联合应用可显著缩短患者的咳嗽症状缓解时间、减少咳嗽复发次数及咳嗽复发率（$P < 0.05$），干预 2 周后可显著改善患者咳嗽程度（VAS 评分，$P < 0.05$）及患者生活质量（LCQ 评分，$P < 0.05$）。经中国中医科学院中药研究所（中药安全评价中心）毒理研究发现，该方不良影响剂量为每千克 5.85g 生药，相当于临床剂量的 15 倍。

（3）外治法对慢性呼吸系统疾病的干预作用研究　基于经络学说在病体相应的穴位上选用平喘敷贴膏进行敷贴，人体能够通过肌肤、孔窍等处吸收药物，以贯通经脉、脏腑，作用于全身。平喘贴敷膏是通过穴位经皮给药的治疗方法，通过中药制剂与透皮剂混合使用，促使药物经穴位由表入里，循经络内达脏腑，以调节气血阴阳，诚如吴师机所言，“皮肤隔而毛窍通，不见脏腑恰直达脏腑也"，该贴敷方以益气固表、宣肺平喘、止咳化痰为大法。贴敷肺俞、脾俞，使肺气宣肃有常，脾运健旺，生痰无源而达止咳化痰平喘之效，而且肺俞为肺的背俞穴，主治咳嗽、气喘；风门，主一身之表，疏卫宣肺；膻中为气之会穴，豁痰利窍、调气降逆；定喘穴为经外奇穴。

团队前期开展了平喘敷贴膏治疗慢阻肺稳定期的随机对照研究，结果提示穴位敷贴疗法联合热疗能够改善患者症状及提高患者运动耐量，减少患者急性加重次数，可以一定程度上改善患者的肺功能和临床症状，从而提高患者生存质量。治疗组 BODE 指数由治疗前的 4.27 分降至治疗后的 2.93 分，6 分钟步行距离较治疗前平均增加了 23.67 米，CAT 评分较治疗前平均减少了 3.46 分，中医症状评分较治疗前平均减少了 5.46 分。

2. 中医药防治呼吸系统感染性疾病研究

新疆发生疫情期间，我们研究团队总结分析了本次疫毒感染患者的临床和疾病转归特点，发现了疾病发生发展规律。通过对疫毒感染患者的流行病学特点和临床证候特点的总结，团队制定出了系统的疫毒感染中医药防治研究方案，研发出了涵盖预防、治疗和康复的 3 种中药院内制剂（参麦宁肺合剂、甘露清瘟合剂、斛金益肺胶囊），申报了国家发明专利 3 项。联合新疆维吾尔自治区传染病医院、新疆维吾尔自治区人民医院、中国科学院新疆理化技术研究所等单位共同申报并获批 2020 年新疆维吾尔自治区重大科技专项"新疆公共卫生关键技术研发与防疫体系建设专项"，在新疆疫毒感染等重大（突发）传染病的发病特点、中医药干预、传染病防控方面开展临床和基础研究。

（1）参麦宁肺方

①参麦宁肺方治疗新型冠状病毒感染的真实世界研究。本方依据新疆地区感染患者早期临床特点、人群特征及临床治疗经验，结合新疆气候、环境等特殊因素，在生脉饮和柴胡香薷饮基础上加减而成，以达到调节人体内稳态失衡，预防病毒感染发病的目的。该方具有益气养阴、清热化湿的功效，可用于普通感冒、流行性感冒、病毒性肺炎等呼吸系统感染性疾病伴有免疫功能受损患者的治疗。患者症见咳嗽，伴或不伴发热，困倦乏力，并伴口干咽燥，舌质红或淡、舌体胖大或边有齿痕、苔微腻，脉浮或滑数，素体气阴两虚、湿热内生者。

我们基于回顾性真实世界评估了参麦宁肺方对新型冠状病毒感染核酸检测阳性患者的治疗作用及安全性。研究对象为 2020 年 7 月 17 日至 2020 年 12 月 4 日于新疆维吾尔自治区医院收治的核酸检测阳性的患者，根据药物使用情况分为参麦宁肺方治疗组（参麦组）223 例，连花清瘟胶囊治疗组（连花组）132 例，连花清瘟胶囊 + 参麦宁肺方治疗组（联合组）201 例。观察治疗前、治疗后的第 7 天、第 14 天血清炎症因子 IFN-γ、IL-4、IL-6、IL-10、IL-17、淋巴细胞、$CD3^+$T 淋巴细胞、$CD4^+$T 淋巴细胞、$CD8^+$T 淋巴细胞，病毒特异性抗体 IgM、IgG，新型冠状病毒核酸 CT 值及临床分型转重率的变化，参麦组、连花组、联合组患者年龄、吸烟无统计学差异（$P > 0.05$），临床分型分别以无症状型（91.48%）、普通型（55.30%）、无症状型（65.67%）为主。治疗前 IL-10、IL-17 方面，三组无统计学差异（$P > 0.05$），参麦组 IFN-γ 和 IL-4 最低，联合组 IL-6 最低；治疗第 7 天三组患者 IFN-γ 均较治疗前下降，参麦组下降最明显；IL-6 在参麦组、联合组增高，连花组下降；IL-10 在参麦组和联合组下降，联合组变化不明显；三组患者经治疗后 IL-4、IL-17 均有下降趋势。外周血淋巴细胞计数，治疗前参麦组较连花组和联合组高，治疗后第 7 天、第 14 天三组患者淋巴细胞计数均较治疗前上升，参麦组上升趋势最明显；治疗前 $CD3^+$T 淋巴细胞计数参麦组高于连花组和联合组，治疗第 7 天、第 14 天参麦组 $CD3^+$T 淋巴细胞、$CD4^+$T 淋巴细胞、$CD8^+$T 淋巴细胞数均有下降趋势，而连花组、联合组 $CD3^+$T 淋巴细胞、$CD4^+$T 淋巴细胞、$CD8^+$T 淋巴细胞均有上升趋势；治疗前病毒特异性 IgM、IgG 抗体，参麦组和联合组较连花组浓度低，治疗第 7 天、第 14 天参麦组、联合组 IgM、IgG 抗体浓度增长较连花组缓慢，治疗第 14 天，参麦组 IgG 抗体浓度最低 [8.58（2.95，17.75）]。病毒核酸检测 CT 值和转重率：三组患者病毒 OR 基因 CT 值治疗前后均无差异（$P > 0.05$），治疗第 7 天连花组较参麦组、联合组 N 基因 CT 值增加；共 30 例患者临床分型转重，连花组转重率为 7.58% 最高，联合组为 6.97%，参麦组转重率最低，为 2.69%。三组患者总胆红素、尿素氮、肌酐等安全性指标在治疗后 7 天、治疗后 14 天均在正常范围内。

以上结果说明，参麦宁肺方治疗新型冠状病毒感染安全有效，可能与增强固有免疫、减缓细胞因子风暴有关，具体机制仍有待进一步基础实验的探索与验证。同时，本团队针对轻型 / 普通型、重型 / 危重型患者开展了双向队列研究，结果显示参麦宁肺方能够降低新型冠状病毒感染患者体内炎症因子水平、加速核酸转阴、减少重症发生率、改善疫毒感染患者后遗症状如咳嗽、乏力（随访 8 个月）。

②参麦宁肺方治疗结核后气流受限随机对照安慰剂研究。前期研究认为肺结核气阴两虚型患者发生气流受限的危险程度最高，参麦宁肺具有益气养阴和清热化湿的功效，该药对新型冠状病毒感染后免疫功能的提升具有一定作用。基于此结果，团队对参麦宁肺方防治肺结核患者呼吸道气流受限进行了临床研究。我们设计了随机双盲安慰剂对照试验，将 2023 年 3—7 月就诊于多中心的肺结核患者随机分配为参麦宁肺方组和安慰剂对照组，分别于入组时、入组后第 3 个月、入组后第 6 个月、入组后第 12 个月检测患者肺功能的情况。肺结核患者常伴随显著的肺功能损害，其中早期以小气道功能受损尤为突出，且即便在规范治疗后，患者仍面临较高的气流受限风险。气阴两虚证是肺结核患者出现肺功能损伤的主要证型，研究结果表明通过参麦宁肺方对肺结核患者运用益气养阴法辨证治疗，能够对肺结核患者早期用力呼气流量（如 FEF 25%）、峰值呼气流量（PEF）等肺功能指标产生一定的保护作用，显示该药对小气道功能损害具有一定的防治作用。

（2）甘露清瘟合剂

甘露清瘟合剂是在甘露消毒饮合二陈汤为主方基础上加减而成的。新型冠状病毒感染患者发病初期（前 10 天）以湿热、湿毒多见，常见发热，咳嗽、咳痰，咽痛，乏力，头身困重，肌肉酸痛，或憋闷气促，腹胀，舌质红，苔黄腻，脉滑数或弦滑。治疗当以清热解毒，利湿化痰。

研究发现甘露清瘟合剂能够降低新型冠状病毒感染轻型（普通型）患者体内 INF-γ、

TNF-α 水平，抑制新型冠状病毒感染患者感染轻型（普通型）患者体内 IL-4、IL-6、IL-17 等炎症因子水平；同时能够延缓患者体内 IgG、IgM 抗体的产生速度。为进一步明确甘露清瘟方的有效性及安全性，团队开展了针对甘露清瘟方干预社区获得性肺炎的随机、双盲、空白对照临床研究，完成了临床干预及患者随访，结果显示甘露清瘟方干预组治愈总有效率为 87.88%；对照组总有效率为 69.70%，差异有统计学意义（P=0.002 < 0.05）；对两组患者治疗后的中医证候总积分进行组间比较，结果显示甘露清瘟方组（14.73±17.72）中医证候积分显著低于对照组（20.39±15.28），P=0.017 < 0.05；将两组患者治疗后的各项中医证候积分分别进行组间比较，发现治疗后甘露清瘟方能显著改善患者咳嗽、发热、肢体倦怠、夜寐不安和纳呆症状（P < 0.05）。实验室检查结果发现，甘露清瘟方能显著降低患者外周血的白细胞计数、中性粒细胞百分比和 C 反应蛋白水平 [6.42（5.00，15.85）vs 12.20（6.25，24.65），P=0.016 < 0.05]，降低患者的 IL-6 水平 [3.45（1.68，8.58）vs 9.42（2.54，27.46），P < 0.05]，降低患者体内 D- 二聚体水平 [0.56（0.26，1.24）vs 1.02（0.39，1.55），P=0.037 < 0.05]。

（二）基础研究

1. 慢阻肺特殊表型的中医证候特点及生物学特征研究

我们针对慢性阻塞性肺疾病的疾病发病特点及疾病转归特点开展了一系列研究工作，提出了慢阻肺发展“快”“慢”的特殊临床表型。通过对发展“快”“慢”的两类患者从中医体质、脏腑虚损、Th17/Treg 失衡、ADAM33、NO 合成酶 SNPs 等方面进行的探讨，提示阳虚质、气虚质、气郁体质是慢阻肺的易感体质，气郁体质与慢阻肺的疾病迅速进展相关。我们发现肺脾虚损在两组患者中均有较高比例，发展“快”的患者的 Th17/Treg 及相关因子表达增高、外周血中 NO 含量明显增加、血液有核细胞中的诱导型一氧化氮合酶（iNOS）含量增高。慢阻肺患者的 iNOS 基因 rs3729508 野生基因型（CC）和 eNOS 基因 rs7830 位点突变基因型（GG、GT）会增加慢阻肺病情发展“快”的风险，研究以蛋白表达差异为切入点，对发展“快”“慢”慢阻肺患者外周血差异蛋白进行筛选，探讨了该疾病存在发展速度差异的信号通路，从而为这些患者提供更积极的治疗策略。

2. 全新阐释“肺通调水道”理论下慢阻肺急性加重期微观水液代谢失衡的分子免疫机制

我们通过研究“痰饮”与过度激活的巨噬细胞引发的炎症状态之间的因果联系，首次提出了慢阻肺急性加重微观水液代谢失衡的概念，从全新角度阐释了中医“肺通调水道”理论下慢阻肺急性加重期发病机制，为研究中医药治疗慢阻肺药效机制提供了新思路。与此同时，团队首次揭示了 RNA N6 甲基腺苷修饰（N6-methyladenosine，m6A）在慢阻肺及其急性加重发生发展的分子特征，为进一步从表观遗传学角度探索慢阻肺及其急性加重的发病规律提供了重要的数据支持。

慢阻肺气道慢性炎症状态往往伴随气道黏液高分泌（痰饮）的持续存在情况，此“炎症”与“湿邪”相似，缠绵不断，胶着难去，预示着肺内水津失于布散，直接与肺通调水道功能失司相关。宏观水液代谢主要以痰液、尿液及汗液的量变为主，而微观的水液代谢失衡往往与其内含的炎性介质的变化相应。团队前期研究发现免疫细胞失衡，尤其是T细胞亚群（Th1/Th2、Th17/Treg 细胞）的改变可能参与慢阻肺肺内微观水液代谢失衡，但单纯对T细胞亚群的干预并不能完全扭转肺内炎症积聚的进程。肺内水液代谢失衡与过度活化的巨噬细胞及其分泌的相关炎性介质有密不可分的关系，这提示抑制巨噬细胞过度激活可能对调节慢阻肺微观水液代谢失衡起到关键作用。

肺脏在调节机体水液代谢中占据重要地位，慢阻肺急性加重期患者的重要临床表现之一是痰饮（微观水液代谢失衡）。当发生感染后，TLR4/NF-κB 通路会分泌大量炎性因子，这会导致肺内微观水液代谢紊乱，进而诱发慢阻肺急性加重，同时伴有 m6A 修饰相关酶 METTL14 和 YTHDF1 的表达下调，导致 SOCS1 负反馈调节作用的耗竭，进一步加重了巨噬细胞过度活化。对 METTL14-m6A-YTHDF1 轴的调节可以提高 SOCS1 m6A 修饰，增加其 mRNA 的稳定性并上调其表达，能有效抑制巨噬细胞过度活化并减少相关炎性介质释放，进而调节肺内微观水液代谢及免疫微环境失衡，为以 METTL14-m6A-YTHDF1-SOCS1 轴调控巨噬细胞过度激活为靶点，调整水液代谢，进而治疗慢阻肺奠定科学的实验基础。

四、结语

从医近 40 载，坚守医者初心，秉持医道传承，在西北的天山脚下，以弘扬中华传统文化为己任，研究中医中药造福患者。学习行医过程中几位恩师的言传身教一路指引着我，家人的支持一直鼓励着我，求真务实，严谨自律，恪尽职守，救死扶伤。希望能够以身作则率先垂范，激励后辈不断传承创新，发掘研究中医药，造福患者。

（李风森）

李建生

医学博士，教授，主任医师，博士研究生导师，博士后合作导师

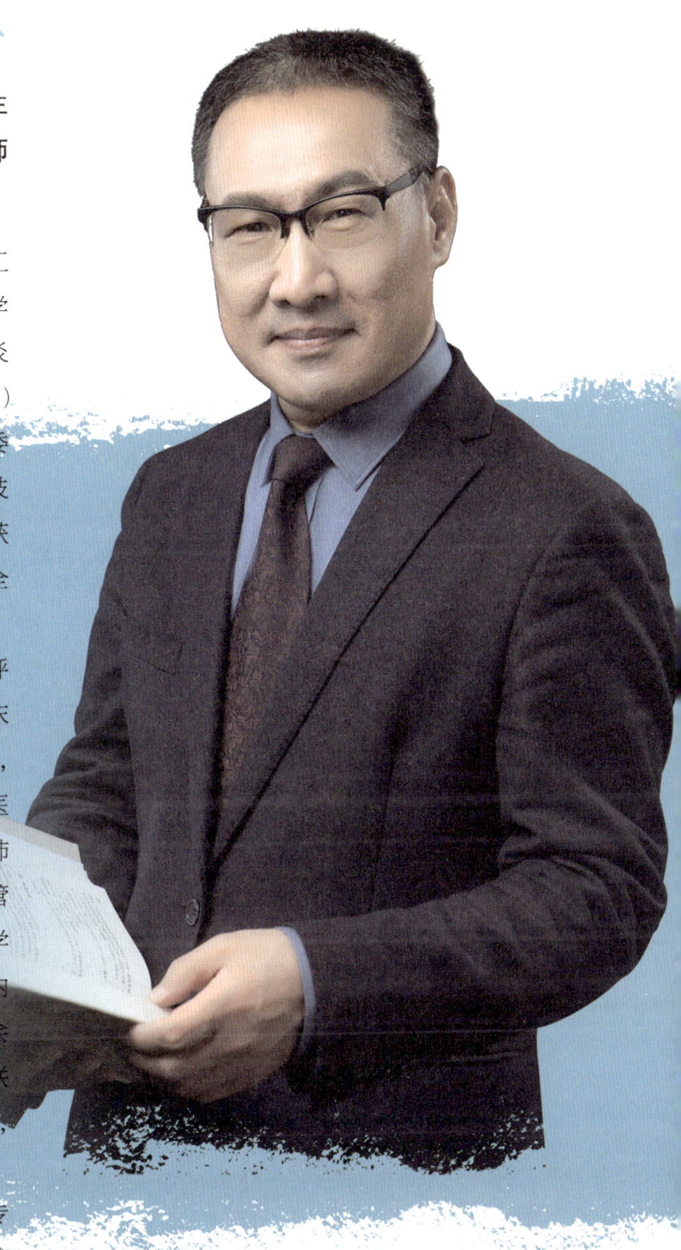

国家“万人计划”百千万工程领军人才，长江学者，岐黄工程首席科学家、岐黄学者，中原学者工作室首席科学家、中原学者；享受国务院政府特殊津贴专家，全国科技系统抗击新冠肺炎疫情先进个人，国务院学位委员会第七届学科评议组（中医学组）成员；第一、二届全国中医、中药学专业学位研究生教育指导委员会委员，全国创新争先奖、吴阶平医药创新奖、河南省科学技术杰出贡献奖、中华医学会呼吸病学分会杰出呼吸学术贡献奖获得者；全国名老中医药专家传承工作室专家，第六批、第七批全国老中医药专家学术经验继承工作指导老师。

社会任职：河南中医药大学第一届学术委员会主任委员，呼吸疾病中医药防治省部共建协同创新中心、河南省呼吸疾病临床医学研究中心主任，呼吸疾病国家中医药传承创新团队带头人，河南中医药大学第一附属医院国家医学中心呼吸疾病、国家中医临床研究基地（慢性阻塞性肺疾病重点病种）、国家区域中医（肺病）诊疗中心、国家临床重点专科（中医肺病科）、国家中医药管理局高水平中医药重点学科肺病学科学术带头人。中华中医药学会、中国中西医结合学会理事，中华中医药学会肺系病分会、内科分会名誉副主任委员，中国中西医结合学会呼吸病专业委员会主任委员，中国民族医药学会肺病分会会长，世界中医药学会联合会肺康复专业委员会会长，上海中医药大学河南校友会会长，*Canadian Respiratory Journal*、《世界中医药》等期刊编委。

研究方向：主持国家重点研发计划“中医药现代化”重点专项“揭榜挂帅”项目、国家“十二五”科技支撑计划、国家自然科学基金重点项目等国家级项目或课题14项。第一/通讯作者发表论文500余篇（SCI 120余篇），爱思唯尔中国高被引学者、全球前2%顶尖科学家。主编《中医临床肺脏病学》等著作10部。获发明专利和著作权47项，中药新药临床研究批件3项。获国家科学技术进步奖二等奖2项、省部级科学技术进步奖一等奖5项，中华中医药学会科学技术奖学术著作一等奖1项，世界中医药学会联合会中医药国际贡献奖－标准贡献奖1项。培养研究生、博士后170余名。

精研岐黄，驰而求索不息

一、从医之路

（一）医者初心

对“医生”这一职业的最初印象，源自赤脚医生。小时候母亲体弱多病，需要经常陪伴着去看病，一路过坎跃坡走上好几里路去见村里的赤脚医生，然后问诊、抓药、熬煮，春秋寒暑，如此反复。

以前农村的医生被称为赤脚医生，20世纪五六十年代，是那个时代基层医疗体系非常重要的一个时期。在我们眼里，赤脚医生和农村小学的老师一样都属于文化人，是令人尊敬且令人羡慕的职业，每当他背着药箱从人群中走过，村民们就会投以景仰与敬重的目光。就是这样儿时的一段经历，让我对“医生”这一职业有了初步的印象。不过最重要的是，医生能够帮助解决母亲的病痛，因此在心里萌生了当医生的念头。

时间到了1978年6月，该报高考志愿了。在此之前，自己还接触了“电工”这个职业，因为那个年代的工人很光荣，所以是选择电气工程专业，还是医学专业，让我有些犹豫了。不过当改变人生轨迹的重大选择摆在我的面前，儿时埋下的那一粒种子终于破土而出。医生，解除疾苦，救人性命。而我下定决心，也要成为这样的人，于是我选择了医学专业。录取过程虽然经历不少曲折，但最终荣幸地进入了哲里木医学院（内蒙古民族大学医学院）。同年9月，开启了在哲里木医学院的求学生涯。1981年毕业后，我被分配至郑州古荥医院（古荥镇卫生院），工作期间积累了一定临床经验，但在与疾病实战交锋的过程中，让我也清楚地认识到医海无涯，学无止境，需要进一步提升自己。

1985年9月，通过努力学习与秉烛备考，自己正式被录取为河南中医学院中医内科硕士研究生，师承著名中医脾胃学专家李振华教授，有幸跟师，蒙受教诲，这段经历，对自己此后的成长帮助很大。1988年毕业后，自己到了河南中医学院第一附属医院工作。2年期间，在李振华老师的带领下，先后参与了完成了医院新病区的建立，以及国家科委“七五”国家科技重点攻关项目——慢性萎缩性胃炎脾虚证的临床及实验研究的研究工作。

1990年，自己考入了上海中医学院，重返校园攻读博士研究生，其间跟随导师姚培发教授。在导师门诊的隔壁还有呼吸疾病专家邵长荣教授、神经精神疾病专家胡建华教授、老年病专家林水森教授等，当时自己抽时间侍诊，并学习了他们临床诊疗经验及临床研究实践，提高了中医、中西医结合的诊疗水平，并开阔了医疗与临床研究的视野。

博士毕业后自己回到了河南中医学院工作，1995年被评为河南省“省级优秀中青年骨干教师”，有幸拜师王永炎院士、周文泉研究员为指导教师；2014年被评为“首届河南省中医临床学科领军人才”，有幸拜师王永炎院士、张伯礼院士为指导教师。在前辈老师的言传身教下，学习并提高了自己的科研、管理水平及职业修养，拓宽了视野，促进了临床、科研及教学的进步，使得自己不断取得了新的成果。

（二）医道求索

板凳需坐十年冷，医道求索需要大量的典籍阅读和临床淬炼，还需要长期坚守的耐心。在基层工作的过程中，是逐步将所学的知识应用于实践，并充分将理论联系实际的过程。而这期间，随着医疗实践的深入及医疗领域的外延，逐渐意识到自己所学知识有限。我想，唯有不断的学习才能不断接近医学高峰，探寻到解析人类健康的“密钥”。

自己对中医药学的学习分为4个部分：从主要课程的学习、经典著作的剖析、古籍知识的应用，到前沿知识动态的掌握，让我逐渐琢磨出了一个新的学习方式。以前学过的书，比如《黄帝内经》《神农本草经》《难经》《伤寒论》《金匮要略》《温病学》著作中涉及的十几本书，每年都会背诵两遍，以便加深印象。最开始背诵的只是这些书本里选读的部分，逐渐地，对于非选读的内容自己也会背诵下来，并且会做到熟记于心。在上学的时候，自己已经背诵千余首方剂，直到今天依旧保持每年背诵一遍的习惯，以灵活把握组方原理，做到心中有数应用自如。

当然医学典籍汗牛充栋，见天地方知自己渺小。在初步面对古籍学习的时候，通过《诸病源候论》《备急千金要方》《三因极一病证方论》《宣明论方》《素问玄机原病式》《儒门事亲》《丹溪心法》《医学启源》《脾胃论》《内外伤辨惑论》《景岳全书》《医宗必读》《医学心悟》《温热论》《温热条辨》《临证指南医案》《温病条辨》《温热经纬》等40多种古籍的阅读，发现那些对临床诊疗有重要指导意义的知识点浩如烟海，仅通读是远远不够的，必须下大功夫研读。因此，自己在重点部分背诵的同时还会注重记学习笔记，深入思考，尝试与古代先贤对话。至今自己已经积累经典、近现代名家等百余种著作的学习笔记，这些成为我求医路上最重要的财富。

此外，医学在传承的同时更要创新，而医学期刊是发布最新医学研究成果的主要渠道。因此在基层工作时，自己就订阅了30多种期刊，中医类、西医类期刊各半，从而保持知识的更新，跟上医学发展的步伐。年底时，再将期刊中所学习的内容分类成册，以备其后学习故而会再保存2年。至今，依旧保留订阅和阅读国内外期刊的习惯，每月快速浏览这些杂志的摘要，选择并精读重要文献，这为提高临床诊疗、科学研究及教学水平等提供了源泉及依据。

（三）基层耕耘

1981 年的秋天，在完成内蒙古民族医学院的学习后，我来到了郑州并在古荥镇卫生院正式开始了医师生涯。古荥镇卫生院始建于 1957 年，虽然那时乡镇卫生院工作条件相对简陋，但撑起了一方百姓的健康。如儿时所愿，也成了一名受人尊敬的“村医”。别看条件简陋，但要求的本事可不少。因为要面对各类疾病，所以卫生院的医生多是全面的，相当于现今的全科医生。我的专业涉及内科、妇科、儿科，门诊有中医门诊、内科门诊，随后又建立了针灸科。

除了日常的医疗工作外，我还常到邙山深处的村民家中进行诊疗，那时要骑上 1 ～ 3 小时的自行车到山脚下后再徒步前往，有时为村民看完病回到卫生院已是凌晨两三点，像这样的出诊每周都有，也不觉得辛苦，只是体会到基层医疗工作的不容易，以及农村百姓就医的困难和不便。

当时自己心里其实憋了一股劲，觉得自己有能力去改变一些什么。所以在古荥镇卫生院工作时，自己不论再忙碌也从没有忘记过学习，学习笔记在桌子上垒了一大摞。直到有一天，遇到一个特别帮助我的人，他的母亲病了，我为其诊疗至痊愈。此后他常与我交流，当他看到桌上的读书学习笔记，不禁感叹：“你这里条件太艰苦了，未来有什么打算？”我把现在情况和困难与他详细交流，他告诉我这样不行，需要选择继续深造，捷径是读研究生。就这样听从了他的建议，再次开启了求学生涯。时隔多年再回头看，不禁感慨如果不是因为他的几句鼓励，还真不知道该如何选择发展之路，是他的鼓励，让我看到了更广阔的视野和进步发展的可能，也激发了进一步深造的决心。

山不让尘、川不辞盈，自己坚守“全心全意为人民健康服务”誓言，定期指导“校地结对帮扶”医院、对口支援医院疑难病会诊，推广新技术和新项目，通过“师带徒”形式传帮带年轻医生，提升了基层医院的诊治水平和科研能力。

（四）疫情防控

从医至今先后经历了不少大大小小的突发性公共卫生事件，而对于既往传播速度最快、感染范围最广、防控难度最大的重大突发公共卫生事件的防控中，国家会给予高度重视并积极组织防控，连续发布系列诊疗方案及针对重型、危重型的诊疗方案（简称“国家方案”），各省、市、自治区则会根据当地实际相继发布各地方的防治方案（简称“地方方案”）。河南省作为人口、劳务输出大省和重要交通枢纽，容易出现聚集性疫情，如何应对成为最为关紧的大事。

既往防控中，在河南省科学技术厅、卫生健康委、中医药管理局的指导下，自己带领呼吸疾病团队与省级医疗救治专家中医组团结协作，拟定了相应疫毒感染的中医临床特征，并结合以往建立的中医肺病数据库中医案数据进行病机、证候、方药等挖掘，迅速拟定了中医辨证治疗的初步方案，并征求当时一线专家的意见，形成初步诊疗方案。

在新型冠状病毒感染的防控中，由河南中医药大学第一附属医院承担并协同郑州大学第一附属医院、河南省人民医院等多家单位开展了“中西医结合临床综合防治技术研究”，并迅速开展了河南省新型冠状病毒感染的临床特征与中医证候规律的临床调查、中医 / 中西医结合治疗方案的疗效评价等研究工作。通过 6 周余的工作，基于国内的文献挖掘初步总结了此类疾病的病机、证候规律、临床研究概况及热点；通过河南省 500 余例的临床调查研究分析，阐释了证候规律及其疾病分型 / 期的关系；基于文献挖掘结合临床调查分析、省级医疗救治专家组的经验，不断优化中医诊疗方案，并向全省各医疗卫生机构推荐。2020 年 2—8 月，国内循证医学、呼吸病学、感染病学、中医内科学（呼吸病学）、康复医学等领域的专家先后组织制定《新型冠状病毒肺炎中医证候诊断标准（试行）》《新型冠状病毒肺炎中医康复专家共识（第一版）》，并通过中华中医药学会肺系病分会、世界中医药学会联合会肺康复专业委员会、中国民族医药学会肺病分会等发布。同时，团队完成了 2 项临床研究，并形成中西医结合治疗疫毒感染普通型治疗方案、重型 / 危重型治疗方案，研制了藿麻解毒、双黄解毒、扶正解毒等合剂并取得医院制剂备案。

2021 年，自己又带领团队明确德尔塔、奥密克戎变异株临床特征和证候规律，完善诊疗方案。2022 年完成荆花解毒、银翘败毒方治疗无症状 / 轻型感染患者的 4 项研究。2022 年 12 月 8 日，新研制的荆花解毒、银翘败毒等颗粒 / 方剂取得医院制剂备案号，投入全省临床应用中。

大医为民，自己虽与成为大医还有差距，但亦怀救世济民之心。在既往的疫情防控期间，自己带领团队制定的 2 个诊治规范被河南省卫生健康委发布，制定的诊治规范被 4 项国内指南 / 共识引用，相关成果获得 2023 年度河南省科学技术进步奖二等奖。

二、临证经验

（一）慢性阻塞性肺疾病

慢性阻塞性肺疾病（简称慢阻肺）是一种以气流受限不完全可逆为特征、呈进行性发展的重大慢性疾病，归属于中医学“肺胀”“咳嗽”“喘病”等病证范畴。

正虚积损、本虚标实是慢阻肺的病机特点。正气亏虚是发病的内在因素，外邪侵袭是发病的外在条件，“气阳虚弱，卫气不足”是慢阻肺的病机根本。慢阻肺急性加重期病机为痰（痰热、痰浊）壅或痰瘀互阻，气阴受损，时伴腑气不通，以痰瘀互阻为关键。痰热日久损伤气阴，气虚则气化津液无力，津液不得正化反酿成痰浊而使阴津生化不足。痰壅肺系气机，损及肺朝百脉，可致血瘀，而气虚帅血无力也可致瘀；瘀血内阻而使津液运行不畅，促使痰饮内生，终成痰瘀互阻。痰壅肺系重者，可蒙扰神明，多为急性加重的重症。发作缓解期病情稳定，痰瘀危害减轻但稽留难除，正虚显露而多表现为气（阳）、阴虚损，集中于肺、脾、肾，气（阳）、阴虚损中以气（阳）为主，肺脾肾虚损以肾为基。故稳定期病机以气（阳）虚、气阴两虚为主，常兼痰瘀。总体而言，COPD 的病机为本虚标实而虚实兼见，正虚多为气虚，时或及阴阳虚损，表现于肺、脾、肾，而以肺为初始，并以肾为基；邪实为痰、瘀或二者互结。痰瘀日久而又损伤正气，正气损伤又可促进痰瘀生成，如此往复迁延，痰瘀胶痼益深，虚损至极难复，成为正虚积损、本虚标实之病机。

治疗上，自己提出调补肺肾、清化宣降的治疗原则，分期分级的中医防治目标和策略。稳定期以本虚为主，本虚主要是指气（阳）虚时或及阴，肺脾肾之虚以肺肾为主，常兼见痰、血瘀及痰瘀互结。故稳定期的治疗策略重在扶正补虚，根据虚的性质和病位之不同而采用不同方法，益气或益气养阴，补肺、健脾、益肾，或二脏或三脏并调，如肺脾气虚证的补肺健脾、肺肾气虚证的补肾益肺、肺肾气阴两虚证的益气滋肾等。鉴于痰、瘀及其互结常兼见于诸虚证，易损伤正气，故遣方配伍中须佐以化痰活血之品，以消痰除瘀、散结并助正气恢复。

因正虚卫外不固，外邪诱发而引动痰瘀，痰邪又有痰热、痰湿、水饮等不同，故急性加重期的治疗策略重在祛邪，根据实邪的性质和病位之不同而采用不同的治疗方法，但以化痰散结、活血化瘀为重点，又因痰热、痰湿、水饮等不同而清热化痰、燥湿化痰、温化水饮等，并考虑肺宣降之性而行宣肺、解表、肃降治疗，如外寒内饮证的疏风散寒、温肺化饮，痰热壅肺证的清肺化痰、降逆平喘，痰湿阻肺证的燥湿化痰、宣降肺气，痰蒙神窍证的豁痰开窍等。鉴于痰瘀等邪实表现在潜在的正虚基础上，遣方配伍中必须佐以扶正等品，以扶正气并助痰瘀等实邪祛除。

急性加重危险窗期应防止再次急性加重，促进机体恢复进入稳定期。临床常见肺肾气虚兼痰湿阻肺、肺脾气虚兼痰湿阻肺、肺肾气阴两虚兼痰湿阻肺、肺肾气虚兼痰瘀阻肺和肺肾气阴两虚兼痰瘀阻肺等证。治疗当祛邪（化痰、活血）扶正（补益肺气、补肺健脾、补益肺肾等）并重。

案例

患者，男，62 岁。

初诊（2019 年 3 月 2 日）：主诉“咳嗽、咳痰、胸闷气喘，反复发作 2 年”。刻下症：咳嗽，咳痰，胸闷，气喘，静息时无症状，行走 50m 或饮食后上述症状诱发或加重，食后出现两侧胁肋撑胀感，俯身则闷喘明显，夜间口干，舌暗红，苔黄白厚腻，脉滑数。既往史：肺气肿病史 2 年，平素无规律治疗方案。肺功能检查示：重度阻塞性为主的混合性肺通气功能障碍；肺弥散功能中度降低，弥散量中度降低，肺泡弥散量降低，舒张试验（–）。

西医诊断：慢性阻塞性肺疾病（重度）。中医诊断：肺胀，证属肺脾气虚、痰瘀互结证。治以补肺健脾，祛瘀化痰。

处方：人参 6g，黄芪 20g，绞股蓝 20g，白术 15g，茯苓 30g，法半夏 15g，川厚朴 9g，浙贝母 12g，牡丹皮 15g，赤芍 15g，大腹皮 15g，陈皮 12g，僵蚕 9g，生薏苡仁 30g，紫苏子 9g。12 剂，水煎服，分温再服，每服 200mL。

二诊（2019 年 3 月 15 日）：复诊，刻下症：无咳嗽，咳痰，咳之不出，滞于咽喉，时黄白。胸闷、气喘，活动剧烈时喘息甚重，静息无症状。胃脘稍胀，进食后明显。无畏寒，无咽干。唇绀，舌红，舌苔根部黄腻，脉弦数。诊断、辨证、治法同前。方药：守前方，加泽泻 12g 以增利湿化浊之功。12 剂，煎服法同前。嘱患者畅情志、调饮食。

三诊（2019 年 3 月 29 日）：刻下症见基本无咳嗽，痰量减大半，白黏易咳；胸闷、气喘减轻，可耐受平地行走 1000 米，静息无；胃脘胀满减轻。无其他不适。唇紫暗，舌淡暗，苔厚稍黄腻，脉弦滑。诊断、辨证、治法同前。方药：守前方，加丹参 12g，增强行气活血之功。12 剂，煎服法同前。

四诊（2019 年 4 月 13 日）：症见活动量大时出现胸闷、气喘，静息时无。诊断、辨证、治法同前。方药：效不更方，守前方 18 剂。1 个月后随访，诸症平稳，未见明显异常。

（二）支气管哮喘

支气管哮喘（简称哮喘）是一种异质性疾病，通常以慢性气道炎症为特征，具有随时间变化且强度可变的呼吸道症状病史，如喘息、气促、胸闷和咳嗽，同时伴有可变的呼气气流受限情况，归属中医学“哮病”“哮证”范畴。

风邪痰气互搏、脏腑亏虚是哮喘发病的主要病机。哮喘的本质为素体不强，宿痰内伏。伏痰主要因脏腑功能失调，肺不能布散津液，脾不能运化精微，肾不能蒸化水液，以致津液凝聚成痰，伏藏于肺，成为发病“夙根”。急性发作期的基本病机为伏痰遇感引动，痰气搏结，以实证为主，多表现为外寒内饮、痰浊阻肺、痰热壅肺，邪盛暴损正气可致阳气暴脱之危证；慢性持续期以虚实兼夹为主，表现为阳虚与饮伏、气虚与痰阻、气阴虚与痰热等；临床缓解期以虚为主，表现为肺、脾、肾气虚。

哮喘临床常见辨证可分为 3 类 10 证。临床分期包括急性发作期、慢性持续期与临床缓解期，临床常见证候包括实证类的外寒内饮证、痰浊阻肺证、风痰阻肺证、痰热壅肺证；虚证类的肺气虚证、肺脾气虚证、肺肾气虚证、肺肾阳虚证、阳气暴脱证；兼证类的血瘀证等 3 类 10 证。

临床治疗应遵循“急则治其标”“缓则治其本”的原则，注重寒热虚实转化及兼夹情况。发作期以祛邪为主，以宣降定喘为关键，根据证候不同分别以散寒化饮、燥湿豁痰、清肺涤痰进行治疗，对于阳气欲脱者应急救回阳固脱。素体阳虚者，常因寒邪诱发，痰从寒化，属寒痰为患，常用射干麻黄汤化裁；若表寒里饮，寒象较重，可用小青龙汤化裁。若因热邪诱发，素体阳盛，痰从热化，属痰热为患，常用定喘汤、越婢加半夏汤加减化裁。慢性持续期应祛邪扶正并重，处理好温阳与化饮、益气与祛痰、益气养阴与清化痰热的关系。临床缓解期以益气扶正为主，根据脏气虚损的不同分别以补肺健脾、补益肺肾，佐以祛痰理气。对于兼有血瘀证者，可佐以活血化瘀药物。

案例

冯某，女，50 岁。

初诊（2019 年 4 月 20 日）：主诉“发作性咳嗽、咳痰伴胸闷、气短 2 年余，加重 10 天”。

2 年前无明显诱因出现咳嗽、咳痰，可闻及哮鸣音，咳嗽遇刺激性气味或遇凉加重，无胸闷、气喘，就诊于郑州大学第一附属医院，查肺功能示：支气管舒张试验阳性，诊断为“支气管哮喘”。就诊后间断使用布地奈德福莫特罗粉吸入剂、孟鲁司特钠片治疗，效果一般。2019 年 4 月 10 日无明显诱因出现胸闷、气短、畏寒怕冷，于河南省人民医院查肺功能显示支气管激发试验阳性。刻下症：咳嗽、咳痰伴胸闷、气短，夜间闻及刺激性气味或冷空气加重，痰色白质清稀，量少易咳，活动后胸闷、气短加重，纳眠可，二便调。舌青胖有裂纹，脉沉细。

西医诊断：支气管哮喘。中医诊断：哮病，证属寒痰阻肺。治以温肺化饮，宣降定喘。

处方：炙麻黄 6g，杏仁 9g，细辛 3g，干姜 9g，五味子 12g，炙紫菀 15g，款冬花 15g，法半夏 15g，姜厚朴 9g，射干 12g，葶苈子 9g，生晒参 9g，麦冬 12g。7 剂。

二诊：咳嗽减轻过半，闻及油烟味、冷空气加重亦有所缓解。咳少许白黏痰，易咳，夜间口干、早餐后恢复，纳眠可，二便调，舌暗。处方：上方减葶苈子，加桃仁 12g、牡丹皮 15g，7 剂。

三诊：胸闷、气短基本消失，时有咽痒，咽痒即咳，咳少量白黏痰。纳眠可，二便调。减去麦冬、紫菀，加蝉蜕、木蝴蝶各 6g，7 剂。随访患者后续情况，诉药物服尽后，诸症平稳。

（三）社区获得性肺炎

社区获得性肺炎（community-acquired pneumonia，CAP）是最常见的感染性疾病之一，中医学将其归于“风温肺热病”范畴，临床可分为感染期、恢复期，感染期的疾病严重程度又可分为轻症、中症、重症，经治疗后病情改善、症状好转、体征稳定，会进入恢复期。

“衰老积损、热毒损肺”为老年 CAP 的主要病机，主要是由于外邪侵袭、肺卫受邪，或正气虚弱、抗邪无力，脏腑功能失调，病理产物积聚，老人易感外邪而发病。衰老积损是指宿疾积损正气，肺卫不固，常兼痰瘀伤正；热毒损肺是指热毒袭肺，生痰酿毒，伤津耗气，损肺之体用。

老年 CAP 的临床特点与中青年有显著不同，具有以下特点：①呼吸系统症状不典型。临床症状较轻，甚至可无咳嗽、咳痰、胸痛等表现。②感染相关检查变化不明显。外周血白细胞计数、CRP 等炎症指标可无明显变化。③首发表现为肺外症状。表现会出现如食欲不振、恶心、心悸、乏力、意识障碍等，易误诊漏诊。④常合并基础疾病。多合并慢性呼吸系统疾病、心脑血管病、糖尿病等，病情复杂。⑤耐药菌感染较多。反复使用广谱或多种抗感染药物，易产生耐药菌株。⑥易出现并发症。临床失治误治，加之基础疾病、高龄、免疫力下降等因素，易合并感染性休克、呼吸衰竭、心力衰竭等并发症。⑦短期内易再发感染。老年 CAP 出院后 90 天内易新发上下呼吸道感染，或因基础疾病加重等导致患者再次诊疗、住院，甚至出现死亡。

老年 CAP 常见证候分为 3 类，包括：①实证类：风热犯肺证、外寒内热证、痰热壅肺证、痰浊阻肺证；②虚证类：肺脾气虚证、气阴两虚证；③危重变证类：热陷心包证、邪陷正脱证。

扶正祛邪等为老年 CAP 的治则大法，多以解毒、扶正、宣降为主要治法，自己提出以分期分级的中医防治目标和策略。①中医药防治目标：轻、中症 CAP 以提高治愈率、重症 CAP 以降低病死率、恢复期以降低新发上下呼吸道感染事件为主要目标。②中医药防治策略：轻症 CAP 治以疏散外邪，宣降肺气，祛湿化痰或清肺化痰；中症 CAP 治以清肺解毒、燥湿化痰，佐以补肺健脾或益气养阴；重症 CAP 根据邪实、正虚（脱）的主次，治疗时祛邪与扶正均应有所侧重；恢复期治以扶正为主、佐以祛邪。老年 CAP 恢复期多以肺脾气虚或气阴两虚为主，或兼有痰湿或痰热，常见肺脾气虚兼痰浊阻肺、气阴两虚兼痰热壅肺等，辨证可予补肺健脾化痰方、益气养阴清肺方治疗。

案例

付某，女，48 岁。

初诊（2021 年 5 月 1 日）：主诉“间断咳嗽、咳痰 1 月余”。现病史：患者 1 个多月前受凉后出现间断咳嗽、咳痰，痰黏色黄量多，伴发热恶寒，无咯血、胸闷憋气等，外院诊断为社区获得性肺炎，予抗感染、化痰等（具体不详）治疗后症状改善。但此后患者咳嗽、咳痰间断发作，自行服药效果不佳。刻下症：咳嗽，咳痰，痰少色黄质黏，难以咳出，伴气短乏力，口干咽干，自觉手足心热，无恶寒、咯血胸痛。纳眠可，二便调。舌质红，舌苔薄少，脉细数。

西医诊断：社区获得性肺炎。中医诊断：风温肺热病，证属气阴两虚、痰热未尽。治以益气养阴、清肺化痰。

处方：人参 6g，麦冬 12g，五味子 9g，清半夏 15g，射干 15g，桔梗 9g，牛蒡子 12g，蜜百部 15g，紫苏子 15g，牡丹皮 15g，玄参 9g，金荞麦 20g，陈皮 15g，瓜蒌皮 15g。7 剂，水煎服。

二诊：患者服药后咳嗽减轻，痰量减少，转为清稀泡沫白痰，易咳出，因痰而咳，怕冷，大便 4 次 / 天。舌质淡，舌苔薄白，脉细。方药：前方减牛蒡子、玄参、金荞麦、瓜蒌皮，加干姜 6g、补骨脂 12g、炙甘草 9g，温肾化饮止咳。7 剂，煎服法同前。

三诊：诸症明显缓解，偶有咳嗽，汗出较多，纳眠可，大便次数转为正常，小便调。舌淡红，苔薄白，脉细。方药：前方减清半夏、牡丹皮、干姜、补骨脂，加炙黄芪 20g、白术 12g、防风 6g、茯苓 30g、浮小麦 15g，益气固表止汗。12 剂，煎服法同前。1 个月后随访，患者咳嗽咳痰基本消失，诸症改善。

（四）支气管扩张症

支气管扩张症（简称支扩）为常见的呼吸道慢性化脓性炎症。主要表现为慢性咳嗽、咳有大量脓痰和或反复咯血、反复感染等。本病属于中医学“肺络张”“肺痈”“肺痿”等范畴，病因主要为禀赋不足、外邪袭肺、久罹肺疾、癥积阻塞。禀赋精气不足，肺形（肺管、肺络）形成异常而受损，致使形损而伤肺气。

支气管扩张症的病机为痰瘀毒痹积损，正虚邪实间杂。正虚为肺气虚、脾气虚、气阴两虚等，正虚日久不复而又生痰、瘀；邪实为痰热、痰浊、瘀血，痰、瘀及痰瘀互阻，日久累积酿毒，痹阻肺气，复伤肺之形气而又生痰、瘀。常见为痰热壅肺兼气阴两虚，痰浊阻肺兼肺气虚、肺脾气虚，瘀血、浊毒贯于其中。常见证候为实证类（痰热壅肺证、痰浊阻肺证）、正虚邪恋类（肺气虚证、肺脾气虚证、气阴两虚证）、兼证类（血瘀证），这些虚实证候（尤其是正虚邪恋类、血瘀证）很少单独存在而常兼见。

治疗方面，以扶正祛邪寓于消、托、补为大法。扶正者当益气养阴或补益肺脾；祛邪者当分痰热、痰浊、瘀血，并注重浊毒的治疗，治以清热化痰解毒，或燥湿化痰解毒，时或佐以活血化瘀；消者，消未聚之邪毒，适用于邪毒初聚，尚未成脓之证，避免毒聚成脓；托者，托毒外出，适用于邪毒凝聚、正气未衰之证，避免邪毒留恋；补者，补气助阳、养阴，适用于邪毒已去、正气亏虚之证，助养正气恢复。由于本病为虚实间杂，扶正祛邪以何为主则宜以病机虚实变化及程度而定。在立治法、遣方药时应注意4点：一是宣降肺气以顺肺之生理特点；二是消清肺之痰浊毒邪并兼顾扶正气；三是根据病程和虚实变化而灵活应用消、托、补3法；四是固护肺卫以防外邪袭肺而诱发加重情况，即“兼实腠理，故用托里益气之药”。

案例

患者，男，35岁。

初诊（2019年6月8日）：主诉“咳嗽、咳痰，痰中带血4个多月，再发4天”。刻下症：咳嗽、咳痰，阵发性，晨起明显，痰色黄易咳出，1～2口/日，手心汗出，自觉恶寒发热，身着秋天衣物，体温正常，无胸闷、气短。舌暗红，苔白厚腻，脉沉细。既往史：2019年2月体检发现支气管扩张症，其间出现咳嗽、咳痰，痰中带血1次，自觉恶寒、发热，予对症处理后缓解。辅助检查：肺部CT检查示左肺下叶基底段见多发支气管呈囊柱状扩张，右肺中叶、左肺上叶舌段、双肺下叶基底段见絮状、索条状密度增高影。

西医诊断：支气管扩张症伴感染。中医诊断：肺痈，证属痰浊阻肺证，兼血瘀。治以燥湿化痰解毒，宣肺降浊活血。

处方：人参9g，白术15g，茯苓20g，法半夏15g，川厚朴9g，薏苡仁20g，冬瓜子15g，紫苏子9g，泽泻12g，金荞麦20g，炙紫菀20g，款冬花15g，桃仁15g，五味子12g，补骨脂12g，淫羊藿9g，鸡内金9g，陈皮12g。12剂，水煎服，分温再服，每次服200mL。

二诊（2019年6月22日）：现症：偶有咳嗽，畏寒较前有改善，穿衣稍厚于常人，不觉热而易汗出，稍感乏力，纳眠可，二便调。舌暗红，边有齿痕，苔白腻，左脉沉细，右脉弦。诊断、辨证、治法同前。方药：前方减紫菀、川厚朴，加丹参20g，增加生黄芪50g，淫羊藿改为12g。患者阳虚甚，且中气不足，加生黄芪提中气，淫羊藿补阳虚，共奏托里益气之功。18剂，煎服法同前，嘱患者勿长居空调房中，适当增减衣物，避免寒邪侵袭。服药后随访，诸症基本消失，余未见明显不适。

（五）间质性肺疾病

间质性肺疾病是一组以肺泡壁、肺泡周围组织及邻近支撑结构病变的疾病群。临床以活动性呼吸困难，限制性通气功能障碍伴弥散功能下降、低氧血症等为主要表现。其发病率及病死率逐年增高，严重危害公众健康。特发性肺纤维化是间质性肺疾病中预后较差的一种疾病类型，其病因不明，以进行性呼吸困难、干咳、肺功能下降等为特征。本病多归属于中医学“肺痿”范畴，部分医家参考“肺痹”论治。

《诸病源候论》记载：“肺主气，为五脏上盖，气主皮毛，故易伤于风邪，风邪伤于脏腑，而血气虚弱，又因劳役大汗之后，或经大下而亡津液，津液竭绝，肺气壅塞，不能宣通诸脏之气，因成肺痿。”间质性肺疾病包含多种疾病类型，特发性肺纤维化为常见的一种，但其中病机规律和证候特点具有相同之处。起初病位在肺，日久损及肾气，基本病机为正虚络痹积损。“正虚”指肺肾虚损、由肺及肾；“络痹”指肺络痹阻；“积损”指痰浊、瘀血稽留及其互结成积，日益损伤正气，积损难复终致肺失所用。

肺司呼吸、外合皮毛，外邪侵袭人体，肺脏首当其冲，疾病初期肺气受损，若病情反复发作，迁延不愈，母病及子，由肺及肾，肾气必虚。疾病日久气不生津、气不摄津，则导致气津俱损、气阴两伤，气虚则运化津液无力，津液不得运化，则积聚成痰、痰邪壅塞。肺气虚则运血无力，血行缓慢，导致瘀阻脉络。痰瘀与气虚相互交结，虚实错杂，缠绵难愈。其中，特发性肺纤维化是间质性肺疾病中预后较差的一种类型，其病因主要为禀赋不足、外邪袭肺，病机有 3 种情况：一是肺气损伤；二是肺气受损后易感外邪，导致疾病进展、累及他脏；三是因虚致实，痹阻肺气。

治疗方面以扶正祛邪为大法，体现在补、润、化、消 4 个方面。补即补益，包括补益肺气、补养肺阴、补益气阴、补益肺肾等；润即润肺，包括凉润清燥、温润助阳气；化即化痰、化瘀，包括清化痰热、燥湿化痰、活血化瘀；消即消积散结，常寓于活血通络化痰之中。由于本病多为虚实夹杂，临床治疗应以虚实变化及程度遣方用药。宣降、润肺应顺肺之宣降、喜润恶燥的生理特点，在补益的同时应兼顾化痰、活血通络、消积散结。对于特发性肺纤维化患者，尤应注意疾病后期多痰瘀互结成积，应在补益正气、化痰活血的基础上，适当增加消积散结药物的应用。

案例

成某，男，81 岁。

初诊（2020 年 11 月 22 日）：主诉“胸闷气喘 2 天”。刻下症：2 天前患者劳累后出现胸闷、喘息不得平卧，动则喘甚，双下肢乏力，无力行走，口干，咳嗽，无痰，腰膝酸软，纳呆，眠差，大便干，小便频。舌暗红，苔少，部分剥脱，脉细数。既往史：慢阻肺伴肺间质纤维化病史 4 年。

西医诊断：①肺间质纤维化；②慢性阻塞性肺疾病。中医诊断：肺痿，肺胀；证属肺肾气阴两虚证。治以补肺益肾、益气养阴。

处方：人参9g，麦冬15g，五味子9g，熟地黄15g，酒萸肉15g，炒山药9g，石斛12g，茯苓9g，牡丹皮15g，浙贝母12g，款冬花15g，炒白果12g，炒鸡内金12g。7剂，每日1剂，水煎服。

二诊：患者喘息、口干有所好转，静息时无气喘，仍动则喘甚，乏力明显，纳食有所改善，眠可，二便调。患者疾病日久，气虚难复，处方：上方加入生黄芪30g。7剂，每日1剂，水煎服。

三诊：患者诉喘息明显好转，平地可行走100～200米，无口干，久站后自觉腰部困重、双下肢水肿，夜间睡前肿甚、晨起减轻，纳食恢复，眠可，二便调。考虑患者疾病日久，气阴两虚影响肾之气化，水湿内停。处方：上方去酒萸肉、浙贝母、款冬花，加泽泻12g、车前子15g、肉桂5g。14剂，每日1剂，水煎服。随访患者服药后情况，诉药物服尽后，胸闷气喘等症状平稳。

（六）流行性感冒

流行性感冒，简称“流感”，属中医学“时行感冒”范畴。流感乃感受时行病毒所致，正如《诸病源候论·时气病诸候》记载：“因岁时不和，温凉失节，人感乖戾之气而生病者，多相染易。”四时气候骤然变化、寒温失调，人体正气不足、腠理不固，时行病毒侵袭人体，肺卫功能失调而发病。

流感的病理因素以寒、热、风、时邪疫毒等为主，常相互联合致病。或袭于卫表，或壅于肺胃，引发疾病；或入里酿生毒热、痰热，壅塞于肺，变化为病。风热犯肺、热毒壅肺、风寒束表等为其主要病机。其中，热毒壅肺证病机较为复杂，热毒较盛时，可导致邪热内陷心包，造成神昏、谵语、惊厥等危急证候；病程较长时往往伤及气血阴津，尤其老年人、体质虚弱者，毒热日久势必伤阴耗气，造成气阴两虚、血瘀等证，甚至阴阳俱虚，且相互为因，使病机更为复杂。

本病的治疗以疏散表邪为原则，辨证可从六经辨证或卫气营血辨证。邪袭卫表的风寒束表证，治以辛温解表、宣肺散寒，方药可予荆防败毒散加减；风热犯肺证，治以辛凉解表、宣肺清热，可予银翘散加减；邪热较甚有入营分之虞，可使用清营汤加减清营解毒，透热养营，既可散风温之邪又防伤及营阴，及时截断疾病逆传，使邪从内出，透热转气；热毒壅肺证，治以清热解毒、宣肺平喘为法，可予麻杏石甘汤加减，毒邪较甚伴有高热烦躁、便秘腹胀者，可予以宣白承气汤加减通腑泻肺、解毒清热。尤其要注意的是，对于老年或体弱多病者，要注意祛邪不忘扶正，应酌加益气、养阴之药，顾护正气。

案例

陈某，女，71岁。

初诊（2019年1月25日）：主诉“发热2天”。患者2天前受凉后出现发热，体温最高至38.6℃，自行口服小柴胡颗粒，效果不佳。刻下症：目前仍有发热、畏风怕冷，咽痛，周身酸痛，鼻塞、流涕，头痛，偶有咳嗽、咳淡黄痰，神疲乏力，纳呆，眠一般，大便略干，小便调。舌红苔薄黄、脉浮细数。辅助检查：甲型流感病毒核酸检测阳性。

西医诊断：流行性感冒。中医诊断：感冒（时行感冒），证属风热犯肺兼气阴两虚证。治以疏风解表清热，佐以益气养阴。

处方：金银花 15g，连翘 9g，薄荷 6g，荆芥 9g，淡竹叶 9g，桔梗 9g，牛蒡子 9g，芦根 15g，前胡 12g，玄参 12g，党参 15g，沙参 12g，鸡内金 9g。3 剂，每日 1剂，水煎服。

二诊：患者诉无发热，咽干、咽痒，咳嗽症状较前明显，自觉喉部有痰、难咳，咳甚时气短、乏力，纳差，眠一般，二便调。考虑患者余邪未尽，气阴耗伤。处方：上方去金银花、连翘、薄荷；入桑叶 12g，麦冬 15g，百部 15g，焦麦芽 12g，焦神曲 12g。3 剂，每日 1 剂，水煎服。

三诊：患者咳嗽、乏力、纳差等症状明显改善，仍有口干，动则乏力，舌红苔薄、脉细缓。考虑患者邪气已除，气阴未复。处方：上方去桑叶、菊花、牛蒡子、淡竹叶、百部；入太子参 20g，天冬 12g，五味子 9g。3 剂，每日 1剂，水煎服。服药后随访，诸症消失，余未见明显不适。

三、科研探索

（一）临床研究

临床研究是体现中医药优势的着力点、推进传承创新发展的基石。自己从事临床科研工作 40 余年，围绕慢阻肺、肺纤维化、老年社区获得性肺炎等重点病种不同阶段 / 分期的特点，以提高疗效价值为导向，聚焦完善呼吸疾病理论体系、制定证候标准 / 循证指南、建立诊疗方案 / 技术、研制疗效评价工具 / 方法等方面，开展了系列临床研究并取得创新性成果。

1. 呼吸疾病的病证结合理论

病证结合模式包括中医辨病与辨证结合、西医辨病与中医辨证结合两种模式，后者又分为以病统证、以证统病两种形式，目前以病统证为临床采用的最主要诊疗形式，但存在一定局限性，两种诊疗形式相互结合能够实现优势互补，有利于提高临床诊疗水平。我们围绕呼吸疾病，建立了国内首个具有检索、共享、知识挖掘功能的“中医肺病数据库”，创新性地提出肺病辨证八纲、异病类证与异病类治诊疗思维方式。

（1）传承经典，发展中医药防治呼吸疾病理论　肺系疾病相关文献多散在于众多医籍中，且诊疗信息庞杂，多未得到全面整理与充分利用，因而我们通过全面收集从古至今的肺病相关文献，筛选整理出了有价值的文献并整理为数字化内容，建立了肺病专题数据库。我们首先采集了 10000 余种古籍、4000 余种近现代著作、20 余万篇期刊论文的相关信息，进而查阅其中可能与肺病相关的 5000 余种古籍、2000 余种近现代著作、50000 余篇期刊论文，最终根据纳排标准，共解析录入了 21 万余条数据，建立了国内首个具有检索、共享、知识挖掘功能的“中医肺病数据库”，并获批了 12 项软件著作权。该数据平台的建立为推动中医药的传承与发展，促进肺病治疗的进步，推进中医基础理论研究创新提供了支撑。

在数据库的基础上，一方面我们应用神经网络、决策树、隐结构模型等方法技术，从病因病机及证素、证候分布特征、方药规律（病－方药、症－方药、证－方药）等方面发掘呼吸疾病中医诊疗及方药规律，目前已经完成咳嗽、喘病、肺痿、肺痨、流行性感冒、感冒、急性气管－支气管炎、慢阻肺等疾病的病因病机、证候、方药规律等研究。另一方面我们系统研究了肺病的中药、方剂及基础理论等大量文献资料，依据中医理论框架归类分析，出版《肺病中药学》《肺病方剂学》《中医肺病方剂辞典》《中医经典·肺病学》等查询便捷、方便实用的系列工具书，遴选出肺病常用方剂342首，常用中药190种，对肺系方剂中药进行了系统总结与深入阐释。对肺系疾病经典古籍文献原文及后世医家的相关论述进行了整理研究和钩沉探微，并在此基础上阐释了历代医家在理论及临床实践上的创新，满足了中医药防治肺系疾病在医、教、研等方面的要求。

中医古籍文献浩如烟海，理论记载丰富，为充分挖掘研究肺系古籍文献中蕴含的宝贵知识，继《中医经典·肺病学》之后，我们再次编写了“中医肺病学理论与临床应用”系列丛书。本丛书着眼于肺系疾病，立足古籍文献，结合现代研究成果，按照“辨章学术，考镜源流”的研究思路，在全面搜集整理古代中医相关文献的基础上，考释梳理其源流脉络，钩玄评述其古今认识及研究成果。丛书选取了17种常见肺系疾病，以病为纲，汇集了古今中医肺病文献精华，疾病分别为哮病、喘病、咳嗽、感冒、肺胀、肺痨、肺痿、肺痈、息贲、喉痹、瘾疹、肺风、肺水、悬饮、支饮、鼻鼽、鼻渊。其中除肺风与肺水、鼻鼽与鼻渊、悬饮与支饮合集出版外，其他疾病均每病一书，共计14册。每个病种从病名源流、病因病机、辨证、治则治法、内服方药、外治法、预防调护与预后、医案8个方面进行全面梳理，每个方面又包含文献辑录、源流考释、钩玄评述3个主要组成部分，其中文献辑录采集的文献主要为1912年之前各肺系疾病相关的古籍文献，1912年之后的文献根据评述的需要进行收录。源流考释基于文献辑录的客观载述，按时间顺序考释不同朝代对该病的认识及发展演变过程，以反映历代医家对疾病认识的历史轨迹和演变过程。钩玄评述主要基于文献辑录的内容与源流考释的结果，对各章有关内容进行总结评述，对各章古籍记载与现代相关文献认识不一致或古籍有记载而现代未认识到的内容予以探析评述，并对评述所涉及的观点，均基于相关文献引证说明。本丛书为中医肺系疾病的临床诊疗和学术传承创新提供了理论依据。

（2）创新性提出肺病辨证八纲、异病类证与异病类治诊疗思维方式，系统阐释“以病统证”“以证统病”的治疗方法，完善中医辨治理论　肺系病指肺脏本病及相关疾病，相关疾病包括感受外邪类、水液运化异常类及鼻咽类疾病等。肺系病的辨证，重在虚实、寒热、表里、脏腑的肺病辨证八纲，以虚实为总纲，统领寒热、表里、脏腑。自己提出了常见的25种证候，包括实证类15种（表证4种、表里同病2种、里证9种）和虚证10种，强调只有正确把握证候的复杂性、异病同证的证候共性及个性，方能实现同治或类治，以更有效地指导临床辨证治疗。

基于病证结合模式下异病同证同治的概念和特点，结合临床实际中疾病复杂而病机多变的情况，异病中的同证常受多种因素的影响而存在差异，故而提出异病类证与异病类治诊疗思维方式，以风寒证、肺热证、痰饮证、气虚证、阳气虚证和气阴两虚证为例阐释了肺系病的类证类治，即依据相应证候的共性而采用相应的共同治法，并因病因、病位、病势、主症、程度等不同而佐以不同治法方药。

我们还系统阐释了"以病统证"和"以证统病"两种诊疗形式的内涵、以病统证与同病异治 / 同病类治、以证统病与异病同治 / 异病类治的关系，以及呼吸疾病的以病统证和以证统病的诊疗形式，还强调了以证统病诊疗中同证同治中的差异，即证同而病因不同、证同而病位不同、证同而病势不同、证同而主症不同、证同而病性不同、证同而程度不同、证同而兼证不同等，既要强调同证的共性及根据同证而制定的基本相同或相似的治法，又要注重同证中的差异而采用的不同治疗方法。

2. 呼吸疾病证候标准 / 指南 / 共识研究

标准化是中医药发展的基础性、全局性、战略性工作，中医证候诊断标准、临床诊疗指南的科学建立是实现中医诊治标准化、规范化的基础环节。缺乏客观、规范的证候诊断标准制约了中医临床规范诊疗及特色优势的发挥，缺乏循证、科学的诊疗指南是制约中医诊治水平提高的关键。我们基于前期提出的证候诊断标准建立的思路、方法及关键技术环节，创建了系列呼吸疾病中医证候标准，形成了《中医证候诊断标准研制指南》；基于最新循证证据，形成了系列中医 / 中西医临床诊疗、康复的指南 / 共识，促进了中医诊疗水平的提高。

（1）提出证候诊断标准研制思路、方法及关键技术，创建 13 项呼吸疾病中医证候标准，研制国际组织标准《中医证候诊断标准研制指南》 证候诊断标准是诊疗规范的核心、临床研究及应用的基础。针对缺乏客观、规范的中医证候分类及诊断的临床难题，我们历经 29 年证候诊断标准研制实践，提出了证候诊断标准研究思路，确立了证候分类、常见证候确定、主次症划分、标准依据与形式、验证考核 5 项关键技术，牵头研制了国际组织标准《中医证候诊断标准研制指南》，并通过世界中医药学会联合会发布，助力证候规范化研究；创建了 13 项呼吸疾病中医证候标准，包括《肺结节中医证候诊断标准（2023 版）》《尘肺病中医证候诊断标准（2023 版）》《支气管扩张症中医证候诊断标准（2019 版）》《特发性肺纤维化中医证候诊断标准（2019 版）》《支气管哮喘中医证候诊断标准（2016 版）》《普通感冒中医证候诊断标准（2013 版）》《急性气管 – 支气管炎的中医证候诊断标准（2013 版）》《慢性呼吸衰竭中医证候诊断标准（2012 版）》《慢性肺源性心脏病中医证候诊断标准（2012 版）》《弥漫性间质性肺疾病的中医证候诊断标准（2012 版）》《社区获得性肺炎中医证候诊断标准（2011 版）》《慢性阻塞性肺疾病中医证候诊断标准（2011 版）》等，系列标准均具有较高的灵敏度、特异度和准确度，客观、规范、实用，提高了临床诊疗水平，均通过中华中医药学会或肺系病分会等发布并推广，被社区获得性肺炎、慢性阻塞性肺疾病等 14 项循证诊疗指南、3 项行业临床路径采用，为疾病证候诊断标准研究提供了示范，促进了呼吸疾病辨证水平的提高。

（2）基于最新循证证据，形成了 14 项中医 / 中西医诊疗和康复指南 / 共识 缺乏循证、科学的诊疗指南是制约中医诊治水平提高的关键，基于病证结合模式，在循证医学思想指导下，我们参考 WHO 指南制定手册和《制定 / 修订（临床诊疗指南）的基本方法及程序》的方法和要求，成立了由中医学、临床医学、中西医结合医学和循证医学、方法学、卫生经济学等多学科专家组成的呼吸疾病中医诊疗指南专家小组。基于 PICO 原则设计临床问题，对多省份各等级医疗机构临床医生意见进行收集，以确定关键临床问题和重要结局指标。针对所确定的临床问题和结局指标，对相关证据进行充分收集、评价，最终形成证据的推荐意见，形成指南初稿，并进行专家咨询、同行评议及临床验证，通过进一步修订和完善，形成了 14 项诊疗、康复的指南 / 专家共识，包括《社区获得性肺炎中西医结合诊疗指南（2024 版）》《特发性肺纤维化中医诊疗指南（2024 版）》《老年慢性阻塞性肺疾病管理指南（2023 版）》《特发性肺纤维化中医康复指南（2023 版）》《慢性阻塞性肺疾病中西医结合诊疗指南（2022 版）》《尘肺病康复专家共识（2021 版）》《急性气管 – 支气管炎中医诊疗指南（2015 版、2021 版）》《国际中医临床实践指南慢性阻塞性肺疾病（2020 版）》《慢性阻塞性肺疾病中医康复指南（2020 版）》《慢性阻塞性肺疾病中医诊疗指南（2011 版、2019 版）》《社区获得性肺炎中医诊疗指南（2011 版、2018 版）》《普通感冒中医诊疗指南（2015 版）》《慢性肺源性心脏病中医诊疗指南（2014 版）》等，为中医内科、中西医结合内科医生提供了指导规范，推动了呼吸疾病诊疗水平的提高。

3. 呼吸疾病系列诊疗方案 / 康复技术

临床疗效是中医药生存和发展的基础，诊疗方案 / 康复技术凸显了中医疗效优势。我们针对临床需求，重视研究对象、干预方案、对照措施、结局指标等循证医学核心要素，在组织实施 28 项全国多中心高质量临床研究基础上，提出了“以疗效价值为导向，疗效好、放心用、用得上、用得起”的诊疗方案 / 康复技术研究思路，建立了慢阻肺、社区获得性肺炎、特发性肺纤维化等 11 项诊疗方案、4 项康复技术，被纳入到了《国际中医临床实践指南・慢性阻塞性肺疾病》《慢性阻塞性肺疾病中医诊疗指南》《社区获得性肺炎中西医结合诊疗指南》《特发性肺纤维化中医康复指南》等国内外 15 项指南中并得到了推广应用，呼吸导引技术被 2019 国际慢性阻塞性肺疾病全球倡议（GOLD）引用，丰富了诊疗体系。

（1）创建慢阻肺分期分级诊疗方案和中医康复技术共 10 项　慢阻肺患病率、致残率、死亡率逐年增高，疾病负担重。西医采用病情分级诊疗，缺乏随访研究，预后疗效难以评价并存在药物不良反应等。基于前期慢阻肺中医综合治疗方案（肺功能 1 ～ 3 级）和比较效益研究方案（肺功能 1 ～ 4 级），针对慢阻肺不同阶段疗效优势尚待提高的关键问题，我们首次提出了“急性加重危险窗”概念，系统阐释慢阻肺稳定期、急性加重期（AECOPD）、急性加重危险窗期（AECOPDRW）等分期、分级的临床特点，创建了慢阻肺分期分级诊疗策略及其诊疗方案 4 项和中医康复技术 6 项，提高了疗效，降低了医疗费用，形成了系列方药，即用于稳定期的补肺方、补肺健脾方、补肺益肾方，用于急性加重期的散寒化饮方、清热化痰方、燥湿化痰方；用于急性加重危险期的益气温肺方、扶正清化方、扶正燥化方，用于慢性呼吸衰竭的补益心肺方、补肾保肺方，其中补肺健脾方、补肺益肾方已经获得新药临床研究批件并转让，目前正在开展新药临床研究。

1）慢阻肺稳定期分级诊疗方案。①肺功能 1、2 级中医辨证治疗方案（补肺方、补肺健脾方、补肺益肾方的辨证治疗）：我们通过随机对照试验（RCT）在 12 家医院纳入 504 例患者（伦理号：2011HL-034，注册号：NCT01486186），治疗 1 年、随访 1 年，治疗组药物治疗与对照组安慰剂治疗比较，结果显示中医辨证治疗方案疗效显著：FEV_1 下降速率延缓了 60.66%，年急性加重次数减少了 44.44%，改善了呼吸困难，提高了生存质量。另一项研究中，我们通过 RCT 在 10 家医院纳入 612 例患者（伦理号：2019HL-017，注册号：NCT03976700），治疗 104 周，治疗组药物治疗与对照组安慰剂治疗比较，结果显示补肺健脾方疗效显著：FEV_1 下降速率延缓了 63.64%，年急性加重次数减少了 31.67%，改善了呼吸困难及其他症状，提高了运动能力及生存质量。②肺功能 3、4 级中西医结合方案（补肺健脾方、补肺益肾方、益气滋肾方的辨证治疗 + 西医治疗）。通过 RCT 在 10 家医院我们纳入了 564 例患者（伦理号：2017HL-069-01，注册号：NCT03428412），治疗 1 年、随访 1 年，结果显示中西医结合治疗方案疗效较西医方案显著：年急性加重次数减少了 52.11%；改善了呼吸困难，提高了运动能力和生存质量，每减少 1 次急性加重节约直接医疗费用 8435.72 元。另一项研究通过 RCT 在 11 家医院纳入 348 例患者（伦理号：2019HL-010-01，注册号：NCT03976713），治疗 52 周，结果显示中西医结合治疗方案疗效较西医方案显著：年急性加重次数减少了 48.81%，改善了症状，提高了运动能力及生活质量。

2）慢阻肺急性加重期中西医结合方案（散寒化饮方、清热化痰方、燥湿化痰方的辨证治疗 + 西医治疗）。我们通过 RCT 在 8 家医院纳入 378 例患者（伦理号：2017HL-069-01，注册号：NCT03428412），治疗 14 天，随访 3 个月，结果显示中西医结合治疗方案疗效较西医方案显著：临床症状改善了 26.30%，CAT 评分降低了 37.81%，缩短了住院时间，减少了随访期急性加重风险。

3）提出并阐释了慢阻肺急性加重危险窗证候特征，创建了急性加重危险窗中西医结合序贯方案、危险窗中西医结合方案。①我们首次提出了急性加重危险期的概念并揭示其证候特征：慢阻肺急性加重多是在一次急性加重后的 2 个月内发生，此急性加重后的高危时期被定义为“AECOPDRW”，此期内常出现再次急性加重而导致病程进展快、住院率高和经济负担重的情况。我们通过文献研究、临床调查、专家咨询等方法，总结出证候特征以虚实夹杂为主，常见证候有肺气虚、寒饮内伏（肺气虚寒），气阴两虚、痰热壅肺（气阴虚痰热），肺脾气虚、痰湿阻肺（气虚痰湿）等。②我们明确了急性加重危险窗中西医结合序贯方案疗效。通过 RCT 在 8 家医院纳入 364 例（伦理号：YFYKYLL2011-001，注册号：ChiCTR-TRC-11001460），急性加重期运用散寒化饮方、清热化痰方、燥湿化痰方辨证治疗 14 天 + 西医治疗，危险窗运用序贯治疗 28 天、随访 6 个月，结果显示中西医结合方案疗效较西医方案显著：急性加重风险降低了 41.13%，改善了呼吸困难等临床症状，提高了生存质量。③我们探讨了急性加重危险窗中西医结合方案疗效（益气温肺方、扶正清化方、扶正燥化方的辨证治疗 + 西医治疗）。通过 RCT 在 6 家医院纳入 336 例患者（伦理号：2020HL-092-01，注册号：NCT04851093），治疗 8 周，随访 26 周，结果显示中西医结合方案疗效较西医方案显著：

急性加重率减少了62.11%，CAT评分改善了2.25分，改善了肺功能、呼吸困难、临床症状。

4）我们探讨了慢阻肺慢性呼吸衰竭中医辨证治疗方案疗效（补益心肺方、补肾保肺方的辨证治疗）。通过RCT在4家医院纳入120例患者（伦理号：2019HL-090-01，注册号：NCT04694755），治疗26周，随访26周，结果显示中药治疗疗效较安慰剂显著：急性加重次数减少了42.31%，改善了临床症状、呼吸困难，提高了生存质量。

5）基于脏腑经络理论，结合慢阻肺特点，遵循技术研制规范，我们创建了6项中医康复技术。①舒肺贴技术：我们通过RCT在4家医院纳入244例患者（伦理号：YFYKTLL2008-06，注册号：ChiCTR-TRC-11001409），治疗4个月、随访6个月，穴位贴敷+辨证治疗方案（穴位贴敷+补肺益肾方颗粒剂+缓释茶碱模拟剂）较安慰剂（模拟穴位贴敷+补肺益肾方颗粒剂+缓释茶碱）的疗效提高显著：年急性加重次数减少了0.99次，6分钟步行距离提高了24.11米，改善了症状、呼吸困难，提高了生活质量。②呼吸导引技术：根据中医理论建立了中医肺康复技术——呼吸导引技术。我们通过RCT在11家医院纳入464例患者（伦理号：2011HL-034，注册号：NCT01482000），治疗3个月，融合导引技术的治疗组疗效较对照组显著：6分钟步行距离提高了22.45米，改善了症状、呼吸困难症状，提高了生存质量。该技术已在尘肺病、特发性肺纤维化等疾病中广泛应用。③针刺技术：我们通过RCT在6家医院纳入150例患者（伦理号：2015HL-014-01，注册号：NCT03169504），治疗12周、随访12周，针刺+西医规范治疗较西医规范治疗疗效显著：6分钟步行距离提高了32.56米，SGRQ评分降低了0.85分，改善了呼吸困难症状，提高了生活质量。④仰卧导引技术：我们通过RCT在5家医院纳入228例患者（伦理号：2020HL-097-01，注册号：NCT04913961），治疗14天，治疗组（仰卧导引康复操+健康教育）较对照组（健康教育）疗效显著：CCQ评分降低了61.66%，6分钟步行距离提高了28.16米，提高了生活质量及疗效满意度。

（2）创建老年社区获得性肺炎中西医结合方案　社区获得性肺炎老年患者病情复杂多变，发病急，是主要的老年急症之一。其发病率高，症状不典型、致病菌复杂、并发症和多器官衰竭发生比例高，病死率高、经济负担重，因此，研究更有效的治疗方案已成为目前该领域国际难题。基于所提出的病机制理论及治法，我们创建了老年社区获得性肺炎诊疗策略及其中西医结合诊疗方案，提高了疗效，降低了医疗费用，并研究了系列方药，如用于轻、中症的疏风清肺方、清肺化痰方、泻肺化痰方，用于重症的清肺解毒化痰方、燥湿化痰泻肺方、清心开窍方，用于恢复期的补肺健脾化痰方、益气养阴清肺方。

①轻、中症肺炎中西医结合方案（风热袭肺、外寒内热、痰热壅肺、痰湿阻肺、肺脾气虚、气阴两虚的辨证治疗方药+西医治疗）。我们通过RCT在4家医院纳入240例患者，治疗14天、随访7天，结果显示中西医结合治疗方案疗效较西医方案显著：可提高临床治愈率，改善症状，提高疗效满意度，节约直接医疗费用。

②重症肺炎中西医结合方案（痰热壅肺、痰湿阻肺、热陷心包的辨证治疗方药+西医治疗）。我们通过RCT在11家医院纳入218例患者（伦理号：2017HL-002-01，注册号：

NCT03185923），治疗 28 天，随访 3 个月，结果显示中西医结合治疗方案疗效较西医方案显著：病死率降低了 46.22%，治疗失败率降低了 46.87%，缩短了临床稳定时间、住院时间、住 ICU 的时间。

③肺炎恢复期中医辨证治疗方案（补肺健脾化痰方、益气养阴清肺方的辨证治疗）。我们通过 RCT 在 5 家医院纳入 120 例患者（伦理号：2017HL-017-01，注册号：ChiCTR-IOR-17013378），治疗 2 个月、随访 6 个月，结果显示疗效较安慰剂显著：因肺部感染再住院率降低了 48.85%，CAP-PRO 总评分改善了 38.19%，提高了生存质量、疗效满意度。

（3）创建特发性肺纤维化中西医结合方案　特发性肺纤维化（IPF）是一种慢性、进行性、纤维化性间质性肺疾病，其发病率和患病率呈上升趋势，预后较差，目前尚无根治方法，治疗手段有限。针对 IPF致残率、致死率高等关键问题，基于所提出的病机理论及治法，我们创建了特发性肺纤维化诊疗策略，制定了中医、中西医结合诊疗方案，提高了疗效。形成了系列方药，即用于稳定期的养清抗纤方、保肺化纤方、金水缓纤方，用于急性加重期的抗纤缓急方，其中保肺化纤方、金水缓纤方已转化成为医疗机构制剂。

1）稳定期中医辨证治疗方案（养清抗纤颗粒、保肺化纤颗粒、金水缓纤颗粒的辨证治疗）。我们通过 RCT 在 4 家医院纳入 80 例患者（伦理号：2016HL-007-01，注册号：ChiCTR-IIR-17013532），治疗 24 周，结果显示中西医结合治疗疗效较安慰剂疗效显著：年急性加重次数减少了 68.91%，提高了运动耐力，改善了咳嗽症状。

2）急性加重期中西医结合方案（抗纤缓急颗粒 + 西医治疗）。我们通过 RCT 在 3 家医院纳入 80 例患者（伦理号：2019HL-063-01，注册号：ChiCTR1900026289），治疗 4 周，随访 12 周，结果显示中西医结合治疗疗效较西医方案显著：治疗失败率降低了 77.78%，住院时间缩短了 3.3 天，改善了临床呼吸困难症状，提高了生存质量。

3）基于中医理论结合特发性肺纤维化疾病特点，创建了中医康复技术。①呼吸导引技术。呼吸导引术在慢阻肺的治疗中效果显著，为进一步评估其在 IPF 治疗中的疗效，我们通过 RCT 在 3 家医院纳入 96 例患者（伦理号：2016HL-083，注册号：ChiCTR-IOR-17011187），治疗 24 周，结果显示运用呼吸导引术的治疗疗效较对照组显著：6分钟步行距离提高了 28.28 米，改善了呼吸困难症状，提高了生存质量。②针刺技术。我们通过 RCT 在 6 家医院纳入 84 例患者（伦理号：2017HL-019-01，注册号：ChiCTR-IPR-17011247），治疗 12 周、随访 12 周，结果显示针刺治疗较模拟针刺疗效显著：SGRQ 总积分改善了 51.91%，临床症状改善了 35.29%。

（4）建立尘肺病中医辨证治疗方案　尘肺病是我国职业病的主要病种，防治是重大的社会问题和民生问题，迄今缺乏有效的治疗药物和措施。基于所提“尘痹肺络、积损伤正”的病机观点，我们建立了肺燥伤阴、肺气虚、肺肾气虚 3 种证候标准及养清尘肺方、保金尘肺方、金水尘肺方的诊疗方案。通过 RCT 在 4 家医院纳入 96 例患者（伦理号：2018HL-052-01，注册号：ChiCTR1800019515），治疗 6 个月，结果显示中医辨证治疗方案疗效较西医方案显著：6 分钟步行距离提高了 91.61 米，SGRQ 总评分改善了 14.43 分。该方案为国际首个多中心中医辨证治疗尘肺病的随机对照研究，为中医治疗尘肺病的疗效评价提供了高级别的循证证据。

（5）建立支气管扩张症中医辨证治疗方案　支气管扩张症是一种常见的慢性气道疾病，患病率高，病程长，病变不可逆转，严重影响患者的劳动能力和生活质量，并会造成沉重的社会经济负担。近年来，国内外相关临床研究取得了一定进展，但尚缺乏理想有效的治疗药物。基于所提出“痰瘀毒痹积损、正虚邪实间杂”的病机观点，我们建立了肺脾气虚兼痰湿阻肺证、气阴两虚兼痰热壅肺 2 种证候标准及补肺化痰方、益肺清化方的诊疗方案。2 个方药通过 RCT 对疗效进行验证，研究在 6 家医院纳入 216 例患者（伦理号：2017HL-068-01，注册号：NCT03443531），治疗 24 周，随访 24 周，结果显示中医辨证治疗方案疗效较安慰剂显著：年急性加重次数减少了 49.65%，首次急性加重时间延长了 27.22 天，改善了症状，提高了生活质量。

4. 呼吸疾病疗效评价工具与方法研究

应用循证医学方法构建既遵循国际临床研究通则又兼顾中医药特点的中医临床疗效评价方法，既可凸显中医辨证论治特色和中医临床诊疗特点，也是目前中医临床研究亟须解决的关键难题。我们在国家自然科学基金重点项目、“十二五”科技支撑计划等资助下，开展了适宜中医药自身特点，科学规范、可行的证候疗效评价、生存质量与生存时间联合模型、卫生经济学、量表研制等疗效评价工具与方法的研究。

（1）建立以慢性阻塞性肺疾病为示范的证候疗效评价量表研制及研制策略　由于缺乏体现中医特色、客观、规范的中医疗效评价方法，我们借鉴国际量表研制流程，以基础证候为切入点，研制慢性阻塞性肺疾病证候疗效评价量表，其包括稳定期及急性加重期两个方面：一是基于 414 篇文献及 29 份专家问卷，初步筛选基础证候及条目。其中，稳定期包含 9 个基础证候 78 个条目，急性加重期包含 5 个基础证候 58 个条目。二是基于 955 例 CODP 患者临床调查数据，联合应用经典测量理论（重复测量法、离散趋势法、Cronbach's α 系数法及相关系数法分析）与项目反应理论（条目的区分度参数、难度参数、项目特征曲线、项目信息曲线）筛选条目，初步形成 COPD 证候疗效评价量表，其中稳定期包含 9 个基础证候、46 个条目，急性加重期包含 5 个基础证候、41 个条目。三是联合应用随机森林法、因子分析法及百分权重法对初步形成的量表条目进行赋权。四是基于临床调查数据，对量表的信度、效度、反应度及可行性进行考核。五是首次提出中医证候疗效评价量表研制策略，包含 7 个主要环节（成立研究小组、预设量表基本特征、构建理论框架及条目池、筛选条目、初步形成量表、确定条目权重及量表的考核）及 3 项关键技术（基于关联规则及隐结构分析的数据挖掘技术、基于经典测量理论与项目反应理论的条目筛选方法及基于随机森林法、因子分析法及百分权重法的条目赋权法）。

（2）完成结局指标的最小临床差异值评价　临床研究结局的统计学差异受多种因素影响，界定改善变化是否具有临床意义是临床决策的基础。临床最小差异值（MCID）方法日益受到重视，临床研究结局指标的 MCID 将统计学意义转化为临床意义。我们通过收集患者治疗前、治疗 1 年的肺功能、mMRC、COPD 急性加重次数、COPD 评估测试（CAT）、SF-36 和 6MWD 等数据，采用锚定法和分步法确定相关结局指标的最小临床重要差异（MCID）。①锚定法：以 SF-36 条目 2 为主观锚，“轻微改善组”的急性加重次数和 mMRC 治疗前后变化均值为 -0.79 和 -0.58，即作为急性加重次数和 mMRC 的 MCID；以 CAT 为主观锚，线性回归分析估测 mMRC 的 MCID 为 -0.36；通过 ROC 曲线估测急性加重次数和 mMRC 的 MCID 分别为 -0.5 和 -0.5。以 FEV_1 为客观锚，线性回归分析估测急性加重次数和 mMRC 的 MCID 分别为 -0.73 和 -0.49；以 6MWD 为客观锚，线性回归分析估测 mMRC的 MCID 为 -0.37。②分步法：以 0.5 倍标准差（SD）估测急性加重次数和 mMRC 的 MCID 分别为 0.74 和 0.44。③ MCID 的确定和验证：综合以上方法，确定急性加重次数、mMRC 的 MCID 分别为 -0.71 次和 -0.45 分。该研究的 MCID 结果，占基线总分、占问卷最高分和达到此 MCID 的患者比例，与常用 COPD 测评工具的 MCID 研究结果较一致；利用模拟数据计算的结果与原始数据研究结果一致，这个结果可为 COPD 急性加重次数、mMRC 评分改善的判定提供依据。

（3）以慢性阻塞性肺疾病为示范的生存质量与生存时间联合模型分析中医干预的远后效应　中医药复杂干预具有整体性、多靶点的远后效应优势，结局评价既要重视生存时间等生物学结局指标，也要注重生存质量变化指标，亟须加强生存质量与生存时间联合评价方法的研究。COPD 临床结局指标具有多维属性，开展生存质量与生存时间及其关联方法研究具有较强的示范意义。因此，需建立 COPD 生存质量与生存时间联合模型，确立最优的 LME- 弹性参数联合模型：① COPD 中医临床试验数据的预处理：依据模型检验效能与重叠假定验证匹配基线变量的平衡性，有 527 例倾向匹配后个案（试验组 264 例，对照组 263 例）用于统计分析与建模。② COPD 生存质量与生存时间联合模型的构建：生存质量以 mMRC 得分为例，运用线性混合效应模型（LME）拟合；生存时间以 COPD 急性加重为例，分别采用 Cox 比例风险模型、指数比例风险模型、弹性参数模型（FPM）等拟合。依据两阶段法建立 LME-Cox 联合模型，依据极大似然法依次建立 LME- 指数联合模型、LME- 威布尔联合模型等，依次拟合纵向与生存数据子模型，建立联合模型并进行比较、优化，筛选出拟合优度最佳的联合模型（LME- 弹性参数联合模型），结果表明中医药辨证治疗是改善 COPD 患者生存质量与减少 COPD 急性加重的保护因素，这项研究丰富了中医药防治呼吸系统疾病临床疗效评价方法。③基于联合模型的生存质量与生存时间的动态预测研究：结果显示采用最佳线性无偏预测（BLUP）方法，对 COPD 患者个体动态预测的测量误差小，准确性较好，为 COPD 患者个体化、动态化防治策略的制定提供参考。

（4）以慢性阻塞性肺疾病为示范的疾病负担评估方法　基于前期 COPD 稳定期治疗方案的比较效益研究，通过卫生经济学分析方法，联合运用质量调整生命年等效用指标综合评价中医干预 COPD 稳定期的卫生经济学优势。①通过观察治疗和随访不同时间点，结果显示西医规范治疗、中医辨证治疗及中西医联合 3 种方案的结果均具有较好的临床疗效，其中中西医联合治疗方案疗效最为明显。增量成本 - 效果比显示，与联合组相比，西医组与中医

组每增加一个单位效果只需分别额外追加17045.61元与6303.83元；增量成本－效用分析显示，与联合组相比，西医组与中医组每增加一个质量调整生命年（QALY）只需分别额外追加35973.68元与30577.03元。西医规范治疗联合中医辨证治疗是目前适宜COPD稳定期患者的最佳治疗措施。②建立Markov模型，设立疾病状态及相互转换模式，确定循环周期、转移概率、效用值及资源消耗。成本－效用分析方面，模型循环40个周期后西医组、中医组和联合组中每10万人的累积QALYs分别为1702773年、1616797年、1709668年，其累积生命年分别为1556961年、1618433年、1680364年，累积费用分别为1347266.36万元、1418183.25万元、1483786.44万元，成本效益比（CER）分别为87235元/QALY、74602元/QALY、87223元/QALY。联合组分别和西医组及中医组比较，其增量成本效益比（ICER）为8707元和41705元。从长远来看，中西医联合治疗方案较西医规范治疗和中医辨证治疗成本低，具有一定的经济优势。

（5）建立凸显中医药疗效优势的呼吸疾病系列测评工具　基于病证结合理论，遵循国际量表研制规范，成立研究小组，预设概念框架，通过文献法、访谈法、小组讨论法等建立条目池，采用现场调查、德尔菲法等技术/方法，联合应用经典测量理论、项目反应理论、概化理论等，我们研制/修订形成了9个测评工具：肺炎患者报告结局量表（CAP–PRO、mCAP–PRO）、肺炎医生报告结局量表（CAP–CRO、mCAP–CRO）、肺炎患者疗效满意度问卷（ESQ–CAP）、慢性阻塞性肺疾病患者报告结局量表（COPD–PRO、mCOPD–PRO）、慢性阻塞性肺疾病患者疗效满意度问卷（ESQ–COPD、mESQ–COPD）、慢性阻塞性肺疾病急性加重期患者报告结局量表（AECOPD–PRO）、特发性肺纤维化患者报告结局量表（IPF–PRO）、支气管扩张症患者报告结局量表（BE–PRO）、慢性呼吸疾病患者报告结局量表（CRD–PRO）。上述测评工具信度、效度与反应度较好，均为国内首次研制，其中ESQ–CAP、ESQ–COPD为国际首创。

团队首次提出“患者报告结局测评工具修订的一般流程”，主要包括3个阶段、14个环节：第一阶段，修订工作准备阶段（包括测评工具修订的必要性分析、成立测评工具修订小组、预设修订版测评工具基本特征、规范基本概念和术语4个环节）；第二阶段，修订工作实施阶段（包括修订概念框架、建立条目池、条目评阅、形成修订版测评工具草表、预调查、条目分析与筛选、形成修订版测评工具7个环节）；第三阶段，修订工作完善阶段（包括现场调查、修订版测评工具评价、形成修订版测评工具网络版3个环节）。

（二）基础研究

中医药基础研究多围绕中药复方的药效物质基础与作用机制开展研究，旨在揭示中药组方内涵、优化配伍及机制，为提高疗效和新药研发提供依据。中药复方成分多样性、作用整体性的特点，为药效物质与机制阐释带来挑战。为此，我们提出了“特征－物质－配伍－机制”的研究策略，即“有什么作用，即作用特征；什么起作用，即物质基础；如何发挥好作用，即配伍优化；怎样起作用，即作用机制”，开展了中药复方防治呼吸疾病的药效物质与作用机制研究，优化方药以提升临床疗效。

1. 作用特征

“特征”是指能够反映中药复方临床疗效的药效作用特征。我们通过建立适宜的动物模型，评价了复方药效作用特征，遴选优化反映了临床疗效特点的药效指标；基于药效特征及有关指标，建立了相关细胞模型，评价了细胞水平药效作用，结合动物模型的疗效指标构建药效评价指标体系，为中药复方药效物质的发现及优化提供了工具。①我们采用香烟烟雾、烟雾联合细菌或病毒，构建了稳定的、符合临床慢性阻塞性肺疾病特征的大鼠、小鼠稳定期模型，急性加重期及其痰热证、痰湿证模型，以及急性加重危险窗期模型；评价了调补肺肾系列方药的作用特征，如补肺健脾方侧重改善右心室重塑、提高免疫功能、减轻炎症损伤等，补肺益肾方侧重减轻炎症损伤、调节蛋白酶失衡、改善氧化应激等，益气滋肾方侧重改善氧化应激等；围绕作用特征构建了气道上皮细胞、巨噬细胞及血管内皮细胞氧化应激和炎症反应模型、T 细胞分化模型等，以补肺益肾方为例揭示了复方激活 Nrf2 以抑制氧化应激，抑制 NF-κB 以阻抑炎症反应，抑制花生四烯酸代谢以降低炎症介质，激活腺苷 A2a 受体以调节 Th17/Treg 细胞等作用特征，明确了补肺益肾方的药效评价指标体系。②我们采用博来霉素气管滴注建立了肺纤维化大鼠、小鼠模型，阐释了扶正、通络、消积三方分期治疗肺纤维化的作用特征，发现三方均可在肺纤维化的不同时期改善肺功能、减轻炎症损伤、降低胶原沉积进而改善纤维化，养清抗纤方对肺纤维化早期疗效较好，侧重改善炎症，保肺化纤方、金水缓纤方分别对肺纤维化中、晚期疗效较好，侧重改善纤维化；建立了成纤维细胞、肺泡上皮细胞及巨噬细胞活化分化模型，以金水缓纤方为例阐释了其抑制成纤维细胞活化、巨噬细胞 M2 极化等作用特征，明确了金水缓纤方的药效评价指标体系。③我们以二氧化硅、煤尘气管滴注建立了尘肺大鼠模型，揭示了尘肺三方干预尘肺大鼠均有良好疗效，但各有特点：养清尘肺方在疾病早期抑制炎症反应效果最佳，保金尘肺方在早期和中期延缓纤维化疗效最佳，金水尘肺方在后期改善肺功能和延缓纤维化进程疗效最为突出。④我们建立了肺炎链球菌、肺炎支原体、肺炎克雷白杆菌、大肠杆菌等老年性肺炎大鼠模型、痰热证肺炎模型及重症肺炎小鼠模型等，阐释了毒素清、肺热清、清肺解毒化痰方、燥湿泻肺化痰方的作用特征，发现毒素清、肺热清可以降低肺炎大鼠、小鼠肺组织损伤及炎症，清肺解毒化痰方、燥湿泻肺化痰方可明显降低重症肺炎小鼠的死亡率、减轻肺组织损伤及炎症、保护肺泡和血管屏障、改善多器官组织损伤等。

2. 物质发现

“物质”是指中药复方发挥疗效的化学成分等。基于药效评价指标体系，采用活性追踪的中药复方化学成分分离、成分敲出等方法发现复方活性成分，通过生物转化分析、中药复方血清药物化学分析发现方药体内药效物质，综合体内外研究构建复方药效物质库，为组分配伍揭示关键药效物质提供候选物质。①我们解析补肺益肾方成分，鉴定了复方提取物成分 189 种，入血成分 79 种；通过人工胃液、肠道菌群和肝微粒体仿生提取，结合质谱引导制备系统进行全成分捕获，制备候选活性组分 28 个；采用萃取法、大孔树脂色谱法，结合体内外模型活性评价，发现了补肺益肾方的活性部位 4 个、活性成分 36 种；综合体内外成分发现，结合药效指标评价体系的活性评价，筛选补肺益肾方的主要成分 24 种，以此为活性成分群。②我们解析了金水缓纤方 250 种化学成分，分析鉴定了入血成分 27 种；通过中药成分数据库结合靶点分析发现了金水缓纤方 136 种成分，综合体内外成分研究，采用药效指标评价体系评价其活性，筛选了 10 种成分为金水缓纤方活性成分群。

3. 组分配伍

“配伍”是根据中药复方药效物质以其针对疾病病理生理的药效特征（抑制炎症反应、抗氧化应激等）或蕴含的不同治法（补气、补肾、化痰、活血等）划分不同的组别，并开展组内、组间配伍优化，以获得药效明显的组分方药。组分配伍有效揭示了中药复方的关键药效物质，将复方化繁为简，为阐释作用机制提供了代表组分。①将补肺益肾方药效成分群 24 种成分，按不同治法划分为补气、补肾、化痰、活血功效组，通过药效评价指标体系优化组内、组间配伍，获得了与补肺益肾方作用相当的组分方，揭示了人参皂苷 Rh1、黄芪甲苷、淫羊藿苷、川陈皮素、丹皮酚为关键药效物质。②将金水缓纤方 10 种活性成分分为补气、补肾、化痰、活血功效组，优化组内、组间配伍，获得了由淫羊藿苷、异甘草素、川陈皮素、贝母素甲、芍药苷组成的组分方，其作用明显且与金水缓纤方相当。

4. 作用机制

“机制”是指中药复方关键药效物质的作用靶点及其调控的生物网络等。以组分配伍发现的关键药效物质为代表，以药效评价体系为标准，借助靶点发现、组学等方法技术，从整体、细胞和分子水平探讨多成分、多靶点、多途径的协同互作机制。①采用网络药理学、转录组学、代谢组学等多组学方法，阐释了组分方靶向调控雄激素受体、雌激素受体、血管细胞黏附分子、多聚二磷酸腺苷核糖聚合酶等抑制炎症反应、氧化应激，及调控细胞间连接等方面的系统机制；结合体内外实验揭示了组分方抑制 AhR/EGFR 改善气道上皮细胞屏障损伤、激活 PPAR γ 促进巨噬细胞胞葬功能、激活 Nrf2 抑制氧化应激、抑制 EGFR/MAPK 阻抑黏液高分泌等分子机制。②以药效评价体系为标准，揭示了金水缓纤组分方抑制 mTOR 信号阻抑成纤维细胞活化、下调 LIPN 阻抑脂滴分解抑制巨噬细胞 M2极化等分子机制。

我们以“特征 – 物质 – 配伍 – 机制”为策略，从临床疗效出发，构建了药效评价指标体系，发现了主要药效物质，优化了组分配伍，明确了关键药效物质，系统揭示了中药复方作用机制，形成了药效明显、成分明确、机制相对清楚的组分方药，以讲清楚、说明白中医药疗效的物质基础与作用机制，助力中药创新药物研发及临床疗效提升。

四、结语

四秩春秋医者路，矢志不渝岐黄心。回首往昔，何其有幸，得前辈老师的言传身教、同道们的热忱相助、家人的无尽包容。在中医药发展进程中，临床疗效始终是其生命线，在全球健康形势日益复杂的当下，疾病谱复杂多变，彰显中医药疗效优势更是中医人责无旁贷之事。中医药科研征途是漫长而艰辛的，我们应弘扬新时代科学家精神，保持热爱并恪于坚守。

岐黄薪传，不断创新，我们应积极探索传统与现代的融合之道。人工智能、组学技术、类器官等前沿技术将加速推进中医药的作用机制阐释。愿更多年轻一代投入中医药事业中，在经典传承发展、医疗创新、科技创新等方面加大攻关力度，让中医药更好地服务于健康，推动中医药传承创新！

（李建生）

李素云

医学博士，主任医师、二级教授，博士研究生导师，博士后合作导师

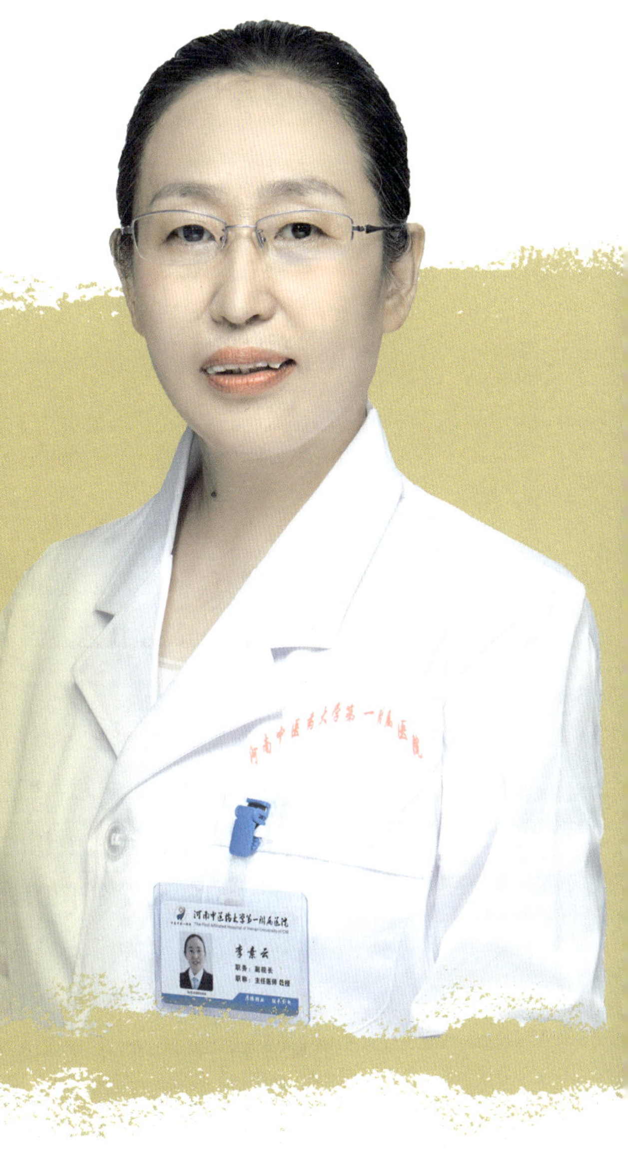

中国人民政治协商会议第十二届河南省委员会常务委员，曾任河南中医药大学第一临床医学院执行院长、河南中医药大学第一附属医院副院长。现任河南省第十四届人民代表大会常务委员会委员，国家区域中医（肺病）诊疗中心主任，国家临床重点专科（肺病科）负责人，国家中医药管理局高水平中医药重点学科（肺病学科）带头人，国家中医药管理局优势专科学术带头人，国家中医药管理局三级科研实验室（中药药理实验室）主任，河南省呼吸病防治中医药重点实验室主任，河南中医药大学第一附属医院药物临床试验机构主任、器械临床试验机构主任、学术委员会委员、医疗技术伦理委员会主任委员，河南中医药大学第一临床医学院学位委员会委员，河南省中医药循证医学中心主任。呼吸疾病中医药防治省部共建协同创新中心副主任，河南省呼吸疾病临床医学研究中心副主任，享受国务院政府特殊津贴专家，第七届国家卫生计生突出贡献中青年专家，首届岐黄学者，中原学者，第二届河南省名中医，河南省优秀专家，河南省杰出专业技术人才，第七批全国老中医药专家学术经验继承工作指导老师。

中国民族医药学会常务理事，河南省中医药学会常务理事；中华中医药学会肺系病分会第一、二届委员会副主任委员，世界中医药学会联合会肺康复专业委员会第一届理事会副会长，世界中医药学会联合会呼吸病专业委员会第三届理事会副会长，中国民族医药学会肺病分会第一、二届常务副会长，中国中药协会第一、二届呼吸药物研究专业委员会副主任委员等；《世界中医药》《国医论坛》等期刊编委；国家药品监督管理局药品评审专家，国家自然科学基金委员会中医中药学科评审专家，国家科学技术奖及中华中医药学会科学技术奖评审专家，国家重点研发项目评审专家；国家中医药管理局第七批全国老中医药专家学术经验传承工作指导老师。

主持国家重点研发计划“中医药现代化”重点专项、主持“癌症、心脑血管、呼吸和代谢性疾病防治研究”国家科技重大专项、国家“十一五”“十二五”科技支撑计划、国家自然科学基金重点项目等国家级项目 / 课题 11 项。以第一 / 通讯作者发表论文 130 余篇，获发明专利和著作权 7 项，参与获得中药新药临床研究批件 3 项。作为主要完成人获国家科技进步奖二等奖 2 项、省部级一等奖 5 项，中华中医药学会科学技术奖学术著作奖一等奖 1 项。

承仁医仁术 绽杏林芳华

一、从医之路

（一）医者初心

中医学源远流长，博大精深，一诊一方之中，无不蕴含着天人、时空、阴阳、形神和合统一的智慧与仁者爱人、寿世摄生、“普救含灵”的生命伦理，以及“审谛覃思”“博极医源”、妙手回春的高超技艺。当下，与时俱进，中西融合，传统中医更是展现了独特的魅力，迎来了创新和复兴。

我的老家嵩县是被誉为“汤液之祖”的伊尹故里，这里也是正在建设的“中原药谷”。我的医学生涯正是从这里起步，“精勤不倦”，一路走来！

我的家乡位于伏牛山中麓的大山里，那里绿水青山，风景秀丽，山上有2000多种中草药。我上小学时学校就在半山坡上，那时有劳动课，主要是开荒种地和采药。小学的张老师认识很多中草药，老师常安排我们女生上山采药，那时我已经认识了柴胡、丹参、远志、连翘等几十种草药。每到周末，我都会和村里的小伙伴一起上山采药，以贴补家用。

那些草药，在我们孩童的眼里，犹如大山里的精灵，神奇，灵异，有救渡世人的不凡功效。那时的我怎么也不会想到，就是这些我自小就认识的中草药，此后会和我结下不解之缘，成为我一生追索研究的对象。

1982年高考过后的7月，在一个大雨倾盆的下午，邻村一位好心人从县城给我捎来口信，说我考过了分数线，尽快到学校去填报高考志愿。从我家到县城的嵩县一中有50千米的路程，但因连续多天大雨，河水暴涨，父亲陪着我从早上5点出发，在暴雨中翻越一座又一座大山，用了整整12小时才到达县城，赶到学校时已经错过了填报志愿的时间，当时是我高中的班主任段老师，帮我填报了志愿——河南中医学院。

学医，像是命运之手的安排；学习中医，是冥冥之中的奇妙缘分。就这样，我被河南中医学院（现河南中医药大学）中医系录取，走上了神圣的从医之路。

1982年9月，我在位于郑州市燕庄的河南中医学院开始了大学生涯。学校操场的路灯下，全是勤奋学习的学长，他们的学习精神深深感动了我，至今每当我想懈怠的时候，就会想起78级学长在路灯下发奋学习的身影，我发誓要勤奋学习，做一名好医生。

大学生活忙碌而充实。从高中以数理化为主要课程到"阴阳五行"的中医学，初学时感觉难以理解，比较困惑，特别是在刚入校的一两个月，对于"阴阳五行""天人相应"等理论能看病，我在内心充满疑惑。当时有一门课叫《中国医学史》，对我触动很大。在学史的过程中，了解到了古代中医学发展不同时期的主要医学流派、代表性医家，这成为我学习、追寻的榜样。我深知学好专业知识的重要性，对于中医的经典《黄帝内经》《伤寒论》《金匮要略》《温病学》等书，我全部熟练背诵。在去教室的路上，在回宿舍的途中，在晚上躺在床上的时候，我都会和宿舍同学一起背诵中医经典、方剂歌诀，这让我打下了坚实的中医理论基础。

"人而无恒，不可以为良医"，中医学博大精深，深入思考，持之以恒，才能融会贯通。为了深刻理解中医学，我自学了郑州大学古代汉语专业的大部分教材，研读了《周易》《论语》《大学》《中庸》《孟子》《尚书》《礼记》《老子》《庄子》《墨子》，打下了扎实的国学功底，使得传统的思维方式、价值体系、道德观念和文言文知识根植于心，并让我逐渐对中医学产生了兴趣，有了更加开阔的胸襟和眼界。"万事德为先"，国学中的道德观念深深影响着我的做人原则和医德标准。明代医家裴一中在《言医·序》中说："学不贯今古，识不通天人，才不近仙，心不近佛者，宁耕田织布取衣食耳，断不可作医以误世！医，故神圣之业，非后世读书未成，生计未就，择术而居之具也。是必慧有夙因，念有专习，穷致天人之理，精思竭虑于古今之书，而后可言医。"我把这段话作为我医学生涯的座右铭、我从医的行为准则。

1987年6月我大学毕业，考入陕西中医学院（现陕西中医药大学）攻读内经专业研究生。我的硕士导师是《黄帝内经》研究大家傅贞亮教授，副导师是张登本教授，其在《内经》《难经》研究方面颇有造诣。在导师的指导下，我系统地学习了《黄帝内经》，深入研读与《黄帝内经》有关的古代经典医学著作，如《难经》《伤寒杂病论》《神农本草经》等书，达到熟读成诵的程度。在这些中国经典医学著作中，我深入领悟蕴藉深厚的中医知识，在对阴阳五行、脏腑经络、五运六气、天人合一等理论的研读体味中，把生命与天地自然、社会文化积淀作为一个有机整体来观照。所谓"牵一发而动全身"，一个生命就像一个宇宙。我力图在人的五脏六腑、经脉中，在天文地理、人文科学等内在的联系中，更深地探究医理。在比较深入的专业研究中，我不断淬炼自己，积累专业知识，为成为一个好医生而勤奋不怠。

（二）医道求索

1990年7月我硕士毕业，回到河南中医学院第一附属医院工作，我被分配到了内一科（呼吸和内分泌内科）工作。初入临床，面对各种患者，我深感临床知识的匮乏，便夜以继日地学习临床知识，并把掌握的理论更多地运用到临床实践中。

"熟读王叔和，不如临症多"，为了迅速提高临床能力，什么疑难杂症的患者都愿意收治，我不怕吃苦，在科室管床最多。我印象特别深刻的是我主管的一个特殊的患者，患者咳嗽剧烈，在郑州的某西医院治疗后疗效不佳，到我院就诊，就诊时患者剧烈咳嗽、夜间尤甚，不能平卧，有大量白色泡沫样痰，伴有头痛，舌质淡，苔薄白滑。我根据患者症状，给予小青龙汤合吴茱萸汤，3 剂后患者明显减轻，根据肺部体征和影像，我高度怀疑患者为间质性肺疾病，为了明确诊断，患者到北京协和医院做了开胸肺活检，诊断为“特发性肺间质纤维化”。在 20 世纪 90 年代初，这种病很罕见。在北京患者经过激素治疗，但病情没有得到有效缓解，于是又回到我们医院来。我应用中医药辨证治疗，使患者病情逐渐得到控制。这个病例更加坚定了我学好中医的信心。

在医院工作了 2 年多，深感疾病的复杂，“必须博极医源、精勤不倦”。科主任李昌耀安排我于 1993 年 3 月至 1994 年 3 月到武汉同济医科大学（现华中科技大学同济医学院）附属同济医院呼吸科进修，在这里我见到了许多在我工作的医院没有见到的复杂疑难危重疾病，第一次学会使用呼吸机、胸腔引流，学会了纤维支气管镜的操作，掌握了肺功能及其意义，读胸片、肺部 CT 的能力也有了较大提升，特别是呼吸诊疗技术的熟练掌握和疾病的诊断思路的锻炼均有了质的飞跃。

带领我的赵建平老师具有非常扎实的西医基本功，尤其是他的临床诊疗疾病的思维给了我很大的帮助，同时我也遇到了对我影响深远的老师——徐永健教授。徐老师是我们这一医疗组的上级医师，他认真、严谨的治学态度深深影响了我。他每天早上 7 点 30 分总是先要到病房查房，然后再去门诊或者实验室，中午 12 点左右在病房一定会看到他在查房，晚上 7 点 40 分又会准时到病房夜查房。他对待工作兢兢业业的态度，对待患者高度负责的人文关怀精神，深深地感染了我，成为我内心的工作标杆。

进修结束后我回到了医院工作，也从住院医师晋升为了主治医师。当时病区人员紧张，通常 4 天一个夜班，我分管 20 多张床位，工作非常辛苦。但是，当看到经我运用中西医结合方法把一个个危重患者从死亡线上抢救过来，让我有了更多的自我价值感，我也很热爱这份职业带给我的人生体验。

在晋升为副主任医师后，我再次感觉自己科研能力的不足，萌发了考博士的想法。1999 年我如愿考入南京中医药大学中西医结合呼吸专业博士，拜入曹世宏老师门下学习。曹老师毕业于南京医学院医疗系，老师和师母是医学世家，有家学渊源，其曾祖父是晚清御医曹沧洲，家族中有几代名医，存有大量的医案、医话、医论，记录在《吴门曹氏三代医验集》中，其传承跨越百年，中医内涵丰富。读博期间，我定期跟随导师和师母出诊、抄方，业余时间仔细研读揣摩。导师和师母擅治内科杂病，辨证精确，立法精当，用药轻灵，往往出奇制胜。导师长于肺系疾病诊治，中西医汇通；师母长于脾胃疾病，对消化系统功能紊乱及多种胆道系统疾病，常用中医“异病同治”理论，活用古方，巧施四逆，颇有效验。通过跟诊，我的中医临床思维得到较大提高和锻炼。同时，我大量阅读中医临床医案，如《临证指南医案》《吴鞠通医案》等，提升了自己的临床能力。

读博期间，我还学习了循证医学、医学伦理、动物实验技术等，提高了我的科研理论知识和实践操作技能。

博士毕业后，我重新回到河南中医药大学第一附属医院呼吸科。2002 年 8 月，我接任呼吸科主任。如何发展呼吸科，是摆在我面前的一大难题。我首先确定呼吸科的发展方向，确定优势病种，借鉴西医学科建设的模式，带领科室人员开展专科建设。科室先后入选河南省中医重点专科、国家中医临床研究基地（慢阻肺）依托科室、国家中医药管理局“十一五”中医药重点专科、国家临床重点专科肺病科、国家区域中医（肺病）诊疗中心、国家中医药管理局高水平中医药重点学科肺病学科、国家中医药管理局优势专科等。

2008 年 12 月，我担任河南中医药大学第一附属医院副院长，身上的担子更重了，但我始终没有放弃科研和临床实践。

（三）深入基层

学以致用，让专业知识的作用最大化，以更多地惠及百姓，学习和学术才有意义。上大学时每年假期回到家乡，在缺医少药的农村，我都会用我学的知识给乡亲们义诊、接受咨询，乡村医生遇到疑难疾病也会寻求我的帮助，我非常乐于帮助乡亲们解除痛苦，也因此对基层的医疗现状非常了解。只要有时间，我都会回到家乡义诊。

嵩县中医院是河南中医药大学第一附属医院的对口帮扶医院。2017 年 5 月我带着科室医生深入嵩县中医院，帮助其建立肺病专科，培养学科带头人、骨干，把益肺灸、脐灸、穴位贴敷等 10 多项中医特色技术引进嵩县中医院，并帮助其把气管镜室、肺功能室建立起来，为他们培养相关的人才，并连续派出多名骨干到医院，帮助科室发展。

2023 年 7 月，我作为河南的中原学者，把中原学者工作站建在位于豫西的渑池县中医院，每个月自己都到渑池县中医院查房、会诊，帮助建立肺病专科，选派优秀科室骨干到我医院肺病科进修学习，我亲自带教基层来学习的人员。

从农村出来的我，从未忘怀自己的出处。我特别关注农村村医的状况。作为河南省十二届政协常委会委员，我在繁忙的工作间隙，想办法抽时间走访了河南多个乡村卫生室，撰写了“进一步加强我省村医队伍建设”的提案，被河南省列为重点提案。此举促进了村卫生室的建设，提高了村医的待遇。

（四）疫情防控

2019 年年底，一种新的疫毒感染造成的疫情暴发，河南作为人口大省和重要交通枢纽，面临巨大防控压力。2020 年 1 月，国家卫生健康委部署疾病防控，我作为专家组副组长参与制定防治方案。河南省成立的中医预防救治技术指导组中，我担任组长，提出河南省中医药治疗指导原则：一要把握近期河南气候特点。南北地域气候差别，居民体质和饮食生活起居差异，坚持“因人制宜”“因时制宜”“因地制宜”。二要把握病证特点。病证变化迅速，中医药治疗应尽早、及时。以国家方案为基础，结合患者特点，辨证施治，及时调整治法和方药，中西医协同治疗，以取得最佳效果。

1. 作为医院医疗救治专家组组长，不负众望，防控取得重大成绩

河南中医药大学第一附属医院成为定点救治医院。我日夜不停地培训隔离病房医护人员，制定中西医结合方案，成功救治首例重型患者，实现“零感染、零死亡、零回头”。

2. 作为省专家组副组长，支援基层防控工作

我带领专家组在驻马店市开展医疗救治工作，实现 139 例患者全部治愈，中医药参与救治率达到 100%；中药汤剂 / 中药颗粒剂使用率达到 99.28%。时任市委书记陈星代表驻马店市疫情防控指挥部给指导组赠送锦旗，称赞我们“最有力的指导、最坚强的后盾”。

3. 作为国务院联防联控机制医疗救治组中医专家组成员，先后 3 次参与疫情救治指导工作

自己赴郑州定点救治医院指导了“7.30”疫情患者的救治，这次患者基础疾病多，病情复杂，自己深入病区，充分运用中医药治疗，把一个个重症 / 危重症患者从死亡线上拉回来。在黑龙江黑河市指导疫情防控工作中，面对德尔塔变异毒株，深入病区，为高热患者一个个遣方用药，精心治疗，指导得当，疫情快速控制。之后自己赴郑州定点救治医院参与救治任务。面对德尔塔、奥密克戎变异毒株，针对患者特点，制定治疗方案，指导临床救治，患者全部治愈出院，彰显了中医药在抗疫中发挥的疗效与作用。

4. 建设河南省中西医结合救治基地，完善中医药救治体系

医院承担“外防输入”任务后，我带领团队全程应用中医药治疗，加快了患者核酸转阴的情况。此外，自己带领骨干制定规划方案、培训队伍，获批“河南省中西医结合重大疫情救治基地”项目，提升救治重症能力，提升中医药卫生应急能力。其间自己多次为瑞士、法国等华人、华侨举办视频讲座，帮助海外同胞抗击疫情。

5. 担应急科研攻关项目，助力疫情防控救治

在防控救治工作同时，自己先后承担河南省科技厅应急攻关项目 3 项，带领团队先后完成中西医结合治疗普通型、重型和危重型新型冠状病毒感染单臂临床研究，结果显示中西医结合治疗可以提高患者治愈率，缩短住院时间，提高病毒核酸转阴率，缩短转阴时间，改善临床症状，促进肺部炎症吸收。通过研究形成了中西医结合治疗方案，为新型冠状病毒感染的防治提供了循证医学证据，并研制治疗新型冠状病毒感染的有关医院制剂 3 个。疫情防控期间，自己参与制定的诊治规范被河南省卫生健康委发布，参与制定的诊治规范被 4 项国内指南 / 共识引用。

荣誉如桂冠，承载着我学医 40 余年的悠悠岁月，也承载着我从医 40 载的初心与使命，是社会与人民的需要把我托举到今天。以生命践行使命，以生命护佑生命。我深知，医术为本，医德为魂。用自己多年如一日的行动诠释精诚的医者仁心，彰显中医呼吸人的社会担当，这是我至高无上的职责与使命。

二、临证经验

（一）感染后咳嗽

咳嗽是机体重要的防御性神经反射，咳嗽是呼吸科门诊患者最常见的症状，频繁剧烈的咳嗽会对患者的工作、生活和社会活动造成严重影响。近年来，呼吸道感染后咳嗽明显增加，尤其在流行性感冒高发的季节，25% ～ 50% 的患者会继发感染后咳嗽。感染后咳嗽是亚急性咳嗽最常见的原因，当呼吸道感染的急性期症状消失后，咳嗽仍会迁延不愈，表现为刺激性干咳或咳少量白色黏液痰，通常持续 3 ～ 8 周，胸部 X 线检查无异常，此称为感染后咳嗽。

咳嗽之论最早始于《素问·咳论》："肺之令人咳，何也？岐伯对曰：五脏六腑，皆令人咳，非独肺也。"论述了肺脏和五脏六腑功能失调所致咳嗽的不同特征及表现。《伤寒论》《金匮要略》中有诸多条文论述咳嗽，如"伤寒表不解，心下有水气，干呕，发热而咳，或渴，或利，或噎，或小便不利，少腹满，或喘者，小青龙汤主之"；《金匮要略》更列专篇，《诸病源候论》提出"十种咳嗽"，《景岳全书》中对咳嗽的病因给予明确概括"则咳嗽之要，止惟二证。何为二证？一曰外感，一曰内伤而尽之矣"。在临床上，我常以外感、内伤来辨证治疗咳嗽。咳嗽证型虽然较多，但正如《素问·宣明五气》篇所说："五气所病……肺为咳。"因此，治疗咳嗽，离不开"肺"，但还需注意其他脏腑对肺的影响引起的咳嗽。就感染后咳嗽而言，通常将其归于"咳嗽""久咳"范畴。《河间六书》曰："寒、暑、湿、燥、风、火六气，皆令人咳嗽。"从临床实践中发现，本病的病因有内外因之分，外因中以外感风邪为首，可以单独致咳，也常夹杂寒、热、燥、湿、痰等致病，其中燥邪最为常见。感染后咳嗽的主要症状是咳嗽，且以干咳为主，具有痰黏难以咳出、咽痒、咽干、口干等症状，与"风胜则痒""燥胜则干"的特性相合。内因以肺脾两虚为主，这是导致其迁延不愈的根本。肺主气，肺气易虚，《医学真传》中说："盖肺者，五脏之长也。轻清而华盖于上，是以脏腑之病，皆能上传于肺而为咳。"指出其他脏器功能的异常都可以伤及肺脏而为咳嗽。本病初期主要病机为表邪未尽、肺气不宣，病程长者通常为正虚邪恋。

本病的治疗以"宣"为主，祛风宣肺为主要治则；迁延不愈者，则以肃降肺气、补肺健脾为主要治则。宣肺用药宜轻，当宗吴鞠通"治上焦如羽"，临证以辛润宣肺进行治疗，多以性味平和之品，如前胡、桔梗、蝉蜕、芦根等；如病程较久，因外邪入里侵及他脏，脏腑亏虚，常合并痰湿、痰热之证，治疗或以补肺健脾、降气止咳，或以益气养阴，根据病机辅以清肺、润肺、化痰。临床上常用止嗽散加减治疗感染后咳嗽，止嗽散出自清代程钟龄的《医学心悟》，有疏风宣肺、止咳化痰之功，且有平和温润、不燥不腻、无大寒大热的特点，是治疗咳嗽的重要方剂。

案例

张某，女，48岁。

初诊（2023年1月13日）：既往身体健康，自述3周前感染新型冠状病毒，当时轻微发热，咽喉痛，乏力，发热3天热退，逐渐出现咳嗽，干咳少量白黏痰，咽干咽痒，痒便咳嗽，至某西医院就诊，查血常规正常，给以复方甲氧那明胶囊，每日3次，每次2粒，以及三拗片等药物治疗2周，服药时咳嗽减轻，停药即咳，近日因工作繁忙，咳嗽加剧、喉痒便咳，伴少量白黏痰，咳痰不爽，咽干，说话咳嗽更甚，小便正常，大便偏干，舌淡尖红，苔薄黄，脉弦略数。

中医诊断：咳嗽，证属风邪客肺，留恋不去。治以疏风宣肺，降逆止咳。

处方：止嗽散加减。前胡12g，桔梗9g，荆芥6g，蜜麻黄6g，蜜百部15g，蜜紫菀12g，炒苦杏仁9g，炒紫苏子9g，蜜桑白皮12g，炒牛蒡子9g，蝉蜕6g，甘草3g。7剂，每日1剂，水煎2次，每次200mL左右，早晚饭后分2次温服。

患者服药4剂后咳嗽痊愈，为巩固疗效，坚持服完7剂，随访，咳嗽未再发生。

（二）过敏性鼻炎－哮喘综合征

过敏性鼻炎－哮喘综合征（combinedallergicrhinitis–asthma syndrome，CARAS）是指同时发生于临床、亚临床的上呼吸道过敏（变应性鼻炎，allergic rhinitis，AR）和下呼吸道过敏（支气管哮喘，bronchial asthma，BA），以鼻塞、鼻痒、打喷嚏、流流涕、咳嗽、胸闷、气喘等为主要临床表现。鼻炎症状常在晨起时明显，哮喘则常在夜间发作或加重。AR中约59%的患者合并BA，而BA中高达78%的患者同时患有AR。西医学研究认为，AR和BA在解剖生理、发病机制、免疫等方面存在密切联系，属“同一气道，同一疾病”。

过敏性鼻炎－哮喘综合征目前尚无相应的中医病名，过敏性鼻炎与支气管哮喘分别归属于“鼻鼽”和“哮病”范畴，其病机以“本虚标实”“肺脾气虚，内有伏痰”为主要致病因素，常遇外邪而引发。肺脾亏虚内生痰饮，即“脾为生痰之源，肺为贮痰之器”，涕与痰均属于“痰饮”，储于肺鼻，是本病的主要病理因素，外邪引触，内外合邪，痰气搏结，壅塞气道，肺宣肃失司，鼻之清窍不利，气机升降失常，水液运行输布障碍，发为鼻鼽和哮病。外邪中又以风邪、寒邪、热邪、过敏原最为常见。

本病的治疗，应以肺鼻同治为原则，“治肺”和“治鼻”并重，“肺主鼻，在窍为鼻”“肺气通于鼻，肺和则鼻能知臭香矣”。因此，治疗鼻炎，重点是恢复肺和鼻的正常生理功能，阻断病邪由鼻入肺，诱发哮喘；哮病发作时，应以“宣降平喘，祛风通窍”为主要治法。临证治疗一是重视“透邪通窍”，常用麻黄、荆芥、防风、紫苏叶、连翘、白芷、细辛、辛夷、苍耳子等透邪通窍。二是注重“祛风抗敏”，常用蝉蜕、钩藤、僵蚕、徐长卿、乌梅等。三是重视“宣降肺气”，常用麻黄、苦杏仁、前胡、紫苏子等。四是不忘“补虚扶正”，常用玉屏风、补肺汤等。

案例

贾某，女，48岁。

初诊（2019年4月18日）：主诉"鼻塞、流涕、打喷嚏、鼻痒，喉中哮鸣音7天"。病史：患过敏性鼻炎15年，每到春天，则发生过敏性鼻炎，鼻塞、流涕、打喷嚏、鼻痒难忍，以晨起为明显，5年前，出现哮喘症状，近1周来每到夜间12点至凌晨1点左右，则咳嗽频剧，呈阵发性，伴喉中有哮鸣音，胸闷，至某西医院就诊，诊断为过敏性鼻炎－哮喘综合征，给予应用布地奈德鼻喷剂喷鼻、布地奈德福莫特罗粉吸入剂（160μg/4.5μg）吸入，每日2次。鼻炎和哮喘控制不佳，1周前因食海鲜，出现呼吸困难、喉中哮鸣音，干咳咽痒，鼻塞、流涕、打喷嚏、鼻痒逐渐加重，吸入冷空气、油烟味等均诱发加重。刻下症：咳嗽频剧，喉中哮鸣有声，咽痒，鼻塞，流涕，打喷嚏，鼻痒，眼痒，伴胸闷，气短，畏寒怕风，饮食佳，大便溏。舌淡，苔薄白，脉沉无力。

西医诊断：过敏性鼻炎－哮喘综合征。中医诊断：鼻鼽、哮病，证属肺脾气虚、风痰阻肺。治以疏风宣肺平喘、补肺健脾化痰为法。

处方：炙麻黄6g，前胡15g，白芷15g，辛夷12g（包煎），细辛3g，蝉蜕9g，炒紫苏子10g，乌梅15g，防风9g，黄芪30g，炒白术15g，桂枝9g，浙贝母15g，白芍12g，甘草3g，生姜3片。7剂，每日1剂，水煎2次，每次200mL左右，早晚饭后分2次温服。

二诊：诸症明显缓解，鼻塞、流涕、打喷嚏、鼻痒明显减少，喉中哮鸣音出现2次。畏寒怕风明显缓解，大便正常，余未诉明显不适，舌质淡，苔薄白，脉细。处方：初诊方加党参15g、苍耳子6g。14剂。煎服法同上。

三诊：诸症明显缓解，未诉明显不适，舌淡苔薄白，脉细。处方：党参15g，黄芪30g，炒白术15g，防风9g，熟地黄15g，紫菀9g，五味子10g，白芷10g，细辛3g，蝉蜕9g，乌梅15g，甘草3g，生姜3片。14剂，煎服法同上。

四诊：患者鼻炎－哮喘控制，未诉明显不适，舌淡苔薄白，脉和缓。上方为主，做成膏方，服药调理3年，随访至今夏未再发作，嘱其来年春天，4月初服药调理，预防发作。

（三）慢性阻塞性肺疾病

慢性阻塞性肺疾病（简称慢阻肺）是一种异质性肺部疾病，以呼吸困难、咳嗽、咳痰等慢性呼吸道症状为临床特征，是由于气道（支气管炎、细支气管炎）和/或肺泡（肺气肿）的异常所导致的持续性（常为进展性）气流阻塞。因其起病隐匿，被称为"沉默的杀手"，在我国，其发病率高、致残率高、病死率高、疾病负担重，是严重危害人民健康的重大慢性病。根据其常见的咳嗽、气喘、胸闷、喘息不能平卧等临床症状，常将其归属于"咳嗽""喘证""肺胀"范畴。肺胀之病名见于《灵枢·胀论》："肺胀者，虚满而喘咳。"《金匮要略·肺痿肺痈咳嗽上气病脉证治》记载的"咳而上气，此为肺胀，其人喘，目如脱状""肺胀，咳而上气，烦躁而喘"。

肺脾肾虚、痰阻气道是慢阻肺的主要病机；急性加重期常见痰热壅肺、痰浊阻肺或痰瘀互阻之证，病程久者，常现虚实夹杂、本虚标实之症，重症患者可见痰蒙神窍，此多为急性加重的重症。稳定期肺脾肾虚为本、痰瘀阻肺为标。

慢阻肺的中医治疗，要辨病论治，明确疾病的诊断和分级、分期，首先要做到明确疾病诊断，辨清病机，稳定期多虚，急性加重期多实。主要病机属本虚标实，虚实夹杂证，本虚以肺脾肾为主，标实则多为感受外邪、痰瘀内阻为主。临证需详查患者的症状、诱因、诊疗经过、饮食生活习惯、先天禀赋等。

稳定期重肺脾肾的调养：慢阻肺稳定期患者常表现为咳痰、胸闷、喘嗽等症状稳定或相对轻微，治疗的关键在"缓则治其本"、预防疾病进展和降低急性加重发生的风险。稳定期患者的基本病机为"正虚积损"，病位在肺、脾、肾，三脏互为关联，正虚为本，同时痰饮、血瘀为标，用药攻补兼施，重在补虚扶正，以培本固元，兼以化痰、祛瘀以治其标。如肺脾气虚证，常用团队自拟方补肺健脾方加减以补肺健脾；肺肾气虚，应补肺益肾、纳气定喘，常用补肺益肾方化裁治疗；肺肾气阴两虚，常用益气滋肾方加减治疗。

急性期重治痰瘀，尤重理气：慢阻肺急性加重期患者短时间内会出现咳嗽、喘息气逆、胸闷、痰多等症状，患者病情进展快，死亡风险增加，因此，治疗重点在于"急则治其标"，减轻患者临床症状和降低死亡风险。该阶段病理特征为"痰瘀互阻"，以邪实为主，实则泻之，治疗以祛邪为主。临床病机常见痰热壅肺，治宜清热化痰、降逆定喘，方用自拟清肺平喘汤加减；痰浊瘀肺证，常用自拟祛痰平喘方加减以化痰祛瘀、降气平喘；在临床遣方用药时遵循"治痰先治气，气顺则痰消"等原则，常加入枳实、枳壳、青皮、陈皮、柴胡、桔梗、郁金等药物，既能理气以助化痰，又有助活血祛瘀。

慢阻肺的治疗还应该注意辨体质，人之始生，禀赋不同、体质各异，如《灵枢·寿夭刚柔》中指出"人之生也，有刚有柔，有弱有强，有短有长，有阴有阳"。《景岳全书·卷之四十四》有言："当识因人因证之辨。盖人者，本也；证者，标也……故当以人为先，因证次之。若形气本实，则始终皆可治标；若形质原虚，则开手便当顾本。"这些均指出人的体质不同，治疗大法各异。体质对慢阻肺的易感性和发病趋势起着重要作用，对其转归预后也有影响。针对气虚体质，常加用黄芪、太子参、党参、灵芝等以补气扶正；对于痰湿体质，则多用陈皮、胆南星、半夏等以燥湿化痰；湿热体质则加用黄柏、黄芩、滑石等药物或合用三仁汤以清热利湿；阳虚体质则多加干姜、炮姜、桂枝等药物辛温散寒。

案例

刘某，男，61岁，农民。

初诊（2018年9月5日）：主诉"反复咳嗽咳痰伴胸闷气喘7年，再发加重1周"。患者有吸烟史30余年，每日20余支，7年前因受凉感冒后出现咳嗽剧烈、咳痰，痰白量多，质稀，容易咳出，胸闷气喘，间断于当地诊所给以静脉滴注头孢类抗生素（具体不详），服用止咳平喘类中药，症状持续近1个月余缓解。之后每到冬天或天气变化时，或感冒后，容易急性加重。每年因上述症状急性加重在当地县医院住院治疗2～3次。近2年来，应用布地奈德福莫特罗粉吸入剂（320μg/9μg），每天2次，每次2吸，联合噻托溴铵吸入粉雾剂18μg，每日 1 次，每次 1 吸，症状控制不佳，呼吸困难持续加重，为求进一步诊治，遂于今日来门诊就诊。现症：咳嗽，咳痰，白痰量多，易咳出，胸闷气喘，动则尤甚，气短乏力，易疲劳，易感冒，怕风、怕冷，纳差，睡眠一般，大便溏，舌淡红、边有齿痕，苔白腻，脉沉无力。肺功能检查显示 GOLD 4 级，提示：极重度阻塞性肺通气功能障碍。支气管舒张试验：阴性。

西医诊断：慢性阻塞性肺疾病。中医诊断：肺胀，证属肺肾气虚，痰瘀阻肺证。治以补肺益肾，活血化痰。

处方：补肺益肾方加减。党参 30g，炙黄芪 30g，前胡 10g，炒白术 15g，茯苓 15g，蜜紫菀 12g，炙桑白皮 12g，浙贝母 15g，酒萸肉 20g，炒紫苏子 10g，炒芥子 10g，五味子 10g，白果仁 10g，蜜麻黄 6g，红景天 15g，丹参 30g，陈皮 10g，炒鸡内金 20g，炒麦芽 30g，甘草 6g。7 剂，每日 1 剂，水煎 2 次，每次 200mL 左右，早晚饭后分 2 次温服。

二诊（2018 年 9 月 19 日）：服上方后咳嗽，咳痰，痰多明显减轻，胸闷气喘，动则尤甚，气短乏力，易疲劳，怕风、怕冷，纳差改善明显，大便成形，舌淡红苔白腻，脉沉乏力。守上方去芥子，加清半夏 9g、补骨脂 10g。14 剂，煎服法同前。

三诊（2018 年 10 月 8 日）：服药后胸闷气短明显减轻，纳眠可，二便调，舌淡红，苔薄白，脉沉。守上方加灵芝 10g，14 剂，煎服法同前。

四诊（2018 年 10 月 22 日）：诸症减轻，继服 14 剂以巩固疗效。

五诊（2018 年 11 月 5 日）：患者症状持续减轻，随给以益肺济生颗粒（补肺益肾方），坚持服药半年，随访至 2019 年 9 月，患者未出现急性加重事件，病情稳定。之后每年患者坚持服药 6 个月，患者在新型冠状病毒流行期间，虽然感染，但症状较轻。

（四）支气管扩张症

支气管扩张症（简称支扩）是由各种病因引起的反复发生的化脓性感染，导致中小支气管反复损伤和 / 或阻塞，致使支气管管壁结构破坏，管壁增厚，引起支气管异常和持久性扩张，临床表现为慢性咳嗽、大量咳痰和（或）间断咯血，伴或不伴气促和呼吸衰竭等轻重不等的症状。本病全球范围内患病率有所上升。支扩被认为是一种或数种感染性、炎症性、过敏性、遗传性和退行性疾病等引起的病理生理异常的共同终点。铜绿假单胞菌是支扩患者气道分离的最常见病原体之一，与疾病发生及恶化显著相关。

本病属于中医学“咳嗽”“咯血”“肺痈”等范畴，病机特点是痰、热、虚、瘀，稳定期以肺脾两虚，痰热蕴肺，或肺肾气虚，或肺肾阴虚，痰热蕴肺常见，时有肺肾气虚、痰浊阻肺者。治疗以补肺健脾益肾，兼清热化痰为主要治则；急性加重期以痰热壅肺为要；治疗以宣肺清热化痰为主，兼有咯血者，或凉血止血，或益气止血，总之以宣肺、化痰、清热、补虚、止血为主要治法。急性期常用千金苇茎汤、葶苈大枣泻肺汤、桑白皮汤加减治之。

临床需要注意的是，本病病程迁延，易耗气伤阴，肺阴亏虚，日久及肾致肾阴亏虚，临床可见低热、咳痰夹血丝等阴亏之征，治疗上应多选用益气养阴之品，如麦冬、南沙参、北沙参、百合等，也可用麦门冬汤，并酌加清肺解毒之品如鱼腥草、金荞麦、蒲公英等，以收标本兼顾之效。

本病病位在肺，但与肝脏联系密切。肝主疏泄，性喜条达，肺主肃降，调畅气机，二者相互协调，共主周身气机之条达。肝气郁结，气郁化火，循经上犯肺络，木火刑金，故易致咳嗽咯血。因此，治疗时应兼顾平肝泻肺，故在清肺化痰的同时，配合青黛、海蛤壳、栀子等清肝平肝，常获佳效。本病病程久者，往往累及脾胃，致脾胃亏虚，运化失常，水湿停聚生痰，加重肺部病情，或脾失统血，致咯血不止，常在清肺化痰的基础上加用益气健脾之品，如太子参、白术等。

案例

谭某，女，38岁。

初诊（2023年8月15日）：主诉"反复发作咳脓痰10年、痰中带血丝1年余，加重伴低热10余日"。患者咳嗽、咳脓痰反复发作10年，近1年来，痰量增多，黄脓痰，或黄绿脓痰，每日咳痰大约100mL，午后咳痰甚，并夹血丝，色鲜红或暗红，胸闷不适，口干，时或大便干燥，近10天低热，午后发热，体温37.5℃，在某西医院治疗，痰培养4次均为多药耐药铜绿假单胞菌感染，经用多种抗生素，效果不明显，肺部CT提示双下肺支气管扩张。刻下症：形体偏瘦，咳嗽，咳痰，黄绿脓痰，量多，易咳出，痰中夹血丝色鲜红或暗红，胸闷，乏力，口干，午后发热，体温37.5℃，大便干，小便调，舌质偏暗红、苔薄黄，脉细数。

西医诊断：支气管扩张症。中医诊断：肺痈，证属阴虚火旺，痰热壅肺。治以养阴清肺，化痰排脓。

处方：青蒿10g，银柴胡10g，南沙参、北沙参各15g，麦冬30g，金荞麦30g，蒲公英15g，鱼腥草30g，白头翁10g，全瓜蒌15g，生薏苡仁30g，芦根30g，浙贝母15g，天花粉15g，太子参10g，白及粉3g（另冲服）。7剂。每日1剂，水煎2次，每次200mL左右，早晚饭后分2次温服。

二诊：自述乏力好转、无低热、痰量减少，阵咳、偶痰中夹血丝、口干、大便偏干，舌质暗红、苔薄白、脉沉滑。原方去青蒿、银柴胡加藕节炭15g、百部15g，继服14剂，煎服法同前。

三诊：咯血止，咳嗽较前减轻，咳吐黄白黏痰，每日50mL左右，仍时感胸闷不适，气短，纳食二便调，舌质暗红、苔薄白，脉弦滑。处方：黄芪20g，前胡15g，桑白皮15g，金荞麦30g，蒲公英15g，鱼腥草30g，白头翁10g，全瓜蒌15g，生薏苡仁30g，芦根30g，浙贝母15g，天花粉15g，太子参10g，白及10g，白术10g，炒紫苏子10g。28剂，煎服法同前。

四诊：服药后咳吐少量白痰，纳食二便调，舌质淡红、苔薄白、脉沉细，上方做成膏方继服，随访至今，诸证悉平。

（五）肺结节病

结节病是一种原因不明的、以非干酪样坏死性上皮样细胞肉芽肿为病理特征的系统性肉芽肿性疾病。本病可以累及全身多脏器，超过 90% 的患者有不同程度的肺、纵隔淋巴结受累。以中青年发病为主，女性发病率略高于男性。肺结节病典型临床表现：纵隔及对称性双肺门淋巴结肿大，伴或不伴有肺内阴影；常伴有眼、皮肤病变，可累及肝、脾、淋巴结、心脏、神经系统、肌肉和骨骼肌等组织和器官。临床症状缺乏特异性，1/3 的患者表现为持续性咳嗽、乏力、低热、体重下降、夜间盗汗、肌肉痛等，部分患者会表现为高热；肺实质受累的患者常出现呼吸系统症状，30% 的患者可出现干咳、胸闷、气短、胸痛、喘息等呼吸系统症状。其临床表现与起病缓急、受累器官 / 组织及病变程度有关。其诊断需根据临床症状、影像学特征、受累部位的病理活检结果（非干酪样坏死性上皮样细胞肉芽肿），结合病史、血清学检查、支气管镜检查，排除其他原因引起的肉芽肿性疾病后，可诊断为结节病。结节病治疗的目标主要是抑制肉芽肿炎症，调节增强的免疫反应，防止结节病进展为肺纤维化。西医治疗肺结节病手段有限，首选糖皮质激素，但长期、大量使用，不良反应严重，且停药后易复发。激素不耐受者常采用经典的免疫抑制药物，如甲氨蝶呤、羟氯喹等；近年来，生物制剂作为三线治疗药物，应用于二线治疗失败的结节病患者。

古代医籍中并无“结节病”“肺结节病”之病名，根据其临床表现，可归属于中医的“咳嗽”“喘证”“痰核”“积聚”“肺积”等范畴，正如《灵枢·五变》篇：“人之善肠中积聚者……皮肤薄而不泽，肉不坚而淖泽，如此，则肠胃弱，恶则邪气留止，积聚乃伤。”本病病位在肺，常同时累及多个脏腑，但与肺、肝、脾三脏为主要累及脏器。本病之病因病机总属本虚标实、虚实夹杂之证，肺脾肾气虚为本，痰凝、气滞、血瘀等病理因素互结为标，凝积于肺，痹阻肺络是其病机关键；脏腑亏虚，虚、痰、瘀贯穿疾病发病的始终，正如《医林绳墨·积聚》曰：“积者阴也，五脏之气，积蓄于内以成病也……症之所因，皆因痰之所起，气之所结耳……积者，痰之积也，血之积也。”指出积聚的形成多因“痰”“气”“瘀”交结而成。

肺结节病的治疗原则为扶正祛邪，以补益肺脾肾、活血化痰散结为治则，临床常选用补益、活血、化痰、散结的中药。肺结节病的 0 期、Ⅰ期、Ⅱ期患者常见痰浊阻肺、湿热蕴肺、痰瘀阻肺证；Ⅲ期患者多见本虚标实证，实证以痰浊阻肺证、痰瘀痹阻证为主，虚证以肺脾气虚为主；Ⅳ期患者中，可见肺脾肾三脏亏虚、痰饮水湿、血瘀等病理产物积聚的复杂证型。因此，临证应首辨虚实，并按病程新久及全身症状辨别虚实的主次。治疗应以豁痰化瘀散结为根本，并辨肺、脾、肾三脏之所属，把握主证，给予辨证治疗。

重治痰瘀，豁痰化瘀散结贯穿疾病治疗的始终，痰瘀在肺结节病的发生发展过程中发挥了重要作用。肺主气，行水，导致水液不能正常布散，聚而为痰饮水湿；水饮蕴积肺中，阻塞气道，可有咳喘痰多的表现；肺朝百脉，肺气虚弱或壅塞，不能助心行血，可导致血液运行不畅，血脉瘀滞；痰瘀互阻，日久相互凝结，痹阻于肺络，而成结节。痰瘀既是本病的致病因素，又是本病的病理产物，因此，豁痰化瘀散结应贯穿疾病治疗的始终。临床应在辨病辨证基础上酌量加入豁痰化瘀散结药，并应辨痰与瘀孰轻孰重。

案例

王某，女，48岁。

初诊（2023年5月16日）：主诉“咳嗽，少量白黏痰，活动后胸闷气喘、胸部刺痛感6月余”。患者于2023年1月无明显诱因出现低热（体温37.3～37.8℃）、咳嗽、咳白黏痰，活动后胸闷气喘，遂就近求诊于某三甲医院，胸部CT结果显示纵隔多发淋巴结肿大、右上肺部结节影。患者于胸科医院行纵隔淋巴结活检，结果显示，肺结节病或肺结核。予以异烟肼、利福平、吡嗪酰胺抗结核治疗，并联合泼尼松15mg，每日2次，治疗3个月，发热消失，复查CT病情无改变，遂于我院就诊，经超声支气管镜联合超细冷冻探头活检，病理结果显示非干酪样坏死性肉芽肿形成，抗酸染色阴性，结核分枝杆菌DNA（MTB-DNA）聚合酶链式反应（PCR）阴性，诊断为肺结节病。就诊时症见：咳嗽，咳少量白黏痰，胸闷气喘，动则加重，胸部有刺痛感，咽干，纳可，夜寐易醒，二便调。舌暗红，苔薄白少津，脉细数。

西医诊断：肺结节病（Ⅲ期）。中医诊断：肺积，证属肺肾气阴两虚，痰瘀阻肺。治以益气养阴，活血化痰，通络散结。

处方：太子参15g，麦冬20g，前胡15g，百部20g，浙贝母20g，橘红15g，醋莪术15g，牡蛎30g，丹参30g，丝瓜络10g，当归15g，山慈菇15g，玄参20g，酒黄精15g，瓜蒌15g，鸡内金15g，炒紫苏子6g，甘草6g。7剂，每日1剂，水煎2次，每次200mL左右，早晚饭后分2次温服。

二诊（2023年5月23日）：药后咳嗽咳痰，咽干、胸部刺痛等症状较前减轻，仍有活动后胸闷气喘，偶有胸部刺痛感。纳眠可，夜寐易醒，大便干结，小便调，舌淡红，苔薄白，脉细数。患者病情基本稳定，守前方，太子参增加至30g，加黄芪30g、炒酸枣仁15g、延胡索15g，以增加补肺气、活血、养心安神之功。14剂，煎服法同前。

三诊（2023年6月6日）：药后咳嗽、咳痰、胸部刺痛感症状基本消失，无咽干，活动后胸闷气喘症状较前明显减轻，睡眠改善，二便调。舌质淡红，苔薄黄，脉细滑数。守上方，去百部、橘红，加猫爪草15g。14剂，水煎服。

四诊（2023年6月20日）：未诉特殊不适，舌质淡，苔薄白，脉细数。继续服原方14剂，煎服法同前。

五诊（2023年7月4日）：未诉特殊不适，舌脉同前。方药效不更方。14剂，煎服法同前。

六诊（2023年7月18日）：未诉特殊不适，舌脉同前。继续服原方28剂，煎服法同前。

七诊（2023年8月15日）：未诉特殊不适，舌脉同前，苔薄白，脉弦细。前方去玄参，加醋柴胡12g，以疏肝理气。14剂，煎服法同前。

八诊：患者于2023年8月29日复查胸部CT，提示肺部结节明显缩小，纵隔多发淋巴结肿大较前CT检查结果明显缩小。方药用6月6日方，加川芎15g，以增加活血祛瘀之功，以此方加减服用半年。随访至今病情稳定。

（六）特发性肺纤维化

特发性肺纤维化（idiopathic pulmonary fibrosis，IPF）是一种原因不明的慢性进行性纤维化疾病，其特征是细胞外基质蛋白的进行性沉积，最终导致呼吸衰竭和死亡。其发病率逐年增加。目前 IPF 的诊断仍然存在一定的困难，治疗药物有限，治疗仍旨在改善症状并延缓肺功能的下降。

在古代中医典籍中并无与肺纤维化完全等同的病名记载，但因本病最突出的症状是干咳、进行性呼吸困难，伴有咳痰、劳累后气短等，兼具慢性病程及反复急性加重等特点，所以在"肺痿""咳嗽""肺痹""喘证""痰饮"等疾病中均可散见该病症状的描述，目前尚无统一的病名，而将其归属于"肺痿""肺痹"多见。《素问·玉机真脏论》曰："病入舍于肺，名曰肺痹，发咳上气。"《金匮要略·肺痿肺痈咳嗽上气病脉证治》始载"肺痿"之名，其曰："寸口脉数，其人咳，口中反有浊唾涎沫者何？师曰：为肺痿之病。"

本病主要因先天禀赋不足，反复感邪、房劳嗜酒、情志内伤、环境污染等耗损正气，痰、瘀、毒等病理产物互结，肺络闭阻，气阴耗伤、肺肾亏虚；初期以邪痹肺络为主，后期以肺肾亏虚为主。肺纤维化基本病机为本虚标实，肺肾亏虚为本，痰瘀痹肺贯穿疾病全过程。肺主气、司呼吸，外邪侵袭，首先犯肺，肺气受损，宣肃失常，如没有得到及时治疗，病情迁延不愈，则由肺及肾，肾气亏虚。水液的运行与肺脾肾三脏关系密切，肺肾亏虚日久，痰饮、血瘀内生，日久耗伤气阴，终致肺肾亏虚，痰瘀痹肺。

治疗以标本兼顾为原则，以补益肺肾、化痰活血通络为治法。固本扶正以补肺健脾，或补肺益肾，或益气养阴；治标祛邪以宣肺化痰、活血通络为要，或清肺化痰，或燥湿化痰，或活血通络。临床上辨证遣方用药的基础上，可辅以针灸、康复等联合治疗。

案例

张某，女，58 岁。

初诊（2023 年 5 月 12 日）：主诉"剧烈咳嗽、咳吐泡沫样痰 1 年余，加重 2 周"。患者 1 年前无明显诱因出现咳嗽、夜间咳嗽剧烈，不能平卧，伴有气短、乏力，至郑州某三甲西医院就诊，胸部 CT 检查示两下肺弥漫性肺间质纤维化，经检查排除风湿性疾病及其他原因导致的肺纤维化，诊断为特发性肺纤维化，先后给予吡非尼酮、尼达尼布治疗，症状缓解不明显，近 2 周因感冒后症状加重，经住院治疗用糖皮质激素、平喘、化痰药物，症状有所缓解，拟寻求中医治疗，来我院门诊就诊。刻下症：剧烈咳嗽、咳吐泡沫样痰 1 年余，平地走 100 米自觉胸闷、气短，易感冒，大便溏，每日 3 ～ 4 次，小便正常，舌质淡，苔薄白，脉沉无力。查体：双肺呼吸音清，两肺底可闻及 Velcro 音。

西医诊断：特发性肺纤维化。中医诊断：肺痿，证属肺脾气虚，痰瘀阻肺。治以补肺益肾，化痰活血通络。

处方：人参 15g，炙黄芪 30g，山茱萸 30g，五味子 15g，炒白术 30g，薤白 9g，茯苓 15g，桂枝 9g，红景天 15g，前胡 15g，炙百部 18g，当归 15g，川芎 9g，丹参 30g，炙麻黄 6g，炒紫苏子 12g，陈皮 9g，炙甘草 9g，炒麦芽 30g。7 剂。每日 1剂，水煎 2 次，每次 200mL 左右，早晚饭后分 2 次温服。

二诊：咳嗽、夜间咳嗽剧烈较前明显减轻，可平卧休息，咳吐泡沫样痰明显减少，气喘、气短也有所缓解，舌淡红，齿痕，边有瘀斑，苔薄白，脉沉无力。拟前方加浙贝母 15g。14 剂。

三诊：诸症明显缓解，但纳差。舌淡红，边有齿痕、瘀斑，舌下络脉迂曲，苔薄白，脉沉滑。拟前方加炒鸡内金 20g、神曲 15g。14 剂。

此后在前方基础上加减治疗，患者每年坚持服药 6 ～ 8 个月，随访至今，症状已基本消失，肺部 CT 提示肺纤维化未有明显进展，坚持服药维持疗效。

（七）肺淋巴管肌瘤病

淋巴管肌瘤病（lymphangioleiomyomatosis，LAM）是一种罕见的、进展性、系统性疾病，以肺部弥漫性囊性改变为特征的多系统低度恶性肿瘤性疾病，主要发生于育龄期女性。肺是其主要受累器官，肺外 LAM 主要发生在肾、肝、腹膜后、子宫、纵隔、颈部等，临床表现缺乏特异性，主要为进行性呼吸困难、气短、反复自发性气胸、乳糜胸、咳嗽、咯血、胸痛等，随着病情进展肺功能进行性下降，最终发展为呼吸衰竭。肺功能主要表现为阻塞性、限制性或者混合性通气功能障碍，高分辨 CT（HRCT）下可见多发的薄壁囊状病变均匀分布于全肺，病理以肺泡壁、细支气管壁和血管壁的类平滑肌细胞弥漫性或结节样增生为特征。LAM 临床分为两大类：无遗传背景的散发性 LAM 和与遗传性结节性硬化症相关的 LAM（TSC–LAM）。近年来研究发现 TSC1/TSC2 基因突变，尤其以 TSC2 基因突变为主，导致雷帕霉素机制靶点（mTOR）信号通路过度激化是 LAM 发病的最关键机制。治疗方法有限，目前主要以 mTOR 抑制剂（西罗莫司和依维莫司）为主，其他如他汀类药物、支气管舒张剂、免疫疗法等为辅进行治疗。

中医典籍及文献没有本病的记载，但根据其临床主要症状，可归为“咳嗽”“喘证”“肺痿”“悬饮”等范畴，病位在“肺络”，主要病机为先天禀赋不足，劳倦损伤。肺为气之主，肾为气之根，肺主呼气，肾主纳气。肺朝百脉，肺气亏虚，百脉不利，水液代谢失衡，气血运行不畅，日久病及于脾肾，脾为生痰之源，肺脾肾三脏亏虚，三焦不利，产生痰饮、瘀血、水湿，阻滞肺络，肺络不通，肺失宣降，病及于肾，肾不纳气。基本病机为本虚标实之证，肺肾亏虚为本，气滞、痰浊、血瘀为标，故治疗当调补肺肾、活血化痰、通络散结为主要治法。兼有表证时，辅以宣肺解表，常加用麻黄、荆芥、防风、紫苏叶等；兼痰热，常辅以清热化痰之物，如鱼腥草、金荞麦、桑白皮、浙贝母等；兼有痰湿，以燥湿化痰佐之，用法半夏、茯苓；兼血瘀者，常以伍以丹参、桃仁、红花、川芎、三棱、莪术等。

自发性气胸是本病最常见的并发症，患者突发胸痛、胸闷加重、咳嗽、气短、呼吸困难；究其病因，实为禀赋孱弱或久病肺虚之质，因外邪乘肺，咳喘损肺，创伤肺膜及用力努责所致。气胸发时，来势急迫，气促、气短明显，多属肺气壅实之症，治疗当以肃肺降气为主，常配伍用紫苏子、青皮、陈皮、木香、大腹皮等；来势较缓仅感气短、胸闷的，当属肺气亏虚之症，治疗当以培土生金、宣降肺气，常用四君子汤和苏子降气汤；若反复发作，肺肾亏虚者，常以补肾纳气治疗。

乳糜胸是本病最常见的另一并发症，合并胸腔积液时，常以泻肺利水、温化水饮进行治疗。本病好发于育龄期女性，与先天禀赋不足有关，因此在治疗过程中应注重补肾纳气定喘，滋肾平喘。

案例

杜某，女，45岁。

初诊（2018年5月12日）：主诉“呼吸困难、胸闷、咳嗽、胸痛2周”。现病史：患者于2018年2月28日无明显诱因突然出现气短，胸闷，呼吸困难，胸痛，至省人民医院就诊，肺部CT检查提示右侧气胸，行胸腔闭式引流术，术后患者呼吸困难、胸闷、咳嗽好转，复查CT，提示双肺多发肺大疱，双肺出现大小不等的多发囊腔，呈弥漫分布。诊断：肺淋巴管肌瘤病不除外。患者拔管后1周，患者再次突发呼吸困难、胸痛、咳嗽。经胸片正位（DR）提示再次发生右侧气胸，行胸腔内行闭式引流及其他对症治疗，效果不佳，行胸腔镜下气胸修补术，送病理，病理检测结果显示，右肺肺组织，部分肺泡腔扩张融合伴肺大疱形成，部分肺泡腔挤压呈裂隙状，不成熟的平滑肌细胞明显增生呈结节样或呈斑片状，结节内见大小不等的囊腔；免疫组化显示不成熟平滑肌细胞：AE1 / AE3（－）、CD31（－）、CD34（+）、结蛋白（Desmin）（+）、SMA（+）、HMB-45（+）、Ki-67（3%）、ER（+）、PR（+），结合病史及肺部影像学表现，诊断为“肺淋巴管平滑肌瘤病”。经治疗后病情缓解出院。患者于2018年4月12日，呼吸困难加重，胸部DR显示，右侧胸腔积液，再次于省人民医院住院治疗，抽胸腔积液显示为乳糜胸，右侧胸腔闭式引流管每日引流出乳白色胸腔积液800mL，住院1周乳糜胸迟迟不消失，为寻求中医治疗，来我院门诊就诊。刻下症：患者吸氧状态，氧流量2L/分，气短、少许活动则气喘，胸闷、咳嗽、咳出少量白色黏痰，口唇紫暗，大便干，小便正常，舌质淡暗胖大，苔薄黄，脉沉滑数。

西医诊断：肺淋巴管平滑肌瘤病，乳糜性胸腔积液。中医诊断：悬饮，证属肺脾气虚，饮停胸肺。治以补肺健脾，泻肺逐饮。

处方：人参10g，炙黄芪30g，炒葶苈子30g，茯苓30g，炒白术30g，泽泻15g，桂枝9g，红景天30g，前胡15g，炙百部18g，丹参30g，炙麻黄6g，炒紫苏子12g，薏苡仁30g，炙甘草3g，炒麦芽30g。7剂。每日1剂，水煎2次，每次200mL左右，早晚饭后分2次温服。

二诊：咳嗽、气短、胸闷明显减轻，胸腔积液明显减少，引流管已经拔出，复查胸片提示胸腔积液明显吸收，二便调。舌淡红，边有齿痕、瘀斑，苔薄白，脉沉滑。拟前方茯苓改为15g，去泽泻，加旋覆花12g。14剂。

三诊：咳嗽、气短、胸闷症状持续减轻，胸腔积液完全吸收，可自己步行至门诊，舌淡红，边有齿痕，瘀斑，苔薄白，脉沉滑。拟前方茯苓改为15g，去泽泻，加旋覆花12g。14剂。

四诊：患者服中药期间，前往北京协和医院，经徐凯峰教授诊治，诊断为“肺淋巴管肌瘤病”，给予口服西罗莫司治疗。此次就诊患者偶有咳嗽、气短、胸闷，症状持续减轻，日常活动基本正常，咽干、咽痛，大便干，舌淡尖红，苔薄黄腻，脉沉滑。三诊方去人参、泽泻，茯苓改为10g、百部改为10g、桂枝改为6g，加党参15g、冬凌草15g、牛蒡子9g。14剂，水煎服，每日1剂，分2次服。

五诊：患者述咽干咽痒，服药后大便转好，纳眠可，舌淡红，边有瘀斑，苔薄黄略腻。守上方去牛蒡子，加丹参30g、莪术10g、法半夏9g。14剂，煎服法同前。

六诊：患者病情稳定，持续口服西罗莫司治疗，偶有咳嗽、气短、胸闷症状，日常活动正常，饮食正常、大便偏干，舌淡红，苔薄腻，脉沉滑。以补肺健脾，活血通络化痰为治法，处方：党参20g，炙黄芪30g，熟地黄15g，炒葶苈子15g，茯苓15g，炒白术30g，浙贝母15g，丹参30g，醋莪术15g，红景天30g，前胡10g，炒紫苏子10g，薏苡仁30g，旋覆花12g，黄精15g，五味子10g，炙甘草3g，炒麦芽30g。14剂。煎服法同前。

患者以上方加减治疗半年余，诸症消失，恢复工作，正常上班，经过2次新型冠状病毒感染，症状轻微，以上方为基础加减治疗，坚持口服西罗莫司，随访至今，病情稳定。

三、科研探索

（一）临床研究

1. 创建慢性阻塞性肺疾病中西医结合治疗方案，提高了临床疗效，节约了直接医疗费用

慢阻肺是危害人类健康的重大慢性病，患病率高、致残率高、病死率高，疾病负担重。慢阻肺的特征是持续存在的气流受限和相应的呼吸系统症状，临床表现为慢性咳嗽、咳痰和逐渐加重的呼吸困难，具有明显的异质性。西医主要在国际、国内指南的指导下治疗，稳定期的治疗主要以吸入药物治疗为主，具有一定的局限性。中医药在改善症状、减少急性加重等方面有一定优势，但存在若干临床关键问题亟待解决。团队围绕临床治疗难点，在“十一五”国家科技支撑计划课题“慢性阻塞性肺疾病中医综合治疗方案研究”（2006BAI04A13-02）的支持下，通过多中心、随机对照临床研究，通过伦理（批件：YFYKTLL2007-1）、方案注册（注册号：ChiCTR-TRC-11001406），制定了中西医结合治疗方案，运用该方案治疗减少了急性加重次数，提高了临床疗效，节约了直接医疗费用。

慢阻肺的西医治疗在GOLD指南指导下采用病情分级的治疗策略，选用长效β2受体激动剂、糖皮质激素、抗胆碱能药物等，常用两种或三种药物联合，但该治疗存在着一定的局限性，会具有一些诸如心血管治疗后的不良反应和长期应用激素的不良反应，缺乏随访研究而预后疗效难以评价等诸多问题。中医药辨证论治的疗效受到高度关注并被广泛应用，但缺乏高级别循证证据支持的治疗方案。团队基于前期临床观察提出慢阻肺辨证治疗方案，针对常见证候而形成“调补肺肾三法”，结合西医规范治疗形成了慢阻肺中西医结合治疗方案，即中医辨证治疗（肺脾气虚证予以补肺健脾方、肺肾气虚证予以补肺益肾方、肺肾气阴两虚证

予以益气滋肾方）联合 GOLD 指南指导下的西医治疗。通过多中心、平行、随机、对照试验在 4 家医院纳入的 352 慢阻肺稳定期患者（治疗 6 个月、随访 1 年），中西医结合方案和西医方案对急性加重、肺功能、运动耐力、呼吸困难、症状、生存质量等改善均具有较好疗效，而中西医结合方案较西医方案的疗效提高显著：①减少了急性加重次数：急性加重次数下降了 42%、减少了 0.49 次 / 年，持续时间减少了 31%、缩短了 1.98 天 / 次。②改善了肺功能：FEV_1 的下降延缓了 108%、下降速率改善至 56.7mL/ 年。③提高了运动耐力：6 分钟步行距离（6MWD）提高了 126.33%。④改善了呼吸困难症状：呼吸困难程度（mMRC 问卷）降低了 71.48%。⑤改善了临床症状：改善了咳嗽、咳痰、喘息、胸闷、气短、乏力等症状，总积分（COPD 临床症状问卷）降低了 67.32%。⑥提高了生存质量：慢阻肺生存质量测评量表（COPD-QOL）的日常生活能力、社会活动、抑郁心理、焦虑心理等领域积分均得到了明显改善，总积分改善了 200%；世界卫生组织生存质量测定简表（WHO-BREF）的生理领域、心理领域、社会领域、环境领域积分均得到了明显提高，总积分提高了 140.52%。⑦降低了医疗费用：每减少 1 次急性加重即节约直接医疗费用 6167.4 元。

我们所制定的治疗方案为国际首个慢阻肺中西医结合治疗方案，并作为重要证据纳入《慢性阻塞性肺疾病中医诊疗指南》（2011 版），已在全国 15 家三甲医院推广应用，提高了临床疗效，节约了医疗费用，促进了诊疗水平的提高。该研究成果获得 2014 年河南省科技进步奖一等奖，2015 年国家科技进步奖二等奖。文章发表在 *BMC Complementary and Alternative Medicine*。

2. 创建益肺灸治疗慢阻肺技术，形成了技术规范，获得国际首个慢阻肺灸法类高级别证据，减少慢阻肺急性加重次数，被指南采纳

益肺灸是指于督脉的脊柱段施以“隔药灸”并使之发疱的一种特殊的艾灸法，是在传统灸法的基础上创立的新技术，本技术基于脏腑经络理论，在循行部位皮肤依次铺以中药粉、桑皮纸、姜泥、艾绒等进行灸疗，是集药物、经络、艾绒、温度等于一体的创新性益肺灸技术，包括撒灸粉、铺姜泥、点燃艾炷等 13 个步骤，每次 2 小时，间隔 14 天，疗程 3 个月，明确了适应证、禁忌证等，形成了技术规范。该技术具有温通经络、运行气血、温宣肺络、温督壮阳等功效。施灸部位取督脉的大椎穴至腰俞穴。

通过一项在 4 家医院招募的 192 例患者的随机对照临床研究结果显示，益肺灸组能明显减少慢阻肺急性加重次数，疗效较未使用该疗法的对照组显著：急性加重次数 0.08 次（治疗组）vs 0.41 次（对照组），降低了 0.33 次；且改善了运动能力、呼吸困难等情况。

3. 补肺健脾方延缓慢阻肺早期肺功能下降的治疗方案

基于承担的重点研发计划项目（2018YFC1704800），开展“补肺健脾方保护慢阻肺早期肺功能下降临床研究”，通过伦理（批件号 2019HL-017）、方案注册（注册号 NCT03976700），项目针对慢阻肺早期肺功能下降迅速的关键问题，以肺功能 1、2 级肺脾气虚证患者为研究对象，通过一项在 10 家医院开展的随机、双盲、安慰剂对照试验进行研究，我们招募了 612 例慢阻肺稳定期患者，患者随机分为试验组和对照组，两组在健康教育基础上，试验组给予补肺健脾方颗粒剂，对照组给予补肺健脾方安慰剂，治疗 2 年，以肺功能 FEV_1 下降速率为主要结局指标，以临床症状体征、呼吸困难评分、生存质量、卫生经济学等为次要结局指标，评价补肺健脾方的临床疗效和安全性。结果显示补肺健脾方能够：①改善肺功能：治疗 78 周，肺功能 FEV_1 方面，治疗组疗效优于对照组，补肺健脾方可延缓肺功能 FEV_1 下降速率，延缓了 63.64%；治疗 78 周后，治疗组患者肺功能 FVC、FEV_1% 均明显高于对照组。②减少年急性加重次数：治疗 52 周急性加重次数降低了 0.36 次、治疗 104 周降低了 0.57 次；平均降低年急性加重次数 0.47 次，治疗组疗效优于对照组。③改善临床症状体征：经治疗，咳嗽、喘息、咳痰、胸闷表现，治疗组均低于对照组；改善 mMRC，在治疗 26 周后呼吸困难评分，治疗组低于对照组；提高 6MWD：在治疗 39 周后 6 分钟步行距离，治疗组高于对照组。④提高生存质量：在治疗后 CAT 评分，SF-36 量表生理职能、精力、情感职能评分，生理功能，健康总评分，精神健康评分，社会功能评分，治疗组均高于对照组；欧洲五维量表健康评分、健康指数，治疗组高于对照组。

（二）基础研究

1. 阐释了补肺健脾方对慢阻肺大鼠膈肌和外周骨骼肌功能的作用机制

（1）应用香烟烟雾暴露联合细菌反复感染法制备慢阻肺稳定期大鼠模型，之后给以补肺健脾方干预，结果发现，补肺健脾方可显著改善慢阻肺大鼠肺功能，减轻肺部和全身炎症反应，改善肺组织病理损伤，减轻气道和血管重塑，改善右心肥大指数，并且具有良好的疗效和远后效应。

（2）补肺健脾方通过调节慢阻肺大鼠膈神经放电、膈肌功能和膈肌细胞钙离子通道等，改善呼吸功能。慢阻肺患者膈肌功能障碍严重影响患者的肺功能和生活质量，是慢阻肺患者发生呼吸衰竭和急性加重的重要危险因素之一。研究发现：①补肺健脾方治疗 12 周可显著提高慢阻肺大鼠离体膈肌张力与耐力，降低膈肌Ⅰ、ⅡA 型纤维比例，增加ⅡB 型纤维比例，提高膈肌组织三磷酸腺苷（ATP）酶活性，降低琥珀酸脱氢酶（SDH）活性，对慢阻肺大鼠膈肌组织形态和功能具有良好的保护作用。②补肺健脾方可显著提高慢阻肺大鼠肺功能，改善潮气量（TV）、呼气峰流速（PEF）和 50% 潮气量呼气流速（EF50）等。③补肺健脾方能有效调节慢阻肺大鼠膈神经放电，改善膈肌功能，可显著缩短膈神经放电时间（Td）、放电间期（Tdi），提高放电面积和放电幅度；补肺健脾方通过调节 L 型钙离子通道活性，提高膈肌细胞功能。

（3）补肺健脾方通过调节骨骼肌能量代谢、细胞凋亡、细胞和线粒体自噬及 NF-κB、Akt、mTOR/FOXO1 信号通路改善慢阻肺骨骼肌功能障碍。①补肺健脾方可明显提高慢阻肺模型大鼠肱二头肌、股四头肌、比目鱼肌、肋间肌张力，减轻病理损伤；②补肺健脾方可显著改善慢阻肺模型大鼠股四头肌、肋间肌、肱二头肌和比目鱼肌 4 种组织的病理损伤和超微结构损伤，提高线粒体数量，改善线粒体形态，明显提高线粒体体密度（Vv）和比膜面（δm），降低线粒体表面积（δ），减轻线粒体肿胀程度，改善线粒体功能；③补肺健脾方可显著提高慢阻肺大鼠股四头肌、肋间肌、肱二头肌和比目鱼肌4种组织中Na^+-K^+ATP酶活性，降低SDH活性；显著提高股四头肌组织α-ATP、β-ATP、γ-ATP、磷酸二酯（PDE）、磷酸肌酸（PCr）浓度，降低PME浓度及Pi含量，从而改善慢阻肺骨骼肌线粒体功能和骨骼肌能量代谢；④补肺健脾方可通过上调骨骼肌胰岛素生长因子（IGF）-1、哺乳动物西罗莫司（mTOR），下调缺氧诱导因子（HIF）-1、瘦素表达，改善骨骼肌的能量代谢；⑤补肺健脾方可显著提高慢阻肺大鼠体质量和BMI，通过调控骨骼肌NF-κB通路，上调骨骼肌Akt和Bcl-2表达，下调骨骼肌P53、Bad、细胞色素C（Cyto C）、细胞表面受体（Fas）、Fas受体的配体（FasL）、Bax和Bnip3表达，并介导Fas/FasL/Caspase-3凋亡信号途径，显著改善慢阻肺大鼠骨骼肌细胞凋亡；⑥补肺健脾方可通过调节Akt-mTOR/FOXO1信号通路，提高蛋白质合成相关因子P70S6K和4EBP1表达，抑制蛋白质降解相关因子Atrogin1和MuRF1的表达，显著改善慢阻肺稳定期大鼠骨骼肌功能障碍/萎缩；⑦补肺健脾方可显著改善慢阻肺大鼠骨骼肌组织病理损伤和骨骼肌细胞超微结构的变化，明显减轻线粒体肿胀变性、嵴断裂等，减少线粒体自噬，显著提高线粒体ATP、线粒体膜电位（MMP）和1-甲基-4-苯基-1,2,3,6-四氢吡啶（MPTP）水平，改善线粒体功能；上调AMPK-α/PGC-1α/TFAM线粒体合成通路，下调LC3B/ULK1/PINK1/Parkin信号通路；提高L6肌细胞线粒体合成，减少线粒体自噬。

2. 阐释宣肺解毒方对多重耐药铜绿假单胞菌肺炎模型大鼠肺炎症-免疫的调节机制

（1）采用经气管内滴注浓度9×10^8cfu/mL的多重耐药铜绿假单胞菌制备稳定的多重耐药大鼠细菌性肺炎模型，既有肺炎的典型临床表现和病理学特征，又能保证死亡率低；模型具备良好的稳定性，有充分的治疗时间窗来观察药物对大鼠多重耐药铜绿假单胞菌（MDR-PA）肺炎的治疗效果，是符合实验研究需求的肺炎模型。

（2）宣肺解毒方能够明显改善MDR-PA感染大鼠一般状态和肺组织病理损伤，降低炎症反应与氧化应激水平，其作用机制与抑制TLR4/MyD88/NF-κB信号通路的活化影响Th17细胞分化有关。研究结果表明宣肺解毒方：①能够显著改善MDR-PA感染大鼠的一般状态，抑制其体重减轻，降低感染大鼠肺组织W/D比值，减轻肺水肿；②改善MDR-PA感染大鼠的肺部结构，减轻肺组织病理损伤，减少促炎因子的释放，促进机体对病原菌和毒素清除功能的恢复，控制炎症反应；③改善MDR-PA感染引起的刺激指数（SI）和转化指数（TI）升高情况，可作为机体炎症免疫反应的免疫调节剂；④降低大鼠血清中丙二醛（MDA）水平和髓过氧化物酶（MPO）的活性，同时增加了谷胱甘肽（GSH）的生成、总抗氧化能力（T-AOC）与总超氧化物歧化酶（T-SOD）能力，从而降低MDR-PA感染后机体的氧化应激反应，减轻机体的损伤；⑤显著降低TLR4/MyD88/NF-κB信号通路与RORγt、IL-17A关键基因与蛋白的表达，加强炎症及免疫相关疾病的防治。

（3）宣肺解毒方可通过调控NLRP3炎症小体介导的细胞焦亡途径，抑制多耐药铜绿假单胞菌诱导的Ⅱ型肺泡上皮细胞焦亡。研究结果表明：①通过对宣肺解毒方入组织药物分析发现青藤碱、断马钱子苷、西贝素、灵芝酸A、新绿原酸等药物成分，可有效地进入了肺组织；②通过宣肺解毒方干预治疗后肺组织转录组学分析，宣肺解毒方可通过调控 Cytokine-cytokine receptor interaction、Protein digestion and absorption、cGMP-PKG signaling pathway 及 NOD-like receptor signaling pathway 等通路，影响多重耐药菌肺炎的发生发展；③宣肺解毒方能够下调焦亡相关基因 NOD 样受体家族 pyrin 结构域包含蛋白 3（NLRP3）、ASC、Caspase、IL-1β 等基因与蛋白的表达，调控 NLRP3 炎症小体介导的细胞焦亡途径；④免疫荧光共定位对Ⅱ型肺泡上皮细胞标记蛋白表面活性蛋白 C（SPC）与 NLRP3、IL-1β 的共定位，以及于肺泡上皮细胞 GSDMD 的共定位表达结果显示，宣肺解毒方治疗后可显著改善Ⅱ型肺泡上皮细胞发生焦亡的情况。

（4）宣肺解毒方可通过调节 Phenylalanine betaine、Isosafrole、Benzeneacetic acid 等代谢物质，以及对碳水化合物消化吸收、蛋白质消化吸收等相关通路对 MDR-PA 肺炎发挥其潜在的作用。通过代谢组学研究发现 MDR-PA 引发的多耐药肺炎大鼠在宣肺解毒方干预后的生理代谢动态，对于挖掘多耐药肺炎发展和结局的关键生物标志具有关键价值。

（5）通过含药血清干预的体外抑菌实验，宣肺解毒方对 MDR-PA 的抑菌作用显著。研究结果表明：①我们通过测定宣肺解毒方干预后的 MIC 值以及 24 小时生长曲线，宣肺解毒方对 MDR-PA 具有明显的抑制作用；②透射电镜观察结果表明宣肺解毒方可抑制 MDR-PA 生物膜的形成；③宣肺解毒方可减低 QS 相关基因 LasR、lasI、rhlR、rhlI 的表达水平，抑制 MDR-PA 的群体感应。结合体外实验、动物模型多维整合研究体系的进一步验证，明晰了中药及其复方干预细菌耐药的作用机制和生物学基础。

四、结语

回首从医生涯，从家乡长满中草药的大山里走出来，却又始终没有走出中草药的世界，中草药的药香将永远氤氲于我的人生。感谢从医道路上恩师的教诲与指导、家人的鼓励与支持，同道们的帮助。我深切体会到从临床实践中领悟是学习中医至关重要的环节，抽象的中医学理论只有在患者身上、在临床实践中彰显疗效才会变得鲜活。中医药理论来源于临床实践，我们要在读书－临床－再读书－再临床的反复过程中，才能提高对中医药理论的理解和掌握，以灵活而准确地用理论指导临床实践，提高临床疗效，实现中医药的传承创新发展。

今天，面对科技快速发展，以人工智能、新材料技术、分子工程、虚拟现实、量子信息技术，以及生物技术等为技术突破口的第四次工业革命的到来，将深刻影响着医疗模式的转变。由传统医疗过渡到数字医疗、人工智能，将会为临床诊疗领域带来深远的影响，并且可有效地促进医学思维模式和科研研究方式的转变，且改变既往的医学模式，提高医疗水平，因此中医药人要积极拥抱新技术，使其与中医药学的诊疗和研究深入融合，推动中医学发展。

（李素云）

李泽庚

二级教授，主任医师，博士研究生导师

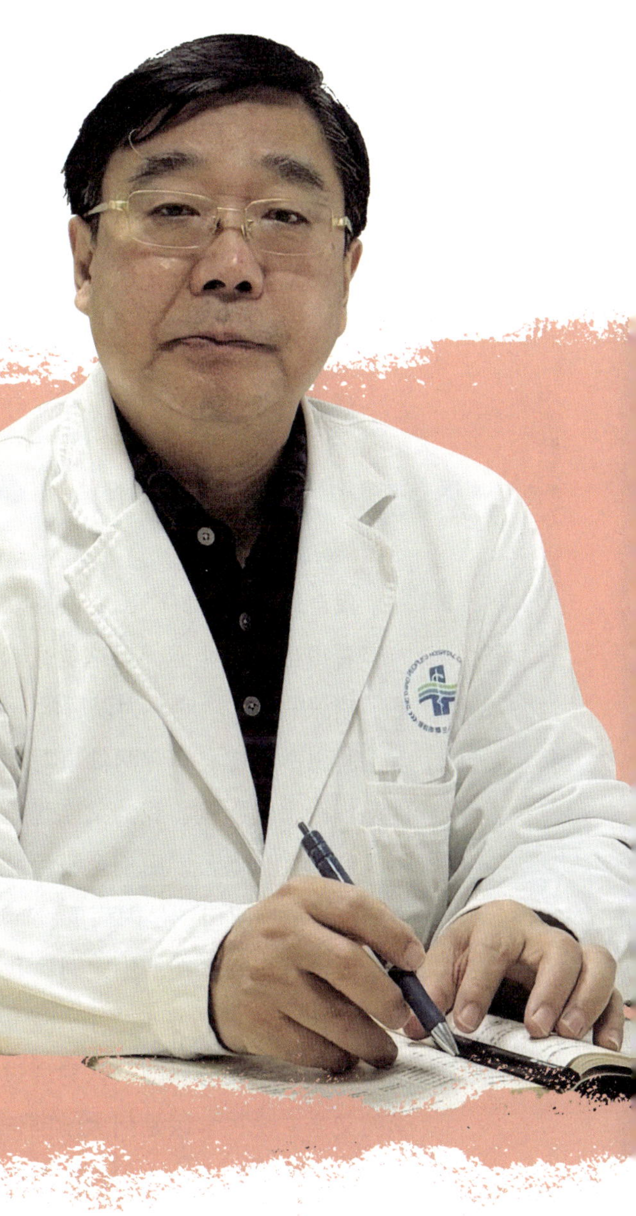

安徽省中医药科学院中医呼吸病防治研究所所长。1984年毕业于安徽中医学院，师从国医大师韩明向教授。先后担任中华中医药学会内科分会及肺系病分会副主任委员，中国中西医结合学会呼吸病分会副主任委员，世界中医药学会联合会内科专业委员会及呼吸病专业委员会副主任委员，中国中药协会呼吸病药物研究专业委员会副主任委员，安徽省中医药学会理事长、内科分会主任委员。现担任安徽省A类重点建设学科（中医学）学术带头人，国家卫生健康委国家临床重点专科、国家中医药管理局重点学科（中医肺病学）学（专）科带头人、国家中医药管理局慢性阻塞性肺疾病肺气虚证重点研究室主任，国家中医药管理局中医（肺病）诊疗中心学术带头人。在导师韩明向教授指导下，2002年牵头成功申报国家中医药管理局重点学科肺病学科，2009年成功申报国家中医药管理局慢性阻塞性肺疾病肺气虚重点研究室，2012年成功牵头申报国家临床重点专科——肺病科，2018年安徽中医药大学第一附属医院肺病专科成为国家中医药管理局肺病区域诊疗中心。先后承担科技部重大专项、国家重点基础研究发展计划（973计划）项目子课题和国家自然科学基金项目9项，以及省部级项目15项。以第一作者和（或）通讯作者发表学术论文176篇，其中SCI论文39篇，出版著作5部，获省部级科技奖励12项，获国家发明专利4项，新药证书2项。现为安徽省学术与技术带头人、安徽省“115”内科气虚病证中医药调控产业创新团队带头人、安徽省中医药领军人才、国务院及安徽省政府特殊津贴获得者。作为安徽省教育厅优秀科技创新团队负责人、优秀研究生导师团队带头人，先后培养博士研究生16名、硕士研究生59名。所带领的肺病学科在2021年度和2023年度全国中医医院学科（专科）学术影响力评价中均排名第三。

岁月流转，赤诚之心始终如一

一、从医之路

（一）医者初心

我自幼就勤奋好学，尤其喜欢读书。因家贫无书，尝于邻处借阅，不限体裁，所以有些内容看得也似懂非懂，但这丝毫未能降低自己对书的热爱。及长，尤喜读诗词歌赋，因此打下了较深的古文功底，为以后学习中医古籍打下了坚实的基础。

回想学医初心，有两件事对此的影响较大，一件是我的父亲患有支气管哮喘多年，另一件是古医书的影响。我的父亲患有喘证痼疾，迁延多年难愈，每年数发，发则哮喘连连，夜不能寐，甚为痛苦，后期全身浮肿，数次病危，遍地求医，然皆不能愈。年幼的我目睹父亲之痛苦，心中叹曰：是因病重，抑或因家贫缺医少药，不可知也，心中自此萌发学医初衷。

另一件事发生在初中之时，我的一位同学的父亲是当地的中医，同学在学校翻看自家带的一本医书，自己好奇之下，遂也翻阅读之，此乃李时珍的《濒湖脉学》，是一本讲脉象的书，于是自己大感兴趣，认为通过号脉就能知道患者得的是什么病，真是高明。然而，听同学的父亲常说，学医是门大学问，需要学的书很多，只号脉是不行的，要想成为一个水平高的医生，要去读大学，省城有专门教中医的大学，要努力学习，争取考上。于是，我暗下决心，刻苦学习，力求考上大学去学医为患者解除痛苦。

（二）医道求索

终是皇天不负有心人，17 岁时，我考入了心仪的安徽中医学院（现安徽中医药大学）的中医系。然而开始学习中医理论时自己深感虚无缥缈，古籍内容佶屈聱牙，很多地方晦涩难懂，难以领会，顿感信心不足。幸好自己有天生不服输的干劲，认为没有学不会的东西，于是更加刻苦学习。从此，教室里、宿舍中、图书馆里，均留下自己孜孜读书的身影。自己在课堂上认真听着老师的讲解，仔细地书写着笔记，课后用心总结、领悟，疑难之处积极向老师请教；在图书馆里如饥似渴地阅读着古籍文献，从《黄帝内经》到《伤寒杂病论》等，不懂之处，查阅字典，参照注解，做到理解、领悟。

当时自己认为万丈高楼平地起，中医理论是基础，阴阳五行、五脏六腑经络、病因病机，这些基础知识必须掌握扎实。望闻问切是基本功，只有准确熟练地掌握此项技能，才能准确地诊病辨证。中药是我们医生的武器，熟练掌握每种武器才能战胜敌人，熟知每味药的药效主治尤为必要，很多中药既有相似之处，又有不同之点，因此要灵活运用。大学期间《药性歌括四百味》是枕边书，每晚自己睡觉前总是要读几页。临床疾病千变万化，虽很少有完全符合《方剂学》所描述的病证，但仍需掌握一定数量的方剂，以在运用中可以熟练地进行辨证治疗，而非一成不变地套用书中所载方剂，为此，除了《方剂学》中的方剂，我还深入学习了《伤寒论》和《金匮要略》中的经典方剂。

五年紧张的大学生活转瞬即逝，毕业之际，我怀着对母校的深深眷恋，回到了家乡，投身到基层医疗工作，服务乡亲。随着诊治患者的增多，我发现有些患者很快痊愈，而有些却久治不愈，这让我自知尚存在诊疗水平上的不足，我便萌生了继续深造的想法，决心考取研究生以提升医术。于是，我重新拾起英语资料，加强政治思想等多方面的学习。凭借扎实的专业基础和丰富的临床经验，我于 1990 年顺利考取了母校的硕士研究生。

在基层工作时，我目睹了许多慢性咳喘患者的痛苦，尤其是幼时父亲因咳喘久治不愈而备受折磨的情景，深深印在我的脑海中。因此，我决心在研究生期间专注于中医肺病的研究，在导师韩明向教授（第四届国医大师）的指导下，我开始了对肺系疾病的深入研究。研究生生活虽然漫长却充实，从选题的深思熟虑到课题设计的优化，从研究实施的精益求精到资料的整理分析，再到临床工作中的门诊侍诊和住院患者的诊治，每一天都充满了挑战与收获。

研究生毕业后，我留在附属医院继续从事医、教、研工作。因为工作期间表现优异，我于 2000 年 11 月担任安徽中医学院第一附属医院党委副书记、院长，后担任安徽中医药大学党委常委、副校长，安徽省中医药科学院专职副院长等职务。尽管管理事务繁忙，但我始终未忘学术追求，坚持带教博士、硕士研究生，致力于中医肺病的研究与传承。

（三）疫情防控

2003 年年初，我国部分地区相继发生“非典”疫情，给人民群众的身体健康和生命安全带来了严重威胁。面对这场“非典”防治阻击战，我不惧危险，全身心地投入“非典”防治工作中，积极组织制定中医药防治方案。按照国家中医药管理局制定的“非典型肺炎中医药防治技术方案”，在韩明向老师的指导下，组织研制了中药扶正解毒系列制剂，以用于健康人群的预防，取得了很好的防治效果。

2019 年一场猝不及防的新疫情再次打乱了我们的生活工作节奏，在此次的疫情防控工作中，中医药发挥了重要作用，中医药的效果有目共睹。我作为安徽省疫情防治中医药领导小组副组长、中医诊治高级别专家组成员和中医药科技项目总负责人，积极牵头组织制定了安徽省疫情防控中医药方案、安徽省疫情防治中医药专家共识和安徽省疫情后期中医心理调适指导意见。同时，我先后同安徽省中医药高级别专家组专家一起赴合肥市传染病医院、安徽医科大学第一附属医院、安徽省第二人民医院、阜阳市第二人民医院等地会诊，充分发挥中医药在疫情防控中的优势作用。

二、临证经验

（一）慢性阻塞性肺疾病

慢性阻塞性肺疾病（简称慢阻肺）是与高血压、糖尿病“等量齐观”的最常见慢性疾病，严重危害人类健康，构成我国重大疾病负担。

我们认为肺气虚是慢阻肺的始发因素，贯穿病程始终。肺气亏虚、肺失治节为其重要发病机理。慢阻肺稳定期可根据肺气虚证的不同程度进行分证论治，以采用不同干预方法延缓病程。早期肺气亏虚较轻，以实证为主，以寒痰壅肺证为多见；随着病程的进展，肺气亏虚加重，形成虚实夹杂的情况，症状及证型不断变化，先后表现为轻度气虚痰凝证、中度气虚血瘀证及重度气虚痰凝血瘀证（痰瘀阻肺证）。

1. 寒痰壅肺证

主症：咳喘痰多，咳嗽气粗，咳声重浊，恶寒肢冷，痰白量多，清稀多泡沫，痰易咳出，舌淡苔白腻脉滑。

病机：肺气亏虚，卫外失职，寒邪犯肺，水液运行失常，凝聚为痰，寒痰蕴结于肺。

方药：化痰降气胶囊，由金沸草、当归、芥子、紫苏子、白前、炙麻黄等组成。

2. 气虚痰凝证

主症：咳嗽，咳痰色白，喘息气短，动则加重，神疲乏力，舌质淡苔白，脉沉、弱或滑。

病机：肺气亏虚，主气功能减退，气虚推动作用失职，水液运行失常，凝聚为痰，气虚温煦作用失职，寒痰不化，久恋肺脏。

方药：化痰降气胶囊合六味补气胶囊，六味补气胶囊由人参、黄芪、益智仁、玉竹、陈皮、肉桂等组成。

3. 气虚血瘀证

主症：咳嗽咳痰，喘息气短，动则加重，神疲乏力，口干自汗，头晕腰膝酸软，舌暗红，苔少，脉细数涩。

病机：肺气亏虚，气不行血，久病则瘀，肺窍失养。

方药：温肺化瘀胶囊，由生晒参、肉桂、三七、杏仁、百合等组成。

4. 痰瘀阻肺证

主症：咳嗽咳痰，喘促气短，畏寒肢冷，下肢浮肿，舌质紫暗，舌苔薄白，脉细涩或沉细。

病机：肺气亏虚，肺失治节，通调水道失司，水液不循常道凝聚为痰，肺朝百脉不利，血液运行无力停滞为瘀。

方药：芪白平肺胶囊，由黄芪、薤白、生晒参、五味子、川芎、葶苈子、地龙等组成。

（二）支气管哮喘

哮喘是一种复杂的肺系疾病，其发病机理涉及多个方面，包括气道炎症、气道高反应性、气道重塑等多个方面。在治疗上主张“病证结合，发作期与缓解期并重”，强调个体化治疗，注重整体调节与局部治疗相结合，应以祛风解表、息风解痉、祛痰平喘为大法，同时兼顾补虚、祛湿、化瘀、通络等治法，以达到标本兼治的目的。

我们认为中医药治疗哮喘应以祛风解表、息风解痉、祛痰平喘为大法，同时兼以补虚、祛湿、化瘀、通络。在用药配伍上，强调寒温结合、宣降相依，以调畅肺性，恢复肺气宣降。

团队研发的麻芍平喘汤，在治疗哮喘冷哮证方面疗效明显，不仅能有效缓解中医证候，还能明显改善患者的肺功能和血清炎症因子水平。这表明麻芍平喘汤联合西药治疗能显著提高临床有效率，进一步验证了其临床应用价值。细胞水平研究表明，麻芍平喘汤可能通过激活 PI3K/Akt/mTOR 信号通路减轻脂多糖（LPS）诱导的人气道上皮细胞 16HBE 自噬的发生，以改善炎症反应。

（三）慢性咳嗽

以咳嗽为唯一症状或主要症状、时间超过 8 周、胸部影像学检查无明显异常的情况称为慢性咳嗽。其病因尚不完全明确，西医学诊断过程繁杂，治疗上缺乏特效性，导致患者反复就医，不仅加重经济负担，影响工作生活，亦增加了药物不良反应的发生。中医学对慢性咳嗽有“久咳”“久嗽”“久咳嗽”“内伤咳嗽”等多种不同的表述。

个人认为，慢性咳嗽病因病机甚为复杂，与肺气虚损、风邪留恋、六淫未尽、痰浊瘀血交错为患有关。风邪有内、外之别，外风自外受之，内风自内生之。肺为娇脏，不耐寒热，外邪入侵，首当其冲。正如《杂病源流犀烛》云：“风邪袭人，不论何处感受，必内归于肺。”风邪袭肺，治不得法，邪易留恋久稽不去。又或肺金虚弱，金不克木，肝气有余，内风易动，同气相求，内外相引，外风可以引动内风，内风夹杂外风，终致风邪侵及肺腑，久恋不散，伏于络中，常与痰瘀交错为患。因痰邪恋肺则治咳尤需治痰，然证有虚实之殊，痰有寒热之异，求咳之寒热虚实莫贵于辨痰之色、质、量、味、形为之可靠，因咳嗽病位在肺，且肺又为贮痰之器，由器而排出之痰，常能真实反映病证之症结所在，倘能与他诊密切结合，合理取舍，则咳嗽机因在握，病无遁形，可为治疗提供了确切依据，故慢性咳嗽之诊治中尤应注重辨痰治痰。

慢性咳嗽病程较长，耗伤正气，肺病既深，气虚气滞，血运迟缓，滞塞壅遏，瘀阻肺络咳而不已，瘀血为病理产物，后也成为致病的因素。肺的宣发肃降功能失司则水湿停聚成痰，痰浊阻于脉络则血行不畅为瘀，痰浊阻滞气机易成气滞血瘀证。痰为阴邪，其性湿浊，湿性黏腻，致病难愈。病久入络，脉络瘀滞，痰瘀互结，阻塞肺络，肺失宣降而致咳。故慢性咳嗽临证常辅以活血调营、通络逐瘀之法。

如此可谓风痰瘀为慢性咳嗽久稽不愈之根源，临证时当从风、痰、瘀治之。祛风时要注重运用虫类药物，如僵蚕辛咸平，入肝肺胃经，有祛风解痉、化痰散结之用；全蝎咸辛平，其息风止痉之力较强，化痰之力也佳，有稀释痰液的作用，常用于痰稠难咳者；蜈蚣功同全蝎，唯性味辛温而异，因秉辛散走窜之性，息风止痉平喘、通络解毒散结力强；据痰之性质之不同，又当有疏风化痰、温肺化痰、清热化痰、理气化痰、燥湿化痰、宣肺化痰、润燥化痰、行气化痰等分用之。化瘀之品常可选用桃仁、郁金、地龙、水蛭等。桃仁有活血化瘀、化痰止咳之效，正如《本草纲目》所载："瘀血血闭……止咳逆上气，消心下坚硬……治血结。"地龙咸寒体滑，下行降泄，善清热平肝阳，息风止痉，性善走窜，活络通痹，入肺泄热宣通肺络。水蛭性平味咸苦，功擅破血消癥，力虽猛但不伤正气，张锡纯认为本品"破瘀血而不伤新血"，可使"瘀血默消于无形"。

案例

蔡某，男，57岁。

初诊（2024年12月8日）：主诉"咳嗽咳痰间作月余"。患者1个月前感染新型冠状病毒出现持续发热2天，自诉最高体温38.6℃，自行服用头孢类药物及布洛芬后症状缓解。之后患者咳嗽间作，见风即咳，常遇刺激性气味、情绪变化后诱发加重。刻下症：咳嗽咳痰，咽痛，痰黄量多，晨起活动后咳嗽明显，纳可，睡眠一般，舌红苔腻，脉滑数。辅助检查：胸部CT检查未见明显异常。

西医诊断：感染后咳嗽。中医诊断：慢性咳嗽，证属外寒里热、痰热郁肺。

处方：法半夏15g，茯苓15g，白术15g，麻黄5g，苦杏仁10g，浙贝母15g，紫菀20g，白前15g，陈皮10g，桔梗10g，黄芩15g，桑白皮10g，蝉蜕15g，地龙15g，紫苏叶15g，醋五味子15g，乌梅10g，炙甘草5g。14剂，水煎服200mL，每日一剂，早晚2次分服。并嘱患者禁食煎炸烧烤类食物，保持心情舒畅。

二诊（2024年12月23日）：患者诉服用上方，咳嗽基本好转，晨起活动咳嗽次数减少，时感胸闷，纳可，眠较前改善，小便调，大便质稀，每日2次，舌淡，苔薄黄，脉弦。守原方去蝉蜕，加川芎15g，薤白15g，全瓜蒌15g，14剂，煎服法如前。

后电话随访，患者诉服方后无咽喉不适，咳嗽已愈。

按：本证属外寒里热、痰热郁肺之咳嗽，患者多因外感风寒入里化热或痰湿郁久化热，形成寒热错杂、肺失宣降之证。治以麻黄、紫苏叶解表散寒，透邪外达，麻黄开腠理逐风寒，紫苏叶芳香透达表邪，两者协同增强卫阳驱寒之力。配苦杏仁宣降相合以复肺气；黄芩、桑白皮清泄肺热，黄芩善清上焦郁火，桑白皮专泻肺中伏热；浙贝母、紫菀、白前协同清化热痰，紫菀润肺化痰而不助热，白前降气消痰力专，与浙贝母清热化痰相得益彰，三药形成"清－化－降"立体治痰结构，辅以桔梗载药上行，杏仁肃降肺气，形成"提壶揭盖"式的气机升降调节机制；法半夏、茯苓、白术、陈皮构成二陈汤变方，重在健运中焦，白术健脾助运，茯苓渗湿宁神，陈皮理气宽中，形成"脾为生痰之源，肺为贮痰之器"的治本之策。蝉蜕、地龙虫类药对，既能缓解支气管痉挛，又可疏通肺络瘀滞，配合乌梅、五味子酸收，形成“散中有收”的闭环，防止久咳伤及肺阴。炙甘草调和诸药兼护脾胃。全方散收并用以防耗散，寒温兼施而调寒热，标本同治兼顾痰湿之本与热痰之标。二诊时因患者受刺激后咳嗽症状明显好转，所以原方去蝉蜕，而患者时感胸闷，在原方基础上加入川芎、薤白、全瓜蒌，取瓜蒌薤白白酒汤之意，川芎行气活血，瓜蒌化痰宽胸，薤白通阳散结，针对“气滞、血瘀、痰阻”复合病机，三者合用增强温通心脉、行气止痛之力。

（四）肺癌

肺癌临床常见的治疗手段有化疗、放疗、靶向治疗、免疫治疗等，各种治疗手段各有利弊。中医药治疗肺癌的研究正在进一步深入。肺癌临床多见以气阴两虚为本，痰瘀毒为标的病机特点。根据韩明向老师的诊疗经验，通过证候学分析及临床思考，自己研发了芪玉三龙方用以治疗肺癌，组方体现了中医药治疗肺癌扶正祛邪的优势，方由黄芪、龙葵、天龙、地龙、泽漆、白花蛇舌草、莪术、薏苡仁、玉竹、川贝母等组成，具有益气养阴、化痰祛瘀、解毒消积之功。通过临床观察显示芪玉三龙汤对中晚期非小细胞肺癌（NSCLC）临床证候学稳定有一定治疗作用，对患者的生存质量具有较好的改善作用。

案例

吕某，男，65岁。

初诊（2025年1月14日）：2023年在外院行肺癌手术，术后进行化疗，化疗后患者出现进行性消瘦、纳差、畏寒、乏力等不适，转而寻求中医治疗。现症：患者时有干咳有血丝，胸胁时痛，伴面色萎黄，畏寒，反应迟钝，头发脱落，头发稀且细少，近乎光秃，形体消瘦，全身乏力，纳差，大便几日一次，量少，质软，伴排便不畅，眠可，舌质淡胖，苔白腻，苔中部黄，脉细乏力。

西医诊断：肺癌术后。中医诊断：虚劳，证属脾肾两虚、痰瘀热毒内蕴。

处方：知母15g，黄柏15g，山茱萸10g，山药15g，茯苓15g，泽泻15g，牡丹皮15g，莪术10g，黄芪30g，薏苡仁20g，玄参15g，生牡蛎20g，夏枯草15g，浙贝母15g，龙葵10g，地龙10g，全蝎3g，黄芩15g，栀子10g，北沙参20g。14剂，水煎服200mL，每日1剂，早晚2次分服。

二诊（2025年2月25日）：因春节期间前方仅服用2次，之后患者再次就诊。患者咳嗽症状较前好转，纳差较前好转，精神好转，面色萎黄较前改善，胃纳大增，乏力症状较前明显改善，大便每日1次，舌质淡红，苔薄白腻，舌苔中部发黄，脉弦细较前有力。守原方去栀子，加百部15g，14剂，煎服法如前。

按：本方针对肺癌晚期患者化疗后气阴两虚为本、痰瘀毒结为标、兼夹湿热内蕴的核心病机，以滋阴益气固本、清热化痰散结、活血通络解毒为治则。方中重用知母、黄柏配山茱萸、山药以滋肾阴清虚火，以北沙参润肺生津，构建扶正基础；以牡蛎、夏枯草、浙贝母软坚消癥，龙葵、玄参解毒抗癌，莪术、地龙、全蝎破瘀通络攻邪；辅以茯苓、泽泻健脾利湿，牡丹皮凉血和营，形成攻补兼施、多点干预的治疗体系。全方既继承知柏地黄丸滋阴降火之法，又结合现代肿瘤痰瘀毒互结病机特点，通过滋阴药与散结药、虫类药与植物药的协同配伍，兼顾扶正培本与抗癌消癥双重目标，同时注重茯苓、薏苡仁等健脾化湿药物的运用以护胃气。北沙参滋肺阴、山药补胃阴、知柏清润肾阴，实现"三阴同调"滋阴法；牡蛎消痰核、莪术破血积、龙葵解癌毒协同达到"消补并行"祛邪；山药静补中焦和地龙动通经络的气机升降调节，实现了"动静结合"的调气法则。复诊时诸症均减，所以守原方去栀子之清三焦郁热之力，加百部巩固其润肺止咳化痰之功。全方贯穿"肿瘤微环境调节"思想，通过改善机体正气抑制癌毒生长，彰显中医"整体抗癌观"的独特智慧。

三、科研探索

本人带领团队依托韩明向全国名中医工作室、国医大师工作室，以及院内外优质资源，主动挖掘中医药古籍文献，汇聚名老中医学术思想，传承名老中医诊疗经验，围绕肺气虚证、肺失治节理论，开展治节重建方法应用研究，应用生物信息及其他现代技术方法，围绕有效方药的作用机制等开展了多个深入细致的系列研究工作。

（一）理论研究

1. 肺气虚证的本质研究

肺气虚最早出自《素问·方盛衰论》，是肺系疾病最基本、最重要的证候之一，乃肺脏功能活动减弱或障碍所表现的虚弱证候，可累及心、脾、肾、肠道等脏腑，进而逐渐演变成全身性病变，肺系疾病发生发展过程中始终存在肺气虚的病机，多为渐进性、持续性的，进而累及到多系统中，并导致水湿、痰饮、瘀血等病理产物的形成。经过长期的临床观察研究与思考，根据肺气虚程度和对相关脏腑的影响，我们观察归纳了其临床表现，并在导师韩明向教授的指导下，于 1993 年提出了肺气虚证分级分度理论，如一级（轻度肺气虚），是指肺的卫外功能或部分主气功能减退，病位主要在肺，表现为反复外感或久咳痰白，伴有神疲乏力、少气懒言、恶风或自汗，舌胖或有齿痕，脉虚无力；二级（中度肺气虚），是指发展至主气功能障碍，病位主要在肺、脾，表现为轻度肺气虚的症状发生频率、持续时间及程度均加重，并表现有气短喘促，动则尤甚；三级（重度肺气虚）是指肺的卫外、主气及治节功能的全面失常，病位主要在肺、脾、心、肾，表现为在中度肺气虚症状加重的基础上出现心悸、唇青、舌紫、颈部青筋暴露、尿少、浮肿等；四级（极重度肺气虚）是指多脏受损，诸症峰起，兼及肝、脑、胃肠等，表现为在重度肺气虚的基础上出现意识淡漠、谵语烦躁和胃肠功能显著异常的表现。4 个层次渐进性发展，严重者多出现肺系功能的全面减退和紊乱。四级分度之间既有病机病证上的不同，又有发生、发展、演变的相互联系，比较符合临床实际情况，揭示了肺气虚证的本质，丰富了中医证候学内容，有利于我们把握肺气虚证的变化而指导临床治疗。

2. 开展肺气虚证患者肺功能变化系列临床研究，提出“浊气论”

通过系列临床研究，发现肺气虚证患者肺功能参数肺活量（VC）、FVC、FEV_1、FEV_1/FVC、呼气峰流量（PEF）及最大自主通气量（MVV）均有不同程度的降低，说明肺气虚证患者存在不同程度的肺功能损害，并存在通气功能障碍。且肺气虚证患者的肺功能分级与症状分级具有一致性，这提示肺功能分级方法作为肺气虚证患者诊断参考指标是可行的。肺气虚证患者的肺部高分辨 CT 表现为肺纹理增多、增粗或紊乱和肺气肿，以及肺大疱等，严重的合并痰瘀互结时高分辨 CT 可出现网线影、条索影、结节、肿块等。基因组学研究发现肺气虚证患者多呈现不同程度的免疫失调状态，表现为其 T 细胞免疫功能低下，肺气虚证患者免疫功能由早期的活跃状态逐步发展到不同程度的免疫抑制状态。我们运用代谢组学发现胆酸、甲羟戊酸、羊毛固醇、钝叶醇等 13 种代谢物为肺气虚证可能存在的生物标志物，进一步动态检测肺气虚证的血浆代谢图谱变化后，我们认为软脂酸、辛酰甘氨酸、二十碳烯酸等 15 种物质可能为肺气虚证密切相关的生物标记物。

众所周知，慢阻肺气流受限可导致肺过度充气，肺功能检查表现为肺总量、功能残气量和残气容积增高，肺活量减低。而肺总量、功能残气量增高即肺中浊气积聚不散、壅滞于肺所致，肺活量减低乃为肺之清气亏损表现。肺主气司呼吸，通过宣发肃降实现气体交换。慢阻肺久病不愈会导致肺功能失常，气机受阻，清气难升，浊气不降，滞于胸中。浊气既是慢阻肺的发病因素，也是病理因素。浊气长期壅滞于肺内的浊气会导致肺络失养、肿胀，形成肺气肿和肺大疱。慢阻肺的肺气虚包括肺之精气不足、虚不致用和浊气太过、滞不可用两个方面，临床诊治时不可只补气，尚需针对浊气壅滞予以炙麻黄、升麻、桔梗、杏仁等宣肺化浊之品。

3.“肺朝百脉、主治节”的认识

肺朝百脉是由肺主气的功能决定和完成的，人体十二经脉、三百六十五络之气血无一不会聚于肺，肺将吸入之清气和水谷精微之气按清浊各司其属的情况布散于各个经脉，然后在气的推动下布散至全身各个组织器官。因而肺朝百脉实质上是对肺调节脉道、运行气血等作用的深刻概括。

肺主治节的核心是对气、血、水生化运行的治节。肺是气体交换的场所，通过肺气的宣发与肃降作用，不断吸进清气，排出浊气，吐故纳新，实现机体与外界环境之间的气体交换，以维持人体的生命活动。同时气机升降出入的协调平衡是保证生命活动正常进行的一个重要环节。

肺有节律的呼吸，对全身之气的升降出入运动起着重要的调节作用。肺治节血主要是参与血液的生成和调节血液的运行过程，营气和津液是化生血液的主要物质基础，也是血液的主要构成成分。故而我认为，肺治节水是指肺气的宣发肃降作用推动和调节全身水液的输布和排泄。通过肺气的宣发作用，将脾气转输至肺的水液和水谷之精中的较轻清部分，向上向外布散达全身以濡润皮毛肌腠；通过肺气的肃降作用，将脾气转输至肺的水液和水谷精微中的较稠厚部分，向内向下输送以濡润到其他脏腑，并将脏腑代谢所产生的浊液下输至肾成为尿液生成之源。根据这种认识我们研发了芪白平肺胶囊以调整肺的治节功能。

4.“肺主悲忧”理论

悲是指精神烦恼悲哀失望而产生的痛苦情绪，其表现如秋扫落叶之凄凉，故属金而主于肺。忧是指由于担心某种事情的未知结果，且不愿负面结果的发生，而形成的一种焦虑、沉郁情绪状态，忧则气机趋于收敛，故属金而配属肺。悲忧皆为人体正常的情绪变化或情感反映，由肺精、肺气所化生，是肺精、肺气生理功能的表现形式。过度悲哀或过度忧伤，则属不良的情志变化，对人体的影响主要是损伤肺精、肺气，或导致肺气的宣降运动失调。忧为肺志，悲亦类同。

《素问·举痛论》有“悲则气消”“悲则心系急，肺布叶举，而上焦不通，荣卫不散，热气在中，故气消矣”之言。《灵枢·本神》云：“愁忧者，气闭塞而不行。”悲伤过度，使人肺气耗散，可出现呼吸气短等肺气不足的现象。反之，肺精气虚衰或肺气宣降失调时，机体对外来非良性刺激的耐受能力下降，易产生悲忧的情绪变化。过度的悲哀，可使肺气耗伤，意志消沉，心神沮丧，表现为精神不振、气短胸闷、心境凄凉、垂头丧气、叹息不止、无力懒言、愁眉不展、面色惨淡、悲伤欲泣等，或少气不足以息、肢体麻木、肌肉筋脉疼痛等。

《医学刍言》述：“内伤七情：惊喜皆伤心，心跳不寐；悲忧皆伤肺，咳嗽汗多。”悲忧可导致肺气耗伤，肺气不利，出现胸膈满闷。肺气亏耗严重，肺失其主呼吸之功能，则出现胸闷气短，呼吸困难，言语不清的症状；肺气虚通调水道功能失职，津液输布障碍，则会停聚为痰为饮，最终出现痰多的症状。自己认为，肺主气司呼吸，精神、思虑等活动以气为物质基础，肺气充足，则气血充沛，精神活动正常。若肺气虚弱，生化不足，则神失所养，机体对外界不良刺激的耐受性下降，则会出现一系列精神神经异常的症状。“诸气膹郁，皆属于肺”。肺气虚患者容易出现悲忧之症，反之，忧愁和悲伤能使肺气不断地消耗和郁结。《素问·上古天真论》说：“恬淡虚无，真气从之，精神内守，病安从来。”故养生调摄注重肺气，悲忧之患重视从肺论治。

5. 整理与挖掘新安医学关于肺系疾病文献，研制出新安固本培元系列方

新安医学，源自古徽州一府六邑，名医璀璨，医著宏丰，是中医学宝库的重要组成部分。其特色理论如固本培元、燥湿为纲、养阴清肺等，对肺系疾病治疗具有深远影响。新安固本培元派秉持“培补脾肾、顾护元气”之理念，通过强化人体后天之本，实现扶正祛邪、愈疾强身之目的，治疗上高度契合了慢阻肺的发病机理。基于新安医学文献，我们团队进行了系统地整理与研究，力求从这一传统医学宝库中提炼精髓，为慢阻肺的防治提供新途径与新方法。

团队系统整理了《临证指南医案》《石山医案》《孙文垣医案》等21部新安医学临证经典著作，筛选并纳入了361则肺胀医案。通过频数分析、拓扑分析、Louvain聚类算法、因子分析等数学模型，结合“症状–证候–药物”3个维度，总结出了核心证候及新安医家的用药特色与规律，最终提炼出新安医家常用的核心药物为茯苓、苦杏仁、人参、薏苡仁、五味子、半夏、白术等35味，并凝练出针对肺气虚证、脾气虚证、肾气虚证的核心处方。这一发现不

仅揭示了以肺、脾、肾作为肺系疾病主要病位进行论治的重要性，还明确了水湿、痰饮、瘀血等病理要素在疾病演变中的影响作用。

结果表明新安医家在治疗肺胀时，尤为注重肺、脾、肾三脏功能的协同调节，深受“固本培元”思想的影响，善于运用茯苓、薏苡仁、人参、白术等，巧妙搭配祛痰、止咳、平喘、补肺、健脾、益肾、滋阴等治法，旨在实现标本兼治的目标。基于新安固本培元理论及临床实践，我们研制出以参芪双补为核心的新安固本培元系列方，分别为针对慢阻肺稳定期的肺气虚证、肺脾气虚证、肺肾气虚证的组方，在治疗中发挥了治疗作用。

（二）临床研究

1. 芪白平肺胶囊对于慢阻肺痰瘀阻肺证具有显著的临床疗效

通过长期的临床与实验研究，我们认为气虚、痰凝、血瘀是慢阻肺发生发展的主要病理机制，患病日久迁延不愈，耗伤肺气，肺气亏虚，肺失治节，水液不循常道凝聚为痰，血液运行无力停滞为瘀，痰瘀互生互结于肺。我们团队基于“治节重建”理念，以益气化痰散瘀为治法，创制了芪白平肺胶囊（由黄芪、生晒参、川芎、薤白、葶苈子、五味子、地龙组成），该方具有益气温阳、化痰散瘀之效，主要用于慢阻肺痰瘀阻肺证的治疗。

研究显示，芪白平肺胶囊能改善慢阻肺患者症状，减少急性加重次数，提高患者的生活质量，对慢阻肺患者的治疗可获得较好的疗效。同时研究发现芪白平肺胶囊可有效治疗慢阻肺所致的肺动脉高压，提高慢阻肺患者氧分压，对机体的缺氧状态有一定改善作用，且能降低全血黏度和还原黏度，改善血液流变学，降低肺血管阻力。

2. 化痰降气胶囊是慢阻肺有效的治标药物

团队基于国医大师韩明向教授临床经验方，依据肺喜温恶寒理论，研制出了化痰降气胶囊，该方由芥子、紫苏子、白前、金沸草等中药组成，具有化痰止咳、降逆平喘的功效，适用于慢阻肺急性加重期和稳定期的治疗。

临床研究显示，慢阻肺急性加重期患者予以化痰降气胶囊治疗后，临床症状改善明显，肺活量、第一秒用力呼气容积及其占预计值的百分比、最大呼气峰流量等指标均有改善，这提示化痰降气胶囊对改善慢阻肺肺功能下降具有一定作用。

3. 六味补气胶囊对稳定期慢阻肺的疗效突出

针对慢阻肺稳定期肺肾气虚的关键病机，我带领团队研制出了具有“补脾益肾、温肺化痰”功效的六味补气胶囊（由炙黄芪、人参、玉竹、陈皮、益智仁、肉桂组成），适用于慢阻肺稳定期肺肾气虚患者。

目前正对该药物进行深层次研究，并适时进行新药转化工作。临床研究显示六味补气胶囊可延缓慢阻肺患者肺功能下降情况，减轻症状，减少急性发作次数，提高生活质量。

4. 开展新安固本培元方辨证治疗在慢阻肺稳定期的临床观察

为了评价新安固本培元方辨证治疗在慢阻肺稳定期的效用与安全性，团队实施了一项多中心、随机、平行对照研究，观察了新安固本培元方辨证治疗的 9 个中心 270 例慢阻肺稳定期患者（肺气虚证、肺脾气虚证、肺肾气虚证），疗程 6 个月，随访 12 个月。研究结果显示，新安固本培元系列方能有效降低患者急性加重的风险，降低改良版英国医学研究委员会呼吸困难问卷（mMRC）评分、改善呼吸困难症状，提高 6 分钟步行距离，提升患者的运动耐量，并减少中医证候积分与慢性阻塞性肺疾病评估测试量表（CAT）评分，提升患者的生活质量。

慢阻肺急性加重是慢阻肺病程中的重要事件，严重影响患者的肺功能与生活质量。团队利用代谢组学技术，探讨了频繁加重预测指标及新安固本培元方辨治降低加重风险的潜在机制。研究揭示，慢阻肺频繁急性加重与鞘脂代谢失衡及柠檬酸循环异常存在密切联系，并识别了包括精氨酸、D– 果糖 1, 6– 二磷酸、羧基丁酸等在内的潜在生物标志物。新安固本培元方可能通过调节肌苷、苏氨酸、精氨酸、1– 磷酸鞘氨醇等代谢物的表达水平，降低急性加重风险。整体来看，通过辨证治疗后，各证候患者的代谢物表达模式发生了显著变化，向健康状态回归。新安固本培元方在调节能量代谢（柠檬酸循环为主）与氨基酸代谢途径的紊乱方面发挥了关键作用，这为其在慢阻肺稳定期治疗中的有效性提供了重要的机制支持。

此外，Luminex 检测结果也表明，新安固本培元方能显著改善血清免疫炎症因子（如 IL–1β、IL–8）的表达水平。通过数学建模分析，确定了感受 – 代谢小分子 – 炎症网络中的核心靶点，如噻唑烷 –4– 羧酸、己酸、α – 酮戊二酸、IL–13、戊酸、γ – 谷氨酰胺等，新安固本培元方可能通过这些靶点，实现对慢阻肺患者的全面调节与治疗，为慢阻肺的临床治疗策略增添了新的科学依据与实践指导。

（三）基础研究

1. 开展了慢阻肺病症结合动物模型的研究

（1）构建慢阻肺痰瘀阻肺证大鼠模型　我们创新性地运用病证结合造模策略，成功构建了慢阻肺痰瘀阻肺证大鼠模型。造模过程包括：每日使大鼠进行强迫游泳以耗伤肺气，随后置于熏烟箱中接受烟熏，最后将其放入常压低氧装置内模拟缺氧环境。经过连续 4 周的造模（每周 6 天，第 7 天休息），大鼠呈现出慢阻肺痰瘀阻肺证的病理特征。影像学研究显示，模型大鼠的肺气肿表现包括膈肌下降、肋间隙增宽、肋膈角变钝、肺野透亮度增加及膈顶活动度减小等。此外，通过给予化痰降气胶囊治疗后，治疗组大鼠的影像学表现有所改善，尤其对横膈前肋这一指标敏感。本研究的成功为慢阻肺痰瘀阻肺证的深入研究提供了可靠的动物模型基础。

（2）开展慢阻肺肺气虚证系列动物模型的构建与验证研究　我们首次采用气管内滴入脂多糖联合烟熏和力竭游泳的方法成功建立肺气虚证大鼠模型，为后续的深入研究奠定基础。同时在国内较早地把小动物肺功能仪引入肺气虚证的研究工作中。并率先对肺气虚证模型大鼠进行了影像学研究。开展了系列的肺气虚证模型大鼠的体液指标分析研究，并运用基因组学、代谢组学、蛋白组学对肺气虚证本质进行了分析。

我们成功建立了慢性阻塞性肺疾病（COPD）肺脾气虚病证结合的动物模型，通过烟熏、脂多糖气管滴注联合番泻叶浸液灌胃的方法，系统地评估了模型大鼠在宏观指标（如体质量、摄食量、粪便含水量、行为学表现）及微观指标（肺功能、肺组织病理、胃肠功能、免疫炎症水平）等多维度方面的变化。结果显示，该模型能够有效模拟 COPD 肺脾气虚证的病理特征，其中番泻叶中剂量组（10 g/kg）在综合表现上最为理想，为后续进行相关研究提供了可靠的动物模型基础。

通过烟熏、脂多糖气管滴注、力竭游泳及背部皮下注射氢化可的松琥珀酸钠的复合方法，我们探索建立 COPD 肺肾气虚证病证结合的大鼠模型。该模型不仅模拟了 COPD 的典型病理特征，如气道慢性炎症、肺功能降低等，还呈现出与临床肺肾气虚证相似的生物表征改变，如下丘脑 – 垂体 – 靶腺轴（HPTOA）的病理损害及系列功能紊乱。通过宏观指标（体重、摄食量、行为学表现等）和微观指标（肺功能、肺组织病理、免疫功能、血浆炎性因子水平等）上的多维度变化，系统验证评估了模型构建的可靠性。结果显示，该模型在综合表现上能够准确地反映 COPD 肺肾气虚证的病理特征，为后续深入研究该证型的病理机制及中药治疗的药理作用提供了可靠的动物模型基础。

（3）基于单细胞测序系统揭示慢阻肺不同证候模型分子生物学差异　基于单细胞测序技术系统揭示了慢阻肺肺气虚、肺脾气虚和肺肾气虚病证结合模型在细胞类型、基因表达及分子通路等层面的异质性。系统分析结果显示，慢阻肺模型组中 B 细胞、单核细胞及巨噬细胞占比较多，且各组中特定细胞类型及其相关通路存在显著差异。肺气虚组显著富集于Ⅱ型干扰素信号传导及氧化应激反应等通路；肺脾气虚组主要富集于 IL–17 信号通路；而肺肾气虚组则显著富集于 AGE–RAGE 信号通路、TNF 信号通路及 MAPK 信号通路等。这些发现为明确中医辨证分型的科学内涵提供了分子生物学依据，为精准治疗策略的开发奠定了基础。

2. 深入探讨芪白平肺胶囊干预 COPD 肺血管重构的调控机制

基于肺的“治节重建”，我们瞄准慢阻肺渐进肺动脉高压的关键阶段——肺气虚证分期分度的第三期（重度，治节失常），创制益气化痰祛瘀方——芪白平肺胶囊，全方由黄芪、生晒参、川芎、薤白、葶苈子、五味子、地龙组方而成，重在补益肺、脾、肾之气以治本，化痰祛瘀以治标实，以改善 COPD 肺功能，缓解肺血管重构，疗效确切。为了聚焦 COPD 进展的关键病理环节——肺血管重构，我们利用 mRNA 高通量测序技术结合 Western blot、RT–qPCR、细胞免疫荧光等现代分子生物学技术，深入探讨了芪白平肺胶囊干预 COPD 肺血管重构的调控机制。

（1）芪白平肺胶囊能有效改善肺动脉平滑肌增殖 / 凋亡失衡　芪白平肺胶囊可下调肺动脉平滑肌细胞的（Ca^{2+}）浓度及下游钙调磷酸酶（CaN）和活化 T 细胞核因子（NFATc3）的转录和蛋白表达水平，抑制肺动脉平滑肌细胞增殖；并可通过下调 B 淋巴细胞瘤 –2 基因（Bcl–2）蛋白表达，上调 Bax 蛋白表达，激活半胱天冬酶 –9（Caspas–9）和半胱天冬酶 –3（Caspase–3）等信号级联反应，诱导肺动脉平滑肌细胞（PASMCs）的凋亡；从 Ca^{2+}/Calcineurin/NFATc3 通路和 Bcl–2 /Bax/Caspase /Caspase–3 级联途径揭示了芪白平肺胶囊对 PASMCs 增殖 / 凋亡水平的重要调控作用，同时，我们从肺血管舒缩的调控视角创新性地提出了芪白平肺胶囊作为一种 ATP 敏感钾离子通道（K_{ATP}）通道开放剂，从 NO/cGMP/KATP 途径实现了肺的“治节重建”，为临床慢性病防治提供了重要的理论参考。

（2）芪白平肺胶囊通过肺–肠轴发挥炎症免疫调节作用　芪白平肺胶囊能显著调节慢阻肺大鼠肠道和肺内微生物区系的组成，改善群落结构，抑制肺内支原体（Mycoplasma）相对丰度，抑制肠道中粪球菌–2（$Coprococcus_2$）、普雷沃氏菌属（Prevotella）9和布劳特氏菌（Blautia）的相对丰度，增加肠道 Prevotellaceae UCG 003 和肺中理研菌科 RC9 肠道群（Rikenellaceae RC9 gut group）的相对丰度，调控 Th17/Treg 免疫稳态，并通过沉默信息调节因子 1/ 神经元核抗原（SRIT1/Fox3）通路改善慢阻肺大鼠肺功能，证明了芪白平肺胶囊通过调控免疫平衡和肠–肺轴微生物群，改善慢阻肺炎症免疫的有效性和潜在的应用价值。

3. 开展了新安固本培元方干预的机制探索

（1）明确新安固本培元方治疗慢阻肺稳定期的血清代谢物的变化　通过广泛靶向代谢组学方法我们测定了肺气虚证组、肺脾气虚证组、肺肾气虚证组治疗前后及对照组受试者血清代谢物的表达。通过生物信息学手段，我们揭示了慢阻肺稳定期肺气虚证的潜在生物标志物为二酰基甘油（DG）（16:0/20:5）、烟酰胺；肺脾气虚证为鞘磷脂（SM）38:0;2、磷脂酰肌醇（PI）（14:0/18:2）、甜菜碱醛；肺肾气虚证为 SM 38:1;2。慢阻肺稳定期三证以能量代谢、氨基酸代谢、脂质代谢、胆汁酸代谢的紊乱和氧化应激或抗氧化能力下降为主要共有病机。新安固本培元方辨证治疗慢阻肺稳定期的共同机制可能是对以柠檬酸循环、乙醛酸和二羧酸代谢为主的能量代谢和氨基酸代谢途径等代谢紊乱的调节，揭示了患者感受改善与代谢调控的生物学实质。

基于临床试验主要疗效指标，我们采用广泛靶向代谢组学方法揭示了慢阻肺频繁急性加重（COPD–FE）表型的潜在分子机制和新安固本培元方改善频繁急性加重的潜在机制。结果表明，COPD–FE 表型的潜在生物标志物为 D–果糖 1,6–二磷酸、精氨酸、羧基丁酸、DG（16:0/20:5）、DG（16:0/20:4）和肉碱 –C18:2。与急性加重风险密切相关的代谢过程包括鞘脂代谢紊乱和以柠檬酸循环为主的能量代谢异常。新安固本培元方辨证治疗改善慢阻肺急性加重风险的潜在生物学实质可能与调控肌苷、苏氨酸、精氨酸、1–磷酸鞘氨醇、肉桂酸、2–羟基 –3–甲基丁酸和羧基丁酸表达有关。

（2）解析新安固本培元方的潜在机制　团队开展了体内外实验剖析新安固本培元方在治疗慢阻肺中的潜在机理。

参芪温肺汤通过抑制活性氧 /NLRP3 炎症小体（ROS/NLRP3）途径来降低 NLRP3 炎症小体的活化，减少 GSDMD 介导的细胞焦亡，从而减轻肺组织损伤；同时可调节肠道菌群失衡，特别是增加有益菌如副拟杆菌属的相对丰度，并通过肺–肠轴作用于肺部，下调关键靶基因 ReLA 和组蛋白去乙酰化酶 1（HDAC1）的表达，减少中性粒细胞胞外陷阱（NETs）的产生，以进一步缓解肺部炎症。

参芪补中方主要通过激活 AMP 激活的蛋白激酶 / 沉默信息调节因子 1/ 过氧化物酶体增殖物激活受体 γ 共激活因子 1α（AMPK/SIRT1/PGC–1α）信号通路，调节肺脾气虚型慢阻肺大鼠的线粒体生物发生过程，改善线粒体功能障碍；同时激活核因子 E2 相关因子 2/ 溶质载体家族 7 成员 11/ 谷胱甘肽过氧化物酶（Nrf2/SLC7A11/GPX4）信号通路，提高抗氧化物酶超氧化物歧化酶（SOD）、谷胱甘肽过氧化物酶（GSH-Px）活性，降低脂质过氧化代谢产物丙二醛（MDA）水平，改善铁死亡现象，并显著降低炎症因子 IL-1β、IL-6、TNF-α 的表达，进而减轻慢阻肺大鼠的炎症反应。

参芪调肾方能够有效调控巨噬细胞的极化状态，从而改善气道炎症。在体内研究中，通过建立慢阻肺肺肾气虚证大鼠模型，发现参芪调肾方能够显著降低大鼠肺泡巨噬细胞（AMs）中 M1 型巨噬细胞标志物 [如 CD80、CD86、诱导型一氧化氮合酶（iNOS）] 的表达，同时提升 M2 型巨噬细胞标志物 [如 CD163、CD206、精氨酸酶 -1（Arg-1）] 的表达。这种 M1/M2 极化状态的调节，有助于减轻气道炎症，缓解慢阻肺的病理进程。通过促进 M2 型巨噬细胞的极化，有助于抑制过度的炎症反应，维护肺部微环境的稳态，这对于慢阻肺的治疗具有重要意义。

四、结语

医路漫漫，求索不止。选择中医学是一个充满挑战的决定，中医书籍晦涩难懂，且常涉及天文、地理等多学科知识，在从医的这条道路上，需要时刻学习，不断丰富自己的知识储备、精湛自己的医学技术，只有坚定目标，不忘初心，方得始终。在遇到困难和考验的时候，只有不放弃、不妥协，顽强拼搏，坚持到最后终会迎来一个好的结果。最后，身为一名中医人，当我看到中医药得到政府越来越多的重视和支持，能够解决越来越多的临床问题，收获广大老百姓越来越多的认可时，深感一切的付出都是非常值得的。

（李泽庚）

吴登山

主任医师，曾任医院业务副院长

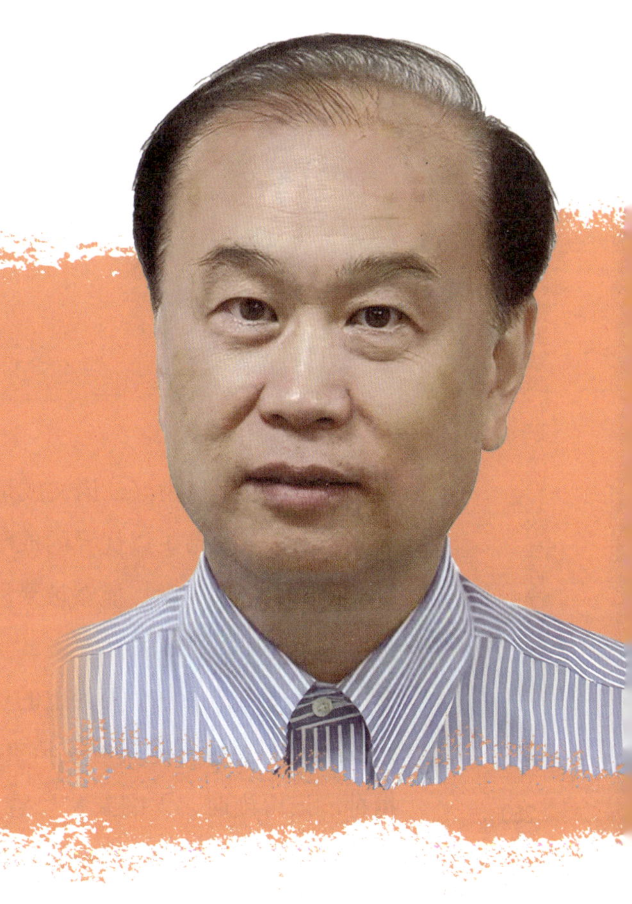

中央保健委员会会诊专家，中央军委保健会诊专家，北京市优秀名中医，第六批北京市级中医药专家学术经验继承工作指导老师，北京市中医药科技评审专家。曾任中国人民解放军第九届医学科学技术委员会中医药学会内科专业委员会常务委员，原总参谋部科技评审专家、职称评审专家，全军中医药学会常务理事，原总参谋部科技委员会委员、中医药学会主任委员、老年学会主任委员。曾任军队后勤科技装备评价专家库第一层级技术专家，军队文职人员招聘考试卫生专业科目大纲评审专家，中华中医药学会老年病分会副主任委员，中华中医药学会呼吸病分会副主任委员，世界中医药学会联合会肺系病专业委员会副主任委员，国家卫生健康委宣教中心聘任专家。

1981 年就读于北京中医药大学中医专业，以优异成绩毕业，获中医内科学硕士学位。1990 年参加了国家人事部、卫生部、国家中医药管理局联合举办的首批全国 500 名老中医师承制学习，经考核评审成为高辉远教授的学术继承人。同时，师从国医大师薛伯寿教授。

2013 年荣获优秀专业技术人才二类岗位津贴，2016 年被中央保健委员会评为中央保健工作先进个人，并荣立三等功 1 次，嘉奖 8 次。获原总后勤部中医大比武组织奖及医院组优胜奖，获医院科技金星奖励。发表论文 35 篇，科研成果 6 项，出版著作 8 部，获专利 2 项。目前承担科研课题 3 项。

医为至精至微之事（博采众长，慎断为佳）

一、从医之路

（一）初学入门

因为自己记忆力好，语文成绩好，老师推荐我报考中医类学院，1981 年 9 月我从山东掖县（今山东莱州市）以优异的成绩考入了现北京中医药大学，当时北京中医药大学是唯一一所部属重点中医大学，能够被录取倍感荣幸，自己也决心珍惜这一入学机会，努力成为治病救人、救死扶伤的好医生。

刚入校门，来自全国各地的优秀学子聚集一堂，大家都如饥似渴的刻苦学习，要想取得好成绩就必须付出比其他同学更多的努力和时间，且要具有更一丝不苟、心无旁骛的钻研精神。记得当时，天刚蒙蒙亮就起来大家就到花园背书，即使排队买饭，高年级学哥学姐也在背卡片上的东西。我也像他们一样，不浪费排队买饭的时间。虽然不懂中医的“阴阳五行”“辨证论治”“整体观念”，但老师们一直强调先把书背下来，以后在临床中慢慢体会能用得上，连基础理论都不能背诵记牢，怎么谈得上临床灵活、准确运用。自己觉得老师肯定有经验，只要听老师的就没错。记得当时背诵《伤寒论》的 113 首，老师划重点 50 首处方，自己觉得当时会背，以后容易忘记，所以应该把 113 首全背下来，即使忘了一半，也还能保留一半。因为年轻，没有负担，没有杂念，自己认为多背书肯定对以后的工作有用，就是抱着这个理念多背书，现在看起来的确有益处。

唐代韩愈《师说》中讲“古之学者必有师，师者，所以传道受业解惑也”。当时的任应秋教授给我们讲《各家学说》，程士德、王洪图教授讲解《黄帝内经》，刘渡舟教授的《伤寒论》，赵绍琴教授讲《温病条辨》，苏宝刚教授讲《金匮要略》，高学敏教授主讲《中药学》，王绵之教授主讲《方剂学》，刘燕池教授讲《中医基础理论》，孔光一教授讲《诊断学》。临床实习，中医的带教老师有祝谌予、王永炎、田德禄、钱英、张炳厚等老师，从这些大师身上我学到了严谨的治学经验和崇高的医德风范，也使我认识了中医理论的博大精深和中医医籍典藏的浩瀚无穷，更坚定了学好中医之不易，非下苦功、非精研博学，不可能成为名医大家。

（二）恩师教诲

我是1987年从北京中医学院毕业，被高辉远教授选中特招入伍到解放军第305医院工作，有幸师承著名老中医保健专家高辉远教授学习。高老要求我熟读《黄帝内经》《金匮要略》《伤寒论》《温病条辨》《本草纲目》《医方集解》《四圣心源》《杂病源流犀烛》《蒲辅周医案》《蒲辅周医疗经验集》等书。高老还定期给我和研究生、进修生、师承制学生讲课，平时学习中遇到的问题我们也随时请教高老。为了让我全面发展，我除了跟随高老门诊抄方，还随高老查房、保健会诊。在中医的病房会诊中，高老会随时提问我们这些学生，比如有一次看了3个脑血栓后遗症的患者，高老问我们脑血栓后遗症中医有几种辨证分型，都是用什么处方加减应用，我的回答是其中肢体不利的用补阳还五汤，语言不利用地黄饮子，口角㖞斜用牵正散加减，高老对我回答比较满意。30多年过去了，我仍然记忆犹新。至今我还保留着高老的查房记录，对我的临床治病很有帮助。为了让我全面掌握中医药知识，高老让我到中药房跟随田景凯老药师学习中药知识，从加工、炮制、煎煮，到做丸、散、膏、丹，对药物的来源、颜色、质地、轻重、味道亲口尝，亲手摸，亲自称，这使我比其他医生掌握了更多的中药知识，开阔了视野，对于临床用药有了更深刻的认识，更精准的把握，更全面的掌控，对中药也有了更好地理解，用药更娴熟。

对于触动最大的一次就医经过，更加激发了我必须认真、刻苦、争分夺秒向高老学习的斗志。1988年7月31日，因为第二天八一建军节放假，高老已下班回家，一个10多岁的小男孩，满嘴长疮，不能吃东西，身上也有好多脓疱，那时自己见的患者少，一看见这种情况，感到束手无策，看起来很严重。当时已经傍晚，高老有点疲倦，看了患者的症状，根据舌苔、脉象并开了处方，患者回去取药，按时服药治疗，一周后要求患者复诊。当时我觉得患者口唇及全身长疮，应该是一种热毒，毒热或者毒火，而高老用了生黄芪，自己心里当时还犯嘀咕。但患者一周后全身疮疡全部消退，患者非常感激，我当时很不理解，就请教高老，高老解释说，此患者为白细胞低下症，不能光看表面现象，要抓主症，看到疾病的本质，这个患者应该是正气不足，毒热内蕴，发表于外，扶正于内，治疗原则应该是托疮生肌，祛邪达表，而不是一味进行清热解毒。正如患者家属所说的以前发作时前后需要吃40剂中药，症状才会消失，这次高老诊脉开方，7剂药就解除症状，真的神奇。从此以后我严格按照高老的指导和安排，深究中医的理论之源，细研中医临床之奥。按照高老临诊处方的思路，望、问、闻、切，四诊合参，辨证论治、整体观念，按照高老的临床思维方式，相信自己会成为一名卓有临床疗效的好医生。

（三）扶贫帮贫

救死扶伤，送医送药给老百姓，为广大人民群众看好病，解除病痛是我们每个医务工作者的本分。孙思邈的《大医精诚》认为："凡大医治病，必当安神定志，无欲无求，先发大慈恻隐之心，誓愿普救含灵之苦。若有疾厄来求救者，不得问其贵贱贫富，长幼妍媸、怨亲善友、华夷愚智，善同一等，皆如至亲之想。”我经常参加下部队、下基层活动，为官兵讲课，为战士诊脉开方，为战士按摩，真正把传统中医用到基层战士身上，让战士享受到最好的中医知识、中医治疗，为部队官兵的健康贡献出自己全部的力量，也受到部队官兵的广泛好评。在援疆、援陕的过程中，我总是身先士卒，为广大人民群众、老百姓、各族同胞问诊开方，让基层老百姓，享受最好的中医治疗。记得有一次，在新疆伊犁的特克斯县一个乡镇卫生院，下午2点钟，自己看完门诊正在吃东西，结果来了七八位哈萨克族老人，我二话没说，放下饭碗，给患者全部看完后才继续吃，但特别开心，因为牧民们只有这个季节才能下来看病，其他季节都是在山上放牧。只要有效，患者可以再抄方取药。直到现在，特克斯县的患者们经常给我发微信看病开药，其中有一位患者头痛20多年，跑了很多医院，找过很多中西医专家诊疗，不见好转，最多每天吃9片止痛片，非常痛苦。为了解除患者的痛苦，自己当时虽然开了药，但觉得不踏实，希望早让患者恢复到正常状态，回到驻地后，反复推敲研究患者的症状、舌苔、脉象和已有的各种检查结果，又和大学同学、神经内科的中医专家、博士生导师们分析研究病情，给患者开方用药，经过半年的治疗，使患者20多年的顽固性头疼得到很大缓解，即使偶有头痛，最多只服一片止痛片，症状就会很快缓解，患者觉得妙手回春，从此介绍了许多有同样症状的患者来京或者微信诊治，均取得了满意疗效。宁夏、陕西地区曾有患者血脂高，服过几种西药，效果不是很满意，患者服用降脂药后也出现了肝功能异常、肌钙蛋白异常的情况，此外还有肌肉酸痛的表现，此为肌肉溶解的不良反应。根据患者的化验结果和症状及舌苔脉象，自己开了一个降脂处方，规律服用3个月后，患者胆固醇从13逐渐降至3，效果显著，患者满意，感谢中医的治疗。

（四）疫情防控

在2019年的新型冠状病毒感染的防治工作中，我们从预防中药中筛选了疗效好的中药，比如玉屏风散可以预防感冒，起到扶正固表的作用，但抗病毒祛邪的作用不够，所以运用中逐渐加入清肺热、解毒祛邪作用的药，这类药很多，应当选用具有祛浊毒作用的药物，比如板蓝根、大青叶、贯众、炒黄芩等，同时要顾护胃气，不能太过寒凉而伤脾胃之后天之本。经过反复推敲研究形成了一个有保健功能又可预防新型冠状病毒感染的药方，这些药方经过临床应用，确实起到了一定预防作用，既可以使感染症状减轻，又能让并发症、兼夹症、后遗症少，且患者恢复快。通过查阅古籍《温病条辨》《温热经纬》《湿热病篇》《伤寒瘟疫条辨》等，结合大量新型冠状病毒感染患者的症状，我觉得《蒲辅周医疗经验集》中提到用五积散，用来治疗疫毒应该更有效，更切中病机，且对症治疗。五积散出自《太平惠民和剂局方》，它的作用是解表温里，散寒祛湿，理气活血，化痰消积。它的药物组成也有特色，为苍术720g，桔梗360g，陈皮、枳壳、麻黄各180g，厚朴120g，白芷、川芎、甘草、茯苓、当归、肉桂、芍药、半夏各90g。该感染既然属于寒湿疫，那么用五积散很贴近病情，它在祛湿方面以苍术为君，量大力专，是其他药的8倍，以宣肺药桔梗为臣，药量是其他药的4

倍，陈皮、枳壳、麻黄理气解表，散寒透邪药为佐，其他药为使。何况部分患者的血液黏度高，有的患者有心脑血管受损的表现，五积散也包含了养血活血的药物。基于这一理论，在2022年12月患者较多的情况下，我们用了五积散加减用药，比使用其他中成药治疗的患者恢复快、后遗症少。对于患病后的慢性咳嗽，我认为它不像感冒后咳嗽，因为疫毒易伤阴耗气，有的患者即使核酸检测已经转阴，应该还有余毒未清的情况，所以在治疗患病后咳嗽方面还应该在宣肺止咳、理气化痰的基础上加入益气养阴、清热解毒的药，这样可使好多感染后咳嗽不止的患者症状消失，病情得以缓解，取得很好的疗效。

二、临证经验

（一）老年多脏同病：危重患者

自己在治疗老年多脏同病方面积累了非常丰富的经验，治疗时要非常重视老年人的脾胃功能，强调后天之本的重要性，且需更加注重固护肾阳这个先天之本，这样才能在特别复杂，非常危重的患者救治方面创造奇迹。

自己曾治疗一位危重患者，让自己印象深刻。剑某，男，87岁，素患多种老年疾病，突发胸疼，胸闷，心慌，疼痛彻背，2天后发高热，咳嗽，吐黄黏痰，吐痰不爽，先后发作3次剧烈喘闷，实验室检查，血常规中白细胞计数18.7×10^9/L，中性粒细胞百分比85%，体温39.5℃，心电图显示T波倒置改变，胸片显示双肺纹理增粗，片状阴影，诊断为肺部感染、急性心肌梗死。当时使用抗生素抗感染，强心利尿扩血管等综合治疗，病情缓解。症见疲乏无力，动则胸闷憋气，无心慌心悸，不发热，咳嗽，吐白黄黏痰，口干，饮食一般，腹胀，便稍干，舌质红舌苔黄而厚，脉浮弦滑数。此为心阳痹阻，痰热阻肺。治法宜益气养心，清热化痰，扶正祛邪兼顾，养心定志汤与贝母瓜蒌散加减使用。患者经过中西医结合治疗病情基本稳定，体温正常，心率及心电图正常，咳嗽吐痰减少，疲乏无力减轻，无心慌胸闷，走路欠佳，动则气喘胸闷，饮食尚可，二便正常，舌红脉弦细。西医专家决定停用中西药以观察病情，我们认为应扶助正气，兼清余邪，坚持西洋参煎水服用，顾护正气。4天后患者又咳嗽，吐痰增多，低热，经中西医治疗病情趋于平稳，体温时有波动，咳嗽，吐痰。

40天后其他医生认为肺热宜清，补益无益，主张用大量苦寒之药清热解毒，止咳化痰，患者从以前1周或2周发热一次，到现在的3～4天发热一次，大便近来变得稀溏，专家认为是鼻饲脂肪过多引起，我们认为正虚邪实，应当扶正祛邪，否则患者正愈虚邪愈盛。西医专家认为抗生素效果不明显，欲从中医清热解毒药物中找到解决办法，寻找抗菌出路，中医专家认为扶正为主，坚持每天服用西洋参。但几日后病情危重，其危急表现有6种表现：①大脑神明失司，昏迷不醒。②肺源上绝，双肺实变，大量片状阴影，满肺湿啰音，脓痰阻塞，借助呼吸机被动呼吸，气管切开给氧吸痰。③肾衰于下，少尿，尿蛋白（+++），尿素氮显著升高，出现周身浮肿，胸腔积液、腹水并现。④心阳衰微，心律不齐，心动过速，心功能不全。⑤脾胃损伤，中气衰弱，胃潴留，水泻不止，日行稀便 10 余次，西医学认为肠道正常菌群失调，梭状芽孢杆菌泛滥所致假膜性小肠结肠炎，只能停用所有抗生素。⑥肝脏受损，肝功能异常，肝脏肿大，全身皮肤深度黄染，直接总胆红素升高，虽静点去黄灵 7 天，但直接总胆红素却由 3.7μmol/L 升高至 10.54μmol/L，体温持续在 38.5 ～ 39℃，中度贫血，血常规显示血色素已降至 7g，白细胞计数在（13 ～ 18）$\times 10^9$/L，危候纷呈，五脏俱损。虽有西医急救措施，先用呼吸机、心脏监测、大静脉营养，输入各种进口药物，但病情并未缓解，且抗菌药物已不能使用，治疗时试图用中药的清热解毒药替代抗生素，但单纯使用中药清热解毒，症状未消除，病情未缓解。中医专家认为应该从辨证论治入手，四诊合参来治疗。

我们认为病情虽然危重，但仍可以从中医宝库中挖掘寻求办法，故而我们提出建议：第一，饮食问题，单依赖大静脉营养鼻饲并非长久之计，进口营养素鼻饲，腹泻反而加重，其中一次鼻饲后患者腹泻稀便 1900mL，不宜用进口营养素鼻饲，但可以用中药鼻饲，之后我们用上品莲子肉、粉芡实、山药、京西大米炒黄，研磨为粉熬成糊状鼻饲，此时腹泻停止，继续鼻饲其他药物也无腹泻。"安谷则昌，绝谷则亡，胃气一败，百药难施，一有此身，必资谷气，谷入于胃，洒陈于六腑而气至，和调于五脏而血生者也"。第二，药物治疗问题，由于患者长期使用抗生素及大剂量清热解毒之品，损伤正气，当前病情处于正邪相争、正虚邪盛的情况，正气胜一分则邪气退一分，反之邪盛正衰乃至不救。当务之急是积极扶正祛邪，才是治疗本症的关键，我们运用附子汤加减进行治疗，组方为野山参 15g，川附子 10g，连皮茯苓 20g，赤芍 15g，炒白术 15g，绵茵陈 15g，水煎服，每日 2 次，每次浓缩至 100mL 鼻饲，连服 4 天，病情即有转机，仅直接胆红素一项，就由 10.54μmol/L 下降至 5.4μmol/L，再服 2 日又降至 3.3μmol/L，血常规白细胞计数为 18.3$\times 10^9$/L，中性粒细胞百分比达 92%，体温达 39.5℃，较前有所上升。其他中医专家根据目前体温和血常规检查结果提出不能用附子汤治疗，我们认为发热及血常规的升高为正邪相争的表现，是正气未衰的反应，宜继续服用附子汤。然而专家组都认为应停用附子汤而用清热解毒的中药。故而进行停药，停用一周后，直接胆红素又达到了 7μmol/L。后又恢复应用附子汤，直接胆红素又降至 4.1μmol/L。经过反复使用附子汤治疗，直接胆红素下降，其他症状也随之缓解，体温下降。此后一直未再改药换方，偶尔对症加减一两味中药，病情总体逐步好转，体温恢复，黄疸消退，浮肿及胸腔积液、腹水逐渐消失，肺部感染得到控制，心、肾功能得到逐渐恢复，脾胃消化功能趋于正常，难辨梭状芽孢杆菌也转为阴性。于是撤掉静脉营养，停用呼吸机，坚持用附子汤加减调理延年。专家组莫不叹为奇迹，都认可中医的巨大作用，中药的卓著功效。

其后症状虽有轻微波动，或低热，或咳嗽，或皮肤巩膜微黄，用附子汤加虎杖、淡豆豉、茵陈即可缓解。但不能用抗生素，即使使用少量抗生素，患者马上腹泻，随之难辨梭状芽孢杆菌阳性。综观整个治疗过程，发病初期可以使用抗生素，之后结合中药扶正祛邪、清热解毒，使病情很快得到控制，但长期使用抗生素和大剂量苦寒清热解毒之品，必定戕伤阳气，损伤正气，以致正不胜邪，群症并起，五脏俱损，特别是在危重阶段需能正确辨证论治，选方用药，才不至于阳气衰竭，正气消亡。此外，运用中药食疗方法止泻固肠，使脾胃功能发挥运化吸收的作用。

治疗所有疾病要紧紧抓住辨证论治这一中医理论。辨证论治是临床治疗的基本法则，其重点是辨别证象，分析疾病的成因、性质和发展趋势，从而决定治疗方药。本例治疗过程看，我们有 3 点启发：其一，以中医的整体观为基础，从辨证论治入手，认识疾病的本质，整体比局部更能反映疾病的本质，绝不可只见其标忽略本质，本病为五虚导致的五损，高龄体弱一虚也，素罹患多种疾病二虚也，病程较长三虚也，大量长期使用抗生素损伤正气四虚也，大剂量苦寒直折中药损伤中阳五虚也。治疗时不能只看到发热，不分虚实就用大剂量苦寒清热解毒药和抗生素联合使用，一见黄疸不分阴黄、阳黄，就用清热解毒利湿退黄，这就违背了中医辨证论治的根本，致使病情一误再误，从五虚到五损，致使阳气衰弱，正气虚损，以致到了垂危的境地。其二，要遵循辨证论治的规律性，疾病的发生、发展及转归是有它自身规律性的。只要掌握患者的整体情况是可以预见病情变化发展的。本例患者发生心肌梗死伴肺部感染，虽年高体弱尚可扶正祛邪，经中西医结合治疗后病情稳定。当时西医医生认为可以停药观察，中医医生却考虑余热未清，中药不能停，应当继续服用扶正祛邪。患者停药几日后热势复燃，虽经治疗后热退症消，但其后经常发热，抗生素越用量越大，级别越高，品种也逐渐增加，专家组主张用大剂苦寒中药清热解毒以替代抗生素，认为“邪去则正自安”，然而苦寒之药，伤及脾胃，损伤中阳，已经出现腹泻便溏的症状，并未引起足够重视，以至于出现阳气衰微，五脏俱损，危在旦夕才用回阳救逆的治法，大补元气使患者转危为安。《四圣心源》云：“泄利者，阳衰土湿，脾阳陷败，不能蒸化水气，则水谷混合，下趋二肠，而为泄利，泄利之源，率因脾肾寒湿。”其三，要遵循辨证论治的原则性和特殊性，虽有黄疸，但阳虚气衰，应当温肾固护元阳，兼以清热解毒，利湿退黄。患者出现难辨梭状芽孢杆菌而致假膜性小肠结肠炎，该病菌毒性强大，中医虽无此病名，但 2000 多年前就有阳毒阴毒之分。程钟龄《医学心悟》指出“阳毒阴毒，热之极，寒之甚，至极而无复加者也”，此病例为“寒至极而无复加者也”，辨证为阴毒，治疗时温阳以制阴毒。何须疑虑，辨证不准，药不对症，延误病情治疗，这也体现了辨证论治的灵活性。

（二）疑难肺系病的治验

案例

案例一：罗某，男，85 岁。

初诊（2020 年 12 月 10 日）：因“咳嗽、喘憋 20 余年，加重 1 月余”于 2020 年 11 月 6 日入院，入院诊断为“胸腔积液”。西医诊疗情况：患者间断咳嗽、咳痰、喘憋 20 余年，曾行肺功能检查，明确诊断为慢性阻塞性肺疾病，规律予以布地奈德、噻托溴铵抗炎、扩张气道、平喘治疗，1 年前住院期间发现Ⅱ型呼吸衰竭，之后长期进行家庭氧疗，夜间使用无创呼吸机辅助通气，继续规律予以布地奈德、噻托溴铵抗炎、扩张气道、平喘。患者于 1 年半前发现胸腔积液，曾予以胸腔穿刺积液引流，病因始终未明确。3 个月前曾因慢性阻塞性肺疾病急性加重住我院，再次发现右侧中等量胸腔积液，患者拒绝行胸腔穿刺，经慢阻肺治疗好转出院。近1个月余出现咳嗽、咳痰、喘憋加重情况，咳黄白色黏痰，每天约10余次，喘憋进行性加重情况，不吸氧状态下指尖氧饱和度为78%～84%，吸氧状态下可升至96%。就诊于我院呼吸科，行胸部CT检查，显示两肺慢性支气管炎，肺气肿，间质纹理增多。经过检查，C反应蛋白1.4mg/dL↑，动脉血气示Ⅱ型呼吸衰竭，自发病以来，无胸痛、咯血，无夜间阵发性呼吸困难，偶有头晕，无头痛，无恶心、呕吐，无腹痛、腹泻，无尿频、尿急、尿痛。查体：体温36.5℃，脉搏76次/分，呼吸18次/分，血压120/70mmHg，脉氧饱和度为69%（未吸氧状态下）、96%（吸氧2L/min），双肺呼吸音粗，可闻及湿啰音，右肺呼吸音低，右下肺叩诊浊音，心律齐，腹部膨隆，移动性浊音阴性，双下肢无水肿。胸部CT示两肺慢性支气管炎，肺气肿，肺间质纹理增多。右肺下叶胸膜下团片状实变影，考虑继发性肺不张（同侧胸腔积液压迫）可能性大，不排除感染。2020年11月5日查动脉血气分析示实际血液pH 7.41、实际氧分压117mmHg↑、实际二氧化碳分压64mmHg↑、血浆实际碳酸氢盐40mmol/L↑、血浆实际碳酸氢盐40mmol/L↑、全血剩余碱12.5mmol/L↑。血常规及肝肾功能未见明显异常；C反应蛋白1.4mg/dL↑、血浆D-二聚体定量572ng/mL↑。住院后于2020年11月6日行右侧胸腔穿刺闭式引流，共引流出1400 mL，于2020年11月16日拔管，2020年11月18日复查胸腔超声双侧胸腔未见明显积液。胸腔积液回报示透明度血样标本、单核细胞80%、比重1.025、白细胞896×10^9/L、李凡他试验阳性、多核细胞20%、乳酸脱氢酶262.0U/L、细胞角蛋白19片段（Cyfra21-1）3.66ng/mL↑、腺苷酸脱氨酶9.3U/L。呼吸道病原菌检测可见耐甲氧西林葡萄球菌阳性，结合相关化验结果进行诊断。

2020年12月10日请中医会诊，症见患者间断咳嗽，咳吐白黏痰，胸闷，憋气，白天痰多，能平卧，饮食尚可，睡眠时有憋醒，腹不胀，疲乏无力，不恶寒，时有胸疼，以胀闷疼为主，大便正常，无双下肢水肿，无咽痛，无流涕，无鼻塞，体温正常，舌质暗，苔薄黄稍腻，脉弦细无力。

中医诊断：悬饮。治以温肺化饮，益气养血，止咳化痰。

处方：生黄芪30g，党参15g，麦冬15g，五味子10g，紫菀15g，熟地黄30g，山茱萸10g，鸡血藤15g，菟丝子15g，当归10g，葶苈子30g，大枣15g，黄芩15g，红景天15g，陈皮10g，猪苓30g，生薏苡仁30g，茯苓30g，全瓜蒌20g，7剂，水煎服，每日3次。

二诊（2021年2月25日）：患者在上方的基础上调整用药，疲乏无力好转，胸闷憋气减轻，咳嗽，咳痰均有减轻，虽有胸腔积液，但较以前胸腔积液发展缓慢，未再引流胸腔积液，处方调整为：生黄芪60g，党参25g，麦冬15g，五味子10g，川贝母15g，紫菀15g，熟地黄40g，山茱萸15g，鸡血藤20g，菟丝子15g，当归20g，葶苈子30g，大枣15g，黄芩15g，红景天20g，茵陈10g，焦三仙（焦山楂、焦麦芽、焦神曲）各10g，木瓜15g，酒大黄6g，川厚朴10g，猪苓50g，生薏苡仁50g，茯苓30g，全瓜蒌30g，建泽泻20g，车前子30g，14剂，水煎服，每日3次，服药后患者症状较为平稳。

按：此病症属于中医的痰饮症，是三焦气化失常，水液在体内运化输布失常，停积于某部位的一类病证。《素问·六元正纪大论》曰："太阴所至，为积饮否膈。"《素问·五常政大论》曰："土郁之发，民病饮发注下。"指出水湿过盛，土郁失运为积饮的主要病理，奠定了饮邪理论基础。《金匮要略·痰饮咳嗽病脉证并治》首创"痰饮"之名，其含义有广义、狭义之分，广义痰饮是诸饮的总称，由于水饮停积部位不同，而分为痰饮、悬饮、支饮、溢饮，并对痰饮病的证候、论治作了比较系统的论述，如"其人素盛今瘦，水走肠间，沥沥有声，谓之痰饮，饮后水流在胁下，咳唾引痛，谓之悬饮……咳逆倚息，短气不得卧，其形如肿，谓之支饮"，并提出了"病痰饮者，当以温药和之"的治疗大法。隋代巢元方《诸病源候论》曰："此由饮水多，水气停积两胁之间，遇寒气相搏，则结聚成块，谓之澼饮。"《金匮要略·痰饮咳嗽病脉证并治》云："夫患者饮水多，必暴喘满，凡食少饮多，水停心下。"叶天士提出了"外饮治脾，内饮治肾"的大法。《类证治裁·喘证》曰："肺为气之主，肾为气之根，肺主出气，肾主纳气，阴阳相交，呼吸乃和。"由此可知，体内水液代谢包括了脾之健运，肺之通调下降和肾之蒸化开合等不可分割的重要环节。水液输布和排泄等与三焦的作用密切相关。三焦主司一身之气化，为运行水液之道路，若三焦气化失司，水道不通，则水液停积为饮，故《素问·灵兰秘典论》曰："三焦者，决渎之官，水道出焉。"《圣济总录·痰饮统论》曰："三焦者，水谷之道路，气之所终始也。三焦调适，气脉平匀，则能宣通水液，行入于经，化而为血，灌溉周身，若三焦气塞，脉道壅闭，则水饮停积，不得宣行，聚成痰饮。"

处方主要由葶苈大枣泻肺汤、生脉饮、当归补血汤、五苓散、麦味地黄汤加减组成，共奏补益气血、益气强心、宣肺化痰、利水渗湿、泻肺行水、下气平喘的作用。从治疗方药的组成来看，葶苈大枣泻肺汤为主治悬饮的常用方之一，泻肺中之痰水，当归补血汤补气生血，可治疗劳倦内伤、血虚气弱、阳气浮越所致的气血不足之症。方中重用黄芪是为有形之血生于无形之气中，黄芪可大补脾肺之气，以资化源，使气旺血生，配合当归养气和营，则浮阳秘敛，阳生阴长，气旺血生。因为患者久病伤肺，耗气伤阴，气血均为不足，津血同源，必固益气血。生脉饮益气生津，敛肺止咳，正如《医方集解》说："人有将死脉绝者，服此能复生之，其功甚大。"《医学启源》卷下记载："补肺中之气不足。"《成方切用》认为："盖心主脉，而百脉皆朝于肺，补肺益心，则气充而脉复，故曰生脉。"麦味地黄丸滋补肺肾，主治肺肾两虚咳嗽、气喘。

从本病例的治疗上看，西医诊断不明确，经多次会诊，抗菌、抗炎、抗结核治疗，均未收到预期的效果，既不是炎症，也不是肿瘤，更不是结核，也不是血液病、免疫性疾病、结缔组织病等，只是单纯的胸腔积液。根据中医理论辨证论治，属于中医的悬饮、支饮。结合舌脉应是虚多实少，本虚标实之证，虽有大量胸腔积液，皆因气化不利，水液代谢失常，肺、脾、肾、三焦气化失职，而致水湿、痰饮停于肺脏。《素问·灵兰秘典论》篇："肺者，相傅之官，治节出焉……三焦者，决渎之官，水道出焉。"

该病治疗调节肺的功能是关键。肺气虚理由为5个：①高龄，85岁。②病久，超过1年。③邪伤肺，胸腔积液，使肺失宣降。④影响到了心脏功能。⑤三焦失常，子病及母，脾胃运化失常。

用药方面，有以下几点：①生黄芪用量大，甘温入肺，补气升阳，托毒生肌，利水消肿，补气可以生血，气升则水自降，又能鼓舞正气以托毒排脓，温运阳气以利水消肿。②葶苈子，辛、苦、寒，入肺、膀胱、大肠经，下气行水，祛痰平喘，用于胸胁积水，痰饮壅滞，胸满胀喘不得卧。李时珍说："肺中水气满胀急者，非此不能除。"可见其泻肺作用很强，由于和黄芪、大枣配伍，缓和其峻烈苦寒之性，既有泻肺作用又无伤脾胃之不良反应。

案例二：赵某，男，80岁。

初诊（2020年11月25日）：患者发现肺癌时，已经出现淋巴结转移，肺功能差，专家认为手术及放化疗均不适合，保守治疗获益更大。刻下症：患者咳嗽、咳痰，色白质黏，气喘，口干，稍有疲乏，眠差，纳可，二便调，舌质红，苔薄白，脉沉细。

西医诊断：肺癌。中医诊断：息贲。

处方：生黄芪15g，当归10g，紫菀15g，全瓜蒌20g，鱼腥草15g，金荞麦25g，杏仁10g，川贝母10g，陈皮10g，牛蒡子10g，黄芩15g，炙甘草10g，熟地黄20g，鸡血藤15g，白花蛇舌草30g，天冬15g，生薏苡仁30g，山茱萸10g。15剂，水煎服，每日3次。

二诊（2020年12月10日）：服药后疲乏、胸闷、憋气好转，咳嗽、咳痰减少，腹泻减轻，睡眠好转。上方生黄芪剂量改为25g，熟地黄剂量改为35g，加红景天15g、山药20g、桔梗10g，继服15剂。

三诊（2021年2月4日）：患者复查胸部CT，结果显示病情未进展，但有骨转移趋势，颈椎、腰椎有异常信号。调整处方：生黄芪50g，当归15g，紫菀15g，全瓜蒌30g，鱼腥草15g，金荞麦30g，川贝母15g，陈皮15g，牛蒡子10g，黄芩15g，炙甘草10g，熟地黄40g，白花蛇舌草30g，天冬15g，山茱萸15g，山药30g，红景天15g，生薏苡仁30g，焦三仙（焦山楂、焦麦芽、焦神曲）各10g，党参15g，杜仲10g，骨碎补10g，继服15剂。

四诊（2021年2月23日）：患者血压160/100mmHg，有时咳痰，色白质黏，胸闷憋气，手脚略肿，舌红苔薄白，脉沉细，上方加车前子30g，服15剂。

按：《难经》对本病论述中有"五积"之名，肺之积曰息贲。宋代《仁斋直指附遗方》指出"癌者，上高下深，岩穴之状……毒根深藏"。有关癌症的病因病机，《黄帝内经》认为主要是情志失调，寒气内客。《素问·通评虚实论》指出："膈塞闭绝，上下不通，则暴状之病也。"《中藏经·论痈疽疮肿》认为"五脏六腑蓄毒之不流"。治疗上《丹溪心法》认为积聚痞块多因"痰饮""气滞""血块"瘀滞而成，治当"降火、清痰、行死血块，块去须大补"。明·陈实功《外科正宗》研制的"蟾酥丸"，清代王惟德《外科全生集》创制的"犀黄丸"等均有治疗癌症的作用。癌症的发病与正气虚弱、脏腑功能失调有关。《灵枢·百病始生》指出："壮人无积，虚则有之。"《冯氏锦囊秘录·积论大小合参》曰："治积之法，以理气为先。"癌症发生是元气衰败，脏腑阴阳气血亏损导致。机体的阴阳失调，正气衰退，邪毒不能祛除，为癌症的滋生创造了条件。而癌症的迅速发展，又更耗伤正气，脏腑功能受损更甚，以致正虚邪实并存，互为因果，病深难愈。

本患者年事已高，肺功能差，已无手术可能，用中医调理延长寿命，减轻症状，减少痛苦，提高生存质量最为重要。患者本虚标实，须扶正祛邪，不扶正无以祛邪，只祛邪则正愈伤，故在扶正基础上加以祛邪，邪去则正自安。同时在宣肺化痰、清热解毒方面加大力度，才使邪毒侵肺减弱。

在用药方面，以当归补血汤补气养血，生黄芪量大补气之力旺盛，配以党参、红景天使肺气调和，肺肾在主呼吸方面互相配合，配以熟地黄、山药、山茱萸，加强司呼吸及肾主纳气的功能，金荞麦、鱼腥草、牛蒡子、黄芩清肺热，解毒火，而全瓜蒌、川贝母、紫菀起到了化痰作用，抗肿瘤方面用生薏苡仁、白花蛇舌草、天冬，诸药配合使邪祛而正不伤。

以上二例医案属于疑难复杂的肺系疾患，一个为诊断不明确，一个是无手术可能，要保证生活质量。四诊合参，最后落脚点在辨证论治上。《灵枢·胀论》中记载“肺胀者，虚满而喘咳”，朱丹溪提出“治老年久喘以扶正气为主”，张景岳说“扶正气者，须辨阴阳，阳虚者补其阳，阴虚者补其阴，攻邪气者分甚微，或散其风，或温其寒，或清其痰火，然发久者，气无不虚，故于消散中酌加温补，或于温补中宜量加消散，此等证候，当倦以元气为念，使致元气渐充，庶可望其渐愈，若攻之太过，未有不致日甚而危者”。《理虚元鉴》认为“肺为五脏之天，脾为百骸之母，肾为理命之根，治肺治肾治脾之道毕矣”。

“治病必求于本”，首先要搞清楚整体与局部的关系，才能辨证准确。无论是急性病还是慢性病都要从本质上入手，抓主症找病根，循证求因，条分缕析，这样才可做出准确的判断，即为何病、为何证，以立法用药进行正确的治疗。正如《素问·至真要大论》所云“谨守病机，各司其属，有者求之，无者求之，盛者责之，虚者补之，必先五脏，疏其气血，令其条达，而致和平”。

脾胃为后天之本，气血化生之源，有胃气则生，无胃气则死，治病须以胃气为本，祛邪勿伤正，绝不能因为治病而戕伤胃气。即使胃气虚弱，也应该使胃气旺盛，气血化生有源，同时也可受纳药物并使之发挥更好的药物作用，正如《金匮要略》所说“勿虚虚，勿实实”。

“虚则补之”是中医对虚证的基本治疗原则，但我们在补法中应根据“阴阳互根”的理论，在补阳药中稍加补阴药，阴虚者在补阴药中同样也加入补阳药。正如张介宾认为的，阴不能没有阳，无气不能成形，阳不能没有阴，无形不能载气，倡“阳非有余，阴常不足”论。

《素问·生气通天论》中说“阳气者，若天如日，失其所则折寿而不彰”。《医门法律》中强调“急温其寒也死中求活，以驱下焦之阴，而发上焦之阳”。

（三）透邪法在发热疾病中的运用

凡是导致疾病能够产生发热的因素，不外乎两个方面：一是外因，如风、寒、暑、湿、燥、火六淫之邪均可引起发热，不时之气，或疫病之气，中医称为温疫，也可引起发热。二是内因，有劳倦内伤，血虚血瘀，饮食不节，火郁痰积，还有七情为病，都可引起发热。由于病因的不同，引起机体发热的病机也随之而异。由外邪侵入体内，人体与疾病做斗争而正邪相争引起的发热，则体温较高，其势凶猛。风伤卫，寒伤营，卫气闭则汗不出，营气郁则经脉不利，营卫不和则亦会导致恶寒发热。其证在表，随着病情发展，由表及里，或半表半里，又见寒热往来和只发热的证候，显示病机转向深入，所以三阳经均有发热。相反到了三阴经，机体抗病之力日减，反而不发热，这说明发热的高低，反映了机体正气的盛衰，因此中医把发热看作是病机进退的标志。至于内因发热的病机，不是阴阳平衡失调，就是气血运行障碍，临床必须审察病机，分析发热证候的性质，以作为辨证论治的依据。外感发热包括各种传染性及非传染性的急性发热病，中医又分为伤寒和温病2种学说，虽都有发热证候，但一是寒邪为病，一是温邪为病，故辨证方法不同，伤寒按六经辨证，温病则按卫、气、营、血和三焦辨证，对发热证候的分析可根据以上理论进行。而内伤发热，包括一些慢性感染和一些原因不明的慢性发热患者，治疗方法不同于伤寒和温病，它一般分为劳倦内伤发热、火郁发热、血虚发热、阳虚发热、痰积发热、食积发热、阴虚发热等。

案例

案例一：桂某，女，66岁。

初诊（2001年11月19日）：以“发热待查”收入院。主诉间歇发热近一个月，2000年10月7日自觉受凉后出现畏寒、发热，体温骤然升至39℃，伴周身酸痛，无打喷嚏，流涕，鼻塞等上呼吸道症状，服酚咖片体温降至正常，出汗较多。11月3日因发热不退，体温在36～39℃波动，多于午后2～3小时增高，晚间体温可降至正常，或服酚咖片后，汗出热退，但2～3个小时之后，体温再度升高。高热时仅感周身痛楚，随后至某医院治疗时留观6天，静脉滴注“乳酸左氧氟沙星注射液”“清开灵注射液”等药物，体温正常后出院，当时胸片未见异常。回家之后又开始发热，体温39.5℃，无明显寒战或畏寒，无盗汗、流涕，打喷嚏，无咳嗽，发热仍为午后明显，傍晚至前半夜体温逐步降至37℃左右，自服甲磺酸左氧氟沙星片一周后，发热仍不退，再次入院治疗。

既往病史：否认结核史，生于原籍，无外地长期生活史，否认疫区接触史，否认遗传病史。

体格检查：体温（T）38℃，脉搏（P）90次/分，血压（BP）140/70mmHg，神志清楚，对答切题，急性病容，全身皮肤及巩膜无黄染。周身浅表淋巴结未触及肿大，咽部充血明显，双侧扁桃体Ⅰ度肿大，表面未见脓点，双肺呼吸音稍粗，未闻及干、湿啰音，心脏各瓣膜未触及病理性杂音，律齐，肝脾未触及，墨氏征（-），神经系统未见异常。血常规检查结果显示白细胞计数为7.6×10^9/L；尿常规LEC（+），镜检白细胞2～4个/HP，红细胞沉降率24mm/h，胸片检查结果示双肺纹理增多。

患者每日下午1～2点开始发热，体温达39℃，恶寒，汗出少，咽不疼，不咳，二便不调，无头痛，舌质红，舌苔薄黄而干，脉沉细而弦。此患者表证不明显，发热，恶寒，汗少，口干，口苦，似有少阳证，但午后发热，并非大热、大汗、大渴，脉洪大，也非气证，无舌红、舌苔少、低热、便干、意识障碍、渴不欲饮等营分证，无身热不扬的湿热证。

中医诊断：发热，证属表证未解，入里化热，邪伏少阳伴营阴不足。治以和解少阳、透邪解表、滋阴清热为法。

处方：小柴胡汤青蒿鳖甲汤加减主之。银柴胡10g，赤芍15g，黄芩10g，法半夏10g，生晒参10g，甘草10g，大枣10枚，生姜3片，鳖甲15g，龟板15g，生地黄15g，牡丹皮

10g，知母 10g，青蒿 15g，薏苡仁 30g，天花粉 6g，紫苏叶 10g，薄荷 10g。6 剂，水煎服，每日 1 剂，分 2 次服。

二诊（2001 年 11 月 26 日）：患者体温降至 38.2℃，午后发热，不恶寒，无汗，无往来寒热，咽不疼，不咳，无腹疼及尿频，舌质红，舌苔薄黄，脉沉细。仍以透邪外出、和解少阳、滋阴清热为法，上方加减如下：银柴胡 15g，赤芍 15g，黄芩 10g，法半夏 10g，鳖甲 15g，龟板 15g，生地黄 15g，牡丹皮 10g，知母 10g，青蒿 15g，茵陈 15g，生石膏 20g，金银花 20g，羚羊角粉（代）1.2g，薏苡仁 30g，紫苏叶 10g，薄荷 10g。

三诊（2001 年 12 月 3 日）：体温有所下降，近 2 日来体温在 37.5℃以下，舌质红，舌苔黄，脉沉细。处方：银柴胡 15g，赤芍 15g，黄芩 10g，法半夏 10g，鳖甲 15g，龟板 15g，生地黄 15g，牡丹皮 10g，知母 10g，青蒿 15g，茵陈 15g，生石膏 20g，金银花 20g，羚羊角粉（代）1.2g，薏苡仁 30g，生黄芪 15g，连翘 10g，紫苏叶 10g。

四诊（2001 年 12 月 10 日）：患者自 12 月 7 日以来，体温始终在 37℃以下，口干，咽不疼，舌苔薄黄，脉沉细。患者出院调养，注意饮食起居。

案例二：曹某，男，干部，52 岁。

初诊（2001 年 8 月 10 日）：以“发热待查，传染性单核细胞增多症？病毒感染？伤寒？肿瘤？结缔组织病？”收入院，患者主诉“发热 39℃，伴全身乏力 2 周”。2 周前出现发热，体温 39.5℃，伴寒战，体温基本停留在 39℃，头晕，无鼻塞，流涕，不咳，无胸闷，气短，无皮肤及关节疼痛，无呕吐恶心，无腹疼腹泻，无尿路刺激症状，无皮疹及关节肿痛，服感冒药及抗生素无好转，于大庆市龙南医院诊治。查血常规，白细胞计数 5.7×10^9/L，中性粒细胞百分比为 68.4%，单核细胞百分比为 8.4%。尿常规中尿蛋白 25mg/dL，白细胞 0 ～ 2 个 /HP，胸透（–），腹部 CT 未见异常，红细胞沉降率 2mm/h。无家族及其他任何病史。

体检：体温 38.3℃，心率 88 次 / 分，呼吸频率 20 次 / 分，血压 110/70mmHg，左额下及双侧腹股沟淋巴结稍大，其余检查正常。8 月 10 日请中医会诊，患者当时体温 38.8℃，往来寒热，又时寒战，高热，失眠，口干，舌质红，舌苔薄黄，脉弦数。患者曾有 5 月份淋雨史，因东北天气寒冷，寒湿袭表，遏郁不化，表证未解，入里化热，故成此症，拟以透邪达表、和解少阳、清理湿热、滋阴清热为法。处方：银柴胡 10g，白芍 10g，黄芩 10g，枳壳 10g，甘草 10g，法半夏 10g，党参 15g，大枣 5 枚，生姜 3 片，薏苡仁 30g，青蒿 15g，牡丹皮 10g，薄荷 10g，炒枣仁 30g，羚羊角粉（代）1.2g，紫苏叶 10g。

二诊（2001 年 8 月 13 日）：患者服药后第 2 天体温开始下降，3 天后体温降至正常，舌质红，舌苔黄腻，脉弦数。患者怕风，怕冷，疲乏，纳差。治疗仍以清理湿热为主。处方：银柴胡 10g，枳实 10g，竹茹 10g，生甘草 10g，川厚朴 10g，白蔻仁 10g，砂仁 10g，茵陈 15g，薏苡仁 30g，佩兰 10g，焦山楂 10g，鸡内金 10g，建曲 10g，苍术 15g，生黄芪 10g，白术 10g，防风 10g，地骨皮 15g，藿香 10g，共 6 剂。

三诊（2001年 8 月 31 日）：患者出现发热，体温在 37 ～ 37.8℃波动，心慌，心悸，眠差，舌质红，舌苔黄腻，脉浮数。治疗仍以和解少阳、滋阴清热、透邪达表为主。处方：银柴胡 10g，白芍 10g，黄芩 10g，枳壳 10g，甘草 10g，法半夏 10g，党参 15g，大枣 5 枚，生姜 3 片，苍术 10g，薏苡仁 30g，青蒿 15g，鳖甲 15g，牡丹皮 10g，薄荷 10g，焦三仙（焦山楂、焦麦芽、焦神曲）各 10g，生地黄 15g，茵陈 15g，羚羊角粉（代）1.2g，紫苏叶 10g，3 剂。

四诊（2001年 9 月 3 日）：患者服药后体温第 2 天即正常，现在体温在 37℃以下，疲乏，汗出，气短，舌质红，舌苔黄腻，脉浮数。处方：银柴胡 10g，白芍 10g，黄芩 10g，枳壳 10g，甘草 10g，法半夏 10g，党参 15g，大枣 5 枚，生姜 3 片，苍术 10g，薏苡仁 30g，青蒿 15g，鳖甲 15g，牡丹皮 10g，薄荷 10g，茵陈 15g，羚羊角粉（代）1.2g，莲子心 10g，地骨皮 15g，丝瓜络 10g，白茅根 15g。

2001 年 9 月 6 日，体温正常，出院调养。

三、科研探索

紫补肺丸对高原肺水肿的防治研究

国内外对高原肺水肿患者的治疗大多是对症治疗，通过卧床休息、吸氧及药物治疗控制病情，治疗者积极采取预防措施，可以显著降低高原肺水肿的发病率。现常用的预防措施主要分为 3 部分：进入高原前预防、进入高原途中预防和进入高原后的预防。进入高原前的预防主要有加强低氧耐受性训练，避免急速进入高原地区、提前进行严格的体格检查、做好防寒保暖、备好防止感冒和提前服用药物等方法。进入高原途中的预防，主要是吸氧、防止疲劳和防寒保暖等方法。进入高原后的预防，到达高原初期，需注意休息，保证睡眠，合理饮食，适当活动。对初入高原者，特别是大批人员同时进入时，医务人员应加强巡视，尤其要加大早晨及夜间的巡视次数。同时要求大家互相关心、照顾，发现患者及时报告，切实做到早发现、早诊治。

随着人们对中医的认识与接纳程度的提高，中医药在防治高原肺水肿方面取得了长足的进步。中药防治高原肺水肿的研究最早起源于我国，在 20 世纪 60 年代初，我国科研人员就率先在此方面展开研究，他们将传统中医学和近代生物科学理论相结合，筛选出了具有抗缺氧作用的 26 味中药，如补气药党参和刺五加，补血药当归、熟地黄与桂圆等，补阴药沙参等，活血药丹参、麦芽汁及异叶青兰等。此外，我国科研人员还成功研制出具有防治高原肺水肿的纯中药制剂——复方党参片，为中医药防治高原肺水肿奠定了基础。之后，我国研究人员相继发现，人参、西洋参、红景天和银杏叶等中药也均具有抗缺氧的作用，并制成红景天胶囊、利舒康胶囊、复方黄芪茯苓等中成药。中药和中成药的研发在一定程度上促进了中医药防治高原肺水肿研究的发展，根据文献报道，其对高原肺水肿的防治有效率基本为 60% ～ 70%，但仍需进一步提高。

印度的科研人员也利用西洋参、人参等提取物来提高机体非特异性缺氧应急能力，并促进机体更好地适应高原环境；还将维生素 C 和维生素 E、碳水化合物及支链氨基酸等制成营养制剂，用以提高其高原部队军事作业效率。20 世纪 90 年代，印度军队曾用银杏叶提取物预防高原肺水肿，也取得了一定的效果。同时随着高山旅游和探险的不断升温，高原肺水肿也引起了欧美国家的重视，进而开展了一系列研究。

在中医学中，“病”与“证候”是密切相关的不同概念。在临证时，中医医生往往是辨病与辨证相结合。“证候”是疾病发生和演变过程中的某一阶段本质的反映，可不同程度地揭示病位、病因、病机、病势等，为治疗提供依据。证候特征的研究对疾病的预防、治疗、调摄和预后的预判都有极为重要的作用。但是至今未有大样本的高原肺水肿证候特点的调查，也未有全面的有关高原肺水肿的证候特点调查表。这使得中医在高原肺水肿防治过程中对预防、治疗、调摄和预后的预判客观性偏弱，特别是无法第一时间通过证型来预判疾病的转归，因此，这要求我们要对高原肺水肿的证候特征进行全面、翔实的调查分析。从证候的角度，更客观、更全面地认识高原肺水肿这一疾病的病位、病因、病机、病势和预后转归，特别是明确高原肺水肿患者的证候特征，对高原肺水肿的治疗有着重大的指导意义。

高原环境，气候寒冷干燥、紫外线强、氧气缺乏，自然环境和气候条件恶劣，极易诱发各种疾病，然而中医学认为，外部条件的变化是疾病的诱因，而起决定因素的是内因。内因之一就是体质因素。中医体质是指人体生命过程中，在先天禀赋和后天获得的基础上所形成的形态结构、生理功能和心理状态方面综合的、相对稳定的固有特质。中医学历来强调治病“因人制宜”，认为人生来就“有刚有柔，有弱有强，有长有短，有阴有阳”。这些理论实质上反映的是人的体质因素在疾病发生、变化和治疗过程中所起到的重要作用。近几年，通过中医体质分析疾病的反应状况、病变性质及发展趋向，成为研究的热点之一。西医学在高原肺水肿的诱因中也指出高原肺水肿的发病有个体易感性，这一点与中医体质理论不谋而合。所以，研究体质与高原肺水肿之间的关系，对于高原肺水肿的预防、治疗和预后转归都有重要的作用，特别是体质在高原肺水肿的预防中有着重要的作用。对不同体质的高原肺水肿的发生率的研究，可以有效地指导高原肺水肿的预防工作。

过度疲劳及剧烈运动、上呼吸道感染是高原肺水肿发生的主要诱因。抗疲劳、减少上呼吸道感染对肺水肿的预防，特别是重症肺水肿的预防有着重要意义。某医院从 20 世纪 70 年代开始以“预防为主、防治结合”为指导思想，以“病在肺，其本在脾肾”为辨证要点，以“补脾、活血兼以温肺”为治则，独创“双紫汤”，用于多种肺系病的防治研究。其研究结果显示“双紫汤”对上呼吸道感染、慢性支气管炎、肺气肿等多种肺系病均有良好的防治作用。其中，对上呼吸道感染的预防有极为良好的效果，有效率高达 90%。“双紫汤”还可明显改善不能维持日常生活的肺病患者的一般情况，使其能够正常生活，有效率也可达到 90%。

国内外学者认为，高原肺水肿的发病机制十分复杂。其中，低氧性肺动脉高压、肺微血管血栓性栓塞、缺氧损伤心肌引起的心功能不全、皮质激素分泌减少和抗利尿素增加、继发肺部感染导致病理代谢产物增多等多项病理过程参与了高原肺水肿的发病机制。中医学认为高原环境，人体呼吸之气匮乏，清气化源不足致使发生气虚；高原环境气温较低，肺为娇脏，易受寒邪侵袭致使肺阳被遏；气虚而无力推血运行，寒性凝滞而使血脉阻滞，故患者多具血瘀；高原环境多风、干燥，亦可夹痰（湿）或兼阴津不足。通过中西医对高原肺水肿的发病机制的研究，我们以多年对肺系疾病的防治临证经验为基础，结合现代药理学，以“固本扶正、活血温肺，兼以养阴”为治则，以“双紫汤”为底方，再创了“双紫补肺汤”，并且我们开展了其用于对慢性支气管炎、肺气肿等多种肺系疾病的防治研究。

首先，我们开展了中医证候特点调查，制作证候调查表，按照标准收集肺水肿患者并填写证候调查表，整理分析数据得出高原肺水肿证候特点；其次开展了不同中医体质对高原肺水肿发生率影响的调查研究，进行未入高原体质调查及进入高原按节点体质调查，记录体质调查过程中就医记录，并详细记录肺水肿发生情况、治疗效果和预后，统计分析相关数据；再者，我们开展了中医体质调查，针对性地进行生活干预以明确对高原肺水肿预防的效果，对时纳入的受试者随机分组，进行生活干预，并与自由生活组进行对比，观察发病率、就诊率、高原肺水肿治疗细节及效果等，对相关数据进行分析；最后，开展了双紫补肺丸预防高原肺水肿研究的效果研究，对纳入的受试者进行随机分组，预防组开展双紫补肺丸加常规预防，对照组仅开展常规预防，观察受试者发病率、就诊率、高原肺水肿治疗细节及效果等，对相关数据进行分析，得出研究结论。

经过长达 4 年的研究，分析得出最终结果。结果显示，预防组总体治疗有效率高达 93.7%。之后对从青海、新疆等海拔较高的地方而来的肺病患者的诊疗和随访中发现，服用双紫补肺汤对其慢性肺系病的防治效果明显。由此可见，双紫补肺汤无论在高海拔地区还是平原地区均在防治肺系病、抗疲劳、预防感冒、提高血氧等方面有着良好的作用。

四、结语

“欲穷千里目，更上一层楼”，经典古籍每读一遍，皆有新的启发和收获。医理不明，脉证无从辨识，用药又何从下手。病有万端，药亦有万变，只有刻苦学习，在治疗中才可得心应手，提高疗效，对不治之症、难治之症，要千方百计地设法医治，勤求古训，博采众方，不断探索总结，积累丰富经验，守正创新，才能为中医药事业作出更大贡献。

（吴登山）

杨道文

医学博士，主任医师，副教授

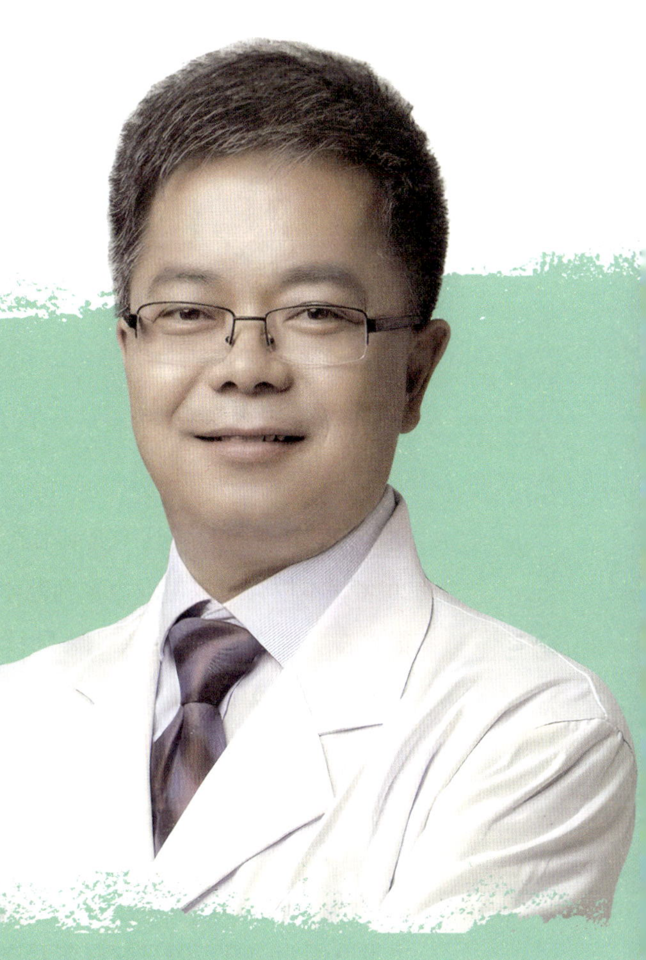

中日友好医院中医肺病一部主任、北京中医药大学教授、硕士研究生导师；中华中医药学会肺系病分会第三届副主任委员，北京中医药学会肺系病专业委员会第四、五届副主任委员，世界中医药学会联合会呼吸病专业委员会第五届副会长兼秘书长、世界中医药学会联合会过敏性疾病专业委员会第一届委员会常务理事、北京中西医结合学会第四届传染病专业委员会委员、中华中医药学会急诊分会第四届委员会常务委员；第九批中央和国家机关、中央企业优秀援疆干部人才。中央组织部“西部之光”访问学者项目指导老师，北京市朝阳区第六批、第七批中医药专家下基层暨学术经验继承工程指导老师。

行远自迩，笃行不怠，身着白衣，恪守初心

一、从医之路

（一）命运使然

1983年在当时邓县（现河南省邓州市）应届中考时，我取得了优异的成绩，名列全县前20名。本以为可以考取内乡师范学校，从此可以改变农村户口，取得商品粮户口的我，一度很兴奋。但到8月底，在别人陆续接到录取通知书时，我却没有收到任何消息，也不知道是否考上了师范学校，即使是重点高中的录取通知书也未曾接到，当时非常沮丧。曾经参加抗美援朝的老父亲坐不住了，那个周日一早就骑上自行车带我去邓县第一高级中学一问究竟。时任校长赵文生先生，当时正在洗漱，一边刷牙，一边对我父亲说："你家孩子是块学习的料，已经被录取到一中尖子班啦，不用录取通知书，直接回去办手续，按时上课吧。"三年高中生活非常紧张，穷家儿女不能和别人相比，能吃上白面馒头已经非常知足啦，上了高中再也没有因为一日三餐只吃白薯而烧心胃痛了。因为有一颗永不服输的心，所以我的学习成绩一直名列前茅，在全年级理科班考试中没有低于前10名。1986年，参加毕业预选，我的成绩排全县第二（包括复习生在内），不出意外的话，应该能考取清华大学，这一直是我心目中的梦想！

命运就是这样，有顺利就有坎坷。因为某些原因，正式参加高考时首场考试失利，在沮丧懊悔中，坚持完成了1986年高考。高考失利对我的影响很大，以至于估分也出现很大偏差，但实际成绩超过当年河南本科录取分数线，最终被河南中医学院中医系录取，从此踏上了学习中医的道路。

（二）学医初心

初入河南中医学院，面对陌生的繁体字、晦涩难懂的古代文言文，感到压力很大。当我静下心来梳理自己的成长过程时，发现从小体弱多病的我也曾受益于中医，其中印象最深的

一次，不知因为什么原因，我反复腹痛、恶心。父亲带我去距离我家 10km 外的中医诊所求医，老中医爷爷在我老家附近很有名气，他摸摸腹部，看看舌苔，就说没大事，食积为病，回家吃两小包药就可以啦。回到家里已经中午，病急就先吃了药，药后 30 分钟左右，腹痛加重，恶心欲吐，望着焦急的父亲、忧愁的母亲，又舍不得把刚吃下去的药吐出去，一忍再忍，最后还是没有忍住，呕吐大量酸臭食物及痰水，腹痛、恶心当即缓解，感叹中药疗效之速。由此自己悟到，能为别人解除痛苦，也是为国家作一点贡献，学习中医也不错。古人曾讲过，不为良相，可为良医。

（三）求索之路

有志之人立长志，路虽远，道虽艰，行则可至。向书本学习，不懂则问，问道于师；向老师学习，遵循中医学习的特殊方法；向患者学习，学习其求医感悟，换位思考，学习医师如何才能与患者有效沟通。学习针灸，先在自己身上进行练习，体会针感；学习中药，请教老师当地的中药材名字及功能。寒假、暑假进行社会实践，将自己所学用于患者治疗中，有些患者可以得到很快缓解，这增加了中医药能治病的信心。但是，也有些患者效果不理想，自己多思考这是为什么？是因为辨证错误还是因为用药不够精练……路漫漫其修远兮，吾将上下而求索。在后面的学习过程中，自己又渐渐接触了西医，了解了西医解剖、病理生理、药理、内外科等专业内容，诊断明确了，效果也不错。但是，也会遇到一些虽然诊断明确但治疗效果不好、无药可治的尴尬情况，而这些西医学无法解决或治疗效果不佳的患者，在经过中医治疗后绝大多数都能够收获良好的疗效。印象深刻的病例有很多，其中有一次我在中医皮肤科跟随康德泰老师出诊，诊治一名下肢皮肤淀粉样变患者，治疗 1 个月病灶全部消失，问其方，师曰方是死的，人是活的，要因人而异！还有一次跟随庞清志老师门诊时，遇到一位习惯性流产 7 次的女患者，染色体配对、血型化验等均无异常，走遍各大医院，其他医者多认为患者高龄 45 岁，且数次小产，辨证多从肾虚不固立论，治疗效果不佳，庞老师根据舌苔、脉象，结合患者体胖的情况，辨证为水饮内停，从治水饮立论。经过 3 个月余的调整，患者再次怀孕，庞老师不拘泥于怀孕勿多用药之说，嘱咐患者坚持服药至分娩而停药，10 月分娩一健康男婴。这一病例让我深刻领悟到了《黄帝内经》中所讲的“有故无殒亦无殒也”的内涵。

（四）遇见明师

师者，传道受业解惑者也。拜名师方可成高徒！本科毕业后，我觉得自己临床水平欠缺，决定从急证开始学习，而学习急证就不能离开心系病症，因此拜袁海波老师门下，几经拼搏方得入室。后来，深受老师气血理论的启发，认真学习西医学及历代中医名家对中医“心”的认识，从动物实验心衰造模开始，探索中医心衰的病因病机，用老师的家传经验方“袁氏心衰康”进行干预，得到了令人信服的中药治疗心衰的科学证据。匆匆 3 年过去，带上老师经验进入临床，临床患者多有共病或同病的情况，临床用药多从抓主证入手，加减出入而兼顾兼症，效果比较理想。有时遇到疑难病症，仍感力不从心，自学《黄帝内经》，仍然需要老师指点迷津，遂决定前往北京中日友好医院跟随晁恩祥老师学习。幸得晁老师指导，临床跟师，体悟老师治病之法。晁老师指出，做医生，首先要做一个明白的医生，需要在以下几个方面用功：第一，读经典，书读百遍其义自见。经典理论可以指导临床，使临床医师理法处方有所依据，做到自己心中有数。第二，勤临床，临床病例有其特殊性，在临床中发现问题，提出假说或设想，进行中药干预治疗，有效做分析，无效也要进行分析，避免同类错误或不准确的情况再次发生。第三，做科研，科研是假说在临床前的预实验，通过西医学的某些指标或中医客观、半量化指标进行分析，能够促进新的理论或思路的产生。晁老师从经典古籍中领悟出风邪致病的特点，结合临床咳嗽、哮喘的特殊表型，提出风咳、风哮理论，在临床中有较好的疗效。

（五）抗疫工作

在人类与疾病抗争的历史长河中，总有一群无畏的身影，以勇敢和担当撑起生命的希望。医生是抗疫战线上的勇士，用坚守和奉献诠释着医者仁心的真谛。回顾过去的抗疫历程，令人难以忘怀的是2003年抗击SARS的战斗。那时，我义无反顾地两度进入病区，每次长达14天。在那紧张而艰苦的日子里，没有丝毫退缩，肩负着拯救生命的重任，全力以赴地与病魔抗争。每一次的14天坚守，都是对生命的承诺；每一周的短暂休息，只是为了集聚力量，再次投入战斗，直到定点医院撤销。

2019年，新的挑战降临，疫情汹涌再次而来。我志愿加入医院的发热门诊，站在疫情防控的第一道防线工作。在那里，仔细筛查着每一位疫毒感染患者，采集着中医四诊信息，这为后续的治疗提供了宝贵的依据。我与晁恩祥教授团队的其他成员一起深入研究，提出了此次疫毒感染的病机关键在于虚、湿热、痰瘀，为治疗提供了新的思路和方向。我们团队通过远程会诊，为其他省市的危重患者救治提供了专业的指导。虽相隔千里，但守护人民健康的心始终紧紧相连，共同为战胜病魔而努力。

针对感染后患者的咳嗽症状，我同晁恩祥教授团队成员一起，积极参与制定感染后的咳嗽方，为患者的康复贡献着自己的智慧和力量。我深知，抗疫的道路还很长，但只要有信念、有决心，就一定能够战胜病魔，守护好人民的健康，用实际行动诠释医者的使命担当。

二、临证经验

（一）慢性咳嗽

慢性咳嗽在中医学中对应“久咳”“内伤咳嗽”范畴，临床可见阵咳、顿咳、干咳，难以抑制，或伴鼻塞、流涕、鼻痒、打喷嚏等症状，符合风邪“善行数变”“风性挛急”的特点。慢性咳嗽的主要病机为五脏六腑失调，邪滞肺络，其中风邪伏肺是核心病机，故从风论治，治以疏风宣肺，缓急止咳法，常用药物有麻黄、杏仁、枇杷叶、紫苏叶、蝉蜕、紫菀、款冬花、百部、桔梗等。对于顽固性咳嗽，需进一步挖掘风之成因，风邪分为外风及内风，外风的形成由六淫之风邪经口鼻、皮毛等侵袭肺络，肺失肃降而咳，内风可由外风经久伏于肺络形成，也有脏腑内伤，化风而动咳，如肝风之变动也能引起肺咳，正如《素问·咳论》所言："五脏六腑皆令人咳，非独肺也。"因此，若能善用如僵蚕、蝉蜕、地龙等具有攻风走窜，搜风止痉功效的虫类药物，治疗内风甚好。

基于肺胃相关理论治疗咳嗽来源于《内经》。《素问·咳论》提出咳嗽发病原因为内外合邪，"此皆聚于胃，关于肺……气逆也"，指出肺胃气逆是咳嗽发病的病机关键。肺胃均有以降为顺的特点，在生理、五行关系、经络联系等方面关系密切，二者相互协助，对调畅全身气机起到重要的作用，因此应重视肺、胃二者在咳嗽发病和治疗中的作用，注意选用降肺胃气逆药物，代表方如旋覆代赭汤，常用旋覆花、代赭石、厚朴、半夏等具有降逆作用的药物。

咳嗽日久，肺络受损，血脉瘀滞，也是咳嗽反复的重要原因，临证时可选用桃仁、红花等活血化瘀药物，瘀甚则投以虫类药物如水蛭、土鳖虫等破瘀之物，但需注意斟酌用量。

案例

患者，女，51岁。

初诊（2022年3月30日）：主因"咳嗽反复发作6月余"来诊。患者诉半年来咳嗽反复发作，每于感染后或受凉后加重。近期再次加重，说话多时发作，对冷空气及异味敏感，干咳，无痰，无发热、喘息，伴鼻腔瘙痒，打喷嚏、流流涕较多。纳差，多食则胃脘痞闷，少食则心慌，大便可，舌淡红苔白腻，脉弦数。既往慢性萎缩性胃炎、过敏性鼻炎病史。辅助检查：气道激发试验阴性。

西医诊断：慢性咳嗽。中医诊断：咳嗽，证属风邪犯肺，胃气上逆证。治以疏风宣肺，和胃止咳。

处方：蜜麻黄10g，炒苦杏仁10g，蜜枇杷叶15g，蜜百部10g，白芷10g，辛夷10g，炒苍耳子10g，蜂房10g，矮地茶10g，炒僵蚕10g，蝉蜕10g，姜厚朴10g，醋鸡内金30g，焦神曲30g。7剂，水煎服，早晚分服。

二诊：咳嗽、打喷嚏、流鼻涕均减轻，鼻部瘙痒减轻，饱食后偶有腹胀，喜温喜热。舌淡红、苔中央腻，脉弦滑。原方加白术10g，薏苡仁30g，紫苏梗5g。嘱原方继续服用，1个月后诸症尽消。

（二）咳嗽变异性哮喘

咳嗽变异性哮喘是一种特殊类型的哮喘，又称为隐匿性哮喘、咳嗽变异性哮喘等。咳嗽变异性哮喘以咳嗽为唯一或主要临床表现，无明显喘息、气促等症状，常表现为刺激性、剧烈性干咳，夜间及凌晨发作。在感受外邪例如冷空气、灰尘、刺激性气味等时易诱发咳嗽加重。因其特征表现为咳嗽倏发倏止，反复阵作，喉痒呛咳，符合风证"善行而数变""风为百病之长""其性轻扬""风盛则挛急"的特性，且少有寒热痰火相兼之症，国医大师晁恩祥命其为“风咳”。

咳嗽变异性哮喘稳定期，应以补虚治本为基本原则，代表方剂有玉屏风散、四君子汤、补中益气汤等，常用药物包括黄芪、人参、太子参、白术、麦冬、甘草等。急性发作期，应遵循急则治标的原则，予降逆化痰，疏风宣肺止咳之法，代表方剂有止嗽散、苏黄止咳方等，药物如麻黄、杏仁、前胡、紫苏叶等疏风宣肺之品，能祛除肺络之邪；若兼有呕吐、腹胀、泛酸等症，可选用仲景名方“旋覆代赭汤”，取其降胃之意；若兼证有便秘、腹胀等，选用承气汤之类，药物如大黄、芒硝、厚朴等，通腑以宣肺；若患者急躁易怒，怒则咳甚，可加用醋柴胡、黄芩、白芍、川牛膝、青皮等药物疏肝柔肝；若咳嗽日久，伏风滞于肺络，可选用僵蚕、蝉蜕、地龙等虫类药物搜风通络；若患者咳嗽剧烈以致喘憋，则为肺气不利，可加用厚朴、枳壳等降气理肺。

晁恩祥教授从风论治咳嗽，理论丰富，在跟随晁老师学习过程中多有思悟，结合《内经》关于肺胃论述，认为“气虚风动、肺胃气逆”是咳嗽变异性哮喘的基本病机。在传统疏风宣肺的基础上，进一步丰富风的内涵，重视肺胃在咳嗽发病和治疗中的作用，形成了治疗咳嗽变异性哮喘专方——益气疏风降胃颗粒，全方由黄芪、白术、炙麻黄、杏仁、枇杷叶、僵蚕、蝉蜕、旋覆花、代赭石、厚朴、枳壳等中药材组成，旨在益气疏风，调畅气机，最终达到缓急止咳之效。

案例

患者，男，49 岁。

初诊（2016 年 3 月 17 日）：因“反复咳嗽 3 月余，加重 2 天”就诊。患者 3 个多月前受凉后出现干咳，无痰，无发热、胸闷、喘息等症状，咳嗽症状多于夜间、受寒或闻异味及平躺后加重，西医先后给予抗炎、抗过敏、止咳等治疗后咳嗽仍反复发作，就诊前半个月开始使用沙美特罗替卡松粉吸入剂及万托林吸入后症状稍有减轻。血常规示中性粒细胞及嗜酸性粒细胞比例升高，胃镜检查：反流性食管炎，浅表性胃炎。刻下症：痉咳，入夜尤甚，少痰，痰白，偶有憋气，伴口干咽干，时有反酸烧心，纳可，二便调，眠差。舌红，苔白，脉弦滑。

西医诊断：咳嗽变异性哮喘。中医诊断：咳嗽，证属风邪犯肺证。治以疏风宣肺，调肝降胃。

处方：醋柴胡 5g，酒黄芩 20g，酒白芍 30g，炙麻黄 10g，杏仁 10g，枇杷叶 15g，百部 15g，紫苏叶 10g，紫苏子 20g，山茱萸 10g，僵蚕 10g，蝉蜕 10g，蜂房 10g，矮地茶 10g，厚朴 10g，旋覆花 15g，代赭石 10g，桔梗 5g，枳壳 10g。4 剂，水煎服，每日 1 剂，早晚温服。

二诊：咳嗽剧烈程度及频率均明显减轻，无痰，夜间可平卧，睡眠质量较前改善，每晚可睡 6 小时，口干咽干缓解，反酸、烧心亦减轻。舌淡红，苔薄白，脉滑。上方去醋柴胡、酒黄芩、酒白芍，加青皮 10g、陈皮 10g、木香 10g、砂仁 10g。4 剂，煎服法同前。

三诊：药后咳嗽较前减轻，夜间可平卧，偶有夜间咳醒，反酸、烧心症状消失，方药组成：上方厚朴加至 15g，去青皮、陈皮、木香、砂仁，加全蝎 3g、白芍 30g、川牛膝 60g、降香 10g。5 剂，煎服法同前。药后诸症尽消，好转出院。

（三）过敏性鼻炎

过敏性鼻炎又称变应性鼻炎，是一种机体接触过敏原后产生的由 IgE 介导的慢性炎性疾病，以鼻塞、鼻痒、打喷嚏、流清水样鼻涕为主要临床表现，常伴有眼痒、咽痒、皮疹、哮喘等症状，其属于中医“鼽嚏”范畴。总结而来，其发病在鼻，根源在肺，病机为肺脾气虚、风邪犯肺。

风者当辛而散之，临床常以苍耳子散为基础方疏散外风。除疏散外感风邪之外，还应注重对内风的调护，常配伍虫类药物，取其辛能发散、咸能向下之性，以祛风通络、息风止痉，常用的有蝉蜕、僵蚕、地龙等。临证根据个体差异，需随寒热症状及伴随症状加减用药，寒者常配伍细辛、防风、荆芥；热者常配伍黄芩、石膏、积雪草；咽痒、咽痛者常配伍牛蒡子、射干、木蝴蝶；眼痒、流泪者常配伍木贼、密蒙花、青葙子；皮肤瘙痒者常配伍蛇蜕、地肤子、海桐皮；风盛伤津者常配伍沙参、麦冬、百合；瘀象明显常配伍桃仁、水蛭、地龙；如遇痰多者常配伍瓜蒌子、葶苈子、莱菔子。过敏性鼻炎常伴有整个呼吸道过敏状态，最常见的是过敏性哮喘，此类患者除鼻部表现外还可见咳嗽、咳痰、胸闷、气短、喉中喘鸣音等。因此在治疗过敏性鼻炎的同时加入降气平喘类药物，未病先防，既病防变。常用药有麻黄、杏仁、紫苏子等。

肺脾气虚是过敏性鼻炎的重要病机。《难经·十四难》云“损其肺者益其气”。因此，治疗上应培脾土，生肺金，肺脾同补，可选用黄芪、白术、太子参补肺健脾益气，白术、太子参为益气健脾常用药，可培土生金以益气固表。脾虚夹湿者配伍生薏苡仁、苍术健脾祛湿；脾阳不足者配伍附子、炮姜温振脾阳；若合并反酸、嗳气，腹胀、咳喘等肺胃气上逆症状者，可加厚朴、枳壳、旋覆花、代赭石等药物，取“胃降肺亦降”之意。肺胃同居中焦，经脉相连，食用生冷食物难免伤中阳，遏制肺气，切记组方应避免太过苦寒。

案例

患者，女，32 岁。

初诊（2020 年 8 月 25 日）：主诉“秋季鼻塞 3 年余，发作并加重 2 天”。患者每遇秋季则鼻塞、打喷嚏、流清涕、汗出恶风、遇冷则甚，咽痛、夜甚，气上逆，无痰。心烦，目痒，头晕，面红有疹，时咳不喘，咽中灼热，时而牙痛，口淡无味，二便正常，月经正常，舌尖红，苔白腻，脉滑。

西医诊断：过敏性鼻炎。中医诊断：鼽嚏，证属风邪犯肺证。治以祛风宣肺，补肺健脾。

处方：生黄芪 60g，生白术 30g，蜂房 3g，蜜麻黄 10g，苦杏仁 10g，苍耳子 10g，辛夷 10g，白芷 20g，川芎 30g，木贼 10g，密蒙花 10g，炒蒺藜 10g，酒黄芩 20g，积雪草 10g，紫草 10g，牡丹皮 10g，生石膏 30g，炒僵蚕 10g，蝉蜕 10g，蚕沙 10g，鹅不食草 3g。7 剂，水煎服，早晚温服。

二诊：诉鼻塞流涕及头面瘙痒症状减轻，仍有咽干咽痛，纳眠可，二便调。舌尖红，苔白腻、脉滑。处方：前方去黄芪、白术、蜂房，加连翘 30g，玄参 30g，共 7 剂，水煎服，早晚温服。

三诊：诉诸症基本消失，偶咳不喘，舌淡红，苔白腻，脉滑。处方：去炒蒺藜、紫草、生石膏、蚕沙、连翘、玄参，加枇杷叶10g、百部10g、细辛1g。7剂，水煎服，早晚温服。药后诸症尽消。

（四）流行性感冒

流行性感冒是流感病毒引起的一种急性呼吸道传染病，临床表现为发热、头痛、畏寒、寒战，伴全身肌肉关节酸痛、乏力、食欲减退等全身症状，可有咽喉痛、干咳、鼻塞、流涕等，可归属于中医学“风温病”范畴。流行性感冒的病位主要在卫表和肺，与少阳和脾有关，病因可归纳为疫戾之气夹风、热、寒、湿等非时之气。主要病机为卫气虚滞，疫毒上受，以调补肺卫，解毒除疫为治法。

若患者正气尚可，初起证候则多以表证为主，病邪多集中在卫分、气分，轻症患者可出现风热犯肺、风寒束表、表寒里热、热毒袭肺等证候表现，若患者素体正气亏虚、体质偏颇，病邪则由表入里，以营分、血分为主，邪热壅肺，里热蒸迫，出现毒热壅盛、毒热内陷的证候表现，后期邪热大盛，邪正剧争，正气不支，骤然外脱，可出现内闭外脱之证。恢复期患者邪气渐退，正气仍有亏虚，表现为气阴两虚之证。

流行性感冒分为轻症、重症及恢复期。轻症病例多以外感六淫、毒邪内侵为病机，以祛邪和治毒为主要治疗大法，祛风、解毒药是最为常用的药物，治宜选用国医大师晁恩祥治流感经验方，如疏风宣肺抗流感方（金银花、连翘、牛蒡子、大青叶、板蓝根、蝉蜕、浙贝母、黄芩、紫菀、杏仁、桔梗、生甘草等），解表清里抗流感方（炙麻黄、紫苏叶、荆芥、羌活、独活、生石膏、青蒿、黄芩、荆芥、豆豉、白茅根、生甘草等）；若兼夹湿邪，则应清热利湿，加用香附、佩兰、羌活、白芷、苍术、白术、香薷、薏苡仁、秦艽等药；注重通调水道，常用白茅根、芦根等清热利尿，导热从小便而出。重症病例多以毒热内陷、内闭外脱为病机，治宜清热解毒、开窍醒神，多以麻杏石甘汤为基础方清肺热、平咳喘，安宫牛黄丸开窍醒神。恢复期病机以气阴两虚为主，治宜补肺健脾、养阴生津，以沙参麦冬汤为基础方，常用黄芪、太子参、茯苓、麦冬、沙参、五味子、枇杷叶、杏仁、川贝母等，脾胃虚弱者则加用焦神曲、醋鸡内金、焦山楂等开胃消食。

案例

患者，女，77岁。

初诊（2024年1月19日）：主诉“咳嗽咳痰3日，伴胸闷喘憋2日”。患者于就诊3日前受凉后出现咳嗽咳痰，痰稀色白，量不多，伴胸闷憋气，夜间不能平卧入睡，发病时无恶寒、发热；就诊2日前出现低热，体温在37.3℃左右，伴呼吸时胸痛，前往急诊科就诊，C反应蛋白（CRP）10.09mg/L，新型冠状病毒核酸（–）。胸部CT显示双肺炎症，建议复查；右肺中叶小结节。考虑诊断为肺部感染，给予头孢曲松抗感染、氨溴索化痰、氢化可的松抗炎，氯化铵甘草口服溶液止咳，之后患者症状较前好转遂返家。返家后患者于夜间咳嗽、胸闷、喘憋等症状再次加重，复测体温为37.5℃，次日前往门诊就诊。初诊症见：发热，微恶寒，无汗，最高体温可至38.8℃，咳嗽咳痰，痰黄质稠，痰量少，鼻塞流涕，伴胸闷喘憋，呼吸时胸痛明显，全身肌肉酸痛，肝区疼痛明显，纳差，眠差，二便如常，舌质淡红，舌体胖大，苔薄黄微腻，脉滑。

西医诊断：病毒性肺炎。中医诊断：风温肺热，证属痰热壅肺证。治以解表清里，清热化痰。

处方：生麻黄5g，炙麻黄5g，杏仁10g，羌活10g，石膏90g，厚朴10g，白茅根30g，神曲30g，鸡内金30g，鱼腥草50g，芦根30g，金荞麦50g，苍耳子10g，辛夷10g。7剂，水煎服。

二诊：已无发热，咳嗽咳痰减轻，痰白量少，鼻塞、胸闷憋气明显缓解，食欲改善，仍入睡困难，二便如常，舌质淡，舌体胖大，苔薄白微腻，脉滑。在前方基础上去生麻黄、辛夷、石膏，加用柏子仁30g以养心安神，加黄芪60g、茯苓30g健脾利水。7剂，煎服法同前。1个月后随访，患者诸症尽消。

（五）慢性阻塞性肺疾病

慢性阻塞性肺疾病是一种严重危害人类健康的常见病、多发病，以气流受限不完全可逆、呈进行性发展为特征。中医将其归为“肺胀”“喘证”“咳嗽”“痰饮”等范畴，病机属于本虚标实，即肺虚，病理产物有水饮、痰浊、瘀血等。

慢阻肺稳定期以正虚为主，涉及脏腑为肺、脾、肾，根据临床表现可分为肺气虚证、肺脾气虚证、肺肾气虚证、肺肾气阴两虚证，以固本培元为主要治则，再兼以化痰止咳平喘，代表方剂有四君子汤、补肺汤、固本止咳汤、苏子降气汤等，常用药物有黄芪、党参、太子参、白术、茯苓等；痰多者则温肺化痰、理气消痰，代表方剂如三子养亲汤，二陈汤等；动则喘甚者，治以补肾纳气平喘，常用药物如人参、蛤蚧、肉苁蓉、补骨脂、淫羊藿、山茱萸等；此外宜重视培土生金法在肺系病治疗中的运用，以及善用健脾助运药物如焦三仙，帮助慢阻肺患者恢复脾胃功能。久病兼瘀，瘀血是本病重要病理因素，故活血化瘀之法应贯穿整个治疗过程，可选用虫类药物通利肺络，破血逐瘀，如水蛭、土鳖虫、虻虫等，或可选用蜂房、桃仁、红花等活血化瘀之物。

慢阻肺急性发作期多邪实明显，由于肺卫不固，易感邪而发，而外邪为主要诱因，故首重解表祛邪，以痰、热为主要证素，故多用清热、化痰药物。表寒者，宜宣肺散寒，可选用麻黄、桂枝、紫苏叶等辛温解表药物，若兼里热重，可选麻杏石甘汤、越婢半夏汤等，药物如石膏、黄芩、桑白皮、鱼腥草等；痰热者则宜清热化痰，可选用金荞麦、瓜蒌子、枇杷叶、贝母等药物。临证时，若只治肺，收效反而差强人意，需灵活应对，多思悟祛邪之通路。治肺不应，可通其腑气，通腑泄热，通便可助肺之宣发肃降功能，使肺热有所出路。慢阻肺急性发作期，有部分患者常合并大便难，故可通腑以开肺气，可选用种子类药物，一则润肠通便，二则化痰理肺，如紫苏子、瓜蒌子、葶苈子、莱菔子等。

案例

康某。

20年前无明显诱因出现反复咳嗽、咳痰，近3年自觉活动后气短明显，3个月前胸闷气短、咳嗽咳痰等症状明显加重，伴双下肢水肿，予抗感染、化痰、平喘等治疗后好转。2天前胸闷气短加重，活动后喘息明显，伴有咳嗽咳痰，咳吐大量白色泡沫样痰，口干，胃部胀满，纳差，眠可，二便调，舌质暗红，苔少，辅助检查：白细胞计数 $15.27 \times 10^9/L$，中性粒细胞百分比（NE%）91.9%，CRP 104.96mg/L。胸部CT检查示：支气管炎，肺气肿，左下肺感染可能。与一年前比较，左下肺斑片影明显增多；左侧胸腔具有少量积液。

西医诊断：慢性阻塞性肺疾病急性加重，肺部感染，胸腔积液。中医诊断：肺胀，证属肺脾气虚，痰热瘀结证。西医治疗予抗感染、平喘、雾化、化痰等治疗，中医治以健脾益气，清热祛痰，活血化瘀。

处方：炙黄芪15g，党参10g，茯苓15g，炒白术15g，姜半夏10g，姜厚朴10g，苦杏仁10g，黄芩10g，瓜蒌子10g，紫苏子20g，化橘红12g，麦冬10g，芦根30g，桃仁10g，红花10g，制水蛭3g，鸡内金30g，焦神曲30g。3剂，每日1剂，代煎，水煎服，早晚分服。

二诊：动则气喘、口干等症状明显改善，咳痰减少，原方继服4剂。

三诊：咳嗽、咳痰症状已不明显，胸闷气短缓解，遂出院。

（六）肺结节

肺结节为西医学用词，在中医古代文献中没有与之严格对应的病名，现代医家多认为肺结节为有形之物积聚，当属“积证”的范畴，因此可划分为“肺积”“痰核”等。

阳化气，阴成形。肺结节即血积、气积、痰积，“壮人无积，虚则有之”，其核心病机为正虚、邪聚，证素涉及有气滞、阳虚、气虚、阴虚、热毒等，其中以气虚、阳虚多见，且多以肺脾肾气血阴阳虚为本，或可影响心肝。以祛邪扶正为治则，目的在于复肺之常而绝结节之源。

肺脏气虚是肺结节形成的基础，因此补益肺气是基本原则，临证多用培土生金之法进行治疗，如补中益气汤加减，常用药物有黄芪、党参、白术、茯苓、甘草、山药等。其中，个人用药特色即使用大剂量黄芪以补益肺脾，病情轻者30～60g为宜，重者可用至120g，同时酌情加用麦冬、太子参、百合、黄精等补肺之气阴；若累及肾，可加用淫羊藿、补骨脂、巴戟天等，寓意金水相生，肺肾同补。

祛邪重在调畅气机，具体为解郁行气，化痰散结，散瘀通络。肺主一身之气，肝主疏泄，二者在调畅气机方面关系密切，故应重视肝肺同调，常选用紫苏叶、薄荷、蝉蜕、僵蚕等药，一则上行助肺之宣发气机，二则走窜经络祛除之瘀滞，也可酌情加用1～2味疏肝理气药如柴胡、青皮、川楝子等，加强通畅气机的作用。痰积是肺结节的主要病理因素，常用紫苏子、浙贝母、半夏、瓜蒌子、葶苈子、芥子、山慈菇、猫爪草等化痰散结，牡蛎、瓦楞子、海藻、昆布等软坚消痰，生薏苡仁、茯苓、白术等利痰湿；对于喜食肥甘厚腻者，常加入焦三仙等健脾助运，消除痰结。瘀血既是肺结节的重要病理因素，又是肺脏久病的病理产物，活血通络法应贯穿整个治疗过程，轻者选用桃仁、红花、当归等活血化瘀药物，若久病病重者，往往选用虫类药物走窜入络，祛瘀通络，如地龙、僵蚕、土鳖虫、全蝎、蜈蚣等，此外，也常搭配个人经验药物，如半边莲、半枝莲、猫爪草等具有散结作用的药物。

案例

杨某，男，61 岁。

2021 年 10 月在中日友好医院胸外科行左肺上叶切除术，病理诊断为浸润性腺癌，0.9cm×0.6cm，无淋巴结及其他转移。术后未进行放疗、化疗。1 个月后复查肺部多发占位，发展迅速，其中最大者 11mm×13mm，呈磨玻璃结节，在当地三甲医院考虑为炎性病变，给予喹诺酮类药物静脉应用 14 天，无明显变化，担心肿瘤复发，来中日友好医院先进行 CT 引导下穿刺，病理结果为炎性增生，因用抗生素无效邀我进行中药调理，症见咳嗽有痰，脓性痰，呼吸不利，舌质暗红，苔白腻，脉滑。

西医诊断：肺部阴影。中医诊断：肺癥瘕，证属气虚血瘀痰阻证。治以益气化痰祛瘀。

处方：生黄芪 60g，生白术 30g，蜂房 10g，炙麻黄 10g，杏仁 10g，莪术 10g，生薏苡仁 30g，穿山龙 30g，浙贝母 20g，猫爪草 10g，水蛭 10g，土鳖虫 20g，半边莲 5g，厚朴 10g。14 剂，水煎服，配合冲服麝香 0.1g，穿山甲（代）1.0g。每天 1 次。

二诊：服药 14 剂后浓痰消失，咳嗽消失，呼吸畅利，苔腻减轻，上方去穿山龙，加知母 10g、金荞麦 30g，再服用 14 剂。复查 CT 炎性结节全部消失。

（七）间质性肺疾病

间质性肺疾病（interstitial lung disease，ILD）是一组以肺间质炎症和纤维化为主要表现的异质性疾病，其病因复杂，临床表现缺乏特异性，影像病理改变多样，疾病的诊断和治疗涉及多学科内容。活动后呼吸困难和干咳是 ILD 最常见的表现。目前，中医学对 ILD 尚无统一认识，根据临床表现可将其归属于“肺痹”“肺痿”范畴。

继发性 ILD 多属于肺痹。《素问·痹论》篇中指出：“风寒湿三气杂至，合而为痹也。”“肺痹”早于《素问·痹论》篇已有论述：“皮痹不已，复感于邪，内舍于肺……肺痹者，烦满喘而呕。”即邪气侵袭，形成皮痹，邪气复感，肺合皮毛，邪气内传形成肺痹，出现喘促烦躁的症状，该过程和继发性 ILD 类似，比如某些结缔组织病相关 ILD，初起有皮肤黏膜或小关节等症状，后来累及肺脏出现呼吸困难。肺痹日久，可转为“肺痿”，肺痿的概念始见于《内经》，《素问·痿论》篇说：“肺热叶焦，则皮毛虚弱急薄，著则生痿躄也。”之后张机论述了肺痿具有咳嗽、吐涎沫、气短、呼气不入等证候特点，和 ILD 的呼吸困难症状类似，是病久肺叶痿弱不用导致。

本病治疗方面，有以下几个方面需要考虑：①补肺气。本病肺气虚是发病的关键，在麻黄、杏仁宣肺的同时，可用黄芪、生脉散等补肺之气阴，同时肺主皮毛，加用祛风除湿的药物，开毛窍，有利于气体交换。②注重痰、瘀、水等。肺部纤维化的形成，是“有形”的病理产物，影响肺气宣发肃降，肺气不利，血行不畅可成瘀，水液停滞，日久化热，炼液成痰，加重肺络瘀滞，治疗可用三棱、莪术、虎杖、茜草、酒大黄、水蛭、地龙、丹参等活血化瘀，其中虎杖、茜草活血兼能祛痰，三棱、莪术活血兼能开胃。③注重补肾。肺主气，肾主纳气，肺痹日久及肾，呼多吸少，可用淫羊藿、补骨脂、骨碎补、山茱萸、紫河车、蛤蚧、胡桃肉等补肾纳气。④注意补后天之本。后天养先天，故在补肺肾的同时，健脾也很重要，可用焦三仙开胃，四君子汤健脾。

案例

患者，男，62 岁。

初诊（2024 年 8 月 19 日）：主诉“活动后喘憋 7 天”。患者 7 天前无明显诱因出现活动后喘憋，最多走数百米即喘，夜间平卧时喘亦加重。无发热、咳嗽、咳痰、下肢浮肿、盗汗等。纳眠及二便可。舌淡红，苔黄腻，舌下络脉瘀阻明显，脉滑。既往史：肺间质纤维化，慢性阻塞性肺疾病，冠心病支架术后。查体：双肺可闻及干、湿啰音。

西医诊断：肺间质纤维化。中医诊断：肺痿，证属气阴两虚，痰瘀互结证。治以益气养阴，活血化瘀。

处方：生黄芪 120g，太子参 30g，麦冬 30g，炙麻黄 10g，杏仁 10g（后下），川椒目 10g，厚朴 10g，醋商陆 3g，防己 10g，葶苈子 50g（包煎），酒大黄 20g，牵牛子 30g，水蛭 20g，地龙 10g，丹参 30g。7 剂，浓煎，早晚饭后温服。

二诊：活动后喘憋明显减轻，活动耐量增加，可走 2000 米，夜间可平卧，无余不适。舌暗红，苔白，脉滑。方药为前方加减：生黄芪 120g，太子参 30g，麦冬 30g，炙麻黄 10g，炒苦杏仁（后下）10g，花椒目 10g，姜厚朴 20g，醋商陆 3g，防己 10g，葶苈子 50g（包煎），酒大黄 20g，牵牛子 30g，酒炙水蛭 20g，地龙 10g，丹参 30g，炒莱菔子 30g，炒瓜蒌子 50g。7 剂，煎服法同前。

三诊：症状基本消失，活动耐量较二诊增加。舌暗苔腻，脉滑。处方：生黄芪 120g，太子参 30g，麦冬 30g，蜜麻黄 10g，炒苦杏仁 10g（后下），花椒目 10g，姜厚朴 20g，醋商陆 3g，防己 10g，葶苈子 50g（包煎），酒大黄 20g，炒牵牛子 30g，酒炙水蛭 20g，地龙 10g，丹参 30g，炒莱菔子 30g，炒瓜蒌子 50g，虎杖 30g。7 剂，煎服法同前。

（八）呼吸衰竭

呼吸衰竭是由各种原因引起的肺通气和（或）换气功能严重障碍，以致不能进行有效的气体交换，导致缺氧伴 / 不伴二氧化碳潴留，从而引起一系列生理功能和代谢紊乱的临床综合征。临床表现为喘憋、气促、发绀、神昏、心悸等。

根据其症状和发病特点，中医将其归于“咳喘”“肺衰”“水肿”“厥脱”等多种危重症范畴。呼吸衰竭病位在肺，与脾肾心相关。外感六淫、内伤七情、饮食不节、治疗失宜是其诱因，肺肾气虚是其内因，痰浊、瘀血、水湿是其病情加重因素。

呼吸衰竭的中医临床辨证分析基本上可以分为虚实两类，实证以热（毒）痰（湿）瘀血为主，虚证以气虚阴虚为主。施方时应抓住关键病机，斟酌辨证。基本原则为扶正祛邪。

寒邪犯肺，则解表散寒，用麻黄汤加味；若为热邪犯肺，则清热泻肺，用桑白皮汤加减；若合并阳明腑结，则通腑泄热以宣肺，可选用宣白承气汤、小承气汤加味，善用瓜蒌子、葶苈子、莱菔子等子类药物；若痰浊阻肺，则涤痰化浊，降逆平喘，可选用三子养亲汤合二陈汤加减；若为痰热壅肺，则治以清热解毒，降逆化痰，可用麻杏石膏汤、泻白散合葶苈大枣泻肺汤加减；若病情危重，至邪闭心包，则应豁痰开窍，清热解毒，以涤痰汤送服安宫牛黄丸；若至元阳欲竭，应回阳救逆，参附汤加减治疗；气阴两竭，则救急固脱，生脉散加味治疗；水肿者，可参考防己黄芪汤、五皮饮，药用如冬瓜皮、茯苓皮、五加皮、大腹皮、白术等；瘀血者，加用桃仁、红花、水蛭、土鳖虫、莪术、鸡血藤、红景天等；抽搐者，加用全蝎、蜈蚣、地龙、鳖甲等；神昏嗜睡者，加用石菖蒲、远志、郁金等；便血者，若辨为阳虚证，则可加用灶心土、白术、干姜炭等；高热者，加用羚羊角（代）、牛黄。

慢性呼吸衰竭按病情缓急分为急性期和缓解期。急性期治疗原则参考急性呼吸衰竭，此处便不多作论述。缓解期可归属于中医“虚喘”范畴，基本病机为肺肾脾虚，阴阳俱损，当以调补肺肾健脾为主，兼以祛瘀化痰。肺气虚喘，则补益肺气，选用生脉散加味，常用药有黄芪、党参、太子参、麦冬、白术等，若病情严重，黄芪最高可用至120g；肺肾气虚者，则补肺益肾，常用药物有补骨脂、山茱萸、肉苁蓉、淫羊藿、巴戟天等，也可选用晁恩祥所创的治疗虚喘验方——调补肺肾方（西洋参、冬虫夏草、女贞子、枸杞子、丹参、茯苓、五味子、淫羊藿）；肺气脾虚者，善用培土生金法，予六君子汤加减，具体药物有党参、黄芪、白术、茯苓、甘草、山药等；此外病重、病程长者，脾胃功能差，对药物及食物吸收能力不佳，常加用焦三仙药物健脾助运，如焦山楂、焦麦芽、焦神曲、鸡内金等。瘀血贯穿呼吸衰竭整个病程，不仅阻碍了气血津液的运行，也能进一步加重病情，是病程缠绵的原因之一，因此活血祛瘀法应被运用于治疗呼吸衰竭全程，轻者选用桃仁、红花、当归等，重者可选用大黄䗪虫丸加减，但需注意该类药物用量，不可伤伐太过而伤正。

案例

患者，女，85岁。

患者先后行右股动脉切开取栓术 + 右小腿肌筋膜切开减张术、右小腿伤口切开缝合术。术后出现发热，最高体温38.5℃，伴喘憋气促，动脉血气：pH 7.168、血氧分压（PO_2）50mmHg、二氧化碳分压（PCO_2）80mmHg。诊断为肺部感染、Ⅱ型呼吸衰竭，予舒普深抗感染、退热、平喘化痰等治疗后，发热喘憋仍未缓解，血压降至86/40mmHg，监测感染指标提示升高，考虑诊断为感染性休克，行气管插管呼吸机辅助呼吸，同时继续抗感染、补液、升压等对症治疗，症状趋于平稳，间断脱机训练过程中，出现肌酐升高，最高可至380μmol/L，伴少尿，考虑合并急性肾衰竭，家属拒绝血液透析，予补液、纠酸、利尿、抗感染等治疗，尿量增至1500 ~ 2000mL/d，肌酐降至338μmol/L。复查血白细胞（WBC）计数4.04×10^9/L、中性粒细胞百分比（NE%）86.4%、血红蛋白（Hb）80g/L、血小板计数（PLT）72×10^9/L，肌酐浓度（CR）323μmol/L，呼吸道核酸阴性，痰培养提示多重耐药鲍曼不动杆菌，尿培养提示白假丝酵母菌，胃内容物潜血阳性，发热最高体温39.4℃，药物升级至亚胺培南+万古霉素+氟康唑+替考拉宁+米诺环素抗感染治疗，去甲肾上腺素维持血压，间断发热，故床旁会诊，症见：意识淡漠，发热，无汗，咳嗽，痰白质黏量多，时有头摇，腹胀腹泻，粪便秽臭，一日数行，颜面及周身重度浮肿。舌质红，无苔，舌下络脉瘀血，脉沉滑。

西医诊断：感染性休克，Ⅱ型呼吸衰竭等。中医诊断：水肿病，证属水瘀内阻、气阴两虚证。治以益气养阴、健脾利水、活血祛瘀。

处方：生黄芪120g，百合20g，麦冬60g，西洋参30g，楮实子30g，防己10g，川椒目10g，茯苓皮30g，灶心土60g，干姜炭10g，大腹皮10g，炒白术10g，车前草10g，黄芩炭20g，神曲30g，生鸡内金30g，川贝母5g，浙贝母10g，水蛭20g。1剂，浓煎100mL，分2次鼻饲（从胃管鼻饲药物后半小时进行负压吸引，以防中药液加重患者胃肠负担）。

二诊：神志好转，体温降至37.8℃，有痰，色白量减少，药后肢肿大减，腹胀减轻，腹泻已停，尿量可，时有肌肉抽搐。舌淡红，苔白，脉沉。效不更方，在益气养阴、化瘀活血的基础上，佐以搜风通络、开窍止痉。处方：生黄芪120g，生白术10g，麦冬60g，太子参60g，石斛10g，百合10g，生侧柏叶10g，赤芍30g，浙贝母10g，川贝母10g，蜈蚣3条，全蝎10g，水蛭3g，菖蒲10g，远志10g，炒神曲30g，生鸡内金30g，鳖甲20g，炒麦芽10g，牛黄0.3g（冲），羚羊角粉2g（代，冲）。6剂，浓煎100mL，分2次鼻饲。

三诊：体温正常，神志可，可遵嘱张口视舌，头部震颤消失，上肢时有抽搐，有痰，色黄质稀，下肢不肿，双上肢轻度浮肿，无腹泻，尿量可。舌淡红，苔白乏津，脉沉。治以益气养阴、活血化瘀、健脾开胃。处方：生黄芪120g，炒白术10g，炒山药20g，太子参60g，百合20g，生侧柏10g，金荞麦30g，浙贝母10g，川贝母10g，全蝎10g，蜈蚣3条，焦神曲30g，焦麦芽20g，焦山楂10g，鸡内金30g，焦槟榔10g，水蛭10g，赤芍30g。6剂，浓煎100mL，分2次鼻饲。

四诊：患者神清，鼻饲管畅，有痰色白量少，头部及四肢震颤消失，体瘦，四肢肌肉脱失，无腹胀，大便每日2次，呈糊状。舌淡苔白，脉沉滑。治以健脾益气化痰。处方：生黄芪120g，炒白术10g，炒山药30g，陈皮10g，姜半夏10g，茯苓30g，厚朴10g，紫苏子20g，麦冬30g，芥子10g，莱菔子30g，百合10g，炒神曲30g，鸡内金30g，浙贝母10g，黄芩炭15g。10剂，浓煎100mL，分2次鼻饲。服药后病情趋于平稳，转入普通病房，之后未再会诊。3个月后电话复诊已好转出院，转门诊中药调养。

（九）慢性肺源性心脏病

慢性肺源性心脏病，中医学称之为“肺胀”“咳嗽”“喘证”“痰饮”“心悸”“水肿”等。本病常因肺部疾患反复发作，久则肺气虚，进一步累及心脾肾导致，最终使多脏气虚、阳虚。本病之本为肺气虚，气为血之帅，气虚行水不利，津不归正则化为痰；肺朝百脉，肺气不利，血脉运行不畅，则瘀血内停。本病急性期病机常为痰浊壅肺、痰热郁肺、痰蒙心窍、阳虚水泛等。本病的病理基础为伏痰瘀血，每遇感外邪，引动伏邪，则会导致痰饮阻肺、心脉瘀阻等证的加重。外感之邪导致肺气宣发不能，肃降无权，水液代谢失调，水气泛溃；外邪引动内伏水饮，壅遏阳气，影响脾肾温阳化气功能，气血、水液代谢失调，加重痰饮、瘀血形成。晚期慢性肺源性心脏病急性期，属本虚标实证，本为肺脾肾气虚、阳虚，标为水饮，病机多为外邪侵袭，痰瘀内阻，阳虚水泛，且上述病机之间互相转化影响，使疾病进行性加重，严重影响了患者的生活质量，甚至危及生命。

本病急性发作的病机多为外邪侵袭、痰瘀内阻、阳虚水泛，且本病之标为水饮之邪，根据“急则治其标”的治疗原则，认为首要任务为祛除水饮。《素问·汤液醪醴论》中阐述的对水肿病的治疗为“平治于权衡，去菀陈莝……开鬼门，洁净腑”。仲景治疗水气病，常采用发汗、利小便、泻下之法，本病本虚标实，皆因肺卫虚弱，感受外邪而致，故需轻发其汗，不可峻猛，宜选用桂枝汤，甘温透营达卫，解肌发表；五皮饮、五苓散常用以通利小便，分别取其淡渗利水、温阳利水之功，常用药物有冬瓜皮、茯苓皮、大腹皮、五加皮、茯苓、桂枝、猪苓等。此外，活血也能促进水液代谢，正如唐容川云“须知痰水之壅，由瘀血使然，但祛瘀血，则痰水自行”，由此可见祛除瘀血，在消除痰饮上起到重要作用，可选用益母草、泽兰、鸡血藤、土鳖虫、水蛭、虻虫、莪术等；若合并喘咳较重，可加炙麻黄、杏仁以降肺平喘；若痰多，加紫苏子、莱菔子、葶苈子化痰；若气滞较甚，腹满较重，加葶苈子、厚朴、枳实、砂仁等行气除满；若患者久病体弱，中气不足，加生黄芪、白术等补中益气；若伤阴明显，口干、苔少或剥者，加用石斛、沙参以益阴；腹胀水肿合并痰饮喘咳等实证者，加用牵牛子、葶苈子、杏仁、厚朴、商陆、芫花等逐水消胀。

“杨氏利水定喘方”是本人结合多年临床经验而创，在桂枝汤、己椒苈黄丸、五皮饮、五苓散、大黄䗪虫丸5方的基础上，结合诸多医家方药经验总结而来，意在祛除水饮之标邪为主，但同时兼顾疾病之本，具体方药：桂枝、白芍、防己、川椒目、香加皮、大腹皮、茯苓皮、冬瓜皮、泽泻、猪苓、大黄、炙水蛭、土鳖虫、桃仁、杏仁等。值得注意的是，本方适用于肺源性心脏病晚期的急性发作期，以水饮泛溃为主要特点者，用药期间需严格监控患者疾病变化，及时调整剂量、方药。且本病属本虚标实，正气不足，无力抗邪，邪气留恋去之不尽，治时不必祛尽饮邪，饮邪十去其八，待疾病明显缓解后，再行辨证论治，在利水基础上佐以补虚。

案例

苏某，女，68岁。

患者患有支气管扩张症50余年，慢性咳嗽、咳痰、气喘约30年，本次因受凉后出现咳嗽、喘憋加剧情况，静息状态下仍有喘促，口干，双下肢重度凹陷性水肿，尿量少，大便溏。口唇发绀，舌质暗，苔剥少津，脉沉。查体：颈静脉怒张，肝脏肋下可及，于肋下约4cm处，肝颈静脉回流征阳性，双下肢凹陷性水肿。胸部CT示肺纹理增粗、增厚，左肺可见肺大疱，双下肺可见支气管扩张影，右心室肥大，可见少量心包积液。超声心动图显示：右室腔增大，约为29 mm，主肺动脉增宽，约为34 mm，右下肺动脉增宽，平均为25 mm。

西医诊断：慢性肺源性心脏病急性期。中医诊断：水肿病，证属瘀水互结证。治以活血利水。

处方：桂枝 3g，白芍 30g，防己 10g，川椒目 10g，香加皮 5g，大腹皮 10g，茯苓皮 30g，冬瓜皮 30g，楮实子 60g，猪苓 30g，车前草 30g，石斛 30g，沙参 30g，乌药 5g，牵牛子 10g，炙水蛭 10g，鸡内金 30g。7 剂，水煎服，早晚温服。

二诊：服药期间患者出现稀便，小便增多，喘憋、水肿逐渐减轻，病情好转已出院。

三、科研探索

益气疏风降胃颗粒是源于本人数十年临证经验、基于肺胃同降理论，总结出的治疗咳嗽变异性哮喘的验方。方以益气、疏风、降逆为基调，具有解痉止咳功效，临床收效甚好，因此自 10 年前，团队就致力于开展益气疏风降胃颗粒治疗咳嗽变异性哮喘的临床研究，以及相应基础研究以探索其潜在机制。本方已申请发明专利。

（一）临床研究

益气疏风降胃颗粒治疗咳嗽变异性哮喘的临床研究

（1）本团队观察了 110 例于 2015 年 1 月至 2017 年 7 月中日友好医院呼吸科门诊中，诊断符合咳嗽变异性且满足中医“气虚风动、肺胃气逆”证候标准的患者。以长效 β2 肾上腺素受体激动剂沙美特罗替卡松粉吸入剂作为阳性对照药物，益气疏风降胃颗粒作为中药组治疗药物，观察治疗前后咳嗽积分及单项证候积分的变化，比较两组中医证候的有效率情况，于停药 6 个月随访患者，观察 6 个月内咳嗽症状的复发情况。研究发现，中药组在改善咳嗽发生频率、降低咳嗽严重程度方面，效果显著，均优于西药沙美特罗替卡松。远期疗效方面，比较两组咳嗽复发率，结果显示中药组复发率为 56.3%，西药组为 10.0%，中药组复发率明显低于西药组，差异具有统计学意义（$P < 0.05$）。药物安全方面，治疗期间，中药组发生的不良反应皆低于西药组。研究说明，益气疏风降胃颗粒或许可成为 CVA 患者治疗用药新的选择，且安全性能好。

（2）为进一步证实益气疏风降胃治疗 CVA 的疗效，为临床提供更多科学依据，课题组在 2021—2023 年，于新疆生产建设兵团医院、中日友好医院、郑州市中医院、河北省中医院、河南中医药大学第一附属医院、内蒙古自治区中医医院 6 家医院单位开展了一项随机、双盲、多中心对照研究。研究中以孟鲁司特钠作为阳性对照药物，将患者随机划分为 3 组，分别为中药组、西药组、中药 + 西药组。以有效率作为主要疗效指标，次要指标包括咳嗽症状积分、中医证候积分、肺功能、呼出一氧化氮、炎症因子、LCQ 生活质量评分等。数据分析结果显示，治疗 4 周后，中药组的有效率高于中西医结合治疗组，显著高于西药组，但三组间有效率差异不具有统计学意义（$P > 0.05$），结果提示益气疏风降胃颗粒确实在控制 CVA 方面，疗效显著，并且存在优于孟鲁司特钠的趋势，此结果需进一步扩大样本量进行证实。

（二）基础研究

1. 益气疏风降胃颗粒治疗咳嗽变异性哮喘的基础研究

（1）肺胃同降是自己治疗咳嗽变异性哮喘的特色理论。因此，为证实肺胃同降存在物质基础，并且可通过肺－胃轴达到调节炎症反应的目的，课题组曾以 P 物质（SP）作为信号分子，以证实肺胃同降具有物质基础。试验分为 5 组，空白组、造模组、益气疏风降胃组、奥美拉唑组和瞬时受体香草酸亚型（TRPA1）抑制剂组，每组 10 只小鼠。除正常组外，其余 4 组按照标准造出 CVA 小鼠模型，观察记录小鼠一般情况及咳嗽情况，采取肺组织、胃组织进行苏木精－伊红染色（HE 染色）观察病理变化，以 Mason 染色观察右侧主支气管切片中胶原纤维沉积情况，用 RT– PCR 法检测左肺组织及部分胃组织表现的肺胃组织中 SP 的表达水平。试验中发现：①与空白组比较，造模组肺组织中 SP 表达降低，而 SP 在胃组织却呈现出相反变化结果；②益气疏风降胃组不仅能下调肺组织中 SP 表达水平，也能降低胃组织中 SP 表达水平，作用优于奥美拉唑组及 TRPA1 抑制剂组；③将 SP 在肺胃组织中的表达变化趋势，与胃组织炎症水平比较，发现两者存在同步变化趋势；④相较于造模对照组，益气疏风降胃组可降低 CVA 小鼠肺胃组织炎症评分均值，减轻黏膜损伤，疗效优于奥美拉唑组及 TRPA1 抑制剂组；⑤通过观察支气管切片，我们发现，益气疏风降胃组小鼠的黏膜下胶原沉积有所减少，而奥美拉唑组和造模对照组组间比较无显著差异（$P > 0.05$），提示胃酸并不是唯一能诱发气道炎症的因素。因此，基于此项实验，我们发现，益气疏风降胃方能调节肺胃炎症水平，与 SP 存在一定关系，可推测，SP 在肺胃组织中的表达变化使肺胃同治理论的具象化。

（2）基于上述试验，我们深度挖掘 TRP 离子通道家族，进一步探究益气疏风降胃治疗 CVA 的机制。团队以 TRPV1 作为切入点，猜想益气疏风降胃方或许能通过下调 TRPV1 表达而发挥抗气道炎症和气道重塑的作用。本团队将 60 只健康雄性大鼠随机分为空白对照组、CVA 模型组、益气疏风降胃方中药组、布地奈德西药组、辣椒平 TRPV1 拮抗组 5 组，每组 12 只。采用卵清蛋白和氢氧化铝联合致敏法构建 CVA 大鼠模型。实验中观察记录各组大鼠的一般情况及咳嗽情况、肺组织活体变化、肺组织病理变化、大鼠肺泡灌洗液中嗜酸性粒细胞计数及肺组织中 TRPV1 的表达情况。研究结果如下：①咳嗽症状：与模型组相比，中药组大鼠咳嗽次数明显减少，差异具有统计学意义（$P < 0.05$）；与西药组相比，两组间咳嗽次数变化无明显差异（$P > 0.05$），提示益气疏风降胃方能有效控制咳嗽症状，疗效较孟鲁司特钠相当。②肺组织病理：与模型组相比，益气疏风降胃方组能降低 CVA 大鼠肺组织炎性浸润水平，改善肺组织水肿，减少黏膜上皮细胞损伤，抑制气道重塑，且优于 TRPV1 抑制剂组。③炎症细胞：与模型组相比，中药组大鼠肺泡灌洗液中白细胞（WBC）计数、嗜酸性粒细胞（EOS）计数、EOS %、淋巴细胞百分比（LYM%）均减少（$P < 0.05$），提示益气疏风降胃方能降低气道炎症水平。④ TRPV1 表达：中药组较模型组 TRPV1 表达有降低趋势，但差异不具有统计学意义（$P > 0.05$）。综合实验结果，可推测，益气疏风降胃方或具有下调 TPRV1 表达的机制方向，待扩大样本量，延长用药时间等进一步证实。

四、结语

中医之路，漫长而艰苦，却也充满希望与力量。从大学起步，怀揣着对中医的热爱与憧憬，踏上了这充满未知的征程。一路上，无数次翻阅古籍经典，探寻古人的智慧；无数个日夜刻苦钻研，只为领悟中医的精髓。从览秀亭经紫金山来到中日友好医院，接触到更为先进的理念和技术，中医在时代的浪潮中与时俱进、不断创新。这一路并非坦途，有过困惑，有过迷茫，所幸，得遇明师的指点，让我能在中医之路上少走弯路，不断成长。

中医的未来需要更多的新生力量，愿后生能不忘初心，以持之以恒的精神投身中医事业。中医的伟大不仅在于其能治愈疾病，更在于其蕴含的人文关怀和哲学智慧。我们要将这份宝贵的遗产发扬光大，让中医之光照亮更多人的生命。相信在一代代中医人的不懈努力下，中医必将迎来更加辉煌的明天！

（杨道文）

杨毅

医学博士，主任医师，二级教授

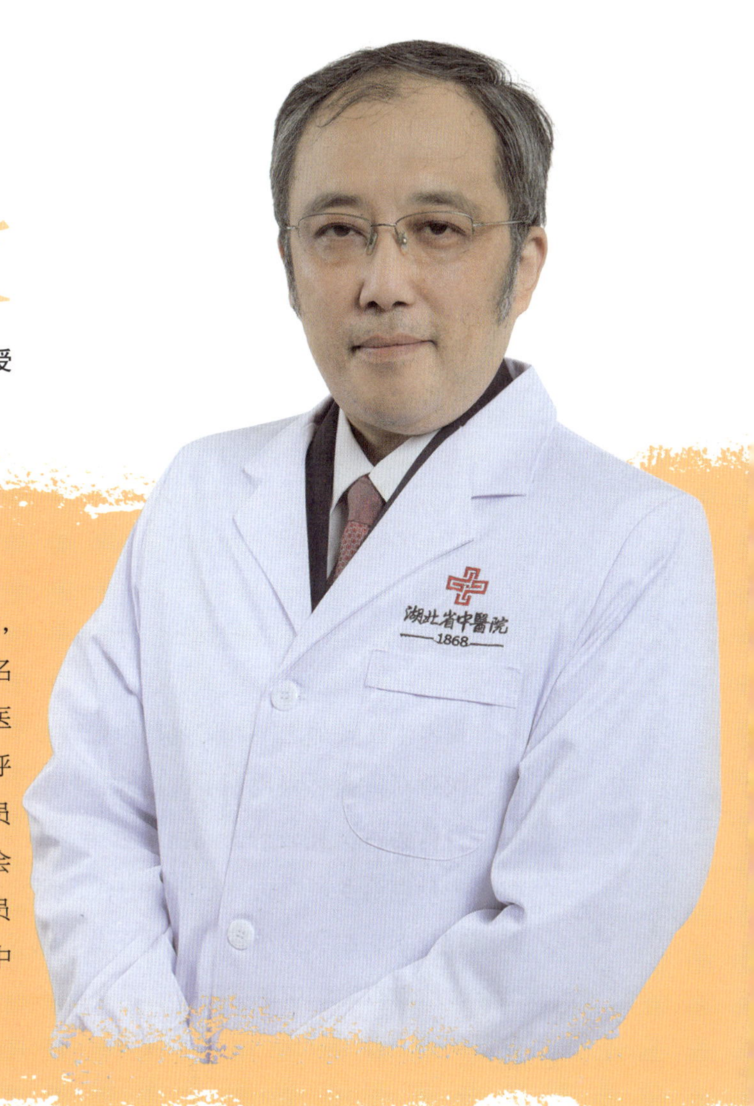

湖南省绥宁县人。享受湖北省政府专项津贴专家，湖北省中医院肺病科学科带头人，武汉市第三届中医名师，任中华中医药学会肺病分会副主任委员、中华中医药学会内科学分会常务委员、世界中医药学会联合会呼吸病分会副会长、世界中医药学会联合会内科专业委员会常务理事、湖北省中医中药学会肺系疾病专业委员会主任委员、湖北省中西结合学会呼吸系统疾病专业委员会副主任委员。曾获湖北省科学技术进步奖一等奖、中华中医药学会科学技术奖一等奖。

杏林白衣，薪火不灭的中医传承

一、从医之路

（一）学医初心

我出生在教师之家，父亲是历史教员，研究专业是中国古代史——先秦两汉史。我自中学时代就对古籍感兴趣，不过当时也就对散文、诸子百家、人物传记等蜻蜓点水般地涉及一些，自认为古文比较好。湖南湘西老家从未谋面的爷爷是位乡村小学校长，也是一位村医，教课之余也给乡亲看病。记得小时候，遇到伤风感冒，父亲常会用“开天门”“翻背脊”等中医适宜技术，给我解决病痛。基于此，高考时，我认为自己有古文好的优势，加之父亲极力推荐，所以报考了中医学专业。事实上，考入湖北中医学院（现湖北中医药大学），才发现以自己的古文基础读医学古籍太浅薄，自己的古文水平是在上大学后才得以较大提升。在以后的工作、学习中，我渐渐认识到，读古籍仅仅是做好医生的一个方面。

记得 1981 年 9 月，父母送我到坐落于昙华林路的湖北中医学院时，眼前宽广的红砖体育馆和大理石搭建的仁济医院古朴典雅。至今，我依然能清晰地回忆起大礼堂旁的石椅和体育馆后的路灯，以及那些时光里我背诵中医经典的画面。

我常跟我的学生分享，那段岁月里背下的字字句句，这些至今仍让我有不同的体会。流传至今的经典都是前人智慧和经验的高度总结与凝练，牢记这些经典会让你在某个时刻深刻体会到它的深意。因此，我常告诉学生，背经典是学习中医必须经历的过程。

在中医系学习的那段时间，我得益于追随一群可爱又可敬的教授们学习的经历。李今庸教授讲授的《黄帝内经》总是最为严肃，《伤寒论》课堂上，学生们的讨论声总是最为热烈。这些严肃而幽默的老师们在我初学中医的路上树立了一个又一个路标，让我在探索中医的道路上不再迷惘。

他们的教导不仅是知识的传授，更是对中医精神的传承。在他们的影响下，我渐渐明白，中医不仅仅是一门医学，更是一种文化、一种哲学。它教会我如何观察生命、理解健康，如何在纷繁复杂的世界中寻找平衡与和谐。如今，我也希望能将这份热爱与智慧传递给更多的年轻学子，让中医的薪火在他们的心中延续，照亮他们的未来。

（二）医道求索

1986 年自己从湖北中医学院中医系本科毕业后，我到了湖北中医学院附属医院（现湖北省中医院）内科参加工作，随着临床工作的深入，我明显感到自己所掌握的知识有限，治起病来感到自身知识储备的不足，后来有幸在涂晋文教授的引导下，先后攻读了硕士和博士，其间为涂晋文教授深厚的中医功底、精湛的医术、高尚的医德所熏陶，让自己在医道求索过程不断成长。

在刚参加内科临床工作时，自己得益于一批内科专家的引导，让我在参加临床工作过程中能够快速成长，其间，自己先后拜访跟师了多位中医名家，如韩明向教授，其擅长老年性疾病及肺系病症，这也为我后来始终耕耘在中医药防治肺系疾病专业方面埋下了种子。在 2019 年，我非常荣幸地正式拜师韩明向教授。

涂晋文教授在教导我们这群学生时经常问我们“你们觉得一个好的中医是什么样的”，涂教授在临床和教学工作中用自己的言行向学生解答了这个问题，涂教授强调在临诊过程中，不仅要关注医学技艺的学习，更加强调医德的树立，优秀的中医不仅要有扎实的专业技能，更要心怀患者，关心病痛，要有“医者父母心”的理念。正是这份对医道的尊重与热爱，使得我们这群学生能够在前人的基础上不断提升，继承和发扬中医文化。

涂教授带领我们这群学生开展了大量的临床和基础研究工作，针对外感热病，总结“多法联用，清下并重，温毒同治，截断扭转”的治则理论，打破外感热病治疗上先表后里的陈规，提炼外感热病病机是“毒随邪入、热由毒生、变有毒起”“毒不去则热不除，热不除变必生”；治疗着眼于“解毒”二字，提出卫分证也可重用清热解毒药、热病初期不嫌“早”、治先证而杜绝传变、多法联用顿挫热势等一系列新观点，创清、解、和、下多种治法联用的治疗法则，创拟新方“热必宁合剂”，后来又创立了“中医急诊研究所”，涂教授任所长。

（三）深入基层

在为涂晋文教授担任内科教学秘书的过程中，我常随涂教授赴恩施巴东县、黄冈浠水县等偏远地区探诊患者，因为山路难行，步行数十公里下基层是家常便饭，看到一些患者家庭经济困难，涂教授还经常自己给患者送钱送物，在这一过程中让我对基层偏远地区缺医少药的现状有了更深地体会。

自 2004 年开始，我每年都会带队组织专家赴湖北省中医药防治艾滋病试点单位开展调研、义诊工作，为基层患者配药送药，并提供一定的生活帮扶。我主要开展艾滋病相关性肺系疾病的诊疗工作，通过中医药的手段为艾滋病患者缓解肺系病的一些症状，提高他们的生活质量。基于这些基层中医药防治工作，也取得了一定的成绩，自己在 2016 年荣获中华中医药学会科学技术奖一等奖，2022 年荣获湖北省科学技术进步奖一等奖。

自2013年起，受领导重托和同仁的信任，我开始担任湖北省中医药学会肺系疾病专业委员会主任委员，其间我每年组织专业委员会同仁赴基层各地开展义诊活动。这些义诊不仅帮助了许多患者，也让我在实践中得到了不断地成长，从而总结出了更为有效的辨证施治方法。在每一次义诊中，我们深入到偏远乡村中，当面对不同的患者和病症，需要对每个患者进行全面地观察和理解。通过与患者的交流，我了解到他们的生活习惯、饮食偏好及心理状况，这些因素都可能影响到他们的健康。因此，我逐步形成了以整体观念为核心的辨证施治思路。并且，在这一过程中，我意识到很多治疗方法的有效与否与患者的具体情况密切相关，例如，慢性咳嗽的患者中，有的患者因常年工作在污染环境中而诱发肺部疾病，而有的则是因情绪波动导致的气滞引起。从这些实际案例的诊疗中，我不断调整和优化治疗方案，力求兼顾科学性和个体差异。这条充满挑战的道路，不仅让我接触了各种复杂的疾病，也让我有了与团队同仁共同成长的机会。在一次次的义诊活动中，我们不仅传播了中医知识，也建立了与基层患者的信任关系。当看到患者因我们的努力而重获健康时，那种成就感是难以用语言描绘的。

（四）疫情防控

在2019年暴发的新的疫毒感染中，自己作为肺病科的负责人，带领肺病科医护人员全面参与到了患者的救治工作中。在初期，因为缺乏对新的疫毒特点的认识，对病毒还存在恐惧，救治也有些无所适从，大家都是在摸着石头过河，作为科室主任，我常常鼓励年轻医师们，遇到困难不要怕，我是你们最坚实的后盾，有问题随时给我打电话。

我经常在深夜接到紧急电话，需要立即赶赴会诊现场，当时有一次不被打扰的睡眠都成为奢望，那段日子我一心都扑在工作上，一心都系在病患身上。对于新的疫毒，我在总结一批感染的患者临床治疗经验的基础上，认识到中医药在改善患者感染症状、提高救治率方面确有疗效。在湖北省卫生健康委的组织下，我作为副组长参与制定了湖北省第一版的中医药诊疗方案，并且自己多次与国家卫生健康委专家组成员进行交流、沟通，将湖北省诊疗的第一手临床资料同国家卫生健康委专家进行分享，为国家制定防治诊疗方案作出了应有的贡献。

二、临证经验

（一）支气管哮喘/咳嗽变异性哮喘

支气管哮喘属慢性气道炎症性疾病，通常伴随着炎症、支气管痉挛等所致的气道高反应性，表现为反复发作的咳嗽、喘息、胸闷等症状，且多在夜间和（或）晨间加剧，为可逆性的气流受限。咳嗽变异性哮喘与支气管哮喘在病理生理改变上具有相似性，因此在治疗上往往也存在着共性。西医治疗一般分为抗炎药（如皮质类固醇类药物、白三烯调节剂、抗组胺药）、支气管扩张药（如β-肾上腺素受体激动剂、胆碱能受体拮抗剂、茶碱）两类。由于该病可由气源性、食源性等过敏原诱发，因此该病的预防才是关键。

支气管哮喘在中医中属于“哮病”“喘证”范畴，是由于宿痰伏肺，遇诱因或感邪引触痰气相搏，肺失宣降导致。《金匮要略·痰饮咳嗽病脉证并治》曰：“膈上病痰，满喘咳吐，发则寒热，背痛腰疼，目泣自出，其人振振身瞤剧，必有伏饮。”且“百病多由痰作祟”，痰邪无论是寒、热之类，抑或是有形、无形之属，皆能阻遏气道，使脏腑功能失调，影响气机升降。又如《素问·玉机真脏论》所言“是故风者百病之长也，今风寒客于人……病入舍于肺，名曰肺痹，发咳上气”，风邪致病与患者的高敏体质互为致病因素，此处“风”邪不仅限于风寒、风热，也代指“吸入性的粉尘，刺激性食物或季节变化”等过敏因素。外感风邪为首，夹杂寒、热、湿等邪经口鼻入肺，致肺气失于宣肃发为咳、喘。除此之外，亦可因素体虚弱，外风伏于内或久病内伤，痰、气、瘀互结而致阳气亢逆化生内风，内外风相合，而发为咳、喘。因此，“风”“痰”为该病发病期的 2 个关键病理因素。

该病发作期是感风邪后引触伏痰，为风痰阻肺之证，治疗之时以祛风解表，化痰止咳为主，方以三三二陈汤（三拗汤、三子养亲汤、二陈汤）加减，如《集验方》中以麻黄、杏仁、紫菀、柴胡、陈皮治疗“久患气嗽，发时奔喘，坐卧不得，并喉里呀声，气欲绝”，且行之有效；发展期风邪入里化热，与痰互结，为痰热壅盛之证，治疗之时以清热化痰、宣肺止咳为主，方以三拗汤合清金化痰汤加减；中后期实热已去，余热煎灼津液，为虚热内扰之证，治疗之时宜滋阴清热，化痰生津，方以三拗汤合当归六黄汤加减；脾属土，为肺金之母，母病及子，哮喘久而会影响脾胃功能，如反流性食管炎亦会引起咳嗽，且罹患该病的患者往往存在偏虚质，易感风邪，故缓解期多为肺脾气虚之证，治疗时以健脾益肺、培补正气为主，方以玉屏风散合参苓白术散（或归脾汤）加减。

咳嗽变异性哮喘在中医中亦可归为“哮病”“喘证”范畴，偏重于“咳嗽”，在治疗上与支气管哮喘相似，只是要更加关注咳嗽的程度，若咳嗽剧烈则要加重止咳药物用量，以尽量改善患者躯体化症状。

案例

患者，男，46 岁。

初诊（2023 年 4 月 17 日）：主诉“反复咳嗽、咳痰 5 年，加重 2 天”。现病史：患者于 5 年前无明显诱因出现咳嗽、咳痰，每于感冒后持续 2 ～ 3 个月难愈，自诉既往有过敏性鼻炎病史，于外院诊断为咳嗽变异性哮喘，平素吸入布地奈德福莫特罗吸入粉雾剂 320μg，每日 2 次，早晚各吸入 1 次。2 天前因受凉后出现咳嗽，喉间哮鸣有声，夜间难以入眠，现咳嗽、咳痰，痰难咳出，伴有喘息、气短，纳可，寐欠佳，大小便可，舌淡红，苔薄白，脉滑。

西医诊断：咳嗽变异性哮喘。中医诊断：咳嗽，证属风痰证。治以祛风解表，化痰止咳。

处方：三三二陈汤加减。蜜麻黄、苦杏仁、炒僵蚕、法半夏、款冬花、紫苏子、荆芥、防风、蝉蜕、桔梗、前胡、白前、射干各 10g，蜜紫菀、陈皮、茯苓各 15g，甘草 6g。7 剂，水煎剂，每日 1 剂，分早晚 2 次温服。

二诊（2023 年 4 月 24 日）：患者咳嗽、喘息较前好转，仍诉咳嗽，咳黄痰，喉间有痰阻感，偶感口干、咽痛不适，纳可，寐欠佳，大小便可，舌红，苔白腻，脉滑数。前方去炒僵蚕、射干、白前，加酒黄芩、桑白皮、地骨皮各 15g，姜厚朴、麦冬、玄参各 10g。继服 7 剂，煎服法同前。

三诊（2023 年 5 月 1 日）：患者咳嗽较前明显好转，怕冷感觉也较前好转，痰较前易排出，咳少量白稀痰，偶感乏力，纳寐可，大小便可，舌淡红，苔白，脉缓。前方去荆芥、前胡、酒黄芩、桑白皮、玄参，加黄芪、党参各 15g，炒白术 10g。继服 14 剂，煎服法同前。

四诊（2023 年 5 月 15 日）：患者自诉无特殊不适，目前仅吸入布地奈德福莫特罗吸入粉雾剂治疗。予玉屏风散颗粒口服，每日 3 次，一次 1 袋，增强患者免疫力，瘥后防复发。

按：患者为中年男性，既往过敏性鼻炎病史，久咳损伤肺部而致咳嗽变异性哮喘。患者初诊时为发作期，方以蜜麻黄、苦杏仁为君，二者一宣一降，有疏风宣肺、止咳平喘之效；陈皮、法半夏燥湿化痰，以茯苓健脾利水，增强化痰之力，三者为臣，即可消痰邪，又可平喘息；荆芥、防风合用既可祛内风，亦可息外风，蝉蜕散风除热亦可利咽，增强其祛风之力；桔梗宣肺利咽，甘草清热解毒又调和诸药，宣中寓清；炒僵蚕、射干、蜜紫菀、款冬花、前胡、白前，六药共用，加大镇咳力度；二诊患者痰入里化热，壅滞肺气，且表证向里证转变，去止咳之药，加酒黄芩、桑白皮、地骨皮清实热、退虚热，加厚朴合法半夏以行气化痰、降逆和胃；麦冬、玄参养阴生津兼以泻火解毒以利咽；三诊时表邪、热邪较前减轻，去解表、清热之药，加入黄芪扶正，党参、炒白术合茯苓益气健脾兼以化痰，脾肺同治，顾护后天之本亦能治本，加速疾病恢复。

（二）慢性阻塞性肺疾病

慢性阻塞性肺疾病的发生多与吸烟、空气污染等因素密切相关，一般以肺功能中表现持续性气流受阻［第 1 秒用力呼气容积 / 用力肺活量（FEV_1 / FVC）< 0.7］时即可诊断。慢性阻塞性肺疾病在中医中属“肺胀”“喘证”等病的范畴，表现以咳、痰、喘、满、闷为主。肺胀病位主要在肺，肺主气且开窍于鼻，外邪犯肺多从口鼻而入，致肺气机失调。肺失清肃而浊气上逆发为咳，宣降不利发为喘，久则肺脏更虚，影响脾、肾，脾脏运化不行，而“脾为生痰之源”，痰阻于内为其发作宿根，“气血生化之源”功能失司，故气虚阳微，血行不利，内里痰瘀互结；除此之外，由于肺为气之主，肾为气之根，久病伤及肾，致肾不纳气，故见呼吸短促难续。

目前对于该病的治疗，有吸入剂、静脉注射等多种治疗方式，主要以抗感染、解痉、平喘等对症治疗为主。中医学认为该病为本虚标实之证，标实以外邪、热毒、痰湿、血瘀等病理因素为主，正虚主要在肺、脾、肾三脏。治疗之时需扶正祛邪，加重期以祛邪为要，缓解期以扶正为要。加重期可根据病情程度分为轻、中、重度：轻度为痰湿阻滞之证，治疗以宣肺利气、降气化痰，方以三三二陈汤合苏子降气汤加减；中度为痰热壅肺之证，治疗以清热化痰、降逆平喘，方以三三二陈汤合定喘汤加减；重度为痰瘀互结之证，治疗以三三二陈汤合归脾汤加减；而缓解期主要为肺脾气虚、肾不纳气证，治疗以补肺健脾、补肾固本，方以参苓白术散合玉屏风散合加减。

案例

患者，男，70岁。

初诊（2023年11月13日）：主诉“反复咳喘10余年，再发加重5天”。现病史：患者于10年前无明显诱因出现喘息、胸闷，活动后加重，自诉有20余年吸烟史，于外院诊断为慢性阻塞性肺疾病，平素吸入布地格福吸入气雾剂，每日2次，早晚各吸入1次。5天前因受凉出现喘息，夜间不能平卧，咳嗽、咳痰，咳白泡沫样痰，伴有心慌、胸闷，纳寐欠佳，大便秘结，舌淡红，苔白腻，脉滑。患者自行吸入布地格福后，症状未见明显缓解。

西医诊断：慢性阻塞性肺疾病急性加重。中医诊断：肺胀，证属痰浊壅肺证。治以宣肺利气，降气化痰。

处方：三三二陈汤合苏子降气汤加减。地龙、红景天各20g，瓜蒌子、炒白术、茯苓、陈皮、浙贝母各15g，蜜麻黄、苦杏仁、麦冬、法半夏、桔梗、炒芥子各10g，甘草6g。14剂，水煎剂，每日1剂，分早晚2次温服。

二诊（2023年11月27日）：患者喘息、胸闷较前好转，咳嗽、咳痰较前减轻，仍有心慌不适，纳食较前改善，寐欠佳，大便可，舌淡红苔白，脉滑。前方茯苓改为茯神，加丹参、黄芪各20g，党参、酸枣仁各15g。继服14剂，煎服法同前。

三诊（2023年12月11日）：患者喘息、胸闷较前明显好转，咳嗽、咳痰较前明显减轻，心慌较前缓解，纳寐可，大小便可，舌淡红，苔薄白，脉滑。前方去炒芥子。继服14剂，煎服法同前。

按：患者为老年慢性阻塞性肺疾病男性，反复发作致肺部条件差。患者初诊为急性加重期之痰湿阻滞证，及时治疗可避免痰湿化热。方以蜜麻黄、苦杏仁宣肺平喘为君，陈皮、法半夏、茯苓与前述同功，合以桔梗宣肺止咳，共同为臣；伍以地龙、红景天通脉平喘，通经活络，瓜蒌子、炒芥子、浙贝母，三者共奏清热化痰、降气止咳之功；炒白术、麦冬补肺益脾、养阴生津；二诊时茯神、丹参、酸枣仁养心安神，党参合炒白术补益肺气，与黄芪相配，加强补脾益气之功；三诊患者症状已基本好转，继服以巩固正气。

（三）支气管扩张症

支气管扩张症是一种反复发作的气道化脓性感染的呼吸系统疾病，导致支气管反复损伤和（或）阻塞，从而引起支气管不可逆的扩张，主要表现为慢性咳嗽、大量咳痰和（或）间断咯血等。西医治疗从急性加重期和疾病缓解期论：稳定期以气道廓清、祛痰、长期抗菌、病原体清除、手术治疗等多方法处理，而加重期的治疗需综合处理，抗菌药物治疗是其关键，以治疗潜在病因达到延缓疾病进展和减少急性加重为目的，同时维持或改善肺功能，提高患者生活质量。

依据支气管扩张的症状，可将其归类于“咳嗽”“肺痈”“咯血”等范畴。支气管扩张症初由火热之邪引发，肺为娇脏，火热邪气熏蒸于肺，致肺失清肃，肺气宣降失司而咳喘；火性燔灼津液，久而酿液成痰，痰热郁结于内，致气血运行不畅化瘀。因此，该病关键病理产物为痰瘀，痰瘀与火热搏结，蕴毒化脓而咳吐大量脓痰，热灼肺络或痰瘀互结致血络受损而咯血。邪气久羁肺内，致使病情反复、病势缠绵，久而伤及各脏腑，为虚实夹杂之证。

支气管扩张症发作期偏于感染引起，治疗则以清火为要，病初“火郁发之”以清热解毒、宣肺利咽为法则。如临证之时，加入黄芩、桑白皮等清宣肺热，玄参、蝉蜕等解毒利咽，防风、前胡等疏风祛邪。火热之邪有虚实之分，实者泻之，虚者补之，泻以寒凉，补以凉润。发作期偏于咯血，治疗时则以治血为要，总以清热化痰、宣肺止血为法，血色鲜红常用白茅根、茜草、生地黄炭、侧柏炭等凉血止血，血色暗红常用赤芍、桃仁、川芎等活血祛瘀，且以四物汤宁血补血。另外，因火热之邪伤津耗气，清热时有加入滋润之品，而具体用药需辨别中病之脏腑后再行决定。由于痰瘀为火热之邪扰肺的主要病理产物，而“心主血、肺主气”，又“脾为生痰之源，肺为贮痰之器”，故心、脾为该病最先累及的脏腑。若病初在肺，则方以定喘汤合清金化痰汤加减；若合并心系病变，如心悸、心烦、口舌生疮、失眠多梦等症，则在前方基础上加以百合、莲子心、淡竹叶清心泻火养阴，酸枣仁、远志、茯苓以宁心安神定志；若合并脾胃系病变，如腹胀、腹泻、面色萎黄等症，“治痰先治气”，虽痰有有形之痰、无形之痰之分，但治疗仍可以健脾益肺、行气化痰进行治疗。若偏于痰湿，则在前方基础上加二陈汤；若偏于脾虚，则在前方基础上加参苓白术散。

而缓解期为正虚邪恋，宜选用平和之药。虽为疾病迁延期，但痰、瘀仍是其主要病机，因此清热化痰仍是其治法，如温燥之法半夏燥湿化痰，为治湿痰的要药，合以苦寒之浙贝母清热化痰，为治疗热痰、燥痰的要药。二者为常用药对，一润一燥，无论寒热，皆用之有效。化瘀药物需有养血之功，如丹参既可活血祛瘀又可养血安神，当归既可活血又可补血。且长期患病，患者往往伴有不同程度的焦虑情绪，因此可适当加入疏肝理气的药物，如柴胡、百合、合欢皮等品。

案例

患者，女，57岁。

初诊（2024年3月25日）：主诉“间断咳嗽10余年，加重3天”。现病史：患者于10余年前诊断为支气管扩张症，间断出现咳嗽、咳痰，7天前因“间断咳嗽10余年，伴咯血加重2天”，于外院住院治疗，3天前出现咳嗽加重，咳黄黏痰，痰难咳出，偶感咽部不适，纳差，寐欠佳，小便可，大便溏，舌暗苔黄，脉弦滑。

西医诊断：支气管扩张症。中医诊断：咳嗽，证属痰瘀互结证。治以清热化痰，止咳化瘀。

处方：定喘汤合清金化痰汤加减。茯苓20g，芦根20g，炒白术15g，蒲公英15g，酒黄芩15g，桑白皮15g，浙贝母15g，防风10g，蜜麻黄10g，法半夏10g，姜厚朴10g，前胡10g，蝉蜕10g，麦冬10g，桔梗10g，金沸草10g，炒白芍10g，甘草6g，当归10g。14剂，水煎剂，每日1剂，分早晚2次温服。

二诊（2024年4月8日）：患者咳嗽较前好转，咳黄痰，咽部不适较前缓解，纳食较前改善，寐欠佳，大便成形，舌红苔白，脉滑。前方茯苓改为茯神 15g，去防风、酒黄芩、蒲公英、桑白皮，加党参 15g、陈皮 15g、地骨皮 15g。继服 14 剂，煎服法同前。

三诊（2024年 4 月 22 日）：患者咳嗽、咳痰较前明显好转，余未诉其他不适，纳寐可，大小便可，舌淡红，苔薄白，脉缓。前方去前胡、桔梗，加黄芪 15g。继服 14 剂，煎服法同前。

按：患者为中年女性，既往有支气管扩张症病史。患者初诊时为疾病中后期，余热未清，痰瘀结于内。初诊方以蜜麻黄为君合以金沸草，发汗解表又可降气平喘；蒲公英、酒黄芩、桑白皮清泻肺火、化痰平喘，炒白芍与当归活血补血，多药共为臣药，余热、瘀血同疗以治本。芦根、法半夏、姜厚朴清热生津、行气化痰，炒白术、茯苓健脾利湿，浙贝母、桔梗、麦冬清热化痰，润肺止咳；防风、蝉蜕、前胡祛风解表、降气化痰、解毒利咽；甘草补土而和中。二诊时更用茯神改善睡眠，加用党参、陈皮健脾益肺、理气化痰，地骨皮清余火、退虚热；三诊时加黄芪扶助正气，以恢复机体健康。

（四）疫毒感染

疫毒感染是一种由疫毒邪气引起的传染性疾病。这种疫毒具有强烈的传染性和致病性，能够通过各种途径迅速传播，给人们的健康带来了严重威胁。疫毒感染的症状多种多样，可能包括发热、咳嗽、乏力、肌肉酸痛等。在病情严重时，患者还可能出现呼吸困难、器官衰竭等危及生命的状况。由于疫毒的变异性和传染性，疫毒感染往往会在人群中迅速蔓延，导致疫情的暴发和流行，现以新型冠状病毒感染为例进行介绍。

新型冠状病毒感染主要经由呼吸道飞沫、密切接触等传播，主要有发热、鼻塞、干咳、咽痛等为症状表现，少数患者伴有腹泻、胸痛、呼吸困难等危重症表现，且具有流行性。西医学主张从注射疫苗预防和一般治疗、抗病毒治疗、免疫治疗、抗凝治疗等多方面进行干预，但以上治疗方法难以改善感染后的伴随症状，如慢性咳嗽、胸闷气短、心悸心慌等。因此，中西医结合治疗往往是该病诊疗的最佳选择。

本病属于中医“温疫”“疫病”“风温肺病”范畴，为感受“异气”“疠气”所致，仝小林教授等人对初期确诊患者发病机制进行的研究发现，该病多表现为“寒湿疫”。亦有学者认为患者体质有寒湿和湿热之分，总以湿毒为患。本人认为该病多因寒湿之戾气由口鼻而入引起，而“非寒非湿非暑”，儿童、老人及免疫能力低下的人群为其易感人群。“温邪上受，首先犯肺”，最初会出现呼吸道症状。疾病发展期，由于肺金受邪，必影响脾土，脾肺受累，则气血生化无源，津液输布失常而见水液与血液内停之象，进而发展为痰热壅肺、痰瘀互结等证。“肺为气之主，而肾为气之根”，肺主气、肾纳气的功能失调则会出现呼吸浅快、喘息气促，甚者出现呼吸困难之症。久则“心主血脉”功能失常而致血液生成不足，全身的脏腑、组织、形体不得濡养，营养物质输送不及时，亦会影响“肝主疏泄”“肝藏血”功能，最终可能出现焦虑、抑郁等情志不舒的表现。因此，恢复期患者湿毒瘀而化热后伤津耗气，正气未复，故多见气阴两虚证、肺脾两虚证。

针对该病发病期的治疗主要分为轻型、重型、危重型、恢复期来治疗。轻型根据病邪的寒热偏重分为寒邪袭表证、湿热袭肺证，前者多表现为恶寒发热或无热、干咳、咽干痒等，方以流感1号（葛根汤合九味羌活汤加减）疏风散寒解表；后者多表现为恶寒发热或无热、干咳、咽干痛等，方以流感2号（银翘散合达原饮加减）清热祛湿解毒。之后病邪入里化热，重型（普通型）根据病邪入里的程度分为邪犯少阳证、湿热壅肺证和痰热壅肺证：前者多表现为寒热往来或午后发热明显、咳嗽、胸闷等，方以肺炎1号（柴胡陷胸汤合达原饮加减）和解少阳，化湿解毒；后两者多表现为发热、咳嗽、咳痰、气喘等，方以强力肺炎1号（小柴胡汤、小陷胸汤、达原饮、止嗽散加减）清瘟解毒，肃肺化痰，和解宣透。久而病邪入里，而表已虚，易发展为危重型（内闭外脱证），多表现为呼吸困难，（或）伴有神昏、烦躁、汗出肢冷等，方以肺炎4号（参附汤、生脉散加减送服安宫牛黄丸）开闭固脱，解毒救逆。疾病恢复后，往往存在正虚邪恋之证，恢复期（气阴两虚证）多表现为气短、乏力等，方以肺炎5号（生脉散合六君子丸）健脾益气，补肺通络。

案例

患者，男，34岁。

初诊（2023年11月13日）：主诉“间断咳嗽1余年，加重4天”。现病史：患者于2022年12月感染新型冠状病毒后出现咳嗽、咳痰，其间每遇冷空气会出现间断咳嗽，持续1～2个月，4天前因受凉出现咳嗽加重，夜间更甚，常喉间哮鸣有声，痰难咳出，伴有胸闷气短、咽部不适、汗出不止，纳差，寐欠佳，大小便可，舌淡苔白，脉沉。

西医诊断：肺炎恢复期，咳嗽变异性哮喘。中医诊断：咳嗽，证属气阴两虚证。治以健脾益肺，止咳化痰。

处方：生脉散合六君子丸加减。黄芪20g，杏仁10g，麻黄根15g，浮小麦30g，茯神20g，法半夏10g，知母10g，浙贝母15g，炒白术15g，荆芥10g，麦冬10g，桔梗10g，蝉蜕10g，地龙20g，前胡10g，白前10g，蜜紫菀10g，款冬花10g，甘草6g，射干10g，炒僵蚕10g，酸枣仁15g，醋五味子10g。14剂，水煎剂，每日1剂，分早晚2次温服。

二诊（2023年11月27日）：患者咳嗽、咳痰较前好转，咳白稀痰，胸闷气短、咽部不适、汗出状况较前缓解，偶感咽干、口干，纳寐欠佳，舌淡苔薄白，脉滑。前方去射干、炒僵蚕、醋五味子，加天花粉15g，太子参15g，炒麦芽15g，陈皮15g，百合20g。继服14剂，煎服法同前。

三诊（2023年12月11日）：患者咳嗽、咳痰，咽干、口干较前明显好转，纳寐可，大小便可，舌淡红苔薄白，脉缓。前方更用太子参为党参15g、茯神为茯苓15g，加当归10g、川芎10g，去荆芥、桔梗、白前、天花粉、炒麦芽。继服14剂，煎服法同前。

按：患者为青年男性，既往体健。患者感染新型冠状病毒后，余邪未清，迁延至今致正气难复，故持续咳嗽，最终发展成为咳嗽变异性哮喘。患者病久正气不足，初诊以黄芪为君补中益气；麻黄根、杏仁固表敛汗兼以宣降止咳，炒白术、法半夏、茯神共为臣药，共奏健脾益气、利水渗湿之效；蜜紫菀、款冬花、前胡皆可止咳化痰，合以桔梗、白前开宣肺气、降气化痰，一宣一降，增强紫菀、款冬花止咳化痰之力；佐以麦冬养阴清热，合以五味子敛肺止汗、生津止渴，一润一敛，使气复津生，汗止阴存；知母、浙贝母性味苦寒，既能滋阴泻火又可清热化痰；荆芥、蝉蜕能祛风解表，又能解毒利咽，合以僵蚕、射干增强清热解毒、息风消痰之功；更以浮小麦除热止烦、酸枣仁宁心安神，且二者皆可增君药止汗之效，地龙通经活络以缓解胸闷之症；二诊时久病津伤，见咽干、口干之症，加太子参补气生津、陈皮理气化痰，合茯神、白术、陈皮增补脾胃，益肺气之效；加用天花粉养阴生津，炒麦芽健脾和胃，百合清心安神，三药共用减轻患者躯体化症状；三诊时更用党参、茯苓增强其健脾、补血之功，加以当归、川芎活血调气，以改善后期血虚、血瘀之象。

（五）间质性肺病

间质性肺病是一种不可逆的肺部疾病，主要表现为气短、乏力、咳嗽等症。在病理方面主要表现为肺间质和肺泡腔弥漫性炎症，且肺纤维化会随着时间的推移而加重，最终出现呼吸衰竭或并发症而致死亡。其中，无法明确病因的情况就称为特发性肺纤维化。药物、吸氧等手段可改善患者肺纤维化程度和生活质量，但长期使用激素或免疫抑制剂既会引起胃肠道反应，又会增加肺部感染的风险。目前，还可通过肺移植的方式治疗，但其手术难度及经济负担并不能为大多数患者提供便利。因此，中医药在肺纤维化中的运用逐渐得到了重视，中医药治疗不仅能降低使用西药的不良反应，还可发挥其多靶点的独特作用。

间质性肺病属中医肺痿范畴，《金匮要略心典》有言：“痿者，萎也。如草木之萎而不荣，为津烁而肺焦也。”病因总归于“肺虚津伤”。本病病程较长，肺气久虚，中气不足，则气血生化乏源，且推动、滋润作用失常，致脉中气血瘀滞。肺、脾生成及输布水谷精微受阻，则累及肾，肾气受损，气不化津，则水液停聚于中焦，积液成饮，煎熬成痰。该病病机责之于“气虚痰结瘀于肺络”，肺、脾、肾为其根本病位。病性多为虚实夹杂，急性感染期以邪实为主，实责之气不化津，反聚为浊唾涎沫，壅于肺窍；慢性稳定期以正虚为本，虚责之气阴不足。对于该病的治疗，主张益气滋阴贯穿始终，且重视保护津液及调理脾肾，其中阴精不可直补，需补中泄浊，方可存其清。发作期治当以益气滋阴、祛痰通络为要，方以麦门冬汤合沙参麦冬汤加减。祛痰药物首选法半夏、桔梗、浙贝母等，辛温之法半夏可燥湿化痰，辛平之桔梗可宣肺排痰，苦寒之浙贝母可清热化痰，三者各有偏重。虫类药物可活血通络以恢复气道纤毛功能，改善肺泡通气功能，首选地龙以活血通络平喘。另外，发作期多有外感，可选用既可清热解毒又可活血化瘀之品，如虎杖、重楼等品。缓解期以益气活血，调补脾肾为要，方以清燥救肺汤合生脉散加减。活血药物多配以当归活血补血、赤芍活血凉血、丹参活血养血、川芎活血行气，党参、白术、茯苓等益气健脾，山药、补骨脂、熟地黄、五味子等补肺益肾。

案例

患者，女，52岁。

初诊（2024年5月13日）：主诉“间断喘息1年余”。现病史：患者于2022年年末感染新型冠状病毒后出现咳嗽、咳痰，胸闷气短，后于外院查肺部CT示右下肺肺间质纤维化。现病史：干咳少痰，时感胸闷气短、心慌心悸、口干咽燥等不适，纳寐可，大便偏干，小便可，舌红苔少，脉沉细。

西医诊断：肺炎恢复期，间质性肺病。中医诊断：咳嗽、肺痿，证属气阴两虚。治以益气活血，调补脾肾。

处方：清燥救肺汤合生脉散加减。蜜麻黄10g，杏仁10g，法半夏10g，麦冬10g，荆芥10g，防风10g，蝉蜕10g，黄芪20g，太子参15g，化橘红10g，丹参20g，生白术20g，蜜紫菀15g，款冬花10g，甘草6g，蜜枇杷叶10g，醋五味子10g，桔梗10g，地龙20g。14剂，水煎剂，每日1剂，分早晚2次温服。

二诊（2024年5月27日）：患者咳嗽、胸闷、心悸较前好转，仍有活动后气短，口干舌燥较前缓解，大小便可，舌淡红苔少，脉细。前方更用生白术为炒白术15g，更用太子参为人参8g，去荆芥、蜜紫菀、款冬花、蜜枇杷叶，加茯苓15g，红景天20g，山药20g。继服14剂，煎服法同前。

三诊（2024年6月10日）：患者咳嗽、胸闷、气短、心悸、口干较前明显好转，纳寐可，大小便可，舌淡红苔薄白，脉缓。前方去防风、桔梗。继服14剂，煎服法同前。

按：患者为中年女性，因患间质性肺病而出现胸闷气短。初诊时以太子参、麦冬、五味子为君，养阴润肺、补益脾胃、生津止渴，一补一润一敛，取之“培土生金”之义；蜜麻黄、苦杏仁，一宣一降，有宣肺止咳平喘之功，合以黄芪、白术共同为臣，内外同治，健脾益肺兼以固表止汗；荆芥与防风、蜜紫菀与款冬花既可祛风解表，又可增强止咳之力，与臣药配伍使邪去而不伤正；佐以蜜枇杷叶、法半夏、化橘红清宣肺络、理气化痰，使“润肺而无留痰之蔽，燥湿而无劫阴之咎”；桔梗宣肺利咽，甘草清热解毒又可调和诸药，两者一宣一清，祛痰止咳，利咽止痛，合以蝉蜕祛风止痉兼可利咽解毒，缓解了气道痉挛、口干咽燥之症；丹参、地龙可活血化瘀，养心安神兼以清肺平喘、通经活络，减轻患者胸闷气短、心慌心悸之症；二诊时患者仍诉气短，更用人参增强其补气之效；大便好转，更用炒白术，加以茯苓、山药肺脾肾同补；合用红景天可益气活血，通脉平喘，合以人参缓解气短之症；三诊去止咳之药，继以前方益气补阴，增强患者免疫力。

（六）肺结节

随着CT检查的普及，临床上肺结节的筛查率逐步上升，虽然肺结节存在良恶性之别，但仍然会引起大多数患者的焦虑情绪。肺结节指的是影像学表现为直径≤3cm的局灶性、类圆形、密度增高的实性或亚实性肺部阴影，可为孤立性或多发性，经病理学确诊的肺癌则预后不佳。

中医上将此类疾病划为“积聚”“肺积”，如《难经·五十六难》记载“肺之积，名曰息贲，在右胁下，覆大如杯，久不已，令人洒淅寒热，喘咳，发肺壅”;《杂病源流犀烛》有言“邪积胸中，阻塞气道，气不得通，为痰为食为血，皆邪正相搏，邪既胜，正不得制之，遂结成形而有块”。良性结节或恶性结节的早中期可无临床表现，而恶性结节发展到后期可出现各种癌性症状，如“咳嗽”“咯血”“胸痛”“乏力”等。目前，西医对该病主要采取动态复查或外科干预的方式进行治疗，而对于没有手术指征或术后肺功能损害抑或选择姑息治疗的患者，中医干预不失为一种比较好的治疗手段。中医学认为该病病机的本质是因正气亏虚、邪毒内侵、脏腑失调引发了痰瘀毒胶结的情况，日久形成了积，正所谓“邪之所凑，其气必虚”。此处邪毒与烟粉沉积、放射性物质等密切相关，邪毒内侵，久而耗气伤阴，致血瘀不行，毒瘀互结，最终羁留于肺；脾为后天之本，病伤及脾，致肺脾失调，聚湿生痰，留于脏腑；肾为先天之本，肾阴阳失衡，则阴液濡养、肾阳温煦各脏腑功能失常，致使气血瘀阻，郁结胸中。总之，该病责之于气滞、血瘀、痰凝、毒聚，为本虚标实之病。

该病的治疗，明确诊断是关键，针对良、恶性结节的治疗需视情况而定。本病的首要治则在于调和脏腑，扶正祛邪。若患者肺结节无手术指征或行手术后的患者，治疗侧重于调和脏腑；若确诊为肺癌或选择内科保守治疗的患者，治疗则侧重于扶正祛邪。调和脏腑法主要从疾病累及的脏腑出发。首先，培土生金。脾胃为气血生化之源，是以《脾胃论》所言“肺金受邪，由脾胃虚弱不能生肺，乃所生受病也”。故肺系疾病的治疗应顾护脾胃，取“子病治母”之意，常在方中加入太子参、白术、茯苓之品健脾化痰以治生痰之源，且和中生胃气以防变生他病。此外，为防“味过于苦，脾气不濡，胃气乃厚”，谨防在使用如黄芩、黄连、栀子等苦寒清热之品时伤阴败胃，治疗宜中病即止。其次，金水相生。肾为肺之子，且“五脏之伤，穷必及肾”，因此滋补肺肾对后期伤及阴津的患者疗效明显，如出现口干、痰少难咳时，治以养阴化痰的同时往往配以如生地黄、玄参等入肾之品。最后，佐金平木。部分结节的生长与情志疾病有一定关联性，且肺结节患者往往伴随着不同程度的焦虑情绪，属肝火犯肺、木火刑金之证。因此，临证之时，加入如木香、柴胡等疏肝理气之品。扶正祛邪法是从疾病病机出发，在扶正的基础上加用夏枯草、半枝莲、半边莲、薏苡仁、白花蛇舌草、云芝、南方红豆杉等具有抗癌作用的药物。除此之外，针对癌病患者出现的咳嗽、咯血、纳差恶心、气短乏力等症状，改善其并发症状也是中医药干预的一个重要方面。如胸闷，可加入麸炒枳壳、瓜蒌子、地龙等；如胸痛，可加入醋香附、蒲黄、川楝子等；如纳差，可加入炒谷芽、炒麦芽、神曲等；如便秘，可加入大黄、杏仁、紫苏子等，以提高患者的生活质量。

案例

患者，女，59岁。

初诊（2024年3月22日）：主诉“间断咳嗽伴有胸痛1月余，加重3天”。现病史：患者于1个多月前于外院行肺结节切除术（右中叶），病理诊断为浸润性腺癌，术后胸腔积液置管处疼痛难忍，每于咳嗽、呼吸后加重，痰黄质黏，伴有胸闷、气短、乏力，说话费力，偶感口干不适，纳寐差，大小便可，舌红少苔，脉细弱。

西医诊断：肺结节切除术后。中医诊断：虚劳，证属气阴两虚证。治以扶正固本，行滞化瘀，益气养阴。

处方：生脉饮、血府逐瘀汤合四君子汤加减。川楝子 15g，炒白芍 15g，醋香附 10g，炒白术 15g，麦冬 10g，蒲黄 15g，桃仁 10g，红花 10g，麸炒枳实 10g，醋延胡索 15g，茯苓 15g，当归 10g，黄芪 15g，太子参 15g，炒瓜蒌子 15g，川牛膝 15g，桔梗 10g，甘草 6g，云芝 10g，炒栀子 10g。14 剂，水煎剂，每日 1 剂，分早晚 2 次温服。

二诊（2024 年 4 月 5 日）：患者咳嗽、胸痛、乏力较前好转，仍诉咳痰，痰难咳出，仍诉胸闷不适，纳寐差，大小便可，舌红少苔，脉细。前方更用太子参为党参 15g，去川楝子、红花、炒栀子，加地龙 20g，炒麦芽 15g，橘红、法半夏、神曲、酸枣仁各 10g。继服 14 剂，煎服法同前。

三诊（2024年 4 月 19 日）：患者胸痛较前明显缓解，咳嗽、咳痰、胸闷较前好转，纳寐较前改善，大小便可，舌红苔薄白，脉细。前方去蒲黄、麸炒枳实、醋延胡索、川牛膝。继服 14 剂，煎服法同前。

四诊（2024年 5 月 3 日）：患者自诉无特殊不适，继服 14 剂，煎服法同前。

按：患者为中年女性，行肺切除术后肺功能损伤较甚。患者初诊时为本虚标实证，此时不可一味补虚，需在用方之时加入祛邪之品，方以黄芪为君，大补元气；配伍太子参、麦冬、茯苓、炒白术益气健脾，润肺生津，共为臣药，取生脉饮“益气养阴”合四君子汤“补气健脾”之功；加入桃仁、红花活血行滞化瘀，当归、白芍养血柔肝止痛。牛膝祛瘀通脉、栀子泻火除烦，引瘀血、热毒下行，云芝清热解毒并有抗癌之力，以标本同治。枳实化痰理气，桔梗宣肺利气，二者合用增强行气之功。再辨患者症状，配以瓜蒌子清肺化痰，同时增强川楝子、醋香附、蒲黄、醋延胡索止痛之效。二诊时更用党参增强补肺健脾之力，资生气血；加用地龙通络平喘改善胸闷，橘红、法半夏理气化痰改善痰阻，神曲、炒麦芽健脾开胃改善纳差，酸枣仁养血安神改善寐差；后继服此方，调理脏腑，治本的同时兼顾并发症状的治疗。

三、科研探索

（一）临床研究

1. 益肺Ⅳ号对肺动脉高压大鼠具有降低肺动脉压、改善右心功能的作用

我们首次提出了肺动脉高压辨证分型论治的观点，开发了中药复方益肺Ⅳ号，临床用于治疗阳虚水泛型肺胀、肺动脉高压有较好的疗效；经血流动力学、超声心动图评估右心室时证实该方具有降低肺动脉压、改善右心功能的作用。

2. 双黄连分散片改善上呼吸道感染风热证患者症状，疗效肯定，且具有较好的安全性

上呼吸道感染属于中医学“感冒”范畴，是感触风邪或时行病毒引起，其病位主要在肺卫。肺主皮毛，若皮毛受病，则肺卫功能失调。肺开窍于鼻，肺气不利，宣发不行，则发为

感冒，临床因夹寒、夹热的不同而分为风寒感冒和风热感冒。双黄连口服液为中药制剂，主要成分为金银花、黄芩、连翘。为探讨双黄连分散片对上呼吸道感染的治疗效果，我们招募了48例患者，均系2005年8—12月于湖北省中医院门诊就诊的患者。西医诊断标准参照《实用内科学》“急性上呼吸道感染”的诊断标准，中医辨证标准参照《中药新药临床研究指导原则》及《中医内科学》的“感冒”相关部分制定，中医辨证属风热证。纳入的患者被随机分为治疗组24例，其中男13例，女11例；年龄18～45岁，平均年龄为36.4岁。对照组24例，其中男15例，女9例；年龄20～44岁，平均年龄为37.8岁。两组在性别、年龄、病程、病情程度方面，无统计学差异（$P > 0.05$），具有可比性。治疗组：给予双黄连分散片，空白模拟片（江苏正大天晴药业股份有限公司提供，批号：20050707），分别置于甲瓶及乙瓶中，口服，每次甲瓶2片，乙瓶2片，同时服用，每日3次。对照组给予双黄连片（哈尔滨圣泰制药有限公司生产，批号：2005301）及空白模拟片，分别置于甲瓶及乙瓶中，口服，每次甲瓶2片，乙瓶2片，同时服用，每日3次。观察治疗期间，不得使用其他治疗上呼吸道感染的中药、各类抗生素及解热镇痛药等影响药物疗效评价的药品。若用药2天后体温未下降，依患者情况使用其他治疗方法（该病例作无效病例处理）。比较两组临床疗效和体温。结果显示双黄连分散片对于治疗上呼吸道感染风热证具有良好疗效。

3. 九味羌活胶囊能有效改善上呼吸道感染风寒夹湿证患者的症状，疗效肯定，且具有较好的安全性

我们开展了九味羌活胶囊治疗上呼吸道感染的研究，研究共观察治疗了48例来自于湖北省中医医院的门诊患者，患者被随机分为两组：治疗组24例，男12例，女12例；年龄20～65岁；病程最长者8天，最短者2天。对照组24例，男13例，女11例；年龄20～65岁；病程最长者7天，最短者3天。两组临床资料比较无统计学差异（$P > 0.05$），具有可比性。西医诊断标准参照《内科学》中“急性上呼吸道感染”的诊断标准拟定；中医辨证标准参照《中药新药治疗感冒的临床研究指导原则》中“感冒”标准拟定，中医辨证为风寒夹湿证。治疗组：给予试验药物九味羌活胶囊（由太极集团重庆涪陵制药厂有限公司提供，批号：051201），每次6粒（0.6g/粒），每日3次；加用九味羌活浓缩丸模拟剂（由太极集团重庆涪陵制药厂有限公司提供，批号：051204），每次4.5g（4.5g/袋），每日3次，口服。对照组：用九味羌活浓缩丸（由太极集团中药二厂生产，批号：051203），每次4.5g（4.5g/袋），每日3次，口服；加用九味羌活软胶囊模拟剂（由太极集团重庆涪陵制药厂有限公司提供，批号：051202），每次6粒，每日3次，口服。两组均为治疗3天后进行疗效评定。治疗期间，不得使用其他治疗上呼吸道感染的中药、各类抗生素和解热镇痛药，以免影响药物疗效评价。用药2天后体温未下降而改用其他治疗方法的患者，作无效病例处理。通过比较两组临床疗效和体温，结果显示九味羌活胶囊可有效治疗上呼吸道感染风寒夹湿证。

4. 千金止咳胶囊明显改善慢性支气管炎急性发作（外感风寒痰热内蕴证）患者症状，疗效肯定，且具有较好的安全性

慢性支气管炎是气管、支气管黏膜及其周围组织的慢性非特异性炎症，以咳、痰、喘为主要症状。急性发作期多为风寒袭肺，肺气郁闭，津液失于输布，凝聚为痰，继之外邪入里或久郁化热，造成痰热内蕴导致。为明确千金止咳胶囊治疗慢性支气管炎急性发作的疗效，我们开展了相应的研究，共治疗 72 例，均为湖北省中医院门诊患者，诊断标准参照“全国慢性支气管炎临床专业会议修订标准”拟定，以外感风寒、痰热内蕴证为主证。患者被随机分为两组，治疗组 35 例，其中男 15 例，女 20 例；年龄 31 ～ 60 岁，平均年龄（46.48±9.37）岁；病程 3 ～ 14 年，平均（5.95±2.91）年；急性发作病程 2 ～ 5 天，平均（3.18±0.81）天。对照组 37 例，男 17 例，女 20 例；年龄 30 ～ 59 岁，平均年龄（45.60±9.73）岁；病程 3 ～ 18 年，平均（6.38±3.55）年；急性发作病程 2 ～ 5 天，平均（3.45±0.96）天。两组患者性别、年龄、病程经统计学分析，无统计学差异（$P > 0.05$），具有可比性。治疗组：千金止咳胶囊（由四川省仁德制药有限公司生产，0.3g/ 粒，含生药 1.5g/ 粒，批号：060601）口服，1 次 4 粒，1 日 2 次，饭后温水送服；同时口服千金止咳丸模拟剂（由四川省仁德制药有限公司生产，1g/20 粒，批号：060603），1 次 3g，1 日 2 次，饭后温水送服。对照组：千金止咳丸（由河南百泉制药有限公司生产，1g/20 粒，批号：060501）口服，1 次 3g，1 日 2 次，饭后温水送服；同时口服千金止咳胶囊模拟剂（由四川省仁德制药有限公司生产，0.3g/ 粒，批号：060603），1 次 4 粒，1 日 2 次，饭后温水送服。两组疗程均为 10 天。除试验用药外，所有病例在观察期间不使用其他抗感染和止咳平喘的中药或西药。通过比较两组临床疗效和证候积分，结果显示，千金止咳胶囊能明显改善慢性支气管炎急性发作（外感风寒，痰热内蕴证）患者症状，疗效肯定，且具有较好的安全性。

5. 止嗽散加减能明显改善感染后咳嗽患者的症状

感染后咳嗽是指各种病原体所致的呼吸道感染均得到控制，而咳嗽症状不缓解的情况。病机是外邪侵袭肺系，肺失宣降，肺气上逆。为探讨止嗽散对感染后咳嗽的治疗疗效，我们开展了相应的研究，研究中西医诊断标准参照中华医学会呼吸病学分会哮喘学组制定的《咳嗽的诊断与治疗指南》中的感染后咳嗽的诊断标准，中医诊断标准参照《中医病证诊断疗效标准》中咳嗽的诊断标准。我们共治疗了 60 例，均为湖北省中医院呼吸内科门诊患者，患者被随机分为两组。治疗组 30 例中男 12 例，女 18 例；平均年龄（45.47±8.36）岁；平均病程（4.8±1.2）周。对照组 30 例中男 14 例，女 16 例；平均年龄（44.59±8.72）岁；平均病程（4.6±1.5）周。两组患者性别、年龄、病程经统计学分析，无统计学差异（$P > 0.05$），具有可比性。治疗组用止嗽散作为基本方随症加减，处方：紫菀 10g，百部 10g，桔梗 10g，白前 10g，荆芥 10g，陈皮 10g，甘草 10g。兼见口干咽燥者加芦根 10g，沙参 10g，麦冬 10g；兼见咳声低弱无力，咳痰清稀色白者加用黄芪 15g，白术 10g；兼见胸脘作闷，神疲乏力者加党参 15g，茯苓 10g；兼见咽痒明显，夜间咳甚者加蝉蜕 10g，防风 10g。每日 1 剂，水煎约 200mL，早晚各服 1 次。对照组：给予右美沙芬 30mg，1 日 2 次；氯苯那敏 4mg，1 日 1 次。两组疗程均为 10 天，在观察期间两组病例均不使用抗生素和其他药物。通过比较两组临床疗效，结果显示止嗽散加减能明显改善感染后咳嗽患者的症状，疗效满意。

6. 灯盏花素氯化钠可以提高针对慢性阻塞性肺疾病急性加重期的治疗疗效，减轻炎症反应和改善通气，提高患者生活质量

慢性阻塞性肺疾病急性加重期可因各种炎症因子及高碳酸血症导致内皮细胞损伤，血管功能发生紊乱，激活凝血系统导致血液高凝。慢性阻塞性肺疾病急性加重期多因外感诱发，外邪束肺，肺气失宣，气道壅塞而痰瘀伏肺，因此治疗关键是改善痰瘀气阻之象。为明确灯盏花素氯化钠的治疗效果，我们纳入了 96 例慢性阻塞性肺疾病患者，患者被随机分为两组，对照组给予抗感染、解痉、平喘药物对症治疗；治疗组在对照组治疗的基础上联合使用灯盏花素氯化钠治疗，治疗 10 天后，观察两组临床疗效、炎症指标、血气分析，并进行比较。结果显示，治疗组总疗效高于对照组（$P < 0.05$），且在主要观察指标上治疗组较对照组具有明显优势（$P < 0.05$）。结论：联合应用灯盏花素氯化钠可以提高针对慢性阻塞性肺疾病急性加重期的治疗疗效，减轻炎症反应和改善通气，提高患者生活质量。

7. 三三二陈汤加减可以提高咳嗽变异性哮喘风痰阻肺型患者的临床疗效，改善患者的气道功能，降低机体的高敏状态

咳嗽变异性哮喘是以慢性咳嗽为主要或唯一临床表现的一种特殊类型哮喘。武汉水源丰富，九省通衢，依江临水，气候反复，风雨四季常有，风痰阻肺型咳嗽变异性哮喘的患病对象有一定的地方特色，故而开展相关研究需要因地制宜地选择咳嗽变异性哮喘风痰阻肺型患者。三三二陈汤，该方可拆分为三方，即三拗汤、三子养亲汤、二陈汤，三方合用，则风散痰消，气逆得降，肺气宣和，诸症得除。为探讨三三二陈汤的治疗效果，我们将 60 例风痰阻肺型咳嗽变异性哮喘患者分为治疗组和对照组，治疗组服用三三二陈汤加减治疗；对照组给予复方甲氧那明胶囊治疗。观察患者用药 21 天后的总体疗效、总体证候及各单项症状变化情况，并比较患者肺功能（$FEV_1\%$）和外周血嗜酸性粒细胞（EOS）计数的变化情况。结果显示临床用药 21 天后治疗组和对照组的总体疗效分别为 93.33%、76.67%，患者的总体证候积分、各单项症状积分（气急除外）及肺功能（$FEV_1\%$）、外周血 EOS 计数水平治疗组均优于对照组（$P < 0.05$）。结论：三三二陈汤加减可以提高咳嗽变异性哮喘的临床疗效，改善患者的气道功能，降低机体的高敏状态，该经方组合治疗风痰阻肺型咳嗽变异性哮喘疗效确切，值得在临床中进一步研究。

8. 加减麻杏胸陷汤联合西药治疗急性发作期支气管哮喘（痰热壅肺证）患者取得了良好的疗效，且无不良反应

支气管哮喘是由多种细胞（嗜酸性粒细胞、肥大细胞、T 淋巴细胞、中性粒细胞、平滑肌细胞、气道上皮细胞等）及细胞组分参与的气道炎症性疾病，临床表现为反复发作的喘息、气急、胸闷或咳嗽等，多数患者可自行缓解或治疗后缓解。麻杏胸陷汤是本人从医 30 余年治疗支气管哮喘痰热壅肺证的经验方药之一，为三拗汤和小胸陷汤的方意加减。为明确麻杏胸陷汤的治疗效果，我们收集了 2016 年 10 月至 2018 年 4 月于湖北省中医院肺病科确诊为支气管哮喘（痰浊阻肺证）的患者 60 例，按简单随机化方法分组，随机分为两组。两组患者在性别、年龄及呼吸困难分级等方面比较均无统计学差异（$P > 0.05$），具有可比性。两组患者均

给予常规西医治疗，包括：①控制性氧疗；②抗菌药物：经验性使用头孢哌酮他唑巴坦（商品名：新朗欧，海南通用三洋药业有限公司，批号：国药准字151219）2g，每12小时静脉滴注1次；③吸入布地奈德混悬液（商品名：普米克令舒，阿斯利康有限公司，批号：国药准字LOT319196）1mL，每日2次。治疗组：在常规西医治疗的基础上，给予麻杏胸陷汤加减（炙麻黄、杏仁、法半夏、瓜蒌、黄芩、陈皮、枳实、生甘草），每日1剂，水煎200mL，每次温服100mL，早晚分服。两组干预时间均为10天。观察两组临床疗效、中医证候、肺功能、安全性检测，并进行比较。结果显示运用加味麻杏胸陷汤能有效提高支气管哮喘痰热壅肺证患者的临床疗效，更好地改善患者的临床症状，提升肺功能，且无不良反应，值得临床推广运用。

9. 清热宣肺止咳汤联合循经叩背法治疗支气管炎风热犯肺证患者，可有效改善患者症状、炎症反应，提高生活质量

支气管炎是由于非感染或者感染等因素导致的支气管黏膜、气管及其周围组织出现的非特异性炎症，病理检查可发现患者出现支气管黏液分泌增多、气管腺体增生等症状，临床表现包括咳嗽、咳痰、气喘、头痛等症状。中医学认为患者出现支气管炎的病因在于六淫外邪侵袭肺系，使得患者肺失宣肃，脏腑功能失调或肺气上逆，痰浊内蕴，气无所主，肾失摄纳导致患者出现气喘、咳嗽、咳痰等症状。清热宣肺止咳汤，在治疗支气管炎上效果理想，循经叩背法可以通过对患者相应穴位与经络的刺激，来达到增加肺活量、减小呼吸通道阻力的目的，进而辅助清热宣肺止咳汤增强排痰效果，可有效改善患者出现的咳嗽、咳痰等症状，为患者康复与提高生活质量提供支持。为明确二者联合治疗的疗效，我们选取了湖北省中医院2019年11月22日至2020年12月29日期间收治的74例支气管炎风热犯肺证患者，依据入院日期将患者分为对照组（予以清热宣肺止咳汤）、观察组（予以清热宣肺止咳汤联合循经叩背法联合治疗），各37例。比较两组患者治疗8周后支气管炎症状改善情况、炎症因子情况、生活质量情况[呼吸问卷（SGRQ）]、治疗依从性情况。结果显示，治疗8周后观察组患者的咳嗽、咳痰、气喘、头痛、流浊涕、鼻塞、口渴咽痛评分均低于对照组，差异具有统计学意义（$P < 0.05$）。治疗8周后观察组患者的白细胞介素-4（IL-4）、白细胞介素-8（IL-8）、肿瘤坏死因子-α（TNF-α）均低于对照组，γ干扰素（IFN-γ）高于对照组，差异具有统计学意义（$P < 0.05$）。观察组治疗依从性为97.30%（36/37），高于对照组的78.38%（29/37），差异具有统计学意义（$P < 0.05$）。治疗8周后观察组患者的SGRQ评分均高于对照组，差异具有统计学意义（$P < 0.05$）。结论：针对支气管炎患者可以采用清热宣肺止咳汤联合循经叩背法治疗，以有效改善患者症状、炎症反应与生活质量，提高了患者的治疗依从性。

10. 6分钟步行试验能够有效地评估新型冠状病毒感染出院患者心肺功能状态

我们选取了2020年4—5月就诊于湖北省中医院的87例新型冠状病毒感染出院患者进行6分钟步行试验（6 minute walk test，6MWT），对患者运动前、中、后进行监测并记录患者的心率、血氧饱和度、心电图、呼吸频率，运动前后记录患者的血压。我们统计分析了6分钟步行距离（6 minute walk distance，6MWD）、体重指数（BMI）、血氧平均值、血氧饱和度变

化分数、心率平均值、心率升至最大心率值时间、心率变化分数各因素间的相关性，分析了不同BMI组各因素与6MWD的相关性。结果显示，6MWD与运动中的血氧饱和度平均值、心率平均值、心率变化分数呈正相关（$P<0.05$）；血氧饱和度变化分数与心率平均值呈正相关（$P<0.05$）；心率变化分数与心率升至最大心率时间、血氧饱和度变化分数、6MWD及心率平均值呈正相关（$P<0.05$）；正常BMI组中6MWD与血氧平均值呈正相关，高BMI组6MWD与心率平均值呈正相关（$P<0.05$）。结论：6MWT操作简单，结果可靠，能够有效地对新型冠状病毒感染出院患者的心肺功能状态进行评估，并进行患者日常功能状态的监测，建议在临床上做进一步推广。

11. 新型冠状病毒感染患者恢复期中医症状调查与分析

我们对湖北省中医院隔离病房2019年12月20日至2020年3月6日收治的新型冠状病毒感染的115例出院患者，采用问卷调查的形式对其主要中医症状进行收集，对其主要临床证型统计分析。结果显示，出院恢复期患者中出现咳嗽占48.7%，乏力占36.5%，口干咽燥占26.1%，食欲减退占32.2%。有2例患者出院后出现发热，均为低热，居家观察1天后恢复正常。结论：新型冠状病毒感染出院患者主要症状为咳嗽、乏力、口干咽燥、食欲减退、喘息、胸闷等。其中有29.6%的患者出院后无任何症状，7.0%的患者表现为余毒未清证，26.1%的患者表现为肺脾气虚证，19.1%的患者表现为气阴两虚证，18.3%的患者表现为肺脾气虚、痰瘀阻络证。

12. 金银花口服液能较好地改善新型冠状病毒感染普通型患者的肺部病变，并能缩短住院天数及病毒核酸转阴时长，且每次口服120mL对肺部修复作用更明显

新型冠状病毒感染病程进展非常迅速，短时间内就会出现呼吸困难和（或）低氧血症，严重者可快速进展为急性呼吸窘迫综合征、脓毒症休克、难以纠正的代谢性酸中毒和出凝血功能障碍及多器官功能衰竭，其病理改变以肺脏和免疫系统损害为主。金银花口服液具有广谱的抗病毒、抑菌作用，对机体免疫功能具有调节作用，其可缓解轻型或普通型新型冠状病毒感染患者症状。为观察其治疗疗效，我们将多中心的300例新型冠状病毒感染普通型患者随机分为对照组（给予常规治疗，即洛匹那韦利托那韦、干扰素α2a等）、60mL金银花组（在常规治疗的基础上，再给予金银花口服液，每次60mL，每日3次）、120mL金银花组（在常规治疗的基础上，再给予金银花口服液，每次120mL，每日3次）各100例，3组患者均连续治疗10天，之后统计疗效，观察各组患者治疗前后呼吸道样本病毒核酸转阴率、胸部CT评分、住院天数、病毒核酸转阴时长、转重症率、不良反应发生率及生化指标等变化。结果：治疗后对照组、60mL金银花组、120mL金银花组患者核酸转阴率分别为67.6%（48例/71例）、78.0%（46例/59例）和78.9%（45例/57例），3组比较差异无统计学意义（$P>0.05$）。治疗后除了对照组左肺部CT评分与治疗前比较差异无统计学意义（$P>0.05$），其余两组治疗后胸部CT评分均较治疗前降低（$P<0.05$）；与对照组比较，120mL金银花组右肺部CT评分明显降低（$P<0.05$）。与对照组比较，60mL金银花组、120mL金银花组均能明显缩短住院天数及病毒核酸转阴时长（均$P<0.01$）。60mL金银花组、120mL金银花组均无

患者转为重症，对照组有 3 例转为重症。结论：金银花口服液能较好地改善新型冠状病毒感染普通型患者的肺部病变，并能缩短住院天数及病毒核酸转阴时长，且每次口服 120mL 对肺部修复作用更明显。

13. 复方银翘感冒合剂联用磷酸奥司他韦颗粒治疗流行性感冒（风热犯卫证）的疗效优于单用磷酸奥司他韦颗粒治疗

我们对湖北省中医院在 2018 年 10 月 1 日至 2020 年 10 月 1 日到院治疗的流行性感冒的病例采用回顾性调查研究方法进行研究，筛选出了符合纳入标准及排除标准的患者总共 58 例，根据患者采用治疗方法的不同将其分为两组，其中观察组 30 例，对照组 28 例，对照组采用磷酸奥司他韦颗粒治疗，观察组在对照组的基础上联合复方银翘感冒合剂治疗。采用 SPSS 20.0 软件对两组患者在中医证候积分、退热时间、hs-CRP、PCT 等炎症因子指标及不良反应等方面进行对比分析，以总结评估复方银翘感冒合剂治疗流行性感冒的临床疗效。临床研究显示观察组总有效率为 96.67%，对照组总有效率为 92.86%，观察组总有效率高于对照组。观察组经治疗后的退热时间、咳嗽评分、鼻塞流涕评分、中医证候量化总评分之和及 hs-CRP、PCT 指标与对照组相比明显降低，且差异有统计学意义（$P < 0.05$）。观察组经治疗后的头痛评分、咽痛评分与对照组比较无统计学差异（$P > 0.05$）。结论：复方银翘感冒合剂汤联用磷酸奥司他韦颗粒治疗流行性感冒（风热犯卫证）的疗效优于单用磷酸奥司他韦颗粒治疗，与单用磷酸奥司他韦相比，复方银翘感冒合剂能够缩短退热时间，降低 hs-CRP、PCT 的水平，同时能够改善发热、咳嗽及鼻塞流涕等症状。

14. 回顾性分析湖北省均川镇 36 例艾滋病合并咳嗽（痰热郁肺型）患者的人群特征，以及不同体质的艾滋病合并咳嗽患者外周血细胞数量差异

我们收集与查阅了 2017 年 7 月至 2018 年 2 月，于国家中医药治疗艾滋病试点项目实施单位湖北省均川镇温馨家园收治并诊断为艾滋病合并咳嗽（痰热郁肺型）的 36 例患者原始病历，采取描述流行病学方法进行统计分析。同时参照我国体重指数分类标准将受试人群分为偏瘦组（6 例）、正常组（24 例）与偏胖组（6 例），运用单因素方差分析比较三组患者 $CD4^{+}T$ 淋巴细胞、血小板、白细胞水平。结果：36 例艾滋病合并咳嗽（痰热郁肺型）患者以中老年人居多，感染途径以血液为主，对艾滋病的认知水平低。三组患者血小板、白细胞比较，差异有统计学意义（$P < 0.05$）；进一步两两比较，偏瘦组与偏胖组血小板高于正常组，差异有统计学意义（$P < 0.05$），偏瘦组白细胞高于正常组及偏胖组，差异有统计学意义（$P < 0.05$）。结论：应加大对中老年人等文化层次较低人员的筛查与教育宣传力度，尽早开展有效治疗与防控措施。临床工作中应该重视体质因素对艾滋病患者的影响，从而制定与完善更加合理的诊疗方案，为更好地救治艾滋病患者提供新的思路。

15. 扶正抗艾颗粒能够改善艾滋病患者临床症状，调整患者免疫功能，在条件许可情况下，在湖北省内可长期用于证属“气虚瘀毒”症的无症状的 HIV 感染者和配合 HARRT 疗法抗病毒治疗过程中的减毒增效的应用，具有良好的社会和经济效益

扶正抗艾颗粒为湖北省第一个用于艾滋病防治的中成药，目前为湖北省中医院院内制剂，

前期大量研究表明，其“益气解毒”功效从扶正和祛邪两方面治疗艾滋病患者，能改善患者临床症状，标本兼治。为明确扶正抗艾颗粒的治疗效果，我们开展了相应的研究，研究纳入了符合诊断标准的高效抗逆转录病毒治疗（HAART）疗法相关血液不良反应的艾滋病患者，采取随机、阳性药物对照、多中心的试验设计，对照组采用西医常规治疗，治疗组在此基础上增加扶正抗艾颗粒的治疗。两组患者均按照规定继续予 HARRT 进行抗病毒治疗。观察两组治疗前后血常规（WBC、HB、RBC、PLT），肝功能，肾功能（血尿素氮、肌酐），$CD4^{+}T$ 细胞计数，症状总积分，生存质量积分（HIV/AIDSQOL-46）。分析结果显示，治疗组疗效优于对照组，这表明在西医诊疗基础上运用中医特点，再借助艾滋病 HAART 相关血液不良反应的中医诊疗规范，辨证施治，疗效显著，且充分发挥了中医“简、便、廉、验”的优势，为中医药防治重大传染病，以及中西医结合减毒增效的规范化临床应用提供了经验总结。

（二）基础研究

1. 镇肝息风汤对自发性高血压大鼠的影响及其作用机制研究

通过体外细胞培养及体内动物实验方法，我们从细胞、分子及组织水平研究了镇肝息风汤防治高血压病的作用及其可能的作用机制。其中一项研究利用原发性高血压病实验动物模型即自发性高血压大鼠（SHR）实验探索了镇肝息风汤对机体的影响。另一项研究利用体外培养人脐动脉平滑肌细胞（VSMC）采用 MTT 法和 BrdU 免疫细胞化学法检测了镇肝息风汤含药血清对血管紧张素Ⅱ诱导的人脐动脉平滑肌细胞增殖和 DNA 合成的影响。第一项实验结果显示镇肝息风汤不增加 SHR 的心率，可轻微地降低 SHR 的血压，显著改善了 SHR 的靶器官心、脑、肾等病理学改变。应用镇肝息风汤治疗后，SHR 血浆、心、肾脏组织中血管紧张素Ⅱ（AngII）的含量显著降低，脑及肾脏组织中的内皮素（ET）含量明显减少。第二项实验结果显示镇肝息风汤含药血清可拮抗 AngII 的作用，显著促进 VSMC 增殖，抑制 VSMC 凋亡，从而可改善血管重塑。

2. “肺炎Ⅰ号”对肺纤维化大鼠 TGF-β1 mRNA 的表达影响

“肺炎Ⅰ号”是湖北省中医院呼吸内科经多年临床应用、审定的协定处方，由鱼腥草、黄芩、杏仁、黄芪、当归、水蛭等组成。针对肺间质纤维化本虚标实，以邪实为主，“毒”“痰”“瘀”“虚”内盛的病机特点，此方予以清热化痰、祛瘀解毒，佐以补益气血之法。我们拟开展相关的实验，实验拟采用博来霉素 A5（BLMA5）气管注入以建立大鼠肺纤维化（PF）模型，观察中药复方“肺炎Ⅰ号”治疗 PF 的疗效，通过检测胶原分布、TGF-β1 mRNA 表达，探讨其改善肺纤维化的作用机制及途径，以期在中医药领域对该病的治疗实现新的突破，并为临床治疗提供充分的理论和实验依据。

四、结语

从青涩学子到杏林中医学者，虽然已年入花甲，但始终秉持一颗赤子之心，承载中医文化的厚重与生命的希望。从湖北中医药大学到湖北省中医院，感谢一路有良师相伴、家人理解及同道们的支持。大医精诚，从基层义诊到疫情防控，从临床实践到科研探索，每一步都凝聚着中医人对生命的敬畏和对专业的执着。现如今，在西医学与传统智慧的交汇点上，不断继承古代医者的仁心仁术，以开放的心态拥抱现代科技，将中医的精髓与时代的发展紧密结合，传承和发扬中医药，是我们作为中医人义不容辞的使命、责任和担当。

杏林白衣，薪火不灭。中医的发展更需要年轻一代的接力，需要更多科学的声音和实践的证明。站在新时代的门槛上，中医人需始终保持着对中医的热爱和对创新的追求，在这条充满挑战与机遇的中医之路上探索、实践、传承。鼓励新技术与新方法在中医药现代化研究中的应用，如空间代谢组学、生物组学、小分子质谱分析技术与人工智能技术、中药多维度核酸数据资源平台、中医药信息化与数字化等。运用现代循证医学模式讲述中医药疗效，应用西医科技方法揭示中医药作用机制，不断地推动中医药的国际化和现代化，使中医药更好地为临床服务，为人民健康服务！

（杨毅）

张惠勇

主任医师，博士研究生导师

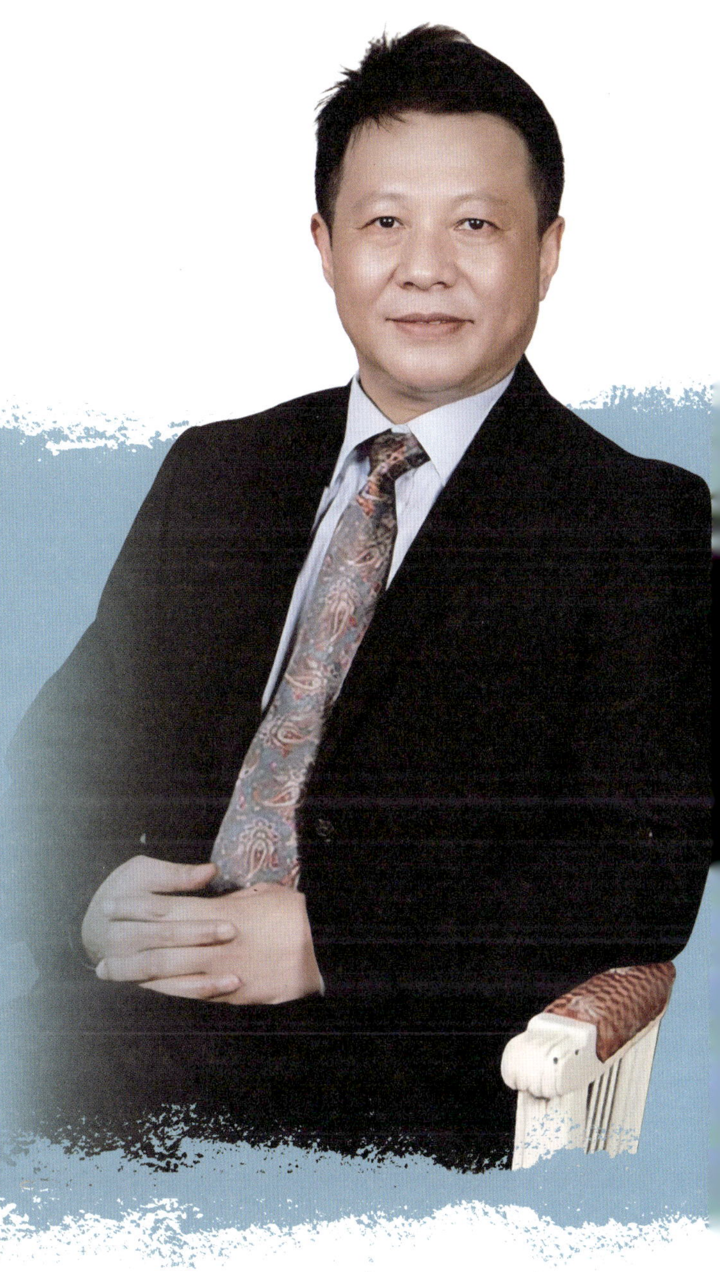

现任上海中医药大学附属龙华医院肺病科主任、肺病学科带头人、学术委员会委员，担任中国防痨协会中西医结合分会主任委员（首任），中华中医药学会肺系病分会副主任委员，中国哮喘联盟专家组成员，上海中医药学会呼吸病专业委员会主任委员，上海中西医结合学会呼吸病专业委员会副主任委员，上海市防痨协会理事，上海市医学会结核病分会委员，上海市新发突发传染病专家委员会成员等职。同时，担任国家传染病专项中医药结核病项目专家，原国家食品药品监督管理总局新药评审专家，教育部及上海市科技奖励评审专家，上海市科学技术委员会科技项目评审专家，《中医杂志》特约审稿专家。先后主持/指导国家“十一五”“十二五”“十三五”传染病科技重大专项等国家级课题8项，省部级课题20余项。主编/参编专著10余部，主持/参与制定行业指南/共识3项，发表学术论文100余篇。先后获得上海市医学会医学科技成果推广奖、上海市科技进步奖二等奖、中华医学科技奖等4项科技奖项。累计培养硕、博士研究生30余名。

古今融合，时光里恒久的中医智慧

一、从医之路

（一）医者初心

1980年9月，我进入了当时的扬州医学专科学校（后更名为扬州医学院），正式成为了一名中医专业的学生。“坚苦自立”是我们学校的校训，直至今日，这条校训一直都激励着我艰苦奋斗，自立自强。在入学之前我对中医的了解并不多，所有的知识对我来说都十分新奇。但也有一点“痛苦”，我们的专业充斥着大量需要记忆背诵的理论内容，特别是中医经典，如《黄帝内经》《伤寒论》《温病条辨》等，这些古籍太多晦涩难懂，背诵起来更是极其绕口，自己常常背了前面忘记后面，有时还会生出这种单板记忆毫无意义的念头。但是在系统学习后，我的想法发生了改变，这些经典中蕴含着大智慧，每一项条文对疾病治疗都有重要的指导意义。在以前师带徒的中医传承模式下，记忆经典著作也是入门的必修课程，中医学源远流长，历代医家积累了丰富的医学理论和实践经验，这些知识和智慧大多被记录在经典医籍中，其重要性不言而喻。理论学习是临床实践的前提，没有这些理论，以后看病的时候也只能脑袋空空。因此，我加强了对经典理论的学习，在老师的帮助下，我觉得这些文字不再枯燥，我努力地将这些宝贵的知识转化为自己未来实践的基础，虽然还是有很多的疑惑，但我相信随着我学习深度的拓展，加上日后在临床中的摸索，这些疑惑一定会得到解答。我对今后的临床工作充满了期待。

（二）医道求索

1983年7月我如愿成为一名内科临床医师，就职于东台市第二人民医院。从医学生到医生的转变，这是一个复杂而深刻的成长过程，并充满了挑战。身为一名专科医生我需要将之前所学习的理论知识转化为实践中的动态技能，还需担起对患者健康负责的责任，要具备诊断疾病、制定治疗方案、处理紧急情况、与患者沟通等能力。一开始，我极其忐忑，自己每一项决策都直接关系患者的生命健康，我也时常问自己，现在的我真的完全具备了一位合格临床医师的能力了吗？那段时间的工作让我对呼吸肺病产生了浓厚的兴趣，呼吸道作为人体与外界进行气体交换的重要通道，构成了人体防御机制的第一道防线，中医学也认为肺卫对于抵御外邪具有重要意义，对维持机体健康具有重要作用。我也意识到医学是一个不断发展的领域，新的研究成果和技术不断涌现，而我本身对中医知识的理解仍不够，在肺病领域的诊疗能力尚欠缺，怀揣着对医学的向往，我做出了一个重大决定，放弃现有稳定的工作，去读研。

1995 年我如愿考取了上海中医药大学，并有幸成为邵长荣先生的弟子，进入了龙华医院肺病科。我们的肺病科是全国最早成立的中医肺病专科（1965 年）之一，传承渊源深厚，专科特色突出，“肺病科”的命名也体现了脏腑辨证的中医特色。邵先生是第一批参加“西学中”培训班的专家，具有系统的西医学理论教育和扎实的中医基础。先生平时常教导我，作为医生要活到老、学到老，在学习中还要善于不断总结，不断进取，不断创新，不断发展。读研期间，我一直在先生工作室进行跟诊，每当我有什么疑惑的时候，邵先生都会耐心为我解答疑惑，毫不吝啬，倾囊相授。邵先生也是我科研生涯的领路人，他负责研究生的管理，主讲科研思路和科研设计，他深入浅出的讲解让我们可以进行深入的理解。邵先生建立了全国中医院中第一个肺科临床实验室，还组织建立了第一个中西医结合肺科专题研究组，带领和指导学生对肺结核、支气管哮喘、支气管炎、支气管扩张症、肺气肿及职业病硅肺等肺科常见病进行临床验证和实验探索。对待科研工作，邵先生要求严格，常说“科研、临床都来不得半点虚假”，哪怕结果不尽如人意，也要真实书写，也可以为进一步科研和探索提供线索。我还跟随先生参与了“川芎平喘合剂”“芩部丹”“保肺片”等多项院内制剂的研究工作。先生也常教导我医乃仁术，唯有仁德者通而彻之，奉而行之，医术是救人之本，医德则是立身之基，教导我们要以一颗慈悲之心对待每一位患者，不分贵贱，不计得失，用心倾听患者的诉说，耐心解答患者的疑惑，用精湛的医术为患者解除病痛。先生言传身教的作风不仅在学术思想和临床经验方面是导师，其人品、人格更是我的楷模。在龙华医院的学习经历更加坚定了我成为一名肺科医生的决心。此后，我从最开始担任住院医师，到主治医师，再到副主任医师，到最后开始担任龙华医院肺病科科室主任一职，邵先生的教诲一直萦绕在我的耳边，激励着我前行。

（三）学习交流

1997 年我有幸获得了德国 Johannes Bad Krankenhaus 的访学机会，我的老师邵先生早年就读于上海设立的德国医学院，他也十分支持我去海外进修，年轻人应当多出去走走，开阔眼界。Johannes Bad Krankenhaus 是位于德国巴伐利亚自治州的一所综合性医院，其业务包括康复治疗、慢性病治疗、心理治疗和疼痛管理等多种医疗服务，拥有先进的医疗设备和经验丰富的医疗团队。初到德国，生活、文化、气候等巨大的变化一时之间让我难以适应。德国的冬天让我印象深刻，我是一个地地道道的南方人，德国的冬天于我而言无疑是寒冷的，那时房屋和道路上都会积上厚厚一层雪。在德国，冬季服务是一项法律规定的义务，要求居民必须在规定的时间内清理房屋附近的人行道上的积雪。那个时候我也会拿上雪铲参与其中，现在想来，也是妙趣横生。进入医院后，我需要了解德国的医疗流程、病历记录方式及医患沟通模式，在带教老师的指导下，我开始逐渐适应这里的工作节奏，并积极参与到日常的医疗活动中。在 Johannes Bad Krankenhaus，我有机会接触到前沿的医疗技术，包括一些在国内尚未普及的医疗设备的使用方法。同时，我也参与了特殊病例的讨论，这些病例在国内较为罕见，让我受益匪浅。此外，我还有幸参与到了医院的科研项目中，这段经历让我对科研有了更深入的理解，也激发了我对科研工作的热情。医学科研需要不断地提出新问题、寻找新方法、探索新领域，在面对科研问题时，要勇于打破传统思维模式，跳出既有框架进行思考，并且以开放包容的态度寻求帮助，合作共进。

（四）疫情防控

2002 年，传统非典型肺炎（SARS）疫情席卷全球，这是一场全球性的公共卫生危机，对人民生命安全造成了重大影响。国家兴亡，匹夫有责。在这个关键时刻，我火线入党，本着“全心全意为人民健康服务”的信念，我成为上海市防治非典型肺炎中医专家咨询组的一员，站在了抗击疫情的第一线。在隔离病房中我参与了患者的救治工作，也从中总结了宝贵的诊疗经验。SARS 是一种具有强烈传染性的疾病，属中医“温疫”范畴。其病因为疫疠之气，夹湿、夹痰、夹瘀，导致肺络痹阻，津液气血耗伤。其特点是致病力强，病变迅速传播途径多从口鼻或皮毛而入，有特异的病变定位——肺脏。从脏腑辨证来看，初期以肺为主，以后涉及五脏，轻症伤及肺脾，重症五脏俱败。从虚实辨证来看，初期为邪实壅盛，以后随病情发展表现为虚实夹杂或正脱邪盛。与 SARS 的抗争中，中医历代医家治疗急性热病的学术理论和治疗经验，以及全国许多著名中医学家所制定的行之有效的治疗方案，挽救了众多患者的生命。中西医结合治疗 SARS 是安全的，其主要效益主要体现在减轻 SARS 患者的乏力、气短、呼吸急促等临床症状；可促进肺部炎症吸收；降低血氧饱和度低下的风险，使异常波动的血氧饱和度趋于稳定；促进外周血淋巴细胞的恢复，提高 T 细胞亚群的水平；减少糖皮质激素和抗病毒药的用量及其不良反应；减少丙氨酸氨基转移酶、乳酸脱氢酶和尿素氮异常发生率；降低治疗费用。单纯应用中医治疗的普通型病例未使用抗病毒药、抗生素、糖皮质激素和免疫调节剂，全部好转出院；在年龄、基础疾病大致相同的情况下，中西医结合治疗组的死亡人数低于单纯西医治疗组；在有机会接触 SARS 患者的医护人员服用中草药预防的调查中，未发现 SARS 感染医护人员病例，并改善了感冒症状和生活质量；中医治疗在 SARS 患者恢复期增强体力、改善症状及改善肺部炎症等方面有一定效果；在预防和恢复期治疗方面，至今西医尚无针对性的治疗方法，中医有其独到之处。众志成城抗击“非典”成功后，我荣获了 2003 年“上海市抗非勇士”的称号，感到十分自豪，因为这不仅是对我个人工作的肯定，也是对中医药在急性呼吸道传染病救治中所发挥的重要作用的认可。我相信，今后中医药一定能为防治呼吸系统疾病做出更大的贡献。

2019年起新的疫情暴发，自己作为一名中医人，面对疫情，尽管任务艰巨，但要让中医药发挥更好的作用。新的感染易出现肺部炎症，可发展为重症肺炎，会出现呼吸衰竭情况，进而会导致死亡，通过采取合理有效的措施阻断或逆转疾病的自然病程，对于病毒感染的治疗尤为重要。当时我们作为首批中医专家进驻上海市公共卫生临床医学中心应急病房，采用中医药疗法治疗，结合在实际工作中的临床体会，认为“截断扭转”治疗策略有助于提升临床疗效、降低危重症发生率、提高治愈率，可以更好地发挥中医药作用。中医学认为疫毒感染病因是感受“疫戾”之气，隔离是截断发病的最直接的措施，勤洗手、戴口罩亦为行之有效的截断方法，正如《内经》所云“避其毒气”。采用针对“疫戾”之邪的方药为截断疫情的根本手段，正所谓“治病必求其本”。“未病先防、即病防变、瘥后防复”是中医“治未病”思想的核心内涵，中医药也全程、全周期参与了此次疫毒感染的治疗，尤其是对于疾病后期的治疗。

二、临证经验

（一）慢性支气管炎

中医学将慢性支气管炎归属于“外感咳嗽”范畴，因感受风寒、风热等外邪所致，正如《医学三字经·咳论》所说：“肺为脏腑之华盖，呼之则虚，吸之则满，只受得本然之正气，受不得外来之客气，客气干之则呛而咳矣，亦只受得脏腑之清气，受不得脏腑之病气，病气干之亦呛而咳矣。”病机为肺失宣肃，肺气上逆，病位在肺，涉及肝、脾，虽为外感病证，但与患者体质及脏腑功能失调密切相关。

我们认为脏腑功能常会相互影响，坚持中医治病需整体观念，不能只顾局部，治咳遵循古训“五脏六腑皆令人咳，非独肺也”。通过长期的临证积累，发现“止咳不独治肺，重在治肝”，咳嗽一证，尤其久咳者，虽病因各异，兼证不一，无不由于肝木郁滞以致气血流通受阻，津液输布失常，痰液停聚，影响到肺的宣肃，咳证由是而起，或肝郁不畅，郁而化火，灼伤肺金，而令人咳喘。“自古咳嗽十八般，只有邪气入于肝”之说。肝与肺为人体气机升降之枢纽，肝主升，肺主降，二者相互协调，共同维持了全身气机的升降平衡。许多感冒后咳嗽的患者常因顽固咳嗽严重影响作息，或因工作压力大等原因导致思虑过度，情志不畅，肝失条达，肝气郁结，进而阻碍肺气宣肃而发之为咳。故为治之道，贵在疏肝解郁。

案例

徐某，女，65岁。

初诊（2024年4月22日）：患者因“咽痒咳嗽1年”就诊。患者感冒后咳嗽，咽痒，咳嗽，咳白泡沫样痰，呼吸不畅，胃纳平，大便偏干，下肢午后浮肿，夜寐安。舌质暗红，舌苔薄白，脉细弦。

西医诊断：慢性支气管炎。中医诊断：咳嗽，证属肝气郁结，肺络不畅证。治当疏肝宣肺。

处方：柴胡疏肝散加减。柴胡 9g，前胡 9g，赤芍 18g，白芍 18g，川楝子 9g，炒延胡索 9g，广郁金 9g，瓜蒌仁 9g，枳实 9g，枳壳 9g，炙款冬花 9g，川桂枝 6g，青皮 9g，陈皮 9g，姜半夏 9g，姜竹茹 9g，车前草 12g。14剂，水煎服。

二诊（2024 年 5 月 8 日）：患者咽痒明显缓解，咳嗽咳痰好转，未诉明显不适，舌淡苔薄白，脉细。前方续予 14 剂，水煎服。

三诊（2024 年 5 月 22 日）：患者咳嗽症状消失，随访 1 个月未再发作。

（二）支气管扩张症

支气管扩张症是一种由多种因素导致的中、小支气管发生病理性、永久性扩张的疾病，进而引起气道慢性炎症，并反复出现化脓性感染。该病具有长期的病程，且病变不可恢复，根据中医学理论，它被归类于“咳嗽”“肺痿”“肺痈”等病症，证候为本虚标实。本虚指的是肺、脾、肾三脏的虚弱，而标实则指的是痰、热、毒、瘀的实邪。该病的病程可以分为急性期和缓解期两个阶段；根据临床表现，又可细分为“痰、热、毒、瘀、虚”5 种病理状态，其中“虚”和“瘀”是贯穿整个病程的关键因素。治疗时，需要根据不同的病程阶段进行辨证施治，明确虚实之分，做到未病先防，已病防变。

“痰”“瘀”是支气管扩张症病理过程中的重要病理产物。脾虚导致水湿代谢失常而聚积成痰，痰液过多，影响肺部；痰热的形成源自肺内的热邪或外感的热邪，导致痰液变得黏稠，颜色呈现黄绿色，并可能造成气道阻塞；脾虚亦可能导致肝火上犯于肺，引发咯血。因此，在治疗过程中应综合运用清肺化痰与健脾的方法。瘀血是由于气道长期炎症和损伤，导致血液循环不畅，形成瘀血，可进一步加重气道的阻塞和炎症。需辨证运用止血药，此外临证用药切勿见血止血，单一应用收敛止血药，否则易止血留瘀、闭门留寇，当用活血止血之品。

支气管扩张症急性期的病机特点是邪盛而正虚，以实证为主，常见的病理因素包括痰、热、毒、瘀等。治疗时，应注重清热解毒、化痰止咳，同时宣畅肺气，遵循因势利导的原则，避免使用过于苦寒或收敛的药物，以免影响疾病的自然恢复；支气管扩张症的稳定期以正虚为主，与肺、脾、肾的功能不足密切相关。治疗时，健脾益气、补肺益肾是基础，以增强机体的整体功能和抵抗力，同时祛邪以清除体内的病邪。

案例

沈某，男，56 岁。

初诊：患者反复咳嗽咳痰 10 余年，未予重视，症状控制一般。2017 年 6 月 9 日于当地医院行电子支气管镜检查，术后肺泡灌洗液送检示草绿色链球菌、奈瑟氏菌（++）；未找到细菌、真菌、抗酸杆菌。此后患者多次因受凉而发热，体温最高 38℃，咳嗽咳痰加重住院治疗。住院期间多次检查胸部 CT 示双肺多发支气管扩张症伴感染，给予哌拉西林他唑巴坦、甲磺酸左氧氟沙星等抗感染对症治疗后症状好转出院。1 周前患者因受凉出现咳嗽咳痰加重，痰色黄，量多难咳，伴胸闷气促，于门诊就诊。此次发病以来，患者无恶寒发热，无胸痛心悸，无恶心呕吐，无腹痛腹泻，无双下肢水肿等不适。既往有慢性支气管炎病史。刻下症：咳嗽咳痰，痰色黄，量多难咳，胸闷气促，动则气喘，胃纳欠佳，二便调，夜寐尚可。舌红，少量瘀点，苔黄腻，左脉弦，尺脉沉；右寸脉略浮、弦，尺脉沉。

西医诊断：支气管扩张伴感染。中医诊断：咳嗽，证属痰热壅肺兼肺肾两虚证。治以清热化痰，补益肺肾。

处方：黄芩 12g，百部 12g，半夏 9g，青皮 9g，陈皮 9g，半边莲 30g，金荞麦 30g，麦芽 18g，稻芽 18g，山楂 18g，浙贝母 9g，鹅管石 30g，昆布 9g，蛤壳 15g，射干 12g，藿香 9g，款冬花 9g，紫菀 12g，郁金 9g，升麻 9g，甘草 9g，六月雪 12g，浮海石 9g，黄荆子 12g，胡颓子叶 18g，柿蒂 12g，覆盆子 12g，黄精 12g。28 剂，水煎服。

二诊：患者服药后咳嗽咳痰稍减，痰色淡黄易咳，夜间盗汗、偶有喘促，食后胃胀。舌红，苔黄腻，脉沉弦。上方去六月雪，加糯稻根、紫石英、莱菔子。

（三）慢性阻塞性肺疾病

慢性阻塞性肺疾病属于中医学“肺胀”范畴，多由于反复感受外邪，渐至肺失宣肃，则见咳嗽、胸闷、气促、喘息等症状。该病病位主要在肺，后期影响脾、肾，甚至病及肝、心，基本病机为本虚标实，即肺、脾、肾为本，痰饮、血瘀为标。我们认为本病的演变遵循“肺→脾→肾”的过程。早期病位在肺，肺主气，司呼吸。若肺的生理功能失常，则会影响呼吸功能、宗气的生成及全身之气的升降出入运动，肺气亏虚，宣发失司，发为咳喘，气喘日久，累及脾肾，《证治准绳》指出的“肺虚则少气而喘”，若久病仍迁延不愈，由肺及肾，则肺肾俱虚。

其病理性质多为本虚标实，本虚为主，虚实夹杂，久病多瘀，“百病多由痰作祟”，因此，“虚、痰、瘀”成为本病发生发展及转变的关键，属病理本质。我们认为本病反复发作，肺气虚加剧，直接影响肺的布津行血，以致津停成痰，血滞为瘀，造成痰瘀相互为患。气血是人体不可分割的一个整体，气病不愈必然导致血病，痰湿内生，气病日久反复发作，痰湿阻肺而致瘀血内停，故而出现痰瘀阻肺。根据标本虚实，分别选用祛邪扶正是本病的治疗原则。一般感邪时偏于邪实，侧重祛邪为主，根据病邪的性质，分别采取祛邪宣肺（辛温、辛凉）、降气化痰（温化、清化）、温阳利水（通阳、淡渗）、活血化瘀，甚或开窍、息风、止血等法。平时偏于正虚，侧重以扶正为主，根据脏腑阴阳的不同，分别以补养心肺、益肾健脾，或气阴兼调，或阴阳兼顾。祛邪兼以扶正，相辅为用。

案例

王某，男，76 岁。

初诊（2022 年 11 月 18 日）：患者因“反复咳痰喘 10 余年加重伴发热 3 天”就诊。患者有长期吸烟史 50 余年，平均每日 20 支。近 10 年来反复咳嗽咳痰，多次住院治疗。3 天前感冒后出现咳嗽，咳吐黄痰，发热，最高体温 38.5℃，胸闷，稍有气促，无胸痛咯血、尿少肢肿，自服头孢呋辛、二羟丙茶碱、复方甲氧那明胶囊等药物后无明显缓解。既往有肺结核病史。刻下症：咳嗽，咳痰色黄质黏稠，发热，稍有气促，胸闷，口干，小便色黄，大便秘结，纳寐差。患者神清，精神萎靡；体温 38.2℃；两肺呼吸音粗，可闻及少量湿啰音；心率 92 次/分，律齐；双下肢压迹阴性。舌质红，苔薄黄，脉弦滑。

西医诊断：慢性阻塞性肺疾病。中医诊断：喘证，证属痰热壅肺证。治当疏肝清肺，化痰止咳。

处方：鹿衔芩连汤加减。鹿衔草 18g，黄芩 18g，连翘 12g，茅根 30g，芦根 30g，全瓜蒌 12g，枳实 9g，平地木 30g，功劳叶 15g，柏子仁 9g，开金锁 15g，藕节 12g，旋覆花 9g。7 剂，水煎服。

二诊（2022 年 11 月 25 日）：服药后痰色转白，仍有咳嗽，午后低热，盗汗，口干，大便稍畅质偏干，夜寐差。舌质红，苔花剥，脉细弦。处方：上方去连翘，加青皮 9g，陈皮 9g，姜半夏 9g，天冬 12g，麦冬 12g，板蓝根 15g，柴胡 9g，前胡 9g，冬瓜仁 9g。14 剂，水煎服。

三诊（2022 年 12 月 9 日）：服药后热退，咳嗽，咳少量白痰，时有胸闷，夜寐差。舌质红，舌苔薄黄，脉弦。辨为肝郁脾虚证，治当疏肝理气，宁心安神。处方以甘麦大枣汤合二陈汤加减，处方：淮小麦 30g，炙甘草 9g，炒枣仁 9g，青皮 9g，陈皮 9g，姜半夏 9g，姜竹茹 9g，茶树根 9g，桃仁 9g，杏仁 9g，赤芍 18g，白芍 18g，全当归 12g，柴胡 9g，前胡 9g，冬瓜仁 12g，茅根 30g，芦根 30g。14 剂，水煎服。

之后随访，患者无明显咳嗽咳痰，胸闷好转，劳作后偶有气短。

（四）支气管哮喘

支气管哮喘在中医归属“哮病”“喘病”的疾病范畴。中国古代萌芽时期哮喘最早的描述源于《黄帝内经》，书中有描述哮喘相关特征如《素问·阴阳别论》云：“阴争于内……起则熏肺，使人喘鸣。”哮喘多因外感邪气、饮食不节、情志内伤和脏腑功能虚弱导致。外感邪气侵袭肺卫导致肺气受损、肺气亏虚而不足。肺气不足是哮喘病情恶化或反复发作的主要因素之一。《问斋医案》指出哮喘的发生发展与肺脾肾亏虚有关，其也可涉及肝和大肠。朱丹溪在《丹溪心法》确立了“痰”是哮喘的主要病理因素，由外感六淫袭肺，或肺气不足导致肺失宣降，肺通调水道功能紊乱，故津液输布失常，凝结成痰，痰随着气机上逆阻塞气道，导致哮喘。继而戴元礼在朱丹溪注重“痰”的理论上确立了“哮有宿根”之说。除痰之外，“瘀”亦参与哮喘发病的病理因素，由于肺气虚则气血运行无力，停聚成瘀，瘀血亦可变成痰。长期哮喘患者或急性发作者常见有口唇、舌质紫暗或有斑点等气虚血瘀之象。其中张仲景在《金匮要略》有描述到“悬饮”“支饮”是由于水液代谢障碍造成的疾病，常见于慢性、顽固性呼吸系统疾病患者，是一个复杂、难治的诊治点。

在正常情况下，肺脏通调水道的生理功能都需要依赖于肺气的作用，机体可因外感寒邪、寒饮内停、七情内伤、饮食不节、素体虚弱等各种因素导致肺气虚，甚至伤及肺阳，导致肺阳虚弱。肺阳虚弱首先会使得肺本身的呼吸与水液代谢的调控失常。肺虚日久后会影响脾肾，造成肺脾肾虚弱，脾也参与运化水湿作用，肾也参与纳气、化气利水的作用。肺脾肾三脏虚弱，造成体内水液代谢与呼吸功能出现问题。本病存在“邪实正虚”的特点。张仲景在《伤寒杂病论》中确立“病痰饮者，当以温药和之”是治疗哮喘相关症状的治疗原则，故而治疗哮喘病主要治疗原则以祛邪宣肺、化痰利水、补肺益气为主。哮喘未发病以正虚之象，应予“扶正”为主。发作时应以祛邪为主，寒邪则温肺散寒，常用以射干麻黄汤、小青龙汤等。热邪则清热宣肺，常用银翘散、桑白皮汤、白虎汤等。风痰哮喘应祛风涤痰，常用三子养亲汤。久病哮喘，反复发作，属于正虚邪实，治则应扶正而不可单纯祛邪，症见脾虚则予益气健脾；肾虚则补肾纳气，常用六君子汤、肾气丸。若有阳虚之象应予以温补，阴虚表现应滋补。久病必有瘀证，则予活血化瘀，如当归、桃仁。治疗过程总体应予补肺、健脾、补肾等方法以控制哮喘急性发作的症状，而维持哮喘未发作的状态。

在长期的临床实践中，我们总结出“化痰祛瘀法”是治疗哮喘的重要法则。中医学认为“久病必有瘀”“久病入络”“怪病多属瘀”“瘀血乘肺，咳逆喘嗽”，哮喘反复发作，病久入络，迁延难愈，当以活血化瘀治之。清代唐容川《血证论》说：“盖人身气道，不可有壅滞，内有瘀血，则阻碍气道，不得升降……须知痰水之壅，由瘀血使然，但去瘀血，则痰水自消。”活血化瘀法有助于祛痰，痰去则气道自通，气道通则气顺，气顺则肺气上逆自消，喘自平，对内有瘀血、气道阻塞、不得升降而喘者当痰瘀同治。在邵长荣教授指导下，我们创立了“川芎平喘合剂”，以黄荆子、川芎、细辛、辛夷、丹参、当归、生甘草组成，摒弃了含有麻黄的传统方剂，治疗哮喘而以活血化瘀为主。

案例

白某，女，54 岁。

初诊（2021 年 8 月 3 日）：因“反复胸闷气喘 1 月余，夜间尤甚”就诊。患者 1 个多月前无明显诱因出现胸闷、气喘，每周 2 ～ 3 次，夜间症状明显，伴有咽痒咽干、打喷嚏、鼻塞流清涕，偶有咳嗽咳痰，痰色白质，夜间症状明显，曾使用布地奈德福莫特罗吸入粉雾剂、孟鲁司特钠治疗，效果不佳，无发热、头痛头晕、汗出，胃纳可，二便调，夜寐欠安，舌淡，苔薄白，脉细。既往 7 岁时哮喘第一次发作，后间断发作，平素易感冒，一年 4 ～ 5 次，哮喘发作有季节性差异，冬季易发，有动物毛发、花粉过敏史。就诊时体温 36.5℃，心率 76 次 / 分，呼吸频率 17 次 / 分，血压 117/80 mmHg，体重 66 千克。双肺呼吸音稍粗，未闻及明显干、湿啰音，心律齐，各瓣膜听诊区未闻及杂音。查胸部 CT：右肺中叶、左肺上叶下舌段慢性炎症。肺功能：FEV_1 1.56L，第一秒用力呼气容积占预计值的百分比（FEV1/pred）65.9%，FVC 2.54L，用力肺活量占预计值的百分比（FVC/pred）90.8%，FEV_1/FVC 61.51%，PEF 3.28L，呼气峰流速占预计值的百分比（PEF/pred）54.1%。

西医诊断：支气管哮喘。中医诊断：哮病，证属痰气交阻，肺络壅塞证。治以化痰通络，泻肺平喘。

处方：桑白皮 30g，白果 30g，胡颓叶 15g，野荞麦根 30g，黄荆子 30g，紫菀 15g，款冬花 15g，鬼箭羽 30g，泽漆 15g，蜈蚣 3g，全蝎 3g，柴胡 15g，法半夏 15g，制南星 15g，甘草 10g。配合使用孟鲁司特钠（5mg，每日 1 次，口服），布地奈德福莫特罗吸入粉雾剂（160μg，每日 2 次，吸入）。

二诊（2021 年 8 月 15 日）：患者自觉气喘胸闷症状较前改善，夜间加重缓解，并可以减少孟鲁司特钠服用频率，近一周服用 3 次。故维持原中医治疗方案，继予上方 14 剂。西药停用孟鲁司特钠，布地奈德福莫特罗吸入粉雾剂续用。

三诊（2021 年 9 月 3 日）：患者哮喘未发，无咳嗽咳痰，气喘胸闷，夜寐得安，偶有咽干咽痒，余无明显不适。予停药，嘱其布地奈德福莫特罗吸入粉雾剂维持使用，后随访 1 个月，患者病情稳定。

（五）间质性肺病

间质性肺病是一组以肺泡单位的炎症和间质纤维化为基本病变的异质性非肿瘤和非感染性疾病总称，其属于中医“肺痿”“肺痹”“喘证”“咳嗽”“短气”等疾病范畴。肺痿病名首见于《金匮要略·肺痿肺痈咳嗽上气病脉证治》“热在上焦者，因咳而为肺痿”；肺痹病名最早见于《内经》，《素问·玉机真脏论》曰：“风寒客于人……弗治，病入舍于肺，名曰肺痹，发咳上气。”《诸病源候论·咳嗽病诸候》中指出：“肺主气，为五脏上盖，气主皮毛，故易伤于风邪，风邪伤于脏腑，而气血虚弱，又因劳役大汗之后，或经大下而亡津液，津液竭，肺气壅塞，不能宣通诸脏之气，因成肺痿。”提出了肺痿的病因是外邪犯肺，或劳役汗下过度，阴津耗损，肺气受损，壅塞而成。《素问·痹论》曰：“五脏皆有所合，病久而不去者，内舍于其合也……皮痹不已，复感于邪，内舍于肺，所谓痹者，各以其时重感于风寒湿之气也。”认为本病是由于邪气痹阻肺络，肺失宣肃，痰瘀内生而致病。间质性肺病病位在肺，而与脾、肾密切相关，后期病及于心。病因以正虚为本，邪犯为标，病性属本虚标实。病理因素主要为痰浊、瘀血。病初由于肺体虚损，感受外邪，耗伤津液，津聚为痰，痰浊蕴肺，病久势深，肺气郁滞，血行不畅，肺络瘀阻；亦可因气虚推动无力导致瘀血产生，而成痰瘀互结之证。病理性质多属本虚标实。外感诱发时则偏于邪实，平时偏于本虚。疾病初期，因素体亏虚，外邪犯肺，入里伤络，耗气伤津，邪实本虚；中期病情发展，子盗母气，病及于脾，痰瘀痹阻，多属虚实夹杂；后期病及于心、肾，气虚及阳，或阴阳两虚，渐成危候。本病基本病机为“虚、痰、瘀”，并且痰瘀痹阻肺络贯穿始终。

本病本虚标实，本虚以气虚、阴虚为主，临床表现为干咳、痰少、气短、胸痛等肺部症候群。以“火燥”之象为主者，是为性质燥烈之金石粉末长期沉积郁而化热，灼津液，耗伤气阴，当益肺气、养肺阴；间质性肺病久咳伤气伤阴，肺肾为母子关系，肺系疾病，累及于肾；此病病程长久，根据“久病必虚”“久病及肾”理论，认为患者必然出现肾虚表现，当以补肾为主要治疗方法，进而延缓病情进展，增强患者体质，改善患者的生活质量；纤维组织增生是间质性肺病主要且常见的病理改变，各种原因的慢性肺损害都有可能导致肺间质纤维组织增生、间质胶原化直至肺结构破坏和蜂窝肺形成。气阴亏虚是间质性肺病基本病机，阴虚津液不足，气虚津液不化，津凝为痰，结于肺络，胶作难解，对于顽痰，当采用软坚散结之法；“久病必有瘀”，津聚成痰，肺气郁滞，血行不畅，肺络瘀阻亦可导致；此外，还可因气虚推动无力导致瘀血产生，而成痰瘀互结之证，当用活血化瘀之法。间质性肺病患者初期气阴不足，表现干咳痰少；气虚津液不化，津聚为痰，蕴结于肺，痰阻气机，上逆作喘；久病及肾，肾不纳气，喘促不已。在治疗过程中，除益气养阴、散结化瘀外，还需止咳化痰，降气平喘，以减轻患者肺部临床症状。

案例

张某，男，59 岁。

初诊（2018 年 4 月 25 日）：患者咳嗽、气急 3 年，逐渐加重，在外院诊断为间质性肺病，建议激素治疗。患者拒绝服用激素而寻求中医治疗。刻下症：喉中有痰，气急气喘，畏寒肢冷，纳便调，夜寐安。舌质淡红，舌苔薄白，脉细滑。

西医诊断：间质性肺病。中医诊断：肺痿，证属脾肾亏虚，痰瘀阻络证。治以健脾益肾，化痰通络。

处方：全当归 12g，赤芍 18g，白芍 18g，桑叶、桑皮各 9g，桑椹 9g，桑寄生 12g，功劳叶 15g，狗脊 12g，牛膝 12g，补骨脂 9g，薏苡仁 18g，青皮 9g，陈皮 9g，姜半夏 9g，天竺子 9g，川楝子 9g，荜澄茄 9g，全瓜蒌 12g，吴茱萸 4.5g，莱菔子 9g，冬瓜仁 9g，脱力草 15g。14 剂，水煎服。

二诊：服药后，患者咳痰喘较前缓解。舌质淡红，舌苔白腻，脉细滑。原方加茯苓 12g。14 剂，水煎服。

服用中药 2 年，咳嗽气急都已经缓解，复查胸片，结果显示肺纤维化无进一步发展。

（六）肺结核

肺结核属于中医学“肺痨”范畴。肺痨是由于感染“痨虫”所致的慢性传染性疾病，主要以咳嗽、咯血、潮热、盗汗及身体逐渐消瘦为其特征。虽然古代已经认识到感染“痨虫”是发生肺痨的主要原因，但由于诊断、治疗水平的原因，只能等到患者出现咳嗽、咯血、潮热、盗汗、消瘦等典型痨瘵症状时才能得到诊断，这往往只能获得对重症肺结核患者的观察治疗经验。而现代单纯的肺结核患者临床表现达到“痨”的程度者并不多见。另外，化学药物、手术治疗也改变了肺结核的自然进程，具有肺痨症状的患者也并非一定有痰菌阳性或者有活动性病灶，如部分支气管扩张症患者也可能存在肺痨症状。历代医家对于肺痨分型有阴虚和阳虚之分，用药也有甘寒和甘温之争，以主张阴虚者居多，认为肺痨患者临床常见阴虚诸症。

我们在前期临床调查的基础上，参考了历代医家对肺痨治疗的认识，根据中医文献中“骨蒸”“热毒”“瘵虫”等记载，以及“除蒸解毒”“治痨杀虫”等治疗法则，并结合《本事方》“留而不去，其病则实”，以及李时珍“邪火煎熬，则阴血渐涸也”的论述，体会到此时邪火是因，阴虚是果。所以，从肺结核整个病程来说，阴虚与火旺本有内在联系且互为因果，正如王清任《医林改错》所述“因虚弱而病当补弱而病可痊愈，本不弱而生病，因病久致身弱，自当去病，病去而元气自复”。这让我们认识到治疗肺结核“祛邪”和“解毒”的重要性。在肺结核的治疗上运用滋阴可以降火、降火可以保阴，故而“清肺泻火”是中医的治疗原则。本病多为慢性进程、“久病必瘀”的临床特点，也需要加用活血药祛瘀生新，改善病灶周围的血液循环。故我们总结出肺结核以肺阴虚为主，多为肺脾肾三脏受累，临床上确立了清肺泻火、行瘀杀虫的治疗原则。

案例

张某，女，37岁。

初诊（2024年5月4日）：患者因“反复咳嗽咳痰、胸痛近4年”就诊。2001年7月发现肺结核，当时住院服西药治疗后好转出院，近4年来咳嗽咳痰、胸部隐痛一直反复，时轻时重，并时有皮肤瘙痒。发病初有大咯血，目前体力较差，精神萎靡，晨起有咖啡色痰，量不多，纳可，二便调，夜寐不安；两肺呼吸音清，未闻及明显干、湿啰音。

西医诊断：肺结核。中医诊断：肺痨，证属阴虚火旺证。治以清肺化痰，润肺止咳。

处方：炙百部9g，黄芩18g，连翘9g，鱼腥草12g，平地木15g，功劳叶9g，鹿含草18g，江剪草9g，佛耳草9g，黄芪9g，白术12g，开金锁9g。14剂，水煎服。

二诊（2024年5月18日）：患者药后变化不大，仍有皮肤瘙痒，胸前区隐痛，无咯血，咳痰量少，夜间兴奋，夜寐不安，纳可，二便调。辨为肝气上逆，心神不宁证；治当平肝降逆，宁神清肺。处方：淮小麦30g，炙甘草9g，五味子4.5g，平地木15g，功劳叶9g，地肤子9g，炙百部12g，丹参9g，白僵蚕9g，荆芥9g，防风9g，蝉蜕4.5g，藿香9g，苍耳子9g，黄芩18g，石菖蒲9g，薏苡仁18g，野菊花9g。14剂，水煎服。

三诊（2024年6月2日）：服药后，皮肤瘙痒好转，喷嚏较多，有过敏性鼻炎史，痰中仍见咖啡色样，纳可，二便调，夜寐好转，原方加减巩固治疗。后随访，患者无明显咳嗽咳痰，未再复发。

（七）肺恶性肿瘤

相关数据表明，肺癌已成为全世界发病率第二位、病死率第一位的癌症。中医学认为肺癌的发生与正气内虚、邪毒外侵有关。正气不足导致脏腑功能失调，肺气耗损，外邪乘虚而入，气机不畅，血行瘀滞，最终形成肺部肿块。常见的证型有肺脾气虚、气阴两虚、气滞血瘀、痰湿蕴肺等。

肺癌是由于正气虚损，阴阳失调，邪毒乘虚入肺，邪滞于肺，导致肺脏功能失调，肺气敛郁，宣降失司，气机不利，血行瘀滞，津液失于输布，津聚为痰，痰凝气滞，瘀阻络脉，于是瘀毒胶结，日久形成肺部积块。因此，肺癌是因虚而得病，因虚而致实，是一种全身属虚、局部属实的疾病。肺癌的虚以阴虚、气阴两虚为多见，实则不外乎气滞、血瘀、痰凝、毒聚之病理变化。其病位在肺，但因肝主疏泄，脾主运化水湿，肾主水之蒸化，故与肝、脾、肾关系密切。

扶正祛邪、标本兼治是治疗肺癌的基本原则。本病整体属虚，局部属实，正虚为本，邪实为标。肺癌早期，以邪实为主，治当行气活血、化瘀软坚和清热化痰、利湿解毒；肺癌晚期，以正虚为主，治宜扶正祛邪，分别采用养阴清热、解毒散结及益气养阴、清化痰热等法。

临床还应根据虚实的不同，每个患者的具体情况，按标本缓急恰当处理。由于肺癌患者正气内虚，抗癌能力低下，虚损情况突出，因此，在治疗中要始终顾护正气，保护胃气，把扶正抗癌的原则贯穿肺癌治疗的全过程。应在辨证论治的基础上选加具有一定抗肺癌作用的中药。

案例

周某，男，87 岁。

初诊（2023 年 3 月 2 日）：因“咳嗽 10 年加重 2 月余”就诊。患者有慢性支气管炎病史 10 年，近 2 年活动后气急，2 个月来咳嗽加重，在外院肺 CT 检查诊断为左肺中央型肺癌，纵隔淋巴结转移，痰涂片显示少量疑癌细胞。患者及家属不愿接受放化疗，希望中药调理。诊前咳嗽，咳吐少量白痰夹血丝，纳便调。舌质红，舌苔薄白，脉小弦。

西医诊断：肺恶性肿瘤。中医诊断：肺癌，证属肺热痰结证。治以清肺化痰，软坚散结。

处方：黄芩 18g，鹿衔草 18g，连翘 12g，侧柏叶 9g，茅根 30g，芦根 30g，石上柏 12g，八月札 12g，薏苡仁 12g，石见穿 12g，山慈菇 9g，猪苓 12g，茯苓 12g，夏枯草 12g，开金锁 15g，天门冬 12g，麦门冬 12g。14 剂，水煎服。

二诊：服药后诸症好转，痰中已愈，咳嗽胸闷仍有，稍便溏。处方：去夏枯草，加脱力草 15g。14 剂，水煎服。

三诊：咳嗽，咳痰微黄，未咯血，大便已调。处方：加佛耳草 12g，重楼 9g。14 剂，水煎服。服药后诸症皆稳。

三、科研探索

（一）临床研究

1. 柴胡清肺饮治疗慢性支气管炎的临床研究

我们采用随机、对照试验方法，将符合慢性支气管炎迁延期标准的 120 例患者随机分为治疗组和对照组，每组各 60 例。对照组给予西医常规治疗（头孢呋辛抗感染、盐酸氨溴索片化痰和（或）氨茶碱平喘等及对症支持用药），治疗组在西医常规治疗基础上给予柴胡清肺饮口服。疗程 14 天。结果发现，柴胡清肺饮干预的治疗组总有效率为 88.6%，大于对照组总有效率，且柴胡清肺饮可有效改善咳嗽、咳痰、喘息等症状，2 组均未发现明显不良反应。

2. 慢阻肺中医证型分布规律及相关临床研究

（1）为了研究慢阻肺中医辨证分型标准及证型分布规律。我们通过大样本临床流行病学的前瞻性调查，采集了 616 例 COPD 患者的 86 个相关中医四诊信息变量及肺功能、生活质量等客观指标；借助现代数理统计学工具加以分析。我们初步拟定了慢阻肺临床辨证分型模式（6 个证型）：肺气虚型、风寒袭肺型、肺脾气阴两虚型、肺肾阴虚型、痰饮伏肺兼肝郁脾虚型、痰瘀交结兼心肾阳虚型。证型间存在一定的叠加规律；随着病程发展，证型特征存在一定的演变规律。证型与肺功能、生活质量关系也存在一定的规律性。

（2）我们应用院内制剂川芎平喘合剂开展相关研究，纳入慢阻肺患者 144 例，按随机数字表法分为对照组和治疗组，每组各 72 例。对照组给予西医常规联合安慰剂治疗，治疗组在西医常规治疗基础上给予川芎平喘合剂，疗程 21 天。治疗后治疗组喘息、胸闷、气短积分及中医证候积分总分均低于对照组，治疗组患者咳嗽、胸闷、气喘等 CAT 评分较对照组降低，治疗组 PaO_2、$PaCO_2$ 改善程度优于对照组，治疗组第 1 秒用力呼气容积占预计值的百分比（FEV_1%pred）水平高于对照组，但差异无统计学意义（$P > 0.05$），证实川芎平喘合剂结合西医常规治疗方法治疗 COPD 可进一步改善患者咳嗽、咳痰、胸闷、呼吸困难等临床症状和生活质量。

（3）我们采用随机对照方法观察了三桑肾气汤加减结合西医常规疗法治疗稳定期慢阻肺肾不纳气型的临床疗效，将 144 例肾不纳气型稳定期慢阻肺患者随机分为治疗组和对照组，每组各 72 例。对照组采用西医常规治疗，治疗组在常规西医治疗基础上加服三桑肾气汤，疗程为 6 个月。观察比较两组治疗前后中医证候积分、肺功能、生存质量评分的变化情况，并评价临床疗效。结果显示治疗组、对照组总有效率分别为 85.29%、67.16%；两组治疗后中医证候积分均较治疗前降低，且治疗组低于对照组；治疗组治疗后肺功能（FEV_1%、FEV_1/FVC）高于对照组；治疗组治疗后生存质量量表中日常生活能力、社会活动情况、抑郁心理症状、焦虑心理症状的评分和总积分均减少，且日常生活能力、抑郁心理症状、焦虑心理症状的评分及总积分改善优于对照组。以上结果说明三桑肾气汤加减结合西医常规治疗对稳定期慢阻肺肾不纳气型患者的疗效优于单纯运用西医常规疗法治疗。

（4）邵氏“保肺功”集运动疗法和呼吸疗法于一体，对延缓疾病进展具有重要意义，是肺康复治疗的有效手段。我们纳入符合慢阻肺稳定期标准的患者 67 例，按随机数字表法分为两组，治疗组 34 例，对照组 33 例，两组均采取常规西医治疗，治疗组在常规治疗基础上进行“保肺功”锻炼，每天 2 次，每次 30 分钟，疗程 6 个月。比较两组治疗后 3 个月、6 个月中医症状积分、6 分钟步行距离、肺功能及生活质量的变化。结果证实“保肺功”锻炼能明显缓解患者症状、提高运动耐量及肺通气功能指标，提高生活质量，且具有时间累积效应。

（5）“冬病夏治”是中医学的一个重要特色，该疗法在减少慢阻肺患者急性加重次数、提高患者长期生活质量、改善其咳喘症状等方面均显示出一定作用。为了进一步明确基于“温阳抗寒法”和“穴位疗法”的冬病夏治特色疗法对慢阻肺患者的治疗作用，我们纳入了 71 例慢阻肺稳定期患者，随机分成治疗组 36 例、对照组 35 例，对照组给予西医常规治疗，治疗组在西医常规治疗基础上加用冬病夏治穴位疗法（“温阳抗寒敷贴方”敷贴大椎穴和天突穴＋“喘可治”穴位注射双侧足三里穴）。观察并比较两组患者在治疗前、治疗结束时、治疗结束后 6 个月的肺通气功能指标深吸气量（IC）、肺活量（VC）、用力肺活量（FVC）、第 1 秒用力肺活量（FEV_1）、FEV_1%、FEV_1/FVC 的变化情况。结果证实基于“温阳抗寒法”和“穴位疗法”的冬病夏治特色治疗可以延缓或阻止慢阻肺患者肺通气功能的进行性下降。

（6）肺动脉高压是慢阻肺的常见并发症之一，是慢阻肺发展至慢性肺源性心脏病的重要病理生理过程，肺动脉压持续升高，可致右心负荷增加，最终发生右心衰竭，直至死亡。我们临床发现加味川芎平喘合剂在治疗慢阻肺合并肺动脉高压方面疗效较好。为观察加味川芎平喘合剂对慢阻塞性肺疾病稳定期合并肺动脉高压痰瘀阻肺型患者的临床疗效及其对凝血因子的影响，我们将 80 例慢阻肺稳定期合并肺动脉高压患者随机分为 2 组：对照组给予西医常规治疗，治疗组在西医常规治疗基础上给予加味川芎平喘合剂，疗程为 12 周。观察并记录两组患者治疗前后临床疗效变化、肺动脉压力、凝血功能等相关检测指标变化情况。结果显示治疗组临床疗效显著优于对照组；治疗后，治疗组咳嗽、喘息、胸闷、气短等中医症状积分显著低于对照组，肺动脉压力较治疗前显著下降；纤维蛋白原（FIB）、D- 二聚体水平均较治疗前显著下降，且低于同期对照组。以上结果说明加味川芎平喘合剂可改善慢阻肺稳定期合并肺动脉高压患者的临床症状，可在一定程度上降低患者肺动脉压力，并有效降低 FIB、D- 二聚体水平。

3. 川芎平喘合剂治疗支气管哮喘的临床研究

（1）为了探讨川芎平喘合剂对哮喘急性发作期患者炎性因子的影响，我们开展了一项临床研究，纳入了 2009 年 1 月至 2010 年 6 月来自龙华医院呼吸内科门诊及住院的轻、中度哮喘急性发作期患者 66 例。对照组 30 例给予西医常规治疗，治疗组 36 例在常规治疗基础上给予川芎平喘合剂，疗程均为 14 天。研究显示川芎平喘合剂治疗疗效明确，可显著改善咳嗽、喘息、胸闷、气短症状，血清 TNF-α、IL-6 水平均降低，提升了肺功能（FEV_1、PEF），由此我们推测川芎平喘合剂作用机制可能与降低体内 TNF-α、IL-6 过度表达有关，以抑制炎性反应。

（2）为了评价川芎平喘合剂联合西医常规疗法治疗慢性持续期支气管哮喘的临床疗效和安全性，我们开展了一项随机、开放、对照的临床研究，纳入了 101 例轻至中度慢性持续期支气管哮喘患者，分为治疗组 67 例和对照组 34 例。对照组采用西医常规治疗，治疗组在西医常规治疗基础上加服川芎平喘合剂，疗程 12 周。治疗组第 4 周、第 8 周、第 12 周治疗后哮喘症状评分均较 4 周前下降，且哮喘完全控制率均高于本组 4 周前及对照组的情况，川芎平喘合剂联合西医基础治疗还能有效改善轻中度慢性持续期哮喘患者的肺功能。

（3）我们开展了一项随机对照研究以评价川芎平喘合剂对反复发作支气管哮喘（非持续状态）的疗效。研究共纳入了 100 例哮喘患者，随机分为治疗组 60 例和对照组 40 例，治疗组予川芎平喘合剂，对照组予口服氨茶碱联合 β_2 受体激动剂（万托林气雾剂）、微量激素喷雾吸入，疗程 10 天。结果显示川芎平喘合剂可改善哮喘患者临床症状，可明显提高 $FEV_1\%$ 和降低血浆血栓素 B_2，拮抗血浆血栓素 B_2 的合成和释放，松弛平滑肌。

4. 支气管扩张症中医证型特点

中医药治疗在缓解支气管扩张症发作期症状、缩短病程、降低复发率方面有鲜明的特色和优势。我们进行了支气管扩张症辨证分型的规范化及其临床检查指标相关性的研究，以指导临床诊治。通过文献资料系统回顾性分析和大样本临床流行病学的前瞻性调查研究，初步总结了支气管扩张辨证分型规律，并分析支气管扩张症的证候分布规律与痰培养、影像学表现的相关性。文献回顾初步认为支气管扩张分为 5 种证型：痰热壅肺证（44.61%）、肝火犯肺证（28.55%）、肺阴虚证（16.71%）、寒痰阻肺证（4.54%）、气虚血瘀证（2.76%）；对563例支气管扩张患者的调查显示，在临床上支气管扩张症多见4种证型，包括痰热壅肺证（45.65%）、肝火犯肺证（24.51%）、肺脾气虚证（22.38%）、气阴两虚证（7.46%）。证候分布与痰培养、影像学表现无相关性。这为研究支气管扩张症的辨证分型规律提供了科学依据，并可通过主症判别分析法建立证候识别模式指导临床实践。

5. 益气养阴、散结化瘀法治疗间质性肺病的临床研究

（1）特发性肺纤维化（IPF）是一种原因不明的，局限于肺部的，慢性进行性纤维化性间质性肺炎的一种特殊形式，是一种致死性疾病。为了评价益气养阴、散结化瘀法对特发性肺纤维化的疗效，我们于2013年1月至2014年12月采用益气养阴、散结化瘀法治疗特发性肺纤维化22例，基础治疗为氧疗，每日8小时，以及止咳化痰对症治疗，若合并感染，可静脉或口服盐酸莫西沙星片抗感染治疗。在此基础上予益气养阴、散结化瘀方中药内服。疗程6个月，我们发现治疗患者临床症状显著改善，6分钟步行距离较治疗前有增加。

（2）观察化纤煎治疗气阴两虚、痰瘀互结型特发性肺纤维化的临床疗效，我们采用随机、对照临床研究，收集符合入组标准的IPF患者64例，治疗组33例，对照组31例，两组均采用N-乙酰半胱氨酸基础治疗，治疗组同时予以中药化纤煎干预，比较两组治疗前后中医证候积分，肺功能FVC、TLC、DLCO，6分钟步行距离，Borg呼吸困难评分，SGRQ生活质量评分，血清细胞因子TNF-α、TGF-β 指标。结果显示治疗结束后，治疗组主要症状喘息、咳嗽、咳痰、胸闷积分及口干口渴、自汗、乏力次要症状积分较治疗前下降；治疗结束后，治疗组通过与治疗前比较，6分钟步行距离增加、Borg呼吸困难评分下降、SGRQ生活质量评分有下降；治疗组血清TNF-α、TGF-β 水平较治疗前下降。证实中药化纤煎可能通过抑制机体炎症反应，从而对IPF患者发挥治疗作用。

6. 肺结核的中医证候分布规律特点及中药复方临床研究

（1）为了探讨肺结核中医证候及证候要素分布规律，我们检索了近20年来（1989—2009）中国学术期刊全文数据库和中国生物医学文献数据库所收录的涉及肺结核的中医文献资料，采用Excel建立数据库，SPSS 13.0软件进行数据分析。结果显示肺结核证候发生频率为肺阴虚（12.26%）、气阴两虚（12.26%）、阴阳两虚（11.32%），其次为肺肾阴虚、肺脾气虚、阴虚火旺、肺脾两虚等。我们共提取证素15个，证素作用靶点9个。15个证素中，阴虚、气虚、火（热）频率较高，为57.55%、33.02%、14.37%，累计构成比为71.86%；证候靶点主要在肺（53.77%），其次为脾（21.70%）、肾（11.32%），三者累计构成比为89.32%。单一证素中，阴虚比率高（38.89%），其次为气虚（31.38%），其他证素频率较低。阴虚靶点以肺肾为主，气虚靶点以肺脾为主，阳虚靶点以脾肾为主。两证素中，气虚+阴虚频率最高（28.26%），其次为阴虚+阳虚（23.91%）、阴虚+火（热）（17.39%）。两证素作用的靶点与靶点的组合较少，频次为9。肺结核症状共出现66个，其中舌脉为18个，其中咳嗽、气短、潮热、盗汗、乏力、咯血出现较多。肺结核病位在肺，病机特点以虚（阴虚、气虚）为主，兼有虚实（火邪、血瘀、痰等）夹杂。

（2）常规西药化疗存在药物不良反应大、周期长、耐药性等问题，限制了其疗效。有研究显示，中医药临床上治疗耐多药结核病（MDR–TB）有一定的优势，故我们采用西药结合中医辨证治疗 MDR–TB，并与单纯使用西药进行对照观察。基于多中心、随机、平行对照临床研究，我们将 742 例 MDR–TB 患者随机分为治疗组（388 例）和对照组（354 例），对照组给予西药化疗抗结核治疗，治疗组在对照组基础上予中医辨证论治方案，阴虚火旺型给予芩部丹颗粒 + 三参养肺颗粒、痰火热盛型给予芩部丹颗粒 + 三草颗粒、阳虚夹湿型给予芩部丹颗粒 + 保肺颗粒，疗程均为 18 个月，观察不同时间和不同证型患者痰菌阴转率、病灶吸收程度、空洞闭合程度、生存质量评分（SF–36）的变化。结果显示注射期结束时治疗组痰菌阴转率为 48.45% 高于对照组的 38.70%；疗程结束时治疗组病灶吸收总有效率为 84.65% 高于对照组的 78.92%；注射期结束时和疗程结束时，治疗组 SF–36 评分均高于对照组；注射期结束及疗程结束时，治疗组阴虚火旺型患者痰菌阴转率、肺部病灶吸收程度、SF–36 评分均明显高于同证型对照组；两组患者不同时间、不同证型空洞闭合程度差异无统计学意义（$P > 0.05$）。以上结果说明中医辨证联合西医抗结核化学药物治疗 MDR–TB 较单纯使用抗结核化学药物效佳，可明显提高痰菌阴转率、改善患者生存质量，其中以阴虚火旺型患者的治疗效果更佳。

（3）芩部丹是名老中医邵长荣教授创立的结核病经验组方，专于滋阴泻火、行瘀杀虫，广泛用于肺结核病治疗。我们纳入 2011 年 4 月至 2013 年 3 月间接受过抗结核治疗的患者 181 例，随机分为对照组 88 例，运用抗结核方案加安慰剂治疗；治疗组 93 例，运用抗结核方案加芩部丹片治疗；疗程 8 个月。主要结局是痰培养转阴，次要结局为肺病变吸收和空腔闭合。结果显示相比对照组，治疗组病灶吸收显著增加 16.6%。这个研究结果提示芩部丹片作为辅助治疗可显著促进病灶吸收，减少结核分枝杆菌诱导的肺损伤。

（4）耐多药肺结核形成了以“感染 – 耐药 – 复发 / 再传染”为特征的恶性循环，化疗药物的继续使用增加了患者痛苦，我们以持续应用化学治疗失败的耐多药肺结核患者为研究对象，观察中医药对气阴亏虚型耐多药肺结核患者生活质量的影响。我们采用随机平行对照临床研究，将符合标准耐多药肺结核患者 72 例分为治疗组和对照组各 36 例。对照组给予肺泰胶囊，治疗组给予复方芩部丹方，疗程 3 个月。观察比较两组 SF–36 生活质量评分、不良反应等指标的变化。结果：①两组治疗前后自身比较：治疗组 35 例（脱落 1 例），与治疗前比较，生存总积分、社会功能、角色心理、角色生理、生理功能、心理健康、精力、躯体疼痛、主观健康状况的评分显著上升，差异有统计学意义（$P < 0.05$）；对照组 31 例（脱落 5 例），与治疗前比较，生存总积分、生理功能、角色心理、社会功能、主观健康状况的评分显著上升，差异有统计学意义（$P < 0.05$）。②治疗后两组间比较：经过 3 个月的治疗，两组在生存总积分、角色生理、角色心理、精力、心理健康、主观健康状况、躯体疼痛的评分等方面比较，差异有统计学意义（$P < 0.05$），治疗组分值均高于对照组。③安全性评价：疗程结束时治疗组 35 例，对照组 31 例，两组均未发现肝肾功能、血常规异常，无明显胃肠道不适等反应。以上结果表明复方芩部丹方可明显提高气阴亏虚型耐多药肺结核患者的生活质量。

（二）基础研究

1. 川芎平喘合剂治疗慢阻肺合并肺动脉高压的机制研究

（1）既往临床研究显示，川芎平喘合剂具有缓解慢阻肺合并肺动脉高压患者的临床症状，降低肺动脉高压，改善右心功能不全的作用。我们通过体外研究，观察了川芎平喘合剂对肺动脉平滑肌细胞（PASMCs）增殖及 Rho 激酶的影响，探讨了其治疗肺动脉高压的可能作用机制。体外培养 PASMCs，分为对照组、模型组、川芎平喘合剂组（低、中、高浓度组）、Rho 激酶抑制剂组。结果显示，与正常对照组相比，模型组 PASMCs 增殖明显升高，ROCK1、ROCK2 表达增强；Rho 激酶抑制剂组 PASMCs 增殖、ROCK1、ROCK2 表达均显著低于模型组；与模型组相比，中、高剂量组 PASMCs 增殖水平显著降低，低、中、高剂量组 ROCK1、ROCK2 表达低于模型组，以高剂量组降低显著；低、中剂量组 ROCK1、ROCK2 表达均低于抑制剂组，证实川芎平喘合剂可明显抑制慢阻肺相关肺动脉高压大鼠 PASMCs 的增殖，与降低 Rho 相关蛋白表达有关。

（2）近年研究显示，慢阻肺肺组织缺氧，肺血管功能受损，在内皮细胞合成、分泌的一氧化氮（NO）、内皮素 1（ET–1）失衡，会导致肺血管收缩增强、舒张减弱，引起肺动脉高压。我们将 SD 大鼠 60 只随机分为对照组、模型组、川芎平喘合剂组、法舒地尔组，采用烟熏联合脂多糖并给予低氧环境方法复制 COPD 相关肺动脉高压模型，应用多通道生物信号采集系统测定大鼠平均肺动脉压力，采用硝酸还原酶法测定 NO，酶联免疫吸附法测定 ET–1。结果发现，法舒地尔、川芎平喘合剂组平均肺动脉压（mPAP）均较模型组下降；模型组、川芎平喘合剂组右心肥大指数（RVHI）高于对照组，川芎平喘合剂组、法舒地尔组 RVHI 与模型组比较差异无统计学意义（$P > 0.05$）；川芎平喘合剂组、法舒地尔组较模型组 NO 水平升高，ET–1 水平降低。这证实川芎平喘合剂对慢阻肺相关肺动脉高压具有治疗作用，作用机制与调节肺组织 ET–1、NO 表达有关。

2. 温阳法治疗哮喘的机制研究

温阳抗寒合剂是吴银根教授 30 余年临证治疗哮喘的经验方，该方针对哮证“阳虚寒盛”的病理体质，宗“病痰饮者，当以温药和之”的原则而立，较好地体现了中医学“治病求本”的思想。前期运用温阳抗寒合剂（“咳喘落”）治疗 98 例哮喘患者，显效率为 77%，总有效率为 89%。为了进一步阐明其作用机制，我们开展了相关基础研究。我们通过向大鼠腹腔内注射 10% 氢氧化铝凝胶和两侧大腿肌肉注射 1% 卵蛋白致敏，构建哮喘模型。研究发现，在哮喘大鼠模型组中，血浆中 IL–4 与可溶性血管细胞黏附分子 –1（sVCAM–1）的含量均高于正常组，经温阳抗寒合剂治疗后，IL–4 与 sVCAM–1 同时降低，说明温阳抗寒合剂可能是通过降低 IL–4 含量的途径，使内皮细胞表达 sVCAM–1 减少，从而阻断嗜酸性粒细胞与内皮细胞的黏附和跨内皮移行，达到抑制气道炎症的目的。

3. 化纤煎治疗肺纤维化的机制研究

我们应用 TGF–β1 诱导人胚肺成纤维细胞 MRC–5 增殖、活化，化纤煎冻干粉溶液进行干预。结果发现，与空白对照组比较，模型对照组的细胞增殖水平显著增加，与模型对照组比较，化纤煎中、高剂量组 MRC-5 细胞增殖水平均明显下降；模型对照组 α-SMA mRNA、Ⅰ型胶原 mRNA、Ⅲ型胶原 mRNA、TNF-α mRNA 和 NF-κB p65 mRNA 表达水平显著高于空白对照组，IκBα mRNA、IKKβ mRNA 表达水平显著低于空白对照组；与模型对照组比较，化纤煎低、中、高剂量组 α-SMA mRNA、Ⅰ型胶原 mRNA、Ⅲ型胶原 mRNA、TNF-α mRNA 和 NF-κB p65 mRNA 表达均下降，IκBα mRNA、IKKβ mRNA 表达水平均上升；模型对照组 NF-κB p65 蛋白表达水平显著高于空白对照组，与模型对照组比较，化纤煎低、中、高剂量组 NF-κB p65 蛋白表达水平下降。由此证实化纤煎冻干粉溶液可能通过抑制炎症因子 TNF-α 分泌和 NF-κB 炎症信号通路活化，从而发挥抗纤维化作用。

4. 芩部丹治疗肺结核的机制研究

（1）为了探索中药组方“芩部丹”治疗肺结核的作用机制，我们运用中药系统药理学数据库与分析平台（TCMSP）检索黄芩、百部及丹参的药物活性成分及潜在靶点。我们通过搜索数据库肺结核的相关基因靶点，对靶点的基因名称进行整理与规范，生成了“芩部丹”治疗肺结核的靶点蛋白互作网络，对靶点进行了功能富集与通路分析，对“芩部丹”治疗肺结核的成分、作用靶点、信号通路进行了分析与网络构建。基于中药组方“芩部丹”多成分、多靶点的特点，最终筛选到的“芩部丹”有效化学成分共计 116 个，作用靶点有 199 个。“芩部丹”治疗肺结核的核心活性成分有木犀草素、汉黄芩素、黄芩素、刺槐素、刺芒柄花素、β-谷甾醇、7-甲氧基-3-甲基-2,5-二羟基-9,10-二氢菲，涉及潜在靶点 82 个，关键的作用靶点有 TP53、IL6、AKT1、VEGFA、EGFR、PTGS2、JUN、CASP3、STAT3、TNF。GO 功能富集分析得到生物学过程 373 条，分子功能 66 条，细胞组分 39 条；KEGG 通路富集分析获得 108 条信号通路，关系最密切的为 TNF 信号通路和细胞凋亡，其余包括 T 细胞受体信号通路、PI3K-Akt 信号通路及结核病。

（2）观察芩部丹中各成分在单味药和复方组合下，对结核分枝杆菌的体外抑菌作用。将黄芩、百部、丹参三药单煎、两药或三药组合混合煎，配制成含不同药物浓度肉汤培养基，接种 1mg/mL 的结核分枝杆菌（H37RA）菌液 0.1mL，37℃温箱培养 2 周，转种于琼脂培养基，在 37℃下培养 4 周，观察结核菌生长情况。研究发现黄芩液 1 ∶ 10；百部液 1 ∶ 5；丹参液 1 ∶ 5 有抑制结核菌生长作用；黄芩百部混合液 1 ∶ 20，黄芩丹参混合液 1 ∶ 20，丹参百部混合液 1 ∶ 10 均有抑菌作用；而黄芩百部丹参混合液 1 ∶ 40 有抑制结核分枝杆菌生长的作用。结果表明黄芩、百部、丹参 3 种中药在实验条件下均有抑制结核分枝杆菌的作用，联合用药效果优于单药，芩部丹复方体外抑菌活性最强。

四、结语

回首来路，老师们的叮咛教诲犹在耳边，引导我解决了一个又一个难题，激励我坚定地走在这条从医路上。人生中经历的抗疫过程，给我留下了不可磨灭的记忆，我见证了太多的生死离别，我记得那些患者眼中的恐惧和无助，也记得他们康复后的喜悦和感激。我记得同事们疲惫的身影，也记得他们坚定的眼神。医生的坚持，就是患者康复的希望。在这些没有硝烟的战争中，中医的价值再次被世界所认识。中医学与西医学相结合，展现出了独特的魅力和力量，现实也证明了中医在抗击疫情中的重要作用。发皇古义，融会新知；中西并重，守正创新。希望广大青年医生都能从中医学中汲取智慧，促进中医药事业与西医学协同发展，同时在一线的临床工作中成为一名有能力、有勇气、有担当的中医人，保卫人民健康。

（张惠勇）

张洪春

医学博士，主任医师、教授，博士研究生导师

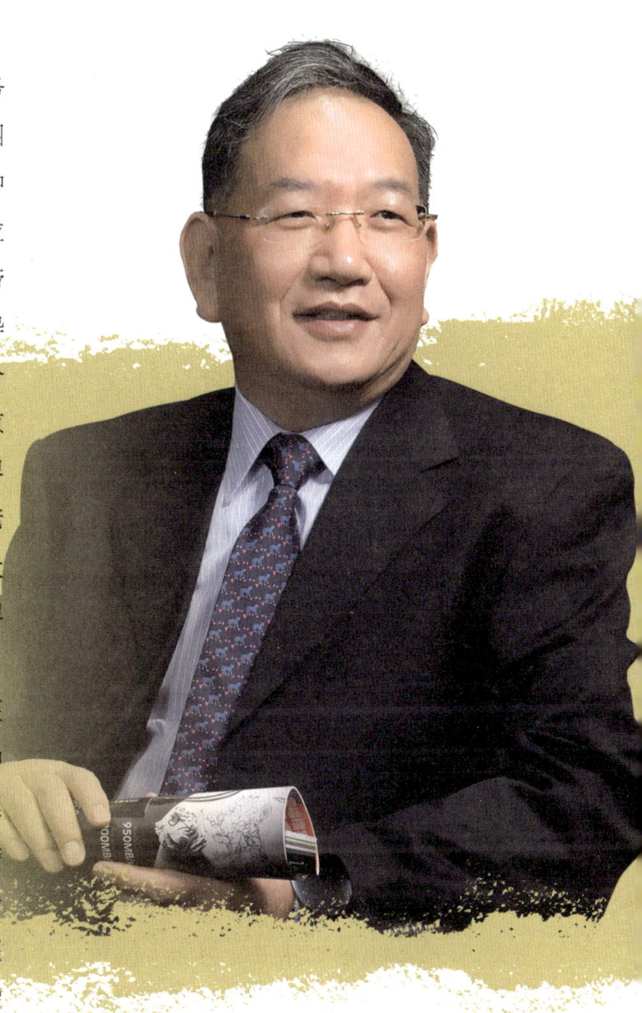

第二届全国名中医，首届岐黄学者，首都名中医，享受国务院政府特殊津贴专家。中国人民政治协商会议第十三届、第十四届全国委员会委员。中日友好医院呼吸医学中心副主任，国家中西医结合医学中心副主任，中日友好医院学术委员会委员、学位委员会委员；国家中医药管理局重点学科（中医肺病学）学科带头人、传染病重点研究室主任；北京中医药大学教授、教育指导委员会委员；中华中医药学会常务理事、特聘副会长、肺系病分会名誉主任委员（创会主任委员）、内科分会副主任委员；北京中西医结合学会副会长；中国欧盟协会第四届理事会理事；世界中医药学会联合会执行理事、呼吸病专业委员会会长；中国老年保健医学研究会慢性病防治管理委员会副会长；北京中医药大学校友会副会长，山东中医药大学北京校友会执行会长。《世界中医药杂志》常务编委，《中国药物应用与监测杂志》副主编，*Advanced Chinese Medicine* 执行主编，《北京中医药杂志》《中医杂志》《中华行为医学与脑科学杂志》《时珍国医国药》《现代中医临床》等期刊编委；中国中医科学院中医药防治流感技术体系岗位科学家；国家药品监督管理局中药监管科学研究中心专家委员会委员；国家及北京市自然基金委员会中医中药学科评审专家、国家重点研发计划“中医药现代化”评审专家等。国家中医药管理局第六批、第七批全国老中医药专家学术经验传承工作指导老师。天津中医药大学、南方医科大学特聘教授，河南中医药大学附属医院博士后合作指导老师；北京市级中医药专家学术经验继承工作指导老师。获得中华中医药学会科学技术进步奖一等奖 2 项、二等奖 2 项；国家中医药管理局中医药基础研究二等奖 1 项；北京市科技进步奖一等奖 1 项、科技进步奖三等奖 1 项；获中国青年志愿服务奖章（共青团中央，2001）、全国防治非典型肺炎优秀科技工作者（中国科协，2003）、国家卫生计生委优秀共产党员（2015）、科学中国人 2010 年度人物（《科学中国人》杂志社）、全国优秀科技工作者（中国科协，2016）、中央保健工作先进个人（中央保健委员会，2016）、中华中医药贡献奖（《环球时报》社，2020）、中国好医生（中央文明办，2021）、人民名医·卓越建树奖（人民日报健康客户端，2022）等荣誉。

仁心医道，岁月中不变的中医情怀

一、从医之路

（一）医者初心

1980 年 6 月，正值填报高考志愿，我原本的梦想是大学毕业后能够回到县城，做一名电影放映员或农业技术员，然而，填报的第一志愿并没有录取，在曾被中医治好眼病的父亲极力推荐下，我选择了第二志愿——中医学，顺利录取至山东中医学院（现山东中医药大学）中医系。

1980 年的秋天，正式开始我的大学生涯。坐落于千佛山脚下的山东中医学院当时条件比较简陋，120 名男生被安排住在小礼堂内的大通铺，这种开放式的宿舍生活，却让同学们有了更多的学习交流和相互督促的机会。夏夜里，教室没有风扇，大家常常聚在路灯下背诵经典。

由于脑子里没有形成中医思维，当时的我对中医经典古籍的学习并不是很顺利，对“辨证施治”“阴阳五行”“天人合一”等理论总是不甚理解，总觉得这些东西太过于抽象，背诵起来也格外辛苦。所以，经常会羡慕隔壁山东医学院的学生，在学习时能够根据解剖的模型来理解和吸纳新知识。

最初我学习中医的状态是有些矛盾的，既困扰于理论之晦涩，又急切地期待能够尽早实践，恨不得立马就能够给患者看病。其实，理论的临床实践，也是多数同学的共同期待。因此，同学们彼此之间成为理论的实践对象。比如，在学习针灸理论的时候，腿上的足三里就很“不幸”地成为了被针刺最多的部位。类似这种练习，在同学自己或彼此之间持续上演，也让我们大家苦中作乐，渐渐地对中医萌生了兴趣。

（二）医道求索

1985 年，在山东中医学院完成本科阶段的学习后，我回到了老家山东邹城，在邹城市人民医院工作了 3 年。后因同样学医的妻子要考研，遂以“陪考”的身份报考了北京中医学院

（现北京中医药大学），最终两人双双上榜，我更是有幸成为晁恩祥老师的学生。

在正式拜入师门之前，晁恩祥老师给我出了一道考题：为什么中医能够长盛不衰？我连续 3 天扎进北京中医药大学的图书馆，从中医药的特色优势、临床疗效、传承与创新 3 个方面回答了这个问题。最终，晁恩祥老师对我的答卷和学习态度比较满意。自此，正式跟随晁恩祥老师左右侍诊学习。

对于"为什么中医能够长盛不衰"这个问题，晁老师的答案始终如一：因为中医临床的有效性。1989 年，一位孕妇因汽车尾气刺激，突然哮喘发作被送到中日友好医院的急诊室。由于孕妇有很多的用药禁忌，所以当时的急诊科医生简单处理后把患者转入中医肺脾科。晁老师经过问诊辨证，开具经验方黄龙舒喘汤，几剂汤药就使得患者的病情得到了很快地缓解。类似案例还有很多，晁老师用一个个临床实例坚定了我学习中医、从事中医的信心。

晁老师认真、扎实的治学态度也深深影响了我。晁老师十分善于从临床中发现问题，遇到治疗疗效不好的患者，会认真地分析为什么出现这种情况，并在不断钻研中找到正确的方法。晁老师曾说过："我很崇敬'大医精诚'，'精'乃'学术精深，辨治精准，诊疗精湛'，亦即'医精为业'；'诚'则是'诚心、诚信、诚意'，即'对工作要有诚心，对中医学术要有诚信，对患者要有诚意'。"这些话我一直谨记在心。

除晁老师外，在中日友好医院读研期间，我很有幸地曾跟随多位名家大医学习。一位是焦树德先生，擅长治疗类风湿关节炎；一位是印会河先生，擅长治疗内科杂症；一位是许润三国医大师，擅长中医妇科，专治不孕不育，人称"送子观音"。

到中日友好医院读研后，我开始在各个专科进行轮转，并开始做课题。在此期间，我还会定期跟随老中医们出诊、抄方，业余时间仔细研读揣摩。虽然现在讲循证医学，但那时所有的科研都是从临床经验角度获得，非常宝贵。我认为如能够在传承老师经验的基础上再向前发展，在某个问题的某个方面或某个环节有其独到的见解，这就是创新。

20 世纪 90 年代初期，中日友好医院开院不久，急需大量人才，我毕业后便被分配到中日友好医院工作。当时 5 天一个夜班，5 个住院医轮流管 50 多张床位，非常辛苦。不过，成功治愈患者的欣慰和领悟到的中医药在临床实践中的魅力，让我越发热爱这份工作。

从基层的县医院到中日友好医院工作，迅速开阔了我的眼界。自己性格踏实，愿意做事，因此，晁老师有意锻炼我除业务以外的工作能力。自 1988 年起，我跟随晁老师参与中华中医药学会内科分会学术交流与组织建设的联络与协调。当时分会委员一共 30 多位，路志正、焦树德、张学文、张镜人、步玉如等专家们的真知灼见及对学科未来发展的见解深刻地影响了我。我从最开始担任学会秘书、副秘书长、委员，再到常务委员，到 2011 年又从科研处处长调任中日友好医院保健办主任，自 2017 年开始担任中日友好医院中医部主任一职。

（三）深入基层

因为我来自基层，对基层的医疗现状和面临的发展困境有着深刻的感受，帮助基层医疗机构发展一直是我想做的工作。

2018 年 5 月，在四川省阿坝藏族羌族自治州汶川县中医医院对口支援期间，我发现在汶川县中医医院目前的重点专科中，中医药在康复科、治未病科、肛肠科等科室的治疗中都有明显优势，因此在医院发展座谈会上，我提出了“抓住中医特色，突出中医优势”的建议。

2000 年，我第一次作为志愿者，在青海省西宁市大通回族土族自治县县医院中医科干了半年。青海省大通回族土族自治县是我们的对口帮扶点，条件非常艰苦，那里的人们为了节约资源，将煎着吃的中药打成粉末冲着喝，这让我深受触动，暗下决心要努力让每一位患者花最少的钱，达到最好的疗效。针对当地的常见病如慢性支气管炎、哮喘，我制定治疗处方并组织培训，经过半年的帮带扶，青海大通回族土族自治县人民医院的中医科服务能力得到了大幅提升。

2003 年 7 月，我作为医疗队队长带领中日友好医院 13 名医护人员到新疆生产建设兵团农三师医院进行医疗帮扶。当得知在帕米尔高原上驻扎着一支保卫国门的部队时，我们立即前去慰问。那年国庆节的前一天，医疗队到红其拉甫出入境边防检查站，为战士们体检，还为一名患溃疡性结肠炎的战士进行会诊。3 个月的时间里，医疗队一挤出时间就到附近的兵团农场连队义诊，去过最远的地方是农十师一八五团“西北边境第一连”的驻地，也就是中国地图上“公鸡尾巴向后翘”的最末端。

每次义诊或参与援建工作，我都会给需要复诊的患者留下电话，以方便联络。在后续的帮扶过程中，我也会把当地医生带到北京实习，加入我们的学术组织，参加学术交流活动。

多年来，自己曾先后在青海、西藏、内蒙古、新疆、四川、贵州等地参与援建工作，让我深切地体会到，想要真正解决基层医疗问题，必须沉下心来长时间助力，帮助地方捋清学科发展，培养一批能留得住的人才。由于国家加大了对边远山区的医疗投入，很多地方的医院硬件设施都建设得不错，但仍需加大对医疗人才队伍的建设，除国家政策导向外，还需更多的医务工作者加入进来，用爱心和时间陪伴，助力基层医疗人员的成长。

（四）疫情防控

2019 年新的疫情暴发后，中日友好医院作为全国中西医结合诊治示范医院，其中医特色优势在此次诊疗中得到了充分发挥。有一次正在值班的段军接到消息：92 岁的患者祁奶奶突然发热，体温 37.9℃，血常规异常。这位高龄患者已入院 10 余天，治疗效果很好，为何病情突然反复？检查之后，段军决定实施中西医结合治疗。2 名中医大夫立即进入病房查看患者，并通过视频连线的方式联系到我和杨道文，在与晁老师讨论后，我们对原方药进行调整补充。服药第二天，患者体温恢复正常，症状逐渐改善，5 天后顺利出院。

疫情期间，我们经常通过会诊中心平台或手机电话等不同形式开展远程会诊，指导一线救治。对确诊、疑似患者我们第一时间进行观察总结，给予中医药治疗，实现中医药全覆盖。

2021 年 1 月，自己作为国家中医药管理局派出的援冀医疗队中的一员，参与病毒感染的诊疗工作。经过对首例确诊患者的确诊过程和流调行程轨迹的反复思考，我认为其暴露了我国疫情防控的最大短板其实在乡村。所以在将来的防疫工作中需要从制度上强化基层建设，特别是加强村、镇医疗卫生机构的人才建设。疫情就是启示录，根据从这次疫情防控中得到的认识与思考，在两会期间，我提交了关于“做强农村卫生事业，助推健康乡村建设”的提案。建议把农村卫生事业的发展纳入国家的乡村振兴战略，进一步做强农村卫生事业，补足短板，助推健康乡村建设。

二、临证经验

（一）慢性咳喘

治咳重在肺胃。手太阴肺经起于中焦，还循胃口，上膈属肺。一旦胃受寒，可循经上干于肺而致咳。正如《素问·咳论》所谓“此皆聚于胃，关于肺”。故临证时，我常于寒饮犯肺证中引入“旋覆代赭汤”，取其温化寒饮，降肺胃逆气之功。咳嗽证型虽多且繁杂，但总不离“肺脏”，还需要注意“新咳在肺，久咳在脾”，宗“肺不伤不咳，脾不伤不久咳”之说，于内伤咳嗽辨证中加以健脾益气之药，以防久咳伤气耗气，同时亦合培土生金之理，取“母壮而子肥”之意。

治喘重在肺肾。喘证有虚实，实喘在肺，虚喘在肾，久咳多伤肺气，肺气不足，气失所主。若累及于肾或劳欲伤肾，精气内夺，根本不固，摄纳无权，气逆于上，方致喘促。呼吸出入之气，其主在肺，其根在肾，肾气足则肺气充，反之，肾气亏损可致呼多吸少，气息不得深入。因此，喘病在上宜求其下，补肾纳气是为治病求本之法。

咳喘必辨新久，新感者多实，病位在上，引而越之则愈；久病者多虚，病位常累及下焦，用药当沉重，以降为顺。病在上者，依“轻可去实”之训，用“三拗汤”“银翘散”“桑菊饮”等轻剂加减，寒证宜辛温宣散，热证宜辛凉清解。用药宜灵动轻活，不宜苦寒呆滞，重在宣畅肺气，顺势而治。病久累及肾脏，需补益肾中阳气，因肺主出气，肾主纳气，阴阳相交，呼吸乃和，肾纳气功能正常，气息才得以深入。故用药时常在平喘药中配伍敛降之品以引领肺气归于命门，如山茱萸配伍淫羊藿。

肺与大肠，“气”“津”相关。肺气壅塞，失于肃降，或气不下行，津液不能下达，而致腑气不通，疏泄失常。故喘咳属热伴有腑实者当泻肺通腑并用，是以大肠腑气通畅有助于肺气之宣肃，且壅肺之痰浊亦借大肠得以下泄，临床用药可用瓜蒌配伍虎杖，因二药皆可通肠腑，化痰浊，平喘咳。年老血亏便结而气喘难平者，可加入当归，以补血润肠。

案例

刘某，男，68岁。

初诊（2010年7月24日）：慢阻肺病史12年。近日因感受外邪而咳嗽加剧、咳黄色黏痰，喘息不得平卧，咽喉疼痛，口干欲饮，纳差，小便黄，大便干结，已3日未行，夜寐不安。舌暗红，苔黄腻，脉滑数。

中医诊断：喘证，证属本虚标实，肺肾气虚为本，痰热蕴肺为标。治当先治标，即宣肺平喘，通腑泄浊。

处方：炙麻黄10g，地龙15g，黄芩10g，鱼腥草30g，紫菀15g，款冬花15g，川贝母10g，葶苈子15g，牛蒡子10g，桔梗10g，白茅根30g，连翘10g，甘草3g，瓜蒌30g，虎杖10g。7剂，水煎服。

二诊：患者喘息大为好转，入夜可平卧安睡；但仍留有咳嗽，伴有少量黄白相间黏痰，咽喉痒；大便转稀，日行2次；舌暗红，苔白微腻，脉滑。处方：上方去瓜蒌、虎杖，加紫苏叶10g，蝉蜕8g，防风6g。7剂，水煎服。

三诊：患者呼吸平稳，时有咳嗽，咳少量白色黏痰，咽痒，腰膝酸软，饮食可，二便调，舌暗红，苔白，脉缓。以补肺益肾法调理肺肾气虚之本，合疏风宣肺法善后。处方：炙麻黄8g，杏仁12g，紫菀15g，地龙10g，蝉蜕8g，五味子15g，太子参15g，当归12g，牡丹皮10g，淫羊藿15g，山茱萸15g，白术15g，生甘草3g。上方共服14剂，患者诸症平稳。

（二）咳嗽变异性哮喘

咳嗽变异性哮喘发作期主要表现为顽固性干咳，常为阵发性咳嗽，咽痒，在运动、吸入冷空气、上呼吸道感染后诱发，突发突止，在夜间或凌晨加剧。这体现了“风邪善行数变”“风盛则挛急”的特点，属于“风咳”的范畴。发作期以风邪犯肺为主要病因，治疗应疏风宣肺、缓急止咳，可用晁恩祥教授自组方苏黄止咳方（炙麻黄、杏仁、紫菀、紫苏子、紫苏叶、牛蒡子、炙枇杷叶、前胡、地龙、蝉蜕、白芍和五味子等）、黄龙舒喘方（炙麻黄、蝉蜕、白果、地龙、石菖蒲、紫苏子、紫苏叶、白芍、五味子等）治疗。

治疗重视“风邪”之外因的同时，也不应该忽视内因。第一，体质因素是呼吸系统疾病发病的重要因素之一，如敏感体质、气道高反应等。第二，情志因素，如精神紧张等也可诱发咳嗽、哮喘。如平素性情急躁，或性格内向、情志抑郁等易导致肝气郁结，气机不畅，影响肺之宣降，引发咳喘，治疗应该兼以疏肝解郁之法。平素脾胃虚弱者，运化失常，痰饮内停或上泛，影响肺气宣降而诱发咳喘者，治疗上应该兼以健脾和胃之法。素体肾虚，失于纳气，或子病及母而影响肺之功能，发为咳喘者，治疗应以调补肺肾、温补肾阳或滋补肾阴为法。

咳嗽变异性哮喘的缓解期病机以肺脾肾虚为主，治疗以调补肺肾、健脾固本止咳为法，以晁恩祥教授自组方固本止咳方（黄芪、太子参、淫羊藿、白术、百部、赤芍、黄芩、防风等）、调补肺肾方（西洋参、冬虫夏草、山茱萸、枸杞子、女贞子、淫羊藿、丹参、茯苓、白果等）为主方，随症加减。另外，久病伴发瘀象者，多入红花、当归等以活血化瘀；肺卫不固而易感外邪者，常用玉屏风散。病久耗伤肺、脾、肾三脏之气，致使阳气不足，易出现畏寒怕冷、手足冷等症状，可加入温阳药物，如淫羊藿、肉桂、桂枝、黑附子、干姜、高良姜等。

案例

王某，女，52 岁。

初诊（2015 年 1 月 22 日）：主诉“干咳咽痒反复发作 20 余年，加重 7 天”。现病史：20 年来无明显诱因反复出现干咳、咽痒，严重时常伴有胸闷、气短，因咳言语不能连续，曾于三甲医院确诊为咳嗽变异性哮喘。7 天前因天气变化，出现干咳咽痒，且逐渐加重。伴胸闷，气短，语言不能连续，鼻塞、流涕，口干，咽干，畏寒，饮食佳，大便偏干。舌淡，苔薄白，脉细数。

中医诊断：风咳，证属肺肾气虚，风邪郁肺。治以疏风宣肺、缓急解痉止咳为法。

处方：炙麻黄 10g，地龙 15g，紫菀 15g，款冬花 15g，牛蒡子 15g，枇杷叶 12g，紫苏子 15g，紫苏叶 15g，蝉蜕 8g，淫羊藿 30g，白术 15g，防风 8g，桂枝 10g，茯苓 15g，甘草 3g。7 剂。

二诊：诸症明显缓解，咳嗽症状仍未加重。畏寒明显缓解，仍鼻塞、流清涕，余未诉明显不适，舌质淡，苔薄白，脉细。处方：初诊方加辛夷花 6g（包煎）、苍耳子 10g、白茅根 15g。7 剂。

三诊：因受寒出现咳嗽加重，无痰，时有恶心，无呕吐，伴有头晕，无头痛，舌淡，苔薄白，脉细。处方：二诊方炙麻黄改为 15g，加僵蚕 12g、天麻 15g。7 剂。

四诊：咳嗽明显缓解，偶有咳嗽且能耐受，无痰，仍轻度鼻塞、流清涕，舌淡，苔薄白，脉细。处方：淫羊藿 30g，太子参 30g，白术 15g，茯苓 15g，桂枝 10g，白芍 15g，防风 8g，紫苏子 15g，紫苏叶 15g，蝉蜕 8g，苍耳子 10g，辛夷花 10g（包煎），僵蚕 12g，生黄芪 15g，炙麻黄 12g，白茅根 15g，黄芩 12g，生甘草 3g。7 剂。

五诊：诸症明显缓解，未诉明显不适，舌淡，苔薄白，脉细。处方：四诊方炙麻黄减为 8g。7 剂。咳嗽症状消失，未再发作。

（三）慢性支气管炎

慢性支气管炎多属本虚标实之证，肺脾二脏之虚为本，风邪、痰饮、腑实等为标，内外合邪发为此病。

具体而言，肺脾两虚体现在以下 2 个方面：一是肺脏本虚，咳嗽日久耗伤正气，肺气宣降失常，不能通调水道，水湿困脾，表现为咳嗽咳痰等症；二是患者素体脾虚，久虚母病及子，土不生金，脏腑气机逆乱，气逆上冲而作咳喘。

标实主要体现在风邪、痰饮、腑实 3 个方面。风邪为甚者，患者咳嗽具有阵发性、急迫性、挛急性等特点，属于晁恩祥教授提出的“风咳”范畴。痰邪为甚者，痰饮闭郁肺部气道，肺宣降无权，气道挛急，而表现为咳痰增多。腑实为甚者，热邪与肠中糟粕相结，常见潮热便秘、腹满拒按等症状。

风邪甚者，以疏风透邪为要，给风邪以出路，则咳嗽可平。在苏黄止咳汤基础上加减化裁，常用药物有炙麻黄、紫苏叶、牛蒡子、紫菀、款冬花、枇杷叶、前胡、地龙、蝉蜕等。

炙麻黄经过炮制，功偏宣肺平喘而发汗力弱；紫苏叶解表散寒，疏风利肺；牛蒡子疏散风热，宣肺利咽。紫菀长于祛痰，款冬花偏于止咳。枇杷叶清肺止咳，降火顺痰；前胡降气祛痰，宣散风热；地龙、蝉蜕均为虫类药。共奏缓急解痉、疏风平喘之功。

腑实甚者，或因久病肺气亏虚，宣发不足，导致大肠传导失司；或因肺热津伤，无以输布于大肠，津亏便秘。肺气亏虚所致者，可用黄芪、太子参等平补肺气；肺热津亏所致者，取宣白承气汤方意，通腑泄热，随证加虎杖、厚朴、黄芩、橘红等药。

本虚者，宜健脾补肺，治以玉屏风散加减，方中黄芪益气固表、补气升阳，白术健脾益气，防风祛风解表，3 药合用共奏肺脾双补之功效。

案例

患者，女，62 岁。

初诊（2023 年 1 月 28 日）：主诉“因反复咳嗽咳痰 2 年余，加重 1 周”。患者诉 2 年前因感染病毒出现咳嗽、咳痰，遇冷空气加重，可自行缓解，近 2 年每年咳嗽、咳痰累计时长 4 ～ 5 个月，未经系统诊治。1 周前患者咳嗽症状加重，伴咽痒，痰少许色黄，气短，易汗出，背部畏寒，纳眠可，大便 2 日 1 行，便干。舌质淡，舌苔前部薄黄，根部厚腻，脉细数。胸部 CT 结果显示慢性支气管炎；双肺下叶少许炎性；右肺中叶及左肺维索条。

西医诊断：咳嗽，慢性支气管炎急性发作。中医诊断：咳嗽，证属风邪外袭，腑气不通，肺脾两虚。治以祛邪宣肺，泄热通腑，补肺健脾。

处方：炙麻黄 10g，炙紫菀 15g，款冬花 15g，炒苦杏仁 10g（后下），炒牛蒡子 15g，炙枇杷叶 15g，蝉蜕 8g，紫苏叶 15g（后下），虎杖 15g，黄芩 15g，瓜蒌 30g，姜厚朴 12g，麸炒白术 15g，太子参 20g，黄芪 15g，炙甘草 6g。14 剂。

二诊：患者诉咳嗽次数明显减少，程度明显减轻，气短、汗出也有所改善，大便较前正常。舌质淡红，舌苔薄黄，脉细。改用固本止咳方善后，处方：黄芪 20g，淫羊藿 10g，麸炒白术 10g，蜜百部 9g，黄芩 10g，赤芍 10g，防风 5g。14 剂，水煎服，每日 2 次。

（四）支气管扩张症

支气管扩张症是由各种原因引起的中小支气管的病理性、永久性扩张，导致反复发生化脓性感染的气道慢性炎症。本病病程长，病变不可逆转，归属于中医学“咳嗽”“肺痿”“肺痈”等范畴，属本虚标实证，本虚为肺、脾、肾 3 脏亏虚，标实为痰、热、毒、瘀。按病程分为急性期、缓解期两个阶段；按照临床特征，分为“痰、热、毒、瘀、虚”5 个病理状态，其中“虚”和“瘀”贯穿病程始终；治疗时需分期辨证，明辨虚实，未病先防，既病防变。

急性期邪强正虚，以标实为主，多与痰、热、毒、瘀等因素有关，治疗以清热解毒、化痰止咳。急性期病位多在上，引而越之则愈，用药宜动不宜静，动则邪去不留，避免变生他病，邪去病休。应重视宣畅肺气，顺其病势而治，因势利导，候肺气宣扬则疾病自止，避免过用苦寒酸敛之品。清热解毒多用板蓝根、金荞麦、牛蒡子、金银花、连翘、鱼腥草、菊花、黄芩等；化痰止咳多用浙贝母、瓜蒌、紫菀、款冬花、白前等；咯血者多由于“热伤血络，血溢脉外”，当以凉血止血为要，常用白茅根、生地黄等，配合三七粉、丹参、当归等活血化瘀药物，以确保“止血不留瘀”。

缓解期正虚邪弱，以本虚为主，多与肺脾肾虚相关，治疗以健脾、益肺、补肾为要，兼以祛邪。宗“肺不伤不咳，脾不伤不久咳”之说，健脾益气以防久咳伤气耗气，培土生金，是为“母壮而子肥”之意。常用药有太子参、生黄芪等；久病肾虚摄纳无权，气机虚浮无根，常用白果、山茱萸等；久病入络，需注重活血化瘀，常用丹参、当归、三七粉等。

“痰、热、毒、瘀、虚”5个病理状态之间是动态变化的，并非孤立存在，五态夹杂，应在各态下分证论治，根据患者临床特点多法并举，联合辨治。

治痰应辨明痰浊之性质。痰与风热相结者，治宜清热化痰，选用浙贝母、牛蒡子、炒杏仁、僵蚕等；痰与热毒相结者，治宜清热解毒、化痰行浊，选用板蓝根、黄芩、桔梗、桑白皮等；燥痰者，治宜养阴润肺，选用五味子、黄精、生地黄等；痰湿者，治宜燥湿化痰，选用苍术、白术、半夏等；寒痰者，治宜温肺化痰，选用附子、细辛、干姜等。

热是本病重要的病理因素，多为风夹热，宿痰郁久化热或肝火旺，木火刑金，需清肺热、化痰热、清肝火。临床上以痰热郁肺最为常见，“清一份肺热，即存一份肺气”，清肺化痰以肃肺道救肺气，药用浙贝母、紫菀、枇杷叶、款冬花、桑白皮、前胡、鱼腥草等。肝火犯肺者，宜清肝泻火，药用青黛、赤芍、白芍、柴胡、黄芩等。

邪气蕴结不解谓之毒，依据病情严重程度分为两个阶段。①热毒壅肺阶段：主要表现为高热，咳脓痰，或痰中带血，或咯血、胸闷、胸痛等，药用鱼腥草、金荞麦、败酱草、虎杖、黄芩、桔梗、芦根等。②毒盛血败、阴衰阳竭阶段：主要表现为肢冷气厥、形容枯槁、神昏、便闭等，药用石菖蒲、大黄、葶苈子、山茱萸等。

离经之血便为瘀，支气管扩张症常见咯血，其病机主要为热伤肺络、虚火灼肺和气虚失摄，需辨证运用止血药。热伤肺络者，用荷叶、侧柏炭、地榆炭等；虚火灼肺者，加荷叶、藕节炭、棕榈炭等；气虚咯血者，加太子参、黄芪等益气止血。临证用药切勿见血止血，单一应用收敛止血药，否则易止血留瘀、闭门留寇，当用活血止血之品，如当归、丹参、三七粉、地龙、川芎等。

虚证当辨肺、脾、肾病位之不同，分阴虚、阳虚病性之差异。肺肾气虚者，予补肺降气，纳肾平喘，药用黄芪、太子参、生地黄、山茱萸等；肺脾气虚者，予培土生金、健脾益肺，药用太子参、茯苓、白术、半夏、山药、黄精、炙甘草等。阴虚者宜益气滋阴，药用麦冬、生地黄、牡丹皮等。阳虚者应温扶阳气、温阳宣通，以辛甘温阳之品升发阳气，用升麻、柴胡之品引中焦之清气行于阳道，布于诸经。

案例

患者，女，68岁。

初诊（2022年4月28日）：主诉“咳嗽咳痰反复发作5年，加重伴憋气20余日”。患者5年前受凉后出现咳嗽咳痰，痰黏色黄量多，无咯血、胸闷憋气等，外院诊断为支气管扩张症，予抗感染、化痰等治疗后症状改善。此后患者咳嗽咳痰间断发作，无咯血，20余日前受凉后再次出现咳嗽咳痰，无咯血，无呼吸困难，查胸部CT示双肺多发支气管扩张，右下肺感染可能，右肺斑片影。刻下症：咳嗽咳痰，痰液质稀色白量多，不易咳出，无咯血，胸闷憋气，无胸痛，头痛，头部沉重感，手臂疼痛，食欲差，腹胀，时有反酸，入睡困难，小便调，大便干且有不尽感。既往史：乳腺癌术后。查体：双肺呼吸音粗，右肺可闻及湿啰音。舌质淡暗，苔薄白微腻，脉弦滑。

西医诊断：支气管扩张症。中医诊断：咳嗽，证属肺脾两虚、痰热内阻证。治以健脾益肺、清热化痰。

处方：太子参30g，炒白术15g，茯苓15g，泽泻18g，生地黄15g，黄芩15g，浙贝母12g，紫苏子12g，陈皮12g，厚朴12g，杏仁10g，威灵仙15g，桃仁30g，珍珠母30g（先煎），焦神曲15g，生甘草6g。7剂，水煎服。

二诊：咳嗽咳痰减轻，痰色白，量少，质黏不易咳出，无咯血，胸闷憋气缓解，无胸痛，头痛减轻，手臂疼痛缓解，食欲稍改善，腹胀缓解，未再反酸，入睡困难，梦多易醒，二便调。查体：双肺呼吸音粗，右肺可闻及少许湿啰音，舌质淡暗，苔薄白微腻，脉弦滑。在前方基础上将桃仁改为柏子仁30g以养心安神，加牛蒡子15g、鱼腥草30g。14剂，煎服法同前。1个月后随访，患者咳嗽咳痰、胸闷憋气均缓解，诸症改善。

（五）肺结节

肺结节是影像学表现为直径≤3cm的局灶性、类圆形、密度增高的实性或亚实性肺部阴影，可为孤立性或多发性。随着影像学技术的发展，尤其是低剂量CT的广泛应用，肺结节的检出率越来越高，通常因体检时偶然发现，患者无明显症状，或仅表现为咳嗽、咳痰及胸闷。

中医古籍中并无“肺结节”一名，可归属于中医“肺积”范畴，病位在肺、肝、脾，其基本病机为气机不畅，主要是肺之升降失调、肝之疏泄失司、脾之运化失常，机体会产生热毒、痰瘀等病理产物。治疗上强调以疏肝健脾、疏风宣肺、化痰散结为基本治法，以“通”为用。

肺结节患者多有焦虑抑郁症状，可表现为情绪低落，常伴有饮食和睡眠障碍，应以疏肝解郁、调理情志为主，常用药对为柴胡、香附、郁金。柴胡归肝、胆、肺经，可疏肝解郁、和解表里。香附归肝、脾、三焦经，可疏肝解郁、理气宽中。郁金归肝、胆、心、肺经，可行气解郁、活血止痛。三药合用，可以达到活血行气解郁的功效。

早期肺结节无明显症状，但于临床就诊的患者多为中老年女性，且多长期吸入二手烟，就诊时往往会有咳嗽、咳痰症状。当以疏风宣肺、缓急止咳利咽为基本治法，以苏黄止咳汤为底方，常用药物有炙麻黄、紫苏叶、地龙、蝉蜕、紫苏子、紫菀、杏仁、五味子、牛蒡子等。其中麻黄、地龙，一温一寒，一宣一降，相得益彰；蝉蜕体轻性浮，入肺、肝经，与麻黄、地龙配伍，加强疏散内风；地龙、蝉蜕虫药合用，增强解痉之效；紫苏子降气，紫苏叶散风，二药合用，降中有散；牛蒡子疏风止咳、利咽止痒。

肺结节为有形实邪积聚于肺，《杂病源流犀烛》认为“邪积胸中，阻塞气道，气不宣通，为痰，为食，为血，皆得与正相搏，邪既胜，正不得而制之，遂结成形而有块”，故以“气通”为要。脾失健运，酿湿生痰，阻碍气机，致使血瘀气滞，留而为积，治以健脾化痰、活血散瘀。临床常用四君子汤加减健脾化痰，配以皂角刺化痰散瘀。其中，皂角刺归肝、胃经，可祛顽痰老痰，兼有很强的活血化瘀作用。

案例

患者，女，48岁。

初诊（2022年5月26日）：主诉“发现肺结节1月余”。患者于2022年4月13日体检时发现双肺多发结节，较大者直径约1.8cm，纵隔及双肺门多发肿大淋巴结。活检病理示少许凝血及炎性渗出物中可见少许灶上皮样细胞结节，散在灶状淋巴细胞聚集，另见少量软骨组织，不除外特殊感染。患者未诉特殊不适，无咳嗽咳痰、喘憋胸痛等症状，纳食一般，夜寐安，二便调，舌质淡，苔白腻，脉细。

西医诊断：肺结节。中医诊断：肺积，证属脾虚湿阻，痰瘀互结证。治以健脾化湿，祛痰活血，兼以疏肝、宣肺。

处方：太子参30g，炒白术15g，茯苓15g，泽泻18g，薏苡仁30g，怀山药15g，陈皮12g，广藿香15g（后下），鸡内金15g，皂角刺15g，黄芩12g，当归15g，紫苏梗12g，香附15g，焦神曲15g，生甘草6g。14剂。

二诊：患者药后纳食稍有好转，仍无咳嗽咳痰等症状。舌质淡，苔薄黄，脉弦。诊断、辨证、治法同前。处方：前方去广藿香，加郁金12g、柴胡12g，以增强疏肝解郁作用。14剂，煎服法同前。嘱患者调畅情志，放平心态。

三诊：患者服药后无不适，舌脉同前。处方：前方加地龙15g，全蝎8g，以增强疏肝清热、通经活络之功。14剂，煎服法同前。

四诊：未诉特殊不适，舌质淡，苔黄，脉弦。处方：继续服原方14剂，煎服法同前。

五诊：未诉特殊不适，舌脉同前。处方：前方加浙贝母15g，以清热化痰，散结解毒。14剂，煎服法同前。

六诊：未诉特殊不适，舌脉同前。处方：继续服原方14剂，煎服法同前。

七诊：未诉特殊不适，舌质红，苔黄，脉弦。处方：前方加生地黄12g，以清热凉血、养阴生津。14剂，煎服法同前。

八诊：患者于2022年9月1日复查胸部CT，提示结节变小，较大者直径约7mm，纵隔及双肺门多发肿大淋巴结影，右肺门淋巴结约2cm×1.5cm。未诉不适，舌质淡暗，苔白，脉弦。处方：前方加川芎15g，以活血祛瘀。

九诊、十诊：继续服原方。

（六）慢性阻塞性肺疾病

慢性阻塞性肺疾病（chronic obstructive pulmonary disease，COPD）是一种具有气流受限特征的可以预防和治疗的疾病。气流受限不完全可逆，呈进行性发展。根据其典型的临床症状，中医学将其列入“咳嗽”“喘证”“哮证”“肺胀”“痰饮”“水气病”等范畴。

本病的病机特点是本虚标实，发作期以邪实为主，稳定期以正虚为主。本病皆从肺虚起病，肺卫不固，易感受外邪（风寒、风热、风燥、风湿之邪气）而致病。外邪侵袭，肺失宣降，宣发肃降失职，而致咳嗽、气短、喘促等。肺失宣降可致水津不布聚而生痰；子病及母，使脾气亏虚，脾失健运则不能运化水谷精微，津液不归正化，聚而生痰。痰阻于肺，肺部气机阻滞损伤肺朝百脉功能，可致血瘀。瘀血内阻使津液运行不畅，促使痰饮内生，终成痰瘀互阻。肺为水之上源，肺气不利则不能下输膀胱，聚水而从其类，则致双下肢浮肿；脾阳虚可见纳差乏力、怕冷肢重，湿性下趋故双下肢水肿；也可因于瘀血内阻，血不利则为水而形成水肿。急性期的重症多为痰热、痰浊蒙扰神明，会出现神志昏蒙症状。

本病急性加重期应遵“急则治其标”原则，以宣肺降气、清热、化痰、利水、活血、开窍等治法为主，同时应兼顾气阴，以防肺脾气阴亏虚。

风寒袭肺，痰浊阻肺者宜疏风散寒，宣肺止咳。此类患者咳嗽多因风寒外受而加重，常伴有恶寒发热；头身疼痛或发热无汗；咳嗽声重，气急或喘促加重或鼻流清涕；咳稀白痰；苔薄白，脉浮紧或浮弦。方用止嗽散合三拗汤。咳痰多者可加芥子、紫苏子、莱菔子以降气化痰；若恶寒发热，周身疼痛可加羌活、独活、白芷、川芎以疏风散寒止痛。此类患者大都为感染初期，或寒邪尚未化热者，若处理得当，病情可迅速缓解。

外感风寒且内有郁热者宜解表散寒，宣肺清里。此类患者多表现为咳嗽气急，咳痰黏稠不爽；或喘促加剧，上气息粗，鼻扇气壅；或见形寒发热，身痛但有口渴，苔薄白、边红，脉浮数。方用大青龙汤或麻杏石甘汤，若胸闷憋气可加紫苏子、葶苈子、全瓜蒌等。

风热外受，或风寒化热，急发热郁，致痰热壅肺者宜清肺化痰、止咳平肺。此类患者多见咳嗽加剧，咳痰多黄稠欠爽，胸胁胀闷，咳重引及胁痛，偶见痰中带血，喘者见气壅胸闷，舌苔白腻或黄腻，脉弦滑而数。方用桑白皮汤加减。

脾阳不足，下肢肿胀者宜温阳利水，益气健脾。此类患者以下肢水肿症状为主，可见心悸气短，不能平卧，口唇发绀，四肢不温，或可见大便溏稀，脉见沉缓或结或代。方用真武汤合苓桂术甘汤加减。若痰多加半夏、川贝母；若脉结代者可加炙甘草、桂枝等。

气阴两虚兼痰浊瘀血者宜益气养阴，化痰祛瘀，利水消肿。症见喘息无力，咳痰色白质黏，活动后喘息尤甚，口唇发绀，面色红，舌下静脉迂曲，无苔或少苔，脉细滑等。方用生脉饮合桃仁、地龙、丹参、桑白皮、冬瓜皮等。

痰浊阻肺，蒙蔽心窍者宜清宫涤痰，醒脑开窍。症见神昏谵语，甚至昏迷，呼吸急促，喉中痰声辘辘，汗出如油，口唇青紫，舌下静脉曲张严重，脉弦数。方用涤痰汤加减。

稳定期以正虚为主，病位主要在肺肾。肺主气，司呼吸，主宣发与肃降，久病伤肺，肺气不足，则宣发与肃降功能失职。肺失宣降，肺气上逆，则咳嗽；肺气不足，呼吸功能衰减，少气不足以息，故气短；肺主呼气，肾主纳气，肾失摄纳之权，肾不纳气，以致呼吸短浅，故见气喘；肾虚精亏，不能温养腰膝，故见腰膝酸软；肾精不足，髓海不充，故见耳鸣耳聋、健忘；肺气宣肃失职，水津不布聚而生痰，或脾失健运或肺病及脾，不能输布水谷精微，酿湿成痰，痰浊上渍于肺，故见咳痰。

稳定期的治疗以调补肺肾为基本治则，处方以晁恩祥教授经验方调补肺肾方加减，其方由西洋参、冬虫夏草、山茱萸、丹参、茯苓等药物组成。西洋参性凉，归肺、心、肾、脾经，具有补气养阴、清热生津的功效；冬虫夏草入肺、肾二经，具有补肺益肾，纳气平喘的作用。丹参活血，茯苓祛湿，二药合用，寓调于补。考虑到方中的西洋参、冬虫夏草近年来药价逐渐变得昂贵起来，临床中多以太子参代替西洋参，百令胶囊替代冬虫夏草。

（七）间质性肺病

间质性肺病，又称为弥漫性肺疾病，以弥漫性肺泡炎症和间质纤维化为病理基础，主要表现为活动后呼吸困难、干咳、胸闷气急。研究显示，间质性肺病发病率在我国呈上升趋势，尤以老年人居多。

本病应属中医“肺痿”范畴，病位在肺脾肾，总属“本虚标实”，基本病机为肺脾肾亏虚，痰浊、瘀血、热毒互结。肺为娇脏，主气司呼吸，肺气升降正常，方可实现其宣发肃降、通调水道的功能。感受外邪时肺脏首当其冲，宣发肃降失调，肺气壅塞，气机不畅，易出现咳逆上气、胸闷气喘之证候。脾肾亏虚，气血生化不足，不能温润濡养肺络，久而产生痰浊、瘀血等病理产物，痹阻肺络，因而出现肺痿的证候。《金匮要略》云“热在上焦者，因咳为肺痿”，热毒也是肺痿发作的重要因素。

间质性肺病以咳嗽、咳痰为主要表现的患者，以调畅肺气为主，治以紫菀、款冬花、紫苏子、紫苏叶等味。紫苏子降气化痰、止咳平喘与疏风散邪之紫苏叶相配伍，不仅外散风邪，更能肃肺中伏痰，使风息而喘平，痰化而咳止。紫菀辛散苦泄，长于化痰，款冬花辛温，长于宣肺止咳，二者相配伍，清润不燥，共奏润肺止咳，消痰下气之功。痰多、热象明显的患者，可用虎杖、瓜蒌、鱼腥草、葶苈子、浙贝母清肺泻火，化痰止咳。久病则瘀，肺络痹阻，瘀去而血得以新生，可配伍川芎、丹参、牡丹皮以活血祛瘀生新。

间质性肺病患者经免疫抑制剂治疗后，免疫功能失调，多表现为活动后呼吸困难，或易外感、乏力、多汗。此类患者大多肺脾肾俱虚，气阴两亏，治疗应以益气养阴、化痰止咳为主，可用太子参、五味子、山茱萸。太子参归脾、肺经，可补肺气，润肺燥，治肺脏气阴不足。五味子归肺、心、肾经，能上敛肺气，下滋肾阴，为治疗久咳虚喘之要药。山茱萸归肝、肾经，封藏之力较强，能补益肝肾，收敛元气。五味子偏于敛肺生津止咳，山茱萸偏于补肾固精止遗，二药合用，收敛之力增强，可以提高补益肺肾的功效。

间质性肺病病程日久，可致脾肾两虚。脾虚则运化之力减弱，痰湿内生，症见咳嗽、痰多，治以白术、茯苓、陈皮健脾化痰，以绝痰源。肾虚则摄纳无权，气不归元，呼多吸少，气不得续，动则喘甚。对于咳唾无力、静卧时亦气喘不止的患者，治以淫羊藿、补骨脂补肾助阳、纳气平喘。

案例

患者，男，63岁。

初诊（2020年11月10日）：主诉“反复咳嗽、咳痰20余年”。患者20年前无明显诱因出现咳嗽、气短、低热、盗汗、乏力，胸部CT示肺间质纤维化。刻下症：咳嗽少痰，爬1层楼梯自觉胸闷、气短，两颧潮红，手足心热，盗汗，易感冒，大便干，小便正常，舌质暗红，苔薄白，脉弦细。查体：双肺呼吸音清，两肺底可闻及Velcro音。

西医诊断：肺间质纤维化。中医诊断：肺痿，证属气虚血瘀，阴虚内热。治以益气养阴，化瘀通络。

处方：太子参30g，山茱萸15g，五味子15g，瓜蒌30g，薤白10g，枳壳12g，厚朴15g，生地黄15g，黄芩12g，青蒿15g，当归15g，川芎12g，丹参12g，牡丹皮12g，黄精30g，陈皮12g，生甘草6g。14剂。

二诊：咳嗽、咳痰较前减少，大便干，舌淡红，边有瘀斑，苔少，脉细数。拟前方改生地黄为24g，加知母15g。14剂。

三诊：手足心热、乏力较前皆有改善。刻下症：偶有干咳，胃脘胀，纳差，大便溏。舌红，苔黄腻，舌下络脉迂曲，脉沉滑。拟前方加砂仁8g、紫苏梗8g、麦芽12g。14剂。此后随访至今，咳嗽、咳痰、气短均无急性加重，腹胀、便溏症状已基本消失。

（八）疫毒感染

疫毒感染是由病毒引发的具有传染性的疾病，这类病毒能够通过空气、接触等多种途径进行传播，会对人类和其他生物的健康造成威胁，现以新型冠状病毒感染为例进行介绍。

新型冠状病毒感染属于中医疫病（瘟疫）范畴，病因为疫气，该疫气具有“湿、热、毒、风”邪的特征，在疾病过程中还产生了“痰、瘀、积滞”等次生病邪，病机特点以“郁、闭、虚”为主。

疫毒湿邪犯肺，日久郁闭化热，内传阳明，聚附内藏于肠道，导致肠道分清泌浊功能失常，运化传导失司，因此，宣肺通腑法是新型冠状病毒感染的重要治法。宣肺之妙在于畅达气机，解表宣肺则邪随汗出，肺气肃降则津液和畅；通腑之要在于助肺行气，泻除浊邪则邪有去路，疫毒下则清浊自分，此即通因通用之法。宣肺通腑法是“汗法”与“清法”的巧妙结合，在上透热转气、祛邪外出，在下泄热通腑，给邪以出路，二者结合可以起到通达气机，祛邪外出、截断病势的作用。

宣白承气汤具有“宣通肺气，承顺腑气”功效，方中杏仁宣肺止咳，瓜蒌皮润肺化痰，生石膏清泄肺热；生大黄泻热通便。本方脏腑合治，肺中郁热得宣则升降有序，肠腑结聚得下则邪有出路；如此，肺气畅则肠腑运转有力，腑气通则肺之宣降如常。

三、科研探索

（一）临床研究

1. 流行性感冒的证候学特点及中成药临床研究

（1）目前中医药在流行性感冒的防治中体现出了巨大优势，但流行性感冒病原学与中医证型之间是否存在关联尚未可知，流行性感冒的证候学特点尚无客观数据支持。为此，我们通过收集 2019 年 12 月 16 日至 2020 年 1 月 12 日在中日友好医院发热门诊就诊的 502 例流感病例，分析患者的一般情况及流行病学资料、中医证型分布及病原学结果，总结了流感的中医证候特征。研究发现 502 例患者中流感病毒抗原检测结果为甲型 431 例，乙型 71 例，其中甲型流感患者中风寒束表证、表寒里热证、风热犯卫证、热毒袭肺证、湿热壅滞证的比例分别为 44.32%、37.59%、9.28%、7.89%、0.92%，乙型流感分别为 45.07%、40.85%、5.63%、8.45%、0。甲型流感患者风寒束表证兼气虚最多，乙型流感患者表寒里热证兼气虚最多。

（2）为明确治疗流行性感冒的中成药复方的用药规律，我们收集了治疗流感的中成药复方信息，应用中医传承计算平台 V3.0 对数据进行频次统计、药物聚类及关联规则分析。研究共筛选出了 69 个治疗流感的中成药复方，使用频率较高的中药为金银花、连翘、甘草、黄芩、板蓝根、薄荷等，药物功效以清热、解表为主，药性以寒、凉性为主，药味以苦、辛味为主，归经以肺、胃经为主。通过 K–Means 聚类算法将药物分为 4 类，分别进行关联规则分析得出各聚类的核心药物组合。最终得出结论：治疗流感的中成药复方药物以苦寒、辛凉为主要特点，用药及配伍以清热解毒药、疏风解表药为主，佐以宣肺利咽药及息风开窍药。

（3）风寒证与风热证是感冒最常见的 2 种证型。我们对以明通治伤风颗粒为代表的治疗风寒证的中西药复方、以柴银颗粒和复方鱼腥草合剂为代表的治疗风热证的中成药开展了临床研究，以评价其疗效。

明通治伤风颗粒是在医圣张仲景的《伤寒论》葛根汤的基础上，增加了人参及对乙酰氨基酚、盐酸那可汀、马来酸氯苯那敏、无水咖啡因等成分而成的。我们通过多中心、区组随机、阳性药物平行对照研究评价其疗效和安全性。

我们将 100 例风寒感冒受试者分为治疗组和对照组各 50 例。治疗组给予明通治伤风颗粒治疗，每次 2g，每日 3 次；对照组给予感冒清热颗粒，每次 12g，每日 2 次。两组疗程均为 72 小时，在治疗前及治疗 2 小时、24 小时、48 小时、72 小时进行了中医证候评分。结果显示治疗 24 小时、48 小时和 72 小时，治疗组患者中医证候疗效优于对照组。治疗组在改善单项症状头痛（24 小时、48 小时）、肢节酸痛（24 小时）、鼻塞声重（24 小时）、流涕（24 小时）疗效方面具有更好的疗效。治疗过程中未发生不良事件。研究结果提示明通治伤风颗粒治疗风寒感冒具有良好疗效，24 小时即可起效，且安全性良好。

柴银颗粒是在《伤寒六书》之柴葛解肌汤及《温病条辨》之银翘散的基础上加减化裁而

来，具有清热解表、宣肺泄热、化痰利咽止咳的功效，用于治疗上呼吸道感染外感风热证。

我们采用随机、双盲、阳性药对照、多中心设计，于 2021 年 3 月至 2022 年 3 月在全国 8 个临床研究中心选取符合纳入标准的 116 例流行性感冒（外感风热证）受试者，以 2 ∶ 1 的比例随机分配至试验组与对照组，试验组 78 例，对照组 38 例。对照组患者口服磷酸奥司他韦胶囊和柴银颗粒模拟剂。试验组患者口服柴银颗粒和磷酸奥司他韦胶囊模拟剂，疗程为 5 天。主要疗效指标为流感临床症状缓解时间。结果显示试验组的流感临床症状缓解时间不低于对照组。试验组在改善身热、咽喉肿痛、头痛、咳嗽、汗出、口渴、鼻塞、流涕、恶寒等方面，效果与对照组相当。用药 5 天时，试验组和对照组的病毒核酸转阴率分别为 76.32% 和 68.42%；试验过程中无并发症、重症及危重症发生。以上结果表明柴银颗粒在缓解流行性感冒（外感风热证）临床症状方面不劣于磷酸奥司他韦胶囊，在核酸转阴率方面更有优势，产品安全性良好。

咽喉肿痛是外感风热证的典型症状，也是患者门诊就诊最常见的原因之一。复方鱼腥草合剂，具有清热解毒的功效，适用于外感风热引起的咽喉疼痛及急性咽炎、扁桃体炎有风热证候者。我们通过开展随机、双盲、安慰剂平行对照多中心临床研究为复方鱼腥草合剂治疗外感风热证咽喉肿痛提供高质量循证医学证据。

在全国 10 家中心招募 264 例急性咽炎的患者，按 2 ∶ 1 随机分入试验组和对照组，试验组口服复方鱼腥草合剂，每次 30mL，每日 3 次，连续服药 7 日。对照组口服复方鱼腥草合剂模拟剂，用法用量与试验组完全相同。观察两组治疗期间咽痛消失率，临床缓解情况及中医证候积分。结果显示治疗 3 日，试验组的咽痛消失率显著高于对照组，且治疗组的咽痛中位消失时间更短。试验组的痊愈率显著高于对照组。以上结果证实复方鱼腥草合剂可以有效提高外感风热证引起的咽喉肿痛的痊愈率，缓解病痛，缩短治疗时间，并且没有明显不良反应。

复方银花解毒颗粒组方为青蒿、山银花、荆芥、薄荷、野菊花、大青叶、连翘、鸭跖草、淡豆豉、前胡，具有疏风解表、清热解毒的功效。为明确复方银花解毒颗粒治疗流感风热证的临床疗效，我们采用多中心、随机、双盲、阳性药对照临床试验设计，将 158 例诊断为流感风热证的受试者随机分为试验组和对照组。观察用药前后受试者临床疗效、退热起效时间、中医证候疗效及安全性。结果显示试验组流感临床痊愈率和中医证候疗效痊愈率均高于对照组。

2. 宣肺止嗽合剂可以明显改善感染后咳嗽

感染后咳嗽常继发于上呼吸道感染，是临床亚急性咳嗽最常见的原因，发病率高，迁延难愈，频繁的咳嗽严重影响患者工作与休息。感染后咳嗽在中医学中被称为“久咳”，病位在肺，首要致病因素为风邪，外邪犯肺，导致肺失宣发肃降而发为咳嗽。

宣肺止嗽合剂具有疏风宣肺、止咳化痰的功效，为评价其对感染后咳嗽（风邪犯肺证）的治疗作用，我们在全国 19 家中心纳入感染后咳嗽患者 240 例，按 1 ∶ 1 的比例分为试验组 120 例和对照组 120 例。试验组口服宣肺止嗽合剂，对照组口服宣肺止嗽合剂模拟剂，两组均每次 20mL，每日 3 次，疗程 7 天。比较两组中医证候（日间咳嗽、夜间咳嗽、咳痰、咽痒）

积分和莱塞斯特咳嗽生命质量（the Leicester cough questionnaire，LCQ）问卷（生理性得分、心理性得分、社会性得分和总分）评分。结果显示，治疗后，治疗组在中医证候积分降低，莱塞斯特咳嗽生命质量问卷评分升高方面均优于对照组，这表明宣肺止嗽合剂可以明显改善感染后咳嗽（风邪犯肺型）患者中医证候，提高其生活质量。

3. 黄龙舒喘汤与祛痰化浊方联合穴位贴敷对支气管哮喘有改善作用

中医药治疗支气管哮喘具有较好的临床疗效，可减少口服糖皮质激素用量、哮喘急性发作次数、急诊及住院次数，减轻患者症状，提高生活质量。自20世纪90年代起，我带领的团队就致力于中医药治疗支气管哮喘的临床研究。

（1）根据导师晁恩祥教授治疗过敏性支气管哮喘的临床经验，我组成了具有“疏风解痉、宣肺平喘”作用的黄龙舒喘汤，通过随机对照试验比较了黄龙舒喘汤与小青龙汤对支气管哮喘患者的治疗效果。结果表明，黄龙舒喘汤与小青龙汤对 FEV_1、PEFR 及 Raw 均有改善作用，但黄龙舒喘汤的作用较小青龙汤作用更加明显。黄龙舒喘汤能显著降低升高的外周嗜酸粒细胞，而小青龙汤的此作用不明显。同时发现黄龙舒喘汤对血浆 sIL–2R 有明显的调节作用；可以明显降低升高的 $CD4^+$、$CD8^+$ 水平；对血浆 TXB_2/6–k–$PGF1_\alpha$ 失衡亦有调节作用。为探明黄龙舒喘汤的作用机制，我们后期相继开展了一系列基础研究。

（2）穴位贴敷具有用药方便、辅助作用明确等特点，在降低哮喘患者发作次数方面具有一定的疗效。为观察辨证穴位贴敷联合中药内服治疗对哮喘急性期患者的治疗效果，我们将104例支气管哮喘急性发作期患者分为观察组和对照组。对照组采用西医常规治疗，包括给予沙美特罗替卡松粉吸入剂、孟鲁司特钠片、氨茶碱片；观察组在西医常规治疗的基础上，给予祛痰化浊方联合辨证贴敷治疗。对比两组患者治疗后的总有效率，记录患者临床症状体征的消失时间。比较患者治疗前后的肺功能变化，检测患者血清基质金属蛋白酶9（matrix metalloprotein 9，MMP–9）、白介素 –17（IL–17）、金属蛋白酶组织抑制因子1（tissue inhibitor of metalloproteinases 1，TIMP–1）的水平，运用CT扫描检测患者平滑肌、气管内壁、气管管壁的厚度。结果：①观察组的临床疗效（总有效率94.23%）显著高于对照组（总有效率80.77%）；②观察组患者的止咳时间、气喘停止时间、哮鸣音消失时间、肺啰音消失时间比对照组低；③两组患者治疗后的 FEV_1、PEF、FEV_1/FVC 比治疗前显著升高，治疗后，观察组患者的 FEV_1、PEF、FEV_1/FVC 比对照组高；④两组治疗后的 MMP–9、IL–17、TIMP–1 均显著降低，观察组下降更明显；⑤两组治疗后平滑肌、气管内壁、气管管壁的厚度均明显降低，观察组下降更明显。以上结果表明，祛痰化浊方联合辨证贴敷可提高支气管哮喘急性发作期的疗效，延缓气道重塑，改善肺功能。

4. 调补肺肾胶囊对慢性阻塞性肺疾病稳定期肺肾两虚证具有良好疗效

晁恩祥教授提出慢性阻塞性肺疾病稳定期的主要病机是肺肾两虚，并研制了调补肺肾胶囊。自1999年6月至2000年10月我们观察了采用调补肺肾胶囊治疗慢性阻塞性肺疾病肺肾两虚证30例的治疗效果，对照组30例，予固本咳喘片治疗。结果显示调补肺肾胶囊的综合疗效及中医证候疗效分别为93.33%和96.67%，与对照组比较有统计学差异（$P < 0.05$）。在

改善气短症状及肺功能、血气分析方面，调补肺肾胶囊均优于对照组。由此说明，调补肺肾胶囊治疗 COPD 肺肾两虚证具有较好的疗效。

调补肺肾方由西洋参、冬虫夏草、山茱萸、丹参、茯苓等药物组成，由于方中的冬虫夏草药价逐渐变得昂贵起来，而百令胶囊是由发酵冬虫夏草菌粉制成的中成药，价格相对便宜，所以临床中多以百令胶囊替代冬虫夏草。为了明确百令胶囊对慢性阻塞性肺疾病稳定期患者免疫、炎症及氧化应激指标的影响，我们对其进行了 Meta 分析，结果显示百令胶囊可以改善稳定期 COPD 患者免疫指标，包括 $CD3^+$、$CD4^+$、$CD8^+$、$CD4^+/CD8^+$、Th17%、Treg%、Th17/Treg；炎症指标，含白细胞介素 -8（IL-8）、转化生长因子 -β1（TGF-β1）、肿瘤坏死因子 -α（TNF-α）；氧化应激指标，包括超氧化物歧化酶（SOD）、丙二醛（MDA）。

5. 宣肺止嗽合剂可以改善急性支气管炎患者的临床症状

急性支气管炎属于中医学“咳嗽”范畴，中医辨证施治具有较好的治疗效果。中成药宣肺止嗽合剂具有疏风宣肺、止咳化痰的作用，适用于急性支气管炎风邪犯肺证的治疗。

我们通过开展随机、双盲、安慰剂对照的临床研究，在 19 个平行中心进行观察，将 240 例急性支气管炎风邪犯肺证患者分为试验组和对照组，每组 120 例。试验组口服宣肺止嗽合剂，对照组口服宣肺止嗽合剂模拟剂，疗程均为 7 天。比较两组中医证候（日间咳嗽、夜间咳嗽、咳痰、咽痒）积分和莱塞斯特咳嗽生命质量问卷评分。最终完成试验者 232 例，其中试验组 118 例，对照组 114 例。治疗后，两组中医证候积分降低，莱塞斯特咳嗽生命质量问卷中生理性得分、心理性得分、社会性得分和总分均升高，试验组改变更为明显。由此表明宣肺止嗽合剂可以明显改善急性支气管炎风邪犯肺证患者的临床症状。

（二）基础研究

1. 解表清里方治疗流感的机制研究

解表清里方是在麻杏石甘汤和荆防败毒散的基础上针对流感表寒里热证而定制的处方，具有良好的临床疗效。我们通过动物实验探讨了解表清里方在体内抗甲型流感病毒的可能作用机制，采用随机数字法，将 132 只 SPF 级小鼠均分为 6 组（每组 22 只）：空白组，模型组，磷酸奥司他韦组（0.0375 g/kg），解表清里方高剂量组（6.05 g/kg）、中剂量组（3.02 g/kg）和低剂量组（1.51 g/kg），每组 22 只。空白组不进行任何操作，用甲型流感病毒滴鼻法感染其他组小鼠，在造模 2 小时后，空白组和模型组用生理盐水灌胃，其他组给予相应剂量的药物，各组灌胃 7 天。给药期间每日定期检测小鼠体质量及活动状态，在造模第 3 天和第 7 天取材，检测小鼠肺指数和肺部病理改变；定量聚合酶链式反应（qPCR）法检测肺组织中病毒核酸载量；蛋白质印迹法检测造模第 7 天小鼠肺组织中 TLR7、MyD88 和白细胞介素 -1 受体相关激酶 4（IRAK4）蛋白表达水平。结果显示解表清里方可以减轻全身症状，降低肺指数，延缓小鼠体质量下降，改善肺组织病理损伤，降低鼠肺病毒滴度，上调肺组织中 TLR7、MyD88 和 IRAK4 蛋白表达量，其中解表清里方高剂量组的疗效最优。研究结果证实，解表清里方可剂量依赖性改善小鼠肺部感染、降低病毒复制，其机制可能与 TLR7-MyD88-IRAK4 信号通路有关。

2. 黄龙舒喘汤治疗支气管哮喘的机制研究

临床研究证实黄龙舒喘汤可以显著改善支气管哮喘患者临床症状，为了明确其潜在的作用机制，我们开展了一系列基础研究。

（1）既往研究表明血浆溶血血小板活化因子（Lyso-PAF）的产生和释放是哮喘发作的重要因素之一。磷脂酶 A2（PLA2）与前列腺素（PGs）和白三烯（LTs）的合成密切相关。血栓素 A2（TXA2）与前列环素（PGI2）平衡失调在动物实验性哮喘及变应原激发引起的哮喘发作中起着重要作用。通过动物实验，我们发现黄龙舒喘颗粒具有抑制血小板活化因子的作用，可使哮喘豚鼠动物模型的血浆 Lyso-PAF 下降，通过抑制 PLA2 的活性，达到对 TXA2 与 PGI2 平衡的调节作用。

（2）通过动物实验我们还发现黄龙舒喘颗粒对卵白蛋白诱发的豚鼠过敏性哮喘抽搐潜伏期有显著的延长作用，对过敏性哮喘的反应分值有显著的降低作用，其作用强度与酮替酚相当；黄龙舒喘颗粒对磷酸组胺诱发的豚鼠过敏性哮喘抽搐潜伏期也有显著的延长作用。

3. 固本止咳中药治疗慢性阻塞性肺疾病的机制研究

COPD 患者气道的慢性炎症持续存在会导致气道壁损伤和修复过程反复发生，我们前期临床研究显示固本止咳中药可显著改善慢性支气管炎患者的临床症状，有较好的临床疗效。为了发掘固本止咳中药治疗慢阻肺的潜在作用机制，我们开展了一系列基础研究。

（1）COPD 以气道、肺实质和肺血管的慢性炎症为特征。动物实验提示慢阻肺模型小鼠存在慢性的气道炎症，会导致气道黏膜合成分泌免疫球蛋白 A（SIgA）持续增加。经固本止咳中药治疗后，SIgA 水平下降，说明固本止咳中药可以降低 SIgA 的分泌，改善小鼠的气道炎症，并且通过体描记技术检测肺功能，发现固本止咳中药可以改善慢阻肺模型小鼠的小气道功能。

（2）在肺组织中，γδT 细胞接受刺激后能够分泌大量 IL-17，参与了慢性阻塞性肺疾病的炎症及损伤修复过程。研究发现，固本止咳中药可以使 γδT 细胞水平下调，减少 IL-17 的分泌，从而减轻气道炎症，减少气道壁损伤 - 修复过程的发生，从而改善呼吸道黏膜免疫功能。

（3）角质细胞生长因子（keratinocye growth factor，KGF）是呼吸道黏膜免疫的关键效应细胞 γδT 细胞合成分泌的细胞因子，具有刺激黏膜上皮细胞增殖、分化、迁移的功能，能够促进黏膜损伤的修复，对保持黏膜完整性起到重要作用。研究显示固本止咳中药可以通过促进 KGF 的分泌促进 COPD 模型小鼠肺组织黏膜损伤的修复。

（4）胸腺指数与脾脏指数是反映机体胸腺和脾脏免疫功能的重要指征之一，其数值高低的变化可以反映机体免疫功能的状态。我们通过动物实验发现固本止咳中药能显著提高模型小鼠胸腺指数及脾脏指数，说明固本止咳中药可能是通过补虚扶正的治法，减轻了小鼠气道炎症，增强了模型小鼠的免疫功能。

（5）文献报道，在 COPD 急性加重期，中性粒细胞弹性蛋白酶活性被明显活化，并且这一活化过程和中性粒细胞所引起的炎性反应密切相关。中性粒细胞弹性蛋白酶存在于炎性反应的始终，不仅直接损伤肺组织结构，也有一定的中性粒细胞趋化作用，可促使炎性反应扩大，加重组织损伤。经固本止咳中药治疗后，慢阻肺模型小鼠肺组织中中性粒细胞弹性蛋白酶含量显著减少，肺部炎性细胞浸润得到有效改善，可有效抑制肺大疱的持续恶化。

（6）目前常用的实验动物肺功能技术主要有2种，即体描记技术和FlexiVent技术。FlexiVent技术采用强迫振荡法，通过短暂中止机械通气来进行1次测量操作，其优点在于对实验条件有极佳的控制能力，数据准确性好，重复性强，能够全面反映呼吸阻抗的特性；但其缺点是需对动物进行麻醉，而体描记法检测肺功能则无需麻醉。我们通过采用FlexiVent技术对小鼠肺功能进行检测，结果再次证实固本止咳中药可以提高CODP小鼠肺组织弹性及肺顺应性，改善肺功能状态。通过检测慢阻肺模型小鼠血清、肺泡灌洗液和肠灌洗液中的SIgA水平，我们发现固本止咳中药可以增加BALF的SIgA水平，改善呼吸道黏膜免疫功能；减少血清及肠灌洗液中SIgA的分泌，缓解全身炎性损伤程度。

4.补肺活血胶囊治疗细颗粒物所致肺损伤的机制研究

细颗粒物指环境空气中空气动力学当量直径小于等于2.5μm的颗粒物，具有粒径小、面积大、活性强的特点，容易富集空气中有毒重金属、酸性氧化物、有机污染物及细菌和病毒等，可直接引起呼吸系统疾病的发生。

补肺活血胶囊主要药物有黄芪、赤芍、补骨脂，具有益气活血，补肺固肾的作用。既往临床研究发现，补肺活血胶囊可使COPD、支气管哮喘、尘肺等呼吸疾病的肺功能及临床症状有明显好转。

为探究补肺活血胶囊对细颗粒物（PM2.5）所致肺损伤的作用机制，我们通过动物实验研究发现，补肺活血胶囊能够显著抑制肺组织中炎性因子IL-4、IL-17、TNF-α和IL-6的分泌，从而改善肺组织损伤并促进其修复。

四、结语

回首漫漫从医路，初心不改四十载。虽然已到耳顺之年，但对中医学的赤诚与热爱却始终不变。从千佛山脚到樱花园旁，感谢一路上得遇恩师的指引、家人的扶持、同道们的鼓励。中医学是一门实践的科学，看得见的临床疗效是其长盛不衰的根源。在传承先贤前辈学术精华的基础上，融会新知，以开放、交流的态度，践行发展中医，是中医人的使命。在人口老龄化加剧、疾病谱日益复杂的形势下，发挥中医药的特色优势是每一位中医人的责任。

岐黄之路，薪火相传。前辈恩师的言传身教是我的榜样，作为老师，我也对年轻后学们寄予殷切的期望。现代科学技术的发展，如多组学、人工智能、类器官技术等，为将中医药的作用机制讲清楚、说明白提供了更多途径。希望年轻一代在传承精华、实干践行的同时，能够利用现代科学技术，发掘中医药宝库，为人民健康更好地服务！

（张洪春）

张念志

教授，一级主任医师，博士研究生导师

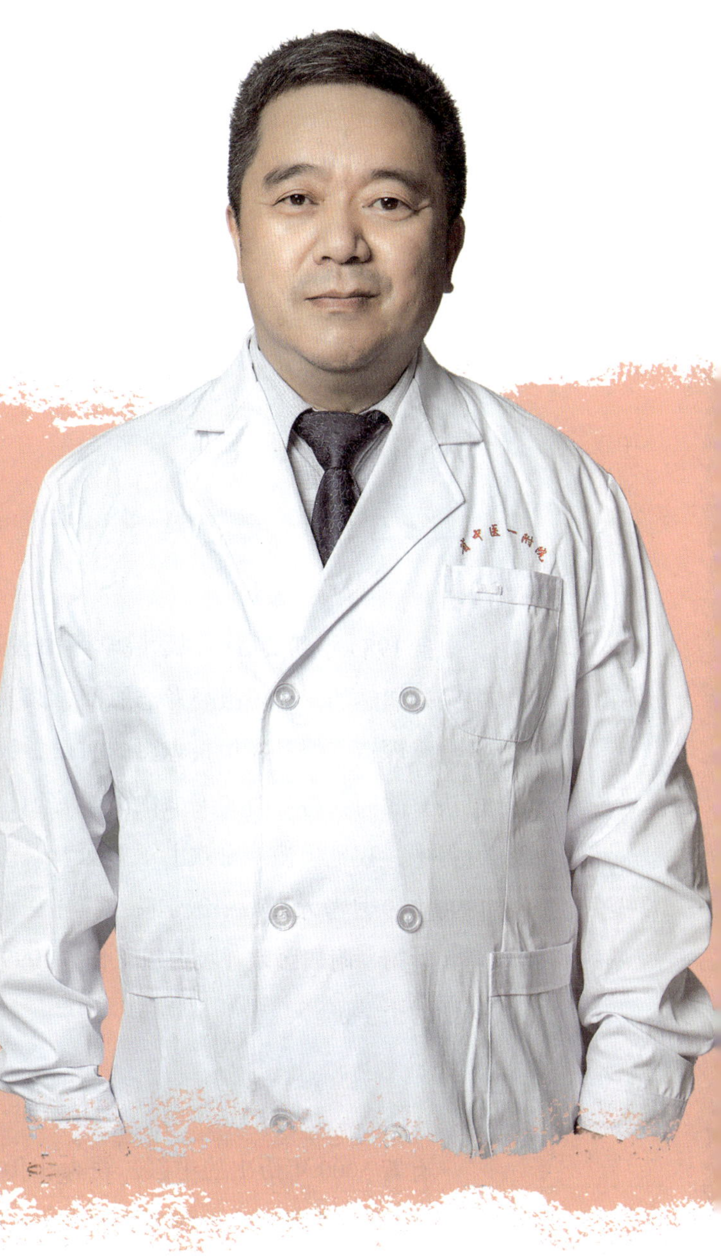

现任安徽中医药大学第一附属医院呼吸内科主任，安徽省首届名中医、第二届“江淮名医”，全国第二批优秀中医临床人才研修项目培养对象，安徽省中医药领军人才，安徽省学术和技术带头人，第七批全国老中医药专家学术经验继承工作指导老师，享受安徽省政府特殊津贴专家，安徽省级高水平研究导师，安徽省第一批、第二批学术传承人指导老师。国家中医药管理局重点学科（中医肺病学）学科和高水平重点学科（中医老年病学）学科的学科带头人，国家临床重点专科（中医肺病科学）专科带头人，国家区域中医（肺病）诊疗中心负责人，安徽省中医肺病临床医学研究中心主任，国家防治重大疑难疾病（支气管哮喘）能力建设项目负责人。全国科技系统抗击新冠肺炎疫情先进个人，安徽省抗击新冠肺炎疫情先进个人，安徽省“教学名师”，安徽省“最美中医”，安徽中医药大学“优秀研究生导师”“先进科技工作者”，2020 年度“江苏万邦医药”临床先进工作者，兼任中华中医药学会肺系病分会副主任委员，中国医师学会中西医结合分会呼吸病专家委员会副主任委员，世界中医药学会联合会肺康复委员会副理事长，世界中医药学会联合会呼吸病分会常务理事，安徽省中医药学会肺病专业委员会主任委员，安徽省医学会呼吸病分会副主任委员，安徽省医师协会呼吸病学医师分会副主任委员，曾在德国 Hufeland-Klinik Bad Ems和瑞典卡罗林斯卡医学院访问。

坚守医道，潜心钻研，相信有志者事竟成

一、从医之路

（一）医者初心

自 1983 年到安徽中医学院学习中医到今天，我已经行医 40 余载，对我而言，选择学习中医是偶然的。在填报高考志愿前，其实我一心向往的专业是数学系，希望自己能在数学领域继续深造，但是在填报志愿的时候，我受到同村一名村医的影响，萌生了做一名中医师的想法，故而我将当时的安徽中医学院填报为高考的第二志愿，并最终被录取。在学习中医的过程中，我也慢慢地喜欢上了中医，对中医理论也逐渐有了自己的理解和体会。后来，我于 1990 年 9 月考入安徽中医学院攻读中医内科学硕士学位，1993 年 7 月毕业留校，在安徽中医药大学第一附属医院呼吸内科工作，1999 年 9 月至 2002 年 7 月在北京中医药大学攻读中医内科学博士学位。

（二）教学工作

有着 5000 年历史的中医，薪火相传至今，离不开从古至今每一位老师的接力传承。自 2002 年 10 月被安徽中医药大学聘为硕士研究生导师，我便开始培养中医人才，到如今已培养硕士研究生 57 名、博士研究生 3 名，他们毕业后分布在海南省、浙江省、江苏省、上海市、山东省、山西省、湖北省和安徽省 8 个省市，也算得上桃李满天下了。我认为带领学生学习是一个相得益彰的过程，也常怀有学生能够“青出于蓝而胜于蓝”的期待。

多年来，我处在临床教学一线，对教育学生也有了一套自己的理论和方法，我认为教育学生要从 3 个方面把握：第一，在思想上关心爱护学生，在我十几年的求学生涯里，自己的角色从医学生转变为了医生和老师，因为经历过，所以有了更深刻的体会，也在成为老师后打心眼里支持帮助学生，加强学生的医德医风教育，以身作则教他们常怀仁爱之心。第二，要多给学生创造机会，我鼓励定期开展“研究生沙龙”“研究生组会”等活动，使课题组具有

浓烈的学术研究氛围，并在每学期指导学生制定相应学习任务。在学习过程中，我还会采用高年级学生带领低年级学生等多种学习方式，激发学生的学习热情。第三，我认为中医呼吸内科研究生必须掌握“十项技术”，包括中医特色诊疗技术、呼吸疾病的读片技术、抗生素的使用技术等。毕竟中医临床型研究生培养的目标就是服务临床，所以我要求高年级研究生要在临床值一线班，从而提高临床常见病、多发病的救治能力。

（三）临床工作

秉持着这份对中医工作的热爱，我在对待患者时非常耐心。自己门诊的就诊患者量很大，半天的门诊量超过80位，有些患者是从山东、河南、湖北甚至新疆等地慕名而来，出诊时间常常超过了下班时间。在门诊，只要患者需要加号，我都会满足他们的要求。对我来说，迟一些下班没有关系，但是如果患者远道而来，却没能找到医生看病，这对临床工作和医患关系都会产生不利影响。我常常告诉我的学生们，对我们医生而言，医生与患者的关系不是对立的，而是类似于“明星”与“粉丝”的关系，认真对待你的每一位“粉丝”，你会被越来越多人认可。在我看来，患者的首诊非常重要，首诊往往是建立医生与患者良好关系的基础，是取得患者信赖的机会，不仅需要精湛的医术，也需要认真和耐心。

（四）疫情防控

在新型冠状病毒感染疫情防控中，从国家卫生健康委发布的《新型冠状病毒感染的肺炎诊疗方案（第三版）》开始，每一版都有中医药诊疗方案。我也参与了多部新型冠状病毒感染指南的编写工作，从概括地“推荐中医治疗”到分类别推荐治疗方案，再到推荐具体的中成药及分阶段的药方，使得中医药诊疗方案越来越具有可操作性，例如方案中增加了适用于重型、危重型的中成药（包括中药注射剂）的具体用法。目前，各地方也有多种自制剂获批用于临床救治，这些中医药制剂在缓解症状、提高治愈率、降低病死率及促进恢复期患者康复等方面发挥了重要作用。

二、临证经验

（一）慢性咳嗽

慢性咳嗽迁延不愈的根本原因是阳气亏虚，痰饮内生。阳气虚损，气化不利，水液代谢失司，停蕴成痰，聚积为饮，寒邪外袭，则会引动内伏痰饮，影响肺脏正常功能。肺主气司呼吸失常，宣降失职，则咳嗽易发。痰饮为阴邪，胶着黏滞，易缠绵难愈。然痰饮之阴邪遇阳则化，得温则行。痰饮咳嗽若以温药和之，则会使肺气得养，通调水道功能正常；脾阳恢复，水液运化如常；肾气渐充，水液代谢正常。肺、脾、肾三脏功能协调，痰饮温化自去，并可阻止水液停蓄形成新痰饮，故而咳嗽自消。秉承“温药和之”的准则，承旧而扬今，在治疗慢性咳嗽时，自己常以“温药和之”，且根据疾病特点，或辛温散寒，或甘温补虚，或苦温和中。另外，人体是统一的有机整体，五脏六腑关系密切，任一脏腑失调，均可引起咳嗽；一脏有病，常会影响他脏，因此治疗慢性咳嗽时强调随证化裁，常配伍调理其他脏腑药物，以求佳效。

咳嗽之病位主要在肺，肺主气而司呼吸，外感六淫或内邪扰肺，均可引起肺失宣肃，肺气上逆而咳嗽。肺清虚且娇嫩，不耐寒热，且五脏之中，肺位最高，风寒之邪易袭阳位，经由口鼻最易侵犯肺脏，而导致肺气不利，上逆作咳。慢性咳嗽多于秋冬寒冷季节诱发或急性加重，主要是由于肺气虚致使卫外功能减退。临床上咳嗽反复发作大多是由于外感寒邪引触内伏痰饮，治疗上兼顾散寒而化饮，常用小青龙汤、苓桂术甘汤、苓甘五味姜辛汤等经典方剂加减化裁，以求佳效。此外，形寒饮冷则伤肺，寒邪是诱发咳嗽反复发作的重要因素。肺喜温而恶寒，同气相求，肺脏感寒居多。再者，肺为水之上源亦为贮痰之器，喜宣散而恶郁闭，寒邪深伏，郁闭于肺，肺气欲宣而不通，欲上而不达，则肺气不利，津液停蓄，凝聚为痰。“饮为阴饮，非阳不运，非温不化”，故以温热之品温肺散寒，阳气得振，痰饮得化，则咳嗽自止。临证多用辛温开肺气，或苦温以燥脾土，或甘温以补肾阳，喜干姜、细辛、五味子 3 味配伍同用，相反相成，干姜、细辛温化寒痰、辛散寒饮，五味子收敛肺气以止咳。一化一散一收，痰饮得除，咳嗽自止。

《杂病源流犀烛》曰：“盖肺不伤不咳，脾不伤不久咳……”指出肺伤则咳，脾虚则久咳不愈的发病机制。中医五行关系中，脾肺为母子关系，脾为肺之母，母病易及子，即所谓“脾胃一虚，肺气先绝”；肺为脾之子，子盗母气，久则肺脾两虚。肺主气司呼吸，肺气亏虚则宣降功能失职，气逆上扰于肺而咳作不止；脾胃为后天之本，脾胃虚弱则气血生化乏源，正气亏虚，卫外不固，抗邪无力，故久咳不愈。脾为生痰之源，若脾失健运，则气化不利，水湿停滞，易使痰饮内生。痰饮为水邪，脾土旺则能胜湿，若脾阳不足，则痰饮之邪难以祛除。《证治汇补·咳嗽》曰：“因痰而致嗽者，痰为重，治在脾。”故临床治疗咳嗽常兼顾调理脾脏。临证用药，灵活加减，效如桴鼓。“治痰不理脾胃，非其治也”，肺脾两脏关系密切，故临床治疗咳嗽时，亦注重顾护脾胃，强调补而不燥、补而不腻，多用党参、白术、黄芪之类。“治痰必先理气”，临床辨治常配伍陈皮、砂仁、枳壳、厚朴等理气行气之品，寓补于运之中。

痰是水液代谢障碍的产物，与诸多病因、诸多脏腑相关，正如《医学从众录》所言“痰之成，气也，贮于肺。痰之动，湿也，主于脾。痰之本，水也，原于肾”，但其根源为肾，王节斋首先提出“痰之本水也，原于肾”。肾为脏腑阴阳之本，且肾主水，肾中阳气的蒸腾气化主宰着整个津液代谢的过程。若肾阳亏虚，则蒸腾气化失常，气不化水，水液代谢失常而凝聚成痰。肺为气之主，肾为气之根，肺肾功能正常，则呼吸调匀。反之，若肺主气司呼吸失常，肾不纳气，则气机逆乱，容易引发咳嗽、气喘等常见的呼吸道症状。张景岳云：“内伤咳嗽则不独在肺，盖五脏之精皆于肾……肺金之虚，多由肾水之涸。”久咳根源于肾阳虚，久咳亦致肾阳虚益甚。肾阳不足，温煦功能减退，气化不利，津液输布无权，水湿痰饮内停；肾阳亦一身阳气之根本，肾阳不足则卫外不固，故机体易感受外邪，则咳嗽日久不愈。反之，久咳耗气，气损及阳，也会进一步加重肾阳虚衰。咳嗽日久耗伤正气，肺气不足，金不生水，日久伤及肾阳。临床治疗慢性咳嗽常以温肾纳气为大法，选用肉桂、山茱萸、制附片、补骨脂等温肾阳、纳肾气之品。

案例

患者，女，49岁。

初诊（2020年8月30日）：主诉“反复咳嗽咳痰6月余，加重伴胸闷气喘1个月”。现病史：患者6个多月前因受凉后出现咳嗽咳痰，以白色泡沫样痰为主，伴有胸闷气喘，就诊于外院诊断为咳嗽变异性哮喘，予以“布地奈德福莫特罗粉吸入剂，一日2次，吸入”，咳嗽症状控制不佳，1个月前因受凉导致咳嗽频发、胸闷气喘加重。听诊两肺呼吸音粗，胸部CT未见明显异常。中医望闻切诊：神志清楚，动作协调，面色㿠白，呼吸平静，体形适中，言语低沉，纳可，眠安，二便调，舌质淡红，苔薄黄，脉弦滑。刻下症：阵发性咳嗽，活动后、遇刺激后较甚，咳少量白色泡沫样痰，偶有咽痒。

中医诊断：慢性咳嗽。治以补益温阳化饮，祛风解表散寒。

处方：党参10g，炒白术10g，茯苓20g，干姜6g，细辛3g，五味子6g，浙贝母10g，百合20g，枇杷叶10g，僵蚕10g，地龙10g，炙甘草10g。7剂，每日1剂，水煎服，早晚2次分服。

二诊（2020年9月13日）：患者诉咳嗽、胸闷、气喘症状明显缓解，仍咳少量痰，偶有口干，无咽痒咽痛不适，纳寐可，二便调，舌淡红，苔薄白，脉弦细。原方去浙贝母、僵蚕、地龙，加厚朴6g，黄精30g，旋覆花10g。14剂，每日1剂，水煎，分早晚2次服用。

三诊（2020年9月27日）：患者诉偶有晨起咳嗽，咽部不适，咳痰量少色偏黄，无胸闷气喘，纳寐可，二便调，舌淡红，苔薄白，脉弦细。上方加射干10g，薄荷6g。14剂，每日1剂，水煎，分早晚2次服用。

四诊（2020年10月11日）：患者咳嗽咳痰、胸闷气喘症状均缓解，未诉其他不适，继以上方加减治疗3周。随访至今，症状未再复发。

（二）支气管扩张症

支气管扩张症缠绵难愈，病机复杂，虚实夹杂，本虚标实，以肺脾肾亏虚为本，痰、热、瘀为标。痰、热、瘀既是病理产物，也是致病因素，互为因果，贯穿整个病程。

痰的产生与肺脾肾三脏紧密相关，肺为贮痰之器，脾为生痰之源，肾为生痰之根。肺宣降相因以通调水道，脾主运化输布水液，肾主气化蒸腾水液，三脏共同维持体内津液代谢。肺为娇脏，外邪侵袭，最先犯肺，肺失宣降，通调水道失司，聚而化饮，痰饮停肺，则治节失常；肺病及脾，或脾胃素虚，或饮食不节，脾失健运，水津输布失常，则内生痰湿；久病及肾或年老体虚，肾阳虚衰，水液不能蒸腾气化，则聚生痰饮，上犯于肺；或肾阴、肺阴亏损，虚火内灼，则炼液为痰。

热主要来自3个方面：一是外感热邪，或素体阳盛，感受寒邪，从阳化热，壅肺不散；二是素体肝旺，易化热化火，或情志抑郁，肝气不舒，气郁化火，上犯于肺；三是久病或热病耗伤津液，以致阴虚火旺，或素体阴虚，虚火内灼。火热熏灼肺络，炼液为痰，蕴毒成痈，迫血妄行，则症见咯血或痰中带血。

瘀血贯穿支气管扩张症病程始末，瘀之所成，或为气血阻滞，或因血受热而煎结成块，或由虚致瘀。初起因痰浊壅塞肺络，气机阻滞，络脉气血不畅而成瘀；若痰郁化热，或木火刑金，或后期肺肾阴亏，不论实热虚火，皆能灼伤血络，致血不循经，溢于脉外而成瘀血；最终因久病正虚，气虚无力运血、摄血，加之内有实热或虚热灼损肺络，血无所主，溢出脉外而出现咯血。

正虚涉及肺脾肾，多为肺肾阴虚，或肺脾气虚。肺肾阴虚多与体质因素有关，素体阳盛，或阴虚体质从阳化火，煎熬津液，伤阴耗气，血液浓缩，出现气虚、血瘀表现，若火热伤及肺络则可见咯血。肺脾气虚一则因先天禀赋不足，肺失宣肃，脾失健运，清者不升，浊者不降，津液停聚，变生痰浊，为支气管扩张症的发病奠定了基础；二则因病程日久耗伤肺脾之气。然肺脾气虚，正气不足，更易感外邪，加重病情。

根据支气管扩张症的病因病机特点，治疗上应当遵循“急则治标，缓则治本”的原则，急性期以咳嗽、咳大量脓痰、咯血为主，治当清肺、祛邪、化痰、止血为主，活血散瘀为辅，以防止血留瘀；稳定期重视益气养阴、补脾益肺以扶正固本。临证主次分明，仔细辨证，遵古而不泥古。自己创立了“肺络痈”的理论概念。

支气管扩张症患者多数会出现反复咯血的症状，部分患者甚至出现大咯血，情况危急，故治疗当以止血为先。治疗咯血注重整体辨证，不仅仅局限于止血，而是根据病机特点予以辨证施治。《景岳全书·血证》提出：“凡治血证，须知其要，而血动之由，唯气唯火耳。”支气管扩张症咯血多由火热迫血妄行伤及肺络所致，故治疗以凉血止血为总则，因火热伤肺阴，尚需加养阴润肺之品，常选用代赭石、白茅根、侧柏叶、白及、三七、麦冬、南沙参、玄参等。若兼肺燥，见口鼻干燥，干咳，咯血色鲜红，量少，舌质红，苔薄黄，脉细数，予以清燥救肺汤加减益气养阴，清燥润肺；若兼肝火犯肺，加赤芍、牡丹皮、龙胆草、栀子等清肝泻火；若遇情志不舒，肝气郁结，予柴胡、佛手、白芍、合欢花疏肝解郁，以防气郁化火；若伴大咯血则病情危急，必须结合西医学治疗，以免延误病情，危及生命。

本病多由痰作祟，痰浊是支气管扩张症的关键病机，治痰为支气管扩张症治疗的核心部分，故临证辨痰的性质尤为重要。痰易与他邪互结，黄脓痰量多伴有腥臭味者，多为痰与热毒蕴结肺中，治当清热解毒，排痰消痈，常选用冬瓜仁、鱼腥草、桔梗、橘红、芦根、淡竹叶、蒲公英等；黄绿痰量多者，多为痰与风热互结，治当疏风通络，清热化痰，常用蝉蜕、僵蚕、牛蒡子、薄荷、连翘、竹茹、浙贝母等；痰白质黏量少者，多为燥痰，常用桑叶、枇杷叶、百合、麦冬、南沙参等养阴清肺，生津润燥；痰白质稀量多者为湿痰，常选用苍术、厚朴、薏苡仁、茯苓、法半夏、陈皮等健脾燥湿化痰。此外，即使本病急性期过后，痰大量减少，仍需酌加少许清肺化痰之品以清除余邪，巩固治疗，谨防其再发加重。

支气管扩张症病程漫长，病久气血虚弱，营血暗耗，必然会引起血液循环瘀滞，并影响新血生成，治疗上需运用活血化瘀之品，正如唐容川《血证论》指出：“凡系离经之血，与营养周身之血已睽绝而不合，此血在身，不能加于好血，而反阻新血之化权，故凡血证，总以祛瘀为要。”鉴于久病患者肺脏已虚的特点，临床选用的化瘀药物多以活血养血为主，以达“瘀去正不伤”的目的。若见支气管扩张症患者咳吐鲜血，则多为新血，予化瘀止血药，如三七、茜草、小蓟、蒲黄等；若血色暗红，多为败血，予通络散瘀之品，如丹参、桃仁、川芎、当归、赤芍等。另外，对于攻伐性过强的药物如莪术、三棱、水蛭等要慎用，避免耗气动血太过，加重咯血。

支气管扩张症患者体质多为阳盛或阴虚，病程较长，易感受外邪反复发作，加重气阴耗伤，使虚火内生，肺阴亏耗。金水相生，母病及子，故病久而成肺肾两虚。临床患者多见阴虚内热表现，在缓解期尤为明显，治以清热养阴、滋养肺肾为主，常选用桑白皮、地骨皮、牡丹皮、虎杖、麦冬、百合等清虚火、养肺阴、散瘀滞，选用山茱萸、熟地黄、墨旱莲、女贞子、白芍、黄精等补肾精、养阴血。临床当谨慎辨证，斟酌用药，在运用滋阴润燥的药物时不可过投，宜适当加入如桔梗、橘红等少许宣降肺气之品，疏通上下气机，否则过度滋腻易生痰湿，以致闭门留寇，肺气反不得宣。

脾胃为后天之本，气血生化之源，是人体正气不断补充的主要来源。正气充盛，则机体抗病力强，即所谓“正气存内，邪不可干”。顾护胃气、培土生金是支气管扩张症治疗过程中不可或缺的环节。如《素问·经脉别论》所言：“饮入于胃，游溢精气，上输于脾，脾气散精，上归于肺，通调水道，下输膀胱，水精四布，五经并行。”脾胃健运得复，中州得以运湿降浊，水湿不聚，无由生痰，则可布散精微，上输于肺，肺得滋养，宣降相因，治节如常，而吐纳自如；脾胃健运，肺金充养，则得以制约肝木，以助肝体阴用阳，疏肝气并柔肝血，使机体气血和调，生制有序。临床常以党参、白术、茯苓、山药、黄芪等性味平和之品健脾益肺、提升正气，使补而不燥，砂仁、薏苡仁、白扁豆、法半夏、谷芽、麦芽等理气健脾助消痰，玉竹、石斛、麦冬兼顾清养胃阴。

案例

范某，女，52岁。

初诊（2022年11月21日）：因“反复咳嗽、咳痰10余年伴间断咯血1月余”就诊。现患者咳嗽、咳黄白痰，量多，质黏，不易咳出，伴间断咯血，色鲜红，量不多，无胸痛，无发热，口干，烦渴，夜寐不佳，纳食尚可，小便黄少，大便秘结。舌质暗红，苔黄腻，脉滑数。患者既往有支气管扩张症病史10余年。体格检查：双肺呼吸音粗，两肺底可闻及湿啰音。胸部CT示双肺支气管扩张伴感染。

西医诊断：支气管扩张症伴感染。中医诊断：肺痈，证属痰瘀互结证。治以予清肺化痰消痈，凉血止血散瘀。

处方：仙鹤草30g，侧柏叶30g，生地黄10g，熟地黄10g，牡丹皮10g，水牛角10g，芦根10g，淡竹叶10g，桑白皮10g，鱼腥草10g，冬瓜仁10g，桔梗10g，橘红10g，柏子仁

30g，炙甘草 6g。7 剂，每日 1 剂，水煎分早晚温服。

二诊：患者自诉咳嗽、咳痰减轻，白黏痰，量中，偶有痰中带血丝，时有胸中隐痛，盗汗，夜寐及二便较前好转。舌质暗红，苔薄黄，脉细滑。原方减侧柏叶、水牛角，加延胡索 10g，麦冬 10g，百合 10g，五味子 10g。14 剂，每日 1 剂，水煎分早晚温服。

三诊：患者无咯血、胸痛，稍有咳嗽咳痰，疲乏汗多，食欲不振。舌质暗红，苔薄白，脉细。予健脾益肺、活血养阴之剂，处方：防风 10g，白术 10g，黄芪 10g，山药 10g，浮小麦 10g，山楂 30g，神曲 30g，砂仁 6g，芦根 10g，浙贝母 10g，桔梗 10g，橘红 10g，百合 10g，麦冬 10g，当归 10g，炙甘草 6g，继服 14 剂。后复诊，患者诸症基本消失，疗效显著。

（三）间质性肺炎

间质性肺炎属于中医“肺痿”范畴，其病因病机关键在于肺肾亏虚，病位在肺，与脾肾密切相关，病理因素为“虚、痰、瘀”。肺痿之证，总属本虚标实，肺气亏耗为其本，外邪侵袭、七情内伤、饮食失节所产生的痰、热、瘀等病理因素互结为标，最终形成虚实夹杂之象。病程日久，肺气虚损，累及脾肾等脏，使肺失宣降，脾失运化，肾失摄纳，最终肺脾肾三脏俱虚，病情缠绵难愈，故临证当从“虚”而治，以“补虚、活血、化痰”为法。本人创立了“肺痹”的概念，继发性间质性肺疾病属于“肺痹”，原发性间质性肺炎属于中医“肺痿”。

间质性肺炎临床可见咳嗽咳痰，痰少而黏，或痰中带血，咳声不扬，气短喘促，乏力消瘦，口干，咽燥，自汗盗汗等症，此为肺肾气阴两虚，虚火灼肺，肺津亏耗，肾失摄纳所致，多以本虚为主。《类证治裁》有言：“肺为气之主，肾为气之根，肺主出气，肾主纳气，若出纳升降失常，斯喘作焉。”患者病程日久，肺主宣发肃降失职，肾主摄纳出入失衡，肺肾气虚，清气难入，浊气不出，则表现为动则短气不足以息、气喘胸闷等症；肺肾阴亏，虚火灼津，则咳嗽咳痰，痰少而黏，或为干咳，咳声不扬；虚火灼肺，肺津亏耗，津液难以上承于口，故又见口干、咽燥等症。临证肺痿多见本虚，正如《内经》所言“邪之所凑，其气必虚”“正气存内，邪不可干”。治当扶正而祛邪，以“补肺益肾，益气养阴”为根本大法，以补肺益肾为原则治疗本病，能有效达到补肺益气、止咳平喘的功效，显著缓解患者临床症状，调节身体功能，改善肺功能，临床可用麦味地黄丸进行加减，以方中麦冬、五味子、山茱萸、熟地黄、山药为主，补肺肾之气阴，根据患者症情酌加南沙参、北沙参、玉竹、黄精、百合、石斛等养阴之品使疗效更著，至于干咳少痰，口干咽燥等虚火之象，可辨证加用枇杷叶、黄芩、石膏、牡丹皮、蒲公英等清宣肺热。

《素问·五脏生成》言：“诸气者，皆属于肺。”肺为气脏，不仅参与诸气的形成，也主机体诸气之运行，肺主宣发肃降功能正常，则全身气机畅达，津液得以正常输布，人体生命活动才能够有序进行。肺痿之证，病久则肺气亏损，宣降失司，气机不畅，津液不能输布，聚而为痰，气滞痰阻于肺，见咳嗽、咳痰，咳声不扬，声嘶等症；“治痰先治气，气顺则痰消”，扶正祛邪，还当宣开肺气，止咳化痰。在临床诊疗过程中，可根据症情酌加法半夏、砂仁、厚朴、杏仁、紫苏子、茯苓、薏苡仁等宣开肺气，止咳化痰。

清代王清任《医林改错》认为："元气既虚，必不能达于血管，血管无力，必停留而瘀。"肺朝百脉，主治节，肺主气，司呼吸，调畅全身气机，血液的运行也有赖于肺的宣发肃降作用。"肺痿"日久，肺气虚损，气血运行失常，而成气虚血瘀之证，随着疾病发展，脾肾正气亏虚，脾失运化，肾失温化，津聚成痰，痰瘀互结，进一步加重了血瘀之证。结合"久病必瘀"之理论，在临床辨治过程中，若见患者有胸部刺痛，舌质暗，舌有瘀斑、瘀点，舌下静脉曲张，脉涩等症，酌加党参、白术、丹参、牡丹皮、三七、当归等益气活血化瘀，以求标本兼治。

案例

章某，女，50岁。

初诊（2020年10月27日）：主诉"间断性干咳20余年，加重伴咳嗽咳痰5月余"。患者自诉20余年前无明显诱因而出现咳嗽，以干咳为主，夜间及活动后加重，偶有胸闷，其间未有正规治疗，5个多月前患者受凉后出现咳嗽咳痰症状，痰少色黄，质地黏稠，且较前明显加重，遂就诊于当地医院，查胸部CT示两肺下叶炎性改变，以间质性改变为主。遂入院予抗感染、化痰止咳等对症治疗，效果改善不明显。后就诊于上级医院，住院治疗后病情有所好转，但咳嗽仍有反复，现为求进一步治疗，就诊于我科门诊，查胸部CT示两肺下叶炎性改变，符合间质性改变。病程中患者咳嗽、咳痰，痰少色黄，伴胸闷、气喘，畏寒，口干，偶有盗汗，无发热，纳寐一般，二便尚可，舌质暗红，少苔，脉细数。查体：神清，精神一般，听诊双肺呼吸音稍粗，两肺底可闻及Velcro啰音，叩诊呈浊音，心率88次/分，腹软，无压痛，双下肢不肿。

西医诊断：间质性肺炎。中医诊断：肺痿，证属气阴两虚证兼夹痰瘀。治以补肺益肾，益气养阴，兼清肺化痰行瘀。

处方：麦味地黄丸加减。麦冬10g，五味子6g，山茱萸10g，熟地黄10g，山药30g，玉竹10g，石斛10g，百合20g，枇杷叶20g，虎杖10g，蒲公英10g，炙甘草10g。14剂，每日1剂，水煎服，早晚分服。

二诊：患者诉诸症减轻，咳嗽、咳痰次数较前有所减少，胸闷、气喘较前改善，仍有痰少色黄，口干、盗汗等症状，患者纳可，寐一般，二便尚可，舌质暗红，少苔，脉细数。上方加柏子仁30g，麻黄6g，苦杏仁10g，继服7剂。

三诊：患者诉诸症较前缓解，咳嗽、咳痰次数较前再次减少，胸闷、气喘较前改善明显，仍偶有口干、盗汗，畏寒，听诊两肺底湿啰音较前减轻，纳可，寐一般，二便尚可，舌质暗红，少苔，脉细。在原方基础上减去玉竹、石斛、枇杷叶、蒲公英，加牡丹皮10g，泽泻10g，茯苓30g，生地黄10g，南沙参20g，柏子仁30g，陈皮10g，继服14剂。

四诊：患者诉诸症较前明显减轻，咳嗽、咳痰明显缓解，无明显胸闷、气喘症状，偶有口干，纳可，寐一般，二便正常，舌质暗红，少苔，脉细。听诊两肺底湿啰音较前明显改善。2020年12月7日胸部CT示两肺轻度间质性肺炎，较前吸收。在上方基础上加前胡10g，酸枣仁30g，继服14剂。

经治疗后患者上述症状好转明显，遂建议患者定期复诊，在前方基础上随症加减，继续口服中药调理以巩固治疗。2021 年 6 月 21 日，患者再次复查胸部 CT 示两肺轻度间质性改变，较前明显吸收。现患者病情趋于稳定，治疗效果满意，嘱患者避风寒，慎起居，畅情志，避免辛辣刺激饮食，预防感冒。

（四）肺小结节

肺结节的发生发展与气血失调密切相关。《素问·调经论》曰："人之所有者，血与气耳。"气血同源而生，二者互根互用、相辅相成，共同维持人体生命活动。"气为血之帅，血为气之母"，气乃血液化生之动力，血为气机运行的载体。若气血失调，血气不和，易生痰瘀，在肺脏薄弱部位停聚诱发肺结节。《素问·调经论》指出："血气不和，百病乃变化而生。"肺结节是血气不和、气血逆乱的产物，气滞、血瘀相互胶结于肺脏，治疗应从气血着手，临床随症化裁，灵活加减，效如桴鼓。本人创立了中医"肺微积"概念。

肺朝百脉，主治节，为气血津液运化的主要场所。若肺气虚弱，宣降失常，布散不利，气血津液无力运行而停滞不行形成结节、肿块。《素问·刺法论》曰："正气存内，邪不可干。"若人体正气充盛，则气血运行通畅，诸疾难生，反之，"邪之所凑，其气必虚"。肺结节产生之根本在于机体正气虚损，无力抗邪，临证首当扶正，兼以祛邪，治疗以"补肺健脾、益气养阴"为根本大法，强调补而不燥、补而不腻，多用党参、白术、山药、黄芪之类，既补肺脾之气，又调节人体功能，正气足则诸邪去。然补气药多属温燥之品，过用易伤阴，阴伤者多见干咳少痰、咽干口渴等症，故常辅以沙参、麦冬、熟地黄等养阴之味。气虚亦会影响脾之健运，脾运失司，水湿不行，则多夹湿，故常配伍苍术、茯苓、薏苡仁等健脾化湿药。

肺结节是痰瘀蓄积于肺脏的产物，与气机郁滞密切相关。肝司疏泄之职，可调畅全身气机，推动人体气血输布全身。"肝以气为用"，若肝失疏泄，易于上亢，扰乱肺内气血，造成气乱血滞，日久痰瘀交结而成结节。依据"治积之法，理气为先"之原则，临证治疗肺结节重在疏肝调肺。多数结节患者有情志不畅史，故常用柴胡、枳壳、合欢花、玫瑰花等以理气解郁、调畅情志。又"诸气者，皆属于肺"，肺乃气脏，主持机体诸气之运行，部分肺结节患者由于肺气壅滞而见气喘、胸闷等症，临床常选用陈皮、紫苏子等宣通肺气之品。此外，脾主升，胃主降，二者共为气机升降之枢纽，若气血失调，中焦阻滞，常见脘腹胀满、纳差等症状，则配伍砂仁、厚朴、莱菔子、麦芽、谷芽等以疏畅脾胃气机。然理气药多辛温燥热，易耗气伤阴，故配伍黄芪、党参、白术、麦冬、沙参之品，理气同时兼顾益气养阴。"血瘀必兼气滞"，气郁常与血瘀兼夹，临床肺结节患者常可兼见胸痛、胁肋疼痛等血行不畅的表现，故酌加桃仁、红花、当归、牡丹皮等行气活血药物。另外，"见肝之病，知肝传脾"，肺结节患者大多肝郁表现明显，肝郁甚则易乘脾，脾运恢复，气血方可充养，是故常配伍山药、白术、茯苓等健脾之味，如此结节自消。

《血证论》言："血积既久，亦能化为痰水。"痰血胶着，肺络瘀滞不畅则成结节。《局方发挥》提出："治痰要活血，血活则痰化。"活血化痰，结聚自散，经隧通利，气行无阻，结节自散。瘀血也是肺结节发病上的重要一环，临证以活血化瘀为基本法则，常选用三七、红花、川芎、桃仁、当归、赤芍等；若血瘀甚者，可酌情配伍莪术、三棱等破血行气之品。久病入络，对于病程较长，缠绵不愈者，在活血化瘀基础上佐以搜风通络药，如全蝎、水蛭、地龙等。衰其大半而止，不可猛攻峻施。结节的形成与消散均是缓慢的过程，难以速功，治疗须徐徐图之，不可一蹴而就，故用平和药物为先。

此外，痰浊亦是导致肺结节形成的重要病理因素。痰浊、瘀血随气机升降出入，无所不及，无处不到，则百病内生。故临床在治疗肺结节时，除活血化瘀外，亦不可忽视祛痰泄浊，并根据具体情况随症加减。若因患者素体阳虚，寒湿停着所致者，常用法半夏、芥子、白前等以温化寒痰；若患者热象明显，以苦寒为主，宜选用浙贝母、枇杷叶、桔梗、竹茹等清热化痰之品。“治痰必先理气”，气机运行不畅则机体津液输布失常，从而痰浊内生，治疗上强调理气健脾，中气健则痰涎自化。

案例

段某，女，51岁。

初诊（2021年5月9日）：主诉“体检发现肺结节2月余”。2021年2月24日于外院体检胸部CT示①两肺上叶微小结节，直径2～3mm；②左肺及左下磨玻璃结节，较大者直径约6.8mm。患者既往有甲状腺结节、子宫肌瘤、乳腺增生病史，平素情志不畅，偶有胸闷、胸胁胀痛，无咳嗽咳痰、喘息气短等不适。听诊两肺呼吸音清，未闻及明显干、湿啰音。中医望闻切诊：神志清楚，动作协调，面色红润，呼吸平静，体形适中，言语低沉，纳可，睡眠一般，二便调，舌淡红，苔薄白，脉弦。刻下症：情志不畅，胸闷，胸胁胀痛。

西医诊断：肺结节。中医诊断：肺微积，证属肝郁气滞兼肺脾气虚证。治以疏肝解郁，理气行滞，兼以补肺健脾。

处方：柴胡根10g，枳壳6g，合欢花10g，玫瑰花10g，半枝莲10g，白花蛇舌草20g，鳖甲10g，薏苡仁20g，党参10g，白术10g，茯苓30g，炙甘草10g。14剂，每日1剂，水煎服，早晚2次分服。

二诊（2021年5月23日）：患者自诉偶有胸闷，纳差，寐一般，二便调，舌淡红，苔薄白，脉弦。原方加陈皮6g，白扁豆6g。14剂，每日1剂，水煎服，早晚2次分服。

三诊（2021年6月6日）：患者自诉咽肿咽痛，纳欠佳，寐可，二便调，舌红，苔薄黄，脉弦。原方加射干10g，薄荷10g，胖大海10g。14剂，每日1剂，水煎服，早晚2次分服。

随后患者连续服药2个月，随症加减，自觉身心畅快，无明显不适。于2021年8月29日复查胸部CT，与旧片比较，两肺微小结节消失，左肺磨玻璃结节缩小至4mm。后间断服药，调理体质，定期随访，于2022年1月21日体检复查彩超，提示甲状腺结节及子宫肌瘤均有所缩小。

（五）慢性阻塞性肺疾病

本病属于中医学“肺胀”“虚喘”等范畴，患者多由慢性支气管炎、肺气肿或哮喘等疾患进一步发展而来，临床以咳、喘、痰为主症，患者大多年事较高，每遇风邪侵袭而复发，迁延不愈，“久病必虚”，正虚推动无力而易形成痰饮和瘀血，痰瘀互结，又成为新的致病因素，进而导致五脏六腑营养匮乏，机体抵抗力低下，肺功能渐进性受损。本病急性期发作的首要诱因在于“风邪扰动”，引动体内伏痰和瘀血，进而阻塞气道而发病。本病缓解期与“肺虚”“脾虚”“肾虚”密切相关。肺主气司呼吸，若肺气亏虚，则卫表不固，抗御能力低下，易出现咳嗽、气逆、咽痒等症。脾主运化精微，若脾气亏虚，则气血乏源，营养吸收受阻，易出现痰多、消瘦、自汗等症。肾主纳气行水，若肾气亏虚，则肾纳失司，津液运行障碍，易出现喘促、腰困、浮肿等症。

概言之，风邪扰动、痰瘀互结、肺脾肾虚为COPD的关键病机，肺脾肾虚为本，风痰瘀杂至为标。因此，自己治疗本病，从整体观念出发，详加辨证施治，或祛邪（祛风、化痰、行瘀），或扶正（补肺、健脾、益肾），三因制宜，标本兼顾，可获良效。

《临证指南医案·卷五》云：“盖六气之中，惟风能全兼五气，如兼寒则曰风寒，兼暑则曰暑风，兼湿则曰风湿，兼燥则曰风燥，兼火则曰风火……由是观之，病之因乎风起者自多也。”我认为，风为阳邪，统领它邪，易袭阳位，致病范围广泛，易上扰清窍，侵犯头面和肌表，正所谓“伤于风者，上先受之”。肺为华盖，在五脏之中位置最高，主气司呼吸，肺主皮毛且开窍于鼻与外界相通。肺为娇脏，感受风邪，肺先受之。《素问·风论》曰：“风者，百病之长也。”风邪是COPD的首要外因，急性期要特别重视祛风宣肺，调护机体营卫，改善患者肺功能。临床有偏寒、偏热、偏燥之不同。偏风寒者常用细辛、麻黄、桂枝、荆芥等；偏风热者常用柴胡、木贼、芦根、菊花等；偏风燥者常用梨皮、桑叶、苦杏仁、百合等。

《诸病源候论·痰饮病诸候》云：“诸痰者，此由血脉壅塞，饮水积聚而不消散，故成痰也。”由此可见，瘀血和痰饮二者息息相关，皆为机体津液代谢运行失常所产生的病理产物。痰瘀互结贯穿本病的始末，临床应以化痰祛瘀为主，中病即止，常用半夏、桃仁、茯苓、当归、泽泻、山楂、胆南星、川芎等。久病络瘀者，应酌情加入“血肉有情”之品以加强药力，使痰祛瘀散，常用地龙、全蝎、土鳖虫之品以其活跃灵动之性，荡涤凝痰与败血。

COPD患者需依赖脾胃之气来输布药力，若脾胃气虚，则百药难效；若土不生金，则痰源难消，治疗本病应当特别重视培土生金法的运用，通过调补脾肺，使脾气健旺，肺表固强，咳喘自平。在临床诊病过程中应询问患者饮食情况，重视调补脾胃，强调使用健脾益气之品。自己临床辨治常选用太子参、山药、苍术、黄芪、薏苡仁、茯苓、白术、大枣、芡实、炒扁豆、陈皮之品以杜绝生痰之源。

《医碥·气》曰：“气根于肾，亦归于肾，故曰肾纳气，其息深深。”患者咳喘日久，动则加重，“久病必虚”，此“虚”乃肾元亏损，治当以补肾培元为根。若肾气不足者，治宜温肾纳气，常选用淫羊藿、西洋参、沉香、磁石、补骨脂、仙鹤草等；若肾阳不足者，治宜温肾助阳，常选用制附片、桂枝、肉桂、仙茅、丁香、川椒等；若肾阴不足者，治宜滋阴补肾，常选用女贞子、旱莲草、熟地黄、知母、五味子、麦冬等；若肾精不足者，治宜补肾填精，灵活选用“血肉有情之品”，诸如蛤蚧、鹿角胶、鹿角霜、冬虫夏草、阿胶、海马等；若肺肾不足，气阴两虚者，选用北沙参、太子参、天冬、石斛、生地黄、黄芪等；若脾肾阳虚，水湿上泛者，选用泽泻、白术、车前子、猪苓、茯苓、苍术等；若肺病及心脑，气血衰败者，出现喘脱之危候，常急用参附汤送服蛤蚧粉以回阳救逆，同时结合西医学进行救治。

案例

田某，男，78岁。

初诊（2018年9月2日）：主诉“反复咳嗽、咳痰30余年，活动后气喘10余年，再发加重7天”。刻下症：咳嗽、咳白黏痰、胸闷气喘，口唇发绀，夜尿频数，腰困乏力，恶寒怕冷，大便秘结，伴咽痒鼻塞，舌质暗，苔白厚腻，舌下静脉迂曲，脉沉滑涩。

西医诊断：慢性阻塞性肺疾病急性加重（AECOPD）。中医诊断：肺胀，证属气阳亏虚、风痰瘀阻。治以温阳散风，化痰行瘀，降逆平喘。

处方：五味子6g，桂枝12g，炒白芍30g，厚朴9g，杏仁9g，桃仁10g，地龙6g，生白术30g，附子12g（先煎），蛤蚧1对，人参12g（先煎），干姜12g，细辛3g，炙麻黄9g，荆芥9g，辛夷9g（包煎），木蝴蝶6g，炙款冬花12g，炙甘草6g。7剂，每日1剂，早晚饭后半小时温服。

二诊：胸闷气喘、恶寒怕冷、鼻塞鼻痒好转，咳嗽咳痰减轻，大便已成形，仍腰困乏力，不思饮食，舌质暗，舌苔薄腻，脉沉涩。效不更方，稍作加减。原方去辛夷、木蝴蝶，加狗脊30g、鸡内金20g，续服7剂。

三诊：腰困改善显著，稍有胸闷，喘息不显，夜尿1～2次，舌质淡，苔薄白，脉沉。仍守原法，去细辛、款冬花，加淫羊藿15g、沉香6g（后下）、巴戟天10g，续服7剂。

四诊：诸症平稳，未见反复，继续上方巩固治疗。

（六）支气管哮喘

支气管哮喘属于“哮病”的范畴，病位在肺，哮喘发生及反复发作的症结为痰。如朱丹溪说：“哮喘专主于痰。”《诸病源候论》曰：“胸膈痰饮多者，嗽则气动于痰，上搏咽喉之间，痰气相击，随嗽动息，呼呼有声。”风为“百病之长”，一年四季均可出现，寒、暑、湿、燥、火之邪多依附于风邪而致病，且风邪具有轻扬开泄的特性，多向上、向外、升散，易袭高位，而肺为华盖，居高位，所以风邪致病易伤于肺；痰为人体水液代谢障碍所引起的病理产物，尤与肺、脾、肾的功能失常有着联系密切。当今社会飞速发展，国民生活水平日益提高，众人多食肥甘厚味，湿浊内生；或平素过饱损伤脾胃，脾失健运，水湿内生，聚而为痰，所以今时病者多痰。哮病迅速、时发时止，与风邪善行而数变的性质相一致，痰又为哮喘的“宿根”，自己提出“风痰壅盛，阻塞气道”是哮喘急性发作的主要病机。痰浊伏肺，肺气壅实，风邪触发者，可表现为风痰哮，故哮喘急性发作期间，风痰哮证在哮喘诸证中较为常见。

在治疗上，我在吸取古人经验的基础上，提出了哮喘“发时未必皆实，故不尽攻邪，当治标顾本，平时未必皆虚，亦非全恃扶正，当治本顾标”的辨治思想和“重视脏腑相关的整体治疗”原则，总结出哮喘急性发作期应“急则治标，兼顾治本”的治疗原则。结合临床经验，自创蠲哮益肺汤，应用临床多年，每获良效。

蠲哮益肺汤方药组成：紫苏子、葶苈子、莱菔子、黄芪、防风、白术、半夏、陈皮、茯苓、僵蚕、金沸草、炙甘草。一则祛风化痰以治其标，一则补肺平喘以治其本。用法：水煎服，每日1剂，早晚分服。方中紫苏子降气化痰、止咳平喘，莱菔子下气祛痰、消食导滞，葶苈子泻肺平喘、利水消肿，三药合用，共奏降气化痰之功，是为君药；辅以黄芪、白术、防风，益肺固本，半夏、陈皮、茯苓，燥湿化痰；风邪善行而数变，故佐以虫类药僵蚕入络搜邪，再加金沸草降气化痰、降逆止呕，炙甘草调和诸药。诸药合用，标本同治，补虚不留邪，祛邪不伤正，用之于临床，非常效验。临证时，伴肺热者，加黄芩、桑白皮、瓜蒌皮；阴虚火旺者，加沙参、知母、天花粉；大便秘结者，加大黄、芒硝、枳实；遇风邪而发者，加防风、蝉蜕、紫苏叶。

案例

王某，女，54岁。

初诊（2015年4月20日）：哮病多年，既往每届冬令时发作加甚，形体肥胖，平素喜食生冷，肥甘之品，近1个月持续发作，服用激素未能有效控制病情，无明显寒热倾向，发时喉中作水鸣声，就诊时痰鸣咳喘，气急，咳出白色泡沫样痰，喷嚏时作，自觉鼻、眼发痒，舌苔厚浊，脉濡滑。查体：咽腔无明显充血，扁桃体无肿大，双肺听诊闻及哮鸣音。

中医诊断：哮病，证属痰浊伏肺，风邪引触，肺气郁闭，升降失常。治以祛风化痰，补肺平喘。

处方：紫苏子15g，葶苈子10g，莱菔子10g，黄芪20g，防风10g，白术15g，半夏10g，陈皮10g，茯苓20g，僵蚕10g，金沸草10g，百部10g，紫菀10g，款冬花10g，炙甘草6g。7剂，水煎服，每日1剂，早晚分服。

二诊：患者偶有咳嗽、痰量减少，喘咳气急较前改善，减百部，紫菀、款冬花，继服7剂，上方药服用后，哮喘基本得到控制，喘咳不甚，咳痰不甚。

（七）急性气管－支气管炎

急性气管－支气管炎属于中医“咳嗽”范畴，起病急、病程短、病情轻，治疗应从“风、痰、火”着手。

风、寒、暑、湿、燥、火皆能致病，但风为百病之长，寒、暑、湿、燥、火之邪多依附于风邪而致病，且风邪具有轻扬开泄的特性，多向上、向外、升散，致病多伤及人体上部、皮毛，肺为华盖，居高位，所以风邪致病易伤于肺，导致肺失宣降，多表现为咳嗽、咳痰、鼻塞、喷嚏等症，属于中医“咳嗽”“感冒”范畴。

痰为人体水液代谢障碍所引起的病理产物，分为视之可见、闻之有声的有形之痰和只见征象、不见形质的无形之痰，与肺、脾、肾、肝及三焦的功能失常有着紧密联系。当今社会飞速发展，国民生活水平日益提高，致使众人过食膏粱厚味、辛辣煎炸之品，湿浊内生；或平素过饱损伤脾胃，脾失健运，水湿内生，聚而为痰。所以今时病者多痰，脾为生痰之源，肺为贮痰之器，痰浊上泛于肺，肺失宣降，津液不化，水道不利，聚水为痰，两者互为因果，最终导致痰液不化，肺失宣降，肺气上逆，表现为咳嗽、咳痰、咽喉异物感等。正如《景岳全书·杂证谟·痰饮》云：“痰，即人身之津液，无非水谷之所化……盖痰涎之化，本由水谷，使果脾强胃健。如少壮者流，则随食随化，皆成血气，焉得留而为痰？唯其不能尽化，而十留一二，则一二为痰矣。十留三四，则三四为痰矣。甚至留其七八，则但见血气日削，而痰涎日多矣，此其故正以元气不能运化，愈虚则痰愈盛也。”

火为阳邪，其性炎热升腾，火与热异名同实，均为阳盛，热邪致病多表现为全身弥漫性症状，如发热等，火邪致病多表现为局部症状，如局部咽喉肿痛、目赤肿痛等。今时之人平素饮食颇丰，营养偏盛，致病多为实证、阳病，外感六淫多从阳化火，火伤肺气，肺热壅盛，肺失宣降，表现为咳嗽、痰黄或少痰、咽喉肿痛等。

肺位最高，邪必先伤，肺为娇脏，喜润恶燥，外邪袭肺，多从阳化火，火热之邪易耗伤肺阴，肺阴亏虚，肺之宣发肃降功能失常，表现为咳嗽、痰少或无痰、声音嘶哑等。治疗上遵清·吴鞠通《温病条辨》：“治上焦如羽，非轻不举，用药贵以轻清、宣散，不宜用过热、过寒、过润、过燥之剂。”

本人辨治急性气管－支气管炎多从“风、痰、火”着手，依此自创急支方，临床多年，反复运用，屡试不爽，方药组成：蝉蜕、僵蚕、牛蒡子、桑叶、枇杷叶、浙贝母、紫菀、款冬花、前胡、杏仁、炙甘草、百合。用法：水煎服，每日 1 剂，早晚分服。本方具有疏风、清热、润肺、化痰之功。《医学心悟》云：“肺体属金，譬若钟然，钟非叩不鸣，风、寒、暑、湿、燥、火六淫之邪，自外击之则鸣；劳欲情志，饮食炙煿之火，自内攻之则亦鸣。”风邪致病“善行而数变”，虫类药为“虫蚁飞走”“血肉有情”之品，擅于入络搜邪，祛邪外出，故方中选用蝉蜕、僵蚕祛风解痉，宣通肺络、利咽开喑，桑叶、牛蒡子宣肺化痰、疏散风热，四味共为君药，使表邪得以疏散；紫菀、款冬花、杏仁、前胡止咳、化痰，合君药桑叶、牛蒡子、蝉蜕之宣散，宣降相因，以复肺之宣降；枇杷叶、浙贝母清化痰热，内清热毒，使内毒得解，合上四味共为臣药；火热之邪多耗伤肺阴，肺喜润恶燥，佐以百合以养阴、润肺；炙甘草助浙贝母、枇杷叶清肺化痰，可调和诸药，功兼佐使之用。临证多用于急性支气管炎、慢性支气管炎急性发作期且中医辨证属风热犯肺及风燥伤肺等热证。临证加减：风寒者去枇杷叶、浙贝母，加麻黄、桂枝、紫苏叶等；痰湿者去枇杷叶、浙贝母，加法半夏、陈皮、厚朴等。

案例

李某，女，24 岁。

初诊（2013 年 6 月 9 日）：患者诉 1 周前因夜晚进食烧烤、啤酒，次日清晨出现咽喉肿痛、咳嗽，无明显咳痰，自行服用“头孢呋辛酯、枸橼酸喷托维林”，症状稍缓解后而复发，此次就诊时仍有咳嗽，咳少量黄痰，咳吐不爽，咽喉疼痛，无发热，二便尚调，舌红，舌体瘦长，苔薄黄，脉浮数。查体：咽腔充血，扁桃体Ⅰ度肿大，双肺听诊呼吸音清，未闻及干、湿啰音。

中医诊断：咳嗽，证属火热伤肺，肺热内蕴，宣降失常。治以疏风、清热、化痰、润肺。

处方：蝉蜕10g，僵蚕10g，桑叶10g，牛蒡子10g，枇杷叶20g，浙贝母10g，杏仁10g，百合20g，南沙参10g，黄芩10g，生石膏15g，鱼腥草15g，款冬花10g，炙甘草6g。7剂，水煎服，每日1剂，早晚分服。

二诊：患者偶有咳嗽、无痰，无咽痛，减黄芩、鱼腥草、生石膏继服3剂，后电话随访，诸症皆消。

（八）阻塞性睡眠呼吸暂停低通气综合征

阻塞性睡眠呼吸暂停低通气综合征（OSAHS）中医归属“鼾症”范畴，多因脾胃运化不利，痰湿阻滞，而且本病病程长，久病必瘀，痰瘀互结，阻塞气道，发为鼾声。治宜清热化痰、健脾祛湿、活血化瘀，临床以自拟鼾宁方治疗OSAHS，疗效确切。鼾宁方药物组成：黄连、半夏、竹茹、茯苓、陈皮、苍术、厚朴、射干、橘红、知母、白茅根、薏苡仁、丹参、炙甘草。全方由黄连温胆汤合平胃散去枳实，加射干、橘红、知母、白茅根、薏苡仁、丹参化裁而成。黄连温胆汤源自清代陆廷珍所撰的《六因条辨》，其由宋朝陈言所著的《三因极一病证方论》中温胆汤去大枣加黄连而组成，具有疏理气机、调和脾胃、通利三焦、清热化湿之效。平胃散出自《太平惠民和剂局方》，本方由苍术、厚朴、陈皮、甘草组成，此四味药燥湿与行气并用，燥湿以健脾、行气以祛湿，从而达到湿祛脾健、气机通畅、脾胃自和之效。鼾宁方正是基于上述两个经典的时方化裁而来。

鼾宁方中以黄连清热燥湿，清热而不生湿，燥湿而不增热。黄连一味，至关重要，《珍珠囊》载：“黄连其用有六：泻心脏火，一也；去中焦湿热，二也；诸疮必用，三也；去风湿，四也；治赤眼暴发，五也；止中部见血，六也。”可见其清热作用之强，使用范围之广。半夏降逆和胃，燥湿化痰，与黄连配合使用，具有辛开苦降之意，两者共为君药；竹茹清热化痰，兼除烦止呕，且与半夏凉热相配，为臣药，贾所学《药品化义》中写道：“竹茹，轻可去实，凉能去热，苦能降下，专清热痰，为宁神开郁佳品。”陈皮、茯苓燥脾湿，苍术、厚朴皆辛苦温燥，均能燥湿运脾。苍术以辛散温燥为主，燥湿健脾力强，为燥湿健脾之要药，李杲言其“能健胃安脾”，《洁古珍珠囊》言其“诸肿湿非此不能除”。厚朴，味苦，既可除无形之湿，又可消有形之实满，为消除胀满之要药。正如《本草衍义补遗》中所云：“厚朴，气药之温而能散，泻胃中之实也，而平胃散用之，佐以苍术，正为上焦之湿，平胃土不使之太过而复其平，以至于和而已。”橘红理气燥湿，与半夏合用，增强燥湿化痰之力，体现“治痰先理气，气顺则痰自消”之意；茯苓健脾渗湿，健脾以杜生痰之源，渗湿以助化痰；陈皮理气健脾、燥湿化痰，以助苍术、厚朴之力，共为臣药；射干，味苦性寒，性降下，主入肺经，清泻肺中实火。火降则气息，热清则结散，降逆开痰，泄热破结，消痰散结而利咽喉。知母，苦甘寒，清热泻火，使火热不再灼液为津，则火去存阴，热去留津；白茅根，甘润，以其甘寒之性、清降之能，透发脏腑郁热，引热下行；薏苡仁，甘淡凉，利水渗湿，健脾止泻，但能除湿而不助燥，益气不滋生湿热，补益之性较平和，上四味共为佐药，甘草调和诸药为使药。全方共奏清化痰热，调理脾胃之功，使痰消则气畅，气顺则鼾减。

临证可根据患者情况具体分析，以自拟鼾宁方为基础进行灵活加减。OSAHS 伴夜寐不安、躁动梦多者，加茯神、远志、栀子养心安神、清肝泻火；伴晨起头晕及头痛者，加天麻、钩藤、藁本以镇肝祛风、通经活络；伴白天嗜睡明显者，加郁金、石菖蒲以解郁宁心、开窍醒神；伴智力及记忆力下降者，加蔓荆子、益智仁、核桃、桑椹以醒脑益肾、填精益髓；伴鼻塞明显者，加辛夷、白芷、苍耳子宣通鼻窍、祛邪散风；伴胸闷气喘、痰多质黏者，则加紫苏子、莱菔子、芥子降逆化痰，取三子养亲汤之意；伴咽喉不利似“梅核气”者，可加紫苏梗、玫瑰花、木蝴蝶以豁痰利咽；伴夜间盗汗者，加知母、黄柏、五味子以滋阴清热敛汗；伴肢冷畏寒、腰酸乏力等阳虚证候明显时，可加淫羊藿、肉桂、覆盆子、菟丝子等以温肾固本；因平素体虚，反复感邪引起腺样体肿大发鼾者，可加用鳖甲、浙贝母、桃仁、莪术等以软坚散结、活血化瘀。

OSAHS 的发生与不良的生活习惯息息相关，中药治疗的同时调摄生活方式或进行心理疏导均有助于患者稳定病情。当今社会物质的极大丰富导致人们普遍存在饮食肥甘厚味，运动较少甚至不运动的不良习惯，故在辨证施治的同时嘱咐患者清淡饮食，适量运动，从源头杜绝疾病的发生发展。

案例

胡某，女，56 岁。

初诊（2020 年 12 月 8 日）：主诉“睡眠时打鼾 30 余年，加重 2 月余”。现病史：患者 30 余年前家属发现其夜间打鼾，但一直未予重视。近 2 个月症状加重，夜眠时打鼾，鼾声重浊响亮，时有憋醒，白天困倦，注意力不集中，口干口渴，头晕，纳可，二便尚调，舌红，苔黄腻，脉滑。辅助检查多导睡眠图（PSG）显示 BMI 26.20，呼吸事件 578 次（阻塞型 406 次，低通气型 172 次），呼吸暂停 – 低通气指数（AHI）69.60；$LSpO_2$ 68.00%；鼾声指数：274.70，提示重度 OSAHS 合并重度低氧血症。

西医诊断：重度 OSAHS 合并重度低氧血症。中医诊断：鼾症，证属痰热内蕴、脾失健运。治以清热化痰，健脾祛湿。

处方：鼾宁方加减。黄连 3g，竹茹 10g，苍术 10g，厚朴 6g，陈皮 6g，射干 10g，茯苓 20g，化橘红 6g，知母 10g，白茅根 15g，薏苡仁 30g，丹参 10g，炙甘草 3g。14 剂，水煎服，早晚各服用 1 次，同时嘱其清淡饮食，少食辛辣刺激、肥甘厚味之品，适量运动。

二诊：患者鼾声变浅，憋气感减轻，憋醒次数减少，白天嗜睡，困倦，注意力不集中均有所好转，睡眠质量较前改善，但仍有口干口渴。舌淡红，苔黄微腻，脉滑。效不更方，稍作加减。原方加芦根 20g、淡竹叶 10g。续服 14 剂，煎服同前。

三诊：患者打鼾次数明显减少，鼾声低沉，无夜间憋醒，无乏力，无头晕，白天精神状况明显改善，偶有口干，纳可，大便稀溏，小便少，体重减轻 3kg。舌淡红，苔黄，脉数。效不更方，稍作加减。处方：竹茹 10g，胆南星 3g，炒黄芩 10g，葛根 15g，苍术 10g，厚朴 6g，山药 30g，白术 10g，芦根 30g，淡竹叶 10g，茯苓 20g，炙甘草 3g，续服 14剂，煎服同前。

四诊：患者偶有打鼾作声，声调较低，劳累后或食肥甘厚味后明显，偶有腹胀，无憋闷不适，寐安，纳香，二便调。复查 PSG 显示 BMI 23.80，呼吸事件 252 次（阻塞型 197 次，低通气型 55 次），AHI 31.50，最低氧饱和度 82.00%，鼾声指数 132.80，故在三诊的基础上减胆南星，加薏苡仁 20g，嘱患者隔日服，其后亦宗此法加减调治数月，今电话回访鼾声作少，后未加重。

三、科研探索

（一）临床研究

1. 自拟支扩方加减治疗支气管扩张症临床观察

我们开展了自拟支扩方加减治疗支气管扩张症的研究，研究按照《内科学》（第七版）支气管扩张症的诊断标准，选取于安徽中医药大学第一附属医院住院治疗的支气管扩张症患者 42 例，采用自拟的“支扩方”进行治疗。处方：冬瓜子 20g，三七粉 2g，桃仁 10g，杏仁 10g，芦根 30g，丹参 10g，浙贝母 10g，款冬花 10g，黄芩 10g，水牛角 10g，山药 10g，生地黄 10g，太子参 10g，麦冬 10g，蒲公英 10g。加减：兼表证者，加金银花、连翘、桑叶等；肺热甚者，加白花蛇舌草、败酱草、鱼腥草等；咯血者，加茜草炭、蒲黄炭等；痰多者，加海浮石、海蛤壳等；阴虚者，加南沙参、麦冬、玉竹等；气虚者，加黄精、西洋参等。水煎服，每日 1 剂，1 周为 1 个疗程，治疗 4 周进行疗效评价。治疗后 42 例支气管扩张症患者显效 16 例，有效 20 例，无效 6 例，总有效率 85.71%。

2. 基于数据挖掘的中医药治疗社区获得性肺炎患者的用药特点研究

我们收集了 2020—2023 年医院收治的入院诊断为社区获得性肺炎、咳嗽的住院患者的中药处方，利用数据挖掘技术，对医院社区获得性肺炎（中医诊断为咳嗽）处方的用药特点进行了归纳总结。

通过中药四气分析发现，所用中药的药性以寒性、平性为主。其中寒性药使用频次最高，因为社区获得性肺炎多从寒邪而来，但寒邪很快郁而化热，故治热以寒，用寒性药物治疗直中其要。

通过中药五味分析发现，所用中药的药味以苦、味、辛为主。社区获得性肺炎的病性多以热性居多，苦味药有清泄、降泄和通泄之功，即清热泻火、降泄肺胃上逆之气、泻下大便。甘“能和”“能缓”，甘味药可以调和诸药，调整处方中各个药物的偏性，增强药效，减少不良反应。辛“能散”，辛味药走窜发散，可发散风寒或发散风热，用于治疗本病风寒袭肺证、风热犯肺证。

通过中药归经分析发现，所用中药的归经以肺、胃、脾经为主。咳嗽的病位主要在肺，肺主气，主呼吸之气、一身之气，肺主宣发肃降，肺为华盖，肺为娇脏，外合皮毛，开窍于鼻，与天气直接相通。外邪侵犯人体，最容易犯肺，致使肺气不清，失于宣降，则上逆作咳。咳嗽的病变不限于肺，凡脏腑功能累及肺，影响肺之宣降，皆可发为咳嗽。肺与中焦脾胃关系密切。脾胃为“后天之本”“气血生化之源”。社区获得性肺炎患者常伴有纳呆、恶心呕吐和胃痛等表现。“有胃气则生，无胃气则死”，人体以胃气为本，风寒袭肺或风热犯肺，内客于胃，胃受纳腐熟功能失常，胃失和降，则会出现纳呆、呕吐、胃痛等表现。肺脾同属太阴经，脉气相通，共司人体水液代谢，若脾失运化水液，聚湿生痰，影响肺之宣降，则发为咳喘，故有“脾为生痰之源，肺为贮痰之器”之说。因此，在临床上治疗咳嗽、咳痰，不仅要祛痰止咳，还要兼顾补益脾胃，意在“培土生金”。

通过中药种类分析发现，治疗社区获得性肺炎的中药主要可以分为 4 大类：化痰止咳平喘药、清热药、补虚药和解表药。社区获得性肺炎的主要症状为咳嗽、咳痰，或伴有气喘，故以化痰止咳平喘药的使用居多。社区获得性肺炎的病性以热性居多，故见清热药使用频次较高。社区获得性肺炎中后期，多表现为肺气虚、肺阴虚，故常配伍补虚药。除了甘草以外，补虚药主要有以白术、山药、太子参和党参等为代表的补气药，以百合、麦冬和南沙参等为代表的补阴药。解表药主治表证，发散风寒药常用麻黄、荆芥、防风和桂枝等，发散风热药常用桑叶、牛蒡子、薄荷、蝉蜕和柴胡等。

通过药物与药物之间的关联规则分析发现，治疗社区获得性肺炎的常用中药药对有①紫菀，白前；②芦根，桃仁；③紫菀，款冬花；④连翘，金银花；⑤芦根，玄参；⑥芦根，淡竹叶。

本研究提炼出 1 个核心处方，为苦杏仁、浙贝母、桔梗、枇杷叶、芦根、紫菀、黄芩和甘草。方中，黄芩、芦根清肺泻火，桔梗、浙贝母清热化痰，枇杷叶清肺止咳，苦杏仁止咳平喘，紫菀润肺化痰止咳，甘草调和诸药。

3. 四子温肺汤治疗慢性阻塞性肺疾病急性加重期痰湿蕴肺证患者临床观察

我们选择了 2019 年 2 月至 2020 年 2 月在安徽中医药大学第一附属医院呼吸内科住院治疗的 60 例慢阻肺急性加重期痰湿蕴肺型患者为观察对象，随机分为观察组和对照组，每组各 30 例。对照组给予西医常规治疗，根据病情，合理使用抗生素；静脉滴注使用激素、茶碱类药物；必要时吸入 β_2 受体激动剂、抗胆碱能药物，使用无创呼吸机进行辅助通气。观察组在对照组西医常规治疗基础上服用四子温肺汤，组成：黄荆子 10g，芥子 10g，五味子 10g，紫苏子 10g，蜜百部 10g，紫菀 10g，款冬花 10g，蜜麻黄 6g，射干 10g，细辛 3g。随症加减：喘剧，加用葶苈子 10g（包煎）、杏仁 9g（后下）；寒甚，加用附子 10g（先煎）、肉桂 10g；痰黏，加用姜半夏 9g、陈皮 10g。10 天为 1 个疗程。结果显示总有效率观察组为 93.33%，对照组为 80.00%，观察组疗效优于对照组；治疗后两组中医证候积分均较治疗前明显降低，且观察组较对照组明显下降；两组治疗前血清 HMGB1 及 CC16 水平比较，差异无统计学意义（$P > 0.05$），治疗后两组均较治疗前改善（$P < 0.05$），且观察组较对照组明显改善（$P < 0.05$）；两组患者治疗前后血常规、心电图、肝、肾功能无异常改变，治疗过程中未见不良反应发生。

本研究发现，四子温肺汤联合西医常规治疗可更有效降低 AECOPD 患者血清高迁移率族蛋白 B1（HMGB1）水平，使血清克拉拉细胞蛋白 16（CC16）表达水平较治疗前上升，快速缓解慢阻肺急性加重期患者咳嗽、咳痰、喘闷等临床症状，增强 AECOPD 患者运动耐力。四子温肺汤协同西医综合治疗从温辨治，通过减轻气道炎症反应，改善黏液高分泌状态以发挥作用，改善患者的生活质量，发挥中医辨治的特色与优势。

4. 新型冠状病毒奥密克戎变异株感染的老年患者中医证候特征

我们开展的相应研究对 2022 年 4 月 28 日至 5 月 27 日期间在上海第四人民医院收治的 112 例新型冠状病毒奥密克戎变异株感染的老年患者的中医证候信息进行了总结归纳，并对不同证型的年龄、性别等进行分析，发现患者以女性稍多，平均年龄（75.50±10.91）岁。其中基础疾病以原发性高血压病、糖尿病及冠心病者居多，且长期卧床、鼻饲饮食患者所占比重较多。患者年龄越大，合并基础疾病越多，则病情加重，住院时间延长。

本研究对患者的一般检查与影像学检查也进行了分析，发现感染后患者的白细胞计数在早期大多呈正常或下降趋势，淋巴细胞计数呈减少趋势，多数患者的 C 反应蛋白和 D- 二聚体水平呈增高趋势，且感染的老年患者的胸部 CT 以磨玻璃影为主，少数为实变影。

通过该研究对患者的中医症状分布进行分析后，发现少数患者表现为单一症状，多数患者伴有兼夹症状。此外，上海新型冠状病毒奥密克戎变异株感染与德尔塔变异株感染存在不同，前者毒力减弱，传染性增强，从临床表现来看，主要以咳嗽、咳痰、咽痛等上呼吸道感染症状为主，同时伴有胃肠道反应，较多患者饮食情况差，且发热患者比例明显减少，发热往往热势不高。由于收治的均为老年患者，考虑原因一方面与奥密克戎病毒有关；另一方面与西药使用有关。

我们对感染后老年患者的舌质、舌苔及脉象进行了分析，发现新型冠状病毒感染老年患者舌质以红舌及淡红舌为主，舌苔以黄腻苔为主；脉象以滑脉、数脉为主，且脉象以相兼脉为主，单一脉少见。

对感染后老年患者的中医证型进行分析，发现中医证型以湿热郁肺、肺脾两虚及气阴两虚多见，究其原因，一方面与奥密克戎变异株传染性强，传变速度快，感受瘟疫之邪气很快入里化热有关；另一方面与感染后老年患者机体肺脾两虚及气阴两虚相关，正所谓“邪之所凑，其气必虚”“正气存内，邪不可干”。相当一部分患者都兼有瘀血，考虑原因为老年患者基础疾病多且存在长期卧床的情况，此情况与 D- 二聚体水平升高成比例相关，值得临床重视，这部分患者也更容易转为重症，在辨证治疗过程中，应加用牡丹皮、赤芍等活血化瘀的中药。此外，相当一部分患者合并有严重慢阻肺、呼吸衰竭，且鼻饲饮食患者不在少数，该部分患者通过中药早期干预可无病情加重情况。

5. 督灸治疗慢性阻塞性肺疾病急性加重期（痰浊阻肺证）临床研究

我们选取了 2019 年 1 月 1 日至 2021 年 12 月 31 日期间在安徽中医药大学第一附属医院肺病科住院治疗的 40 例辨证属痰浊阻肺证的 AECOPD 患者，随机分为观察组与对照组。对照组治疗方案包括支气管舒张剂、糖皮质激素、祛痰药物、依据药敏结果合理选择抗菌药物、氧疗及无创机械通气呼吸支持等规范治疗。观察组在对照组西医治疗基础上，予每日加用督灸治疗 1 次，两组均治疗 6 天。结果表明两组干预后中医临床证候总得分均明显降低（$P < 0.05$），观察组下降程度更为显著（$P < 0.05$）；两组干预后 6MWD 均得到明显提升（$P < 0.05$），观察组提升较对照组更为突出（$P < 0.05$）。两组干预后中性粒细胞计数及 CRP 与干预前比较均明显下降（$P < 0.05$），观察组下降幅度优于对照组（$P < 0.05$）。两组干预后 FEV_1、FVC、FEV_1/FVC 均较干预前明显上升（$P < 0.05$），观察组 FEV_1、FVC、FEV_1/FVC 比对照组上升更为显著（$P < 0.05$）。

6. 疏风解毒胶囊对慢性阻塞性肺疾病急性加重期的影响

我们将 60 例风热犯肺证 AECOPD 患者随机分为对照组与治疗组，每组 30 例，对照组采用西医基础治疗，治疗组则在西医常规治疗的基础上加服疏风解毒胶囊，观察疗程 10 天。观察两组治疗前后的中医证候积分变化，血清可溶性髓系细胞触发受体 –1（sTREM–1）、壳多糖酶 –3 样蛋白 1（YKL–40）、肺表面活性蛋白 D（SP–D）、纤维蛋白原（Fib）水平的变化，观察其疗效。

结果显示，治疗后，两组中医证候积分均较治疗前显著改善（$P < 0.01$），其中咳嗽、发热、口渴、汗出 4 项积分治疗组的改善优于对照组（$P < 0.05$），两组治疗后 sTREM–1、YKL–40、SP–D、Fib均较治疗前显著降低（$P < 0.01$），且治疗组优于对照组（$P < 0.05$）。此研究表明疏风解毒胶囊联合西药治疗能迅速改善风热犯肺证 AECOPD 患者的临床症状，降低血清炎症因子 sTREM–1、YKL–40、SP–D、Fib的水平，减轻气道炎症反应。

（二）基础研究

1. 参七虫草方改善肺纤维化大鼠的炎症反应机制研究

国医大师韩明向教授认为“肺失治节，因虚致瘀”是肺纤维化的发病机制，提出“虚瘀”理论，并创制了以益气养阴活血立法的参七虫草方，由西洋参、黄精、虎杖、三七、冬虫夏草组成，制成特色院内协定方参七虫草胶囊。将 120 只大鼠随机分为空白组、模型组、参七虫草组、吡非尼酮组和精氨酸脱亚胺酶（ADI）腹腔注射组，每组 24 只。除空白组外，4 组均使用一次性气管内滴注盐酸博来霉素（BLM）诱导制备 IPF 的大鼠模型。空白组则向气管内滴注同等体积的生理盐水。造模 1 天后，参七虫草组、吡非尼酮组、ADI 腹腔注射组予以给药，空白组、模型组分别以 10mL/（kg·d）生理盐水灌胃。给药疗程为 28 天。分别于第 7 天、第 14 天、第 21 天、第 28 天取材，各组随机选取 6 只大鼠进行麻醉后处死。

实验结果显示，与空白组相比，模型组及 BLM 处理过的大鼠肺系数在实验的各个时间点均升高（$P < 0.01$）。模型组大鼠的肺系数与时间呈正相关，呈逐渐递增趋势。参七虫草组、吡非尼酮组、ADI 腹腔注射组各个时间点的肺系数均较模型组有所下降（$P < 0.05$）；且参七虫草组与吡非尼酮组的肺系数变化趋势图几乎重合；ADI 腹腔注射组肺系数在各个时间点均较另外两个治疗组趋势变化差异无统计学意义（$P > 0.05$）。气管滴注 BLM 后，大鼠肺脏炎症细胞会大量积聚、浸润，模型组中性粒细胞、巨噬细胞、淋巴细胞均较同一时间点的空白组增多（$P < 0.01$）。干预组各时间点中性粒细胞、巨噬细胞、淋巴细胞均低于同一时间点的模型组（$P < 0.05$）；参七虫草组中性粒细胞仅在第 7 天、第 21 天、第 28 天时低于模型组，14 天时与模型组比较差异无统计学意义（$P > 0.05$）；ADI 腹腔注射组巨噬细胞、淋巴细胞在 28 天时均较模型组差异无统计学意义（$P > 0.05$）。模型组早期阶段（7 天内、14 天内）大鼠血清中的趋化因子配体 2（CCL2）、转化生长因子 β1（TGF-β1）急剧升高，且随着时间的进展，水平持续升高，均高于空白组（$P < 0.05$）。在相同时间点，参七虫草组、吡非尼酮组、ADI 腹腔注射组大鼠血清 CCL2、TGF-β1 水平均低于模型组（$P < 0.05$）；参七虫草组、吡非尼酮组、ADI 腹腔注射组大鼠血清 CCL2、TGF-β1 水平在前 14 天内增长较快，21 天内、28 天内缓慢增长，第 28 天含量达到高峰。与空白组比较，不同时间点模型组 p-src^{Try529}、p-STAT3^{Try705} 水平高表达（$P < 0.01$），p-src^{Try529}、p-STAT3^{Try705} 水平在第 7 天、第 14 天均显著升高，第 21 天、第 28 天表达量均有所降低，但仍高于空白组（$P < 0.05$）。参七虫草组、吡非尼酮组、ADI 腹腔注射组均低于同一时间点模型组。与空白组相比，模型组大鼠肺组织精氨酸琥珀酸盐合成酶 -1（ASS1）mRNA 的含量在第 7 天、第 14 天升高（$P < 0.01$），第 21 天、第 28 天出现递减，但在第 28 天时含量较前有所上升。参七虫草组、吡非尼酮组、ADI 腹腔注射组肺组织 ASS1 mRNA 各个时间点含量均较模型组降低（$P < 0.05$）；参七虫草组、吡非尼酮组各个时间点含量差异不明显，但均低于 ADI 腹腔注射组。与空白组相比，模型组大鼠各个时间点肺组织 Src mRNA 含量均升高，7 天内、14 天内的含量呈现递增趋势，第 14 天时含量最高，第 21、第 28 天内时含量有所降低；参七虫草组、吡非尼酮组、ADI 腹腔注射组各个时间点肺组织 Src mRNA 均明显低于模型组（$P < 0.05$）；参七虫草组、吡非尼酮组各个时间点含量差异不明显，但均低于 ADI 腹腔注射组。与空白组相比，模型组大鼠肺组织 STAT3 各个时间点的 mRNA 含量均升高（$P < 0.01$），7 ～ 14 天增幅最快，21 天内、28 天内仍呈上升趋势，但上升幅度有所减缓；参七虫草组、吡非尼酮组、ADI 腹腔注射组大鼠肺组织 STAT3 各个时间点均低于模型组（$P < 0.05$）；参七虫草组、吡非尼酮组各个时间点含量差异不明显，但均低于 ADI 腹腔注射组。

本研究结果表明，在 BLM 诱导的模型组大鼠中，BALF 中巨噬细胞和中性粒细胞均显著升高，大鼠血清 TGF-β1、CCL2 水平明显升高，大鼠的全身炎症反应加重，证实在肺纤维化发生发展过程中存在肺部炎症细胞的浸润，予以药物干预后，细胞因子及炎症细胞数量表达减少，肺组织炎性渗出减少，炎症反应减轻，这提示气管内滴注 BLM 可诱导 IPF 大鼠的肺组织分泌炎症因子，引发炎症反应，而参七虫草方、吡非尼酮、ADI 均对 IPF 肺组织炎症有改善作用，从而延缓肺纤维化进展。参七虫草方可能通过抑制炎症细胞中 ASS1 介导的 Src/STAT3 信号通路缓解 BLM 大鼠肺纤维化的炎症反应。

2. 益气养阴活血法对特发性肺纤维化大鼠血管新生的影响

我们开展了相应的研究，研究将 128 只大鼠随机分为空白组、模型组、泼尼松组、参七虫草组，每组 32 只，采用气管滴注法造模，空白组以同样方法注射等量生理盐水造模。空白组、模型组均灌胃生理盐水 1mL/（kg · d），泼尼松组灌胃泼尼松混悬液 3.5mg/（kg · d），参七虫草组灌胃参七虫草方汤剂 0.38g/（kg·d）。各组大鼠造模后第 2 天开始给药，连续给药 28 天。之后我们分别于造模后第 7 天、第 14 天、第 21 天、第 28 天取材，收集大鼠腹主动脉血样本，分离肺组织，取左肺下叶固定于 10% 福尔马林溶液中备用。

造模后，与空白组比较，模型组、泼尼松组、参七虫草组 HIF-1α 含量均增高（$P < 0.01$）；与模型组比较，相同时间点泼尼松组与参七虫草组 HIF-1α 含量降低（$P < 0.01$）；泼尼松组与参七虫草组比较差异无统计学意义（$P > 0.05$）。不同时间点与空白组比较，模型组、泼尼松组、参七虫草组血小板源性生长因子（PDGF）含量升高（$P < 0.01$）；与模型组相比，泼尼松组与参七虫草组 PDGF 表达降低（$P < 0.01$）；泼尼松组与参七虫草组比较差异无统计学意义（$P > 0.05$）。模型组、泼尼松组、参七虫草组色素上皮衍生因子（PEDF）含量高于空白组（$P < 0.01$）；与模型组相比，同时间点泼尼松组、参七虫草组 PEDF 表达升高（$P < 0.01$）；泼尼松组与参七虫草组比较差异无统计学意义（$P > 0.05$）。与空白组比较，模型组、泼尼松组、参七虫草组亚硫酸乙烯酯（ES）含量上升（$P < 0.01$）；与模型组比较，同时间点泼尼松组、参七虫草组 ES表达升高（$P < 0.01$）；泼尼松组与参七虫草组比较差异无统计学意义（$P > 0.05$）。

本研究结果显示模型组血清 PDGF、PEDF、ES含量早期分泌旺盛，后期逐渐减少，HIF-1α 后期升高，可能与 IPF 患者后期严重缺氧有关，这表明在 IPF 早期，肺泡壁不仅发生炎症反应，还伴随胶原纤维沉积、血管新生，早期炎症反应与血管新生表达旺盛有关。炎症是机体损伤后的应激反应，血管新生是肺组织纤维化修复的重要影响因素。与模型组比较，参七虫草组促血管生长因子分泌减少，血管新生抑制因子升高，HE 染色、Masson 染色示参七虫草组大鼠炎症反应及纤维化程度低于模型组。参七虫草组促血管生长因子含量降低，抑制因子表达旺盛，这表明参七虫草方可能通过抑制促血管新生因子分泌、促进血管抑制因子表达而干预血管新生，从而达到延缓肺纤维化的目的。

3. 加味黄芪甘草汤对非小细胞肺癌细胞增殖、凋亡、侵袭、迁移及上皮间质转化的影响

我们采用细胞增殖与活性检测（CCK-8）法检测 1.0g/L、2.0g/L、4.0g/L、8.0g/L、12.0g/L 加味黄芪甘草汤冻干粉对非小细胞肺癌细胞增殖的影响；将 A549、PC9 细胞分为空白组和加味黄芪甘草汤低、中、高组（2.0g/L，4.0g/L，8.0g/L）；运用平板克隆检测加味黄芪甘草汤对细胞克隆能力的影响；Hoechst33342 染色检测加味黄芪甘草汤对细胞凋亡的影响；划痕试验和 Transwell 小室实验分别检测其迁移与侵袭能力；运用微球体形成实验观察加味黄芪甘草汤对肿瘤细胞成球能力的影响，实时荧光定量聚合酶链式反应（Real-timePCR）检测多能干细胞维持基因八聚体转录因子（Oct-4）、人性别决定区 y 框蛋白 2（Sox2）、同源盒转录因子（Nanog）的 mRNA 表达水平，以评估肿瘤干细胞活性；蛋白免疫印迹法（Westernblot）检测 B 细胞淋巴瘤 -2（Bcl-2），Bcl-2 关联死亡启动子重组蛋白（Bad），Bcl-2 相关 X 蛋白（Bax），活化与非活化的胱天蛋白酶 -3（Cleaved Caspase-3、Caspase-3），E- 钙黏连蛋白（E-cadherin），N 型钙黏蛋白（N-cadherin），波形蛋白（Vimentin），基质金属蛋白酶 -2（MMP-2），β- 连环蛋白（β-catenin），c- 核蛋白类基因（c-Myc），细胞周期蛋白 D1

（CyclinD1），锌指转录因子（Slug）蛋白表达水平。

研究结果表明，与空白组比较，A549、PC9 细胞经 1.0g/L、2.0g/L、4.0g/L、8.0g/L、12.0g/L 加味黄芪甘草汤冻干粉处理 24 小时、48 小时，细胞增殖能力均被明显抑制，并呈浓度与时间依赖性（$P < 0.05$，$P < 0.01$）；加味黄芪甘草汤低、中、高组均能抑制 A549、PC9 细胞的克隆能力（$P < 0.05$，$P < 0.01$）；加味黄芪甘草汤高组均能诱导 A549、PC9 细胞凋亡（$P < 0.01$）；加味黄芪甘草汤低、中、高组均能抑制 A549、PC9 细胞侵袭、迁移能力（$P < 0.05$，$P < 0.01$）；经加味黄芪甘草汤低、中、高组处理后，A549 细胞的微球体体积明显缩小，A549、PC9 细胞 Oct-4、Sox2 和 Nanog mRNA 表达量均降低（$P < 0.05$，$P < 0.01$）；加味黄芪甘草汤中、高组均能下调 A549、PC9 细胞抗凋亡蛋白 Bcl-2 的表达（$P < 0.05$，$P < 0.01$），上调促凋亡蛋白 Bad、Bax 及 Cleaved Caspase-3/Caspase-3 的表达（$P < 0.05$，$P < 0.01$）；加味黄芪甘草汤中、高组均能下调 A549、PC9 细胞 MMP-2、N-cadherin 及 Vimentin 的表达（$P < 0.05$，$P < 0.01$），上调 E-cadherin 的表达（$P < 0.05$，$P < 0.01$）；加味黄芪甘草汤中、高组均能下调 A549、PC9 细胞 β-catenin、c-Myc、CyclinD1 及 Slug 表达（$P < 0.01$）。加味黄芪甘草汤可抑制人非小细胞肺癌 A549、PC9 细胞的增殖、侵袭、迁移、肿瘤干细胞活性及上皮间质转化，并能诱导凋亡，作用机制可能与 Wnt/β-catenin 信号通路有关。

4.参七化痰方含药血清对 TGF-β1 刺激下气道平滑肌细胞 Snail、Slug、MMP-9、TIMP-1 水平影响研究

我们选择了生长良好的气道平滑肌细胞（ASMCs），随机分为 5 组，分别为对照组、模型组、10% 参七化痰方含药血清（SQHT）组、法舒地尔（Fasudil）组、10%SQHT+Fasudi 组。TGF-β1 刺激造模后，Western blot 检测 Snail、Slug 蛋白水平的表达；实时荧光定量 PCR 检测 Snail mRNA、Slug mRNA 水平的表达；采用酶联免疫吸附试验定量测定细胞上清液 MMP-9、TIMP-1 水平的变化，同时观察 SQHT 对上述指标的影响。

结果显示，TGF-β1 干预后，与对照组比较，模型组 Snail、Slug 蛋白、mRNA，MMP-9，TIMP-1 表达水平上升（$P < 0.01$）；与模型组比较，10%SQHT 组、Fasudil组与 10%SQHT+Fasudil 组 Snail、Slug 蛋白、mRNA，MMP-9，TIMP-1 表达水平均显著下降（$P < 0.01$）；各治疗组组间比较，其中以 10%SQHT+Fasudil 组 Snail、Slug 蛋白、mRNA，MMP-9，TIMP-1 表达水平下降最为显著（$P < 0.01$）。SQHT 可能通过抑制 Snail 和 Slug 转录因子在 TGF-β1 刺激下的转录和表达，从而抑制 MMP-9 和 TIMP-1 的分泌，进而改善气道重塑。

5. 哮喘平对哮喘模型大鼠肺组织细胞凋亡相关调控基因蛋白的影响

将 60 只 SD 雄性大鼠随机分为 6 组，每组 10 只，即空白对照组、哮喘模型组、桂龙咳喘宁组、哮喘平低剂量组、哮喘平中剂量组、哮喘平高剂量组。以卵蛋白致敏复制大鼠哮喘模型，成功复制模型 21 天后，空白对照组和模型组每天给予等量的氯化钠溶液灌胃，连续给药 2 周后处死大鼠，解剖大鼠并取出肺组织。采用免疫组化法测定大鼠肺组织中细胞凋亡相关调控基因蛋白 Bcl-2 及 Bax 的表达。

结果显示，与空白对照组比较，模型组大鼠 Bcl-2 表达升高，Bax 表达降低（$P < 0.01$）；与模型组比较，给药组大鼠 Bcl-2 表达降低，Bax 表达升高（$P < 0.05$，$P < 0.01$）；与桂龙咳喘宁组比较，哮喘平中高剂量组 Bcl-2 表达显著降低，Bax 表达显著升高（$P < 0.01$）。此研究表明哮喘平可以降低抑凋亡基因蛋白 Bcl-2 的表达，升高促凋亡基因蛋白 Bax 的表达，调节二者的表达水平，对于指导哮喘临床用药有着重要的意义。

6. 参七虫草胶囊干预肺间质纤维化大鼠模型 PI3K/Akt 信号通路实验研究

采用博来霉素气道喷雾法复制大鼠肺间质纤维化模型。将 40 只大鼠随机分为空白对照组、模型组、泼尼松龙组、参七虫草胶囊组，每组 10 只。酶联免疫吸附法测定各组大鼠治疗前后血清及肺组织中 PI3K/Akt 水平。

结果显示，与空白对照组比较，模型组大鼠血清和肺组织中 Akt 及 PI3K 水平显著升高（$P < 0.05$）；与模型组比较，参七虫草胶囊组和泼尼松龙组大鼠血清及肺组织中 Akt 及 PI3K 水平显著降低（$P < 0.05$）；参七虫草胶囊组大鼠血清和肺组织中 Akt、PI3K 水平显著低于泼尼松龙组（$P < 0.05$）。

研究表明，肺纤维化模型组大鼠血清及肺组织 PI3K、Akt 水平均明显升高，而参七虫草胶囊可显著改善血清及肺组织 PI3K、Akt 水平，说明其延缓肺间质纤维化的机制可能是通过抑制 PI3K/Akt 信号通路的激活，减轻肺纤维化炎症反应而实现的。

四、结语

学习的过程总是蜿蜒而又曲折，遇到困难或处在瓶颈期时，我总会拿出自己的座右铭“有志者事竟成”来鼓励自己。

在临床和科研工作中，要做难事，只有做难事才会有成长。我自己在工作研究中也会遇到难题，遇到难题时首先要静下心来思考，思考问题出现在哪里、目前有哪些问题，冷静分析并寻找对策，再鼓起勇气勇往直前，不断尝试，勇攀高峰，以此循环而不断取得新的进步。有志者事竟成，学医道路漫长，坚持努力才会有收获！

岐黄之路，道阻且长，但在中医的发展历史中从不缺乏时代的开垦者，他们辛勤工作，教书育人，正因为有这些人的存在，中医才能够世代相传。相信在他们的带领下，我们能够一步一步走出中医的明天！

（张念志）

张伟

二级教授，博士，博士研究生导师，博士后合作导师

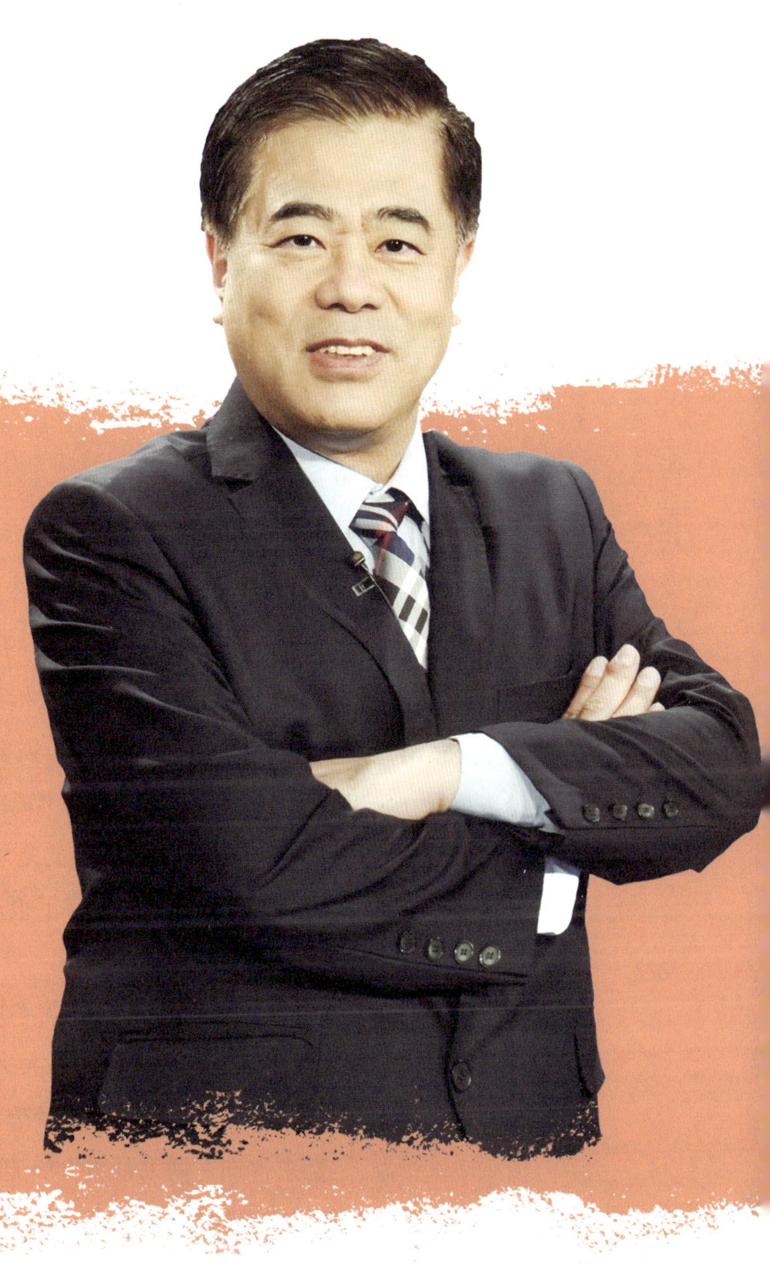

原山东中医药大学附属医院（山东省中医院）副院长，现任山东中医药大学附属医院（山东省中医院）肺病科主任、大内科主任、感染性疾病科主任，山东中医药大学呼吸疾病研究所所长，中医肺病学泰山学者岗位特聘专家，享受国务院政府特殊津贴专家，国家卫生健康委有突出贡献中青年专家，全国老中医药专家学术经验继承工作指导老师，国家级名老中医药专家。山东省智库高端人才、山东省中医药政策与管理咨询专家、山东省名老中医药专家、山东省有突出贡献中青年专家、山东省突出贡献科学家、中国中医药十大杰出青年、山东省卫生系统杰出学科带头人、国家中西医结合临床重点学科带头人及国家临床重点专科（肺病科）负责人。曾任济南市十三届人大代表和八、九、十届省政协委员、中国科协第八次全国代表大会代表。同时兼任欧洲呼吸学会（ERS）会员、中国医师协会中医师分会副会长、中国医师协会中西医结合呼吸医师专家委员会副主任委员。山东省中医药学会肺系病专业委员会主任委员、山东省中医师协会主任委员、山东省医学会呼吸病分会副主任委员等。荣获中共中央、国务院、中央军委授予的“全国抗击新冠肺炎疫情先进个人”称号。被中央文明办、国家卫生健康委评为“中国好医生”。先后主持国家级、省级课题20余项，荣获国家科技进步奖二等奖1项，获山东省科技进步奖（首位）8项，出版《中医肺十论》等著作10余部，获国家专利5项，发表学术论文200余篇，先后培养博士后、博士研究生、硕士研究生近200余名。

慈悲医术，世代永恒的济世之心

一、从医之路

（一）承训杏林

我出生于中医世家，父亲是家乡有名的中医大夫，从小受家庭环境的影响，耳濡目染，对中医有深刻的理解。有一次一位患者被抬到了家里，病情很重，浑身无力，眼皮都睁不开了。父亲给开了几剂中药，一段时间后，恢复健康的患者坐着公交车来感谢父亲。从那以后，父亲每逢在家里坐诊，我只要有时间就不离左右，简单的感冒一类的病，父亲形成处方时也会听听我的看法。我那时候最热切盼望的是了解患者用药后的感受。一位患者吃了三天的药，说这药效果太好了，吃了一副就感觉好了很多。我那时还不到十岁，便深深感受到了治病救人的成就感。

中学时期，我开始跟着父亲在家中为亲朋好友看病，对于一些病情比较简单的患者，我可以提出诊疗意见。那时，成为一名中医大夫的想法已经深深地扎根于我的心里。

1981 年高考过后，我实现了自己的梦想，以高于全国重点大学分数线的优异成绩考入了山东中医学院，“勤求古训，博采众方”一直是我学习的座右铭，毕业时又以全班第一名的成绩为大学生活画上了圆满的句号。

（二）医道探索

对于中医知识的学习，在深入研读古典医籍的同时，也必须致力于掌握西医学的理论知识。这一学习过程不仅涉及知识的积累，还涵盖了不同医学体系间的思想交流与碰撞。这种交汇虽可能引发观念上的矛盾，也能擦出创新的火花。

中医药学术体系深邃且复杂，对初学者来说，门槛相对较高。然而，中医药的理论与实践之所以能在中国五千年的文化长河中持续传承并发展，根本在于其理论的正确性及在治疗疾病方面的确切疗效。因此，在学习中医药知识时，首要任务是深入理解基础理论。自《黄帝内经》问世以来，中医药的理论与方法不断演进和完善。只有追溯到这些知识的源头，沿着历史发展的脉络稳固基础，我们才能准确把握中医学的发展规律，并为后续的学习和应用拓宽视野。我对此充满信心，广泛学习中医各领域的理论，并在临床实践中不断丰富自己的知识和经验。同时，西医学技术的飞速发展使医生能在更微观的层面上探究疾病的起因和演变过程。这对中医学来说，亦是一大助力，因为西医学的进步为中医的发展提供了新的研究手段和视角。

在中医药界一直存在着一个争论，那就是到底中西医学能不能结合？如果中西医能够结合，那应该怎样结合？我自大学时就一直在思考这个问题，在大学时代为了寻找答案，我不断钻研各种医家的言论，从中医经典，到今世名医，从西方哲学，到现代科技。我先后取得了山东中医药大学学士、硕士学位及天津大学博士学位。中西医兼修的教育背景为我在中西医结合领域有所突破打下了坚实的基础。2011 年 2 月 8 日，我应荷兰同道邀请，前往荷兰进行了为期一周的学术交流活动，受到了协会高层及麾下 800 多会员的极高赞誉。像这样的学术交流活动，我参加过不少次，通过这些活动，广泛地传播着中医药的治疗理念，为中医药在东南亚、欧洲、美洲的发展，起到了促进作用。

（三）扎根临床

1986 年我顺利从山东中医学院毕业，随后扎根临床，如愿留在了山东省中医院呼吸科工作。随着工作时间的不断延长，临床诊疗人次不断增多，我逐渐总结出了一些自己的临床经验。我常将中西医两者结合在一起。我认为，在诊断上，中西医结合是最好选择。

针对弥漫性间质性肺疾病，我首次提出了“气运失常”“血运失常”“津液代谢失常”“脏腑功能失调”及“本虚标实”病机贯穿间质性肺疾病病程始终的理论；首次提出了从“毒”论治间质性肺病的学术思想，采取辨病与辨证相结合，在治疗中应用虫类药，并将活血化瘀贯穿间质性肺病治疗的始终，形成了独特的理论认识及用药经验，在临床上取得了良好的疗效，每年患者就诊量达 5000 人次以上。此外，自己主持制定了全国第一个《弥漫性间质性肺病中医诊疗指南》。在支气管哮喘方面，我另辟蹊径，从“瘀”论治，丰富了中医治疗支气管哮喘的理论基础，为该病治疗提供了新的思路和方法。

2015 年 8 月起我任山东中医药大学附属医院肺病科科主任，带领科室飞速发展，取得了一系列成果，科室先后被批准为“国家中医药管理局中西医结合临床重点学科”“国家中医药管理局重点专科”“山东省中医重点学科”“山东省卫生厅重点实验室”、山东省中医药重点学科“中医肺病学”“山东省中医肺病质量控制中心”“山东肺系病热毒流派传承工作室”“齐鲁中医药优势专科集群牵头单位”“山东省中医药治疗呼吸系统疾病技术创新中心”。我带领科室坚持临床与基础的紧密结合，成立了山东中医药大学呼吸疾病研究所，研究所下设 6 个研究室，分别为间质性肺病研究室，呼吸传染病研究室，感染与呼吸危重症研究室，慢性阻塞性肺疾病与哮喘研究室，肺血管病研究室，介入及肺癌、纵隔胸膜疾病诊疗研究室。

除此之外，我总结多年临床经验，立足经典名方玉屏风散、六味地黄丸，化裁而成了肺维康方，日后该方成为山东省中医院院内制剂——肺维康颗粒。该方组方精练严谨，兼顾肺、脾、肾三脏，具有补肺益肾、健脾活血之功能。经过治疗间质性肺病、肺纤维化、肺炎等肺系病的肺脾肾气虚证 500 余例，肺维康组方在证候积分、肺功能改善及 CT 评分等方面均具有显著效果，且安全性好，无明显不良反应，减少了因急性加重而住院的次数，也显著减轻了患者经济负担，获得了患者的一致好评。

（四）疫情防控

“大疫当前，随时候令，战之必胜”。从事呼吸系统疾病诊疗 30 余年，我参加过 SARS、甲型 H1N1 流感等公共卫生事件的防控。自己作为一名从事呼吸系统疾病诊疗 30 余年的中医专家，我始终秉持“大疫当前，随时候令，战之必胜”的信念。在抗击各类突发公共卫生事件中，我带领团队不断探索中医药防治方案，积累了丰富经验。

面对新型呼吸道传染病，我们充分发挥了中医药特色优势，通过辨证施治，创新性地提出了具有显著预防效果的“山东方案”。针对不同的病情特点，我牵头制定了系列中药协定处方，实现了精准施治。在救治工作中，我组织编写的中西医结合诊疗手册，也为临床治疗提供了规范化指导。2020 年，我有幸荣获全国抗疫表彰。这份荣誉既是对中医药抗疫成效的肯定，更是对广大医务工作者的激励。作为中医战线的“老兵”，我将继续坚守医者初心，为守护人民健康贡献自己的力量。

二、临证经验

（一）咳嗽

“风邪伏肺、脏腑相关”是慢性咳嗽的重要病机。风邪为六淫邪气之一，具有善动不居、轻扬开泄的特性，是导致外感性疾病的重要原因，但在慢性咳嗽发病过程中，风邪的存在较为特殊，可分为内外两端：在“外”责之外感，为六淫邪气，在“内”责之内伏与传变，脏腑相关，内外合邪，由此形成了“风邪内伏，内外合邪”的致病基础。

风性轻扬开泄，易袭阳位，正如《素问·太阴阳明论篇》所云“伤于风者，上先受之”，风邪伤人多从皮毛而入，肺在体合皮，其华在毛，故风邪伤人易导致肺失宣发肃降，气逆上逆而咳。基于此，从理论角度可得知慢性咳嗽的发病与风邪有密切关系。古代医家对“风邪致咳”的论述较为丰富，但多集中在外感角度，发病多为新感。然而随着近现代医家对“风邪致咳”认识逐渐深入，并结合不同疾病或者患者体质特点，对慢性咳嗽的病机有了新的认识。我在临证观察发现肺脾相关是慢性咳嗽的重要特点。

在治疗方面以祛风宣肺为原则，常用蜜麻黄、前胡、厚朴、蜜紫菀、蜜款冬等药物。其中蜜麻黄可祛风宣散肺气，前胡、厚朴行气肃降肺气，三者相伍，宣降相宜，以恢复肺之宣降，蜜紫菀、蜜款冬花润肺化痰止咳。此外临证时常加用藤类药物，如青风藤等，取其通络之力，正如《本草便读》所云："凡藤蔓之属，皆可通经入络，此物善治风疾，故一切历节麻痹皆治之，浸酒尤妙。以风气通于肝，故入肝，风胜湿，湿气又通于脾也。"风邪侵袭肺脏，久则伏于肺之经络，以搜伏肺之风也。部分患者可见背冷明显，乃湿胜阳微，阳气不畅所致，可加用苓桂术甘汤以化湿通阳；四肢逆冷者，可合用当归四逆汤以温经散寒；若见脾肾阳虚，当用温热性质药物振奋阳气，推动运化，如干姜、附子、肉桂等，同时在温中散寒的基础上，加太子参、黄芪等助脾升清；若痰湿较重，伴有大便溏、苔白腻等症，可加清半夏、厚朴、陈皮等燥湿化痰。

案例

朱某，女，15岁。

初诊（2015年11月）：患者具有风湿性心脏病病史。咳嗽1月余，咳吐稀白痰，心悸，气短，不能平卧，言语声低，先重后轻，半坐位，不能劳动，曾服止咳糖浆等未奏效，纳眠差，大便干，小便少。

中医诊断为咳嗽。望诊面色淡白，舌淡红，舌苔白。据其咳吐白痰，言语声低，先重后轻，心跳气短，脉细，知为心脾两虚，胸中阳气不振，肺失宣肃之能，水湿不得布化，肺气不利而致咳嗽。

治疗给予自拟方太圣肃白方加减，7剂，水煎服，以健脾益肺，养心助阳，化湿化痰。

二诊：上方服后已不咳嗽，心跳气短之症渐愈，能平卧，睡转佳，小便增多，食纳好转，大便3日未行，口干，唇部有微裂。舌苔薄白，脉象细，已不数。仍投上方，加半夏、车前子、瓜蒌、橘红、茯苓。再服4剂。

三诊：服药后，大便通畅，未再咳嗽，病已痊愈。

（二）咳嗽变应性哮喘

咳嗽变异性哮喘是一种以咳嗽为唯一或主要临床表现的特殊类型哮喘，其虽有气道高反应性，却没有明显的气促、喘息症状。咳嗽变应性哮喘患者对冷空气、油烟及刺激性气味较为敏感，一旦受其刺激则咽痒，进而剧烈咳嗽、无法自制，其诱发因素及突发突止的症状特点，符合中医"风善行而数变"的描述。而情绪不畅则占咳嗽变应性哮喘诱因分布的一半以上。中医学认为，五脏之中，肝生风且性刚强，稍有郁遏辄易逆犯制其之脏。肝又有生发畅达之性，如物之初生，恰与咳嗽变应性哮喘好发于儿童的特点相关。诚如尤在泾云："干咳无痰，久久不愈，非肺本病，乃肝木撞肺也。"故此，近年来关于疏肝行气、祛风化痰等治法及"肝肺同治"策略在咳嗽变应性哮喘诊治中的应用几成学界共识。

肝肺"气常有余，血常不足"全面概括阐释肝肺二脏气血失调在咳嗽变应性哮喘发病中的具体机制，故而临床治疗咳嗽变应性哮喘，可据和肝固肺法遣方以收良效。正如只有肝肺同治才能调肝理肺，即使在一脏之中，"气常有余"与"血常不足"也不是互斥孤立的。

肝气郁者可化肝火，肝血虚者可生肝风，咳嗽变应性哮喘病机之复杂大抵如此，故拈出"和"之一字以概括诸法。气郁可予香附、郁金以解肝郁；气逆可予吴茱萸、苏梗以降肝逆，兼白芍、甘草以缓肝急；风动可予菊花、牡蛎息风潜阳，或当归、阿胶养血宁风；肝火盛者，栀子、牡丹皮泻子脏、清本脏，沙参、枇杷叶清肺金、制肝木，均在随证加减范围之内。终归少用大苦大寒、大辛大热之品，条达肝气、滋养肝血，以“和”为期。而“固肺”理论的提出，乃因于肺为娇脏，常虚易伤。咳嗽变应性哮喘病位在肺，受邪显然。然邪之所凑，其气必虚，虽肝气有余，倘肺气不虚，则肝气必不至上逆叩肺而咳嗽作声。且肺家久虚，总无力驱邪，邪遂伏藏于肺之络脉，回旋于肺之小管，不时作咳，淹缠日久，肺家更为耗伤。仅予寻常宣降温清之法，难收佳效之余，徒耗肺家气血。故此临证不可只顾攻邪，不见本虚，当随证补之。血虚者拟四物汤濡之；气虚者拟玉屏风散补之；气散者予乌梅、诃子敛之；阴虚者予麦冬、百合润之；阳虚者予钟乳、干姜温之；正虚邪实、寒热错杂、纯补有闭门留寇之弊者，培土生金补母治之。总以固肺之根本为要，抑肝之亢逆为助，既要辩证统一的结合二法，又要根据具体情况侧重对待。反映在治则用药上即和肝、固肺统一兼顾，不可割裂，视其虚实，有机结合攻、补各类治法，如此咳无由出，庶几可效。

案例

刘某，男，42岁。

初诊（2018年4月）：主诉“咳嗽、胸闷、憋气3月余，加重5天”。患者3个多月前因气愤恼怒后出现胸闷、胸痛、憋喘，后渐咳嗽，便于山东大学齐鲁医院就诊。行胸部CT示“左下肺结节”，FeNO 30ppb，肺功能、心电图（－）。诊为咳嗽变异性哮喘，予酚麻美敏片、孟鲁司特钠、布地奈德福莫特罗粉吸入剂，疗效一般，转求中医诊治。3个月来迭经宣肺清热、行气降逆、疏肝解郁、活血化瘀等诸多治法，服药数十剂，收效不佳，遂就诊于我处。刻下咳嗽少痰，色黄质黏，静息状态亦觉胸闷憋气，故发病以来未敢活动，情绪波动时咳嗽憋闷明显加重。夜间憋闷尤甚，时有憋醒，自觉重物压迫感及胸痛。鼻燥便干，舌苔薄黄，部分剥脱，舌质红，舌体裂，脉沉细。

中医诊断：咳嗽变异性哮喘，证属肺燥阴虚，血分虚热，金不制木。治以补肺润燥，凉血补血，疏肝行气。

处方：柴胡12g，白芍12g，牡丹皮12g，栀子12g，木香9g，陈皮9g，百合30g，茯苓12g，生甘草6g。7剂，水煎服。

二诊：咳嗽、胸闷、憋气较前明显减轻，偶咳稀痰，时有心慌，舌质红，舌苔白厚，剥脱较前缩小，脉沉细。予上方加炒白术15g，7剂，水煎服。

三诊：胸闷、憋气较前进一步改善，无咳嗽咳痰，近期未见心慌，余无明显不适。继予上方加减治疗月余，诸症均减。后随访，未见复发。

按：本例患者症状复杂，前经中西医诊治均未能收到明显疗效，根本原因是未能理清肝肺二脏的标本关系。患者虽因恼怒发病，然疏肝解郁、清热行气之法难效，已借以方测证之途证明肝郁气逆化火为本证之标；而其迭经寒凉、疏散、辛燥等法，气血已沸，肺家已伤，察其鼻燥便干、苔剥舌裂，均是肺阴不足、肺血不濡之象，可知肺虚不能制肝为此证之本。故投柴胡、木香疏肝理气，栀子、牡丹皮清肝火、凉血热，白芍柔肝缓急，并滋阴血，陈皮、茯苓、甘草调燮气机，和养胃气。更选甘凉养阴百合一味大剂投之，可奏润燥清热、养阴生津之效。二诊诸症转佳，可咳稀痰，乃肺已有津液。频现心慌，虚象已露，加培土生金之白术，配伍百合，甘温甘凉并举以滋化源、养心脉。三诊已无咳嗽咳痰及心慌，知方证相应，发病既久，可予前方加平补之剂消息之，固肺和肝，防其复作。

（三）慢性支气管炎

《类证治裁·喘症》言："肺为气之主，肾为气之根，肺主出气，肾主纳气，阴阳相交，呼吸乃和。"肺主呼吸属金，肾主纳气属水，金水相生，肾气摄纳有权，则肺气宣降有司，若肺病及肾或劳欲损肾，肾元不固，气不归原，气逆于肺发为喘。

引起喘证的病因甚多，但究其根本不外乎为外感六淫、饮食不当、情志不畅及久病劳倦等。喘证的病理性质有虚实之别，叶天士云："在肺为实，在肾为虚。"《医碥》谓："气根于肾，亦归于肾，故曰肾纳气，其息深深。"呼吸深长有余，呼出为快，气粗声高，伴有痰鸣咳嗽，脉象有力者实喘居多；呼吸短促难续，深吸为快，气怯声低，少有痰鸣咳嗽，脉象微弱者多为虚喘。而老年慢性支气管炎患者病因多为年老体弱，肺气不足，肾气虚衰，又其复感外邪，反复发作，迁延不愈，病久伤正，由肺及肾，病情为虚实夹杂。邪气壅阻于上则肺失宣降，肾气亏虚于下则肾纳失常，故病机为痰浊阻肺于上、肾虚于下，证属肺实肾虚的上盛下虚证，治疗以降逆化痰，温肾纳气为主。

治疗应该是全方位、多角度的，除给予药物治疗外，还应该重视疾病的预防，平素畅情志、慎风寒、适寒温，注意休息。饮食不当是该病发作的一大原因，应戒除烟酒，忌食海鲜，对于辛辣刺激性食物尽量少食，避免五味过极，化生痰湿。宜食用新鲜蔬菜水果、优质蛋白等清淡而营养丰富的食物。平素体虚易感冒的患者，注意加强体育锻炼，增强体质，同时可服用玉屏风散预防感冒。

案例

王某，男，67岁。

初诊（2014年12月）：主诉"咳嗽咳痰伴呼吸困难14天"。患者既往慢性支气管炎病史8年余，每年冬季发作加重。现咳嗽咳痰，痰多色白，不易咳出，呼吸困难，不能平卧，腰腿酸软，轻微腹胀，大便2日一行，质干难排，小便调。舌润而胖，苔腻，脉沉细。

西医诊断：慢性支气管炎。中医诊断：咳喘，证属上盛下虚，肾不纳气。治以降逆化痰，温肾纳气。

处方：紫苏子15g，芥子12g，莱菔子12g，清半夏15g，当归15g，厚朴12g，前胡9g，川贝母9g，肉桂12g，沉香3g，火麻仁18g，甘草9g，紫苏叶3g，生姜3片，大枣5枚。5剂，水煎服。

二诊：咳嗽缓解，痰液减少，易咳出，仍不能平卧，动则喘息，腹胀基本消失，大便日行1次，质可，于上方改厚朴9g，火麻仁12g，加山药30g，人参6g，胡桃肉12g，冬虫夏草6g，7剂，水煎服。

三诊：咳嗽明显缓解，偶有咳痰，可平卧，二便调。上方去火麻仁，继用 14 剂水煎服，嘱其平时适寒暑，清淡饮食。

随访至今未再复发。

（四）支气管哮喘

哮喘病位在肺，除从气、痰论述其病因病机外，因肺实为多血之脏，易致血瘀，影响肺之宣降功能而发为哮喘，故瘀亦是哮喘发生发展的重要因素，并贯穿病程之始终。

肺为华盖，亦为娇脏，六淫邪气、饮食不节、情志内伤、体虚劳倦等内外因素易损伤于肺，致使肺之功能失调，肺之气血津液运行失常，《仁斋直指方论》有云："气有一息之不通，则血有一息之不行。"气不行则血亦不行，停而为瘀；《严氏济生方》有云："人之气道贵乎顺，顺则津液流通，决无痰饮之患。"气滞则津停，聚而为痰，痰伏于肺，郁遏肺气，气机不畅则妨碍血行而致瘀，"血积既久，亦能化为痰水"，痰瘀互为因果，相互转化，如朱丹溪道："痰和瘀均为阴邪，同气相求，既可因痰生瘀，亦可因瘀生痰，形成痰瘀同病。"如此循环，加重血瘀程度，瘀血壅塞肺络，肺气上逆，则喘哮难平，正如《血证论》言："瘀血乘肺，咳逆喘促。""内有瘀血，气道阻塞，不得升降而喘。"临床可见喘咳气促、喉间痰鸣、舌质紫暗有瘀斑等症状，多见于哮喘早期或疾病发作期。

《素问・痹论篇》曰："病久入深，营血之行涩。"清朝叶天士言之"初病在经，久病入络，以经主气，络主血""久发之恙，必伤及络，络乃聚血之所，久病必瘀闭"，哮喘多反复发作，病程较长，缠绵难愈，易耗损脏腑之气，尤以肺脾肾三脏为甚，导致阴阳失衡、气血失调、瘀血内生，多见于哮喘中后期或疾病缓解期。肺主一身之气，贯心脉以行血，若心肺气虚则血行推动无力，滞而为瘀，阻于肺络，临床可见呼吸气短、咳嗽无力、咳白痰、自汗等症状；"脾为生痰之源，肺为贮痰之器"，若脾虚水湿运化无权，水液代谢失常，聚而生痰，上干于肺，痰阻气道，则致瘀血内生，临床以喘息气促、喉间哮鸣音频发、大便稀溏、纳差乏力为主要症状；"肺为气之主，肾为气之根"，病久及肾，肾虚则温煦、行水、气化功能失司，气机失调，温煦无力，则水湿内停，血行不畅，痰瘀互结，壅塞肺络，临床以呼吸短浅、动则加重为主要症状；肝主升，肺主降，"若内伤于忧怒，则气上逆，气上逆则六输不通，温气不行，凝血蕴里而不散"，病久可致肝失疏泄，气机郁滞，血无气之推动则停而为瘀，临床以喘息气急、每于情志失调时加重为主要症状。

瘀在哮喘发生、发展及预后中起着重要作用，不同程度地体现在疾病的每一阶段中，故无论在哮喘的发作期还是缓解期，无论有无血瘀表现，皆宜灵活辨证的应用活血化瘀类药物，并注意兼顾肺脏气、血、津液三者之间的关系。又因肺为华盖，为娇脏，故临床用药以轻清为原则，不可过于峻猛，临床常用丹参、当归、川芎、赤芍、红花、桃仁、地龙等药物，有瘀治瘀，无瘀防瘀。气滞血瘀者，常用川芎、赤芍、牡丹皮、柴胡、桔梗等行气活血；气虚血瘀者，常用黄芪、白术、山药等补气以活血；痰凝血瘀者，常用白前、前胡、瓜蒌、葶苈子等化痰以活血；阳虚血瘀者，常用红花、川芎、桂枝等温阳通脉；瘀从热化者，常用牡丹皮、赤芍、地龙等清热活血；血虚成瘀者，常用熟地黄、当归、阿胶等补血活血；肺肾两虚者，常用百合、沙参、蛤蚧等补肺益肾以行血。现代药理研究表明，桃仁、红花、当归、丹参、川芎、地龙等活血化瘀类药物具有改善血液循环、促进炎症吸收、抗过敏、解除支气管平滑肌痉挛的作用。

案例

赵某，男，62岁。

初诊（2021年5月）：自诉4年前因感冒后出现咳嗽咳痰，活动后喘息，未给予系统治疗，之后病情反复发作，逐渐转成哮喘，疾病发作严重时张口抬肩，于当地医院治疗，治疗效果不佳，未见好转。现症见：咳嗽、气促、喘息，说话困难，痰多黄稠，饮食欠佳，体力差，眠因咳差，大小便正常。查体：神情倦怠，体型正常，面色淡白，舌质暗有瘀点，舌苔黄腻，脉弦涩。言语困难，神志清楚，略有声粗。肺部听诊双下肺可闻及大量哮鸣音。辅助检查：一氧化氮呼气测定179ppb；胸部CT提示双肺纹理增粗，未行支气管舒张试验与激发试验，行血常规提示嗜酸性粒细胞数值 0.6×10^9/L。

西医诊断：支气管哮喘。中医诊断：哮喘，证属痰瘀阻肺证。中药以清热宣肺，化痰祛瘀为原则，治疗上由于患者畏惧激素不良反应，拒绝使用激素治疗，故给予中药治疗。

组方：华盖平喘汤加防风、蜂房、地龙、诃子、前胡、白前、枇杷叶，7剂，水煎服，每日一剂。同时加用孟鲁司特纳10mg，每晚口服，嘱加强调护，慎起居，避风寒。

二诊：一周后复诊，咳嗽明显减轻，痰较前容易咳出，胸闷憋气程度减轻，纳眠改善，二便调。上述治疗方案不变，7天后复诊。

三诊：偶咽痒，痒即咳嗽，咳嗽不著，无明显胸闷憋气，痰量少，较易咳出，怕冷，易汗出，乏力减轻，纳眠可，二便调。给予中药清肺膏去海浮石、丹参、沙参、麦冬、龟甲胶、木糖醇，加川贝母、地龙、蛤蚧、徐长卿，早晚饭后温服。

随诊时，服2剂后，基本无咳嗽，无胸闷憋喘，出汗、乏力、怕冷症状均大有减轻，面色红润有光泽。后调整为补益膏方，去木糖醇、龟甲胶、阿胶，加蛤蚧、防风、徐长卿，服用3个月后完全停药。

（五）慢性阻塞性肺疾病

慢性阻塞性肺疾病临床多表现为气分症状，属气虚不足、气机阻滞，用药虽能缓解病情，但大多缠绵难愈。中医学认为气血关系密切，故慢阻肺病位常深及血络，治疗应注意从血分论治。慢性阻塞性肺疾病的病因不外乎内、外二因，病机总属本虚邪实。内虚责之肺肾亏虚，外实在于痰饮瘀血阻滞肺络，即《丹溪心法》所谓："肺胀而嗽，或左或右，不得眠，此痰夹瘀，血碍气而病。"而这一病机的形成与营血有密切关系。因此对慢性阻塞性肺疾病的治疗，首先要辨清病位涉及何脏何腑，影响到气分还是血分；同时，辨明造成瘀血的病因。根据不同病机，选用活血化瘀、滋阴化痰、益气活血、补肺固本、宣阳通络等治法。

瘀血是慢阻肺发展过程中的重要病理产物，因此在辨证论治的基础上，应用活血化瘀法治疗慢阻肺可以取得良好效果。我在应用活血化瘀法治疗慢性阻塞性肺疾病中取得了满意疗效，并根据临床经验总结出了化瘀勿忘清肺、活血勿忘行瘀、兼顾扶正固本3条治疗原则。代表方太圣肃白方、泰中济肺饮、培元啸天散等在活血化瘀的同时，注重补气养血，配合党参、熟地黄、黄芪、山药、山茱萸、百合等，达到益肾补肺、固本纳气的效果，从而使五脏安和，喘消咳止。

慢阻肺病机复杂，虚实夹杂，肺脏受外邪侵袭，宣降失司，导致气机阻闭，痰浊内生，气道壅阻；肾为气之根，久病及肾，肺肾俱虚，真阴为痰所劫，浊痰阻滞，则真阴不生。西医治疗本病应用的大量药物，尤其激素也会消耗营阴，肺阴不生，则摄纳无权，肺气不降。针对慢阻肺这一阴虚与痰饮并存的特点，治疗中应注意滋阴化痰。治疗常以麦门冬汤或金水六君煎为底方，随证加减滋阴化痰生津之品。

慢性阻塞性肺疾病所涉及的脏腑以肺肾为主，其标证为气虚不运，致痰浊阻肺，两者均能导致血瘀，所以气虚血瘀是慢阻肺的病理基础。根据肺胀病机及气血相关的理论，可以运用益气活血法进行治疗。选用黄芪、黄精、当归、地龙、水蛭、皂角、海蛤壳、桔梗等药，通过中西医结合治疗，降低患者肺动脉压及气道高反应性，增加心搏出量，改善血循环及肺的微循环。

肺气亏虚是慢阻肺发生的根本原因，故治疗必须重视补肺固本之法。气血相生，同根同源，慢阻肺患者补养肺脏应从养血着手，滋补肝肾，以先天养后天，使脾胃健运，培土以生金。组方可以黄芪、党参为主，加减应用炒白术、苍术、熟地黄等，健脾气补肺气。

慢阻肺虽属本虚，但发作期则以标实为主，血络为痰所阻，气滞不行，瘀血阻滞，肺络郁阻，肺气受戕，卫外不固，致血痹不能运痰泄浊，邪恋而气机无以宣展，使病程缠绵不愈。宣通血络当以化痰散结为要领，《血证论》提出："火不宣发，则为胸痹。"治疗当以宣阳通络之法，可用瓜蒌薤白白酒汤、瓜蒌薤白半夏汤为底方，《本草从新》言薤白能"利窍、治肺气喘急"，为君药，瓜蒌清热化痰、宽胸散结为臣药，与薤白配伍，可宣痹通阳，从而延缓肺心病发生、发展，并改善患者的生存质量。

案例

薛某，女，67岁。

初诊（2019年12月）：咳喘、不能平卧半月余。患者咳喘病多年，近来因寒冷而明显加重。经某医院检查，诊断为慢性支气管炎，肺气肿，肺心病，心功能不全Ⅱ度。因治疗未见明显效果，故特来我处寻求进一步中医治疗。现咳嗽频频，喘促明显，语言低微，气短难续，心慌，气短，不能平卧，倚被而坐，夜难入睡，痰多如清水，质稀易咳出，带白色泡沫，小便少，食纳减少，不欲饮水，有时恶心呕逆，双下肢浮肿，按之凹陷，大便尚可。神情倦息，面色黄白不泽，舌苔白而水滑。双肺呼吸音低，可闻及双肺散在湿啰音。

西医诊断：慢性阻塞性肺疾病。中医诊断：肺胀，证属阳虚水饮内停，上凌心肺。

治疗上给予华盖平喘汤加炒紫苏子、炒莱菔子、桂枝、泽泻、藿香，7剂，水煎服，每日1剂，以降气除痰，助阳化饮，标本兼治。

二诊：服上方后，咳嗽明显减轻，痰量大幅减少，小便增多。浮肿已经消退，亦能平卧，舌苔薄，脉略滑。继用上方 7 剂，水煎服。

三诊：服药后其女告知身体状况大为好转，又嘱继服 3 剂，以巩固疗效。

（六）间质性肺病

本病多以喘憋、咳嗽为主症，其病位在肺，而肺既为“气脏”，又为“血脏”。本病之作，必然有肺“主气”“主血”之功能受累，或为气郁，或为气虚，或为血瘀，或为血虚，或为各病理因素综合错杂，诸多病端，总属气血不归调顺，因此当重视“调气和血法”之作用。

肺脏在人体“气”“血”的生成及运行过程中发挥重要作用，可称为“气脏”“血脏”，临床过程中，除了间质性肺疾病，包括其他诸类肺部慢性疾病，久病缠绵者，必然会伤及气血，或为气滞血瘀，或为气血双亏，因此，在治疗诸类肺部疾病之时，应重视理气和血，根据病情不同，在辨证论治的同时，分别参以补气、行气、补血、行血等方法，常能收获良效。肺为多血之脏，其生理功能和生理特性决定了肺脏病变易伤及血分。一旦肺脏功能失司，主气主血功能失调，则易致败血留恋，引起血液瘀滞及血液亏耗。因此肺部疾病，久攻不下，必然伤及气血，叶天士云：“久发之恙，必伤及络，络乃聚血之所，久病必有瘀闭。”而间质性肺疾病作为难治性疾病，迁延反复，定然侵犯血分，故而治疗本病，应从治血入手，重视“和血法”。所谓“和血”者，一则为“补血”，一则为“行血”，总归能使病理性失调之血液归于平畅和调。临床用药中，对于疾病早期血瘀偏重者常加入丹参、川芎等用以活血化瘀，开畅血道，或佐以水蛭、地龙等以图破血攻坚，通络消积。对于疾病后期久伤于肺，肺脏功能失司，而致血液亏耗或化源不足者，常辅以当归、阿胶等补血药物用以固本培元，标本兼顾。

案例

案例一：刘某，男，72 岁。

初诊（2010 年 5 月）：患者 3 年前，无明显诱因出现呼吸困难，胸闷气短，活动或上楼后加重，心悸，当时未引起重视，此后症状逐渐加重。遂就诊于当地人民医院，行胸部 CT 提示肺间质纤维化。肺功能提示限制性通气功能障碍。予以抗炎、对症、支持等治疗，疗效欠佳，遂来我处。现症见：干咳无痰，胸闷气短，活动后加重，呼吸困难。神疲乏力，汗多，易感冒。眠差，纳呆，大便干，小便调。神情倦怠，体型偏瘦，面色无华，舌苔厚腻，舌下有瘀斑，脉弦细。听诊双肺呼吸音低，可闻及双肺散在 Velcro 啰音。

西医诊断：肺间质纤维化。中医诊断：肺痿，证属气阴两虚，血脉瘀滞。肺主气，司呼吸，若肺气虚，则呼吸困难，气怯，气短。《内经》曰：“劳则耗气。”故动则呼吸困难，气短加重；脾气虚，健运失常，则乏力，纳呆；气为血之帅，血为气之母，气虚日久，运血无力，血脉瘀滞，心脉失养，则胸闷，失眠。因此，治疗上须标本兼顾。

治疗上予以丹参、川芎、川贝母、浙贝母、黄芩、金银花、生黄芪、炙麻黄、炒杏仁、桔梗、地龙、甘草。7 剂，水煎服，日 1 剂。并嘱其避风寒、慎起居、防感冒。

二诊（2010 年 5 月）：患者咳嗽减轻，仍活动后胸闷气短，汗出多，胃纳不振，大便稀，舌苔白腻，脉细弦。从痰瘀闭阻肺络、宣降失司论治。处方：丹参、川芎、川贝母、浙贝母、黄芩、金银花、炙麻黄、炒杏仁、桔梗、炒白果、地龙、白前、炒白术、浮小麦、甘草。14剂，水煎服。每日1剂。

三诊（2010年6月3日）：轻微咳嗽，胸闷气短、汗出等症逐渐好转，纳眠可，二便调，舌质微红，苔白腻，脉弦。仍从痰瘀痹阻论治。处方：丹参、川芎、川贝母、浙贝母、黄芩、金银花、生黄芪、炙麻黄、炒杏仁、桔梗、地龙、炒白果、白前、甘草。30剂，水煎服，每日1剂。以后守法续进，共服药百余剂，症状稳定、未有进展。

案例二：刘某，女，72岁。

初诊（2013年10月）：患者10月13日受凉后发热，体温38.6℃，伴恶寒、乏力，伴胸闷、憋喘，在某医院输液治疗，热退症减，但仍反复咳嗽，运动耐力差。患者自述有慢性支气管炎病史30余年，5年前因肺炎住院治疗，其后胸闷、憋喘症状迁延不愈。间断治疗，效果一般，后于当地医院行胸部CT检查，提示间质性肺炎。为求进一步治疗，慕名来诊。诊见：咳嗽，夜间加重，咳吐少量黄痰，胸闷、憋喘，动则尤甚，偶有心慌。无发热，无胸痛。食欲不振，睡眠可，小便可，大便干、费解。神情倦怠，口唇色暗，舌薄黄，舌下有瘀斑。双肺呼吸音低，吸气时双肺中下野可闻及Velcro啰音，呼气期双肺散在哮鸣音。

治疗上予党参、麦冬、炒白术、茯苓、陈皮、黄芪、半夏、炙甘草、前胡、白前、炙枇杷叶、蒲公英，瓜蒌，蒲公英、鸡内金、砂仁，共5剂，水煎服，日1剂，分早、中、晚各服100mL，以宣肺化痰，止咳平喘。

二诊：咳嗽减轻，痰较之前易咳出，仍有胸闷、憋喘。纳眠可，二便调，大便日一行。治疗予以上方加细辛、生地黄，改炒白术为生白术，7剂，水煎服。

三诊：略咳嗽，基本无痰，胸闷憋喘较前减轻，可爬2层楼，纳眠可，二便调。治疗予以上方去前胡、白前、炙枇杷叶、蒲公英，改瓜蒌，加徐长卿。继服7剂。

四诊：胸闷、憋喘较前减轻，日常活动基本恢复，自觉胸中舒畅，略咳嗽，少量咳痰，纳眠可，二便调。上方继服3剂，巩固疗效。

（七）支气管扩张症

我国古代医籍中虽无关于支气管扩张症的病名记载，但依据其症状可将其归属于中医学“咳嗽”“咯血”“肺痈”等范畴。支气管扩张病初热盛伤阴，反复咳痰、咯血必损气伤阴耗血，致肺脾两虚。主要病机为肺受邪侵，失于宣肃，肺气上逆，肺络受损。唐容川提出“止血、消瘀、宁血、补血”为治疗血证的基本大法，临床上沿用至今。

“血动之由，唯火唯气”，一方面，火邪或热邪是支气管扩张的常见诱因，唐容川认为“夫血之妄行也，未有不因热之所发”，此处“热”之起因分内外，其一为外感邪气化热，邪热迫肺；其二为诸经之内火妄动，尤其是肝火炽盛。另一方面，《温病条辨·治血论》载：“故善治血者，不求之有形之血，而求之无形之气。”血液的运行依赖于气的推动与固摄，但“火”“热”使得气的推动、温煦太过，固摄功能失常，导致血运过速，脉流薄疾，血溢脉外。

本着急则治其标的治疗原则，治疗支气管扩张症之咯血症，当清热降火与调和气机并重，不可一味收涩止血，以免闭门留寇。止血药中可选用药性偏凉之品，如大蓟、小蓟、白茅根等，达到清热解毒、凉血止血的目的。

“久病入络，久病致瘀”，支气管扩张症作为一种长期的慢性肺部疾病，“瘀”贯穿疾病的始终，故活血消瘀为治疗支气管扩张症之咯血症的要法。一方面，由离经之血转化而来的瘀血若不及时消除，不仅无益于好血，反倒阻碍新血之化生，且瘀血停留于脉管内外，阻滞气机，“着而不和必见疼痛之症”等多种变证。另一方面，血中痰浊较多或血过黏稠，也可使血行不畅而瘀滞，甚至疾病后期“瘀血在经络脏腑之间，则结为癥瘕”，出现肺间质纤维化等。支气管扩张症患者咯血时，若肺功能严重障碍或口腔、咽喉部积血，瘀滞的血块会阻塞大气道而致窒息，此危急之候，往往是瘀血乘肺，壅塞气道所致。临床上患者往往会出现胸部刺痛、痛处固定不移、面色黧黑、肌肤甲错、舌有瘀点瘀斑、面色晦暗、肌肤不荣等症状。病情轻者可选用活血药物调畅血行，如当归、川芎、虎杖、赤芍、红花等；病情重者当用逐瘀药物，如桃仁、水蛭、地龙、大黄等；“结为癥瘕”者需使用行瘀消癥药物，常用有积雪草、三棱、莪术、海藻、昆布等。活血消瘀，则新血生，气机畅，脉道得以濡养，全身各脏腑功能恢复正常，防止出血的再次发生。

止血消瘀之后，尚有再动血之忧，因此宁血防出血。一方面，“血之所以不安者，皆由气之不安故也，宁气即是宁血”，支气管扩张症之咯血症的发生，从根本上讲是由气血失和，冲气逆乱所致。故和法“为血证第一良法”。 和气顺气是治疗血证的关键。另一方面，肺为水上之源，水不清则凝为痰，痰不降则动血，而痰饮往往是感染后存在炎症的表现，临床上咯血伴大量脓痰的患者多合并感染，故笔者认为治痰、抗感染治疗亦包含在宁血法之列。

案例

陈某，女，22 岁。

初诊（2013 年 9 月）：患者两岁时曾患肺炎，经住院抢救后脱险。此后即遗有支气管炎，经常咳嗽、吐痰，冬季较剧，痰有时黄，甚则发烧、胸闷、气短。曾反复发烧、咳嗽、吐黄脓痰，多在疲劳、受凉时、诱发，每次发作时透视检查均诊为左下肺炎，需经抗生素治疗后始见好转，但需用抗生素的品种越来越多，量越用越大，效果则逐渐降低。近年来除间断性高热外，时有持续性低热，不断咳吐黄痰，时感胸闷、气喘，有时心慌，自觉体质日渐衰弱。今年年初确诊为左下支气管扩张症。饮食尚可，饭量较小。大便略干，2 天一次。月经周期正常，血量较少，经期腰腹胀痛。舌苔薄白，脉沉细。

西医诊断：支气管扩张症。中医诊断：肺痈，证属肺阴不足，脾气虚弱，痰热壅滞，肺失宣肃。治法：养阴、健脾，清肺化痰，佐以调经。

处方：百合 15g，炒杏仁 9g，桔梗 12g，款冬花 12g，紫菀 12g，陈皮 12g，生石膏 15g，薤白 12g，当归 12g，红花 9g，续断 12g，白术 12g，砂仁 9g，阿胶 6g（烊化），炒酸枣仁 24g，水煎 2 遍，分 2 次温服。琥珀 2g，天竺黄 2g，冬虫夏草 2.5g，三七 1.5g，共研细粉，分 2 次冲服。

二诊（2013 年 10 月 8 日）：服药 10 余剂，自觉咳嗽减轻，黄痰减少，胸闷及阻塞感觉已轻。活动多时仍气短、咳嗽、吐痰。近来饮食较差，消化不良。经期仍感腹痛。舌苔、脉象同前。原方加麻黄 5g、茜草根 15g、山药 30g、补骨脂 12g、神曲 12g，水煎服。煎服法同前。

三诊（2013 年 10 月 22 日）：又服药 10 余付，痰量减少，变稀，较前易咳出，色仍黄，胸闷憋气也有减轻，食欲较前大有好转。仍偶有低热。舌苔薄白，脉象沉细，但较前有力。原方去神曲、补骨脂，加麦门冬 18g、葶苈子 9g，水煎服。煎服法同前。

四诊（2013 年 12 月 6 日）：又服药 10 余付，咳嗽逐渐减轻，痰量明显减少，胸闷、憋气等症已消除，偶有低热，饭量已较前明显增加，消化基本正常，痛经情况也有改善，但仍未根除。面色较前红润，体重增加，舌苔、脉象均近正常。宗原方义加补肾养阴、清热活血之品，配丸药服用，以资巩固。

处方：柴胡 75g，地骨皮 75g，当归 90g，生地黄 90g，地榆 84g，赤芍 75g，何首乌 125g，香附 60g，仙鹤草 84g，旱莲草 84g，续断 84g，茜草根 84g，黄芩 90g，葶苈子 105g，浙贝母 84g，桔梗 84g，百合 90g，沙参 84g，天门冬 84g，款冬花 84g，紫菀 78g，清半夏 75g，陈皮 60g，炒酸枣仁 150g，炒杏仁 75g，白术 105g，草果 60g，山药 90g，金银花 84g，山栀 84g，甘草 75g，上药共为极细粉，用丹参 250g，夏枯草 300g，小蓟 210g，夜交藤 210g，水煎 2 遍，过滤取汁，与药粉共打小丸。每次 12g，早晚各服 1 次。服 1 周，休药 1 天。

次年 3 月 17 日患者来信称，服药至今，自觉一切良好，低热已除，咳嗽、吐痰、胸闷、憋气等症明显减轻，痰量很少，色已不黄，食欲增进，体重增加。

（八）疫毒肺炎

疫毒肺炎可归属于中医学“疫病”范畴，其具体性质为湿毒。湿毒邪气易困于脾、肺，随着病程的不断进展，影响肺之宣降、脾之运化，致气机失常，气血津液运行不畅，则化生湿浊、瘀血等病理产物，影响气血的生成并进一步使气机阻滞加重，日久郁而化热。湿为阴邪，易伤机体阳气，随病程不断进展可致阳损及阴，伤及血分，热入血脉，耗伤营气、津液，使血液运行不畅而化瘀，故重症患者多在发病一周后表现为呼吸困难和 / 或低氧血症。严重者伤及血分，血热炽盛，可快速进展为急性呼吸窘迫综合征、脓毒血症休克、难以纠正的代谢性酸中毒和出凝血功能障碍及多器官功能衰竭等。

由此看来，本病是由“疫”邪发病，基本病机可以概括为湿、热、毒、瘀、虚。湿阻中焦，气机失畅，形成气滞，血液不行则血瘀，气血郁滞不行则化热，凝聚成毒；而血瘀和血热不仅仅是病理产物，同时也是一种新的病理因素，加重气机阻滞，从而致气虚。血热、血瘀虽然不是新型冠状病毒感染的主要病因，但部分病例早期即可出现且贯穿疾病始终，能够导致严重的并发症和不良预后，对疾病发生发展过程产生重要影响，因此是本病的重要病机之一，针对血热、血瘀进行辨证论治十分必要。

早期轻症治以祛湿宣肺为主；逐渐化热者考虑从气分湿热论治；重症患者应以清热泻肺、

凉血化瘀、气营两治为法；病情危重者，祛邪同时注意扶正。对兼证的处理：

1. 合并胃肠不适者居多，腹胀纳差者加焦三仙消积化滞；腹胀伴大便干结者宜通腑泻热，可合用宣白承气汤化裁；恶心 / 呕吐者当先顾护脾胃、降逆止呕，出自《湿热病篇》的苏叶黄连汤清热化湿、和胃止呕；腹泻者往往伴气短乏力，六君子化裁益气健脾。

2. 初期高热者加生石膏甘寒除热，中后期热势不甚或余热未清者可酌加青蒿、知母清退虚热。

3. 肌肉疼痛者酌加羌活、葛根、防风等解肌。

4. 部分患者咳痰带血丝，考虑热伤肺络，酌加藕节炭、黄芩炭、白茅根等凉血止血之药。

5. 疾病后期有痰热兼伤津倾向者，酌加芦根、沙参清热生津；疾病后期、热退之后，兼见血瘀表现者，酌加丹参、桃仁活血通络。除内服汤剂外，配合中医外治法效果亦佳，如用生姜片贴敷。取穴：内关、中脘、神阙、足三里等。

案例

刘某，女，68 岁。

初诊：患者符合流行病学诊断标准，病毒核酸检测 2 次阳性确诊。发病时主要临床表现：发热，体温最高为 38.4℃，咳嗽，痰难咳出，憋喘严重，烦躁，咽干明显，偶有头痛，周身乏力、酸痛，无恶心、呕吐，无腹痛、腹泻，纳眠差，小便调，大便多日未行。舌紫暗，苔白厚。既往有高血压病、冠心病、2 型糖尿病病史。发病后患者血氧饱和度进行性下降，病情重。

西医诊断：新型冠状病毒感染。中医诊断：疫毒感染，属疫病中期至极期传变时，疫毒闭肺证。予宣白承气汤化裁，肺与大肠相表里，疫毒闭肺的同时出现大便不通，宜通腑以泻热。宣白承气汤出自《温病条辨》，石膏清泻肺热，大黄泻热通便，杏仁宣肺止咳，瓜蒌既润肺化痰，又可通便，诸药同用，肺气宣降、腑气畅通；舌质紫暗，瘀阻肺络，治节失司，加桃仁、红花活血，合用《伤寒论》桔梗汤。王孟英《温热经纬》谓“桔梗开肺气之结，肺窍既通，气遂宣通，热自透矣”。

二诊：经 3 剂治疗，患者上述症状虽有缓解，但仍憋气，头晕胀，大便干，小便量少、色黄，舌质紫暗，故加连翘、竹叶透热转气。竹叶亦可清心除烦、通利小便，加大瓜蒌、桃仁用量，皆可通便。外邪已去，麻黄改成炙麻黄，重在宣肺平喘。

三诊：患者症状已去大半，无发热，神志清，精神可，偶有干咳，食欲较前有所增加，未感胸闷，舌质暗，苔白腻。酌加丹参活血祛瘀，藿香、桑白皮化湿泻肺。

四诊：患者神志清，精神可，偶有干咳，食欲较前略有增加，呼吸较前改善，生命体征正常。舌质暗红，血分瘀阻之象，苔白腻。中药原方继服，生姜片贴肚脐神阙穴，伤湿止痛膏固定。患者病情由重转轻，出院。

结合病例，发现此次疫情以寒湿疫邪郁肺为主，患者多表现为发热，咳嗽痰少，头痛头晕，乏力，腹胀或腹泻，纳呆，舌质多淡红 / 白，舌苔多白厚腻，故用药多以芳香辛烈的草果、厚朴、苍术避秽泻浊，再酌加健脾化湿药，重用茯苓、山药，并加藿香、佩兰芳香除湿，以此为基础方。

三、科研探索

（一）临床试验

1. 间质性肺炎证治规律及系列方药研究

为了观察中西医结合治疗间质性肺炎的临床疗效，并与西医治疗的临床疗效相对比，我们对中西医结合治疗间质性肺炎的机制进行了初步探讨。将确诊为间质性肺炎，且符合痰热壅肺证、痰瘀痹阻证、脾肺两虚证、肺肾两虚证4种证型规律的总计100例患者，根据患者自主意愿分为西医治疗组、中西医结合治疗组。西医治疗组实施常规的西医治疗方案；中西医结合治疗组在西医治疗方案的同时给予中药对症治疗，治疗时间为1个月。然后对比各组在治疗前后的症状、体征、胸部CT、肺功能、血液学检查等方面的改变。结果发现中西医结合治疗组在改善临床症状、肺功能、乳酸脱氢酶、T细胞亚群、免疫球蛋白方面明显优于西医治疗组（$P < 0.05$），为间质性肺炎的治疗开辟了新的思路，提供了新的方法，具有广阔的应用前景。

2. 非药物疗法对慢性支气管炎的临床干预研究

为了观察非药物疗法治疗慢性支气管炎的临床疗效，对非药物疗法治疗慢性支气管炎的西医学机制进行初步探讨。我们将确诊为慢性支气管炎缓解期的122例患者，随机分为穴位贴敷治疗组、药罐治疗组、针灸治疗组和对照组。穴位贴敷治疗组在基础治疗的同时给予穴位贴敷疗法；药罐治疗组在基础治疗的同时给予药罐（内含自制平喘膏）疗法；针灸治疗组在基础治疗的同时给予针灸疗法，治疗时间为1个月。然后对比各组在治疗前后的两个冬季的症状、体征、肺功能、体液免疫、细胞免疫等方面的改变。结果发现3个治疗组在改善咳嗽、咳痰、喘息、胸痛等症状，改善$CD4^+$、$CD8^+$、$CD4^+/CD8^+$、PEF、FEV_1、IgA、IgE、IgG、IgM、IL-6、TNF-α表达及提高患者生存质量方面明显优于对照组（$P < 0.01$），这表明穴位贴敷疗法、药罐疗法、针灸疗法均具有消炎、止咳、平喘、化痰、改善肺功能、调节机体免疫功能、提高患者生存质量的功效。

3. 加味补阳还五汤治疗特发性肺纤维化的临床观察

（1）为了观察加味补阳还五汤治疗特发性肺纤维化的临床效果，以为今后治疗此疾病提供更多的方法。我们分析了山东中医药大学附属医院肺病科门诊从2019年9月至2020年9月收治的34例特发性肺纤维化患者，分为2组，分别应用加味补阳还五汤和吡非尼酮治疗，并于治疗前和治疗后的3个月进行中医临床症状分级量化评分和6分钟步行试验（6MWT）以观察其效果。结果显示，两组患者治疗前在性别、年龄、病程、中医临床症状分级量化评分和6MWT上没有显著差异（$P > 0.05$），具有可比性。加味补阳还五汤组治疗前后6MWT呈下降趋势，前后无显著差异（$P > 0.05$），各项中医临床症状均有改善，除胸痛外均有显著差异（$P < 0.05$）；吡非尼酮组治疗前后 6MWT 呈下降趋势，前后有显著差异（$P < 0.05$），各项中医临床症状除咳嗽外均无显著差异（$P > 0.05$）。加味补阳还五汤组与吡非尼酮组治疗后中医临床症状积分总分和证候疗效有显著差异，且加味补阳还五汤组优于吡非尼酮组，具有统计学意义（$P < 0.05$）。

（2）为了分析益气活血法治疗特发性肺纤维化的可行性，我们基于益气活血法观察了补阳还五汤联合吡非尼酮治疗特发性肺纤维化的临床疗效。我们将 34 例符合纳入标准的 IPF 患者随机分为 2 组，对照组应用吡非尼酮治疗，观察组采用补阳还五汤联合吡非尼酮治疗。服药 12 周后，比较分析两组患者的中医临床症状评分、6 分钟步行试验（6MWT）、圣乔治呼吸问卷（SGRQ）、呼吸困难指数（mMRC）等指标，观察两组不良事件发生率，探讨补阳还五汤治疗 IPF 患者的临床效果。结果：治疗前，对照组与观察组相比，患者的一般情况无明显差异（$P > 0.05$），具有可比性。服用药物后，观察组患者中医临床症状积分、SGRQ 三项评分及 mMRC 指标均较治疗前明显改善（$P < 0.05$ 或 $P < 0.01$），6MWT 较治疗前下降不明显，无统计学差异（$P > 0.05$）；对照组中医临床症状积分、6MWT 明显下降（$P < 0.01$），SGRQ 三项评分有所升高（$P < 0.05$），mMRC 评分升高，但不具备差异显著性。治疗后，观察组中医临床症状积分、6MWT、SGRQ 三项评分、mMRC 指标及总有效率均优于对照组（$P < 0.05$）。治疗过程中，观察组患者出现不良反应的概率低于对照组。补阳还五汤联合吡非尼酮治疗气虚血瘀证 IPF 患者，可明显改善患者的临床症状，延缓 IPF 患者 6MWT 的下降趋势，提高患者的生活质量，改善患者呼吸困难的情况，以及降低吡非尼酮给患者带来的不良反应，益气活血法对气虚血瘀证 IPF 患者的治疗有着一定疗效。

4. 肺维康颗粒治疗特发性肺纤维化的临床研究

为了观察肺维康颗粒治疗特发性肺纤维化的临床疗效与安全性，以拓展肺维康颗粒的临床应用。我们进行了肺维康颗粒治疗特发性肺纤维化的临床研究。

研究纳入受试者 64 例，我们依据随机数表法进行分组建立了肺维康颗粒和吡非尼酮的随机对照研究，试验组给予肺维康颗粒 9g，一天 3 次，口服治疗，对照组给予吡非尼酮胶囊口服治疗，初始用量为 200mg，一天 3 次，并在 2 周时间内，通过每次增加 200mg 剂量，最终将药物用量维持在 600mg，一天 3 次的水平。两组的治疗周期均为 12 周，观察肺维康颗粒对 IPF 患者中医临床证候积分、6MWT、6MWT 期间最低氧饱和度（$LSpO_2$）的影响，并评估药物安全性和不良反应情况。

治疗前两组受试者年龄、罹患 IPF 病程、中医证候积分、6MWT 试验距离（米）和 $LSpO_2$ 等一般资料比较无统计学意义（$P > 0.05$），基线资料具有可比性。经 12 周治疗干预后的试验组总有效率为 65.5%，优于对照组（$P < 0.01$），且试验组不良反应率仅为 3.45%，明显低于对照组（27.6%）（$P < 0.05$）。试验组的中医临床证候积分较治疗前显著降低（$P < 0.01$），与对照组的组间比较显示，试验组治疗后的中医临床证候积分下降明显（$P < 0.01$）。6MWT 步行距离的组内比较显示，试验组和对照组治疗后的 6MWT 步行距离均有所增加（$P < 0.01$）；治疗后试验组的 6MWT 步行距离较对照组增加明显，存在统计学意义

（$P < 0.05$）。$LSpO_2$ 的组内比较显示，试验组治疗后的 $LSpO_2$ 有所增加（$P < 0.01$）。与对照组的组间比较显示，试验组的 $LSpO_2$ 改善程度优于对照组，但无统计学差异（$P > 0.05$）。

最终得出结论，肺维康颗粒能够改善 IPF 患者的中医临床证候积分，减轻患者症状，并能一定程度上增加 IPF 患者的 6MWT 步行距离，提高活动耐受程度。

5. 基于真实世界研究中药介入时机对新型冠状病毒感染康复时间的影响

（1）中医药的介入治疗对我国新型冠状病毒感染疫情的有效控制发挥了重要作用，在此次疫情中，中医药的整体参与度非常高。但由于疫情发生初期各地实际情况的不同，并非所有患者在发病初期就能及时接受中医药治疗，那么中医药的延迟介入是否影响患者的康复呢？为了探讨这个问题，我带领团队采用真实世界研究的方法，回顾性分析了 458 例新型冠状病毒感染患者病历资料，旨在明确中医药早期介入治疗新型冠状病毒感染的重要性。

结果发现，在未调整混杂变量情况下，中药介入推迟时间与病程时间为正相关关系（回归系数为 0.67，95% 置信区间为 0.57 ～ 0.76，$P < 0.001$），同时中药介入推迟时间与住院时间（回归系数为 0.18，95% 置信区间为 0.08 ～ 0.28，$P < 0.001$）及核酸转阴时间（回归系数为 0.44，95% 置信区间为 0.34 ～ 0.53，$P < 0.001$）均为正相关关系。在调整年龄和性别的情况下，中药介入推迟时间与病程时间依然为正相关关系（回归系数为 0.65，95% 置信区间为 0.60 ～ 0.80，$P < 0.001$）。以性别、年龄、临床分期作为分层变量的分层分析显示各亚组中药介入推迟时间与病程时间均为正相关关系（均 $P < 0.01$）。

（2）本研究回顾性分析 458 例出院新型冠状病毒感染患者资料后发现，在控制混杂变量的情况下，患者中药介入推迟时间与病程时间为正相关关系，中药介入每推迟 1 天，则病程时间增加约 0.7 天，住院时间延长 0.18 天，核酸转阴时间延长 0.44 天。这些数据与中医“截断病势”“既病防变”的理论相吻合。有研究显示，高龄和男性是新型冠状病毒感染死亡的危险因素，且与轻症相比，重症患者的核酸转阴时间显著延长。本研究也发现，重型与危重型患者的病程时间更长。多因素回归分析显示，年龄是有统计学意义的混杂变量，但其效应不能明显影响主变量对结局的影响，而性别则无显著效应，因此本研究未发现年龄和性别对新型冠状病毒感染患者的病程时间有影响。结果显示，中药介入延迟是病程延长的危险因素，中药介入时间越早，患者的核酸转阴更快，且病程和住院时间缩短。这提示了中医中药早期干预治疗疫毒肺炎的重要性，进一步肯定了中医药的疗效，提示中医药介入治疗对于患者康复和疫情控制具有重要意义。另外从卫生经济学的角度来看，中医药早期干预可以节省医疗资源、提高医疗资源利用效率以及收治新病患的能力。因此在此类公共卫生事件中，提倡应当尽早形成中医药的反应机制，及时有效地进行干预。

（二）基础研究

1. 化痰类中药多途径调节肺间质纤维化抗氧化机制的研究

氧化应激与肺纤维化的发病密切相关，在 IPF 的发生发展中发挥重要作用。因此我们开展了相应的研究，主要探讨了化痰类中药对 BLM 大鼠肺纤维化模型抗氧化抗纤维化的作用。

首先我们通过文献的数据挖掘工作探讨了肺纤维化疾病用药规律，并进行了化痰药物桔梗和半夏对大鼠肺纤维化模型的干预作用的动物实验。提取各化痰类中药中有抗氧化作用的主要成分，采用 DPPH 自由基清除率测定的方法，测定了其体外抗氧化活性并进行了排序。使用排序前八位的药物水煎液对 IPF 大鼠模型进行干预，观察肺组织病理变化，氧化/抗氧化指标变化，炎性细胞因子水平以及对血管新生机制和理化机械刺激相关的离子通道的表达情况，从而探讨中药化痰机制与抗氧化机制之间的关系，比较各药物抗氧化及抗纤维化能力的差异。根据各指标综合评价情况，所选取进行动物实验的 8 种化痰中药的排序情况：海藻＞清半夏＞白前＞天南星＞前胡＞川贝母＞黄药子＞胖大海，以海藻的抗氧化抗纤维化能力最为突出。这些药物均可提高肺组织匀浆中 SOD、GSH 水平，降低 MDA、Nrf2 水平，调节机体氧化/抗氧化机制失衡；降低 PPARS、TGF-β、TNF-α 等炎性细胞因子的水平，改善肺部炎性反应；降低 VEGF 水平，抑制小血管新生；降低 TPRV1，减轻气道对外界刺激的反应性，从而起到抗纤维化的作用。

2. 黄芪甲苷通过 ACE2-Ang（1-7）-Mas 轴对大鼠肺纤维化的抑制作用研究

为研究临床常用药的单体黄芪甲苷对博来霉素诱导的肺纤维化大鼠的干预作用，探讨其是否通过 ACE2-Ang（1-7）-Mas 轴及其下游信号通路发挥作用，以期发现黄芪甲苷抑制肺纤维化的分子机制及作用靶点，为中医药多靶点治疗肺纤维化提供理论依据，我们进行了一系列研究。

我们将 48 只 SD 大鼠随机平均分为 6 组，即空白组、模型组、吡非尼酮组（162mg/kg）、黄芪甲苷低剂量组（50mg/kg）、黄芪甲苷中剂量组（100mg/kg）、黄芪甲苷高剂量组（200mg/kg），以博来霉素气管内滴注的方式建立大鼠肺纤维化模型，造模后分别用不同剂量黄芪甲苷及吡非尼酮连续灌胃 28 天，称取大鼠体重及肺重计算肺系数，取大鼠肺组织制作苏木精-伊红染色、Masson 染色切片进行病理观察，碱水解法检测肺组织 HYP 的表达水平，ELISA 法检测血清 IL-6、TNF-α 的表达水平，ELISA 法检测肺组织 ACE2、Ang（1-7）、Ang Ⅱ的表达水平，Western blot 法检测肺组织 TGF-β1、p-ERK1/2、α-SMA、E-Cadherin 的蛋白表达水平，RT-PCR 法检测肺组织 TGF-β1、ERK1、ERK2、α-SMA、E-Cadherin 的 mRNA 表达水平。结果：①黄芪甲苷减轻博来霉素诱导下的肺组织炎症渗出、肺泡结构改变及纤维化程度。②黄芪甲苷降低肺纤维化大鼠肺系数，降低血清中 IL-6、TNF-α 的表达水平，降低肺组织中 HYP、Ang Ⅱ、TGF-β1、p-ERK1/2、α-SMA 的表达水平，上调肺组织中 ACE2、Ang（1-7）、E-Cadherin 的表达水平，降低肺组织 TGF-β1 mRNA、ERK1 mRNA、ERK2 mRNA、α-SMA mRNA 的表达，上调肺组织 E-Cadherin mRNA 的表达，呈剂量依赖性，与模型组相比差异均具有统计学意义（$P < 0.05$）。由此我们得出，黄芪甲苷能抑制博来霉素诱导的大鼠炎症反应及肺纤维化程度，其发挥作用可能是通过调控 ACE2-Ang（1-7）-Mas 轴，以及调节下游 TGF-β1、ERK 等信号通路中关键信号转导蛋白的表达、抑制肺组织 EMT 过程实现的。

3. 加味补阳还五汤干预 Notch 信号通路对 MRC-5 细胞的调节机制

临床研究证实加味补阳还五汤可以显著改善特发性肺纤维化患者临床症状，为了明确其潜在的作用机制，我们开展了一系列基础研究。

应用 RNA 干扰技术（siRNA）筛选出干扰效果最好的靶位点，分为正常细胞组、siRNA 沉默 Notch1 组、单纯 TGF-β 刺激组、siRNA 沉默后 TGF-β 刺激组及加味补阳还五汤干预 1 小时后给予 TGF-β 处理组、Notch1-siRNA 转染 48 小时后加入加味补阳还五汤 1 小时后给予 TGF-β 刺激组。细胞生化检测 siRNA 沉默 Notch 后细胞内 Jagged1、Hes-1 蛋白的表达；Western blot、RT-PCR 法检测各分组细胞内 Notch1 蛋白及 mRNA 的表达水平。细胞生化检测 siRNA 沉默 Notch 后细胞内 Jagged1、Hes-1 蛋白的表达，结果提示，与正常细胞组相比，siRNA 沉默 Notch1 组，细胞内 Jagged1、Hes-1 的表达出现明显降低，应用 TGF-β 造模后，细胞内 Jagged1、Hes-1 的表达出现明显升高，与模型组相比，应用 Notch 沉默后再给予 TGF-β 刺激后，细胞内 Jagged1、Hes-1 的表达有所下降，但是较正常组偏高。相比之下，较加味补阳还五汤组来说，不管有无运用 siRNA 沉默，和空白组方面进行比较，Hes-1、Jagged1 的含量都出现了明显的升高，不过运用 siRNA 沉默组的数值明显低一些。Western blot、RT-PCR 检测发现与正常细胞组相比，siRNA 沉默 Notch1 组、siRNA 沉默后 TGF-β 刺激组细胞内 Notch1 表达均明显降低。与 TGF-β 刺激组相比，siRNA 沉默 Notch1 组、siRNA 沉默后 TGF-β 刺激组中细胞内 Notch1 表达降低更明显。加味补阳还五汤干预 1h 后给予 TGF-β 处理组、Notch-siRNA 转染 48 小时后加入加味补阳还五汤 1 小时后给予 TGF-β 处理组中细胞内 Notch1 表达降低，其中后者明显低于单纯 TGF-β 刺激组。加味补阳还五汤能抑制 Notch/Jagged1 信号通路，下调 Notch1 信号表达水平以发挥保护作用，进而改善 MRC-5 细胞的纤维化水平，猜测加味补阳还五汤通过干预 Notch/Jagged1 信号转导通路来发挥抗纤维化作用，并且有一定的预保护作用。

4. 加味补阳还五汤的 UPLC-Q-TOF-MS 分析

补阳还五汤是中国传统医学的经典方剂出自《医林改错》，由黄芪、当归、赤芍、地龙、川芎、桃仁、红花多种中草药配伍而成，在此基础上，我们结合多年的临床经验，加入了淫羊藿、仙茅 2 味中药构成加味补阳还五汤，按照干重 30∶6∶5∶3∶3∶3∶3∶15∶15 的比例组成。补阳还五汤起始广泛用于脑卒中患者的治疗，在加入了淫羊藿、仙茅之后，其温补肾阳效果更好，在对肺纤维化患者的长期临床中发现也常常获得较好的疗效，肺纤维化患者的体耐力部分获得改善，对其主要物质基础成分进行 UPLC 分析。

加味补阳还五汤有效成分的分析采用 UPLC-Q-Exactive Orbitrap MS（Thermo Fisher Scientific，America）色谱分离装置。本实验的物质基础成分分析从加味补阳还五汤中得出的主要成分共 32 种。淫羊藿苷（ICA）是从淫羊藿中分离出的一种活性黄酮苷，可调节骨代谢。可促进大鼠骨髓基质细胞的成骨分化，还可以抑制破骨细胞的激活，相关研究证实其可通过抑制 Notch 通路来实现成骨作用。有相关实验证实，ICA 可减轻 BLM 诱导的大鼠胶原沉积和炎症反应从而实现对肺纤维化的抑制作用，考虑是通过 Hippo 通路的 YAP 从而实现的。毛萼黄酮是黄酮类化合物之一，从黄芪根中提取。先前已证实CA能减轻肺纤维化。许多研究表明CA是可能治疗多器官纤维化的药物。有学者研究发现CA可通过JAK-STAT3途径减轻CCL4腹腔注射所致肝纤维化的氧化应激。同时，有研究发现，CA改善BLM诱导的小鼠肺纤维化，其机制可能与抑制氧化应激、激活NRF2/HO-1通路、抑制细胞凋亡、上调细胞自噬-溶酶体通路有关。羟基红花黄色素A（HSYA）是红花中最有效的水溶性成分，具有抗凝血、抗心肌缺血、血管舒张等作用，被广泛应用于心血管疾病的治疗。研究表明，HSYA通过抑制PI3K和AKT信号通路抑制脂多糖诱导的非小细胞肺癌细胞的增殖、迁移和侵袭。也有相关实验证实，HYAP给药浓度为60mg/kg时，给药14天，肺纤维化程度不增加，肺泡结构趋于恢复；但药理作用不明显。随着给药浓度的增加，肺泡结构的恢复明显增加，胶原积累明显减少，提示HYAP经ISI治疗可明显抑制成纤维细胞的增殖和分化。本研究阐明了加味补阳还五汤发挥治疗效应的物质基础，临床上有利于指导抗纤维化新药的开发。

5. 对肺纤维化大鼠JAK/STAT信号通路的调控作用研究

为了通过体内实验探讨肺维康颗粒对肺纤维化大鼠JAK/STAT信号通路的调控作用，为拓展肺维康颗粒的临床应用提供参考。经1周的适应性饲养后，将48只SD雄性大鼠按随机分配原则分为空白组（NS）、模型组（BLM）、吡非尼酮组（BF）、肺维康颗粒高剂量组（FH）、肺维康颗粒中剂量组（FM）与肺维康颗粒低剂量组（FL）6组，每组8只，以浓度为5mg/kg的博来霉素溶液气管内给药法建立肺纤维化大鼠模型，空白组以相同方法予等量生理盐水。根据组别给予生理盐水、吡非尼酮溶液及相应浓度的肺维康混悬液进行干预，并于28天后进行标本的采集和后续检测分析。

结果发现，相比于空白组，BLM组大鼠肺部更多地存在肺组织慢性损伤与结构受损的情况，表现为肺泡间隙炎症细胞的显著浸润以及过多的胶原沉积，吡非尼酮组与肺维康各组的肺组织慢性损伤、结构受损和胶原沉积情况较BLM组明显减轻，表明肺维康颗粒与吡非尼酮均能减轻BLM诱导的肺组织炎症浸润和纤维化损伤如胶原沉积改变。BLM组肺组织的TGF-β1和α-SMA，以及Col1的表达水平较空白组明显上调（$P < 0.01$），与此同时，针对炎性因子IL-6和IL-1β的ELISA检测也发现BLM组炎性因子过表达的情况（$P < 0.01$）；而吡非尼酮组与肺维康各组的TGF-β1、α-SMA、Col1水平较BLM组均有明显降低（$P < 0.05$），相应的炎性因子IL-6和IL-1β也呈现低表达状态（$P < 0.01$）；另外，BLM组大鼠肺组织JAK2、STAT3和IL-6表达水平较空白组明显上调（$P < 0.01$），而吡非尼酮组与肺维康各组的JAK2、STAT3和IL-6表达水平较BLM组均有不同程度的降低（$P < 0.05$）。实验显示肺维康颗粒一定程度上可改善BLM诱导的肺纤维化模型大鼠饮食量、活动反应灵敏度和精神状态等一般情况，减轻大鼠肺部纤维化损伤如胶原沉积改变等，降低TGF-β1、α-SMA、Col1、Fn和炎性因子IL-6和IL-1β的表达水平，进而降低BLM诱导的大鼠肺组织肌成纤维细胞活化水平和炎性浸润。肺维康颗粒一定程度上抑制IL-6介导下的

JAK2/STAT3 活化，降低炎性细胞因子如 TGF-β1 和 IL-1β 结果：表达水平和成纤维细胞向肌成纤维细胞的转化程度，减轻 BLM 诱导下肺纤维化大鼠肺组织的纤维化和炎症浸润程度。

6. 外周血细胞参数与纤维化性间质性肺疾病的相关性研究及丹参酮Ⅱ A 对肺纤维化大鼠血细胞的影响

我们探索了血细胞在肺纤维化中的参与作用，观察了临床常用活血化瘀药的单体丹参酮Ⅱ A 对肺纤维化大鼠血细胞的干预作用，以期发现丹参酮Ⅱ A 抑制肺纤维化发展的新途径，为纤维化性间质性肺疾病的中医治疗提供新思路。我们将 36 只 SD 大鼠随机分为 6 组：空白组、模型组、尼达尼布组、丹参酮Ⅱ A 低剂量组、丹参酮Ⅱ A 中剂量组、丹参酮Ⅱ A 高剂量组，以博来霉素诱导肺纤维化，造模后予不同剂量的丹参酮Ⅱ A 及尼达尼布连续灌胃 28 天，摘取大鼠肺组织，通过苏木精 - 伊红染色、Masson 染色行病理学观察；碱水解法检测肺组织 HYP 的含量；行 CD31 免疫荧光染色观察肺组织微血管分布，计算微血管密度（MVD）；行 CD45、CD42b 免疫组化染色观察肺组织白细胞浸润与血小板聚集情况，计算平均光密度（AOD）；ELISA 法检测血清 PF4、TXB2 表达水平；行血常规检测观察动静脉血内血细胞参数水平。

结果：①丹参酮Ⅱ A 能减轻博来霉素诱导的大鼠肺组织肺泡结构改变、炎性渗出与纤维化增生；②与模型组相比，不同剂量的丹参酮Ⅱ A 能不同程度地改善肺组织微血管密度的降低，减少肺组织白细胞的浸润与血小板的聚集，能降低血清 PF4、TXB2 的表达水平，降低 WBC、MONO、NEUT、MPV 数量，改善机体炎症状态与血液高凝状态（$P < 0.01$ 或 $P < 0.05$）；③正常大鼠的动脉血血小板数量多于静脉血（$P < 0.05$）；与静脉血相比，动脉血更能反映血小板的变化情况，体现肺纤维化程度与药物改善情况。

由此，我们得出结论：丹参酮Ⅱ A 能抑制博来霉素诱导的肺纤维化，其作用的发挥可能与抑制白细胞的浸润与血小板的活化聚集、抑制机体炎症状态与血液高凝状态有关。肺是生成血小板的场所，动脉血比静脉血更能反映血小板的变化情况，评价肺纤维化程度与药物改善情况。

四、结语

从医四十载，回首过往，既感慨杏林路漫漫，又满怀对未来的坚定信心。中医传承，贵在守正创新，实践精进。正是无数前辈的教诲、同仁的携手、患者的信任与家人的理解成就了我的医学人生。面对疾病谱的变化和生命健康的挑战，中医人唯有坚守仁心，持续学习，积极探索，把传统智慧与现代科技有机结合，方能不断突破边界、造福众生。

医学路远，勤学渐进。希望我分享的一点临床经验与科研探索历程，能够激励更多青年医者在坚守与创新中成长。愿中医药事业薪火相传，把中医药的光与热照进每一个有需要的生命。

（张伟）

林琳

教授，主任医师，博士研究生导师

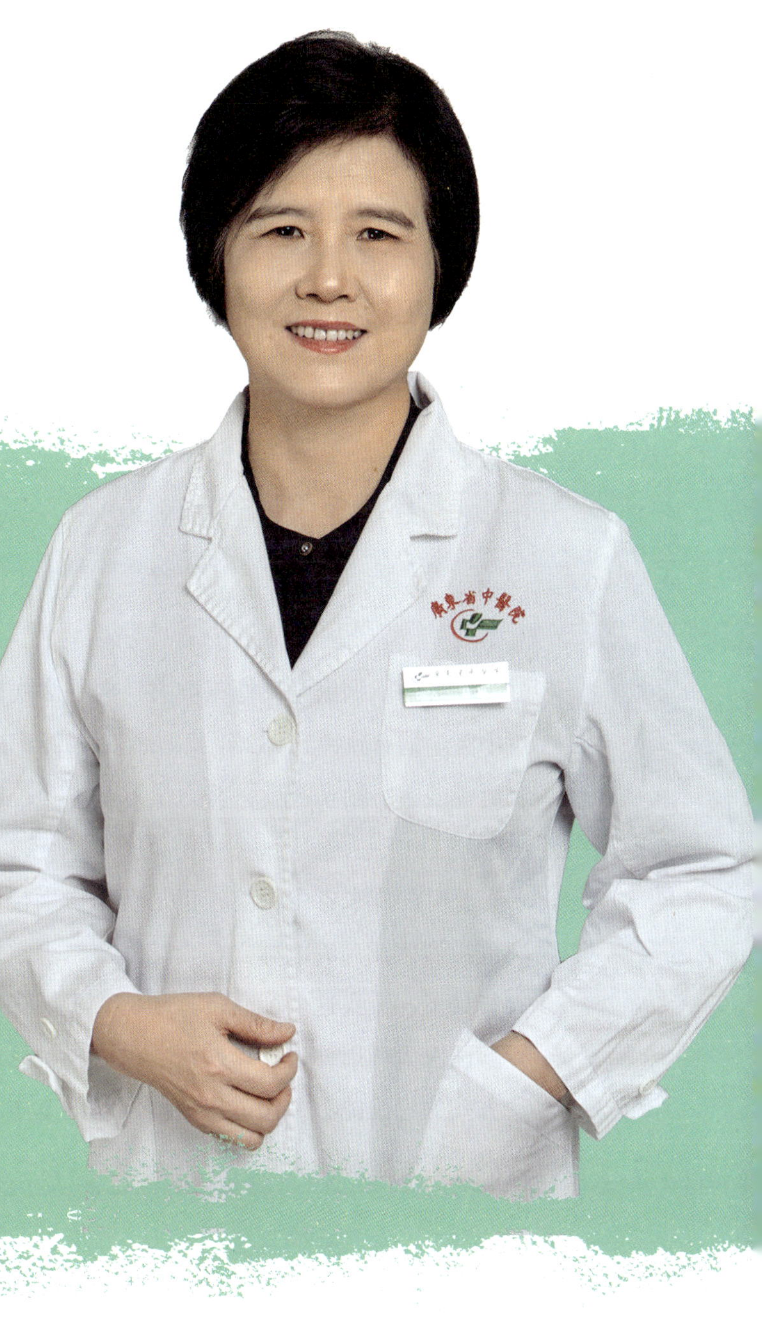

广东省名中医，广州中医药大学中医内科学（呼吸病方向）学科带头人，广东省中医院呼吸与危重症医学科大科主任、肺病科学术带头人、中医药防治慢性咳喘病研究团队负责人，广州市慢性咳喘病研究重点实验室负责人。中国民族医药学会热病分会会长，中华中医药学会肺系病分会名誉副主任委员，中国医师协会中西医结合医师分会呼吸病专业委员会副主任委员，世界中医药学会联合会呼吸病专业委员会副会长，中国中药协会呼吸病药物研究专业委员会副主任委员，广东省中医药学会呼吸病专业委员会主任委员。国家自然科学基金评审专家；《中医杂志》《中华中医药杂志》和 *Phytomedicine*、*Pharmacological Research*、*Frontiers in Pharmacology*、*Heliyon* 等期刊的审稿专家。先后被授予首届中国青年女科学家、全国首届“杰出女中医师”、全国首届“中医药传承高徒奖”获得者、中国中医科学院“中青年名中医”、广东省“优秀中医临床人才”、广东省“杰出女科技工作者”、抗击疫情“全国三八红旗手”称号，被授予全国五一劳动奖章、香港特别行政区“抗炎勇士”金质奖章，获得中华中医药学会“李时珍医药创新奖”等荣誉称号。

乘骐骥以驰骋兮，开岭南肺病之先路

一、从医之路

（一）坚守初心

我自幼承训家学，博览群书，向往为病痛解除厄困，不喜良相之谋，唯爱良医之术，尤对中医学情有独钟。1982年我如愿就读广州中医药大学，作为孜孜求学的起点。5年大学生活，我囊萤映雪、勤学苦读，努力学习基本功，1987年以优异的成绩从学校毕业，分配至广东省中医院工作。

此时的广东省中医院，正是新门诊大楼建成，诊疗业务开始腾飞的时期，中西医各种思潮也激烈碰撞，流派林立、百花齐放，求学拜师的机会不断涌现。在中医药振兴发展的时代大背景下，让我这个朝露待日晞的青青园中葵获得机会。我先后师承广东省名中医刘伟胜教授，国医大师周仲瑛、邓铁涛、洪广祥、晁恩祥教授，在杏林海洋中绵吸众家之长，形成理法方药的思维能力，锤炼出望闻问切的基本功，也让我养成了获益终生的审慎行医风格和审证求因的中医思维。

（二）求索之路

在前10年锤炼基本功的过程中，对中医，我也曾经历了“怀疑－迷惘－坚定”的心路历程，尤其在繁重的临床工作中，在西药立竿见影的疗效冲击下，也产生过对中医的怀疑。是邓老在那个时候鼓励我们这一辈的中医师，他坚定地说：“中医在我们身上起不到得心应手的效果，不是中医不行，而是我们没有把中医学好，是因为我们学得太差了，反过头来就埋怨中医，如果不信，你们回去练习好中医的基本功，再用到临床上试试。”

闻良师言如醍醐灌顶，我回去重拾自己的大学课本，读《内经》重温阴阳五行，读《中药学》重温药性五味，读《方剂学》重温君臣佐使，读《濒湖脉学》重温三部九候，边读边体会边应用，从听别人的经验到自己总结经验。临床越多，读的书也越多，从读课本到找专著研读，从《内经知要》《伤寒真方歌括》到《药性歌括四百味》再到《古今名医方论》等，从一篇一篇扫读到一字一字研读，读得越多，体会越深，越感觉邓老教导话语的分量，也坚定了我当初要做良医的信念，成为中医的忠实拥趸。

在拜名师学经典悟医道的过程中，我深深地体会到“学忌门派”在中医药学习和运用中的重要性。历代的各家学术流派，都是前人的宝贵经验，汗、吐、下、和、温、清、消、补等各法，道虽不同但机制同在，应兼收并蓄，扩大自己的知识面，提高自己的临证能力，但绝不能迷信一家之言，偏执于“无偏不成派”。做医生，尤其是做中医师更应该胸无成见，抛却门户之见。这也养成了我在日后的工作中，喜欢多拜师、多了解、多学习、多融合的学习工作习惯。并让我从一个中医小白，迅速成长为科室的中坚力量。

（三）传承创新

从我参加工作开始，在医院扩建的大背景下，呼吸专科病床数不断增加，业务量也不断攀升。在潜心中医学习的同时，也需要跟踪得上的西医学技术能力，从肺功能检测到纤维支气管镜操作，再到学习呼吸机的运用，新技术的不断涌现，填满了我学习工作的时间，加班加点、连轴无休是常态，有时也会冲击我继续坚持的信念。但我始终牢记刘伟胜主任和罗细贞主任的教导，再忙也不忘记在中医领域的努力学习。在深入进行中医古今文献调研和名老中医传承学习的同时，也针对慢性阻塞性肺疾病、支气管哮喘、慢性咳嗽、呼吸道感染性疾病等重点病种开展深入的中医优势环节研究和诊疗方案的优化工作。同时不断锤炼自己中医特色治疗技术，并在科室推广运用，包括颊针、砭石、火龙罐、穴位注射、中药药熨、中药灌肠、中药沐足、中药贴敷疗法等，在专科疾病诊治中体现出特色优势。

“莫听穿林打叶声，何妨吟啸且徐行”是我10余年工作的内心写照，兢兢业业的作风让我在业务能力上脱颖而出，1997年我开始担任呼吸科主任。我积极参与学术交流，希望把我们的中医药诊治专科病的经验加以推广。2001年5月，我们成功举办了“广东省中医药学会呼吸病专业委员会第三届学术交流会”，2001年6月举办了广东省继续教育项目“广东省中西医结合呼吸病治疗进展高级学习班”。2001年10月由我任组长、由刘伟胜教授任顾问的广东省中医药学会呼吸病专业委员会哮喘学组、青年学术沙龙正式成立，并定期开展学术活动，促进了国内、省内中医呼吸界的信息交流，扩大了我院呼吸科的影响力。

（四）疫情防控

2003年1月9日，广东省中医院收治了第一位“非典”患者，那时候我从未见过此病。抢救过这个患者的医护人员纷纷倒下，这让大家惊慌之余也有些手足无措。从临床的表现来看，像带有传染性的肺炎。但患者有很多表现和普通肺炎不同，即使使用广谱抗生素治疗，也没有明显的好转。这让我和我的同事们一筹莫展，只能按照传染病的治疗原则，将患者先隔离起来再说。

面对未知病因的病患，我虽心有惶恐，但一探究竟的决心也很坚定。可以说是抱了“虽九死其犹未悔的决心”。于是先设计一个中医证候调查和西医临床资料调查的表格，每天观察记录患者证候的变化、临床症状及实验室检查结果的变化。每一个患者，包括我们受感染的一些医务人员，我们都有很充足的第一手资料。这些资料，为后来总结经验，摸索治疗中西医治疗方案，奠定了很好的基础。

除了自己观察和摸索，我也时常请教老师。接诊首例患者后，我就隔三岔五地给周仲瑛老师打电话请教。听过我对病情的汇报后，周老认为这是一种较强的传染性疾病，结合病初发热、头痛、全身酸痛、干咳、少痰、气促等中医肺卫表现，应属于中医“温疫”“风温”等病范畴，周老的阐释让我在忙乱中逐渐有了清晰的思路，并建议我继续完善表格并坚持采集每个患者的临证资料，以便进一步临床总结。

在一边总结一边完善表格的同时，我还请教了邓铁涛教授，邓老说：“这次疾病看来就是一种温病，这种温病属于寒邪内侵，应该用生阳发散之法，不要用抗生素，抗生素是苦寒之物，对这种病使用效果不会好，现在从临床效果来看，不要用中药作为辅助治疗，而是主要能够用中药来缓解症状。”邓老一席话给了我方向性的指导，也给了我使用中药治疗的底气。我在不断实践中总结出“中医主要采取扶正祛邪的治则，在补气的基础上，再加一些活血化湿的药物，活血化湿有利于炎症的吸收，减少后遗症，及早撤除抗生素和激素，也能提高机体的免疫力，促进炎症的修复”。此后，我一直站在抗击“非典”的最前线。我们用中医的方法治疗“非典”患者取得的效果被香港同行获悉，同年 4 月中旬他们正式邀请我院派中医支援香港。几经考虑，医院领导班子决定派我和院长助理杨志敏赴港抗击“非典”。

到达香港第一天，我们就为一名感染“非典”的医院服务助理会诊。我们经过中医辨证，当即采用生脉散 + 葛根芩连汤 + 连朴饮进行治疗。第二天复诊，患者已无腹泻；第三次复诊，患者已拔管。继续治疗后，每 3 ～ 4 天都会看到患者的进步：从能说话到手指、肩关节、髋关节的活动，可以自己吃饭，直至在别人扶持下自己站立，并在辅助器支持下独立行走。此后近 5 个月，我们在香港几家大医院轮流会诊，共医治 10 家医院的危重“非典”患者近 50 名，康复期患者 100 余名。中医治疗“非典”患者取得了显著的疗效，不仅赢得了香港同行的尊重，也赢得了一大批香港市民“粉丝”，获得了香港特别行政区颁发的“抗非勇士”金质奖章。2003 年 11 月，我院与中国香港医院管理局（简称医管局）签订为期 3 年的协议，共同开展中医临床及科研工作。根据协议规定，中国香港医管局要在其管辖的公立医院中开设中医门诊，开创了中医进入香港公立医院的先河，这让我倍感自豪。

我们中西医诊治“非典”的经验很快得到 WHO 与医学界的广泛肯定，也为近年来暴发的呼吸道传染性疾病等突发公共卫生事件提供了借鉴，加速了中医参与重大传染性疾病的救治进展，提升了中医在重大公共卫生安全领域的地位和作用。我先后被授予香港“抗炎勇士”金质奖章、广东省抗击“非典”一等功、巾帼抗非先进个人等称号。中西医结合治疗“非典”的系列研究成果先后发表在 *American Journal of Chinese Medicine*、*Journal of Chinese Medicine* 等期刊，并获得国家科学技术进步奖二等奖、广东省科学技术特等奖和中华中医药学会科学技术奖二等奖。个人也被广东省人民政府特聘为“广东省应急救治专家组”“广东省呼吸道传染性疾病临床救治专家组”的中医专家组组长，2006 年成为广东省唯一进入科学技术部“传染病防治重大专项总体实施方案”编写专家组的成员。

时间来到 2019 年底，2020 年初，疫情再次出现。我一边重温《温病条辨》特别是《温疫论》的内容，一边关注事态的变化。同时多次与北京中医医院刘清泉院长电话联系，将获得的信息一点一滴地记录下来。随着广东病例数的出现，广东省中医药局来电要求我牵头起草广东中医药诊疗方案。在万家灯火中的大年三十晚八点半，我和院内呼吸与危重症医学科许银姬主任、急诊科唐光华和奚小土主任，以及广东省内其他医院中医专家共同完成了第一版广东省的中医药治疗方案，包括对新病毒的病机认识及早期、中期、危重期、恢复期中医药治疗等。

之后随着诊疗经验的不断增加，以及线上、线下与其他医生的交流，不断完善了广东省的治疗方案。短期内，经过数百例实战案例，制定了更实用的第二版中医药治疗方案，为中西医结合开展临床救治提供了指导和参考。

同时，由我任组长的广东省中医药救治感染后的重症和危重症病例专家组成立，强化重型、危重型病例的中医药治疗。之后对于无症状感染患者，我与郭力恒、唐光华主任和广东省人民医院覃铁、广州医科大学附属第一医院黎毅敏教授等 7 人组成专家组，对其开展证候分析，共同讨论形成湿热袭表、寒湿袭表和湿热内蕴证 3 个基础证型的中医辨证方案及基本方药，供临床辨证加减参考运用。

在既往的抗疫过程中，我和我的团队始终站在中医抗疫的前线，在“千锤万凿出深山，烈火焚烧若等闲”中实现自己“长风破浪会有时，直挂云帆济医海”的初心。

二、临证经验

（一）慢性阻塞性肺疾病

慢性阻塞性肺疾病（简称“慢阻肺”）是一种异质性肺部疾病，以慢性呼吸道症状（呼吸困难、咳嗽、咳痰和 / 或加重）为特征，这些症状是由于气道异常（支气管炎、细支气管炎）和 / 或肺泡异常（肺气肿）所产生，并导致持续性气流阻塞，可归属于中医学“咳嗽”“喘证”“肺胀”“支饮”等范畴。

慢阻肺的发生多因肺虚起病，而致痰浊潴留，又每复感外邪使病情发作或加剧。病机总属于本虚标实，急性加重期以邪实为主，稳定期以正虚为主。患者咳喘经年难愈，肺气耗伤，日久子盗母气，致脾气亏虚，肺脾气耗，加之吸入清气及水谷精微化生不足，导致宗气充养乏源而渐虚；后天之气不足则无以充养元气，日久元气渐亏，终致宗气元气虚衰。宗气、元气虚衰，脏腑不得充养温煦激发，功能渐虚，肺虚主气司呼吸功能失常，肾虚纳气无权，导致肺失正常宣肃而咳喘难愈；宗气、元气虚衰，五脏虚衰不谋其职，肺虚不布津、行血，脾虚不运津、生精，肾虚不蒸津、化气，导致气津不足，痰湿瘀血内生胶结。气津不足，进一步加剧宗气、元气失养，加重宗气、元气亏虚；痰湿瘀内生壅阻气道，咳喘气促加重；痰湿瘀血还壅阻三焦气机，阻碍宗气、元气敷布，加剧脏腑功能失调，影响宗气与元气相互资生充养，如此恶性循环，宗气、元气愈衰，痰湿瘀阻愈盛，终致疾病恶化，缠绵难愈。因此，慢阻肺病的核心病机为肺脾肾亏虚，宗气元气虚衰，痰湿瘀胶结壅阻气道。

本病的病机特点是本虚标实，急性加重期偏于标实，稳定期则以正虚为主。急性加重期以外感邪实为主，需辨明邪气性质，分清寒热、痰浊、水饮、血瘀的偏盛。

风寒袭表，痰饮内阻者宜解表散寒，温肺化饮。此类患者多表现为喘息咳逆，呼吸急促，胸部胀闷，痰多清稀而带泡沫，常伴恶寒，或有发热，口不干，无汗，咳嗽声重，气急或喘促加重或鼻流清涕，苔薄白，脉浮紧或浮弦。方选小青龙汤、射干麻黄汤、荆防败毒散等加减。对咳喘重，胸满气逆者，加射干、前胡、厚朴、紫菀宣肺降气化痰；若恶寒发热，周身疼痛可加羌活、独活、白芷、川芎以疏风散寒止痛。

外感风寒，入里化热者宜解表散寒，清肺化痰。此类患者多表现为喘逆上气，胸胀或痛，鼻翼扇动，咳痰质地黏稠色黄，咳而不爽，伴形寒身热，烦闷身痛，有汗或无汗，口渴，苔黄厚腻，舌红，脉浮数或滑。方用定喘汤加减。若表寒重加桂枝解表散寒；痰热重，痰黄黏稠量多，加瓜蒌、贝母清热化痰；痰鸣息涌加葶苈子、射干泻肺消痰。若外感风寒已去，热象不盛，以痰浊内阻为主者，宜用三子养亲汤合二陈汤或泽漆汤加减。

痰热壅肺，日久灼络伤阴者宜泻肺定喘，清热养阴。此类患者多表现为咳喘气涌，胸部胀痛，痰多质黏色黄，或夹有血色，伴胸中烦闷，身热，有汗，口渴而喜冷饮，面赤，口渴咽干，形体消瘦，皮毛干枯，小便赤涩，大便或秘，舌质暗红，舌苔薄黄或腻，脉细滑数。方用麻杏石甘汤合百合前胡汤加减。津伤甚者加西洋参、沙参以养肺津；如喘甚痰多，黏稠色黄，可加葶苈子、鱼腥草、冬瓜仁清热泻肺。

痰瘀互结者宜培扶宗气，化痰祛瘀，利水消肿。患者症见喘息无力，咳痰色白质黏，活动后喘息尤甚，口唇发绀，面色红，舌下静脉迂曲，无苔或少苔，脉细滑等。痰浊、瘀血乃因宗气亏虚而产生的病理产物。宗气贯心脉，行气血，开气机，去水气，在痰瘀互结证中尤宜补益宗气，方用补中益气汤合桃仁、红花、地龙、丹参、枳实等。

阳虚水盛，元气虚脱者宜泻肺逐痰、温阳利水、补元固脱。症见喘咳不能平卧，心跳欲出，咳痰清稀，胸闷气憋，颜面浮肿，下肢水肿，或一身悉肿，腹部胀满有水，尿少，脘痞纳差，心悸怕冷，面唇青紫，舌胖质暗，苔白滑，脉沉细滑或结代。方选真武汤合五苓散或补元汤加减。补元汤为补中益气汤加锁阳、山茱萸组成，由国医大师洪广祥创制。若痰热内盛，加葶苈子、天竺黄、竹沥；肝风内动者，加钩藤、全蝎；血瘀明显者，加丹参、红花、桃仁活血通脉。

稳定期以本虚为主，病机核心为宗元亏虚，充养失司，导致肺脾肾三脏亦虚，同时气滞血瘀，痰浊阻滞。治疗应根据慢阻肺发展的特点，在传统中医治肺本脏、健脾补肾的基础上，突出调节宗元之气的升转输布，以养一身之气，充运五脏六腑，以培扶宗元，温运气血，充养脏腑，以统调宗元之气为核心，促进多器官康复。

案例

李某，男，76 岁。

初诊（2024 年 2 月 22 日）：主诉“反复咳嗽、咳痰、气喘 20 余年，加重 3 天”。患者因外出淋雨后出现咳喘气逆，咳黄白痰，胸中烦闷，怕风怕冷，无汗，鼻流清涕，大便偏稀溏，眠欠佳，口渴而喜热饮，形体消瘦，皮毛干枯，疲倦乏力，舌暗红，苔白厚腻，脉浮弦紧。患者近半年胃纳差，消瘦明显，体重下降 4 千克。胸部 CT 提示慢性支气管炎，肺气肿；右肺中叶、左肺上叶舌段、左肺下叶少许慢性炎症；气管及右侧主支气管腔絮状影。

西医诊断：①慢性阻塞性肺疾病急性加重期；②肺部感染。中医诊断：肺胀，证属风寒袭表，痰饮内阻证。治以解表散寒，温肺化饮。

处方：麻黄 8g，桂枝 10g，白芍 10g，干姜 10g，细辛 3g，五味子 10g，法半夏 15g，石膏 20g（先煎），葶苈子 15g，大枣 10g，桃仁 10g，茯苓 15g，赤芍 15g，牡丹皮 15g，泽兰 10g，泽泻 15g，青皮 15g，黄芪 30g，白术 15g。共 7 剂，水煎服。

二诊：患者诉气喘较前明显改善，咳嗽减少，精神转佳，但咳痰仍多，痰质黏稠难咳，咳吐无力，舌暗，苔白厚腻，脉细弱。予以升转宗元、充养脏腑、祛化痰浊。处方：黄芪 30g，白术 12g，陈皮 6g，升麻 10g，柴胡 10g，党参 10g，甘草 6g，当归 12g，枳壳 10g，法半夏 12g。

三诊：患者诉痰量明显减少，较前易咳出，胃纳改善，精神体力继续好转，舌暗，苔薄白，脉细。予以医院制剂升芪益肺颗粒 1 袋，每日 2 次，14 天，继续培扶宗元之气。

（二）过敏性哮喘

过敏性哮喘是典型的环境和机体交互作用的变态反应性疾病，其发病和症状触发涉及过敏原导致的免疫微环境改变。中医理论认为，过敏性疾病的共同致病因素为湿邪。中医学认为哮喘的“宿根”为痰伏于肺，然其本质应为肺脾肾功能失调所致的津液运化异常。痰的本源在于水液代谢失常，而湿为水液之根本。项目组前期基于文献整理，结合对过敏性哮喘的认知和临床实践，认为过敏性哮喘离不开“湿”，其宿根当为痰湿伏肺，湿为类病之始，以湿为根，提出“湿邪致哮”学说。

自己认为过敏性哮喘的致病特点常表现为内、外湿相兼相合，体现在以下几方面：①外感湿邪，触动内藏伏湿，“内有壅塞之气，外有非时之感，膈有胶固之痰”，湿阻痰凝，黏腻胶着，壅滞气机，气机逆乱，肺气上逆，气道挛急，发为哮喘。②湿为阴邪，湿盛伤阳，肺脾肾为阴脏，感而被伤，则脾失健运，宗元生化无源，肺肾失养，三脏协同治水功能失调，肺失治节、脾失运化、肾失蒸腾，内湿复生，因果循环，咳喘难愈。肺之气道感寒易挛，故哮病时作。③湿邪致病广泛、变化多端，易兼他邪，风寒尤甚，伏匿隐处，变化多端，与过敏性哮喘反复发作、症状多变的特征相符。湿与风、暑、燥、火等阳邪相兼，则从阳而化，湿凝成痰，则胶痰、风痰内伏；湿与寒邪相兼，寒凝而聚，聚生寒痰、湿痰、内饮等。湿阻日久，结成宿根，相兼他邪，碍滞气机，壅塞气道，形成过敏性哮喘触发的先决条件。④湿性伏匿缓和，致病缓，症状轻，病程长，符合过敏性哮喘慢性持续期症状相对较轻且持续存在的特点。

“湿邪致哮”学说的核心观点包括以下几方面：①过敏性哮喘患者常久居湿地，反复吸入或接触尘螨、真菌等过敏原，外湿兼夹风、寒、热等外感淫邪经皮毛或口鼻入，为哮喘发作的诱因；或有先天禀赋特殊者，嗜食酸咸甘肥或鱼虾蟹等发物，或久病耗气伤元者，脾土受损，肺肾失养，津液运化功能失调而生内湿，湿聚成痰饮，壅阻气机，上犯于肺，肺失宣降，肺气上逆，气道挛急，发为哮喘。②“湿邪”贯穿过敏性哮喘发病的全过程，“伏湿为第一宿根，伏痰为第二宿根”，自己主张“痰湿同源，共性致病，同为宿根”的学术观点，指出核心病机为“肺脾肾虚，湿邪遏阻”。③自己提出从湿论治过敏性哮喘，以“固本祛湿”为大法，分期论治，明晰主次缓急，随证治之。急性发作期以攻邪治标为要，宣肺平喘，祛湿化痰；慢性持续期兼顾扶正祛邪，匡扶肺脾肾正气，祛湿化浊；临床缓解期以扶正固本祛湿，补肺健脾益肾为重。

案例

邓某，女，52岁。

初诊（2024年8月27日）：主诉“发作性咳嗽、喘鸣20余年”。现病史：既往肺功能提示支气管激发试验阳性，检验示尘螨过敏。现气喘、咳嗽，夜间加重，自诉可闻及哮鸣音，偶咳黄痰，咽痛，喜温水。无怕风怕冷，汗多，晨起出风疹，可自行消退，少许口干，无口苦，易上火咽痛，纳可，大便1～2次/日，先硬后软，眠一般，易醒，早醒，面红，舌暗红，苔薄黄，脉沉细。曾服用小青龙加石膏汤，效果欠佳。

中医诊断：哮病，证属痰湿热蕴、气滞血瘀。治以清化痰湿、泻热平喘、理气活血为法。

处方：桑白皮30g，玄参10g，炙甘草5g，白薇5g，当归10g，旋覆花10g（包煎），酒白芍10g，川芎5g，生姜10g，麸炒枳壳20g，酸枣仁15g（先煎）。7剂。

二诊：上方服用7天，无效。处方调整：初诊方加荆芥10g、茵陈10g。7剂。加用荆芥以加强疏风宣肺解表，取提壶揭盖之意，使肺气得以宣发，痰湿得下，气血得畅，辅以茵陈清利湿热，使湿热从二便而去，邪有出路。

三诊：收获奇效。哮喘症状缓解，自述跑步时亦无喘鸣发作，无气喘，无咳嗽，无皮肤瘙痒，易上火，眠改善，舌暗红，边有齿痕，苔薄白，脉弦细，右寸上脉。处方：守方续服。7剂。

四诊：电话随访，咳喘症状完全消失，眠可。

（三）支气管扩张症

支气管扩张症是以局部支气管扩张和支气管壁破坏为特征的慢性化脓性疾病。本病属于中医学“咳嗽”“肺痈”“咯血”等范畴，其病因多与先天禀赋不足、情志失调、外感六淫邪气等相关，也与个人的体质因素关系密切，患者多为素体热盛（阳盛）或阴虚之体。阳盛体质之人，因其阳盛则阴易损，故多会伴不同程度的阴虚情况，凡禀此体质者，无论有无阴伤，感受六淫之邪后肺多从热化，肺阴不足是本病发生的根本原因，肺之阴津亏损，久必及肾，致肾阴不足，肝肾同源，肝肾阴虚，不能制阳，则相火易盛。故多数支气管扩张症患者都气火偏旺、形体偏瘦。

痰、火（热）、瘀为本病发生、发展的病理因素。①痰：多因幼年得病，久则正气不足，肺脾气虚，导致痰浊内伏。后每遇外邪犯肺，或饮食不慎，内热蕴生煎灼津液，引动内痰；或嗜烟而致烟毒灼津为痰，痰阻于肺，郁而化热，痰热灼伤肺络，迫血妄行而引致本病。②火：分为实火、虚火。肝火为实火，阴虚火旺为虚火，所谓“气有余便是火”，素体肝旺，易气郁化火；情志抑郁或暴躁，肝火上逆犯肺易引起咯血。正如《景岳全书》所言：“血动之由，唯火唯气。”③瘀：瘀血贯穿疾病的始终，若风寒为犯，气血凝滞而为瘀；若痰热及痰浊内郁日久阻滞肺络致气滞血壅；若痰热及阴虚内生之虚火，均可灼伤血络致血不循经，溢于脉外，故见络伤血溢成瘀；若正气亏虚，无力运血，血行不畅则瘀滞。

治疗主要从4个方面着手：①从痰热入手：急则治其标，可用苇茎汤加桑白皮清热化痰，若痰热重者以礞石滚痰汤加减（酒大黄、黄芩、礞石、贝母、胆南星、瓜蒌等）。②重视泻肝火：治疗内因、内源之热。相火源于阴虚，阴虚之人，肝木失养，相火易妄动，可用黛蛤散加味（青黛、海蛤壳、白芍、柴胡、黄芩等），清肝利肺，治疗肝火肺热之证。③兼顾瘀热、燥热：热入肺络，煎熬血液成瘀，并可灼津伤阴。针对瘀热、阴伤可选用生地黄、牡丹皮、仙鹤草清热凉血之品，并可加玄参、金荞麦、丝瓜络等以清络中之热，诸药合用可达养阴清热和络之功。④注重顾护气阴：久咳耗阴伤气，在后期应注重益气养阴，可用黄芪加生脉散。支气管扩张症的治疗可分早、晚期，早期即急性发作期，以标为主，症见以咯血为主症，伴发热、咳嗽、咳痰等表现，以痰热、瘀热为主，治疗以凉血活血、清热祛痰为法，常用《千金》苇茎汤、《济生》桔梗汤等方，药如苇茎、桃仁、冬瓜仁、桔梗、桑白皮、浙贝母、瓜蒌仁、牡丹皮、薏苡仁、赤芍等。晚期即缓解期、迁延期，此期气阴两虚、瘀热留恋，症见咳嗽、咳黄白相夹痰或泡沫样痰，治疗宜标本兼顾，以清热化痰、滋阴润肺为法，处方以北芪生脉散加金荞麦、薏苡仁、败酱草、川贝母、桔梗、瓜蒌、麦冬、生地黄等。气阴两虚明显者，则北芪生脉散合百合固金汤再加清痰热之品如浙贝母、金荞麦、鱼腥草、海蛤壳等。

案例

何某，女，69岁。

初诊（2015年10月29日）：主诉“支气管扩张症病史20余年”。近1周出现气促，咳嗽，痰多色黄，难咳，头困重，背痛，口干，平时易腹泻。舌红，苔微黄，脉弦。

中医诊断：咳嗽，证属气阴两虚，痰浊阻肺。治以养阴清热，化痰平喘。

处方：瓜蒌皮15g，浙贝母20g，荆芥10g，生地黄15g，牡丹皮10g，金荞麦30g，鱼腥草30g，淡豆豉15g，苦杏仁10g，礞石15g（先煎），沉香5g，黄芩10g，蒲公英20g，太子参15g，麦冬15g，山药30g。7剂，水煎服。

二诊：服药后痰较前减少，口干，少许气促胸闷，舌红，苔白，脉弦细。处方：苇茎30g，冬瓜子15g，薏苡仁15g，桃仁15g，浙贝母15g，瓜蒌皮15g，金荞麦30g，鱼腥草

30g，苦杏仁 15g，麦冬 30g，旱莲草 15g，天花粉 30g，桑白皮 15g，太子参 10g。7 剂，水煎服。

三诊：患者情绪激动后出现气促，痰多质稠，口干，眼干结，头困重，舌红，苔黄，脉弦。处方：青黛 6g（包煎），海蛤壳 20g，鱼腥草 20g，牡荆子 15g，天花粉 30g，金荞麦 30g，浙贝母 15g，瓜蒌皮 15g，生地黄 15g，牡丹皮 15g，仙鹤草 15g，五指毛桃 10g，太子参 10g，麦冬 15g，茯苓 15g，白术 10g，苦杏仁 10g，玉竹 15g，山药 30g，桑白皮 15g，百合 15g，墨旱莲 15g，紫苏子 10g，知母 15g，关黄柏 10g，姜制砂仁 6g（后下），龟板 10g（先煎），醋鳖甲 10g（先煎），炙甘草 5g。共 14 剂，水煎服，患者诸症皆减。

（四）疫毒感染

疫毒感染是指由具有强烈传染性的致病物质，即疫毒，侵入人体所引起的疾病。这类疾病往往发病急剧，病情危重，且具有广泛的传染性，能够在人群中迅速蔓延。疫毒感染不仅影响个体的健康，还可能对社会公共卫生造成严重威胁。在中医理论中，疫毒被视为一种特殊的病因，其致病特点与一般的六淫邪气有所不同，具有更强的致病性和传染性，现以新型冠状病毒感染为例进行介绍。

新型冠状病毒感染容易导致发生急性呼吸系统传染病，以飞沫传播和接触传播为主要传播途径，属于中医学“疫病”范畴。其病因为感受时行疫毒，疫疠之气从口鼻而入，客于膜原，侵袭肺卫，继而化热壅肺犯胃，阻滞气机，导致肺气郁闭，甚则肺闭喘脱。我通过对新型冠状病毒感染的病因病机、中医辨证治疗进行总结和反思，提出如下学术观点。

1. 广东省新型冠状病毒感染的病机特点为“热、湿、瘀、毒、虚”，“湿热疫毒”的病机贯穿整个病程

疫毒感染在不同地区因地域、气候、人群体质不同，临床特征不尽相同。中医治疗首先应从整体考虑，需注重因时、因地、因人的“三因制宜”原则。广东地区感染以湿热证患者为主，此类患者整体恶寒表现不明显，舌质偏红偏干，同时口干偏重，早期即可出现热象，湿邪夹热的表现贯穿始终，临床实践中需考虑有热重于湿和湿重于热两个偏重不同的亚型。

2. 注重整体论治，早期截断，扭转病势发展，采用“汗、和、清、下、淡”5 法联用的诊治思路进行治疗

早期阶段，湿热客于膜原，治疗应注意宣散、调和、清解、通下。结合本病湿性缠绵、黏滞难解的特点，在既往“非典”治疗经验的基础上，加用淡渗法解决炎症因子风暴引起的全身性水肿、急性肺水肿等问题，体现湿热病“通阳不在温，而在利小便”的学术思想。

3. 紧抓核心病机，分期分阶段论治，根据病机的转化灵活运用“汗、和、清、下、淡”5 法

疾病早期应围绕清热祛湿宣肺展开治疗，根据湿热轻重的不同采用不同的方药：热重于湿者，采用银翘散合三仁汤以加强清热化湿之力；湿重于热者，运用达原饮以开达膜原、辟秽化浊。中期病机复杂，围绕气机闭塞，肺胃同治，采用麻杏石甘汤、千金苇茎汤合小陷胸汤以宣肺开闭、泄热平喘。晚期围绕阴虚或阳虚，坚持中西医协同，坚持中药汤剂、针灸、热罨包外敷等结合，突显中医优势。

案例

朱某，男，62岁。

初诊（2020年2月14日）：主诉“发热10天，胸闷气促4天”。患者10天前出现发热，最高体温37.6℃，周身肌肉关节酸痛，少许鼻塞流清涕，少许咳嗽咳痰，痰色白，咽干、咽痒，口干、口苦，外院咳嗽、咳痰较前逐步加重，4天前出现胸闷气促，时有心慌，疲乏，食欲食量下降，查肺部CT提示肺炎，新型冠状病毒核酸检测阳性，遂收入院。查体：左下肺可闻及散在湿啰音，呼吸音稍粗。舌淡红，苔白厚腻，脉数。

中医诊断：疫病，证属湿热蕴肺，气阴不足。治以清热透湿，益气养阴为法。

处方：青蒿5g，连翘30g，大青叶10g，山慈菇20g，川贝母10g，太子参30g，黄芪45g，浙贝母10g，蝉蜕10g，前胡5g，北柴胡5g，金银花15g，黄芩10g，玄参15g，茯苓皮30g，乌梅30g。配方颗粒，每日1剂，分2次冲服，6剂。

二诊（2020年2月20日）：查房，患者仍有低热，体温最高37.3℃，咳嗽咳痰较前改善，但仍有胸闷、气促、心悸，口干，胃纳欠佳，无恶心呕吐，二便可。舌质淡、舌苔厚腻。以2L/min低流量给氧，血氧饱和度100%。2020年2月18日行胸部CT示肺炎较前加重。考虑湿遏热伏、痰阻气逆，治宜清热祛湿、理气化痰，调整处方：苦杏仁10g，羌活10g，黄芩10g，六神曲10g，枳壳10g，厚朴10g，瓜蒌30g，紫苏子10g，紫菀10g，桃仁10g，知母10g，石膏30g。配方颗粒，每日1剂，分2次冲服，3剂。

三诊（2020年2月23日）：查房，患者近2日已无发热，咳嗽较前好转，活动后仍有胸闷，但无气促，无心悸，二便如常。以2L/min低流量给氧，血氧饱和度99%。2020年2月21日胸部CT示炎症较前吸收，病毒核酸检测转阴。处方：二诊方去石膏、知母。3剂。

四诊：上方后患者咳嗽完全消失，康复出院。

（五）肺结节

肺结节是指肺内直径小于或等于3cm的类圆形或不规则形病灶，同时不伴有肺不张、局部淋巴结肿大等相关病理表现，影像学表现为密度增高的阴影。随着计算机断层扫描技术的发展、肺癌高危人群筛查的推广，以及新型冠状病毒感染人群的激增，肺结节的检出率也逐年上升。西医针对未达手术指征的肺结节患者仍主要以定期随访为主，缺乏积极的干预措施。这可能会给患者带来巨大的心理压力，更有甚者，会错过最佳治疗时机。此外频繁进行CT随访检查不仅增加了辐射诱发癌症的风险，也是对社会医疗资源的浪费。

肺结节无对应中医病名，根据症状可归为“肺积”“积聚”“息贲”等范畴。其病机主要为“虚”“痰”“湿”“热”“毒”相互搏结，阻碍气机。病位在肺，与肝、脾、肾也密切相关，病性为本虚标实。虚证责之肺脾，实证多与痰湿、血瘀、气滞相关。外因可为外感邪实如吸烟、接触油烟、大气污染、职业暴露等，内因包括情志内伤、饮食不节、劳逸失度、先天禀赋等，这些都是肺结节的成因。主要的偏颇体质为阳虚质、气郁质、气虚质、痰湿质及血瘀质。肺结节患者通常缺乏特异性临床表现，少数患者伴有咳嗽、咳痰、胸闷、气促等症状。

对于情绪抑郁、胸胁胀闷不舒的肺结节患者，治疗原则是开郁散结，主要选用理气药物。例如，柴胡能够通达表里，祛邪通经，具有理气散结、清热透毒的功效；枳壳则能够泄胸中之气，理气行痰。

对于气短、乏力、喜静少动的肺结节患者，治疗原则是补益，主要选用补益剂。党参益气健脾，养血生津，调治痰湿生成之源；黄芪扶正培本，辅助调脾益气。

若有咳痰，头身沉重、口黏等症状，则以燥湿化痰散结为基本治法，可选用祛痰剂、祛湿剂。白术健脾益气，燥湿利水；茯苓健脾利水；黄芩则能清热燥湿，泻火解毒。

肺结节患者若见胸痛，面色晦暗，伴有黑眼圈、褐斑，口唇颜色偏暗，以活血祛瘀散结为基本治则，选用活血祛瘀药。当归可补血活血，去癥瘕积聚；桃仁活血祛瘀，破癥瘕，通脉，止痛；虫类药也有辅助祛瘀散结之功。

此外连翘能散结消肿，具有抗菌消炎之效；金荞麦可清热解毒，活血，除湿；猫爪草可化痰散结；山慈菇不仅散坚消结，亦能化痰解毒；石见穿具有抑制血管新生的作用，均为临床治疗肺结节的有效药物。

有证可辨者，应综合具体病机，兼以灵活应用补气、活血、温阳、理气、化痰、散瘀、清热、解毒、散结等治法；对于无证可辨者，可予调节体质、平衡阴阳、强化正气，以达到预防疾病发展的目的。具体包括饮食调养、情志调摄、适度运动等。

案例

林某，女，38岁。

初诊（2023年10月26日）：主诉“体检发现肺部结节1月余”。患者于2023年9月24日体检时发现肺部结节，胸部CT示左肺下叶直径10mm实性结节，密度不均匀，边缘欠规则。刻下症：咳嗽，咳痰，咽痒，口干，口苦，腹部发凉，眠差易醒，无怕风怕冷，大便日1次，成形，偏软。查体：目下卧蚕，舌红苔腻，脉弦滑。

西医诊断：肺结节。中医诊断：肺积，证属气虚湿阻，痰瘀互结证。治以清热化痰，理气活血，软坚散结。

处方：柴胡10g，黄芩8g，薄盖灵芝5g，枳壳10g，金荞麦15g，党参10g，半夏10g，石见穿10g，麦冬20g。14剂。每日1剂，分2次，饭后服。

二诊：患者服上方后咳嗽、咳痰较前减少，偶有少量白痰，仍有晨起口苦，无口腔溃疡，睡眠较前改善，大便情况较前好转。舌质红，苔黄腻，脉滑。诊断、辨证、治法同前。处方：在上方基础上加肿节风20g、山慈菇10g、半枝莲15g、浙贝母10g，以增强散结的功效。14剂。每日1剂，分2次，煎服法同前。

三诊：患者偶有少量白痰，口干，纳可，眠可，二便正常。效不更方，按原方思路用药。共28剂。煎服法同前。

四诊：患者于2024年1月18日复查胸部CT，示双肺CT平扫未见异常。未诉不适，舌质红，苔薄白，脉弦。

患者共服用中药汤剂 2 个月余，原左肺下叶直径 10mm 实性结节消散。

（六）慢性咳嗽

慢性咳嗽是指咳嗽时间持续大于 8 周以上，胸部体格检查及 X 线片无明显异常，以咳嗽为唯一或主要的症状。其属于中医学“咳嗽”“久咳”“顽咳”范畴，咳嗽虽是肺系病变，但其他脏腑功能失调都可能影响到肺，致肺气宣降不利而作咳。正如《素问·咳论》所谓“五脏六腑皆令人咳，非独肺也”。咳嗽证候纷杂多样，交杂易变，非单独一脏病变，切不可见咳止咳，正是诸病之中，唯咳嗽之病因各殊而最难愈，治或稍误，即贻害无穷。

本病究其病因多为外邪留恋及正气不足，或为内外合邪。风邪上受，首先犯肺，或夹寒邪、热邪、燥邪、湿邪，外邪袭肺，影响肺之宣肃而致咳嗽。此所谓肺只“受得本然之正气，受不得外来之客气”。此类患者多在感邪早期，经积极治疗，外邪大部分已除，风邪独恋；部分患者正气已伤，祛邪无力。正气不足者为病邪已除，邪伤正气；或素体正虚，肺体修复无力，气虚肺失宣肃，阴虚肺失濡润，均可致咳嗽发生。若因素体体质偏颇，外邪引触，脏腑功能失调，内生五邪，干于肺脏，会导致肺失宣肃，此所谓“五脏六腑皆令人咳，非独肺也”。外感之咳，其初犯肺，故必由肺及他脏，此肺为本而脏为标也；内伤之咳先因伤脏，故必由脏及肺，此脏为本而肺为标也。

治疗不能单纯地祛邪宣发，以防进一步伤正，又不能独取补涩敛肺而滞邪气，宜润养与宣散兼施，扶正与祛邪并举。若内伤属虚，以扶正为要，若外感属实，以祛邪为主。临证用药以麻杏止嗽散加减化裁，止嗽散具有疏风宣肺、化痰止咳之效，对于新久咳嗽，咳痰不爽者，皆可加减应用。全方升降有序，润而不腻，温而不燥，解表不伤正，散寒不助热。麻杏止嗽散是止嗽散改白前、百部为前胡、款冬花，加姜半夏、杏仁、麻黄而成。基本方：桔梗、紫菀、款冬花、前胡、甘草、陈皮、荆芥、姜半夏、杏仁、麻黄。加姜半夏、杏仁是加强宣肺理气之功，少佐麻黄，亦为宣通肺气之用，同时对于咳嗽兼气喘者治疗效果更好。

案例

赵某，女，48 岁。

初诊（2015 年 8 月 19 日）：主诉“反复咳嗽半年余”。患者半年前始发咳嗽，经中、西医治疗，症状时好时坏。现咳嗽频频，夜间稍明显，痰色白，有泡沫，不易咳出。自觉前胸后背发凉。舌淡，苔少，脉沉细，尺部尤甚。

中医诊断：咳嗽，证属寒饮阻肺、肺失肃降。治以温散寒饮，止咳化痰。

处方：麻杏止嗽散加减。法半夏 15g，杏仁 15g，陈皮 15g，桔梗 10g，紫菀 10g，款冬花 10g，细辛 3g，桂枝 10g，党参 15g，白术 10g，前胡 10g，麻黄 5g，另自备生姜 3 片、大枣 3 枚。7 剂，水煎温服。

二诊：服上方后，咳嗽剧减，偶尔晨起咳嗽，背部怕冷有所好转。此由素体虚寒所致，虽至夏日，亦需温中散寒，拟附子理中汤加味。处方：熟附子 15g（先煎），党参 15g，干姜 10g，白术 10g，细辛 3g，桂枝 10g，麻黄 5g，杏仁 15g，甘草 5g。14剂，水煎温服。咳嗽未再发作，前胸后背发凉感消失。

三、科研探索

（一）临床研究

1. 慢阻肺病的“证候规律 – 病机理论 – 疗效评价”研究

慢阻肺病在中医学属于“喘病”“肺胀”等范畴。千百年来，中医药通过上千年的持续探索和实践，积累了丰富的慢阻肺病防治经验，在“防诊治康”等方面形成了“多靶点、多手段、全周期”的内服外治诊疗体系，但高水平研究不足、创新性有限等问题，严重制约着我国慢阻肺病中医药防控能力和临床价值的提升。我带领研究团队，基于西医学的方法学体系，对中医治疗慢阻肺病的关键优势环节开展了系列循证医学研究予以验证。

（1）基于慢阻肺病全国证候流调构建了脏腑病机理论框架　我们率先开展了慢阻肺病中医证候流行病调查的大样本（近千例）、全国多中心横断面研究，研究结果发现了慢阻肺病的本虚为肺脾肾三脏虚损，以肺脾气虚证最为常见（50.7%），其次为肺肾气虚证（35.92%），脏腑定位提示肺脾相关性最强，其次为肺肾；标实为痰浊、瘀血为要，痰瘀伏肺证为主（86.6%），痰湿阻肺为次（13.4%），这阐明了慢阻肺病的中医证候分布规律，构建了“肺脾肾三脏亏虚”的病机理论框架。

（2）清咳平喘颗粒可提高慢阻肺病急性加重期患者治疗的有效率，改善临床症状　采用随机双盲安慰剂对照研究设计，评价清咳平喘颗粒治疗慢阻肺病急性加重期痰热壅肺证的临床疗效与安全性。我们纳入了 60 例患者，随机分成试验组和对照组，在西医常规治疗的基础上，试验组口服清咳平喘颗粒，对照组口服清咳平喘颗粒安慰剂，疗程 14 天。结果显示，治疗后两组咳嗽、咳痰症状均有改善，但试验组总有效率改变更为明显。试验组治疗前后 CASA–Q 的咳嗽症状评分差值显著高于对照组（$P < 0.05$），而试验组咳嗽、咳痰症状和咳痰影响评分的改善趋势均高于对照组；试验组治疗后 mMRC 评分改善程度优于对照组（$P < 0.05$）。治疗期间两组不良事件的发生率无统计学差异（$P > 0.05$），无严重不良事件发生。由此我们提出在西医常规治疗基础上联合清咳平喘颗粒口服能够减轻慢阻肺病急性加重患者的咳嗽症状，改善患者 mMRC 评分，改善呼吸困难症状，且安全性较好。

（3）人参胶囊有助于延缓早期慢阻肺病患者的肺功能下降速率　我们开展了人参标准提取物胶囊（G115 standardized ginseng extract）治疗早期慢阻肺病（GOLD Ⅱ级）的中澳（中国和澳大利亚）国际合作多中心临床试验，采用随机双盲安慰剂对照临床研究设计，纳入 168 名中度慢阻肺病稳定期患者，2 周导入期，治疗 24 周，随访 24 周。以肺功能、SGRQ（圣乔治呼吸问卷）、CAT（慢阻肺病评估测试）等作为结局指标。研究结果显示，G115 有助于延缓早期慢阻肺病患者肺功能 FEV_1 的下降趋势，女性患者的疗效优势更明显。与安慰剂比较，治疗组的 FEV_1 延缓下降了 63mL/ 年，2019 年研究结果在国际呼吸领域权威期刊（IF=10.307）

发表，成为国内首个影响因子突破 10 分的慢阻肺病中医临床研究成果。

（4）健脾益肺冲剂有效改善了慢阻肺病稳定期患者的呼吸肌疲劳 2003 年我们开展了健脾益肺冲剂对慢性阻塞性肺疾病稳定期呼吸肌疲劳的临床观察，60 例慢阻肺病患者随机分为治疗组和对照组，均予以稳定期常规治疗，治疗组加用健脾益肺冲剂治疗，疗程 2 个月。结果显示治疗组总有效率为 86.7%，对照组总有效率为 56.7%（$P < 0.01$）。相比对照组，治疗组 PaO_2 有所提高（$P < 0.05$），肺功能检测指标 FVC、MVV 和 MIP 均明显改善（$P < 0.01$），这提示健脾益肺冲剂对慢阻肺病稳定期呼吸肌疲劳有较好治疗作用。

（5）健脾益肺Ⅱ号可减少慢阻肺病患者的急性加重事件、提高生活质量、增加运动耐力 我们创制健脾益肺Ⅱ号（又名升芪益肺颗粒），并成为广东省中医院院内制剂（粤药制备字 Z20220015000）。2008 年我们开展了健脾益肺Ⅱ号治疗慢阻肺病稳定期的随机双盲安慰剂临床研究，263 例患者按 2 ∶ 1 比例随机分为治疗组和对照组，分别予健脾益肺Ⅱ号和安慰剂，疗程 2 个月，随访 4 个月。经治疗，治疗组患者于治疗后和随访后的 6 分钟步行距离相比治疗前明显增加（$P < 0.01$）；治疗后两组间 SGRQ 总分、中医证候评分比较差异有统计学意义（$P < 0.05$）；中医证候疗效治疗组优于对照组（$P < 0.01$）；两组肺功能、BODE 指数、安全性指标差异无统计学意义（$P > 0.05$）。结果提示健脾益肺Ⅱ号治疗慢阻肺病稳定期患者疗效确切，可提高患者生存质量，增加运动耐量，改善症状，安全性好。

2016 年我们开展了全国多中心、大样本、随机双盲、安慰剂对照临床试验，纳入 276 例中度至极重度慢阻肺病患者，分别采用健脾益肺Ⅱ号颗粒与安慰剂颗粒治疗，疗程 52 周。结果显示，与安慰剂组相比，健脾益肺Ⅱ号可减少慢阻肺病中期患者的急性加重情况（降低年急性加重频次 0.47 次 / 年、降低年急性加重发生率 18.8%）、提高生活质量（降低 SGRQ 评分 7.33 分，减少 CAT 评分 3.49 分）和增加运动耐力（提高 6 分钟步行距离 45.61 米），2022 年于 *Phytomedicine*（IF=6.656）发表论文 1 篇。

2. 提出湿邪致哮，临床研究验证固本祛湿法辨治哮喘疗效

中医药辨治哮喘疗效明确且安全性良好，我带领团队长期开展中医药治疗哮喘的“病 - 证 - 方 - 效”循证研究，挖掘治疗关键环节，发现湿邪贯穿哮喘病程始终，提出“湿邪致哮”，治疗应以祛湿为核心。

（1）基于回顾性临床调研探索过敏性哮喘急性期证候分布及临床特征 通过对 232 例成人过敏性哮喘急性发作期数据展开回顾性分析，结果提示患者吸入性过敏原排名前 3 位为尘螨、蟑螂、矮豚草 / 蒿 / 葎草 / 普通豚草，食入性过敏原排名前 3 位为蟹、海鱼组合、鸡蛋黄（清）/ 虾。232 例患者中以风痰阻肺证（53.88%）为主，其次分别为痰热壅肺证（28.45%）、痰浊阻肺证（9.05%）、外寒内饮证（8.62%）。同时外寒内饮证患者血清免疫球蛋白在血清中的总量（TIgE）水平明显升高，从而揭示了过敏性哮喘急性期的中医证候规律，为进一步探索哮喘病机关键环节积累了重要经验。

（2）开展前瞻性临床流行病学调查，发现湿证与哮喘控制水平呈负相关 我们采用前瞻性横断面调研方法，通过采集 206 例哮喘慢性持续期患者的临床数据，探讨了湿证与哮喘临床特征的相关性。结果显示，湿证程度与病程、广泛性焦虑量表得分、抑郁自评工具量表得分呈正相关（$P < 0.05$），与哮喘控制测试评分呈负相关（$P < 0.01$）。同时，不同疾病严重程度分级患者间的湿证程度差异有统计学意义（H=10.92，$P < 0.01$），且过敏患者湿证程度显著重于非过敏患者抑郁状态、疾病严重程度及过敏状态等临床特征具有相关性。

（3）固本祛湿方可提升哮喘患者的控制水平，提高生活质量和肺功能　基于前期临床实践和证候调研，我们率先提出哮喘离不开“湿”，核心病机为“肺脾肾虚，湿邪蕴阻”，治疗应以祛湿为核心的观点。2022 年我们完成了一项固本祛湿方治疗哮喘的自身前后对照试验。结果显示，固本祛湿方治疗 1 个月，患者的哮喘控制测试（ACT）评分、哮喘生活质量问卷（AQLQ）评分、哮喘控制问卷（ACQ）评分较治疗前均有明显改善（$P < 0.0001$），哮喘控制评估问卷得分、呼气峰值流速 PEF 值及中医湿证评分较治疗前有改善（$P < 0.05$）。另一项随机双盲、安慰剂对照临床试验我们纳入了 63 例受试者，在西医常规治疗基础上，分别采用固本祛湿颗粒和安慰剂治疗。结果显示，相比安慰剂，固本祛湿颗粒提升 ACT 评分，改善临床症状，减少哮喘急性发作发生率的疗效趋势更为明显。以上研究结果提示固本祛湿方对哮喘患者在提高生活质量，提高 PEF 水平，减轻湿证状态方面具有较大的治疗潜力。

3. 采用纯中医治疗咳嗽病，有效提升咳嗽的中医疗效水平

对咳嗽患者来说，频繁就医及大量使用抗生素和镇咳药物是造成疾病负担的主要原因。中医药辨治咳嗽有明确的临床疗效，我们针对咳嗽病证展开了多项大样本临床研究加以验证。

（1）风寒方可改善感染后咳嗽临床症状　2007 年自己主持了“十一五”国家科技支撑计划“感染后咳嗽中医诊疗方案示范研究”，创制了风寒方并开展多中心双盲随机对照临床研究，纳入了 185 例感染后咳嗽风寒恋肺证患者，中药组予风寒方中药配方颗粒，对照组予安慰剂，治疗 10天，随访 7 天。结果显示，中药组临床疗效总有效率为 92.9%，对照组 73.8%，中药组优于对照组（$P < 0.01$）。治疗后中药组咳嗽症状和中医证候评分均低于对照组（$P < 0.05$）；随访后中药组咳嗽症状、评价症状严重程度的主观评分法（NRS）和中医证候评分均低于对照组（$P < 0.01$）；两组不良事件差异无统计学意义（$P > 0.05$），提示风寒方能有效缓解感染后咳嗽患者的咳嗽、咽痒等症状，减轻咳嗽严重程度，缓解率高、复发率低，且安全性好。

（2）杏贝止咳颗粒可有效缓解感染后咳嗽症状、缩短恢复时间、降低痰黏度　我们采用国医大师周仲瑛教授经验方杏贝止咳颗粒治疗感染后咳嗽风热犯肺证，于 2020 年牵头开展了多中心随机双盲安慰剂对照试验，纳入了全国 8 个省份 14 家公立医院的 240 例患者，患者被随机分为两组，试验组口服杏贝止咳颗粒，对照组口服杏贝止咳颗粒安慰剂，疗程 14 天。结果显示，治疗后杏贝止咳颗粒试验组咳嗽 AUC 显著低于安慰剂组［−8.10，95%CI（−14.12，−2.07），P=0.009］。相比安慰剂对照组，试验组有利于改善咳嗽症状评分（−0.68 分，P=0.01），缩短咳嗽恢复时间（−2 天，P=0.02），降低中医证候得分（−0.99 分，P=0.004），改善日间咳嗽症状评分（RR=1.84，P=0.02），改善夜间咳嗽症状评分（RR=2.07，P=0.004），以及降低痰液黏度（RR=2.92，$P < 0.001$）。通过本研究证实了杏贝止咳颗粒治疗感染后咳嗽具

有显著的有效性和安全性，研究结果于 2023 年发表于 *Phytomedicine*（IF=7.9）上。

（3）仙芪青龙方可有效缓解咳嗽变异性哮喘患者的咳嗽症状，疗效不劣于吸入性糖皮质激素　针对咳嗽变异性哮喘，自己基于病机辨证提出“肺肾两虚、风盛挛急”的复合证候，以温清补固法治疗哮喘，创制了仙芪青龙汤。我们通过一项随机、阳性对照、非劣效临床试验设计，将咳嗽变异性哮喘患者分为治疗组、对照组 2 组，治疗组予仙芪青龙方颗粒，对照组予仙芪青龙方颗粒安慰剂联合吸入辅舒酮（吸入性糖皮质激素，为西医一线用药）。结果显示，治疗组在改善咳嗽变异性哮喘患者的咳嗽症状方面不劣于对照组；与治疗前比较，两组患者治疗中、治疗结束及随访结束时的中医证候积分、咳嗽视觉模拟评分、莱切斯特咳嗽问卷评分均较治疗前改善（$P < 0.01$），这提示仙芪青龙方治疗咳嗽变异性哮喘与辅舒酮的疗效相当，可有效缓解患者咳嗽症状、改善生存质量。

4. 积极探索肺炎中医证候规律，科学评价中医疗效水平

肺部感染性炎症疾病（简称肺炎），属于中医温热病、疫病范畴，及时探索和总结证候规律，有助于进一步提升中医辨治水平，验证中医药的有效性和安全性，形成诊疗优势的中医方案，对于及时应对常见的呼吸系统感染疾病及新发突发传染病的治疗具有重要意义。

（1）探索非典型肺炎证候规律，提出四期九证辨治方案，临床疗效显著　2003 年我在传染性非典型肺炎（“非典”）治疗一线，通过前瞻性动态采集患者中医四诊资料，构建证候四诊合参指标数据库，分析发现了“非典”患者早期以表寒里热及湿热遏阻肺卫兼夹证为主；中期以邪阻少阳、热毒壅肺及湿邪兼夹证为主；末期以湿热毒壅肺证，湿热瘀壅滞中、上二焦证，湿热蒙闭心包证，瘀血阻络证为主，并可出现伤气伤阴证；恢复期以气阴两虚及气虚夹湿、夹瘀为主。由此我们率先探索出了“非典”的证候规律，提出了四期九证、个体化的“非典”辨治方案。

我们采用四期九证辨治方案治疗“非典”患者，纳入了 103 例患者，结果发现临床治愈 96 例（93.2%），死亡 7 例（6.8%，低于全国重症“非典”病死率）；入院治疗后退热时间缩短为（6.72±3.95）天；有 94 例复查胸片，炎症完全吸收，病灶吸收时间为（18.13±8.99）天；2 例胸片呈局部纤维索条样改变，证实中医切入治疗“非典”的显著疗效与独特优势。

（2）克感利咽口服液可改善轻型新型冠状病毒感染患者的临床症状　2022 年我们开展了一项克感利咽口服液治疗轻型新型冠状病毒感染（湿热蕴肺证）的随机、双盲、双模拟、阳性药物平行对照的非劣效性研究设计。结果显示，克感利咽口服液可有效缓解轻型新型冠状病毒感染患者的临床症状，且与连花清瘟胶囊比较，在症状治愈率、症状缓解时间、单个症状治愈率和消失时间、咽痛 VAS 评分变化、咽痛 VAS 评分 AUC、单个症状 VAS 评分变化、病毒核酸转阴率、病毒核酸复阳率、转为普通型 / 重型新型冠状病毒感染的概率等方面，两组无统计学差异（$P > 0.05$），两组不良事件发生率无统计学差异（$P > 0.05$），且试验期间未发生严重不良事件。这提示克感利咽口服液治疗轻型新型冠状病毒感染不劣于连花清瘟胶囊且安全性好，验证了中医药辨治呼吸道感染性疾病的临床疗效。

（3）流感双解方可改善病毒肺炎患者的临床症状、促进肺炎吸收，疗效不差于奥司他韦　2013 年我们开展了一项横断面调查研究，以探讨流感病毒性肺炎患者的中医临床特征与证候分布规律。研究纳入了 92 例流感病毒肺炎患者，发现患者中医证候分为风热袭卫证（55.44%）、风热夹湿犯肺证（23.91%）和湿热壅肺证（20.65%），病程在 5 ～ 7 天以前两证较为多见，病程＞ 7 天以湿热壅肺证为主。甲型流感肺炎患者以风热袭卫证最为常见。证候分布与病程长短和流感病毒的类型有关。

2017 年我们完成了一项流感双解方治疗轻型病毒性肺炎的临床观察，结果显示，中药试验组临床疗效总有效率为 92.3%，奥司他韦胶囊对照组的有效率为 88.5%，两组比较差异无统计学意义（$P > 0.05$）；两组患者治疗中、治疗后、随访时的中医证候评分均较前明显下降（$P < 0.05$）；两组患者平均起效时间、肺炎胸片吸收评价和病毒抗原转阴率比较差异均无统计学意义（$P > 0.05$）；两组不良事件发生情况无明显差异。这提示流感双解方可改善轻型病毒性肺炎患者临床症状，有效促进肺炎吸收和流感病毒抗原转阴，且安全性好。

（4）清咳平喘颗粒治疗可缩短社区获得性肺炎的抗感染天数，改善临床症状　2021 年我们开展了清咳平喘颗粒联合西医常规治疗成人社区获得性肺炎的多中心随机对照研究，纳入了成人社区获得性肺炎痰热壅肺证患者 80 例，按 1∶1 比例随机分为治疗组和对照组，在西医常规治疗基础上，治疗组给予清咳平喘颗粒，对照组给予清咳平喘颗粒模拟剂，疗程 10 天。结果显示，治疗组总有效率为 94.87%，明显高于对照组的 74.36%（$P < 0.05$）；治疗组中重度咳痰患者的肺炎影像学吸收评分明显低于对照组（$P < 0.05$）；治疗组平均抗感染治疗天数、咳痰症状消失时间均短于对照组（$P < 0.05$）；两组不良事件发生率无统计学差异（$P > 0.05$）。以上结果提示在西医常规治疗基础上，清咳平喘颗粒能有效减少社区获得性肺炎抗感染治疗天数，改善咳痰症状，缩短咳痰症状消失时间，且安全性良好。

（二）基础研究

1. 健脾益肺Ⅱ号治疗慢性阻塞性肺疾病的机制研究

在国家自然科学基金等课题的支持下，我带领团队针对治疗慢阻肺病的临床验方健脾益肺Ⅱ号（JPYF Ⅱ），围绕肺部炎症、氧化应激和呼吸道病毒感染等慢阻肺病的关键环节开展了一系列药理机制的研究。

健脾益肺Ⅱ号抗炎作用的研究发现，基于香烟烟雾（CS）联合脂多糖（LPS）诱导的慢性阻塞性肺疾病大鼠和小鼠模型，健脾益肺Ⅱ号降低了支气管肺泡灌洗液（BALF）中的炎症细胞数量，包括中性粒细、巨噬细胞及淋巴细胞数量；减少促炎细胞因子 IL-6、TNF-α、IL-1β、IL-8 等的表达水平，改善了模型动物肺部病理的炎症改变。在用香烟提取物刺激的 RAW264.7 细胞中，健脾益肺Ⅱ号可抑制炎症介质的 mRNA 水平及 IκBα 和 p65 的磷酸化，这提示健脾益肺Ⅱ号通过抑制经典 NF-κB 信号通路发挥抗炎作用。另外，通过网络药理学研究，在健脾益肺Ⅱ号中，88 种生物活性成分被预测为具有 342 个靶点，其中 284 个潜在靶点与慢性阻塞性肺疾病的防御作用有关。健脾益肺Ⅱ号靶向 Hsp90、MAPKs、ERK、AP-1、TNF-α、IL-6、COX-2、CXCL8 和 MMP-9，这些靶点是通过 IL-17 通路治疗慢性阻塞性肺疾病的关键因素。此外，健脾益肺Ⅱ号还可能通过 IL-17 调节 MAPK 信号通路和下游转录因子 AP-1。分子对接结果显示，24 个核心靶蛋白与前 10 种生物活性化合物具有很强的结合亲和力。此外，JPYF Ⅱ中的黄酮类化合物和甾醇对通过调节 IL-17 通路中的 MAPKs 来治疗慢性阻塞性肺疾病有显著影响。进一步实验验证表明，健脾益肺Ⅱ号抑制 IL-17 mRNA 和蛋白水平、MAPK 蛋白的磷酸化水平及磷酸化 AP-1 蛋白的表达。它还抑制了肺组织和 BALF 中与 IL-17/MAPK/AP-1 信号轴相关的下游效应基因和蛋白的表达。这些发现为开发专门针对 IL-17 和参与 IL-17 通路的蛋白质的新型药物以治疗慢性阻塞性肺疾病提供了潜在的方法。

健脾益肺Ⅱ号通过抗氧化和减少内质网应激及金属蛋白酶表达等机制，发挥肺组织保护作用。HE 染色结果显示，健脾益肺Ⅱ号可明显改善 COPD模型大鼠肺泡结构的破坏。另外的研究表明，吸烟模型大鼠肺泡细胞外缘不完整，微绒毛稀疏，毛细血管外缘不完整，肺泡间隔的结缔组织层增厚，健脾益肺Ⅱ号可改善模型大鼠肺组织超微结构的损伤。这说明健脾益肺Ⅱ号保护了肺组织的结构，尤其是上皮结构的完整性。同时，降低了模型大鼠肺组织 p-Akt/Akt 比值，并下调了模型大鼠肺组织 Bax 表达，减轻了上皮细胞 G0/G1 期细胞周期的停滞，说明健脾益肺Ⅱ号可通过改善肺组织的能量代谢，减少细胞凋亡。

健脾益肺Ⅱ号的上述作用，可能与其抑制内质网应激和氧化应激相关。研究表明，健脾益肺Ⅱ号不仅能显著抑制 CS 诱导内质网（ER）应激相关标志物的过度表达。同时，使肺组织中超氧化物歧化酶（SOD）活性、谷胱甘肽含量，以及过氧化氢酶（CAT）和谷胱甘肽过氧化物酶（GSH-Px）的活性升高，而使 MDA 含量下降。

金属蛋白酶的表达异常升高是慢阻肺病肺气肿形成的重要原因，研究表明，健脾益肺Ⅱ号降低金属蛋白酶 MMP9 和 MMP12 的表达水平，对改善慢阻肺病气道破坏具有一定的作用。

此外，我们还对健脾益肺Ⅱ号治疗病毒诱导的慢阻肺病急性加重的药效进行了评价。研究表明，健脾益肺Ⅱ号具有良好的抗病毒作用，同时对于香烟暴露联合流感病毒感染小鼠肺部的急性炎症、氧化应激等具有良好的抑制作用，但在病毒感染前给药干预，未见明显抗炎抗病毒作用。该研究揭示了健脾益肺Ⅱ号针对病毒相关慢阻肺病急性加重的特殊作用，细化了健脾益肺Ⅱ号治疗慢阻肺病的适应证，并为治疗慢阻肺病病毒感染的临床用法提供了依据。

2. 固本祛湿方治疗支气管哮喘的机制研究

前期临床研究证实固本祛湿方可以显著改善支气管哮喘患者临床症状，为了明确其潜在的作用机制，我们开展了一系列基础研究。

（1）通过动物实验，我们发现固本祛湿颗粒高剂量组［24.66 g/（kg·d）］能够显著抑制 OVA 诱导的哮喘小鼠肺泡灌洗液（BALF）中炎症细胞计数（$P < 0.05$），固本祛湿颗粒低［6.16 g/（kg·d）］、高剂量组能够显著抑制嗜酸粒细胞数目（$P < 0.01$，$P < 0.001$）和淋巴细胞数目（$P < 0.05$，$P < 0.05$），低、中［12.33 g/（kg·d）］、高剂量组均能显著抑制中

性粒细胞数目（$P < 0.001$，$P < 0.01$，$P < 0.001$）。ELISA 实验结果表明，固本祛湿颗粒低、中、高剂量组均能显著抑制 BALF 中 muc5ac 的表达（$P < 0.01$，$P < 0.01$，$P < 0.01$）。HE 染色结果表明，固本祛湿颗粒低、中、高剂量组均能显著抑制 OVA 诱导的哮喘小鼠肺组织中炎症细胞的浸润（$P < 0.001$，$P < 0.001$，$P < 0.001$）。Masson 和 PAS 染色结果表明，固本祛湿颗粒高剂量组能够显著改善气道的纤维化（$P < 0.01$）和杯状细胞增生（$P < 0.001$）。上述结果阐明了固本祛湿颗粒能够缓解 OVA 诱导的哮喘小鼠肺部炎症、气道重塑和黏液高分泌。

（2）体外实验中，我们分别利用 100 μM 浓度的乙酰胆碱（Ach）或 60mM 的 KCl 处理 SD 大鼠、Balb/C 小鼠和 C57 小鼠气管平滑肌，诱导平滑肌异常收缩，再加入不同浓度的固本祛湿方提取物进行干预，考察其舒张气管平滑肌的作用。结果表明，固本祛湿方提取物舒张 Ach 诱导的 SD 大鼠、Balb/C 小鼠和 C57 小鼠气管平滑肌的 EC_{50} 值分别为（8.793 ± 0.5828）mg/mL、（12.01 ± 0.9526）mg/mL 和（9.530 ± 0.2680）mg/mL，舒张 KCl 诱导的 SD 大鼠、Balb/C 小鼠和 C57 小鼠气管平滑肌的 EC_{50} 值分别为（4.905 ± 1.836）mg/mL、（12.11 ± 0.1414）mg/mL 和（14.01 ± 3.528）mg/mL。固本祛湿方舒张气管平滑肌的作用机制可能与其抑制细胞外 Ca^{2+} 的内流和细胞内肌浆网 Ca^{2+} 的释放有关。

（3）我们对固本祛湿方中麻黄的黄酮类化合物缓解哮喘气道重塑的作用进行了研究。伤口愈合和 Transwell 试验结果显示木犀草素能够显著抑制 LPS 作用下气道上皮细胞 BEAS-2B 的迁移能力。木犀草素显著增加了上皮生物标志物 E-cadherin 的表达，减少了间质生物标志物 N-cadherin 和 vimentin 的表达，减少了上皮间质转化（EMT）转录因子 Snail 和 Slug 的蛋白水平，降低了肌成纤维细胞标志物（α-SMA）以及 β-catenin 的蛋白表达。源自支气管上皮细胞的警报素（TSLP、IL-33 和 IL-25）作为上游细胞因子，在各种过敏性疾病中引发 2 型免疫应答。我们发现木犀草素浓度依赖性地抑制上述上皮细胞因子的 mRNA 表达，并且以剂量依赖的方式减缓了由 LPS 触发的 IκBα 和 p65 磷酸化水平的增加，有效抑制了 NF-κB 的活化。TGF-β1 是众所周知的关键 EMT 诱导因子和纤维化因子，FN 和 α-SMA 蛋白是纤维化相关标志物。我们发现木犀草素浓度依赖性地减少 LPS 诱导的 BEAS-2B 细胞中 TGF-β1、MMP-9、FN 及 α-SMA 蛋白和 mRNA 的数量。另外，木犀草素显著减少了 LPS 诱导的 BEAS-2B 细胞中 β-catenin 在核内和胞质中的水平。通常情况下，由于含有 GSK-3 的破坏复合体的作用，β-catenin 的表达维持在较低水平。GSK-3 催化 β-catenin 的磷酸化，这会触发其通过泛素介导的蛋白酶体降解。木犀草素能够降低非活性型 GSK-3β，即 p-GSK-3β 水平，提高 GSK-3β 的蛋白表达。另外，木犀草素能够通过增强 GSK-3β 和 Axin1 与 β-catenin 的结合来促进 β-catenin 降解复合体的形成，还能增强 β-catenin 与 E-cadherin 之间的结合，以维持细胞间的黏附和上皮细胞的完整性。β-catenin 的过度表达抵消了木犀草素对 EMT 的抑制作用，减少了 E-cadherin 的数量，并促进了 N-cadherin、vimentin 和 Snail（间充质标记物）的增加。此外，过度表达 β-catenin 可增强 BEAS-2B 细胞的迁移能力，但经过 48 小时的木犀草素处理后这种迁移能力会被削弱。进一步研究发现，β-catenin 敲低结合木犀草素的处理能够显著提高上皮标记物的表达水平，同时降低间充质标记物的表达水平。此外，β-catenin 敲低和木犀草素处理均会减弱 BEAS-2B 细胞的运动能力，而 β-catenin 敲低和木犀草素的结合则进一步增强了这一效应。这些结果表明，木犀草素在 BEAS-2B 细胞中对 EMT 的抑制依赖于 β-catenin。

此外，在 OVA 诱导的哮喘小鼠中，木犀草素减少了 BALF 中炎症细胞计数和嗜酸粒细胞数目，显著抑制了肺部炎症细胞的浸润，特别是在肺泡、血管周围和支气管周围区域。木犀草素还能抑制气道 WAt/Pbm 比值、纤维化和杯状细胞增生，表明木犀草素缓解了 OVA 诱导的哮喘小鼠中的气道重塑和上皮损伤情况。另外，木犀草素调节了由 OVA 诱导的哮喘小鼠肺组织中 2 型炎症细胞因子水平、NF-κB 活性和总血清 IgE 含量。木犀草素还降低肺组织中 TGF-β1、间充质细胞标志物（N-cadherin 和 vimentin）、Snail 转录因子、纤维化相关标志物（α-SMA 和 FN）、MMP-9、p-GSK-3β 和 β-catenin 的蛋白水平，增加上皮细胞标志物 E-cadherin 和 GSK-3β 的蛋白水平。

因此，该研究确定了黄酮类化合物作为用于哮喘治疗的固本祛湿方的物质基础，这些物质有潜力减轻哮喘中的气道重塑。这种效应与黄酮类化合物通过调节 β-catenin 减少上皮细胞中 EMT 的能力密切相关。因此，这项研究阐明了富含黄酮类化合物的中药及中药复方在哮喘治疗中的科学依据，确立了黄酮类化合物在这些哮喘治疗药物中的作用，并为未来的哮喘治疗策略提供了新的见解，也为发现天然抗哮喘药物提供了重要的思路和视角。

急性肺损伤（ALI）主要通过激活细胞和体液因素，引发肺内和全身过度或失控的炎性反应，易损伤肺泡及血管，是近年来危急重症的研究热点和难点。

我们开展了相应的研究，以脂多糖（LPS）建立大鼠 AIRS-ALI 模型，分空白组、模型组、青天葵组、参麦液组，研究结果显示，与空白组比较，模型组肺脏湿 / 干重比明显升高，血清 IL-6、IL-10、ICAM-1、MCP-1、TNF-α 均有不同程度地升高，青天葵组可不同程度地减轻这些炎症介质的释放。病理切片电镜下观察，超微结构观察显示，模型组出现明显肺损伤现象，各实验组损伤程度较模型组低。体外实验部分 LPS 可刺激巨噬细胞分泌 IL-6、IL-10 的分泌，青天葵组中可不同程度减少这些炎症介质的分泌。

本研究提示以 LPS 建立的大鼠 AIRS-ALI 模型，因刺激 IL-6、IL-10、ICAM-1、MCP-1、TNF-α 等炎症介质的释放，引起了肺的通透性增高、肺水肿，青天葵可不同程度地抑制 IL-6 等炎症介质的释放，从而减轻 AIRS-ALI。本研究为清热解毒法治疗 AIRS-ALI 提供实验依据，并为中医防治 AIRS-ALI 提供疗效基础。

四、结语

功崇惟志，业广唯勤。回首半生，我深感中医博大精深的智慧与魅力。勤奋是我们探索中医奥秘的基石，正是通过无数个日夜的努力，才得以深入理解这一古老学问的精髓。思辨则是我们前行的指引，只有在不断地反思与讨论中，才能发现中医理论与实践的真正价值。同时，我心怀感恩，感恩前辈们的辛勤耕耘与无私传承，让我们能够在此基础上继续发展与创新。最后，责任和担当是我们每一位中医人的责任，面对患者的信任与期待，我们应当以更高的标准要求自己，为推动中医的发展尽心尽力。

（林琳）

苗青

主任医师，医学博士，博士研究生导师，博士后合作导师

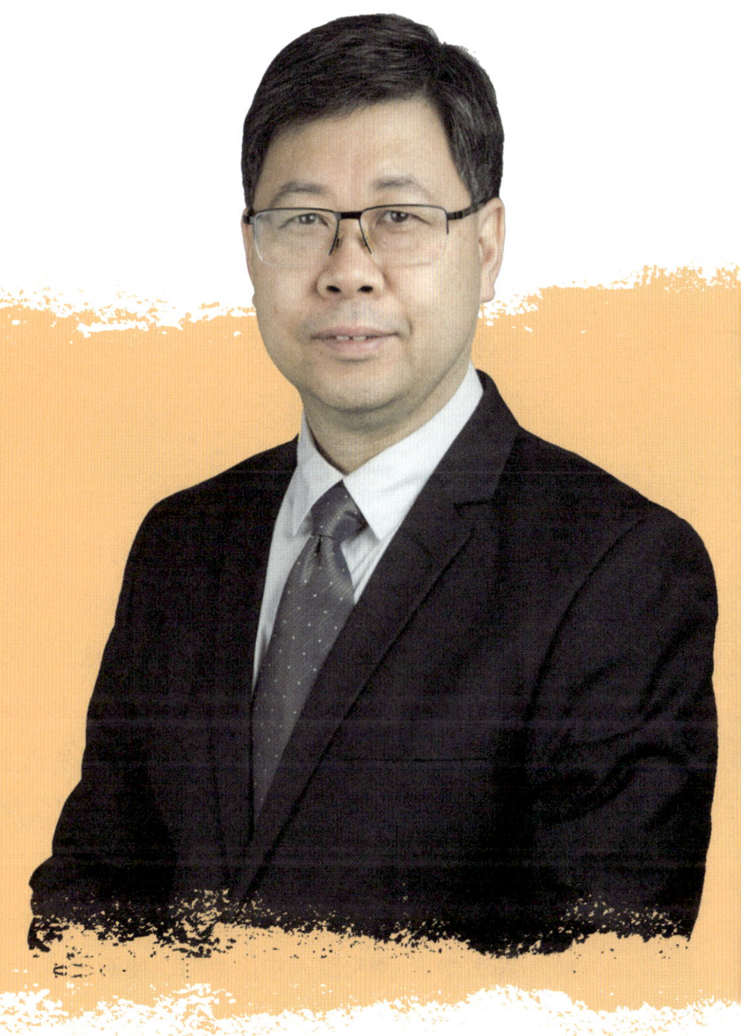

国家中医临床重点专科学科带头人，享受国务院政府特殊津贴专家；中国中医科学院西苑医院副院长。第七批全国老中医药专家学术经验继承工作指导老师，第六批北京市老中医药专家学术经验继承工作指导老师，第四批全国优秀中医临床人才，首都中青年名中医、北京市优秀中青年医师，中国中医科学院中青年名医，北京市首届复合型高层次中医药学术带头人。

社会任职：中国研究型医院学会中西医结合呼吸专业委员会主任委员，中国医师协会中西医结合医师分会呼吸病学专家委员会主任委员，中华中医药学会肺系病分会副主任委员，世界中医药学会联合会呼吸病专业委员会副会长，中国医药教育协会呼吸病康复专业委员会副主任委员，北京中西医结合学会呼吸专业委员会副主任委员，中国医药教育协会慢性气道疾病专业委员会常务委员，中国中西医结合学会呼吸病专业委员会常务委员，中国民族医药学会肺病分会常务理事，中国中药协会呼吸病药物研究专业委员会副主任委员。《中国中药杂志》编委，《中医杂志》《中国中西医结合杂志》《北京中医药大学学报》等期刊审稿人。

长期从事呼吸系统疾病的中西医结合诊疗、科研和教学工作，尤其对支气管扩张症、顽固性咳嗽、肺纤维化、慢性阻塞性肺疾病等有深入研究，发表论文260篇，主持了10余项国家级课题的研究工作；曾获得国家科学技术进步奖二等奖1项等。

坚守初心，仁心仁术铸就中医之路

一、从医之路

（一）医者初心

在浩瀚的历史长河中，中医药作为中国传统文化最集中的体现，承载着古人对生命奥秘的深刻洞察与智慧结晶。它不仅仅是一种医学体系，更是一种哲学思想、生活态度和人文关怀的体现。中医医者的初心，便是这份仁心仁术，是千百年来不断传承与发扬光大的精神灯塔，照亮着无数生命前行的道路。走上中医这条路，好像是宿命的召唤。中医是中国传统文化最集中的体现，从我读高中时因偶然机会接触它的那天起，就深深地热爱上了它。由于从小就十分喜爱中国历史和传统文化，当我拿起在别人看来晦涩难懂的古籍时，便如鱼入大海，遨游其中，因此在高考时便执着地选择了学习中医。

1985 年，我怀揣着对传统中医的热爱及一颗济世之心考进了北京中医学院（现北京中医药大学）。刚刚踏入中医之门，便听说了“汗牛充栋”这个成语，用以形容中医浩如烟海的古籍经典，在北京中医药大学就读期间图书馆也是我最常去的地方。《黄帝内经》作为中医理论的奠基之作，以其独特的阴阳五行学说、脏腑经络理论，为我们揭示了人体与自然界的和谐共生之道。初读之时，或许会感到晦涩难懂，但正是这些看似抽象的概念，构建了中医独特的理论体系，引导我们理解了“天人合一”的哲学思想。通过反复研读，逐渐领悟到中医不仅治病，更在于治人，强调身心并重，预防为主等思想。同时，在这些中医典籍中我认识了中医、掌握了辨证论治体系，并不断吸取养料，为攻克现代的疑难病提供源头活水，也学到了医方、医术；因此，最深刻的体会是学习中医一定要沉下心来去读经典，而且要读原著，后世注解是参考而不能代替原文。直到现在，《黄帝内经》《伤寒论》《金匮要略》《温病条辨》等中医经典著作，都是我的案头书，常读常新，每读皆有新的感悟。

（二）医道求索

在学习中医的过程中，我们不仅要掌握医学技能，更要学会以文化的视角去审视和理解中医。比如，中医强调的“整体观念”和“辨证论治”；“凡病，若发汗、若吐、若下、若亡血、亡津液，阴阳自和者，必自愈”等治疗观，正是对儒家“中庸之道”的深刻体现，即在治疗时既要考虑个体的差异性，又要把握整体的平衡；而中医的“天人合一”思想，则与道家的自然哲学不谋而合，强调人与自然和谐共生。既要尊重传统，又要勇于创新，只有这样，才能真正领悟中医的精髓，为人类的健康事业贡献自己的力量。

中医的核心生命力在于临床之中的不断实践。在中医理论知识的滋养下，我们更需跟随师长，观察老师如何运用望闻问切四诊合参，精准辨证，灵活施治。1988 年，正值大学三年级的我，发现北京中医学院开设了国医堂，许多在我们课本上的名老中医在这里出诊，于是就开始跟随德高望重的伤寒大家刘渡舟教授进行临床见习。彼时刘老虽已逾古稀，但精神矍铄，目光如炬，对医学教育的热情丝毫未减，对跟诊学生的要求极为严苛，尤其强调对《伤寒论》中 397 条经典条文的深刻理解与融会贯通，也正是在刘老的严格要求下，我每天一早起来便在学校的小花园中背诵条文，并打下了临床的“童子功”。此外，刘老在临床上每以成方治病，让我们这些刚学完方剂的学生倍感亲切，体会到了中医经典方剂的疗效和生命力。跟随刘老抄方并不容易，其每每只说方名，而要求抄方的学生写出方药和剂量，再亲自进行修改或加减，这就要求学生不仅要准确地背出方子，还要掌握剂量、加减；柴胡是疏利肝胆的重要药物，但在不同的方剂中却具有不同的作用，如小柴胡汤中原方剂量为柴胡八两，是方中主药，因此，开方时柴胡的剂是最大的，否则难以开“心腹结气”而起到“推陈致新”作用；但补中益气汤也用柴胡，意在升提而用量宜轻，另外少量应用也有引经作用；刘老曾创立柴胡鳖甲汤治疗肝阴虚的肝硬化，柴胡往往只用 3g。这一点一滴深深吸引了我，让我明白中医选方、用量原来也是规矩森严，开方用药首先要辨证准确，还要选对方药、合理加减、并精准地把握用量，多一分则过，少一分则欠，唯有恰到好处，方能发挥出最佳疗效。

背诵是学习中医的基本功。除经典著作外，《医宗金鉴》是刘老要求全面背诵的一本书，初背此书时感觉很困难，以往背方子只求记住药物，所以经常四句方歌只记有药的两句，甚至趣味方歌记下组成便可，而这部书中往往是六句、八句，甚至更长，其中不仅包括了药物组成，还概括了病机与临床表现；例如，东垣治疗“肺之脾胃病”的升阳益胃汤：“内伤升阳益胃汤，湿多热少抑清阳，倦怠懒食身重痛，口苦舌干便不常，洒洒恶寒属肺病，惨惨不乐乃阳伤，六君白芍连泽泻，羌独黄芪柴与防。”多年以后在临床中才深刻感受到了其临床实用性，不能只为省事而只记药味、不背病机与症状，若将这些凝练的方药歌诀熟记于心，临诊过程中，一旦患者将临床症状说出来，便能做到方证相应，而快速选方、适当加减，其疗效在无数次的临床实践中得以验证，也成为我诊治内科杂病时不可或缺的宝典。

这段从青涩到成熟的学医之旅，让我深刻认识到，中医不仅是知识的积累，更是经验的传承与智慧的结晶。每一次的临床实践，都是对中医理论的一次深刻理解和实践检验，让我更加坚信中医的魅力和价值，也激励了我在未来的医学道路上不断探索，精益求精。

进入工作岗位后，我深深感到了知识储备的不足，尤其是西医学为主的时代，中医的优势与特色，以及呼吸疾病的中西医理论与技术的快速发展，这既是工作的压力，也是不断学习的动力。我先后师从王书臣教授、国医大师晁恩祥教授、首都国医名师武维屏教授、风湿病专家房定亚教授等。晁老风咳理论的建立和苏黄止咳汤的灵活运用，王书臣教授应用半夏泻心汤、二仙汤治疗慢性呼吸病，武维屏老师调肝理肺法治疗慢性咳喘病，房老运用专病专方治疗风湿病及杂病，尤其成为全国第四批临床优秀人才后，聆听诸多中医大师和著名学者的授课，均使我获益匪浅。我在担任许建中名老中医工作室（站）、王书臣名老中医工作室（站）负责人后，系统梳理了名老中医的成才之路，也使我在学术传承的过程中得到不断进步。

面对现代社会的快速发展，中医传统文化也面临着传承与创新的双重挑战。作为新时代的中医学习者，我们既要尊重传统，深入挖掘中医的宝贵遗产，又要勇于创新，将中医理论与现代科技和疾病结合起来，推动中医的现代化、国际化进程。例如，利用大数据、人工智能等现代技术手段，对呼吸病中医诊疗过程进行精准化、标准化管理；或者通过跨学科研究，探索中医在预防保健、康复医学等在中医肺病领域的新应用。只有这样，中医传统文化才能在新的时代背景下焕发出更加绚丽的光彩。但这些是技术层面的发展，能够帮助我们讲清楚、说明白中医药的作用机制，加快开发的进程。而提高临床疗效、解决临床问题才是我们的初心与最终的目标，因此，面对现代科技、人工智能的快速发展，要把握好传承与发展的良好衔接。

（三）深入基层

自己作为中医呼吸学科的一名医生，不仅需要在专业领域有着深厚的造诣，更需以高度的社会责任感，深入基层，将中医的智慧与温暖带到偏远地区。呼吸疾病中大多是常见病、多发病，而且危害性大，我深知医疗资源的分布不均，尤其是基层地区医疗资源匮乏的现状。因此，我积极响应国家号召，承接了北京市中医药管理局健康乡村项目，多次带领医疗团队前往偏远的乡村，开展医疗援助和健康宣教活动，为村民建立就医绿色通道，也与宁夏石嘴山市中医院等多家基层医院建立点对点健康帮扶工作，深入内蒙古、西藏、陕西、宁夏等地，在这些地方，我亲自坐诊，为当地群众提供高质量的中医诊疗服务，用精湛的医术和温暖的关怀，缓解了许多患者的病痛。除直接提供医疗服务外，我还注重基层医疗人才的培养。我通过举办讲座、培训班等形式，向基层医生传授中医诊疗技术和经验，帮助他们提升医疗服务水平，为当地留下一支“带不走的医疗队”。

基层建设，不仅为当地群众带去了健康帮助，更促进了中医文化的传播与普及。用实际行动诠释了“大医精诚”的深刻内涵，展现了中医人的责任与担当。在未来的日子里，我将继续秉持初心，为推动我国中医药事业的发展贡献自己的力量。

（四）疫情防控

2003年抗击“非典”战役之中，我作为呼吸科副主任带头组建了西苑医院的发热门诊与病房，坚守疫情防控的第一道防线，凭借坚定的信念与不懈的努力，最终取得抗击SARS的胜利，获得国家卫生健康委直属机关、国家中医药管理局、中国中医科学院“优秀共产党员”等称号。

2019年底，面对突如其来的疫情，我作为国家中医药管理局高级别专家组成员，在诊疗中充分发挥中医药的辨证优势，并指导医生制定中医治疗方案。结合古籍记载的瘟疫治疗方法，总结了“经典方剂蒿芩清胆汤结合小柴胡汤加减，分消走泄法”，避免轻症患者病情恶化、力求重症患者转危为安，发挥出中医药优势。自己全程参与了国家《新型冠状病毒感染的肺炎诊治方案》第3版至第9版的中医方案制定工作，并且参与化湿败毒颗粒的研发工作。

疫情期间，自己作为国务院联防联控综合组专家先后参加了乌鲁木齐、喀什、大连、瑞丽、厦门、兰州、张掖和香港等地的疫情处置工作，充分发挥了中医药优势和特色。西苑医院肺病科获评国家机关工委“四强党支部”、国家卫生健康委“先进基层党支部”称号；自己作为国务院联防联控专家，积极应用中医药治疗病毒感染，并作出了突出贡献，获评国家卫生健康委直属机关“优秀共产党员”、国家中医药管理局“优秀党务工作者”、中央文明办和国家卫生健康委组织的“中国好医生、中国好护士”2022年月度人物，以及首都文明办“首都精神文明建设奖”等称号。

现在中医学得到了国家和社会的广泛重视，遇到了前所未有的发展机遇；呼吸学科同样需要紧跟时代步伐，推动人民健康，我们认为一是要关注慢性肺部疾病的防控与康复，发挥中医扶正固本的优势；二是积极应对急性呼吸道疾病的发作，在西医学不断发展的前提下，发挥中医辨证的优势，找寻新的切入点；三是探索疑难病、罕见病的中医治疗方案，如致病菌耐药问题、间质性肺病、重症患者的整体治疗等。相信在新的时期，面对新问题，中医药将焕发出新的生命力。

二、临证经验

（一）支气管扩张症

支气管扩张症（简称“支扩”）是一种由呼吸道急慢性炎症、气道阻塞，造成支气管壁结构破坏，而引起支气管异常和持久性扩张的一类异质性疾病的总称。长期咳嗽、大量咳痰及咯血是支扩的典型表现，同时可伴有发热、喘憋和其他不同程度的全身症状，属中医“肺痈”“咳嗽”“咯血”等范畴。因其长期反复咳嗽咳痰的临床特点，中医多从“痰饮”角度论治支扩，急性期风热犯肺、蒸液成痰、痰瘀互结，治宜清肺泄热、活血化瘀。邪热稽留，壮火食气，疾病日久，伤及本脏，肺脾肾三脏虚损，病机当以阴伤气耗、邪恋正虚为主，治以养阴益气、扶正祛邪。我们在临床中发现支扩患者除了咳吐大量黄痰、时有发热及其他感染表现，很多患者常伴有体重下降、倦怠无力，食欲下降等痰热壅肺表现，同时，肺脾气虚更为明显，并严重影响患者的生活质量。中医学认为“精不足者，补之以味，形不足者，温之以气”，因此应当以补气为主、补土生金，治其后天之本，杜其生痰之源，故借用李东垣的“火与元气不两立”理论，重新认识到支气管扩张症的“脾虚”兼有“肺热”的病机。

“火与元气不两立，一胜则一负”理论源于东垣。“元气”为一身之正气，“火”乃元气亏虚而致的内生阴火，此消彼长，在人体内形成恶性循环，导致疾病的反复发生。因此，脾肺元气不足，痰热阴火内生，是支扩发生、发展的重要病机，而在临床中也发现，即使痰中存在铜绿假单胞菌（pseudomonas aeruginosa，PA）等致病菌，若免疫功能正常，“正气”充足，则处于“定植”状态，患者常不会发病。若饮食劳倦失节、外邪内侵，损耗元气，则阴火反盛，病症丛生。肺为华盖，最先受损，元气不足，肺失所养，阴火乘虚入肺络，耗损肺气，烧灼肺叶、肺络，元气无力制约阴火，气火失衡，最终阴火独盛于内，长期伤及肺之形气，最终形成支扩。且脾胃受损，水谷不归正化，反内生痰湿，又“肺为贮痰之器”，痰湿蕴结于肺，郁久化热、化火资助阴火；痰阻气机、血运不畅，凝滞于内，痹阻于肺络，最终引起痰、火、瘀等病理产物的产生并胶着于肺，加重肺络扩张。

PA是支扩患者最常分离出的定植菌，研究证明，PA定植的患者更易出现急性加重、长期的大量脓痰、严重的气流阻塞及低下的生活质量等临床特征。我们认为中医“阴火”与定植菌和气道内持续性的炎症相似。“阴火”乘虚入肺络，好比细菌定植于气道之内。元气亏虚，阴火尚弱，此时机体不耐风寒，不加干预，则外邪易内侵，外邪资助阴火，损伤元气，造成气火关系失调，待阴火独盛，则急性发病。阴火减弱，元气恢复，则进入慢性稳定期。此时元气亏虚，阴火较弱，但如不加干预，稍有外邪，则可死灰复燃，损伤元气，急性发病，如此周而复始，导致支扩反复发作、缠绵难愈。

基于以上认识，我们创立了补脾清肺汤治疗脾虚肺热证的支扩患者，取得了很好的疗效，明显提高了患者的运动耐力，改善了生活质量，减少了发作频次。该方以“火与元气不两立”理论为法，主要针对支气管扩张慢性缓解期的治疗，扶助人体正气，抵抗致病邪气而设。根据东垣补脾胃泻阴火升阳汤的立法用意，方取党参、炙黄芪、炙甘草补脾益肺，柴前连梅煎清肝泄热，这是治疗痰色黄绿的有效组合，辅以法半夏、鱼腥草、白及等药清肺消痈，功在健脾益气，清肺消痈，补气阳，泻阴火，使肺脾俱旺，则阴阳气平矣，临床可加减应用。

案例

吴某，女，31岁。

初诊（2015年12月8日）：主诉“反复咳嗽、咳痰伴喘息20余年，加重1周”。患者自幼年时出现下呼吸道感染，因治疗不及时，左肺发育不良，此后反复发生肺部感染，咳吐黄绿痰，胸部CT可见左肺体积变小，双肺弥漫性囊状、柱状支气管扩张改变，尤以下肺明显。患者有慢性鼻窦炎病史，10余年来咳嗽、咳痰及喘息气短反复发作，每年急性加重需要住院4～5次，也曾多次于我科住院治疗，多次痰培养示铜绿假单胞菌，对多种抗生素耐药。肺功能：$FEV_1\%pred$ 35.2%，FEV_1/FVC 56.2%，一口气呼吸法（$DL_{CO}SB$）46.6%，就诊时症见咳嗽，咳大量黄绿痰，每日近 100mL，喘息、气短，动则加重，喉间可闻及哮鸣音，腹胀，嗳气，食欲不振，纳差，怕冷，大便不畅，SPO_2 84%，心率 106次 / 分，舌淡，苔白腻，脉弦数无力。

中医诊断：肺痈，证属痰热蕴肺，肺脾两虚。治以清肺化痰、补中培元为法。

处方：党参 15g，炙黄芪 30g，炙甘草 6g，苍术 10g，茯苓 15g，法半夏 10g，陈皮 10g，柴胡 10g，黄连 6g，前胡 15g，桔梗 12g，紫菀 15g，款冬花 15g，厚朴 15g，紫苏子 12g，金荞麦 30g。14 剂，水煎服，每日 1 剂。

二诊：咳嗽、喘息明显减轻，咳痰量较前减少，痰色由黄绿色变为淡黄色，腹胀、嗳气及纳呆等症状均有改善。上方继服 2 周，服法同前。

半年后随访，患者咳嗽咳痰缓解，纳食较前改善，病情稳定。

（二）咳嗽变异性哮喘

咳嗽变异性哮喘（CVA）是一种特殊类型的哮喘，以咳嗽为主要症状，临床表现为刺激性咳嗽，反复发作，夜间咳嗽加重。我们将 CVA 归为“久咳”“顽咳”及“慢性咳嗽”范畴，形成以外感、内伤为要的证治理论。对于 CVA 的病因病机我们认为“六气皆可致咳”，贵在辨证。

晁恩祥创立风咳理论和苏黄止咳方，开创了中医治疗 CVA 的新思路。晁老根据风性主动、风盛挛急、风盛则痒的特点，联系 CVA 多表现为刺激性干咳，难以抑制，每因受风或吸入异常气味时加重，甚至呈挛急性干咳，同时咽喉与气管伴有痒感，因痒而咳，咽痒往往是其先兆症状，痒则咳而不止，痒轻而咳缓，并伴有恶风、口咽干燥、流涕、鼻痒鼻塞、身痒、舌质淡、苔白、脉弦滑等症状。风淫于内，治以辛凉，佐以苦甘，用药宜轻清，即药味薄而量轻，药物宜平和，不可过热过寒，热则劫阴，寒则耗阳，因此，以疏风止嗽法为基本治法，选用苏黄止咳汤，对于症状较轻或不宜用麻黄者，也可选用止嗽散加减。

止嗽散是《医学心悟》的名方，不可视为外感方药，作者明言可治“诸般咳嗽”而详列有多种加减法，如麻杏石甘汤、异功散等，因而也可用于慢性咳嗽，应用要点以咽痒、干咳为主，而应用该方时，个人认为紫菀、百部、白前等止嗽药可适当增加用量。

寒邪为患，从口鼻而入，循经咽喉，收缩凝滞，则见咽喉紧缩不利而咽痒咳嗽；寒邪侵袭皮毛，伤及卫阳，则见恶寒、背部冷感或项背部紧缩感，同时伴有咳嗽声重、遇冷加重、痰白、面唇青白、鼻流清涕、舌淡苔白或舌淡水润、脉紧或弦等症；若施治不当，寒邪内伏，再遇新感之寒时，伏邪又作，则导致病程延长。此外不可以忽视涉水淋雨、夏季贪凉饮冷、过食生冷及寒凉药物等因素之寒。因此，咳嗽声重、遇冷加重、后背怕凉、项背拘急不舒、咽喉紧缩挛急等症为咳嗽变异性哮喘寒邪犯肺证之辨证关键。用药宜辛温发散，但不可过用辛温，若发散太过，则肺气不敛。常用金沸草散联合止嗽散施治，取金沸草散中旋覆花、炙麻黄、半夏温肺化痰，取止嗽散中紫菀、蜜百部、白前、桔梗之品散寒降气止咳，金沸草散与止嗽散合方温和不燥，而疏风散寒之力更佳。此外，两方合用虽宣肺散寒力强，但降气不足，故临证应用时常加入苦杏仁、枇杷叶等药肃降肺气；重者可用麻黄汤或小青龙汤加减。

湿邪上受，首先犯肺，气机阻滞，升降出入失序，肺气不降，则上逆为咳。湿邪多以中焦脾胃为核心，可见咳声重浊、痰黏量少、胸闷、四肢沉重、身体困重、大便稀溏等症。此外，湿邪为病，缠绵不愈，水湿停留日久，易从阳化热，湿热相合，则昼夜咳嗽不止。湿邪外感所致之咳，关键是开上焦肺气之闭郁，需宣肺化湿以达治疗之效，故用麻杏苡甘汤、参合甘露消毒丹加减而获良效，合方取麻黄宣肺解表、通调水道，杏仁降逆止咳，薏苡仁祛风除湿，藿香、石菖蒲、白蔻仁芳香化浊，滑石清热渗湿于下，浙贝母、射干清热利咽，共奏清热利湿、开达肺气之功，常取得较好的疗效。

燥邪应时于秋，肺与燥同气属金，同气相求，肺脏易受燥邪侵袭，秋燥伤肺则肺郁气逆，咳嗽频发，故从燥邪论治咳嗽变异性哮喘具有重要意义。咳嗽变异性哮喘患者多表现为干咳咽痒，无痰或少痰；金性喜润，通调水道而滋养皮肤与脏腑，若被燥伤，津液亏虚，肺失通调，则周身内外无以滋养，可见周身皮肤干燥、咽干鼻燥、唇干燥裂、舌干少津、大便秘结、小便短少等症。此外风邪与燥邪可合而为病，风性开泄，侵袭人体致腠理疏松，营卫不和，可引燥邪入内，且风为阳邪，久而亦可化燥，风燥相合，损伤肺金，则咳嗽更甚，故患者常出现剧烈刺激性干咳、发热、恶风、咽干口干等症状。治疗宜养阴润燥止咳，以清燥救肺汤、麦门冬汤治疗，阴虚久嗽也可参考化裁《何氏虚劳心传》的噙化丸："噙化三冬橘贝杷，柿霜甘桔味天花，桑皮部菀元参薄，炼蜜丸如弹子夸。"

肺脏娇嫩，为五脏之华盖，易受他脏病气侵袭，因此，内伤在咳嗽变异性哮喘的辨治中具有重要意义。咳嗽的病机为肺气上逆，在气机方面，肺与肝关系最为密切。若少阳郁勃，其气上逆，冲金犯肺，肺气失宣，引发剧烈咳嗽。少阳咳嗽多见于忧思之人，CVA 患者多有郁怒忧思之状，情志不畅时咳嗽加重，伴有口苦、胸胁胀满、头痛易怒、面青筋急、舌红、苔薄黄少津、脉弦或弦数等症。同时，肝郁日久易化火，灼津为痰，灼伤血络，则见咽痒咳嗽，痰涎黏稠，痰中带血，兼见口苦咽干、胁肋胀痛等气火痰郁之症，邪郁少阳，用药宜清宣透解，药不可过热过凉，重在和解。小柴胡汤轻清舒达，可奏疏理气机、扶正祛邪之功，常与止嗽散合用，二方合用以调畅枢机、疏利三焦、宣肺止咳；若兼胸闷憋气者，以小柴胡汤合桂枝加厚朴杏子汤和解少阳、宣肺降逆；若兼口苦、微呕、心下痞、恶风、发热汗出、周身关节不适者，此为表邪不解，以小柴胡汤合桂枝汤，即柴胡桂枝汤和解少阳、宣肺止咳；若情志不畅，气津不布，聚而为痰，结于咽喉，常以温胆汤加半夏、厚朴理气降逆、化痰止咳；气郁化火，冲金犯肺者，以丹栀逍遥散顺气降逆、清肝泻火，火郁重者加黄芩、海蛤壳、青黛，取黛蛤散之意，火郁不甚则去丹栀。

肺为主气之枢，脾为生气之源，脾胃亏虚则运化无力，水湿不运，从阴化饮，从阳化痰，上犯于肺，阻滞气机，肺气失宣，发为咳嗽，伴有咳声重浊、白痰量多清稀、胸闷脘痞、腹胀、纳呆、苔白腻等症。肺脾为病，欲救肺金，当先治其母，培土生金，治以益气健脾、宣肺止咳为法，以四君子汤加减。若痰涎清稀透亮，泡沫量多，此为脾虚生寒痰，治宜温化，加半夏、细辛、射干、干姜等温化痰涎；若平素易感、自汗恶风较甚者，此为肺脾气虚、肺卫不固，合玉屏风散益气固表。

肺属金，肾属水，肺为气之主，肾为气之根，因此肺肾同病亦为咳嗽变异性哮喘病机之关键。肺病日久，伤及肾阳，肾阳不温，肺失通调，则水液代谢失调，水湿内停，溢于肌表则见水肿、面色无华、肌肤黧黑，上逆犯肺则见呼吸不利、咳嗽痰多等症；肾与膀胱相表里，肾阳不温，则影响膀胱之气的固摄作用，出现咳甚遗尿的症状，肾寒清冷则小便清长。治疗CVA肾阳亏虚者，宜温补肾阳，肾阳得温，阴寒得散，则呼吸吐纳正常，咳嗽得以缓解。在临证时治以二仙汤加味。常取仙茅、淫羊藿、巴戟天为主药，仙茅辛热，补命门而兴阳道，加入紫菀、百部、白前、桔梗等润肺止咳；以黄芪培补元气，直填命门真元，诸药合用，对CVA属肾阳不足、命门火衰者收效显著。

案例

李某，男，40岁。

初诊（2014年4月10日）：患者平素体健，1年前无明显诱因出现咳嗽，干咳无痰，以夜间咳嗽为重，往往夜间咳醒，严重影响睡眠，曾于2013年2月至当地某医院就诊，血常规和胸部X线检查均正常，肺通气功能及弥散功能也正常，唯气道激发试验阳性（醋甲胆碱），诊断为咳嗽变异性哮喘。治疗时予布地奈德福莫特罗吸入剂吸入，每次160μg/4.5μg，每天2次；口服孟鲁司特钠10mg，每晚1次。经治疗2个月后患者咳嗽症状明显减轻，无夜间咳醒情况，患者自行停药，停药2周后患者咳嗽出现反复，间断吸入布地奈德福莫特罗吸入剂及口服孟鲁司特钠治疗，咳嗽时轻时重。2013年6月患者咳嗽再次加重，夜间咳嗽严重时不能入睡，吸入布地奈德福莫特罗吸入剂及口服孟鲁司特钠后疗效欠佳，遂辗转于北京中西多家医院门诊，治疗后症状未能明显缓解。2014年4月10日，患者因咳嗽加重，前来我院寻求中医治疗，就诊时表现为刺激性干咳，夜间为甚，经常咳醒，影响睡眠，偶有喉中哮鸣，咽中不适，口干、口苦较甚，大便溏软，纳差，无喘息气促和胸闷，无鼻炎、鼻窦炎及鼻后滴流感，无反酸、嗳气、烧心等症状，舌苔薄白，脉弦滑。

中医诊断：慢性咳嗽，证属邪郁少阳、肺失宣肃。

处方：小柴胡汤合止嗽散加减。柴胡15g，黄芩10g，半夏10g，干姜10g，五味子6g，甘草10g，党参10g，桔梗15g，紫菀15g，百部15g，白前15g。7剂，水煎服。

二诊：患者服上药后，咳嗽症状明显减轻，夜间咳醒次数减少，睡眠改善，口苦减轻，故继用上方7剂。

三诊：服上药后咳嗽明显减轻，仅白天偶有咳嗽，夜间无咳嗽，大便溏泄，故将上方中干姜、五味子的剂量增至10g。

继服7剂善后。后电话随访，诸症至今未反复。

（三）感染后咳嗽

感染后咳嗽，又称“感冒后咳嗽”，是指由上呼吸道感染引起，感染控制后咳嗽仍迁延不愈的疾病，是亚急性咳嗽的最常见病因。感染后咳嗽初期的主要病机为风寒留恋，此类患者多在感染早期失治或误治，或疏散解表药物不足，或大量应用清热解毒类药物，导致余邪未尽，留恋于肺，肺失宣降，久而形成“顽咳”“久咳”之症，迁延难愈；虽以冬春之季最为常见，但四季均可发病。

我们认为感冒后咳嗽最主要原因是外感时过用“寒凉、清润”之品、宣散不足所致。在初期阶段当以宣肺散寒、温润止咳为治疗大法。咳嗽病证，贵在初起治疗得法，如确为风寒外袭，须用发散，但亦不可过用发散，若不用发散则邪气久留，发散太过则损及肺气，或妄用敛涩，这皆致迁延难愈，病程缠绵。风寒证往往咳嗽剧烈，声重气急，甚则小便失控。治疗关键在于疏风散邪，宣肺降气。若外感后寒邪较甚，郁闭肺气，表现为剧烈咳嗽、痰少，或鼻塞声重、流清涕、遇冷咳嗽加重、苔白、脉弦滑者，应用三拗汤、麻黄汤或金沸止嗽散，起宣肺散寒，温润止咳之功。

《诸病源候论·咳嗽短气候》提出：“夫气得温则宣和。”因此，治疗咳嗽的药物不能过热，也不能过凉，须用温润之法，以紫菀、百部、白前、桔梗等温而不燥者为首选。因感染后咳嗽多有咽痒、刺激性呛咳，还可加蝉蜕疏散风邪、利咽解痉、缓急止咳；因风寒之邪留恋不去，余邪未尽，可加紫苏叶以散寒解表、理气和营；因咳嗽日久，反复发作，可加白前、杏仁加强降气祛痰止咳之功。若患者风邪较盛，咽痒较著，需加牛蒡子、地龙、钩藤等加强疏风解痉利咽之功；若患者寒邪较盛，咳嗽声重，或伴畏寒、咳痰稀薄，则加干姜、细辛等加强温肺散寒功效；痰多酌加橘红、贝母，干咳无痰、咽干口干，酌加沙参、麦冬。

若素体湿热内盛，感受外邪后，内外合邪，湿热郁肺，令肺失宣降而咳嗽不止。此类湿热咳嗽，辨证以咳嗽、咽痒、痰少质黏、舌红、舌苔厚腻、脉弦滑为要，常用麻杏苡甘汤合止嗽散加减，另外，三仁汤、千金苇茎汤也是治疗湿热咳嗽的有效方剂。

若外感疾病病程日渐延长，或人体正气虚弱，邪郁少阳，枢机不利，患者常表现为咳嗽迁延不愈，或反复发作，多呈夜间发作，其发病会与情志有关，偶有咽干痒，痰质黏难出。可用小柴胡汤合止嗽散治疗少阳咳嗽，一则和解少阳，疏利气机，二则调节肺之宣降，标本同治。此外四逆散、温胆汤、柴朴汤等亦可加减使用。

若感染后咳嗽迁延日久、凉药伤胃、平素脾胃虚寒者，当注重温补中焦，健脾补肺以治其本，宣肺止咳治其标。“治之之法，不在于肺，而在于脾”，常用六君子汤等化裁；对于以脾胃虚寒为主者当温中补虚、温润止咳，常用理中汤、附子理中汤加紫菀、款冬花、百部等止嗽药物治疗。

案例

患者，女，51岁。

初诊（2011年12月6日）：咳嗽1月余，自诉感冒愈后咳嗽缠绵不已，曾服西药抗生素及化痰止咳药物，治疗效果不佳，查胸部X线、血常规均未见明显异常。自服清肺抑火丸数日，仍无改善。咳嗽少痰，遇冷空气或刺激性气味则出现呛咳难止，夜间咳嗽较重，咽干咽痒，无发热，无黄痰，舌质淡红，苔薄白，脉弦紧。

西医诊断：感染后咳嗽。中医诊断：咳嗽，证属风寒恋肺证。治以宣肺散寒、润肺止咳。

处方：旋覆花 10g，炙麻黄 10g，半夏 10g，白芍 15g，桔梗 15g，生甘草 10g，杏仁 10g，紫苏叶 10g，紫菀 15g，百部 15g，白前 15g，蝉蜕 10g。7剂，水煎服，每日 1 剂，早晚温服。

二诊（2011 年 12 月 14 日）：服药 1 周后咳嗽、咽干有所减轻，但仍咽痒，遇冷空气突发呛咳明显，仍守上方，加干姜 15g、五味子 10g，再服 7 剂，水煎服，每日 1 剂，早晚温服。

三诊（2011 年 12 月 22 日）：咳嗽明显减轻，咽干咽痒明显好转。前方加减续服 7 剂而愈。

（四）慢性阻塞性肺疾病

慢性阻塞性肺疾病（简称“慢阻肺”）是一种以持续性、进行性气流受限为特征的呼吸系统疾病，属于中医“肺胀”“喘证”“咳嗽”等范畴。患者久病咳喘，肺虚为始，损及脾肾，正虚不运，痰瘀内生互结，日久成积，耗伤正气。病位在肺，因其病程日久、病机复杂，故累及心、脾、肾多脏，病性属本虚标实。

慢阻肺之传变多见从上焦、中焦至下焦，由肺气虚、脾气虚至肾气虚的纵向传变过程；但宗气亏虚、心肺受损常被忽略。根据其临床常见心气虚损、血行瘀滞、神明逆乱等表现，我们提出了宗气亏虚是慢阻肺由心及肺横向传变、由气分至血分深入传变的病机关键。《灵枢・邪客》有言：“宗气积于胸中，出于喉咙，以贯心脉而行呼吸焉。”宗气包举肺外而助呼吸，贯心脉而助神机，心肺功能正常有赖于宗气的旺盛。感受外邪导致痰气阻肺，致使宗气虚郁，推动无力，进而肺络阻塞，肺经瘀血由此形成；其次，久病咳喘，邪浊闭阻，宗气不足，影响血液的正常运行，血行不畅则心不能主脉。宗气虚则表现为心肺功能的下降：气虚鼓动无力则气血斡旋无力，劳动耐力减低，稍活动即气短、心悸、乏力；气虚帅血无力，血行瘀滞可见发绀，血脉无以灌注营养头目耳窍肢体诸脏，则出现肢体懈惰、好卧、耳目失聪、健忘等症状。

慢阻肺合并心血管疾病亦与宗气虚陷这一病机紧密相连，宗气虚陷是其核心病机，痰瘀互结是疾病发展的重要因素，我们治疗慢阻肺合并心血管疾病时以标本兼治为基本治则，以升补宗气、降气平喘为主要治法，常用保元汤为基础方，临证加减合用生脉散、苏子降气汤，选用黄芪、人参、甘草、桂枝治疗动则气短、不能接续、周身乏力者；或加以生脉散调养心肺、益气复脉；若痰浊壅肺，胸中气机升降失常，取苏子降气汤散郁和中，降气疏邪，下气平喘。临证主张紧扣病机，从“升、补、养、降”调气四法治理气机，益气升陷与降逆平喘并行，宣降气机与养阴和血相结合，一升一降，一燥一润，有行有补，标本兼施，使胸中大气充盛，津血复行，痰瘀自散。

案例

匡某，男，61 岁。

初诊（2024 年 7 月 5 日）：主诉“活动后气短 5 年，加重 2 月余”。患者 5 年前无明显诱因出现活动后气短，休息后缓解，偶有咳嗽咳痰，未予重视及治疗，近 2 个月活动后气短明显，反复于当地医院住院治疗，诊断为慢性阻塞性肺疾病，现吸入布地格福，每日 2 次，轻微活动即咳嗽气喘，伴咳痰，日 14 余口，痰色白，大便 4 ～ 5 日 1 行，纳食一般，眠可，舌淡苔白，脉弦。

中医诊断：肺胀，证属本虚标实、肾虚不纳为本，痰浊蕴肺、肺失宣肃为标。治当标本兼治，以温肾纳气、降气平喘、益气化痰为法。

处方：紫苏子 15g，法半夏 10g，茯苓 30g，陈皮 10g，厚朴 15g，大腹皮 20g，肉桂 6g，当归 30g，黄芪 50g，蜜紫菀 15g，款冬花 15g，酒苁蓉 30g。14 剂，每日 1 剂，每日 2 次，水煎服。

二诊：咳嗽、气短喘憋较前缓解，夜间无喘憋，仍有咳痰，量大色白，纳眠可，服药后大便偏稀溏，近期大便可。以宣肺化痰、降气平喘法调理痰浊阻肺之标。处方：射干 10g，杏仁 10g，麻黄 10g，紫苏子 15g，法半夏 10g，茯苓 20g，党参 30g，干姜 10g，苍术 10g，紫菀 15g，款冬花 15g，黄芪 50g。14 剂，煎服法同前。随访诉咳嗽咳痰较前明显减少，胸闷气短缓解，活动耐力较前提升。

（五）支气管哮喘

支气管哮喘慢性持续期是哮喘慢性病控制的重要环节，也是哮喘治疗的重点、难点。气郁是哮喘慢性持续期防控的关键。

在体质方面，哮喘患者多存在家族遗传的过敏体质，其气道敏感性高、易于痉挛而发病，属气郁；宿痰伏肺，发作时喉间痰鸣，属痰郁；伴过敏性眼晕者眼睑色暗，久病者唇甲发绀，属血郁，故而，先天体质存在的郁是其患病基础。在发病方面，哮喘发作时咳喘加重，缓解时如常人，符合风“善行而数变、风胜则动”的特点；发作时喉间痰鸣，属痰阻致郁；严重时口唇爪甲发绀，属血瘀致郁，郁与哮喘发病密切相关。在情志方面，哮喘患者常伴焦虑抑郁情绪，表现为情绪忧郁、敏感脆弱、多思多虑，严重时可发展为哮喘人格，而情绪是哮喘急性发作的一大诱因，与药物依从性、疾病控制水平密切相关，说明肝郁对哮喘可产生较大影响。

哮喘慢性持续期以反复咳嗽喘息、难以控制为特征。久病咳喘，治在解郁，解郁以疏肝理气为先，以肝肺同治为重，以祛风化痰活血为助。治疗时当疏肝解郁，畅达少阳枢机，气机宣降得宜，血活痰消，无邪犯肺，故哮喘可止。疏肝解郁以逍遥散为首选方剂，言其“治木郁，而诸郁皆因其而愈”。除了疏肝，也应发挥肺主气、司呼吸的功能，肝肺同治，升降同调，以平为期。

案例

患者，女，53 岁。

患者因“反复咳嗽喘憋 20 余年，加重 2 个月”就诊。20 余年间患者哮喘反复发作，秋冬多发，病情控制欠佳。2 个月前因季节变化再次咳嗽、喘憋、哮鸣，影响日常生活及夜间休息，吸入糖皮质激素疗效欠佳，遂就诊。症见胸闷气短，活动后喘憋，阵发性咳嗽气急，遇冷、情绪激动或闻异味加重，咳嗽严重时呼吸困难，深呼吸时可闻及轻微哮鸣音，痰黏量少难咳出，心烦失眠，夜间时有憋醒，眼周、口唇紫暗，纳可，二便调，舌边尖红，苔薄白略腻，脉弦滑。查体：双肺呼吸音粗，深呼吸时可闻及呼气相轻微哮鸣音。肺功能检查：阻塞性通气功能障碍（中度），小气道功能重度减退，气道可逆试验阳性。

西医诊断：支气管哮喘慢性持续期。中医诊断：哮病，气郁血瘀痰凝证。治以疏肝解郁，肃肺降逆，祛瘀化痰。

处方：逍遥散合华盖散加减。柴胡 15g，当归 12g，白芍 12g，茯神 20g，炙甘草 6g，桑白皮 20g，紫苏子 15g，杏仁 10g，酸枣仁 30g，炙麻黄 10g。

患者服药 1 周后喘憋缓解，夜间憋醒次数减少，仍有阵发性咳嗽、胸闷，但频率、程度均明显减轻，干咳无痰，咽痒，情绪好转，睡眠改善。遂效不更方，服药 2 周后患者咳喘明显缓解，无明显不适。复查肺功能：阻塞性通气功能障碍（轻度），小气道功能轻度减退，气道可逆试验阳性。改用中成药逍遥颗粒联合玉屏风颗粒疏肝解郁、益气扶正。

患者坚持服用 2 个月后停药。随访半年，患者哮喘控制良好，其间无急性发作。

（六）间质性肺病

间质性肺病是一类以肺间质、肺泡和（或）细支气管为主要受累部位的弥漫性肺部疾病，其最终病理结果通常为肺纤维化。临床表现为逐渐加重的呼吸困难、进行性劳力性气促，以及限制性通气功能障碍，伴随弥散功能下降、低氧血症和影像学上的双肺弥漫性病变。病程多为缓慢进展，最终导致呼吸衰竭。

我们认为间质性肺病的发病过程与“肺痹”相似，由于邪气在表时治疗不当，或由于体质因素，邪气进一步侵入肺之经筋、脉络，形成肺脏的气血闭塞，临床表现为咳而上气，喘息气短，有的表现为肢体的杵状指、皮肤不仁、紫暗无华。因而以“肺痹”命名之，更能体现其肺络痹阻的病机特点。

从病理机制上来看，间质性肺病的基本病理为本虚标实，主要表现为肺、脾、肾虚损，晚期还可能导致心气亏虚。肺气不足导致宣发肃降功能失常，引起津液代谢紊乱，形成痰饮；肺气虚弱无法推动血液循环，血行不畅导致血瘀；脾气虚弱则无法统摄血液，血液溢出脉外形成瘀血；肾气不足则加重瘀血问题，晚期心气虚弱则使血液运行更加困难，导致病情迅速恶化。

间质性肺病患者通常体质较弱，外邪侵袭容易深入体内，邪气侵犯肺部络脉，导致痰瘀阻滞于肺络。病位主要在肺和肾，病机以痰瘀互阻、肺肾气虚为主。在治疗上，常使用海风藤、络石藤、威灵仙等祛风除湿的药物来疏通肺络，莪术则用于活血化瘀。黄芪、人参等补气之品，大补肺气之涣散者。黄芪补气并扶阳、走而不守，人参补气并养阴、守而不走，两者配伍一走一守、阴阳兼顾、大补内外表里之气虚。配合威灵仙、络石藤、三棱、莪术等通肺络；二仙汤、贞元饮补肾纳气；中焦不和者，可配伍用半夏泻心汤升降气机，治疗取得了较好的临床效果。

案例

患者，男，64 岁，从事焊工 30 余年。

初诊（2019 年 10 月）：主诉反复咳嗽 5 年，加重伴喘息、气短半年。患者 5 年前反复咳嗽，咳痰，量少色白，查胸部 CT、过敏原试验等未见明显异常，患者未予重视。半年前出现活动后喘息、气短，就诊于当地医院诊断为间质性肺病，后就诊于北京协和医院，检查排除结缔组织病相关间质性肺病，结合高分辨 CT 考虑特发性肺纤维化可能性大，建议口服吡啡尼酮治疗，患者拒绝，遂到我院门诊，要求口服中药治疗。刻下症：剧烈干咳、无痰，遇冷、热、异味及情绪激动、上楼或剧烈活动后咳嗽均加重，喘息、气短，活动后加重，乏力，腰酸不适，纳一般，眠可，二便调，舌淡苔薄白，脉沉无力。查体：口唇稍发绀，听诊双下肺可闻及明显爆裂音，杵状指。辅助检查：肺功能中 FEV_1%pred 63.6%，FVC%pred 61.8%，DL_{CO}SB 42.9%。

西医诊断：间质性肺病 – 特发性肺纤维化可能性大。中医诊断：肺痹顽咳，证属肺肾两虚、气失敛降、肺气上逆。治以补益肺肾、敛肺止咳为治则。

处方：生黄芪 60g，山茱萸 20g，当归 15g，熟地黄 30g，五味子 10g，三棱 15g，旋覆花 15g，麻黄 10g，半夏 10g，白芍 30g，甘草片 15g，紫菀 15g，蜜百部 15g。7 剂，每日 1 剂，水煎服。

二诊：患者服药 7 剂后患者咳嗽明显减轻，喘息气短较前改善，活动量较前增加。

患者继服 14 剂，咳嗽基本缓解。随访可知患者平素仍有活动后喘息、气短，但程度较前减轻，仅于感冒后伴发咳嗽，现病情稳定。

（七）疫毒感染

疫毒感染是一种由病原微生物，特别是病毒，引起的感染性疾病。这类感染通常具有强烈的传染性，能够在人群中迅速传播，导致疫情暴发。疫毒感染的症状和严重程度因病毒种类、感染途径及个体的免疫力差异而异，现以新型冠状病毒感染为例进行介绍。

新型冠状病毒感染可归类为中医“湿毒疫”范畴，始发时症状较为典型，后经多次病毒变异，症状减轻且各地区表现各异，国内有多个版本的指南与共识可供参考。该病具有流行性与传染性，符合中医“疫病”的特点。其次，重症患者多见湿邪为病的症状，如舌象多见胖大齿痕舌，苔厚腻甚至腐苔，发热不重，乏力倦怠等湿邪的临床表现。本病起病以湿郁于肺为主，随着病情发展，湿毒内蕴热毒，湿遏热伏，湿毒化热。薛生白《湿热论》中提及“湿热证，始恶寒，后但热不寒，汗出，胸痞，舌白，口渴不引饮”，描述湿热证病情演变的过程。

此感染病位在肺，牵涉中焦脾胃。因肺为华盖，邪气侵入人体，首先犯肺。因此感染后的患者常见发热、咳嗽、气短等肺系疾病的症状。其次，《温热经纬》记载“湿热病属阳明太阴者居多，中气实则病在阳明，中气虚则病在太阴”，从病性而言，本病亦与中焦脾胃有关。

本病的治疗以宣肺、调中、渗下分消走泄为法。湿性黏腻，易阻气机，导致三焦气化失权。对于疾病初起、湿邪为病的患者，应通泄三焦，畅达气机，可采用藿香正气散或神术散宣化湿邪。若出现湿从热化、留恋三焦的情况，患者可表现为口苦、咳嗽、反复发热、胸闷气短、乏力、舌苔黄腻、脉滑，方以甘露消毒丹加减，方中重用黄芩、茵陈以清热，连翘以透热，贝母、芦根清肺经痰热，竹叶合生石膏清热除烦，白豆蔻、藿香、石菖蒲以芳香化湿，通草、滑石使湿热之邪从小便而出。湿邪一化，给热邪出路，以解湿热胶结之势。

如患者在此基础上兼有失眠、心烦、舌苔黄腻或垢腻、脉滑数的症状，此乃邪伏膜原、留恋少阳，可根据病情选用蒿芩清胆汤、达原饮、柴芩温胆汤加减以清热利湿、和解枢机。分消走泄分别针对湿邪与热邪，一方面和解表里，清透胆经湿热；另一方面分消走泄，上宣、中运、下利，以祛除三焦湿邪。如出现胸闷、气短息促、呼吸困难、发绀表现的重症患者，应以清肺泻肺、活血解毒为法，方用麻杏石甘汤、葶苈大枣泻肺汤、升降散，佐以活血化瘀药物如桃仁、泽兰、赤芍、丹参等。

案例

患者，男，30岁。

初诊（2020年1月29日）：主诉“发热10天伴胸闷气短”。患者10天前无明显诱因出现发热、咳嗽，最高体温38.5℃，伴头昏、胸闷、四肢乏力、纳差、排稀便。肺部CT提示双下肺磨玻璃样改变。核酸检测阳性。刻下症：发热，午后发热为主，胸闷气短，头沉重，乏力，口干口渴，纳差，大便稀溏。舌红，苔薄黄稍腻，脉滑数。

中医诊断：湿毒疫，证属湿热蕴毒证。治以清热化湿解毒为法。

处方：甘露消毒丹加减。白豆蔻12g，藿香15g，茵陈20g，滑石15g，通草12g，石菖蒲15g，黄芩片12g，连翘20g，浙贝母15g，射干15g，薄荷15g，芦根20g，淡竹叶20g，生石膏20g。水煎服，每日2次，温服，共5剂。

二诊：体温下降，胸闷气短减轻，头沉重明显减轻，口干口渴缓解，食欲渐增，大便成形，舌红减轻，苔薄黄，脉滑。患者诸证减轻，仍有低热，内热大减，于前方基础上去生石膏，并调整滑石为10g，黄芩调整为8g。共5剂，水煎服，每日2次，温服。

三诊：核酸检测阴性，患者体温正常，无明显胸闷气短，无头沉重，无口干口渴，进食明显增多，大便成形，舌质淡，苔薄白，稍腻，脉滑。患者诸证减轻，但见干咳，无痰，湿热邪气已祛，予健脾化湿为法善后。

三、科研探索

（一）临床研究

1. 支气管扩张症的中医临床研究

“感染–气道炎症–免疫失衡–再次感染”这一循环构成了支气管扩张症周期性恶化的病理生理学基础，是支扩的发生和发展的关键环节。由于支气管结构受损所引发的气道廓清能力减弱和防御功能减退，大部分稳定期支扩患者体内存在着持续的慢性气道炎症反应和病原微生物定植。一旦机体免疫调节功能下降或定植菌数量增加、毒力增强，极易发生感染，从而引起支扩的急性加重；因此，可通过科学合理的干预手段来优化稳定期支扩的管理，以有效改善稳定期支扩相关症状，降低急性加重事件频率，从而实质性地提升患者的生活质量和预后。我们团队多年来致力于中医药治疗稳定期支扩的临床研究，取得了一定成果。

（1）补脾清肺汤可以减少支扩铜绿假单胞菌定植患者急性加重次数　支气管扩张症是一种慢性炎症性疾病，细菌感染可导致炎症反应加重、气道重塑和反复的急性加重；慢性铜绿假单胞菌（PA）感染会加速肺功能下降，增加脓痰量，并引发显著的炎症反应，导致患者生活质量低下，住院和死亡风险高。由于治疗选择有限、抗生素耐药性及生物膜形成使抗生素渗透率降低，多种因素使得支扩合并铜绿假单胞菌感染的治疗受到了严重阻碍。

中医药治疗支气管扩张症在整体调节、改善机体状况、提高免疫力等方面具有一定优势，但在减少急性加重次数的研究相对较少，故而加强中医药治疗稳定期支扩的临床研究，减少患者急性加重次数是一项重要课题。基于“火与元气不两立，一胜则一负”理论，同时根据稳定期支扩肺脾气虚、痰热蕴肺的基本病机，我们的团队创立了补脾清肺汤，以补元气、泻阴火、升阳气，改善临床症状，预防急性加重。

我们通过开展随机、双盲、对照的临床研究，将 72 例患者分为试验组和对照组，每组 36 例。试验组口服补脾清肺颗粒剂，对照组口服阿奇霉素，疗程均为 24 周，随访 24 周。比较两组患者急性加重次数、生活质量（圣・乔治呼吸问卷，SGRQ）评分、中医证候积分、肺功能 [第 1 秒用力呼气容积占预计值的百分比（FEV_1%pred），第 1 秒用力呼气容积与用力肺活量的比值（FEV_1/FVC）] 及血清免疫球蛋白 IgA、IgE、IgG、IgM 水平变化。治疗后，试验组急性加重次数显著低于对照组，试验组治疗 24 周后生活质量（SGRQ）总分及症状评分均明显下降，且优于对照组。两组在肺功能及血清免疫球蛋白方面差异均无统计学意义（$P > 0.05$）。由此表明补脾清肺汤治疗 PA 定植支气管扩张症（肺脾气虚、痰热蕴肺证）患者，可减少患者的急性加重次数，改善症状，并提高生活质量。

（2）肃肺平喘方改善支扩伴有气流受限患者的肺功能　慢性感染和持续性炎症可诱发支气管壁增厚、结构破坏及黏液清除障碍，造成黏液分泌过多、气道狭窄，导致肺通气功能下降，其中以阻塞性通气功能障碍最为常见，也称之为气流受限，表现为 FEV_1、FEV_1%pred 等肺功能指标的降低。研究表明 60% ～ 80%的支扩患者存在气流受限，并且与支扩患者的气道炎症水平、频繁急性加重、疾病严重程度等方面密切相关，严重影响了患者的生活质量及预后。

通过随机对照试验探索肃肺平喘方治疗伴有气流受限支扩患者肺功能及生活质量的有效性，并探讨肃肺平喘方通过降低炎症因子水平、改善黏液高分泌状态进而改善支扩气流受限的有效性。我们纳入了 2022 年 3—12 月就诊于我院肺病科门诊且符合纳排标准的 72 例稳定期伴有气流受限的支扩患者，按照随机数字表法分为观察组 36 例，对照组 36 例，两组患者在规律吸入噻托溴铵喷雾剂的基础上，观察组给予肃肺平喘方颗粒剂，对照组给予肃肺平喘方颗粒剂模拟剂，疗程 12 周，分别对肺功能（FEV_1、FEV_1%pred）、mMRC 呼吸困难评分、生活质量 CAT 评分、中医证候积分、咳嗽和咳痰评估问卷（CASA-Q）评分、24 小时痰量、急性加重次数、血清炎症因子（NEUT%、CRP）、痰液上清液炎症因子（IL-6、TNF-α、NE）及黏蛋白 5AC（MUC5AC）进行观察。研究结果显示，观察组和对照组治疗 12 周后 FEV_1、FEV_1%pred 较治疗前增高，治疗前后组内比较差异均具有统计学意义（$P < 0.05$）。观察组 mMRC 呼吸困难评分、CAT 评分、中医证候积分、症状评分（咳嗽、咳痰、气短、喘息）、CASA-Q 评分、24 小时痰量、急性加重次数、NEUT%、CRP、TNF-α、NE、MUC5AC 均较治疗前显著下降，且优于对照组。由此表明肃肺平喘方能够改善伴有气流受限支扩患者的肺功能 FEV_1、FEV_1%pred，改善呼吸困难严重程度及咳嗽、咳痰、喘息、气短等临床症状，并减少 24 小时痰量和频繁急性加重，以及提高生活质量。此外，肃肺平喘方还可以下调支扩患者血清及气道炎症因子（NEUT%、CRP、TNF-α、NE）水平，同时可降低 MUC5AC 改善黏液高分泌状态，且未发现明显不良反应。

（3）清补苇茎汤对支扩伴气道黏液高分泌具有良好疗效　支扩患者多伴有慢性咳嗽、咳痰症状，反复的急性加重，严重影响了患者的生活质量和预后。因此，改善气道黏液高分泌是支扩患者长期治疗的重要环节，也是预防支扩反复急性加重的关键因素。支扩多归属于中医“肺痈”范畴论治，课题组成员在长期的临床工作中发现，支扩患者病程长，迁延不愈，反复使用抗生素治疗，多形成中阳不足，伤及气阴的体质，同时肺热又贯穿疾病的全程。清补苇茎汤是课题组根据多年经验，充分发挥中医药“治痰”特色，基于麦门冬汤与千金苇茎汤基础上创立的兼具清热化痰及益气养阴功效的协定方。我们纳入 80 例患者作为研究对象，进行为期 12 周的临床干预及 12 个月的随访。结果显示，与对照组比较，观察组患者治疗 12 周及随访 12 个月后急性加重次数显著降低、咳嗽 - 咳痰评估问卷（CASA-Q）、中医证候积分改善程度更佳，血清 TNF-α、IL-8、IL-10、NE 水平较治疗前显著下降。

2. 金沸止嗽散治疗多种类型咳嗽的中医临床研究

咳嗽是一种重要的防御机制也是最常见的呼吸道症状，但过度的咳嗽便是一种病理状态，若治不得法，容易发展成慢性咳嗽。本团队成员通过总结临证治疗各类咳嗽病症的经验，发现“寒邪”在咳嗽发生、发展及演变过程中发挥了重要作用，寒邪留恋、肺气不宣是导致产生咳嗽的主要原因。符合“微寒微咳”病机者，我们主张应用温润止咳法治疗，方用金沸止嗽散加减，以期达到宣肺散寒、润肺止咳功效，目前应用在咳嗽变异性哮喘、感染后咳嗽等以咳嗽为主要症状的疾病中取得了良好效果。

（1）咳嗽变异性哮喘　西医学认为寒冷空气是诱发或加重 CVA 的重要刺激因素之一。我们通过对 2011 年 3 月至 2012 年 3 月在中国中医科学院西苑医院呼吸科门诊纳入符合 CVA 诊断的患者，对其中医证型进行统计。结果显示，风寒恋肺证 23 例，占 46.3%；肺热壅盛证 15 例，占 27.7%；痰热内阻证 9 例，占 16.7%；邪郁少阳证 5 例，占 9.3%。受自然界六淫、居处之寒，饮食、药物之寒和阳虚体质所致内生之寒等寒邪的影响，在中医证型分布上 CVA 患者以风寒恋肺证多见。在 2012 年 10 月至 2013 年 3 月、2017 年 6 月至 2019 年 12 月期间我们各纳入 60 名在中国中医科学院西苑医院肺病科符合风寒恋肺型的 CVA 患者，开展了为期 2 周或 6 周的随机对照试验。结果显示，与口服孟鲁斯特纳片或吸入沙美特罗替卡松吸入粉雾剂相比，金沸止嗽散能明显降低咳嗽症状积分，提高生活质量，且安全性良好。

（2）感染后咳嗽　感染后咳嗽是由于外感早期的失治、误治，或因疏散解表药物不足，或大量应用清热解毒类药物，导致邪气郁遏于肺，留恋不去，肺失宣降，肺气上逆发为咳嗽，久而形成“顽咳”“久咳”之症，甚至迁延难愈。此病虽病程较长，但患者无体质偏颇或脏腑功能失调的情况，病程中无病机转化，病机特点为邪气留恋不解。尤以风寒恋肺致咳最为常见，我们选取了感染后咳嗽 80 例患者，随机分成实验组和对照组，分别予以金沸止嗽散汤剂、通宣理肺口服液进行 2 周的干预治疗，结果发现治疗后，两组咳嗽症状积分疗效、中医证候积分、中医单项症状均有改善，试验组改善更明显，且总体有效率更高。由此表明金沸止嗽散可以明显改善感染后咳嗽风寒恋肺型患者的临床症状。

（二）基础研究

1. 补中柴前连梅煎治疗支气管扩张症大鼠的机制研究

我们在柴前连梅煎治疗铜绿假单胞菌（PA）引起的病证基础上，加以党参、黄芪等补肺健脾之品组成了补中柴前连梅煎，契合了支气管扩张症稳定期肺脾气虚、痰热蕴肺的病机特点。补中柴前连梅煎在临床中取得了较好的疗效，因此我们进一步开展了基础研究，探索其在 PA 感染的支气管扩张大鼠中的作用。

PA 与支气管扩张症的病情进展关系密切，结合既往研究，我们以铜绿假单胞菌液注入大鼠气管内构建支气管扩张症模型，其中模型组大鼠 10 只，中药组大鼠 10 只，空白组大鼠 10 只。评价模型成立后，第二天开始灌胃给予中药，连续用药 14 天，最后一次给药 24 小时后提取肺组织。常规取大鼠左肺叶用多聚甲醛固定、石蜡包埋、切片、HE 染色后，在光镜下观察组织学改变，并测量计算各组大鼠的气管支气管组织病理评分和肺组织病理评分，进行统计分析。

结果发现，与空白组相比，经过 PA 气管滴注的模型组大鼠支气管管壁有不同程度的破坏、断裂，管腔与同级支气管比较显著扩张，腔内充满脓细胞及脱落上皮细胞，部分支气管伴行血管出现充血、出血。此外，模型组大鼠部分肺泡组织模糊，肺泡壁无增厚，局部可见异常炎性细胞浸润或滤泡增生。与模型组相比，中药组大鼠肺组织中支气管扩张程度有所减轻，气管支气管伴行血管充血、出血程度明显减少，肺组织炎性细胞浸润明显减轻，组织结构有较好恢复。中药组在改善柱状纤毛上皮、腺体细胞、管腔内分泌物、炎性细胞浸润等单项病理评分方面与模型组之间没有显著差异，在肺脏病理评分总分方面与空白组相近。

以上结果提示，补中柴前连梅煎可明显改善 PA 感染的支气管扩张症模型大鼠气管支气管周围炎性浸润、血管周围炎性浸润及间质性肺炎，对气管支气管组织的病理学改善归因于整体调理作用。

2. 补脾清肺方对耐药 PA 毒力因子的机制研究

临床研究证实补脾清肺方在治疗下呼吸道耐药 PA 感染方面，能够改善患者的免疫功能，缓解症状，减少急性加重的次数。因此，我们进一步从分子生物学方面研究了补脾清肺方对下呼吸道 PA 感染的影响。

以铜绿假单胞菌液注入大鼠气管内建立大鼠支气管扩张症模型。研究纳入的大鼠包括模型组 10 只、中药组 10 只和空白组 10 只，共计 30 只。造模成功后，第二天开始灌胃给予补脾清肺方，连续用药 14 天。最后一次用药 24 小时后，采集大鼠的肺泡灌洗液，采用 ELISA 法测定三组肺泡灌洗液中弹性蛋白酶的含量，采用氯仿萃取法测定菌液中绿脓菌素的浓度，并进行统计分析。

结果发现，与空白组相比，模型组弹性蛋白酶含量升高；使用补脾清肺方的中药组相较于模型组，弹性蛋白酶含量有所降低，差异具有统计学意义（$P < 0.05$）。三组中绿脓菌素的浓度没有明显的统计学差异（$P > 0.05$）。铜绿假单胞菌的弹性蛋白酶能够降解人体非胶原蛋白、细胞胶原，导致气道的物理屏障破坏；通过干扰免疫应答，降解肺弹性蛋白引起肺损伤；还能通过降解血管壁促进 PA 在体内的扩散。本研究发现补脾清肺方可以降低 PA 感染的支气管扩张症大鼠肺泡灌洗液中弹性蛋白酶的含量，对 PA 的含量无明显影响。

结合既往研究，我们认为补脾清肺方可以显著减轻气道炎性反应，降低 PA 弹性蛋白酶的含量，减轻 PA 侵袭。补脾清肺方对 PA 的群体感应系统的具体影响机制仍待进一步探索。

3. 敛肺止咳方纤维化相关咳嗽

本课题组在临床中发现间质性肺病相关咳嗽多表现为阵发性剧烈干咳，中医学认为这种症状不仅存在肺气失宣的情况，同时存在肺气不足、失于敛降而致肺气上逆、气道挛急的情况，故常规止咳药物难以取效。再者，间质性肺病患者多存在肺肾亏虚，因此，我们总结了其中医病机为肺失敛降、气道挛急、正气亏虚；以宣肺降气、敛肺止咳、益肺补肾为治则，方以金沸草散为基础，组成“敛肺止咳方”（旋覆花、炙麻黄、杏仁、白芍、炙黄芪、山茱萸、熟地黄、蜜紫菀、炙百部、甘草），在临床应用中初步证实对间质性肺病相关咳嗽具有很好的疗效。

我们基于 NGF/TRPV1 信号通路研究敛肺止咳方对肺纤维化豚鼠咳嗽敏感性增高的影响及作用机制。将 75 只健康雄性豚鼠随机分为空白对照组、模型组、吡非尼酮组、NGF 抑制剂组及敛肺止咳方组，每组 15 只。除空白对照组外，其余各组气管内注射博来霉素建立肺纤维化豚鼠模型，空白对照组气管内注射等体积生理盐水。各组自造模 14 天后开始给药及注射生理盐水，连续 14 天；NGF 抑制剂组在取材前 1 周予腹腔注射 K-252a，连续 7 天。给药完成后，以辣椒素雾化测定各组豚鼠咳嗽次数及咳嗽潜伏期；获取豚鼠左肺支气管肺泡灌洗液（BALF），采用 ELISA 法检测 BALF 中 NGF、TRPV1、TGF-β1 及 SP、CGRP 的含量；对各组豚鼠肺组织摄像，并称重，测定肺系数。分离右肺，我们采用 HE 及 Masson 染色法观察肺组织病理形态学改变；碱水解法检测肺组织羟脯氨酸含量水平；采用蛋白免疫印迹法比较各组豚鼠肺组织中 NGF、TRPV1、α-SMA 及 SP、CGRP 的蛋白表达水平。结果显示，相较于空白对照组，模型组豚鼠咳嗽次数明显增加，咳嗽潜伏期明显缩短；BALF 中 NGF、TRPV1、TGF-β1 及 SP、CGRP 含量显著升高；肺系数及肺组织羟脯氨酸含量显著升高；病理染色可见肺泡结构破坏，肺泡间隔有大量炎性细胞浸润及胶原纤维沉积；肺组织 NGF、TRPV1 通路蛋白表达增加，α-SMA 表达增加，神经源性炎症因子 SP、CGRP 蛋白表达增加。相较于模型组，敛肺止咳方组咳嗽次数明显减少，咳嗽潜伏期延长；BALF 中 NGF、TRPV1、TGF-β1 及 SP、CGRP 含量显著降低；肺系数及肺组织羟脯氨酸含量显著降低；肺损伤和纤维化程度改善；肺组织中 NGF、TRPV1、α-SMA 及 SP、CGRP 的蛋白表达水平降低。研究结果证实，敛肺止咳方能通过抑制 NGF/TRPV1 通路改善豚鼠肺纤维化程度，并通过抑制通路调节神经源性炎症因子的表达，降低肺纤维化豚鼠的咳嗽高敏感性。

四、结语

传承中医，需勤奋学习经典著作，在古老的智慧中汲取营养。那些泛黄的书页中，蕴含着先人的经验与智慧，等待我们去发掘、去领悟。同时，要注重实践积累，在临床中摸爬滚打，多观察、多总结，让理论与实践完美结合。

创新亦是传承的关键。我们不能故步自封，而应结合现代科技与理念，为中医注入新的活力。在传承中创新，在创新中传承，让中医这棵古老的大树枝繁叶茂。传承中医，要有敬业精神，将对中医事业的热爱融入血液。以谦虚谨慎的态度，向同行学习，博采众长，不断提升自己。

（苗青）

封继宏

医学博士，主任医师，博士研究生导师

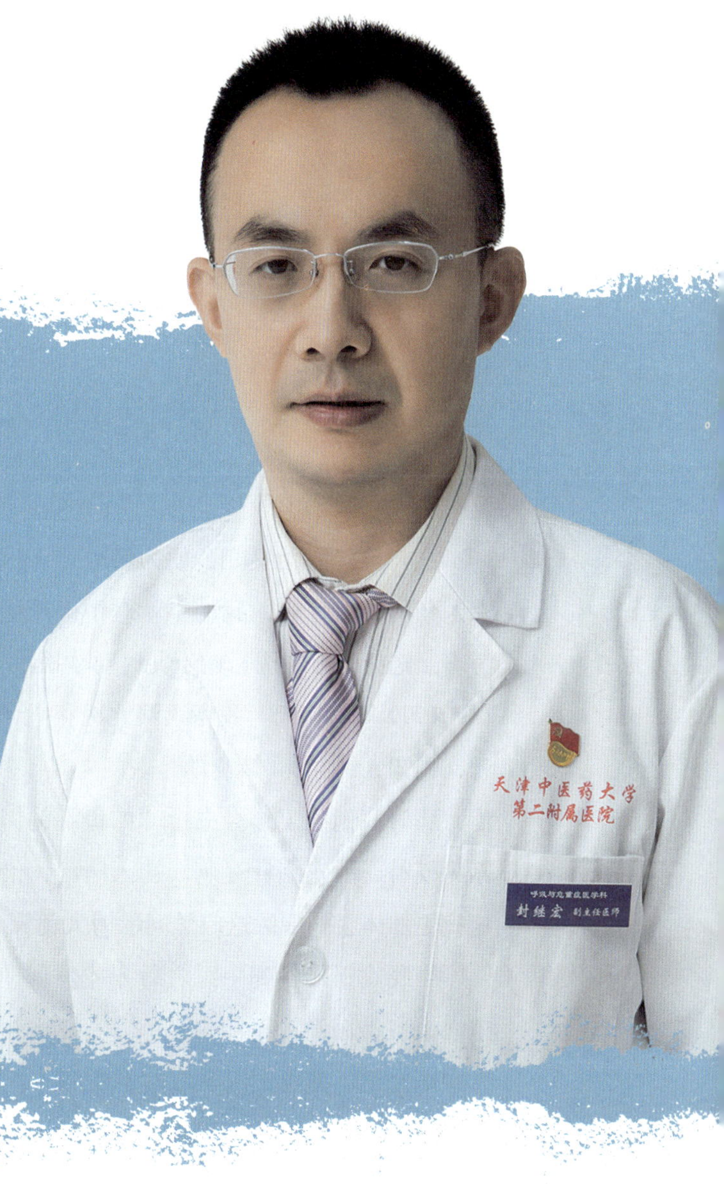

河北石家庄人，天津中医药大学第二附属医院呼吸科主任兼呼吸二病区主任，国家中医药管理局首批中医传承博士后，享受国务院政府特殊津贴专家，国家中医药管理局“青年岐黄学者”，天津市青年名中医，天津市首届“医学新锐”，天津市“131”人才工程第二层次人选。国家区域中医（肺病）诊疗中心负责人，天津市中医肺病重点学科带头人；中华中医药学会肺系病分会副主任委员，世界中医药学会联合会呼吸病专业委员会常务理事，中国中西医结合学会呼吸病专业委员会常务委员，中国中药协会呼吸病药物研究专业委员会常务委员兼秘书长，中国老年保健协会慢性气道疾病分会副主任委员，中国中医药研究促进会疑难杂症分会常务委员，天津市中医药学会呼吸病专业委员会主任委员，天津市中西医结合学会呼吸病专业委员会主任委员。担任《天津中医药》《中医学报》等期刊编委；国家及天津市自然基金委员会中医中药学科评审专家。从事中医药防治呼吸病临床及基础研究工作 10 余年，专注于呼吸慢病中西医结合防治康复全病程管理，擅长诊治慢性阻塞性肺疾病、肺部感染性疾病、难治性咳嗽和肺部肿瘤等。

喜为天下道，唯愿济众生

一、从医之路

（一）医者初心

古人云："不为良相，便为名医。"因幼时常随母亲去中医馆抓药拿方、拔罐扎针，目睹了中医药的神奇疗效，我从小就对中医产生了浓厚的兴趣，并在心中埋下悬壶济世的种子。高考志愿选择学习中医，始于儿时对中医的好奇，也有对父母之愿的传承。

1999 年的秋天，我考入河北医科大学针灸推拿专业，开始了我的中医求学之旅。法往古者，先知《针经》。针灸学是一门立足于实践的课程，治疗需要先选穴，定准穴，而后针刺施治，那时我们急于体会书中"如鱼吞钩饵之沉浮"感，便常能在宿舍区见到针推专业的学生互为模特、认穴练针互刺。初入医门，借小小银针已切身感受人体经络气血之运行流转，这让我更加体会到中医这门学问的博大精深。

当我真正接触到中医之后方才发现，历经千余年的传承与发展，中医领域知识研究浩如烟海，各类医经古籍汗牛充栋。五年大学的求学生涯，我一头扎进书海，潜心静气，领悟古人中医之道。随着中医学习的不断深入，在博大精深的中医知识面前，我愈发佩服古人智慧，愈发坚定了勤求博采、济世怀仁的决心。五年的本科学习生涯的确不算轻松，因自身对此有十分的兴趣，故而对于繁重的学习任务并不感到枯燥乏味，而是发自内心感到快乐与充实，其中滋味，全凭个人体会。

（二）求索之路

完成本科阶段的学习后，我深感五年本科学习仅达中医入门之门槛，遂选择继续求学，并于 2004 年顺利考入了天津中医药大学中医内科学专业，师从孙增涛教授，在孙师的带领下专攻中医内科肺病学。孙师不仅学识渊博，更以深厚的临床经验和独特的学术见解见长。他常言："中医之道，在于精研经典，融会贯通，方能洞见疾病之本质。"在他的悉心指导下，我逐渐领会了中医肺病学的精髓。记得有一次，我跟随孙师接诊了一位久咳不愈的患者，遍尝西药无效，已近心力交瘁。孙师通过望闻问切，细致入微地分析了患者病情，判断其为久病伤气，肺脾两虚，痰湿蕴肺，蒙蔽清窍，遂从补肺益气、健脾化痰着手，予补肺汤合参苓白术散加减治疗。一周后患者复诊，告知咳嗽大有好转，那时我深刻感受到了中医的魅力所在。而后3年跟师学习期间，如此药到病瘥的案例不胜枚举，也更加坚定了我在中医这条路上继续探索的决心。

2007年，硕士毕业后，我留在了天津中医药大学第二附属医院肺病科，成为了一名临床大夫。初入临床的第一年，因肺病患者疾病复杂危重的特点，我时常感到压力倍增。当然也正是这份压力，促使我不断寻求进步。入职第2年，我有幸拜入本院肺病学科创始人、全国继承老中医药专家学术经验指导老师董国立教授门下，开始了更为深入的侍诊学习。董老创建了我院肺病科，并以严谨的治学态度和丰富的临床经验总结出治疗肺病之“八法八方”。跟诊学习时董老常叮嘱我们：“熟读王叔和，不如临证多。”要学会从临床中学习，在董教授的指导下，我逐渐不再将临床工作上的疑难重症视为难题和压力，而是看作挑战与宝贵的临证机会。犹记有一次值班，收治了一位重症肺炎的老年男性，患者基础疾病繁杂、病情危重。在董老的指导下，主任组织召开疑难病例讨论，因为我是首诊大夫，自感责任重大，便夜以继日地关注患者病情，积极调整治疗方案。经过连续数日的努力，患者的病情终于得到了有效控制，最终转危为安。这次经历让我看到了临床工作的艰辛与挑战，也体会到了团队合作的力量和医者肩上沉甸甸的责任。

2010年，基于硕士所学和3年临床经历，我再次踏上了求学之路，考取了孙增涛教授的在职博士，此时孙老师既是工作领导，又是我的学业导师。入学时孙老师对我博士阶段的学习提出了新要求：既要继续深化中医肺病学的研究，更要将所学应用于临床工作，推动中医事业的发展。于是博士期间，我一边开展临床工作一边搞科研，一边在临床工作中发现问题，一边试着能否从科研中探索解决方案。这段日子并不轻松，白天在医院上班，下班后着手自己的科研课题，从论文选题、查阅文献，到实验设计、动物造模、数据收集与分析等都是挤时间完成，常常查文献、写作到深夜。回想这段时光，很充实也很纯粹，也正是这段工作学习经历，锻炼了我的科研思维，也意识到了科研探索对临床工作的重要性，没有科研思维就没有临床进步，这为以后工作打下了坚实的科研基础。

2013年6月，我顺利完成了博士学位的答辩，同年入选“国家中医药管理局首届中医传承博士后”项目，经求师问道，有幸拜入中医内科肺病首席专家晁恩祥教授门下，并在中国中医科学院进行博士后研究工作。晁老以其深厚的学术功底和高尚的医德医风，成为我职业生涯中的又一位重要的导师。晁老的办公桌上，永远放着几本经典及疑难杂症病例的分析整理文件，他常说：“不熟读经典，不结合临床，如何能找到研究和探索的创新点？”晁老十分重视从临床中发现问题，从经典中追溯问题，这既是一种传承，又是一种创新，一步步促使中医学的发展与进步。晁老对待临床的严谨和对中医的坚守创新极大地影响了我，在站期间，我系统地整理了晁老治疗肺病的学术思想，参与了多项国家级科研项目的研究工作，并发表了数篇论文，参与出版了 2 部专著，积极参与学术会议和交流活动，于 2016 年 10 月完成科研任务顺利出站。

回首这段求学与成长的历程，感触良多。求学路上每一个困难与挑战都是成长进步的阶梯，每一位导师的教诲与指导都敦促我继续前行。我深知，作为杏林学子，我们肩负着传承与发展中医药事业的重大使命。临床中治愈患者的欣慰和科研中解决难题的喜悦，都让我愈发热爱中医，并愈加坚定了传承发扬中医的志向。

（三）工作经历

刚开始工作时，我时时觉得自己经验不足，每日早早便来到诊区熟悉患者的病情，晚上拜读名家医案、了解前沿诊疗方案。自己虽为一名初出茅庐的肺病科医生，但时常与疑难重症打交道，呼吸科的专科特点有 3 个：一是常见病、多发病多，比如慢阻肺、哮喘等；二是危重症多，危重症患者的病情变化快，工作任务较重；三是跟疑难病的关联特别多。疑难病常会表现出发热或肺部病变，少见病、复杂病常常隐藏在常见的呼吸道症状中。因此，呼吸科医生的基本功必须非常扎实，才能在遇到疑难病症时准确识别、精准施治。

自己作为一名医生，只有通过提高自身专业能力和医疗水平，才能赢得患者的信任。我深知医学之路没有捷径可言，勤奋、刻苦是必备的职业素养，因此在工作开始的几年，我几乎是一股脑扎身临床，每天与患者及家属打交道。对待每一名患者都尽心尽力、尽职尽责，每每遇到一些不理解的患者和家属时，不管多忙多累，我都会耐心做好解释工作，尽量得到患者的理解与支持，每治愈一个患者，我都发自内心地感到欣慰与满足。虽然那时很辛苦，但是自身临床水平进步也很快，同时临床的历练也使我学会了如何与患者有效沟通。

2014 年，科里开始组织临床大夫出去进修，彼时我已在临床扎扎实实工作了 7 年，为了开阔诊疗视野、提升专业水平，我先赴天津医科大学总医院感染科进修半年，而后又去北京中日友好医院中医肺病科进修了半年。一年里在京津地区医疗水平领先的两所医院先后学习，不仅使我掌握了呼吸科感染性疾病国内外先进的诊疗技术和理念，也让我对中西医结合治疗呼吸系统疾病有了更全面的认识。同时，我也深刻体会到了不同医疗体系下的工作风格与患者关怀之道，为日后的职业发展奠定了坚实的基础。

2020 年，我开始担任肺病二病区科主任，除了临床工作，更多需要负责病区的日常管理和医疗质量控制，也一如既往地承担着天津中医药大学分配的本科生、研究生“中医内科学”“内科学”和“中医疫病学”等课程的教学工作。中医事业需要一代代中医学子传承，承蒙多名恩师领路，我才得以入门，因此我十分愿意将自身的经验和体会教给对中医怀有兴趣的年轻一代。我倡导学生们要熟读经典，一是修正思路，回归本源。中医自有中医看病的角度和方法，研读经典，可以让我们的思路得到调整，从而进一步发扬中医的优势和特色，提高临床疗效。二是传承经验，回归临床。中医学的特性就是经验性强，对临床的依赖性强，只有到临床去看、去应用、去体会才能有所进步。在教书育人的同时，我深知在诸多中医前辈面前我仍是一介后生，于是报名参加并入选本院“薪火相传领军人才”计划，跟名师、读经典、做临床、钻科研，薪火相传，将中医发扬光大。

（四）疫情防控

面对暴发的疫毒疫情，在专家组的指导下，我们采取中医辨证施治方法，几乎所有病区患者都接受了中医药治疗，从开始的中成药，到后来的中药汤剂、颗粒剂的应用，越来越多的患者病情好转，突显了中医药在抗击疫情中的重要作用。

2022 年小年那天，我作为医院康复医疗队队长，奔赴感染康复定点医院天津市第一中心医院（水西院区）支援。得益于之前抗击疫情的经验，我带领团队在患者进入医院后，便对其进行综合评估，再实行一人一策的康复诊疗干预方案。除口服中药外，呼吸训练、心理疏导、推拿点穴、传统功法等康复疗法齐上阵，为了让患者能够熟练地掌握中医康复疗法，我们每天定时带领患者进行训练，并针对康复穴位进行一对一的教学指导。在我看来，医生不仅要用医术对抗病魔，更要开展有温度的医疗。“有时去治愈，常常去帮助，总是去安慰”，是每个临床医生的必修课。

二、临证经验

（一）难治性咳嗽

传承“风咳”理论，强调疏风宣肺。难治性咳嗽常由冷空气、异味刺激或其他外源性吸入性异物诱发，或由其余类型咳嗽久咳不愈发展而来。临床上常表现为较剧烈的刺激性咳嗽，突发而骤止，难以抑制，咽痒气急，无痰或少痰，夜间为甚。《素问·阴阳应象大论》：“风胜则动。”《素问·风论》篇：“肺风之状……时咳短气，昼日则瘥，暮则甚。”风邪犯肺，肺失宣肃，气道挛急，故咳嗽不止，正与“风咳”理论“风盛则挛急”的病机特点相吻合。本病病因病机以“风”为特点，主要矛盾是风邪为患，治疗上当以疏风、散风为主，故“疏风宣肺，缓急解痉，利咽止咳”为本病的根本治疗大法，治疗过程中时刻不忘疏风、散风。

临床上，因难治性咳嗽以突发性、痉挛性咳嗽为主要症状特点的患者，自己继续沿用晁老“风咳”理论，实践中提出中医三步序贯法治疗难治性咳嗽，前驱期风邪犯肺、邪留肌表，治宜宣利肺气、疏风止咳，方用止嗽散合过敏煎加减治疗；发作期脾肾阳虚、邪气入里，治宜解表祛邪、助阳化饮，方用麻黄附子细辛汤加减治疗；稳定期邪气渐去、正气渐复，治宜调和阴阳、扶正祛邪，方用桂枝汤加减治疗。

案例

孙某，男。

初诊：主诉“感冒后咳嗽持续发作 3 个月”就诊。患者就诊时自述 3 个月前因感受风寒后出现发热、鼻塞、流涕等不适，于当地诊所就诊后服用乙酰氨基酚对症治疗。治疗后感冒症状有所好转，但遗留咳嗽症状，其间又进行外出活动，再次感受风寒后咳嗽加重，出现刺激性咳嗽，咳嗽夜间加重，痰少量白，间断自服治咳嗽药物，治疗效果不甚明显。患者现症见：咳嗽，为阵发性干咳，咳痰，痰量少，伴咽痒，每因咽痒受凉后出现刺激性咳嗽，伴乏力，纳差，大便偏干，无胸闷，无胸痛，无鼻塞，无流涕，体温正常，舌质淡红，苔白腻，脉浮缓，余无明显不适。

西医诊断：难治性咳嗽。中医诊断：咳嗽，证属久咳不愈，累及脾肾。治以解表散邪，温养脾肾。

处方：麻黄 6g，杏仁 10g，细辛 3g，制附子 10g（先煎），连翘 10g，党参 10g，五味子 10g，前胡 10g，桔梗 10g，桂枝 10g，白芍 10g，干姜 6g，甘草 10g。7 剂，水煎服。

二诊：患者咳嗽减轻，干咳无痰，无咽痒，偶有乏力，纳可寐安，二便调。舌淡红，苔白腻，脉缓。处方：桂枝 15g，白芍 15g，生姜 15g，大枣 15g，细辛 3g，白术 10g，茯苓 10g，陈皮 10g，黄芪 10g，防风 10g，甘草 10g。14剂，水煎服。患者诸症平稳。

（二）慢性阻塞性肺疾病

慢性阻塞性肺疾病属于中医学“肺胀”“咳嗽”“喘证”等范畴，以咳嗽、咳痰、气短、喘息为主要症状。从脏腑病机角度看，本病的主要病位在肺肾两脏，肺病日久，气阳不足，治节乏权，多见气虚之象。

本病皆从肺虚起病，尤其在寒冷季节，极易感受风寒燥热之邪而急性发病，俟气候转暖、将息得宜时则可缓解。由于正虚难复，病邪留恋，难以缓解，稍遇寒冷或外邪引动则又发作，呈喘促目红、肢体瞤动或抽搐的肺胀痰迷神窍和肝风内动之症，或形成肢体皆肿、腹满尿少、心悸喘咳、咳痰清稀、颈部青筋暴露、面唇青紫及胁下痞块之肺胀水气凌心射肺的危重证候。

本病的病机特点是本虚标实，本虚源于肺、脾、肾三脏虚损，标实以外邪、痰浊、血瘀为主。从脏腑病机角度看，本病主要病位在肺肾两脏，在临床稳定期以虚为主。肺主气，司呼吸，主宣发与肃降，外邪侵袭肺失宣降，久病伤肺，肺气不足，则宣发与肃降功能失职。肺失宣降，肺气上逆，则咳嗽；肺气不足，呼吸功能衰减，少气不足以息，故气短；肺主呼气，肾主纳气，肾失摄纳之权，肾不纳气，以致呼吸短浅，故见气喘；肾虚精亏，腰膝失于温阳，故见腰膝酸软；肾精不足，髓海不充，故见耳鸣耳聋、健忘；肺气宣肃失职，水津不布聚而生痰，或脾失健运或肺病及脾，不能输布水谷精微，酿湿成痰，痰浊上渍于肺，故见咳痰。

清代方仁渊《哮喘论治》言：“古人谓实喘治肺，虚喘治肾，确有见地，然不可执一，实喘治肺须兼治胃，虚喘治肾兼宜治肺。”现仍遵循的是急则治标，缓则治本，急性发作多以祛邪为主，缓解期则结合主要病位、脏腑虚损、邪气偏实之不同，或以补虚为主，或以攻补兼施。

案例

徐某，男，78 岁。

初诊（2019 年 5 月 8 日）：咳嗽 4 年余。现症见：咳嗽，气喘，咳痰量多，咳白痰，质黏，难咳出。咽喉不适，口干苦，时有心悸。大便秘结，2 ～ 3 天 1 次。舌胖、苔黄腻，脉弦滑，双下肢微肿。有长期吸烟史。

西医诊断：慢性阻塞性肺疾病。中医诊断：肺胀，证属痰热互结，气机失调。治以宽胸理气，清热涤痰兼润肺止咳。

处方：小陷胸汤、千金苇茎汤合玄麦甘桔汤加味。瓜蒌仁、薏苡仁、冬瓜子、芦根、金荞麦、浙贝母、玄参、红景天、仙鹤草、丹参、葛根各 30g，黄连、法半夏、桃仁、橘红、桔梗、地龙各 10g，麦冬、川芎、沙参各 15g，炙甘草 6g。7 剂，水煎服。

二诊：咳嗽，痰减少，难咳出，咽喉不适，心悸好转。大便易解，质干，每天 1 ～ 2 次。左手时麻，小便气味重，舌胖、苔稍白腻，脉弦缓。上方加款冬花 10g 润肺止咳，地榆 30g 清热化湿。7 剂，水煎服。

三诊：清晨起床咳嗽，吐浓痰，量少，1 ～ 2 口痰。精神欠佳，疲乏，口苦，小便好转。舌胖、苔白厚腻，脉弦。治以益气健脾，化痰止咳。处方：黄芪、太子参、薏苡仁、地榆、金荞麦各 30g，炒白术 20g，茯苓、黄芩、炙枇杷叶、百部、浙贝母各 15g，橘红、法半夏、黄连、紫菀、前胡、地龙、砂仁（后下）各 10g，炙甘草 6g。继服 7 剂，后在此方基础上调整施治。

1 个月后随访，患者咳嗽咳痰、气喘均改善。

（三）肺间质纤维化

肺间质纤维化是临床常见间质性肺疾病之一，属于慢性肺系病的范畴，病程长，病情隐匿，呈持续进行性发展。“动则气喘”“干咳，咳唾涎沫”“易疲乏无力”三者为肺间质纤维化的主要特征，三者可并现、可或缺，且属难治。中医学将肺纤维化归入“肺痿”病范畴进行辨证论治，“肺痿”常由外邪犯肺，肺气受损，耗气伤阴，日久及肾，至肾不纳气，动则气喘，或因风邪犯肺，或因痰浊、瘀血阻络，而成本虚标实之证。本虚多为肺、肾，标实则多为风、痰、瘀。临床以调补肺肾法治疗，并酌情配合健脾益气、清肺化痰、宣肺止咳等法，视其临床表现，拟标本相兼之法，可有效地减轻病情，提高患者的生存质量。治疗中，我们传承“肺痿瘀血阻络”理论，强调久病入络、气虚血瘀，多从补肺活血论治肺痿。早期患者以肺气不宣、脉络痹阻为主要证候时，应当以宣利肺气、活血通络为要；晚期的患者症状以虚为主，表现为肺肾气虚、痰浊阻滞或气虚血瘀证时，当注重补益肺肾、健脾化痰，佐以化瘀通络为治疗原则。

案例

李某，男，71 岁。

初诊（2020 年 5 月 21 日）：主诉“咳嗽、咳痰，伴活动后气短 1 年余”。患者 2019年 5 月无明显诱因出现咳嗽、咳痰，伴活动后气短，同年 7 月体检发现肺间质病变，8 月于北京某医院行胸部 CT 检查，考虑肺纤维化，予口服泼尼松治疗，起始剂量为每天 40mg，后每月减量 5mg，但患者仍咳嗽，咳白黏痰，动则气喘。来诊时症见咳嗽，咳少量白黏痰，活动后气喘明显，时感心悸，胸闷偶作，纳可，眠可，二便调；舌质暗红有瘀斑，苔薄白，脉沉弦。

西医诊断：肺间质纤维化。中医诊断：肺痿，证属肺气亏虚、瘀浊阻肺。治以宣肺化痰、益气活血。

处方：紫菀 15g，杏仁 10g，山茱萸 10g，白果 10g，地龙 10g，蝉蜕 8g，五味子 10g，炙枇杷叶 10g，牛蒡子 10g，麦冬 15g，太子参 15g，川芎 10g，丹参 10g，生甘草 10g。14 剂，水煎服，每日 1 剂，每日 2 次。

二诊：患者服上药后咳嗽减轻，活动后气喘明显好转，活动量增加，能自主上两层楼。仍咳少量白黏痰，胸闷缓解，心悸偶有发作，纳可，二便调；舌暗，苔薄白，脉弦。依上法，上药续服 14 剂。

三诊：轻咳，晨起明显，晚间不咳，白痰质稀易咳出，走平路无气短，上四层楼时感气短，无明显胸闷、心悸发作，双膝上楼痛，纳可，眠可，二便调。舌质淡暗，苔薄白，脉弦。予调理肺肾、益气活血之法。处方：紫菀 15g，杏仁 10g，百部 10g，炙枇杷叶 10g，紫苏子、紫苏叶各 10g，地龙 10g，蝉蜕 8g，五味子 10g，太子参 15g，丹参 10g，山茱萸 10g，白果 10g，淫羊藿 15g，枸杞子 10g，炙甘草 10g。14 剂，服法同前。

四诊：病情平稳，咳嗽少，白痰量不多质稀，易咳出，气短不明显，上四楼稍喘，纳可，眠可，二便调。舌淡暗，苔白，脉沉细。仍拟调理肺肾、益气活血之法。依上方，续服 14 剂，诸症渐解。

患者现居外地，日常生活可自理，仍坚持服用汤药，1 年前就诊自诉坚持锻炼，走平路 1.5 小时而无心悸胸闷之表现。

（四）呼吸道传染病

凡是具有发热症状的所有外感、内伤疾病都可以称之为热病，呼吸道传染病属于中医外感热病范畴。外感热病，是指由外邪侵入人体、以发热为主要症状的一类疾病，主要包括时行热病，即西医学中的急性传染病，以发热为主要症状，由细菌或病毒等引起的感染性疾病。伤寒与温病是相辅相成、相互补充发展的关系，二者皆为中医外感热病学不可或缺的部分，而非寒热分明、孰是孰非的两个对立面，寒温不仅同源，且寒中有温，温中有寒，寒温是相统一的，因此外感热病的发病具有热病不远寒，寒病必发热，寒温相统一的特点。

首先，所谓“热病不远寒”是指外感热病多发生于气候、环境变化较大的季节，邪之所凑，阳气郁遏，初期必然表现出不同程度的表寒证，出现恶寒、身痛等症状。结合西医学理论，该病发病即病原微生物侵入人体产生并释放内源性致热原，作用于体温调节中枢，并通过垂体内分泌因素使代谢增加或者通过运动神经使骨骼肌收缩，产热增多，临床即表现为恶寒、寒战等。一般外感热病在疾病的初期均有恶寒表证，只是由于病变迅速常常被人忽视，比如甲流患者往往以高热或发热住院，少部分比例伴有恶寒或者寒战，但通过追问病史，大部分患者自述发热前有或轻或重的恶寒或寒战症状，只是由于个体差异，疾病进展速度不同，使由初期恶寒或寒战至发热病情加重的病程有所不同。

其次，中医所认识的“寒”包含了自然界气候变化引起的温度降低和人体所表现出来的恶寒、寒战，当人体表现出恶寒、寒战等症状时即出现了“寒”病，所谓“寒病必发热”，是指外感热病初期虽常出现表寒证，但随着病情的进展，正邪交争，会出现发热或里热证，如甲流患者以恶寒起病，出现了“寒”病，但随着病情的进展，常常以持续发热或肺热炽盛、肺失宣降引起的剧烈咳嗽、胸闷喘憋而就诊，此时疾病表现出温病的特点，不可再以伤寒而论治。

所谓“寒温相统一”，是指外感热病的发病是一个寒热病机转化的过程，在外感热病的辨证中，以整体、动态的观念为指导，根据外感热病的临床症状、病程、病史等情况，抓住外感热病寒热转化之机，时时顺应病机之演变，因势利导，予邪出路，散邪外出，不可执寒热各端，忽视其统一，使治疗走向偏颇。

寒温统一的理论不仅包含对于外感热病发病及寒热病机转化的认识，同时也体现于外感热病的治疗过程中，亦应以寒温统一理论为指导，结合疾病特点，其治疗宜轻清宣透。感染性疾病病在上焦，其位居高，“温邪上受，首先犯肺”，遵“治上焦如羽，非轻不举”之旨，外感热病治疗应轻清宣透，“轻”是指用药多取清轻上浮之品，使其直达上焦；“清宣”是指清热与宣散并用，即清热之寒性药与宣散之温性药或热性药并用，或在清热药品中多用辛散、宣透之品，如生石膏、连翘、蝉蜕、芦根等，或以清热为主，或以宣散为主，或于宣散之中辅以清热，或于清热之中辅以宣散药，取长补短，寒借温之先导，鼓动阳气以祛邪外出且防凉遏闭邪，温借寒之凉润，以防燥烈伤阴，寒温兼而用之；“透”是指透邪外出，外感热病多由外感六淫等邪气入侵所致，治疗亦应顺应病势，予邪出路。

针对呼吸系统感染性疾病，“内因是基础，外感是主因，内外合邪，邪实正虚”，脏腑功能不足、正气亏虚是呼吸系统感染性疾病发病的内在基础，外感六淫或病原微生物细菌或病毒等的入侵是发病的主要原因。“正虚”贯穿呼吸系统感染性疾病的始终，由此强调在治疗过程中“扶正”应贯穿始终。呼吸系统感染性疾病早期，以邪实为主，治疗亦以祛邪为主，应因势利导，予邪出路。疾病中期，邪气入里，此时邪实与内伤俱在，在清热解毒的同时，更应及时补虚，扶正解毒兼顾，因此自拟扶正解毒方，以党参补肺健脾，辅以黄芩、鱼腥草、虎杖等清热解毒，解毒同时不忘扶正，以扶正之品助祛邪外出，同时以补邪气损伤所致之内伤；在疾病后期即恢复期，邪毒已去，当以恢复脏腑功能为主，根据脏腑气血津液之盛衰，补其不足，其中尤其重视胃气及脾脏运化功能的恢复，以补后天中土，达到恢复五脏功能的目的。

案例

王某，男，28岁。

初诊（2013年10月3日）：主诉“发热3天”。患者3天前受凉后发热，最高体温39.6℃，打喷嚏，流黄涕，声哑，咽干、咽痛，头痛，周身乏力、酸懒，骨节酸痛（自诉母亲感冒，有密切接触史），纳差，二便可，夜寐安。舌红体胖有齿痕，苔黄腻，脉浮滑数。查血常规示：白细胞计数$4.20\times10^9/L$，中性粒细胞计数$0.33\times10^9/L$，淋巴细胞计数$0.66\times10^9/L$，

C 反应蛋白值 5mg/mL。鼻咽拭子培养：呼吸道合胞病毒。胸部 CT 检查示双肺纹理增粗。查体：咽部红肿充血，双肺呼吸音粗，未闻及明显干、湿啰音。

西医诊断：病毒性感冒。中医诊断：时行感冒 – 风温病，证属风热犯肺。治以清解气热、宣表透邪、疏风利咽。

处方：金银花 20g，连翘 16g，前胡 10g，桔梗 10g，浙贝母 10g，蝉蜕 10g，僵蚕 10g，紫苏叶 10g，荆芥 10g，芦根 20g，白茅根 20g，黄芩 15g，陈皮 10g，清半夏 10g，杏仁 10g，甘草 6g。上方 3 剂，水煎温服，同时嘱患者多饮水，注意休息。

二诊：患者服用 2 天后未再发热，时有咳嗽，咳少量痰，咽部不适，乏力，纳可，二便可。舌红，苔薄，脉弦。上方去荆芥、苏叶、蔓荆子、白茅根、芦根，加党参 16g，桑白皮 20g，金荞麦 20g，以加强清热化痰止咳力量，同时以补益正气，继续服用 7 剂后患者偶咳，未诉其他不适，同时予复查血常规、咽拭子培养均未见异常。

（五）支气管哮喘

支气管哮喘属于中医“哮病”的范畴，是可以控制但不可治愈的疾病，其核心病机是风盛挛急，气郁痰阻，肺气失宣，有发作期和缓解期的区别，治疗亦应遵循全病程治疗的原则，发作期以控制哮喘发作为主，缓解期调补肺脾肾，并加以健康管理，以达到病情平稳、肺功能恢复，长时间不发作的目的。

支气管哮喘核心病机为“风盛挛急”，这里所谓的“风”不仅指一切吸入性的致病因素，如花粉、尘螨、烟尘、雾霾及各种刺激性的气味或物质等，同时包括自然界各种理化因素甚至气候的变化等，即凡是可以从呼吸道吸入或感知到的致病因素，皆可归属于“风邪”之范畴，当风邪犯肺，侵及气道，引起气道痉挛，即中医所谓痰阻气道，肺气不利，气机郁闭，肺气不宣，表现为喘息、哮鸣等症状，内外合邪，治疗时当以疏风解痉、宣肺平喘为主要治法，临床常用（炙）麻黄、杏仁配伍开肺气之郁闭，宣肺平喘且疏风散邪，蝉蜕、僵蚕、地龙祛风解痉，缓解气道痉挛。

哮喘急性发作期证型有寒热之别，通过临床证候学调查发现，天津地区哮喘证候以热哮证为多见，症多见咳嗽，喘息，喉间哮鸣，咳痰色黄或白，痰黏不易咳出，舌质红或暗红，舌苔薄黄或黄厚腻，以清热化痰、宣肺止咳为基本治则，临床常用桑白皮与黄芩配伍，以清上焦之郁热，咳痰色黄量多者多配伍鱼腥草以清热化痰，咳痰色白质黏者多用浙贝母、金荞麦、橘红以化痰散结，同时配伍前胡、百部、紫菀、款冬花等以润肺化痰，加强清热化痰止咳之效，另外常佐以半夏、陈皮等辛温之品，取其温散之效以助痰之化。

根据“因虚致病”理论，支气管哮喘亦为“因虚”而发，支气管哮喘具有一定的家族遗传性，具有先天禀赋不足的情况，且“同一气道，同一疾病”，过敏性鼻炎、咽炎等疾病日久，会导致肺气亏虚，亦可发展成为哮喘，哮喘发作时虽以标实为主，但多为本虚标实，哮喘缓解期则以正虚为主。无论是哮喘发作期还是缓解期，皆存在正虚之候，因此补虚扶正应贯穿哮喘治疗的始终，但由于个体体质脏腑功能之差异，其正虚之脏腑亦有偏重。且应该注意的是，哮喘缓解期机体易招致外邪，尤其是风邪之侵犯，特别是久病、年老体弱、病情反复发作的情况，甚至于缓解期亦有轻微症状更易为外邪所侵而致病情反复加重的患者。对于这一类患者，治疗的重点除补虚扶正外，可加入麻黄、蝉蜕、僵蚕等祛风之品，以控制病情加重或反复。

案例

张某，男，64岁。

初诊（2018年12月23日）：主诉“胸闷、气喘4年余，加重1周”。患者有慢性鼻炎及慢性荨麻疹病史，常在受寒、吸入刺激性气体后出现喘息、咳嗽，偶有夜间呼吸困难。于外院查胸部CT示双肺散在小斑片状影，余未见明显异常，支气管舒张试验阳性，血常规提示嗜酸性粒细胞增多，白细胞、中性粒细胞计数升高，确诊为支气管哮喘，给予左氧氟沙星片、信必可都保、孟鲁司特钠片等治疗后症状明显改善，但患者病情缓解后未规律用药控制，症状时有反复。1周前患者淋雨受凉后出现鼻塞、流涕伴少量咳嗽、咳痰，未予治疗，继而出现喘息、气促，夜间时感憋闷气促，影响睡眠，自行吸入信必可都保后症状缓解不明显。查体：双肺呼吸音粗，可闻及散在哮鸣音及少量湿啰音。辅助检查：胸部CT未见明显异常。现症见气喘时作，晨起吸入冷空气后及夜间加重，伴畏冷、鼻塞、咽痒，阵发性咳嗽，咳痰色白量多，夜间时感短气、憋闷，纳尚可，寐欠安，二便自调。舌淡红，苔白腻，脉浮弦。

西医诊断：支气管哮喘急性发作。中医诊断：哮病，证属寒哮夹痰。治以散寒化痰，止咳平喘。

处方：蜜麻黄6g，桂枝9g，炒白芍12g，细辛3g，法半夏9g，干姜3g，银柴胡9g，乌梅10g，五味子9g，防风9g，牛蒡子10g，胖大海5g，芦根30g，炙甘草3g，苍耳子10g。上方5剂，水煎服，并嘱患者注意保暖，清淡饮食，忌食油腻辛辣发散之品。

二诊：患者诉药后气喘改善，夜间憋醒次数减少，仍伴口干、咽痒，咳嗽、咳痰改善，自觉夜尿偏多，畏寒、鼻塞基本消失。舌淡红，苔厚，脉弦。故予前方去苍耳子，加金樱子18g，山茱萸15g。续服5剂，煎服法同前。

三诊：患者诉服药后，气喘明显减轻，未见夜间憋醒，仍有少量咳痰，偶感咽痒，寐欠安，夜尿减少，大便偏稀。舌淡苔白，切脉弦。予前方去蜜麻黄、桂枝、牛蒡子、胖大海，加木蝴蝶6g，茯神15g。再予5剂，服法同前。

（六）肺炎

肺炎属于中医“风温肺热病”的范畴，其核心病机是“正虚邪郁，痰热互结”，病位涉及肺脾，肺脾气虚为发病之基础。早期治以清透截断，寒温双解，中期治以扶正祛邪，及时补虚，后期治以补虚扶正，恢复脏腑功能。在肺炎的治疗中，坚持病证结合，全病程诊疗，中西医结合治疗，发挥中医药的优势作用，又不拘泥于中西医之别，从患者病情出发，找寻临床最优、最适合的治疗方案。

在疾病初期，虽有肺脾气虚的情况，但以邪实为主，治疗当以祛邪为急，防止外邪内陷，即“清透截断”，秉持“寒温双解”之法，以麻杏石甘汤、银翘散等为基础方合用或加减，以金银花、连翘、黄芩、生石膏等清热透邪，佐以麻黄、紫苏叶、防风等辛温之品以宣畅肺气、祛邪外出，同时仿升降散之意以蝉蜕、僵蚕解热散结开郁，诸药合用，透邪外出，寒温双解，以截断病势。

疾病中期，瘀热互结，邪实与正伤并存，治疗以“扶正解毒”为主，强调“及时补虚”，补虚，一方面可扶助脏腑功能之不足，发挥扶正祛邪的作用，另一方面可减少炎症反应及组织损伤，处方可予扶正解毒、清热化瘀为基本治则的扶正解毒方（肺炎方），其主要组成为党参、黄芩、鱼腥草、赤芍、紫菀、甘草等，黄芩、鱼腥草清热解毒，赤芍凉血化瘀，紫菀等润肺下气止咳，党参益气健脾扶助黄芩等祛邪解毒，甘草调和诸药，诸药配伍，共奏扶正解毒之效。重症肺炎病情危重，邪盛正衰，在西医学支持疗法的基础上，运用参附或参芪等药扶正防脱，同时又需顾护胃气，保证脾胃运化转输功能的正常，时时以恢复脾胃后天功能为要。

肺炎后期，其病余邪未清，或邪热已清，但炎症反应过程仍然持续，这时正气未复，脏腑功能尚未恢复正常。此时治疗当扶正补虚，兼清虚热，仿青蒿鳖甲汤或地骨皮饮之意，在扶正补虚的基础上，予以清透虚热，为肺炎后期的主要治疗原则。此外肺炎后期，脏腑功能受损，多表现在肺气的卫外功能和肃降功能上，临床常见皮毛和鼻窍的症状，兼有咳嗽，同时脾土受累，表现为运化功能失常，如纳呆、便干或便溏等。这是肺部炎症损伤后的持续表现，如不彻底治愈，多遗留或造成慢性咳喘等疾病，治疗上多采用补土生金的方法，用四君子汤加减，佐以清热止咳之药，意在标本并治，重在恢复肺气及肺脏的功能。

案例

杨某，女，35岁，职员。

初诊（2014年1月22日）：主诉“发热1周余”。病史：患者1月17日就诊于门诊，诉3天前受凉后出现发热，最高体温38.2℃，伴有咽痛，无咳嗽流涕等，查血常规示白细胞计数10.14×10^9/L，曾服头孢克肟胶囊、清开灵（具体用量不详）未见明显好转，查胸片示左下肺片状影，门诊以“肺炎”收入院。入院后完善相关理化检查，胸部CT示左下肺炎症影像，血常规示白细胞计数7.21×10^9/L，中性粒细胞比率74.91%，降钙素原0.05ng/mL。西医治疗以抗炎、化痰治疗为主，予莫西沙星注射液静脉输液，中医治疗以清热解毒为主。经治疗患者发热不退，考虑抗感染力度不足，遂加以头孢哌酮舒巴坦加强抗菌力度，但患者发热仍不退，最高体温可达40℃，抗菌治疗不理想，考虑合并病毒感染，遂加用抗病毒治疗，以磷酸奥司他韦胶囊口服，中药热毒宁注射液静脉输液，用后患者仍高热不退，其间临时予以糖皮质激素氢化可的松200mg静脉输液治疗，转请会诊。会诊时症见发热，面色晦滞，倦怠懒言，少气无力，伴咽喉不利，少咳，咳痰不爽，纳少，二便尚调，舌淡暗边有齿痕，脉沉细无力。追问发病病史，患者既往体质较弱，患病期间回蓟州区处理事宜，回来后便发热不退。辅助检查：复查胸部CT示左下肺炎症密度较前增强。

西医诊断：左肺肺炎。中医诊断：风温肺热病，证属脾肾气阳两虚。治以益气温阳，扶正解毒。

处方：黄芪 50g，附片 10g（先煎），细辛 3g，肉桂 6g，知母 20g，前胡 10g，款冬花 20g，茯苓 20g，山药 20g，白茅根 20g，甘草 6g。3 剂，水煎服，早晚各 1 剂，温服。

二诊：患者服药后发热渐退，精神恢复，面色转润，身痛缓解，咳痰较前有力，舌淡暗转润，脉较前有力，此时阳气得复，气阴仍伤，去附子、细辛以防温燥太过，治以益气养阴，清热化痰。处方：黄芪 30g，北沙参 20g，桑白皮 20g，黄芩 16g，前胡 10g，杏仁 10g，浙贝母 10g，芦根 20g，半夏 10g，陈皮 10g，肉桂 6g，甘草 6g。3 剂，水煎服，早晚各 1 剂，温服。患者 3 剂服完后症状明显好转，精神状态佳，遂出院于门诊继续调治以恢复脏腑功能。

（七）呼吸危重症

重症肺炎患者体内可发生炎性介质介导的瀑布式连锁反应，进而导致患者多器官功能衰竭，是临床常见的急危重症，其病死率较高。临床上以老年患者多见，通常还伴有大便不畅或干结的情况，部分患者可因缺氧或二氧化碳潴留致神志异常。自己继承晁恩祥教授“通法”理论论治“肺衰”，“肺衰”病名源于《脉经·论五脏六腑气论证候》，其中称为“肺绝”，曰：“患者肺绝，三日死，何以知之？口张，但气出而不还（一曰鼻口虚张短气）。”晁恩祥教授将临床表现为呼吸困难、喘息汗出，痰量增多且不易咳出，兼见四末、口唇、耳轮发绀，舌质紫暗，舌下静脉迂曲粗乱等体征的慢性呼吸衰竭称为“肺衰”。

总而言之，本病多属肺肾气衰、浊气上逆、痰瘀闭阻之证，治以泻浊纳气，标本兼治，为此自己创立了泻浊纳气汤，临床疗效显著。此法之关键在于“通腑”，肺与大肠相表里，腑气通则肺气降。《外台秘要·许仁则疗咳嗽方》亦提出，治疗饮气嗽经久不愈且兼见昼夜咳嗽不断、汗出、大小便不利、气上喘急等症状者取“大便通滑为度，时时得鸭溏亦佳”。“久病致瘀”，泻浊即通腑泻肺、化痰祛瘀逐饮，与西医学改善通气功能的观点相一致；“久病致虚”，纳气即补肾气之虚而纳上逆之气以降，这与西医学消除呼吸肌疲劳、改善换气状态的观点相吻合。在此基础上可运用“通法”治疗危重症，“气血不通，百病由生，气通血通，百病不生”“通可去滞，通可祛邪”，人体气血以通为顺、以利为常，气血滞则百病始生。以通利之品，通过通窍、通腑、通络等祛除气滞邪阻之法，调畅全身气机，改善气血阻滞。因通利之品多具辛温活血、逐瘀攻下之性，可祛除滞结于脏腑、经络间的痼邪顽痰，消除直接危害机体的病理因素，故为内科急症常用药物。“通法”常用于退热、消胀止痛、平喘、止血、解痉、醒脑开窍及逐水等方面，并且强调“急则治标”“急症当祛邪，邪祛正自安”，注重辨证论治，重视对疾病过程、阶段证候的治疗。

案例

徐某，女，69 岁，重症肺炎确诊病例。

初诊（2021 年 7 月 28 日）：2021 年 7 月 27 日患者诉近 1 周来出现咳嗽、咳痰，心悸胸闷、呼吸困难，精神、饮食、睡眠极差，大便 5 日未解，小便正常。入院生命体征：体温 36.1℃，心率 86 次 / 分，呼吸频率 23 次 / 分，血压 78/60mmHg，血氧饱和度 85%（未吸氧）；

随机血糖 15.4mmol/L；血常规中白细胞计数 6.53×10^9/L；血生化检查中肌酐 106.18μmol/l，空腹血糖（GLU）15.4mmol/L，糖化血红蛋白 13.5%。感染指标降钙素原（PCT）0.56ng/mL，C 反应蛋白（CRP）81.4mg/L，白介素 –6（IL–6）100.41pg/mL，红细胞沉降率 60mm/h；凝血功能检查中凝血酶原时间（PT–SEC）114.1s，凝血 INR（PT–INR）0.94mg/L，凝血酶原时间百分比（PT%）4.8g/L；核酸检测阳性；胸腹部 CT 示双肺多发病变，结合临床考虑病毒性肺炎，脂肪肝，胸腹主动脉多发钙化灶。现症见患者经鼻高流量吸氧，持续俯卧位通气状态，发热，体温 37.7℃，咳嗽，胸闷，呼吸困难，大便未解，舌质红，舌苔黄腻，脉细数。

西医诊断：重症肺炎。中医诊断：肺衰，辨证为内闭外脱、阳明腑实证。西医治疗：住院治疗期间患者拒绝行插管机械通气治疗，故给予无创通气治疗；国家指导专家组建议不使用抗病毒药、糖皮质激素和退热剂等西药，以中医药治疗为主。四诊合参，治以解表宣肺，清化痰湿。

处方：麻杏苡甘汤加减。麻黄 10g，生石膏 90g，苦杏仁 15g，柴胡 15g，西洋参 30g，麦门冬 30g，知母 15g，干姜 10g，藿香 15g，葶苈子 30g，瓜蒌子 30g，甘草 10g，连翘 30g，马鞭草 60g，金银花 60g，大黄 10g。

二诊：服药后患者仍反复发热，体温峰值 38.4℃，症状同前，大便干结难解。辨证后予麻杏石甘汤合增液承气汤加减以加强通腑泄热之力。救治期间患者大便 9 日未解，辨识其证，阳明腑实之证已具，故以大承气汤通腑泄热以存阴，处方：大黄 200g，芒硝 50g，枳实 50g，厚朴 50g，每次服用 50mL，以大便通畅为度，此后每日大便量为 500 ～ 1000mL。

三诊：无创呼吸机辅助呼吸，仍咳嗽，胸闷，呼吸困难，神疲乏力，汗出多，舌质红，苔黄燥，脉沉细。四诊合参，证治同前，续守二诊方药加减，予 3 剂。

四诊：服药后胸闷呼吸困难，咳嗽明显减轻，右侧面颊明显肿胀疼痛。舌质红，舌苔白厚腻，脉弦滑。四诊合参，证治同前，方中加用天花粉 30g，夏枯草 30g，皂角刺 30g，蒲公英 30g，重楼 30g，以加强清热解毒，软坚散结之功。服后患者病情持续好转，以此方为基础，依据患者病情变化增减药物，持续治疗至好转出院。

三、科研探索

（一）临床研究

1. 补肺颗粒对 COPD 稳定期患者疗效确切，可改善患者肺功能、提高生活质量、减轻炎性反应

慢性阻塞性肺疾病（COPD）是临床常见的呼吸系统疾病，临床上当 COPD 患者相关症状轻微或症状稳定，6 周内没有急性加重的情况即为稳定期。中医将慢阻肺归属于“喘证”，本团队学术带头人孙增涛教授认为 COPD 稳定期邪少虚多，肺、脾、肾功能虚弱，并根据慢阻肺稳定期特点及临证实践创制具有健脾益肾补肺、祛瘀化痰平喘功效的补肺颗粒，方由党参、

熟地黄、当归、山茱萸、麻黄、桑白皮、陈皮、紫菀组成。方中党参健脾益气、培土生金为君药；熟地黄、山茱萸滋肾，以期金水相生为臣；炙麻黄宣肺平喘；当归、赤芍活血化瘀；桑白皮清热；陈皮、紫菀行气化痰，共为佐药。

（1）补肺颗粒治疗慢性阻塞性肺疾病稳定期临床疗效评价　为观察补肺颗粒治疗 COPD 稳定期患者的临床疗效，我们纳入了 60 例 COPD 稳定期肺气虚证患者并随机分为 2 组，治疗组 30 例给予补肺颗粒治疗，对照组 30 例给予安慰剂治疗，疗程为 30 天。结果显示总有效率方面，治疗组为 56.67%，对照组为 20.00%。治疗后两组患者临床症状改善，咳嗽、咳痰、气喘等单项症状积分及圣乔治呼吸问卷（SGRQ）评分均下降，总积分、呼吸症状及疾病影响评分治疗组下降更明显，治疗后两组患者肺功能有所好转、呼吸困难量表评分均下降，但两组间无明显差异（$P > 0.05$）。这表明补肺颗粒能在 COPD 稳定期显著改善患者的临床症状，提高患者生存质量，是治疗 COPD 稳定期的一种良好方法。

（2）补肺颗粒对慢性阻塞性肺疾病稳定期患者生活质量与肺功能的影响　为了观察补肺颗粒对慢性阻塞性肺疾病（COPD）稳定期患者生活质量与肺功能的影响，我们将 130 例 COPD 稳定期患者随机分为治疗组（69 例）和对照组（61 例），治疗组口服补肺颗粒，对照组给予安慰剂，疗程 30 天，观察治疗前后生活质量、肺功能的变化。经治疗，治疗组 SGRQ 总分及呼吸症状、活动能力各项指标均明显低于对照组，其肺功能指标 FEV_1、FVC、PEF 改善均高于对照组。这表明补肺颗粒可明显提高稳定期 COPD 患者的生活质量，改善肺功能状态。

（3）补肺颗粒对轻中度 COPD 稳定期患者血清 IL-33/sST2 轴及相关炎性因子表达的影响　为观察补肺颗粒对轻中度 COPD 稳定期患者的影响，并从调控血清白细胞介素 -33（IL-33）/ 可溶型 ST2（sST2）轴及相关炎性因子表达水平阐释其作用机制，我们采用随机、双盲、对照的方法，将来自 4 家三甲医院的 271 例轻中度 COPD 稳定期患者按分层区组随机化方法分为治疗组（136 例）和对照组（135 例）。治疗组给予口服补肺颗粒，对照组给予补肺颗粒安慰剂，疗程 12 周。观察患者 COPD 自我评估测试（CAT）问卷积分，SGRQ 积分，中医证候积分，肺功能指标：FEV_1、FVC、FEV_1%、FEV_1/FVC，血清 IL-33、sST2、IL-4 和 IL-10 水平。结果显示治疗组中医证候疗效总有效率为 75.74%，优于对照组。治疗组治疗后 CAT 问卷积分，中医证候积分，SGRQ 呼吸症状、活动受限、疾病影响单项积分和总积分，血清 sST2 水平均降低，血清 IL-33、IL-4 和 IL-10 水平提高，且治疗组优于对照组。治疗后治疗组 FEV_1、FVC、FEV_1% 和 FEV_1/FVC 高于对照组。这说明补肺颗粒能够有效改善轻中度 COPD 稳定期患者临床症状，延缓肺功能下降，提高生活质量，其作用机制可能与提高血清 IL-33、IL-4 和 IL-10 水平，降低血清 sST2 水平，增强机体抗炎能力有关。

2.基于“真实世界”的扶正解毒法治疗社区获得性肺炎临床疗效研究

社区获得性肺炎（CAP）具有高发病率和死亡率的特点，并且给社会带来很大的经济负担。在结合中医证候调查和临床实效性研究的基础上，本课题组发现肺炎初期及疾病进展过程中都存在正虚的情况，故而提出“因虚致病”理论，并创立了扶正解毒方，处方由党参、黄芩、鱼腥草、虎杖等中药组成，具有扶正解毒、清热化瘀的功效。

为评价“真实世界”中扶正解毒法治疗社区获得性肺炎的临床疗效。我们选用了以下研究方法，选择61例CAP患者，结合患者意愿和主管医师的辨证，分为治疗组30例和对照组31例，对照组参照指南给予西医治疗，治疗组在此基础上加用扶正解毒中药，经干预后评价疾病和证候疗效、中医症状积分、退热时间，CRP、白细胞计数、中性粒细胞百分比，住院时间、抗生素费用和药品比。治疗10天后，治疗组中医症状总积分和发热、咳嗽症状积分改善情况及完全退热时间均优于对照组；治疗后，治疗组CRP降低水平优于对照组。这提示加用扶正解毒中药的治疗组可明显改善患者发热、咳嗽症状，缩减完全退热时间，降低CRP水平，且不增加患者的经济负担。

3. 芪术抗纤颗粒对特发性肺纤维化患者的肺功能和生活质量有改善作用

特发性肺纤维化（IPF）是一种病因未明的慢性进展并最终致命的间质性肺疾病，归属于中医学“肺痹”“肺痿”范畴。本团队学术带头人孙增涛教授在对IPF“气虚血瘀”核心病机认识的基础上结合多年临床实践经验创制了芪术抗纤颗粒，具有益气破瘀、消痰止咳的作用，适用于特发性肺纤维化气虚血瘀证的治疗。

芪术抗纤颗粒，其主要组成为黄芪、莪术、当归、山茱萸、紫菀、浙贝母、黄芩和甘草。我们通过开展多中心、随机、双盲、安慰剂对照试验，将来自6家医院的130名IPF患者按分层区组随机化方法分为治疗组和对照组，每组65例。两组患者均给予疾病教育、健康状况随访和家庭氧疗等。此外，治疗组给予口服芪术抗纤颗粒，对照组给予芪术抗纤颗粒安慰剂，疗程均为48周。观察患者肺功能指标：FVC、FVC%、FVC治疗前后变化量（ΔFVC），一氧化碳弥散量（DLCO）和DLCO占预计值百分比（DLCO%），SGRQ积分和中医证候积分。结果显示治疗组总有效率为50.77%，对照组总有效率为10.77%，治疗组优于对照组。与本组治疗前比较，两组治疗后肺功能指标均显著下降。治疗后两组间比较，治疗组肺功能指标显著高于对照组。SGRQ积分和中医证候积分方面，与本组治疗前比较，治疗后治疗组显著降低，而对照组显著升高；治疗后两组间比较，治疗组显著低于对照组。由此表明芪术抗纤颗粒可明显改善特发性肺纤维化患者的肺功能和提高生活质量。

（二）基础研究

1. 补肺颗粒对COPD稳定期模型小鼠肺组织炎症反应、血管病变的影响

（1）补肺颗粒对COPD稳定期模型小鼠肺组织炎症反应的影响　我们从炎症角度探索了补肺颗粒治疗COPD稳定期的作用机制，选取90只C57BL/6J小鼠，随机分为空白对照组和COPD造模组：空白治疗组、地塞米松组、补肺颗粒低剂量组、补肺颗粒中剂量组和补肺颗粒高剂量组，每组15只。空白对照组和空白治疗组给予蒸馏水灌胃，地塞米松组给予地塞米松水溶液灌服，补肺颗粒低、中、高剂量组分别给予含不同生药浓度的补肺颗粒水溶液灌胃，剂量均为10 mL/kg，每日1次，疗程4周。观察各组小鼠肺组织病理学变化、肺组织炎症评分及肺泡灌洗液中肿瘤坏死因子α（TNF-α）、IL-1β、IL-4、IL-10表达水平。结果

显示与空白对照组相比，COPD 造模组小鼠肺组织可见明显炎症和肺气肿改变，肺泡灌洗液 TNF-α 和 IL-1β 表达增高，IL-4 和 IL-10 表达降低。治疗后地塞米松组、补肺颗粒中、高剂量组小鼠肺组织炎症和肺气肿病变程度减轻，肺组织炎症评分和肺泡平均内衬间隔降低，肺泡灌洗液 TNF-α 和 IL-1β 表达水平显著下降，IL-4 和 IL-10 表达水平明显升高。这表明补肺颗粒通过下调肺泡灌洗液中促炎性细胞因子 TNF-α 和 IL-1β 水平，上调抗炎性细胞因子 IL-4 和 IL-10 表达，进而抑制肺组织炎症反应，可能是其治疗 COPD 稳定期的作用机制之一。

（2）补肺颗粒对 COPD 稳定期模型大鼠肺血管病变的影响　为观察补肺颗粒对 COPD 稳定期大鼠肺功能、右心及肺动脉超声以及肺组织病理的改善情况，我们采用以下方法，将 40 只雄性 SD 大鼠随机分为空白组、模型组、罗氟司特组（西药组）、补肺颗粒组（中药组），每组 10 只。除空白组外，其余各组进行 COPD 稳定期大鼠造模，之后空白组和模型组给予生理盐水灌服，罗氟司特组与补肺颗粒组分别给予罗氟司特和补肺颗粒治疗，持续 30 天。测定各组大鼠肺功能，并分别于实验第 30 天、第 60 天、第 80 天、第 130 天以小动物超声测定各组大鼠肺动脉瓣反流（PR Peak）、肺动脉血流速度、平均肺动脉压等。结果显示造模后，与空白组比较，其余 3 组在肺功能各项指标方面均有降低，超声各项指标均有不同程度的升高，与空白组比较，各造模大鼠 COPD 模型大鼠支气管结构会出现一定程度的损伤，肺血管增生，管壁增厚，管腔变形，微血管数量增多；经过 30 天给药干预后，与模型组比较，西药组及中药组肺功能各项指标均明显升高，超声各项指标均明显下降，肺组织中各损伤明显改善。这表明补肺颗粒可以明显改善 COPD稳定期大鼠肺功能，提高其右心及肺动脉功能，并一定程度修复肺组织损伤及抑制肺血管增生重塑，保护肺血管，对预防 COPD 肺血管病变具有可靠的疗效。

（3）补肺颗粒对 COPD 稳定期模型大鼠肺组织细菌菌落的影响　我们通过研究成功建立了 COPD 稳定期大鼠模型，之后采用扶正祛邪方（补肺颗粒）进行干预。研究结果显示，肺气肿大鼠感染细菌 1 个月后肺组织匀浆能分离出细菌，提示肺气肿动物由于局部肺组织结构的破坏，给细菌定植创造了条件，导致其不易被清除，并迁延为慢性感染。使用扶正祛邪方和抗生素干预后，各药物干预组分离出的菌落数均较给药前有降低趋势，表明扶正祛邪方可能有抑制细菌生长的作用，且大鼠血清中 TLR4、NF-κB、β-防御素-2（hBD-2）均较模型组显著降低，表明其可能通过调节 TLR4/NF-κB/hBD-2 信号转导通路，启动有效的免疫炎性免疫反应，提高机体免疫力，以相对提高细菌负荷阈值，降低下呼吸道细菌负荷，以抵抗病原体的损害，以减少 COPD 急性加重发作的次数，使 COPD 病情处于稳定状态。

2. 扶正解毒法治疗社区获得性肺炎的机制研究

课题组针对肺炎中医病机创制了扶正解毒方，前期临床研究已证实本方可改善社区获得性肺炎患者临床症状，为明确其潜在作用机制，我们开展了一系列基础研究。

（1）肺炎感染后机体免疫稳态破坏，若感染控制不当可引起机体病理损伤甚至宿主死亡　感染后免疫稳态破坏与 RORγt/Foxp3 失衡有关，课题组前期发现肺炎初期便存在“正虚”，故而提出“因虚致病”理论，扶正解毒法可调节机体免疫，减轻炎症损伤，从而发挥治疗作用，具体机制不详。本项目拟基于调控感染后免疫失衡开展相应的研究，建立了大鼠气管内滴入肺炎链球菌的肺炎感染模型，并申请了实用新型专利：一种气管内给药装置（专利号：ZL201420436500.5），然后采用酶联免疫吸附法（ELISA）和实时定量PCR等方法，探讨了扶正解毒法方药及其拆方对实验动物免疫失衡的调控机制。研究发现模型组大鼠ROR γ t显著升高，各中药组及西药组均降低，且与模型组相比较有统计学差异（$P < 0.05$）；各组间比较有统计学差异（$P < 0.05$）；模型组大鼠Foxp3显著降低，各中药组及西药组均升高，扶正解毒中药组及抗生素干预组与模型组相比较有统计学差异（$P < 0.05$）；中医药能够抑制ROR γ t的过度表达，上调Foxp3的表达，从而调节使得Th17/Treg达到平衡，以对机体起到保护作用。

（2）扶正解毒法对肺炎模型大鼠的p38MAPK信号通路调控及抗氧化应激作用　既往研究表明p38MAPK参与多种细胞信号的传导，其蛋白磷酸化水平增强是MAPK通路激活的标志，其可以促进炎症因子的表达，亦可激活一氧化氮合成酶（iNOS）基因转录、编码大量蛋白，而产生大量NO，诱发炎症瀑布反应。通过动物实验，我们发现给药前肺炎模型大鼠炎症因子及氧自由基（TNF-α、MDA、MPO、LPO、p38MAPK）均明显升高，抗氧化能力（SOD）明显下降，而给予药物干预后发现扶正解毒中药及抗生素两组大鼠血清中MDA、MPO、LPO、TNF-α 水平均下降，肺组织中P38MAPK表达水平下降，血清中SOD水平升高。这说明扶正解毒中药可以通过调控p38MAPK信号通路下调炎症因子的表达及促进抗氧化应激，以减轻自由基等过氧化物对机体的损伤，减轻肺部气道炎症应答反应，从而对机体起到保护作用。

（3）基于网络药理学和分子对接技术探讨扶正解毒方治疗社区获得性肺炎的作用机制　我们通过TCMSP、UniPort数据库筛选出了扶正解毒方的药物活性成分及相对应的靶点蛋白；基于GeneCards、OMIM和Disgenet数据库中检索出了CAP相关靶基因；之后应用Metascape数据库进行GO富集分析和KEGG通路富集分析；最后通过CB-Dock对网络中度值较高的药物成分与核心作用靶点进行分子对接验证。最终筛选得到扶正解毒方治疗CAP重要活性成分215个，核心靶点113个，确定扶正解毒方治疗CAP的主要通路，将扶正解毒方主要活性成分与核心靶点进行分子对接验证，结果同样表明槲皮素、山柰酚、木犀草素、豆甾醇、β-谷甾醇与Akt1、IL-6、TNF、VEGFA、CASP3、IL-1β 结合活性较强，提示扶正解毒方的活性成分与关键蛋白具有良好的结合能力，这提示扶正解毒方具有多因素协同调控的作用特点。

3. 从抑制炎症反应探讨芪术抗纤颗粒在肺间质纤维化的肺组织病变防治作用

本团队前期临床研究已经证实，芪术抗纤颗粒在降低特发性肺纤维化患者SGRQ评分、缓解呼吸困难等临床症状和肺功能的恶化程度、改善患者生活质量、延长患者寿命等方面有良好效果。为了明确其潜在作用机制，我们开展了相关基础研究。

我们建立了博来霉素诱导的大鼠肺纤维化模型，早期干预组从第1天、治疗组从第14天予芪术抗纤颗粒灌胃。观察第 3 天、第 7 天、第 14 天、第 28 天大鼠肺组织的炎症和纤维化程度、α–平滑肌肌动蛋白（α–SMA）表达水平，肺泡灌洗液中 TNF–α 和转化生长因子β1（TGF–β1）的水平。结果：与模型组同期比较，早期干预组第 14、28 天肺泡炎症，肺组织 α–SMA 表达水平，肺泡灌洗液 TGF–β1 水平及第 14 天肺泡灌洗液 TNF–α 水平均显著降低。治疗组治疗后与本组治疗前比较，肺泡炎症和胶原纤维增生程度，肺组织 α–SMA 表达水平，肺泡灌洗液 TNF–α 水平均显著下降。这提示芪术抗纤颗粒对肺纤维化大鼠肺组织炎症反应和肺纤维化病变具有一定的防治作用，其机制可能与降低肺组织炎性细胞因子和促纤维化细胞因子水平有关。

4. 探讨肺宁颗粒对 AECOPD 大鼠的肺组织机制

AECOPD 是 COPD 作为常见病和多发病而引起患者死亡的主要因素，这让在急性期控制病情进展和减少发病次数成了 COPD 研究中的重点。肺宁颗粒（国药准字号 Z22020825）具有清热祛痰、镇咳平喘之效，我们开展了相应的研究以探讨肺宁颗粒应用于 AECOPD 大鼠模型的肺保护机制。

（1）探讨肺宁颗粒对 AECOPD 大鼠肺组织的保护作用和血清 TLR4、NF–κB、SOD 水平的影响　我们开展的相应研究着重于炎症学说与氧化 / 抗氧化失衡学说，探讨了 AECOPD 大鼠模型应用肺宁颗粒后相关因子的表达水平变化。将 60 只雄性 Wistar 大鼠随机分为空白组，AECOPD 模型组，肺宁颗粒低、中、高剂量组，抗生素干预组共 6 组，成功建立了 AECOPD 大鼠模型后，各干预组对应给予药物治疗，共计 1 周。观察肺组织病理，治疗第 4、8 天采用 ELISA 检测大鼠血清 TLR4、NF–κB、SOD 含量。结果显示，AECOPD 模型组大鼠血清中 TLR4、NF–κB 水平较空白组升高，SOD 水平降低。各用药组血清中 TLR4、NF–κB 水平较模型组降低，血清中 SOD 水平较模型组升高，这表明肺宁颗粒一定程度上可抑制 AECOPD 中 TLR4 和 NF–κB 因子的表达，减少 COPD 中肺组织炎症细胞聚集的程度，减轻气道上皮炎症反应和肺组织炎症损伤，进而保护肺功能。

（2）探讨肺宁颗粒对 AECOPD 大鼠的肺组织病理和血清中 TNF–α、巨噬细胞炎症蛋白 2（MIP–2）水平的影响　TNF–α 是一种来源于活化的巨噬细胞、肥大细胞及活化的 T 淋巴细胞等炎症细胞的细胞因子，它能激活巨噬细胞，释放更多的其他细胞因子。MIP–2 是肺泡巨噬细胞和气道上皮细胞分泌的蛋白质产物，是中性粒细胞重要的趋化细胞因子。我们在前期实验分组给药的基础上，于治疗第 4 天、第 8 天采用 ELISA 检测大鼠血清 TNF–α、MIP–2 含量，并在治疗第 8 天观察肺组织病理。实验结果显示，AECOPD 模型大鼠血清中 TNF–α、MIP–2 水平显著高于对照组，各应用药物组的 TNF–α、MIP–2 水平低于模型组。我们推测，通过 COPD 急性期大鼠模型气道内肺泡巨噬细胞中促炎细胞因子 TNF–α、MIP–2 等分泌的增加，进一步导致了气道炎症的加剧，反作用于气道则更易加重 COPD 病情，研究结果表明 COPD 急性期应用肺宁颗粒可控制炎症细胞因子水平，减少炎症细胞的聚集，降低炎症反应，以进一步减缓 COPD 进展程度，达到保护肺功能的作用。

四、结语

行医路上，一字一句，当思博采众长；一分一秒，恒念厚德济生。医乃仁术，无德不立；大医有魂，生生不息。中医药生长在中华文化的沃土中，同时也为打开传统文化提供了钥匙。

医道漫漫，初心不改，方得始终。依托恩师们的不吝赐教，让我站在巨人的肩膀上，医术、医德和为人处世都深得诸位恩师的影响和教诲。“先发大慈恻隐之心，誓愿普救含灵之苦”，时至今日，我的内心从未改变，我始终不断告诉自己，要继续学习，终生奋斗，以经典为基，以实践为翼，不断探索与创新，为中医药事业的繁荣发展贡献自己的力量。

（封继宏）

鹿振辉

医学博士，主任医师，博士生导师

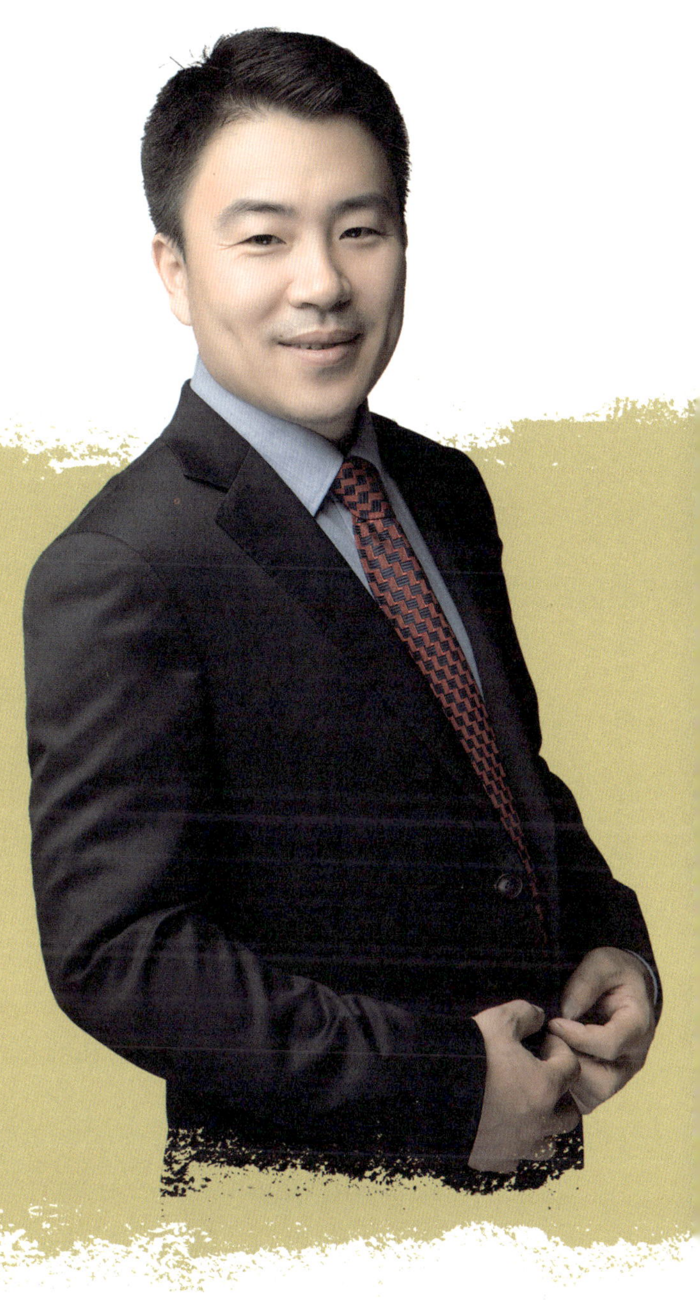

现任上海中医药大学附属龙华医院呼吸疾病研究所所长、科技处处长，呼吸学科带头人，上海市公共卫生重点学科（耐药菌感染防治方向）项目负责人、上海市感染疾病临床医学研究中心副主任、国家中医药管理局“中西医结合防治呼吸疾病创新团队”核心成员（团队负责人：曹彬教授），国家自然科学基金评审专家、中华医学会医疗事故技术鉴定专家、国家传染病重大专项“中医药防治结核病”专家组秘书。师从上海市名中医张惠勇教授，跟师全国名老中医邵长荣，国医大师晁恩祥、刘嘉湘，全国名中医张洪春等，博士后合作导师：张卫东教授。先后入选上海市优秀学术带头人、上海市卫生健康优秀学科带头人、上海市中医药高层次人才引领计划、上海市中医药创新团队等人才计划。兼任中华中医药学会肺系病分会副主任委员、中国防痨协会中西医结合专业分会秘书长、中国中药协会呼吸药物研究会常务委员兼青年委员会副主任委员（感染组副组长）、世界中医药学会联合会呼吸病专业委员会常务委员兼副秘书长、中国中西医结合学会变态反应专业委员会常务委员等。作为负责人负责完成国家“十一五”“十二五”“十三五”重大科技攻关任务 5 项、指导国家自然科学基金 10 余项、省部级科研项目 20 余项；发表学术论文 100 余篇，其中 SCI 20 余篇，研发优效中药复方近 10 个（获新药发明专利授权 5 项），作为主编或参编行业标准 10 余项（牵头 2 项）。获得上海市中医药科学技术奖、第三届“海聚英才”全球创新创业大赛创新优胜奖、上海市优秀发明奖等。

精诚创新，薪火传承中砥砺不息的中医精神

一、从医之路

（一）医道初心

1998年，在填报高考志愿时，我的理想是成为一名医生，于是，我选择了河南中医学院（现河南中医药大学）的中西医结合专业，从此走上了成为一名中医大夫的道路。在大学的理论学习和实践中，我常常有一个问题：作为根植于中国传统文化的医学理论体系，中医药的临床价值和实践优势是什么？其实对于中医，当时的我心中并没有太明确的概念，一切只有在积极的接触中，才会慢慢揭开答案。当时我很快便适应了医学生的生活，发现自己很容易接受、理解中医的理论体系，那是一种获得感，很享受。大学学习给我的体会是对于任何一门专业，不要一开始就下判断，要经过理论到实践再到感知的过程，这样的思考和判断才是有价值的。经过5年的专业学习和思考，我坚定了自己从事中医药专业的信心，也已经准备迎接新的人生阶段。

（二）求知立志

2003年，自己在河南中医学院完成了本科阶段的学习，为了能够接受更好的医学教育，进一步提升自身的知识水平和专业能力，我决定报考上海中医药大学的中医内科学专业，最终有幸成为导师张惠勇教授的第一位硕士研究生。研究生期间，我主要在上海中医药大学附属龙华医院进行学习和临床实践工作，当时跟随导师张惠勇老师、著名中西医结合肺病专家邵长荣先生（1925—2012）抄方学习。邵长荣先生是龙华医院肺病科的开创者，也是我的导师张惠勇的恩师。邵长荣先生在1956年参加上海市首届“西学中”研究班学习3年，毕业后留在龙华医院工作，是新中国第一代中西医结合人才，研发了芩部丹、川芎平喘合剂等10余种效验方剂，他带领张惠勇等弟子们，率先在国内开展中医院防治难治性肺结核的系统性临床和研究工作。自古以来，肺痨被认为是“不治之症”之一，邵长荣先生在中医药防治

难治性肺结核领域取得的学术成果极大地鼓舞激励了我，让我意识到，在复杂难治性肺系病中，中医药也可以有一席之地。这也回答了我刚入中医之门的疑问：中医药的优势和价值是什么？答案是明确的，中医药的优势和价值在于它解决临床医学问题的能力。在张惠勇老师、邵长荣先生等多位老师的亲自指导下，我逐步接触和熟悉了各种肺系疾病，包括支气管哮喘、慢性阻塞性肺疾病、支气管扩张症、间质性肺病、肺恶性肿瘤、难治性肺部感染、肺结核等，在跟师学习过程中，我亲眼见证了中医药在多种难治性肺病中发挥了特殊的疗效优势，相关病例不胜枚举，这些极大地增强了我的中医药学术自信和理论自信，也推动我立志于将中医药作为自己毕生事业去对待。研究生期间，我系统总结了各位老师对于难治性肺病的中医临证经验，完善了自己的理论框架体系、丰富了中医药理论储备，为后续从事中医肺系病医教研奠定了良好的基础。

（三）临研求索

2006 年我毕业后留在龙华医院肺病科工作。我一直思考中医与西医的异同点：在认识和诊断疾病方面，西医做得非常好，对于患者今后趋势的所有预判都是非常精确的，这一点，中医理论体系做不到。而对很多西医医生来说，普遍认知是中医只是调理，而不是治疗；要打破这个习惯印象，并得到国际认可，中医必须自证，必须真正解决问题。医学本质上是根植于疾病和健康的研究类学科，同时兼具医学与科学，医生的本职就是解决病患的痛苦，尤其对于疑难疾病，这也是医者本应追求的首要价值，这些方面是不分中医治疗和西医治疗的，中西医的差别就在于解决问题的手段和力量来源不同，现代中医医师更加应该求同存异、博采众长，提升自身解决医学问题的能力，并在解决问题中找到值得自己深入研究的领域和方向，进而进入“临床 - 研究 - 自我修正 - 再临床 - 再研究 - 再修正”的医学大道，这是我认为的中医应该走的道路——植根临床、问题导向、疗效为先、博采众长、医研一体。2008 年，邵长荣先生数十年矢志不渝的努力成果取得了回报，龙华医院肺病团队获批承担“十一五”国家传染病科技重大专项，牵头开展耐药肺结核中医药治疗方案的全国多中心临床研究，我也加入了研究队伍中，对我来说，人生就此发生了与众不同的转向。从 2008 年到 2022 年，我作为骨干负责实施推动“十一五”“十二五”“十三五”国家传染病重大科技专项，致力于推动构建中医药防治耐药肺结核的理论体系、中西医结合创新治疗方案和临床推广应用。这 10 多年的专项研究，我接触了很多院士、传染病领域顶尖的西医专家、中医药领域各方面的顶层专家，自身的专业认知、技能及思考问题的能力得到了极大提升。在专项的研究阶段，我们团队在与西医专家学习交流的过程中发现结核患者到后期肺部的厚壁会有空洞，容易生菌导致咯血，最后出现反复感染，对人体的损害影响非常大，很多患者的空洞无法用西医技术手段闭合，我们团队则会接收这些西医认为已经无法治愈只能手术切除病灶的患者，尝试用中药治疗，取得了较好的疗效，这些结果也是超出了我们的预期，同样，这也是一个逐渐提升自己、认知中医、更加相信和热爱中医、继而发展中医的过程。后来，我们聚焦于潜伏性结核感染、耐多药肺结核、空洞型肺结核、复治肺结核、结核性毁损肺、无适宜可用肺结核等结核病领域的疑难问题，尝试挖掘相关的中医药辨证论治规律，我们利用现代临床研究方法，创新性地建立了中西医结合或单纯中医药治疗方案，填补了多项国内外治疗方面的空白。2017 年、2020 年我们牵头成立了全国第一个中医 / 中西医全国性结核病学术组织——中国医疗保健国际交流促进会结核病防治分会中医学组及中国防痨协会中西医结合专业分会。2017 年度科技部重大专项办公室主任陈传宏、巴德年院士、李松院士、陈凯先院士等来院进行了实地调研，对项目组在中医药领域的研究提出了新的要求和期待。10 余年来，我们团队系统性开展了中医药防治耐药肺结核的临床与研究工作，取得了丰硕的学术成果，逐渐扭转“痨病”为中医“绝症”的传统观念认识，有力推动了我国中医药结核病学科的发展，逐步改变了我国中医结核病超级薄弱的学科状况和专业认知。

（四）拓展创新

过去的 10 多年的临床实践过程中，除难治性肺结核外，我带领团队通过越来越多的临床与研究积累，逐渐将关注点延伸到了慢性气道疾病、结构性肺病与复杂感染的方向上，逐渐形成了一个更加丰富的临床实践与研究体系。虽然支气管哮喘治疗领域在过去数十年取得了很大进展，但是仍然有 5% ～ 10% 的哮喘患者经过规范西医方案治疗后有控制不佳的情况，而他们之后采用中医药治疗后能够实现良好控制，这体现中医药对哮喘气道复杂免疫抑制网络具有多靶点干预效应特点。我认识到难治性哮喘以“病程日久、反复发作致阳虚寒凝、痰饮不化”为主要特征，“阳气亏虚、痰饮内停”是贯穿难治性哮喘疾病全周期、参与病势转折发展的共性关键病机，而“温阳化饮”是“虚哮”辨治的基本指导原则。从 2012 年到现在，我们团队持续开展临床与研究工作，最终成功研发了以卫阳玉屏风散、阳和定喘膏等为代表的中医治哮方案，临床疗效较好，目前正在申报院内制剂和开展投入临床前实验，努力推动形成中成药产品。此外，针对中重度慢阻肺患者“气短气喘、纳气困难”这一特点，我认识到久病咳喘由肺脾累及肾，继则肾虚摄纳无权，宗气虚衰、元气不足，肺不主气、肾不纳气，其西医学机制与慢性气道炎症、骨骼肌功能障碍、小气道阻塞等有关，我们团队针对这个难题，将中医方药、功法锻炼和西医吸入制剂进行整合，创新地构建了中西医联合治疗方案，临床实践显示该方案能够有效改善症状和肺功能，减少急性加重频次，达到阻断肺功能病理性进行性下降趋势和发病轨迹的作用，为慢阻肺防控贡献中医药智慧。

二、临证经验

（一）耐多药肺结核

耐多药肺结核（MDR-PTB）属于中医“肺痨”范畴，由于肺痨的不同阶段在病因、病位、病性、病势等方面存在特异性，且在接受西医治疗后，肺痨临床表现更为纷呈，因而只有病证结合，才能把握疾病的病机演变规律，使治疗具有针对性。辨病需要考虑多个维度的临床信息，包括临床症状、病程、药敏情况、影像学、并发症、特殊人群、治疗方案、不良反应、初治及复治等。患者所属的病程阶段取决于上述多个因素的共同驱动，其相应的中医证候特征也会相应变化。肺痨初期或疾病进展阶段，正邪交争，肺阴亏虚，虚火内灼，故多见阴虚火旺证；随着病情被逐渐控制及抗结核药物的使用，痨虫在被清除同时，正气亦有亏损，且可能并发药源性损伤使气阴愈亏，故常见气阴两虚证；若病久不愈，伴发后继组织功能损伤或抗结核不良反应，则会正气虚损，邪毒内陷，邪毒胶结于内，表现为正虚毒结证；若久痨不愈，精气虚损，阴损及阳，则致阴阳两虚，常见于老年患者，多伴见肺毁损严重、多脏器功能不全等。临床须综合考虑患者所处疾病阶段进行施治。耐多药肺结核往往病程较长，肺痨典型症状不明显，而为虚实夹杂，或以虚为主的证候表现，其基本病机为“正虚毒结”。

肺痨的治疗以补虚培元和抗结核杀虫为基本原则。《医学正传·劳极》指出：“一则杀其虫，以绝其根本，一则补其虚，以复其真元。”根据体质强弱，强调补虚培元、增强正气。调补脏腑重点在肺，兼顾补益脾肾。同时病证结合，结合“痨虫”的特异性病因，采用具有抗结核杀虫作用的中药，并根据肺痨病位、病性、病势等方面的特异性，以及疾病的病机演变规律进行施治，使治疗具有针对性。针对耐多药肺结核“正虚毒结”的核心病机，当以“培元解毒”为纲，以病证结合为目进行施治。

案例

王某，男，49岁。

初诊（2021年8月7日）：患者于2019年8月因咳嗽、咳痰至当地医院就诊，诊断为肺结核，予抗结核治疗8个月。痰结核菌培养提示人型结核分枝杆菌，药敏提示异烟肼、利福平、乙胺丁醇中敏，左氧氟沙星、阿米卡星、卷曲霉素、对氨基水杨酸敏感。患者于2019年10月有2次药敏试验提示耐多药肺结核。2020年5月起予6AM-Lfx-Pto-CS-Z/12lfx-Pto-Cs-Z抗结核治疗，2020年6月3日查ALT/AST201.5/255.0IUL，停用吡嗪酰胺，加强保肝治疗，之后转氨酶好转，后反复多次查转氨酶升高，近期复查肝功能：直接胆红素8.3μmol/L，谷丙转氨酶80.9U/L，谷草转氨酶179.4IU/L。患者咳嗽时作，痰黄质稠，不易咳，时带血丝，胸闷，面色黧黑，口干，自汗盗汗，乏力，纳一般，寐可，二便常。舌淡暗，苔黄稍腻，脉细。

西医诊断：耐药肺结核。中医诊断：肺痨，证属正虚毒结证，患者病程较久，正气虚损，邪毒内陷，胶结于内。治以培元解毒。

处方：墨旱莲15g，鹿衔草30g，黄芪30g，百部15g，夏枯草15g，金荞麦30g，白花蛇舌草15g，紫花地丁15g，黄精15g，炒白术15g，茯苓15g，白及15g，紫草15g，款冬花15g，桑白皮15g，肉桂10g，紫石英30g，煅磁石30g，五味子5g，麦冬12g，干姜12g，山药15g，乌梅12g，五倍子15g，太子参15g，鸡内金15g，女贞子15g，桂枝9g，桑枝15g，胡芦巴15g，玄参15g，黄芩炭15g，茜草炭15g。14剂，水煎服。

二诊：患者咳嗽减轻，咯血未作，仍有口干乏力，舌淡暗，苔黄稍腻，脉细。复查肝功能已恢复正常。处方：上方去五味子、乌梅，加杏仁 15g。14 剂，水煎服。

三诊：患者咳嗽时作，痰少质黏，咯血 2 个月未作，口干乏力减轻，舌淡暗，苔黄稍腻，脉细，较前有力。处方：上方加桑寄生 15g、杜仲 15g。14 剂，水煎服。

后患者症状日趋向善，遂效不更方，长期于我处调理，于第七诊时痰菌转阴，胸部病灶较前吸收。为巩固疗效调理至 2024 年 3 月，随访至今，其间痰菌未再转阳。

（二）支气管扩张症

支气管扩张症（简称支扩）是一种以支气管异常、持久扩张为特征的慢性气道疾病，具有病程长、反复发作、病变不可逆转等特点，归属于中医学“咳嗽”“肺痿”“肺痈”等范畴，属本虚标实证，本虚为肺、脾、肾三脏亏虚，标实为痰、热、毒、瘀。支扩按病程分为急性期、缓解期 2 个阶段，急性期常见证型为痰热壅肺、肝火犯肺，缓解期常见证型为肺脾气虚、气阴两虚。

支扩急性期临床最常见的证型为痰热壅肺和肝火犯肺。因风热犯肺或风寒袭肺，蕴结不解，郁而化热；平素嗜酒太过，饮食辛辣煎炸厚味，酿湿蒸痰化热；情志抑郁，化火生痰，痰火上扰，肺受邪热熏蒸所致。痰热痰浊蕴结于肺，肺失肃降，则见咳嗽，咳痰黄浊；如痰热入于血分，与瘀血搏结，则可蕴酿成痈，表现咳痰有腥臭味，或脓血相间，证属痰热壅盛，治宜清肺化痰法。《素问·咳论》有“五脏六腑皆令人咳，非独肺也”之论。支扩虽病位在肺，但应注重从整体观出发，“止咳不独治肺，重在治肝”。肺主降而肝主升，二者互相协调，是全身气机调畅的重要环节。肝木郁滞以致气流受阻，津液输布失常，痰液停聚，影响肺之宣肃；木郁土壅，肝气不疏亦可导致脾虚无法运化水液，致生成痰湿，症见咳嗽、咳痰。肝气郁积化火，木火偏旺，金不制木，木反侮金，气火上逆，灼伤肺络，见咯血鲜红。以平肝清肝、凉血止血为治疗大法。

支扩缓解期，患者虽无严重感染和出血，但一般痰多体弱，此期治疗应坚持健脾化痰与培本固元并进。健脾祛湿化痰是治疗支扩的关键，脾乃生痰之源，肺为贮痰之器。脾气虚弱，不能运化水湿，久则聚而为痰，痰湿互结，上阻于肺，患者痰多质黏，健脾才能使之运化水湿功能恢复。支扩患者病程较长，久病必虚，应从肺、脾、肾三脏着手调治，可益肺、健脾、补肾分别施治，也可联合并进。根据病情轻重、肺脾肾三脏亏损所具有的特有表现判定三脏的虚损程度来决定调治重点。

案例

张某，男，74 岁。

初诊（2022 年 9 月 27 日）：因“咳嗽咳痰反复发作 5 年，伴乏力加重 1 个月”就诊。患者 5 年前患肺炎后反复咳嗽、咳痰，每年于冬春季节交替时出现急性加重，予抗感染、化痰等对症处理后症状改善。2022 年 8 月 20 日患者剧烈咳嗽后出现咯血，遂至外院医院就诊，查胸部 CT 示两肺散在支气管扩张伴感染，右肺中叶及右下叶局限性肺气肿。2022 年 8 月 21 日行气管镜肺泡灌洗液的高通量测序（NGS）报告示铜绿假单胞菌，检出序列数为 14674，相对丰度0.83%；脓肿分枝杆菌，检出序列数为89，相对丰度0.10%，治疗予抗感染、止血、化痰等对症处理后出院。现患者为求中医治疗遂至门诊就诊。刻下症：咳嗽咳痰，痰量多色黄质黏，不易咳出，痰中带血丝，乏力，胃纳一般，小便调，大便欠畅，夜寐可。既往史：肺结核病史。查体：双肺呼吸音粗，两肺可闻及湿啰音。舌质淡暗，苔黄腻，左脉弦滑，右脉弱。

西医诊断：支气管扩张症伴感染。中医诊断：咳嗽，证属肺脾两虚、痰热壅肺证。治以补肺益气、清热化痰。

处方：桔梗9g，黄芪30g，太子参15g，玄参15g，瓦楞子30g，石膏15g，胡芦巴30g，龙葵30g，龟甲9g，鹿衔草30g，枸骨叶24g，藕节15g，半边莲15g，半枝莲30g，金蝉花18g，六月雪15g，鱼腥草15g，地黄30g，熟地黄15g，煅牡蛎30g，稻芽15g，石斛15g，杜仲15g，仙茅15g，补骨脂15g，煅磁石30g，肉苁蓉9g，百合15g，佛手12g，香橼15g，蒲公英30g，夏枯草30g，紫花地丁9g，荆芥炭12g，地黄炭15g。共14剂，水煎服。

二诊：患者自诉咳嗽、咳痰减轻，痰量少易咳，偶有痰中带血丝的情况，入睡困难，梦多易醒，二便调。在前方基础上加酸枣仁30g、合欢花15g以养心安神。14剂，煎服法同前。嘱患者调畅情志，放平心态。

三诊：患者稍有咳嗽咳痰，乏力改善，痰中无血丝，舌脉同前。处方：前方去肉苁蓉，加川芎8g、党参15g，以增强理气活血、益气扶正之功。14剂，煎服法同前。

四诊至十一诊：患者症情平稳，于我处长期调理。患者于2023年9月28日复查胸部CT，提示肺部两肺散在支气管扩张，感染灶较前缩小。呼吸道病原菌八项：阴性。痰培养：阴性。患者诸症平稳，疗效显著。

（三）肺部真菌感染

肺部真菌感染，是指患者感染真菌后引起的支气管及肺部疾病，人类病原真菌广泛存在于自然界中，可在呼吸作用下进入肺部，引起感染。人类病原真菌是条件性致病菌，引起疾病的能力主要取决于吸入真菌的毒力、数量及宿主的免疫状态。免疫功能低下、长期使用激素或免疫抑制剂及体内长期侵入性置管的患者均为易感人群。

肺部真菌感染患者多患有呼吸系统慢性基础病，再合并多种真菌感染危险因素，免疫力较为低下，肺脏本身就具有肺叶娇嫩、不耐寒热、易被邪侵的特点，故可知此类患者肺脏多属于长期虚衰且易受外邪侵袭的类型，《医宗必读·痰饮》认为“脾为生痰之源，肺为贮痰之器”，肺脾之间关系密切，肺主气，司呼吸，主宣发肃降，脾为气血生化之源、后天之本，主运化，升清和统摄血液。此类患者多肺脏宣降失常，肺气不足，肺脏受损日久，子盗母气，终致脾失健运，引起津液代谢障碍，水液停滞，聚而生痰，又再度影响肺的宣发和肃降，使肺脏受损更甚，肺气更虚，各方因素相合而出现痰、咳、喘等表现，由此也解释了为何患者实邪多以痰为主。“肺为气之主，肾为气之根”，肺、脾、胃日虚，久则及肾，若肾精不足，摄纳无权，气浮于上，或肺气久虚，可导致肾不纳气。脾为后天之本，肾为先天之本，脾阳根于肾脏，脾肾相互滋养促进，肾中精气得水谷滋养才得充沛，同时肾阳充足才可温煦脾阳，可谓环环相扣一损俱损，进一步加重咳嗽气喘等症状。且肺、肾、脾、胃虚衰日久化痰，痰凝可致血瘀，血瘀久而化热，成为一个又一个的恶性循环，最终出现较为严重的发热、咳嗽、咳痰等表现。

肺部真菌感染的中医治疗需要遵循中医理论体系的诊疗方法，按照表里、虚实、寒热、阴阳进行个体化辨证分型，并选择适合的治疗方药，结合肺部真菌感染的临床特征、病理表现及近些年相关的研究进展，我们得到主要证型为痰湿阻肺、痰热壅肺、肺脾气虚、气阴两虚和热陷心包证在内的5个分型。本病初起以实证多见，病位主要在肺，易出现变证，波及营分，以至热陷心包；病久不愈，恢复期累及他脏，以虚证为主，或虚实夹杂。

案例

徐某，女，56岁。

初诊（2024年9月16日）：主诉“肺曲霉菌复发1月余，伴中度限制性通气功能障碍”。现病史：患者诊断肺曲霉菌病3年余，予以泊沙康唑、氟替美维治疗2年余，近期复查肺功能示中度限制性通气功能障碍，弥散功能中度减退，FENO 35ppb。2024年6月复查胸部CT显示曲霉菌有复发现象，2024年8月19日检验报告示烟曲霉m3sIgE 3.90KUA/L↑，总IgE 591KUA/L↑，霉菌混合mx 21.25 KUA/L↑，胸部CT示两肺支扩伴感染，散在磨玻璃结节。患者持续使用泊沙康唑肠溶片，出现低钾，进行补钾治疗后仍难以纠正，于2024年8月23日在华山医院进行住院治疗，入院后予氯化钾缓释片、冬氨酸钾镁注射液进行补钾，复查血钾3.5mmol/L，抗真菌药更换为艾沙康唑，复查烟曲霉m3sIgE 0.04KUA/L，总IgE 133KUA/L↑，霉菌混合物mx 0.04KUA/L。平素易汗出，寐欠安，二便正常，舌质淡，脉滑。

西医诊断：①肺毛霉菌病；②支气管哮喘；③低蛋白血症。中医诊断：哮病，证属肺脾气虚证。治以健脾补肺，益气固表。

处方：半枝莲30g，胡芦巴30g，淡竹叶15g，桑白皮30g，厚朴15g，玄参30g，木香9g，鸡内金12g，黄荆子15g，金蝉花30g，鹿衔草30g，黄芪30g，太子参9g，朱茯神30g，煅龙齿30g，当归尾15g，龟甲9g，鳖甲9g，煅牡蛎30g，煅磁石15g，珍珠母12g，石决明15g，浙贝母30g，桂枝9g，片姜黄12g，桔梗9g。共14剂，水煎服。

二诊：患者自诉咳少量白色黏痰，纳可，夜寐安，二便调，汗出仍有，余无其他不适，脉滑，苔白舌质红。前方基础上加紫菀9g、款冬花12g、百部9g，以润肺下气、化痰止咳，共14剂，水煎服。

（四）流行性感冒

流行性感冒在中医中被称为“时行感冒”，本病主要因六淫侵袭人体而发病，其中以偶感风邪为外因。风邪侵袭人体发病，其径或从口鼻而入，或从皮毛而入。肺主皮毛，若外邪入侵，易使皮毛防御功能减弱，腠理疏松，肺卫功能失调，由此产生肺卫虚的症状，因此本病的病变部位主要在肺卫。此外，肺开窍于鼻，鼻窍不利，宣发不行，亦可导致本病。“正气不足”是时行感冒的内因。人体常因过度劳累、七情失调、饮食不节等造成正气不足、卫外失固，外邪乘虚而袭，即所谓“邪之所凑，其气必虚”，说明了内因在发病中的作用。风邪侵袭人体，在不同的季节，常兼夹其他当令之时气而相合致病，或因各人禀赋、体质差异，内外相因致病，如冬季夹寒、春季夹热、夏季夹暑湿、秋夹燥，又如阳虚之体易感受风寒，阴虚之体易感受风热、燥热，痰湿之体易感受湿邪。一般以冬、春两季发病率较高，以风寒、风热之证为多见。

根据疾病阶段的不同，适时选用疏风解表、清肺解毒、清气凉营、益气养阴、健脾和胃之法。中医学认为流感的发生与外感疫疠之邪有关，即流感病毒，这是发病的外在因素。而人体正气不足，尤其是肺卫不固，是感邪的内在因素。流感的病因病机多为正气不足，素体元气虚弱，又感风邪疫毒。此外，饮食劳倦伤及脾胃，致脾肺气虚，表卫不固，腠理疏松，易感风邪疫毒而发病。中医治疗流感的原则是解表达邪，根据患者的具体症状和体质，采用不同的治疗方案。

案例

傅某，男，25岁。

初诊（2022年9月28日）：平素身体健康。昨日受凉后发热，体温39.5℃，颈项部时冷，头身疼痛，四肢酸楚，口干，无汗，胸闷，食欲不振。舌红，苔白，脉浮紧，略数。

西医诊断：流行性感冒。中医诊断：时行感冒，证属外寒里热证。当解表与清里并举，外感风寒之邪，闭郁于肌表，为表寒里热证，治拟发汗解表、兼清里热。

处方：以九味羌活汤合竹叶石膏汤加减。羌活15g，防风10g，细辛3g，苍术12g，白芷12g，川芎12g，黄芩12g，生地黄9g，竹叶6g，石膏20g，党参12g，麦冬15g，姜半夏9g，炙甘草3g。3剂，水煎服，早晚分服。

二诊：患者上方服完1剂即退热，头身疼痛已无。现稍有咳嗽，痰色白，质清稀。胃纳尚可，二便可。舌淡红，苔薄，脉稍浮。续以止咳化痰治疗，药尽7剂，已恢复正常。

（五）重症流感兼病毒性肺炎

重症流感兼病毒性肺炎当属于中医“风温病”“时疫”范畴，临床表现为发热、咽痛、咳嗽、咳痰、呼吸急促、胸痛等症状，严重时还可能伴有高热、意识模糊或烦躁不安、四肢发冷等现象。中医经典中未直接提到病毒性肺炎这一病名，但历代医学文献中对此症状有诸多描述。《素问·刺热》篇中提到：“肺热病者，先淅然厥，起毫毛，恶风寒，舌上黄，身热，热争则喘咳，痛走胸膺背，不得太息，头痛不堪，汗出而寒。”张仲景在《伤寒论》中描述：“太阳病，发热而渴，不恶寒者，为温病。”医家指出，风温病邪依次侵犯肺卫、气分、营血。中医学认为，病毒性肺炎的发病机制是由于身体虚弱，再次受到外界邪气的侵袭。邪气潜伏于内，被激发而引发疾病，即“伏邪”。《伏邪新书》中提到：“感六淫而不即病，过后方发者总谓之曰伏邪。”

重症流感兼病毒性肺炎需分期论治，根据不同的时机，选择恰当的中医药治疗。疫疠之邪，其性暴烈，传变迅速，若早期难以控制，则多呈现发病剧急，病势峻猛，传变迅速，变化多端的临床特点，纵然部分患者体质尚可，也可发为重症；若年老体衰，慢性病缠身则更易发为重症肺炎。其病邪往往直犯气血，形成气血两燔、营血热盛之证。常见高热持续不退，咳嗽频作胸痛，痰多质黏难咳，持续喘促憋闷，烦躁不安难眠，尿液色黄量少等临床症状。也有一部分患者起病症状并不严重，却传变不循经，进展快捷，快速进入喘脱、神昏、厥脱证阶段。此时的中医治疗，重在直折疫毒，扶持正气，缓解病症，严防传变。疾病初起时应早期干预，祛邪解表，宣肺止咳；极期，毒邪暴烈，正气衰微，应益气温阳，固脱举陷；恢复期，属正邪俱衰、邪毒耗竭阶段，此时重在益气养阴，润肺止咳，可以有效提升正气。

案例

唐某，女，74岁。

初诊（2022年6月16日）：患者就诊前3天出现高热不退，体温最高达39.8℃，伴有咳嗽、痰黄不易咳，自服“阿莫西林”无效，遂住院治疗。入院时，咳嗽剧烈，痰中多色黄，质脓，时带血块，查胸部CT提示两肺大片炎症。入院时体温38.5℃，口干咽痛，胸闷气短，浑身乏力，舌质红，苔黄腻，脉滑数。

西医诊断：社区获得性肺炎。中医诊断：风温病，证属痰热蕴肺证。

处方：升降散合桑白皮汤加减。蜜麸炒僵蚕12g，蝉蜕9g，姜黄6g，炒白芍12g，桑白皮20g，麦冬12g，石膏50g，款冬花12g，浙贝母10g，姜半夏9g，炒苦杏仁6g，金荞麦15g，木蝴蝶12g，葶苈子9g，炒莱菔子9g，鱼腥草15g，板蓝根15g，白茅根15g，生甘草3g。5剂，水煎服，早晚分服。

二诊：患者服药2剂后发热未作，诉咳嗽明显好转，痰量少，自觉乏力，夜寐欠安，舌淡红，苔稍腻，脉细弱。处方：上方去石膏，加太子参15g、茯苓15g。14剂，水煎服。

三诊：患者偶有咳嗽，复查胸片示炎症较前吸收，余无明显不适。

（六）慢性咳嗽

咳嗽的基本病机为肺失宣降、肺气上逆作咳，主要病位在肺，又可与肝、脾、肾相关。慢性咳嗽多由外感咳嗽失治误治迁延而来，或由其他慢性肺系疾病继发。慢性咳嗽的治疗首先应分清标本虚实。邪实者以祛邪为主，正虚者以扶正为要，扶正祛邪、标本兼顾为其治疗原则。外感咳嗽迁延而致慢性者虽病程较长，辨证施治中仍应注意祛邪药物的使用，同时应注意调理脏腑，顾护正气，防止宣散太过而伤正。

慢性咳嗽病程长，病势深，易伤及脏腑，“肺不伤不咳，脾不伤不久咳，肾不伤不喘，病久则咳喘并作”，因此慢性咳嗽的治疗应从整体出发，权衡主次，在止咳的同时可考虑健脾化痰、补肺益肾、温肺化痰之法，临床常可获得良好疗效。汪昂《医方集解》亦云：“久嗽有痰者燥脾化痰，无痰者清金降火，盖外感久则郁热，内伤久则火炎，俱须开郁润燥。七情气逆者，顺气为先；停水宿食者，分导为要。气血虚者，补之敛之，不宜妄用涩剂。”慢性咳嗽病程长，常可合并多种兼证，对于有鼻咽部症状的上气道咳嗽综合征，治疗应重在利咽通窍，而非镇咳；治疗胃食管反流性咳嗽的重点在于降胃气以利肺气，辅以制酸和胃；治疗咳嗽变异性哮喘，须借鉴哮病辨证经验以提高疗效。“五脏六腑皆令人咳，非独肺也”，可针对五脏咳分别采用益气养阴，清金保肺；疏肝抑木，清肺降火；健脾化痰，培土生金；补肾摄纳，宣肺平喘；益气养心，健脾平肝等方法。

案例

秦某，女，65岁。

初诊（2023年5月25日）：主诉“反复咳嗽3月余，加重1周”。现病史：3个多月前患者新型冠状病毒感染康复后遗留咳嗽症状，伴咳痰、咽痒。1周前无明显诱因咳嗽加重，伴咳痰，痰色白质稀，咽痒，胸闷、动则气喘，时有腰膝酸软，胃纳一般，二便尚可。舌淡红，苔薄白，脉弦细。

中医诊断：咳嗽，证属本虚标实，肺肾阳虚为本，寒邪伏肺为标。治以标本兼治，散寒宣肺，止咳平喘，温补肺肾。

处方：柴胡12g，前胡12g，半边莲15g，黄芩12g，辛夷9g，苍耳子9g，蝉蜕6g，射干9g，款冬花9g，紫菀12g，天浆壳12g，莱菔子12g，胡颓子叶18g，黄荆子12g，鹅管石30g，桂枝12g，附子6g，熟地黄18g，炮姜炭9g，仙茅12g，淫羊藿12g，桔梗9g，甘草9g。14剂，水煎服。

二诊：患者咳嗽、咽痒较前好转，咳痰较前减少，胸闷、气喘、腰膝酸软仍有，舌淡红，苔薄白，脉细。处方：上方去柴胡、前胡、天浆壳、莱菔子、附子，加芥子18g、紫石英30g、牛膝12g。14剂，水煎服。

三诊：患者咳嗽较前减少，痰少，胸闷、气喘好转，舌淡红，苔薄白，脉细。处方：上方去辛夷、苍耳子、蝉蜕、桂枝，加肉桂6g、五味子12g。14剂，水煎服。服药后诸症皆平。

（七）难治性哮喘

哮病是以发作性的痰鸣气喘为特征的肺系疾患，病理因素以痰为主，痰气搏结，壅阻气道，肺失宣降是其基本病机。难治性哮喘为症状反复发作，长期不愈，经过规范化西医治疗后仍未达到控制的疾病。哮喘发作时以邪实为主，反复发作则可由实转虚，邪实与正虚并见且互为因果、错杂为患，病位可由肺及脾、肾、心，可致哮与喘并见，转为哮喘－慢性阻塞性肺疾病重叠综合征。此外慢性持续期哮喘、肥胖型哮喘、老年性哮喘群体中也多见难治性哮喘。

痰饮是哮病的主要病理因素，其伏留难去也是其转为难治性的宿根，如朱丹溪言：“哮喘专主于痰。”《症因脉治·哮病》亦指出：“哮病之因，痰饮留伏，结成窠臼，潜伏于内，偶有七情之犯，饮食之伤，或外有时令之风寒束其肌表，则哮喘之症作矣。”难治性哮喘患者多素有伏痰，因症状控制不佳，反复发作，导致痰湿久羁，伏而难去，日久可伤及脾肾之阳。脾虚失运则积湿生痰，上贮于肺使肺气升降失常；肾虚精气亏乏，摄纳失常，则阳虚水泛为痰，上干于肺，导致证候迁延，反复发作。《金匮要略》提出“病痰饮者，当以温药和之”。张介宾《景岳全书·喘促门》云："扶正气者，须辨阴阳，阴虚者补其阴，阳虚者补其阳；攻邪气者，须分微甚，或散其风，或温其寒，或清其痰火。然发久者，气无不虚，故于消散中宜酌加温补，或于温补中酌加消散。此等证候，当眷眷以元气为念，必致元气渐充，庶可望其渐愈。若攻之太过，未有不致日甚而危者。"温阳之小青龙汤、苓桂竹甘汤、苓甘五味姜辛汤等在治疗反复咳喘类疾病中收效甚佳。

案例

杨某，女，68岁。

初诊（2024年6月24日）：主诉"发作性呼吸困难10余年，加重1个月"。现病史：患者10余年前出现发作性呼吸困难，伴咳嗽、咳白色泡沫样痰，可闻及喘鸣音，多于接触刺激性气体后加重。外院就诊后予规律吸入布地奈德福莫特罗粉吸入剂（320μg，每日2次，每次1吸）后症状稍有缓解，但仍有反复发作。1个月前患者不慎受凉后再次出现呼吸困难、活动后加重，伴阵发性反复发作。此次于入院前1个月患者再次出现呼吸困难，活动后加重，伴阵发性中－重度咳嗽，咳少量黄白色黏痰，不易咳出，自行于家中口服抗炎、化痰平喘药物及布地奈德福莫特罗粉吸入剂加量（320μg，每日2次，每次2吸）后，症状无改善。现患者畏寒，胸闷气喘，活动后加重，咳嗽咳痰，痰白质黏，胃纳欠佳，小便尚可，大便干，1～2日行1次，夜寐差。舌质偏暗，苔白腻，脉滑。

西医诊断：支气管哮喘。中医诊断：哮病，虚哮证。治以补肺纳肾，降气化痰。

处方：黄荆子18g，熟地黄24g，生地黄12g，白花蛇舌草30g，附子9g，炮姜炭12g，石膏30g，蒲公英30g，仙茅18g，淫羊藿12g，皂角刺24g，黄芪30g，党参24g，珍珠母30g，鹿角胶24g，炙甘草12g。14剂，水煎服。

二诊：患者畏寒、气喘、咳嗽较前好转，胃纳一般，小便可，大便1日1次，偶有便溏，夜寐稍好转。舌质偏暗，苔薄白，脉小滑。处方：上方加天浆壳18g、莱菔子12g、鸡内金24g。14剂，水煎服。

三诊：患者胸闷气喘好转，偶有干咳，胃纳可，小便可，大便正常，夜寐好转。舌淡红，苔薄白，脉细。处方：上方去石膏、仙茅，黄芪改为18g。14剂，水煎服。

（八）慢性阻塞性肺疾病

慢性阻塞性肺疾病（简称慢阻肺）是一种具有气流受限特征的可以预防和治疗的疾病。气流受限不完全可逆，呈进行性发展。根据其典型的临床症状，中医学将其列入"咳嗽""喘证""哮证""肺胀""痰饮""水气病"等范畴。

本病的病机特点是本虚标实，发作期以邪实为主，稳定期以正虚为主。本病皆从肺虚起病，肺卫不固，易感受外邪（风寒、风热、风燥、风湿之邪气）而致病。外邪侵袭，肺失宣降，宣发肃降失职，而致咳嗽、气短、喘促等。肺为气之主，司呼吸，久病肺虚，气失所主，而致短气喘促、气怯声低；肺气不足故咳声低弱；气不化津，津聚为痰，则痰吐稀白；肺虚卫外不固，则自汗、畏风；肺阴不足，虚火上炎，则可见呛咳痰少、烦热口干、咽喉不利、面部潮红；舌淡红或苔剥，脉软弱或细数，为肺之气阴不足之候。肾为气之根，主摄纳，劳欲伤肾，精气内夺，或肺虚及肾，肾元亏虚，气失摄纳，气不归原，阴阳不相接续，气逆入肺，入少出多，而致呼多吸少，气不得续，动则喘甚；肾虚精气耗损，故形瘦神疲；阳虚气不化水，则肿；肾阳虚衰，卫阳不固，津液外泄，则汗出；阳气不能温养于外，则肢冷、面青；舌淡白或黑润，脉微细或沉弱，为肾阳虚衰之征。若真阳衰竭，阴不敛阳，虚阳上越，则见面红、烦躁咽干、足冷、汗出如油；舌红少津，脉细数，为肾阴亏耗之候。本证严重阶段，不但肺肾俱虚，且在孤阳欲脱之时，多影响及心。在病理情况下，肺肾俱虚，则心气、心阳亦同时衰竭，心阳亏虚不能鼓动血脉运行，血行瘀滞可见面唇、指甲青紫，甚则出现喘汗致脱，亡阳亡阴之危候。

本病稳定期以正虚为主，病位主要在肺肾，从肺肾气虚论治慢阻肺具有较好的临床疗效，补肺益肾是其主要治疗法则。我们认为培补肺肾是治疗稳定期慢阻肺之关键，并拟定了补肾纳气方等中药复方，补肾纳气方由淫羊藿、巴戟天、覆盆子与五味子组成，临床研究表明，此方能够减轻稳定期慢阻肺患者的临床症状，提高免疫功能，减少急性加重次数。

案例

患者，男，58 岁。

初诊（2022 年 3 月 23 日）：因“间断气短、喘憋 30 年，加重 2 个月”就诊。患者间断喘憋，气短，曾住院诊断为支气管哮喘、慢性阻塞性肺疾病，出院后长期吸入沙美特罗氟替卡松吸入粉雾剂，效果欠佳。近 2 个月无明显诱因下出现咳喘、气短加重。患者气喘，胸膈满闷，偶咳嗽，咳痰少、色白质如泡沫样，或吐痰涎，眠差易醒，偶鼻塞流涕，自诉遇凉、换季、空气质量差时胸闷气短易发作，易疲乏，咽部作痒，口中微干，食欲一般，无腹胀腹泻，便干，每日一行，每晚夜尿二三次，舌淡、有裂纹，脉沉细。既往有吸烟史 20 年，每日 1 包，现已戒烟 2 年，否认高血压、糖尿病等疾病史。

西医诊断：支气管哮喘，慢性阻塞性肺疾病。中医诊断：喘证，证属肺肾虚损、宣降失常。治以宣肺平喘，补益肺肾精气。

处方：补骨脂 30g，淫羊藿 30g，覆盆子 12g，五味子 9g，党参 15g，黄芪 18g，熟地黄 15g，紫菀 9g，桑白皮 15g，白术 9g，防风 6g，甘草 3g。14 剂，水煎服。

二诊：气喘咳嗽明显减轻，鼻塞流涕缓解，易醒好转，每晚可睡眠 6 ～ 7 小时，疲乏减轻，仍口干，咽喉干燥偏红，每晚夜尿 1 或 2 次，舌淡、有裂纹，脉沉细。处方：原方加北沙参 9g、玄参 9g，14 剂，煎服法同前。

三诊：咳喘未再发作，偶有鼻塞，无流涕，口咽干燥减轻，怕凉减轻，纳眠可，二便调，舌红苔薄，脉细缓。二诊方再以 7 剂，水煎服。

后复诊，自诉服药后气喘、咳嗽、咳痰未再发作，鼻塞、流涕、咽痒消失，疲乏、口干显著改善，抄三诊方 7 剂以巩固疗效。随访至 2022 年 11 月气喘、咳嗽未见复发。

（九）肺源性心脏病

肺源性心脏病（简称肺心病）是呼吸道反复感染后引起的支气管、肺组织、肺血管的慢性病变，使肺血管阻力增加、肺循环阻力增加、肺循环功能障碍、肺动脉高压，导致右心代偿性肥厚、增大，右心衰竭的疾病。现代中医将肺心病归于“肺胀”“心悸”“喘证”等范畴，《灵枢·胀论》即对此病有所记载：“肺胀者，虚满而喘咳……补虚泻实，神归其室，久塞其空，谓之良工。”可见肺胀属于本虚标实、虚实夹杂之证。该病为心肾阳虚水湿证，由于慢性肺部疾病反复发作、迁延不愈，久病肺虚，导致肺宣发肃降不畅，气机长期停滞于肺间，长此以往，出现了正气亏虚、气血不畅，导致气滞、血瘀、痰浊、水湿等，当进一步累及心肾后，心肾之阳受损，肾阳为人体阳气之根本，肾阳虚则水湿内停，痹阻心脉，水湿泛滥，则凌心射肺，加重气滞、血瘀、痰浊、水湿，各种病机相互作用，最终发为水肿、少尿等病症，进而形成心衰。其中肺心病急性加重期类似于肺气虚，若又受外邪入侵，肺失宣降，导致邪气停滞于肺间，使得肺气胀满，压迫心脉。而肺气虚多由于肺脏疾病治疗不及时或不彻底，导致肺气受损，进而造成痰瘀难以排出，残留于肺络，造成内邪（痰瘀）与外邪（感染）叠加，反复侵袭机体，从而诱导该病反复发作。

肺心病心力衰竭病位在肺、心，可涉及脾、肾等脏，并影响其功能。病机属本虚标实，肺、心、脾、肾亏虚为本，痰浊、水饮、血瘀为标，或虚实夹杂，互相影响、互为因果。因此，肺心病的辨治要点应当重视分期，脏腑和虚实。对于肺心病急性加重期的治疗应以邪实为急，使用祛邪扶正的方式进行治疗。对于后期迁延不愈的患者，则以益气温阳、活血化瘀、温中祛寒、利水渗湿等扶正法为主。茯苓健脾安神、利水渗湿，对于促进痰饮排出具有重要作用，辅以白术、人参等增强健脾之力以扶助正气。干姜具有温中散寒、温肺化饮、回阳通脉的作用，可促进阳气回复，并祛寒治咳，配合桂枝、附子等热性药可温助心阳、温通心脉。对于有瘀血者，当用活血养血之品，如当归、丹参、川芎等药物。

案例

张某，男。

初诊（2024年6月5日）：有慢性阻塞性肺疾病史数年，加重1周。现病史：面部、眼睑浮肿，下肢双腿浮肿，反复胸闷气短，动则气促。平时用吸入性糖皮质激素（ICS）和噻托溴铵吸入剂缓解症状。外院胸部CT示肺气肿（具体不详）。心脏B超显示心功能不全，心脏射血功能降低，LVEF低于40%，伴肺动脉高压，左心功能不全伴肺水肿、右心衰竭。既往史：有糖尿病史数年（血糖控制不佳），有脑梗史，吸烟数年。患者近期胸闷不适、呼吸困难加重，喘不能卧，动则气促，双下肢浮肿，眼睑浮肿，时有咳嗽，咳少量白痰，无咯血，咽部不适感，时有鼻塞流涕，无发热。神志欠佳，胃纳可，夜寐可，大便秘结，小便夜尿多，自汗（时有盗汗），稍怕冷，口干苦，舌质淡紫，苔薄白，脉沉。

西医诊断：①肺源性心脏病；②全心功能不全；③慢性阻塞性肺疾病；④右心衰竭。中医诊断：肺胀，证属肺肾阳虚证。治以温阳补肾，益气平喘。

处方：巴戟肉 24g，黄芩炭 12g，肉苁蓉 20g，紫苏子 30g，附片 15g，桔梗 12g，白芷 15g，桑白皮 45g，党参 20g，黄芪 50g，桂枝 9g，炒桑枝 15g，夏枯草 45g，地黄 30g，制厚朴 15g，乌梅 30g，瘪桃干 24g，瓦楞子 45g，磁石 30g，炒鸡内金 20g，石斛 20g，白花蛇舌草 45g，豆蔻 6g，枸杞子 6g，炙甘草 9g，女贞子 30g，金蝉花 9g。水煎服，14 剂。

二诊：患者胸闷气喘缓解，咳嗽次数减少，痰白量少难咳，无咯血，无发热，心烦不安，胃纳一般，夜寐欠佳，二便调，舌质淡紫，苔薄白，脉沉细。处方：黄芪 20g，生白术 15g，白茯苓 10g，龙骨 30g，牡蛎 30g，瓦楞子 30g，炒鸡内金 30g，莪术 20g，全蝎 6g，独活 20g，石斛 45g，淡竹叶 30g，附片 5g，生石膏 45g，续断 20g，黄柏 15g，炒麦芽 20g，玉蝴蝶 15g，白芷 15g，黄芩炭 20g，乌梅 45g。水煎服，14 剂。后患者当地抄方 14 剂，随访诉诸症平稳。

（十）肺恶性肿瘤

肺癌属于“肺积”“咯血”“咳嗽”“胸痛”等疾病范畴。《素问・奇病论》篇有云“病胁下满气上逆……病名曰息积”，此乃肺气不利，痰瘀内结之象。《灵枢・邪气脏腑病形》亦言：“肺脉……微急为肺寒热，怠惰，咳唾血。”指出肺气不畅，痰瘀互结之病理。《难经》则明确指出：“肺之积曰息贲……久不已，令人洒淅寒热，喘热，发肺壅。”描述了肺积日久，痰瘀阻塞气道，肺气上逆所致的喘咳等症状。明代张景岳在《景岳全书》中提到：“劳嗽，声哑，声不能出或喘息气促者，此肺脏败也，必死。”强调了肺气大虚，痰瘀阻塞所致的危重证候。

肺癌的中医发病机制，至今尚未完全明了，但根据临床表现及起病经过，可知其与正气盛衰、邪毒入侵密切相关，《素问・刺法论》云：“正气存内，邪不可干。”肺为清虚之脏，外合皮毛，与大肠相表里。一旦外邪侵袭，或七情内伤，或烟毒内蕴，肺气不畅，痰湿内生，气滞血瘀，痰瘀交阻，结于肺脏，形成肺积。肺积之形成，与肺、脾、肾三脏功能失调密切相关。肺主气，脾主运化，肾藏精，三脏失调，则气机不畅，痰湿内生，肾精亏损，肺失宣降，痰瘀凝结，终成肺积。

治疗肺癌当根据患者具体病情，辨证施治，灵活运用。先辨邪正盛衰，肺癌早期，邪气方盛，肺气未衰，治当以攻邪为主；晚期则正气已虚，治当扶正为主，兼以祛邪，加入人参、麦冬等，以益气生津，配伍五味子、百合等，以养阴清热。再辨病理因素，肺癌患者，多见咳嗽痰多，胸痛固定，舌质紫暗或有瘀斑，脉涩，为痰瘀互结之象，治疗当以化痰活血、软坚散结为主，取桃仁、红花等，以活血化瘀，配伍丹参、三七等，以通络止痛。同时，注意饮食调理，忌食辛辣燥热之物，宜食清淡养阴之品，如百合、银耳、芝麻等，以辅助药物治疗，达到更好的治疗效果。常在方中配伍清热解毒之品，如白花蛇舌草、半枝莲等，以增强抗癌之力。同时，不忘顾护脾胃，以保后天之本，使药力得以运化，正气得以恢复。

案例

徐某，男，55 岁。

初诊：患者于 2018 年 5 月无明显诱因下出现咳嗽，并伴有血丝 1 次，患者未予重视。

2018年12月出现咳嗽咳痰伴有血丝3～5次，至当地医院就诊，胸部CT示左肺上叶支气管闭塞伴左肺上叶不张实变，请结合支气管镜检查。右肺中叶胸膜下炎性小结节考虑（4mm）；右肺中叶少许炎症。纵隔淋巴结显示，左侧甲状腺结节，建议超声检查。支气管镜示左上支气管新生物。支气管刷检：见散在及整团核大、异型、深染细胞，请结合活检。送病理示支气管鳞状细胞癌。2018年12月24日正电子发射计算机断层显像（PET-CT）检查显示①左上肺门区高代谢结节（29mm×19mm，SUV6.7），考虑肺原发恶性肿瘤性病变伴左肺上叶不张；纵隔多区及右肺门淋巴结显示伴部分代谢轻增高（SUV2.8），以非特异性淋巴结首先考虑，但其中纵隔6区淋巴结不能除外转移。②右肺中叶胸膜小结节，代谢未见增高，以慢性炎性结节首先考虑；心影轻大。③脾肿大，副脾变异；右肾结石；前列腺少许钙化灶。④脊柱侧弯畸形；部分颈胸腰椎骨质增生变；L_3～L_5椎间盘突出。⑤右额脑皮层异位；两侧脑室增宽；透明隔间腔增宽。患者及患者家属拒绝手术治疗。2019年2—5月行GP方案化疗4个疗程，具体用药：泽菲1.6g（静脉滴注，第1日，第8日）+顺铂40mg（静脉滴注，第1～3日），每3周1次，化疗过程中无明显不良反应，后复查胸部CT进行疗效评价：病情稳定（SD）。患者寻求中医治疗调理整体状态，以便进行后续的放射治疗，遂于我科就诊，现症见：患者咳嗽痰少，痰质稀而黏，气短喘促，神疲乏力，形瘦恶风，自汗，口干而少饮，纳欠佳，寐可，二便尚调。舌淡红苔薄白，脉细。

中医诊断：肺积，证属气阴两虚，病位在肺脾。治以肺脾同治，即补肺健脾，益气养阴。

处方：黄芪15g，紫菀10g，款冬花10g，升麻10g，薏苡仁30g，百部10g，麦冬10g，生地黄10g，熟地黄10g，百合10g，麦冬10g，白术10g，党参10g，桔梗10g，浮小麦20g，甘草6g。14剂，水煎服。

二诊：患者自觉咳嗽、恶风、自汗好转，纳食仍少，舌淡红苔薄白，脉细，遂续前方并加入谷芽、麦芽、焦山楂各15g。14剂，水煎服。服药后患者病情好转，纳食增加，无明显自汗，口不干，寐可，二便调。

三、科研探索

（一）临床研究

1. 耐多药肺结核病的中医证素特征、危险因素及临床研究

（1）证素是中医药辨证论治的核心和关键。我们收集了2013年1月至2015年12月全国18家医院615例耐多药肺结核（MDR-PTB）患者的临床信息，分析年龄、病程、肺部空洞、病灶累及情况等与中医证素间的分布规律及相互关系。结果发现，患者中医证素判定由高到低分别为阴虚、气虚、痰浊、火热和阳虚；有气虚、阴虚和阳虚病性证素患者的中位年龄明显高于无此证素者，且气虚程度随年龄增高进一步加重；有气虚和阳虚病性证素患者的病程明显长于无此证素者，且气虚和火热程度随病程延长逐步加重；有火热病性证素患者的空洞

发生率明显高于无火热者，提示 MDR-PTB 中阴虚患者最多，可通过辨别年龄、病程、空洞发生率及最大空洞直径分析中医证素间的差异以指导中医治疗。

（2）了解 MDR-PTB 复发的危险因素有助于评估治疗方案，我们通过系列回顾性研究发现血红细胞沉降率、总胆红素水平、尿蛋白水平、尿糖水平升高，使用环丝氨酸，肺结核初次诊断到 MDR-PTB 初次诊断时间≥ 1 年及有空洞是 MDR-PTB 复发的独立危险因素；影响疾病转归的主要影响因素为年龄、不规则治疗、从 MDR-TB 诊断到治疗的时间、红细胞沉降率、氧氟沙星耐药性、第 3 个月痰培养结果、治疗前肺叶病变、治疗前肺叶空洞数和第 6 个月空洞闭合，这提示早期监测 MDR-TB 影像学和痰细菌变化有助于调整治疗方案并提高疗效。MDR-PTB 易进展至毁损肺，伴有毁损肺高危因素的 MDR-PTB 患者要加强抗结核全程督导治疗，减少肺毁损发生。

（3）补肺解毒颗粒改良自清金颗粒，有滋阴润肺、清热解毒之功。我们纳入了 2012 年 12 月至 2016 年 12 月国内 18 家医院 MDR-PTB 患者 312 名，随机分配到补肺解毒颗粒或安慰剂组，均给予长疗程化疗方案，并分别加补肺解毒颗粒或安慰剂治疗，疗程 18 个月。主要结局是治愈率，次要结局是痰培养转化时间、肺腔变化和患者生活质量。相比安慰剂，补肺解毒颗粒治疗结束时治愈率提高了 13.6%，痰培养转化率的中位时间加快，空腔闭合率更高，强化治疗结束时患者身体功能、总体健康状况和活力显著改善，这提示长疗程化疗方案联合补肺解毒颗粒可显著提高 MDR-PTB 患者的治愈率和腔洞闭合率，并迅速改善患者生活质量。

2. 羌竹清感方对流行性感冒卫气同病证具有良好疗效

我们针对流感早中期（卫气同病证）研发了羌竹清感方，其以清热解表、散寒祛湿、扶正解毒为主要功效。我们对 2019 年 1 月至 2021 年 3 月全国 5 家医院流行性感冒患者进行了观察，230 例患者被随机分为对照组 114 例和中药组 116 例，对照组常规对症治疗加奥司他韦，中药组在对照组治疗基础上加羌竹清感方。结果显示，相比对照组，中药组流感主要症状第 7 天的恢复率更高，流感主要症状中位恢复时间和退热时间更短，这提示羌竹清感方有助于改善流感卫气同病证患者临床症状、缩短退热时间，具有良好安全性。

3. 阳和定喘方可有效提升难治性哮喘控制水平

20 世纪 90 年代，本学科团队最早提出了“温阳抗寒法”治疗支气管哮喘的学术观点，在继承发展前人经验的基础上，结合数十年的临床及基础研究，我们认为难治性哮喘反复发作为日久肺肾不足，命门之火不足，肾失摄纳，阳虚寒痰内伏，治疗应以温阳散寒、补肾纳气为主要治疗原则。我们以外科经典方“阳和汤”为源，取其“和暖温煦”，加减优化形成阳和定喘方。我们应用阳和定喘方开展了针对哮喘慢性持续期、哮喘慢阻肺重叠、老年性哮喘等多项临床疗效评价研究（NCT03299322；ChiCTR2000036113）。将 118 例患者随机分为对照组和观察组，每组 59 例，对照组予以布地奈德福莫特罗粉吸入剂治疗，观察组在对照组基础上加用阳和定喘方，疗程 4 周。加载阳和定喘方可有效提升哮喘控制率，改善临床症状，提升肺功能（FEV_1、PEF），降低炎症水平。

4. 加味玉屏风方改善间歇性哮喘急性发作情况

我们设计了随机双盲安慰剂对照的临床研究，纳入 110 例既往 3 年呈间歇性哮喘发作特点患者，在夏“三伏”及冬“三九”期间给予加味玉屏风方口服干预，未服用中药患者急性发作率及 1 年急性发作次数有所升高，用药患者未见明显变化且急性发作症状持续天数有所降低，升阶梯用药患者比例有所降低，在不良反应及安全性指标方面，两组患者均未发现与研究药物肯定相关及无法判断的不良事件。

5. 慢阻肺的中医证型特征及补肾纳气方的临床研究

（1）我们对 616 例 COPD 患者中医辨证分型进行了分析，发现 128 例患者（20.78%）仅表现为肺气虚型，183 例患者（29.70%）表现为以肺脾气阴两虚型为主，167 例患者（27.11%）为痰饮实邪与肺脾肾亏虚、阴阳失衡并见，138 例患者（22.41%）为痰瘀交结、气虚运行失常与阴阳虚衰并见，证型特征存在一定的演变规律，随着病程进展，证型分布由单纯证候向复合证候发展，后期逐渐使脏腑功能虚损、阴阳失衡（以肺、脾、肾为主）。

（2）补肾纳气方是本团队名老中医邵长荣教授的经验方，通过前期研究我们已证实补肾纳气方可通过增加呼吸肌肌力，增加深吸气量，减少残气量，从而改善 COPD 患者“纳气”功能，缓解呼多吸少、气短喘息等肾不纳气的慢性呼吸症状，提高其生活质量。我们又采用随机、双盲、阳性药对照设计，于 2020 年 5 月至 2021 年 3 月纳入稳定期 COPD 中医辨证为肺肾气虚证的患者 64 例，分为试验组 32 例、对照组 32 例，结果证明补肾纳气方可增加患者最大摄氧量，延长运动时间，增加有氧代谢能力，提高患者的运动耐受，治疗过程未见明显不良反应。

6. 支气管扩张症中医药治疗的临床研究

（1）目前对于支气管扩张症中医辨治的治疗方药缺少共识，我们收集自建库之日至 2020 年 7 月 31 日文献报道中有疗效依据的中药复方（共计检索到 1056 篇文献，纳入符合条件的文献 110 篇和中药复方 141 首）建立数据库，运用频次分析、关联规则和聚类分析方法进行数据挖掘。结果显示，累计自纳入建库之日至 2020 年 7 月 31 日的 141 首中药复方，涉及中药 209 味，使用频次 $\geq$ 15 的中药 28 味，发现了 17 个两药药对和 15 个三药药对，以及 7 类处方或单药，主要聚焦清肺热、燥湿、化痰、理气和益气等功效方向，针对痰热壅肺证、痰湿阻肺证和肺脾气虚证，揭示了支气管扩张症中医组方用药的共性规律，为中医药精准辨治方案的循证评价研究提供了理法方药支撑。

（2）团队前期研究发现支气管扩张症中痰热壅肺证较其他证型病情更重，更易发生急性住院事件。我们应用桑白皮汤针对性治疗痰热壅肺型支气管扩张症，选择 2019 年 1 月至 2022 年 12 月于上海中医药大学附属龙华医院门诊就诊的支气管扩张症患者 62 例，随机分为中药组和对照组，中药组接受西医基础治疗联合中药桑白皮汤颗粒治疗，对照组仅接受西医基础治疗，疗程 1 个月。结果发现，治疗后 3 个月末，相比对照组，中药组圣·乔治呼吸问卷评分改善值高，不良事件发生率低，这提示桑白皮汤联合西医常规治疗支扩痰热壅肺证能够显著改善患者的临床症状、活动能力、耐力和心理状态，且安全性良好。

（二）基础研究

1. 补肺解毒方治疗耐甲氧西林金黄色葡萄球菌持留菌感染的机制研究

持留菌可以存活并于细胞内繁殖，它们可以调节宿主细胞的免疫应答，创造能够让其循环感染的壁龛，引发潜在、持续、严重的胞内菌感染。耐甲氧西林金黄色葡萄球菌（MRSA）持留菌不仅可以在酸性吞噬溶酶体中存活并繁殖，还能诱导宿主细胞程序性死亡并逃逸至血液系统，引起慢性感染的反复发作。

（1）我们通过构建 MRSA 持留菌慢性感染小鼠模型，发现补肺解毒方能够降低 MRSA 感染肺炎小鼠的脏器载菌量，增加感染小鼠肺组织中巨噬细胞比例，且促进 M1 型巨噬细胞的比例，提高小鼠肺组织中 IFN-γ、IL-12 等促炎因子的表达，提高小鼠血清中 IL-1β、MCP-1、IL-12 的含量，促进肺组织中 MCP-1 的表达。

（2）我们构建了 MRSA 持留菌慢性感染巨噬细胞模型，发现补肺解毒方以浓度依赖性的方式可降低巨噬细胞的胞内载菌量，促进巨噬细胞表面标志物 CD80 的表达与 M1 型巨噬细胞的比例，降低 M2 型巨噬细胞的比例。构建的 M2 型骨髓源性巨噬细胞模型中，我们发现补肺解毒方以浓度依赖性的方式促进了骨髓源性巨噬细胞 CD80 的表达与 M1 型巨噬细胞的比例，降低了 M2 型巨噬细胞的比例。同时通过实验检测发现，补肺解毒方能够促进巨噬细胞内 IL-1β、ROS 及溶酶体酸化等细胞炎性因子的分泌或炎性反应的发生，发挥其对胞内持留菌的杀伤作用。

2. 补肺解毒方治疗非结核分枝杆菌感染的机制研究

肺部非结核分枝杆菌（NTM）感染是由 NTM 引起的肺部疾病，其临床表现多样，从无症状到类似结核病的肺部感染，病情复杂且症状缺乏特异性，治疗较为困难。

（1）我们在体外实验中，以巨噬细胞为载体，通过细菌感染巨噬细胞建立巨噬细胞内感染模型。加入补肺解毒方和克拉霉素干预 24 小时，结果表明在 MOI=3 时，补肺解毒方的抑菌效果最佳，且 200μg/mL 的补肺解毒方与克拉霉素具有协同作用。

（2）在体内实验中，我们利用地塞米松干预进行免疫抑制处理，气管滴入菌液以建立肺部慢性感染模型。将 24 只小鼠分为空白组、模型组、补肺解毒方组和克拉霉素组，从感染后第 3 天开始进行补肺解毒方和克拉霉素干预，感染后第 21 天进行取材。结果显示，补肺解毒方可降低载菌量和肺指数，且减轻肺组织病理损伤，下调 PET117 和上调 LTB4r2 和 ELANE 基因，并验证了补肺解毒方可上调 IFN-γ mRNA 的表达。研究结果表明，补肺解毒方可改善肺部病理改变、降低肺部载菌量，其机制可能与该方上调 T 淋巴细胞分泌的细胞因子 IFN-γ 有关。

3. 羌竹清感治疗流感的机制研究

羌竹清感方是在九味羌活汤和竹叶石膏汤的基础上针对流感卫气同病证而定制的处方，具有良好的临床疗效。我们通过动物实验探讨羌竹清感方在体内抗甲型流感病毒的可能作用机制，使用随机数字法，将 72 只 SPF 级小鼠平均分为空白组，模型组，磷酸奥司他韦组，羌竹清感方高、中、低剂量组，用甲型流感病毒滴鼻法感染小鼠，在造模48小时后，空白组和模型组用生理盐水灌胃，其他组给予相应剂量的药物，各组灌胃7天。结果显示，羌竹清感方可以减轻全身症状，延缓小鼠体重下降，改善肺组织病理损伤，降低鼠肺病毒滴度，降低BALF及肺组织中巨噬细胞比例，下调肺组织中ZBP1、MLKL、GASDMD、CASPASE3及CASPASE8蛋白表达量，其中羌竹清感方中剂量组的疗效最优。研究结果证实，羌竹清感方可改善小鼠肺部感染、降低病毒复制，其机制可能与ZBP1介导的泛凋亡信号通路有关。

4. 阳和定喘方治疗过敏性哮喘的机制研究

阳和定喘方是基于传统阳和汤的改良方，阳和汤原方以温阳散寒、扶正祛邪为核心，历史上用于治疗慢性炎症、免疫系统失调等顽疾。阳和定喘方在此基础上，通过配伍多种中药材，增强了其抗炎和调节免疫的功效，对此我们开展了系列基础研究。

（1）我们采用卵清蛋白（OVA）诱导小鼠建立哮喘模型。首先对小鼠进行OVA和铝佐剂的腹腔注射，持续进行2周时间。随后，使用3%OVA进行雾化吸入，每次持续30分钟，隔天进行。最后，在实验结束前连续3天通过滴鼻给予OVA刺激。该方法成功诱导了小鼠的哮喘症状，包括气道炎症、气道高反应性及免疫细胞的激活。实验结果提示，阳和定喘方显著减轻了气道炎症、改善了气道高反应性，并有效减少了支气管肺泡灌洗液中的炎性细胞数量，特别是嗜酸性粒细胞。

（2）2型先天性淋巴样细胞（ILC2）是哮喘发病过程中关键的免疫细胞，我们发现ILC2是阳和定喘方发挥效应的主要靶细胞。阳和定喘方通过抑制ILC2的增殖和激活，进而减少炎性细胞因子释放，从而缓解哮喘症状。阳和定喘方可以通过调控ILC2相关的多个分子靶点，如神经纤毛蛋白1（Nrp1）、内皮转录因子3（GATA3）和IL-33受体（ST2）发挥作用。Nrp1在ILC2细胞中高度表达，能够增强ILC2对IL-33的敏感性；GATA3是ILC2分化和功能的重要调控因子；ST2则直接参与IL-33的信号传导，这些靶点的共同调控有助于减少气道炎症。

5. 加味玉屏风散治疗哮喘的机制研究

加味玉屏风散是一种基于传统玉屏风散的改良中药方，包含黄芪、白术、防风等药材，具有补气固表、益阳化痰的功效，常用于治疗呼吸系统疾病，尤其是哮喘。为了明确其疗效及探索作用机制，我们开展了加味玉屏风散干预不同类型哮喘的动物实验。

（1）我们应用加味玉屏风散干预OVA诱导的过敏性哮喘小鼠哮喘模型，发现加味玉屏风散可以降低OVA诱导的过敏性哮喘小鼠的气道炎症反应及气道高反应性，其作用机制可能与通过下调ILC2转录因子IRF4、GATA3，抑制ILC2胞内MAPK信号通路的激活，进而调控过敏性哮喘中ILC2活化有关。

（2）肥胖型哮喘与慢性炎症密切相关，肥胖型哮喘患者往往伴随更为严重的气道炎症和较差的治疗反应。我们采用高脂饮食结合OVA诱导建立肥胖型哮喘小鼠模型。加味玉屏风散方能够显著减少肥胖性哮喘小鼠肺泡灌洗液中的炎症细胞数量，并抑制肺部组织中的炎性细胞浸润，减轻肥胖性哮喘小鼠的气道狭窄和上皮细胞增生，减少黏液分泌，改善气道结构。

此外还能够改善肥胖型哮喘小鼠的肝功能，降低血清中的转氨酶和血脂水平，减少肝脏中的脂质沉积，显示出了对代谢紊乱的调节作用。在分子层面，其通过抑制 TNF-α 和 NF-κB 的活化，降低促炎细胞因子如 IL-1β 和 IL-6 的表达，从而减轻炎症反应。

6. 补肺汤治疗慢性阻塞性肺疾病的效应研究

补肺汤出自《三因极一病证方论》，主要由熟地黄、人参、黄芪、五味子、紫菀、桑白皮、杏仁组成，具有补益肺气、止咳平喘的功效。我们研究采用烟雾暴露的方式造慢性阻塞性肺疾病的大鼠模型，用补肺汤干预慢性阻塞性肺疾病大鼠。结果显示，与模型组相比，用药组中、高剂量大鼠肺功能明显改善，肺泡灌洗液中以中性粒细胞和巨噬细胞为主的炎性细胞数目显著减少，且病理切片提示中、高剂量组肺组织中炎性细胞浸润、杯状细胞增生与胶原沉积情况均显著优于模型组。

7. 阳和定喘方联合放疗治疗非小细胞肺癌的机制研究

立体定向放疗能够精确地将高剂量的辐射集中于肿瘤组织，同时能激发患者的免疫系统，从而在治疗肿瘤的同时，增强机体的免疫功能。阳和定喘方治疗时兼顾非小细胞肺癌（NSCLC）的“阳虚正亏”与放疗后引起的“阴虚”情况，发挥补阳滋阴，解毒散结的功效，标本兼治。阳和定喘方联合放射治疗（RT）通过在细胞或分子层面的协同效应，增强了肿瘤细胞对放射线的敏感性，展现出了超越放疗单一治疗模式的独特优势。为了明确阳和定喘方联合放疗治疗 NSCLC 的潜在作用机制，我们开展了一系列基础研究。

（1）体内实验提示，阳和定喘方联合放疗能够显著抑制 NSCLC小鼠的肿瘤的增长，改善 RT 抗 NSCLC 的治疗结局。与单纯放疗组相比，阳和定喘方联合放疗组可显著抑制肿瘤生长，降低小鼠脾指数，缓解肺部炎症。其具体机制可能与增强免疫反应方面有关，阳和定喘方 +RT 组中 $CD3^{+}T$ 细胞和 $CD8^{+}T$ 细胞的比例显著上升，肿瘤组织转录组测序和 qPCR 也提示，$CD8^{+}T$ 细胞参与了阳和定喘方联合放疗抗 NSCLC 的过程。

（2）体外实验我们用 Lewis 细胞作为模型，用 4 Gy 或 8 Gy 的剂量照射肿瘤细胞。克隆形成实验提示放疗显著抑制了 Lewis 细胞的增殖，这一结果与预期相符。与单纯放疗组相比，阳和定喘方联合放疗的 Lewis 细胞增殖能力进一步受到抑制。为明确 $CD8^{+}T$ 细胞在阳和定喘方联合放疗抗 NSCLC 的作用，我们从小鼠脾脏中提取 $CD8^{+}T$ 细胞，随后将其与肿瘤细胞共培养，结果与预期一致。

四、结语

岁月不居，时节如流，从当初的青涩学生成长为现在可以独当一面的中医人，不过十数载光阴，我也见证了中医药事业在国家支持下的蓬勃发展，为中医学的振兴感到自豪与激动，我常常在心中自问，在这样宏大的历史画卷中，我能扮演怎样的角色？

科技日新月异，现代技术飞速发展。中医，作为中华民族的瑰宝，承载着数千年的文化和智慧。在新时代中，中医面临着前所未有的挑战和机遇。如何在保持传统精髓的同时，与西医学及科技相结合，实现创新发展，成为一个值得深思的问题，也是每一位中医人为之拼搏的崇高事业。在今后的工作生涯中，我希望深入挖掘中医潜力，推进传统复方的机制研究及转化工作，推进中医现代化的同时积极弘扬中医文化，培养一批专业、全面、优秀的中医学子，传承岐黄薪火，在发展中创新，连接传统与现代、东方与西方，为全人类的健康保驾护航。

（鹿振辉）

蔡宛如

主任医师，教授，博士研究生导师

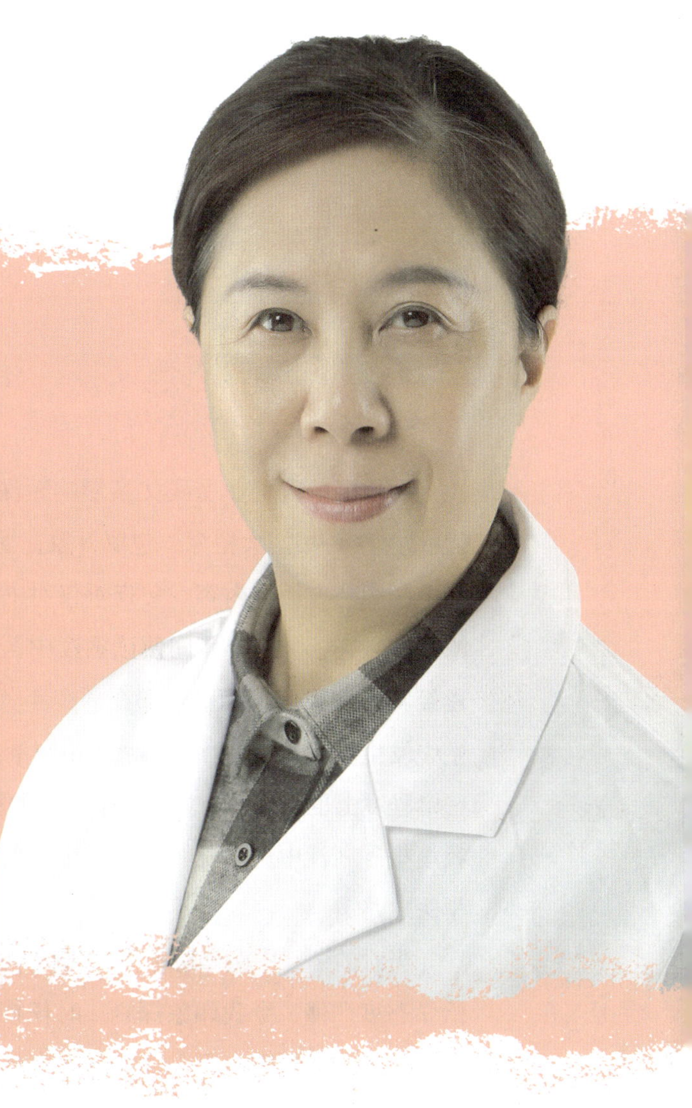

全国老中医药专家学术经验继承工作指导老师，浙江省国医名师，浙江省名中医，浙江省“新世纪 151 人才工程”培养人员。中国农工民主党第十六届中央委员会委员，第十一届、第十二届浙江省委员会副主任委员，政协第十一届浙江省委员会常务委员、教科文体专业委员会副主任，浙江省第十三届人民代表大会常务委员会委员、教科文体专业委员会委员。国家中医药管理局中医优势专科（肺病科）学术带头人，国家中医药管理局“十二五”重点专科（肺病科）建设项目带头人，国家中医药管理局重点学科（中医全科医学）学科带头人，浙江省中医药重点学科（中西医结合慢性气道疾病防治学）带头人，浙江省一流学科建设项目中西医结合呼吸病学方向学科带头人。兼任世界中医药学会联合会呼吸病专业委员会副会长，中华中医药学会肺系病分会名誉副主任委员，浙江省中医药学会副会长、呼吸病分会主任委员，浙江省中西医结合学会副会长等职。获全国教科文卫系统抗非典先进个人、中国农工民主党脱贫攻坚战先进个人、浙江省医师协会“浙江省优秀呼吸医师”等称号。长期从事中西医结合呼吸病学的临床诊治与科学研究工作，主持国家级、省部级、厅局级重大攻关项目等课题 10 余项，获得省部级、厅局级各类奖项 10 余项。发表 SCI 及核心期刊论文 100 余篇，主编及参编专著 10 余部。

继往开来扬国学，衷中参西治肺病

一、从医之路

（一）学医初心

我从事中医事业受我父亲影响颇深，父亲蔡义江一生致力于中国古典文学和红学研究，《红楼梦》一书博大精深、包罗万象，涵盖了古代文化和日常生活各方面的知识，更记载了许多中医中药方面的内容。父亲不仅对书中的诗词歌赋研究深入，对书中记载的中医中药亦有浓厚的兴趣，父亲早年间便已熟读中医四大经典，对中医理法方药也略知其理，在我年少时还经常带着我去采摘草药，在那个年代还用中草药治好了妹妹的“慢性细菌性痢疾”，当学生中发生流行性感冒时，父亲还用中草药熬汤给他们进行了防治。父亲对于中医的浓厚兴趣，一定程度上也在我的心里埋下了从医的种子。1977 年我参加了恢复的高考，在父亲的建议下，我填报了浙江中医学院（现浙江中医药大学）中医学专业的志愿并被顺利录取，开始了我的学医之路。

当时的浙江中医学院汇聚了省内最优秀的中医人才，他们理论功底扎实、临床经验丰富、治学态度严谨，令我印象深刻。时任校长的何任先生是国内研究《金匮要略》的大家，后来也成了第一届国医大师，他始终尊奉各大经典，杂合诸家学术。何老在繁忙的临床及行政工作之余仍抽出时间坚持给学生上课，他的讲课旁征博引、深入浅出，让我对中医的认识从之前的抽象变得直观。另一位著名的老师是徐荣斋老先生，徐老学术造诣深厚，对《内经》《伤寒论》有精深的研究，先生为人谦逊随和，讲课循循善诱，深受同学们的爱戴。蒋文照先生也是一位非常值得尊敬的老师，中医基础功底扎实，对待学生的提问，他总是能认真一一作答，从未有丝毫厌倦之情。

作为高考恢复后的首届大学生，很多同学深知读书机会来之不易，大家都格外用功。同学中有一批酷爱中医且已经接触过中医的人，进入大学以后有了名师的指点，中医理论基础更加扎实。大家相互学习和探讨，时时迸发出思想的火花，逐步认识到中医需要继承，同样也需要发展，也逐渐感受到了中医这门学科的博大精深。

1982 年毕业前夕，何任老院长给毕业生题词——“博学精思”。“博学”取自张仲景的“勤求古训，博采众方”，即鼓励大家要努力学习中医理论知识；“精思”，则是指知识要经过自己思考，方才有用。博学精思是何老的治学精髓，也是他寄予毕业班同学的美好期望，从此何老“博学精思”的教诲一直深印在我们的心底。

（二）求索之路

毕业后我被分配到浙江省中医院中医内科工作，当时的浙江省中医院名师云集，我曾有幸跟随杨继荪、葛琳仪、王会仍、徐志瑛、李学铭、周亨德、陈意等名医大家一起工作并向他们学习，让我对中医的认知有了进一步的提高，同时确立了中医肺病的研究方向。

杨继荪是杨氏中医第二代传人，是现代著名中医内科临床学家。1978 年杨老调入浙江省中医院担任院长，在他的努力下，开设了中医病房，提倡“能中不西”“先中后西”，用中医药手段治疗、救治了许多患者。我在实习时曾经在杨继荪先生身边跟诊，工作后又得杨老选拔并在他家中亲自教授中医课程，系统地学习了杨老对于中医肺病的诊疗理念及遣方用药之特色。杨老认为黄痰固然有热，白痰未必有寒，痰因热成，重在清热；慢性肺病患者体虚多瘀，因虚致瘀，常使疾病呈虚实夹杂的现象，治疗常行益气养阴、活血化瘀之法。

国医大师葛琳仪为杨继荪之后的浙江省中医院院长，我刚分配到中医内科时葛琳仪是当时科室主任，科内又有李学铭、徐志瑛、周亨德、王会仍、陈意等中青年中医人才，中医氛围十分浓厚，葛老要求中医内科病房住院患者纯中医治疗率必须达到 70% 以上，并且勇于承担科室医疗的责任。葛老经常带着我们诊查危重患者，在她的带领下中医内科的医疗能力得到了迅速提升。葛老治病外邪以清为主，慢性病以补为主，注重时令进补，补法中寓调理，她的遣方用药之法影响了我对于肺病的治疗与调理。她也非常重视年轻医生总体诊断能力和急救水平的提高，让我们分别去了放射科、B 超室、心电图室、急诊科等科室轮转学习，以掌握西医学的诊疗方法，对危重患者的抢救作出中西医结合的优化选择。

徐志瑛老师是继杨继荪、葛琳仪之后的又一位浙江省中医院院长，在杨继荪院长的带领下，她在中医大内科实践基础上将重点转向了慢性支气管炎、肺心病的临床研究。徐老常主张，第一，呼吸系统疾病诊治应该结合西医诊疗手段，如胸片、CT、肺功能、血气分析等，切不可以主观臆断，盲目用药，以免延误诊治；第二，注重中医干预时机，例如肺纤维化患者，应在出现不可逆的病理改变之前早期运用中药进行干预，不仅可以减轻或阻断病情进一步发展的趋势，并可减少糖皮质激素等不良反应比较大的药物用量。我也经常跟随徐老查房出门诊，徐老的中西互参理念，让我对中西医的认知更为清晰，中西医是两个不同的科学体系，临床上可以互相补充，从而达到最佳的疗效。

1997 年我成为第二批全国老中医药专家学术经验继承人，师从王会仍老师，他是一位善于学习、勤于思考、精于研究的医生。王老师虽然是学中医出身，但是他注重明确诊断，病证互参，西为中用，中西医选择上把握时机、优化选择、优化治疗，主张用西医学的方法来研究中医中药。他提出2个观点：①临床和科研应该并重，中医理论可以通过科学研究得到证实。②中西医各有所长，临床上应该优化选择，以提高临床疗效为第一要素。王老师的思想与观念对我产生了深刻影响，为我后来从事中西医结合防治呼吸系统疾病的研究工作奠定了基础。

（三）工作经历

浙江省中医院一位位优秀的老师给予了我无数的启迪，前辈们带着我们开拓进取、努力钻研，我的工作能力也得到了医院领导的认可，在35岁那年我被任命为中医内科副主任，大内科（包括中西医内科）主任助理，中医内科在呼吸系统疾病诊治方面疗效显著，许多患者慕名而来。随着全国医院二级分科的逐步推行，当时的中医内科病房也已经不能满足各专科患者的诊疗需求，二级分科势在必行，我荣幸获得院领导和科室前辈的信任，得以在二级分科时被任命为呼吸内科主任。

随着西医学的发展，早年“能中不西”“先中后西”的诊治方式不再符合中西医“优化选择”的原则，我在担任呼吸内科主任以后，为科室建设确立了“中西并重”的发展目标。为了加快呼吸专科建设速度，缩小和各大西医院之间的差距，科室积极购置了呼吸内科的各种检查和治疗设备，开展了支气管镜检查和有创、无创呼吸机辅助通气技术，建立了睡眠呼吸监测室。20世纪90年代，在当时省内医院的呼吸科还未开展气道介入治疗的情况下，我为一个晚期肺癌气道狭窄的患者邀请省外专家前来会诊，帮助其一起进行气管镜下的气道支架置入术。对于现代化中医院的专科发展，我不仅重视现代设备与技术的作用，更是不忘中医中药的重要性，积极鼓励与拓展中医药的使用，即使急危重症患者在使用西药进行抢救治疗时，也仍倡导使用中医药辅助治疗。我与科室团队一起在临床实践中不断进行总结，不断吸取经验教训，努力提高中医药的疗效，在这个过程中更加深刻地领悟到了中医药的魅力。

2004年，浙江中医学院在全国范围内率先实行“院院合一、医教结合”的模式，教、医、研一体化管理，浙江中医学院医院管理处应运而生，同年经学校领导讨论研究决定，将我调至学校新组建的医院管理处任职。接手新岗位的工作后，我建立了部门网站，提高了管理工作效率，加强了学校与医院、医院与医院之间的沟通与合作。在任6年，我助力学校更名为大学、协助浙江中医药大学附属第三医院兼并浙江省邮电医院、化解学校“甲流”危机、共庆学校五十华诞，亲历和见证了母校的发展。

我从2010年7月起又走上了新的岗位，担任浙江中医药大学附属第二医院（浙江省新华医院）、第二临床医学院院长，至2017年卸任，任职7年。在任期间成功将前身为浙江省建设厅下属职工医院——“浙江省建工医院”附属第二医院，发展成为一所中西医结合、医教研一体的大学附属医院和三级甲等中西医结合医院。

虽然走上管理岗位后工作更加繁忙，很多精力投入到了医院和教学管理、学科建设、人才培养等工作中，但我始终铭记自己的本职是一名医生、一名教师，仍然每周固定时间出专家门诊，坚守医师职责，全心全意为患者服务；在坚持本科和研究生课堂教学的同时还承担了硕博士的导师工作。

（四）疫情防控

2002年11月“非典”疫情暴发，席卷广东、香港、北京、台湾，乃至全国。“非典”夺走了一位又一位患者和医护人员的生命，因当时对疾病认识不清，且无特效的治疗药物，一时间人心恐慌。2003年4月，杭州也确诊了3例输入型“非典”病例。当时人们谈“非典”色变，但是作为呼吸医师，无论面对多么凶险的疫情都应责无旁贷，我带领呼吸内科全体成员坚守岗位，每天奋战在临床一线，认真排查疑似患者，积极参与制定中医药防治方案。此时的浙江省中医院呼吸内科经过数年建设，已经拥有了较完备的呼吸诊疗及支持技术体系，团队具备了丰富的临床经验去应对各种呼吸危重疾病。为了积极配合全国抗击“非典”的统一部署，我们科室派遣王新华医生前往“非典”隔离病房进行援助。当时，王新华医生作为省内鲜有能够熟练操作呼吸机的中西医结合呼吸专业人才，为击败“非典”作出了贡献，其作为浙江省中医院呼吸内科的一员所体现出的高素质专业水平，获得了同行们的一致好评。我本人也获全国教科文卫系统抗非典先进个人称号。

2019年底，新的疫情暴发，自己虽未能奔赴抗击疫情一线，但我们也在时刻准备应对疫情形势的变化。疫情初期，浙江省中医药管理局汇集省内中医呼吸病专家，制定了浙江省的中医药防治推荐方案，我作为顾问对诊疗方案提出了实施意见和建议，参与了方案的多次修订和解读。方案的制定为浙江省发挥中医药特色治疗疫毒感染奠定了基础，形成了“密切接触者预防用方、疑似病例第一时间用上中药、中医师进隔离病房全程参与救治、康复期用中药恢复”的中医药防治体系。

疫情期间，我组织浙江省中医药学会呼吸病分会、浙江省中医呼吸医师联盟、浙江省肺系病分会中西医学组多次举办线上学术交流会，汇聚海内外同道共同分享防治经验。在举办的浙江省中医系统在线学习交流会中，自己也多次分享了中医药治疗病毒感染的经验。

二、临证经验

（一）慢性咳嗽

慢性咳嗽病因众多，病机治法各有不同。治疗上外因重视风邪，内因重视肺、肝、胃脏腑之间的相互作用。

1. 祛风止痉，补肺固卫

许多咳嗽变异性哮喘、变应性咳嗽等慢性咳嗽患者多为过敏体质，常因剧烈运动、感冒，或吸入冷空气、灰尘、油烟等异味刺激后诱发，咳嗽多呈刺激性，多突然发作，伴鼻部、咽部瘙痒，遇风或讲话时易发。发病以风邪为主，符合“风邪上受，首先犯肺”“风善行而数变”的特性。在治疗时多配伍祛风解痉药，如荆芥、防风、麻黄、蝉蜕、僵蚕等；对于其中呈连续性呛咳、痉挛性咳嗽者，常用芍药甘草汤加减。芍药甘草汤本是《伤寒论》中的经典方，方中白芍苦酸，甘草甘平，原用于治疗表证夹里虚因误汗使筋脉失养所致的挛急。痉挛性咳嗽者，与此证有相通之处，两药相合，酸甘化阴，滋养肺津，收敛肺气，清肃之令得行，气道通利，则咳嗽自解。现代研究也发现该方具有解痉平喘和抗炎、抗过敏的作用。

过敏性鼻炎导致慢性咳嗽临床亦较常见，发作时往往先有鼻痒、鼻塞、流涕、咽痒等外感症状，多为外感之风邪客于鼻咽，治疗宜祛风通窍、化痰止咳，常选用防风、蝉蜕、地肤子等清轻之品，祛风脱敏，透邪外出；苍耳子、辛夷、白芷、射干等开窍利咽，以助肺气宣发。

2. 清热化痰，宣肺止咳

无论是外感新起之咳嗽，还是新感引动宿疾引发急性发作的咳嗽，其诱因均在于感受外邪。而风、寒、暑、湿、燥、火六淫中，除寒、湿之外皆属阳邪、热邪，即使感受了寒湿之邪，也多易郁而化热或蕴而化热。而此热邪或化热之邪侵袭于肺，会煎熬津液生痰，故热乃生痰之因由。因此临证时见咳嗽痰多而黏者，不论痰白或黄，只要虚像不明显，常选用寒凉清热之品，如黄芩、鱼腥草、野荞麦根等可清热化痰、宣肺止咳。

3. 疏肝泻热，清肺顺气

肝之所致咳嗽临床常见肝气郁结和肝火犯肺 2 型。肝气郁结：常因情志不遂，郁怒气结，肝失条达，气失疏泄，累及肺气肃降失司而咳嗽。症状随情志变化而增减，常伴有胸胁胀满，用四逆散加减。肝火犯肺：肝气郁结化火，上逆侮金，肺失肃降，以致气逆咳嗽，伴有咽干面红、急躁易怒等肝火上炎的表现。治宜宣郁降火，常用黛蛤散，如咳嗽日久郁火伤阴，症见心胸烦热、口苦咽干、痰出不爽等，则加用芍药甘草汤、芦根、玉竹等。

心因性咳嗽多与肝气郁结相关。心因性咳嗽又称心理性咳嗽、习惯性咳嗽，因情志不畅引起反复咳嗽，是慢性咳嗽中并不罕见的一种类型。以日间咳嗽、专注于某一事物及夜间休息时咳嗽消失为典型特征，常伴随焦虑症状。此类咳嗽普遍存在肝气郁结，治疗以疏肝理气为根本，临床上常用柴胡、枳壳、厚朴升降相宜、疏肝理气，旋覆花利肺降逆，郁金理气和络，同时需辅以临床心理疏导。

4. 和胃降逆，理气止咳

《素问·咳论》曰：“其寒饮食入胃，从肺脉上至于肺，则肺寒，肺寒则内外合邪，因而客之，则为肺咳。”此类咳嗽常可见于胃食管反流性咳嗽，是慢性咳嗽的常见原因之一，因胃酸或其他胃内容物反流食管而致咳，典型者常有胸骨后烧灼感、反酸、嗳气、胸闷等反流症状。治疗以和胃降逆为大法，多选用旋覆花、代赭石、紫苏梗、半夏、蒲公英等药，同时从辨病的角度常予煅瓦楞子、海螵蛸等药物制酸和胃，并予柴胡、枳壳合用调畅气机、疏肝解郁和胃。

案例

黄某，男，58 岁。

初诊（2024 年 8 月 5 日）：主诉“反复咳嗽 10 月余，再发 2 个月”。现病史：患者 10 个多月前感染新型冠状病毒后反复出现咳嗽，以干咳为主，具体用药及治疗不详。2 个月前咳嗽再发，外院查胸部 CT 提示两肺散在增殖钙化灶，右肺下叶少许炎性灶。予西药抗感染、止咳化痰治疗咳嗽略有好转，现仍时有咳嗽，以白天咳嗽为主，遇冷风刺激及食用西瓜后咳嗽增多，感喉间黏液附着，不易咳出，纳可，夜寐安，二便无殊，舌淡红，苔薄白，脉弦细。就诊时于本院查肺功能，结果显示激发前肺通气功能基本正常，激发试验阴性。

西医诊断：慢性咳嗽。中医诊断：咳嗽，证属风邪犯肺、气滞痰阻证。治以宣肺祛风，行气化痰，补肺固卫。

处方：蜜麻黄 6g，炒黄芩 9g，炒柴胡 6g，姜厚朴 10g，桔梗 10g，炒前胡 12g，炒陈皮 10g，姜半夏 9g，金荞麦 30g，麸白芍 12g，生甘草 9g，炒黄芪 15g，麸炒白术 10g，炒防风 9g，百合 12g，郁金 10g。14剂，水煎服，每日 1 剂。

二诊：咳嗽症状基本缓解，偶有晨起咽痒咳嗽，喉间黏液附着感，纳寐可，大便无殊。前方去金荞麦、白芍、郁金，加蜜麸僵蚕 6g、蝉蜕 5g。续服 14 剂。

（二）慢性阻塞性肺疾病

慢性阻塞性肺疾病的发生发展，多因久病肺虚，卫外不固，外邪每易乘袭，致使病情反复发作，日益加重。本病发病始动因素为肺气虚，随着病程日久，气虚基础上逐渐发展为阳虚、气阴两虚，并累及脾、肾、心三脏，故而疾病后期常见多脏合而为病。本病总属本虚标实，治疗应抓住治标、治本两个方面，祛邪和扶正共施，分清缓急，有所侧重。肺气亏虚、脾虚失运，以至于痰浊潴留，水饮内生，又因久病入络，心阳虚衰，无力推行血脉，血行不畅而成瘀。痰、饮、瘀为肺胀的三大病理因素，三者之间相互转化，相互影响，错杂为患，最终导致肺胀迁延难愈。诊疗时主要采用以下治则。

1. 扶正益气，贯穿始终

肺胀病变首先在肺，继而影响脾、肾，后期病及心。肺虚宣降失司，则上焦津液不能通降与布散，停聚于肺，化为痰饮。肺失宣降，痰浊内生，治疗需"宣降并行，以绝痰器"，常用玉屏风散补气固表，加用太子参、沙参补益肺气；同时配伍前胡、桔梗，前者降气化痰，后者宣肺祛痰，一降一宣，不仅化痰之力强，更能使肺恢复宣发肃降，使肺中之痰得除，断绝痰所藏之地；或加紫苏子、苦杏仁相伍，不仅能止咳平喘，更能降气化痰，同时能宣肺散邪。

若肺病及脾，子盗母气，则会出现脾失健运，水液不能布散而停滞为痰浊，痰浊上乘，蕴贮于肺脏。治疗以健脾化痰、宣肺平喘为主，多以六君子汤加减，可加白扁豆、薏苡仁，两药相合，健脾化湿之力明显。

久咳、久喘渐伤及肾脏，肾虚则摄纳无权，以致气喘日益加重，动则更甚。因津液输布赖以"脾气之散精、肺之宣发肃降、肾之蒸腾气化"，久病则肺脾肾三脏虚损，患者不仅难以抵抗病邪，更易使津液聚而为痰。治疗时常采用补肺纳肾、降气平喘等治法，方用玉屏风散、金匮肾气丸加减，常用党参、地黄、山茱萸、黄芪、白术、防风、当归、茯苓、山药等药。对于合并肾阳虚者，可选淫羊藿、肉苁蓉、益智仁大补肾阳，尤其用于肾虚不能纳气者的治疗。

肺与心脉相通，久则病及于心，出现心主运营过劳的情况，甚至进一步导致心气不足、心阳不振，此时治疗应温阳利水、活血通络。然而在本病的发展过程中，肺脾肾三脏虚损却无明显分界，可混合出现，如肺脾两虚、肺肾两虚或肺脾肾三脏同时虚损，故扶正益气应贯穿疾病始终。

2. 活血通络，调气治痰

肺胀日久，病邪由气入血而病络，或邪气直接侵袭肺络，络气受损，无力推动津、血而致津聚为痰、血停成瘀，痰浊、瘀血有形之邪阻塞肺络，致肺络病。特别是在慢阻肺进展合并肺动脉高压、肺心病时，病理上肺血管重构导致血管狭窄、闭塞，络病病机尤为突出，然而病理因素主要仍是“痰”和“瘀”。临证时我们常采用当归、川芎、红花、丹参等活血通络的药。治痰方面，我们主张“治痰当先治气”“气顺则痰除”，故临证时常用佛手、陈皮配枳壳，使理气化痰之力强，尤适合伴胸闷、恶心欲呕的气滞痰阻之证。此外，治痰瘀时亦当清肺热，瓜蒌配浙贝母清肺化痰，亦可加入紫草加强清热化瘀之力。然此类理气活血、清肺化痰之药多易伤及正气阴液，因而用药不宜过猛，临床应用当随机应变。

案例

杨某，男，59岁。

初诊（2024年8月7日）：主诉“咳嗽咳痰伴胸闷气促1年余”。现病史：患者1余年前脑梗死后出现咳嗽咳痰，伴有胸闷气促，言语及活动后易发，时感心悸，痰难咳出，色白。近1个月前外院行胸部CT检查，结果提示肺气肿，右肺中下叶结节灶。当地未予诊治。现患者仍感活动、言语后感胸闷气急，心悸明显，时有咳嗽咳痰，痰色白质黏，夜寐尚安，纳差，大便尚成形，唇色紫暗，舌质暗紫，苔白，脉沉弱无力。本院肺功能检查显示轻度阻塞性通气功能障碍，弥散轻度障碍，舒张试验阴性。吸烟指数800。

西医诊断：慢性阻塞性肺疾病。中医诊断：肺胀，证属肺肾气虚，痰瘀内阻证。治以补肺益肾，化痰祛瘀。

处方：炒黄芪15g，麸炒白术10g，炒防风6g，北沙参12g，制黄精12g，党参15g，五味子10g，桔梗10g，鱼腥草30g，金荞麦30g，炒前胡12g，生甘草6g，炒陈皮10g，姜半夏9g，炒黄芩9g，酒当归12g，丹参15g，川芎10g。7剂，水煎服，每日1剂。

二诊：患者咳痰明显减少，活动后气促有所缓解，心悸减少，纳可，前方去鱼腥草、金荞麦，黄芪加至30g，又加山药15g以补益肺脾肾，续服14剂。

（三）支气管哮喘

中医治疗哮病的历史源远流长，哮病总属邪实正虚之证，发时以邪实为主，未发时以正虚为主，治疗以“宣肺降气豁痰，健脾补肾益气”为准则。痰气交阻是本病发病的关键，发作期要注重祛痰利气；“肺为生气之主，脾胃为生气之源，肾为生气之根”，缓解期注重对肺的清肃和肾的温养，兼顾调理脾胃。哮病常因外感风邪触发，发作时辅以祛风宣散、解痉之法。

1. 发作期祛痰利气，攻邪治标

对于哮病急性发作期，着重于攻邪治标，治疗时需以祛痰利气、调畅气机为先。正如《丹溪心法》所云："善治痰者，不治痰而治气。"气行则水行，津液通则痰自化，气降则喘平。

哮病发作期有寒哮、热哮之分。寒哮选用射干麻黄汤，常用麻黄、射干宣肺降气平喘，细辛、半夏温肺化饮，五味子收敛肺气，紫苏子、杏仁等化痰利气，同时常佐以茯苓、白术等健脾化湿之品。热哮选用定喘汤和桑白皮汤加减，常重用黄芩，与桑白皮联用以清热肃肺，用款冬花、杏仁以化痰降逆，麻黄与紫苏子联用降气平喘，北沙参、麦冬合用以清热养阴。

哮病常因外感风邪触发，具有发病迅速的特点，多有鼻咽部发痒、喷嚏频作等症状，因此常加用紫苏叶、荆芥、防风、前胡等祛风宣散之品；咽痒明显、干咳频作者，加用地龙、僵蚕、蝉蜕等祛风解痉之药；若咳痰不爽，加浙贝母、远志祛痰；若咽喉不利，加藏青果、木蝴蝶利咽解毒；若咳声重浊，加青黛、蛤壳清利肺肝；兼鼻塞流涕者，加辛夷、白芷、苍耳子祛风通窍；兼胃脘不适、泛酸呃逆者，加左金丸、旋覆花、瓦楞子、海螵蛸抑酸和胃降逆；兼大便秘结者，加瓜蒌仁、杏仁、玄参润肠通便，腑气通则肺气降，痰垢得下，咳喘自平。

2. 缓解期补肺、健脾、益肾

哮病属本虚标实之证，以宿痰为发病的宿根，而宿痰的产生责之于肺不能布散津液，脾不能运输精微，肾不能蒸化水液，以致津液凝聚成痰，伏藏于肺。哮病患者常用药物维持治疗，病情得以控制稳定，但哮病反复发作，正气必虚，多表现为肺、脾、肾的气虚及阳虚，或阴虚。故在缓解期，应培补正气，从本调治，采用补肺、健脾、益肾等法，以冀减轻、减少或控制其发作。且不可拘泥于痰多、痰黄而唯恐运用补益之品导致邪恋的情况，治疗应以"健脾益气，补肺纳肾"为准则。临证时应辨明肺、脾、肾三脏何脏受累，分别从肺论治、肺脾论治或肺肾论治遣药处方，但恐"余气成火"，常在补益剂中酌加黄芩等清热之品。

从肺论治常以玉屏风散加减，若呛咳、痰少质黏、口咽干燥，加北沙参、玉竹益气养阴；若易出汗、常畏寒，加浮小麦、煅龙骨、煅牡蛎收敛止汗。

肺脾论治常以六君子汤加减，若痰多，加山药、前胡、浙贝母健脾化痰；若精神紧张、性情焦躁，加柴胡、郁金、玫瑰花疏肝解郁。

肺肾论治常用熟地黄、山药补肾纳气，阴伤明显者，加沙参、麦冬、天冬润肺保金；夜间盗汗、午后潮热者，加地骨皮、老鹳草养阴清热。

哮病的宿根为"伏痰"，加之久病入络，久病必瘀，故缓解期患者往往存在痰瘀互结现象，临床上亦不乏伴有唇甲发绀、舌质紫暗瘀斑等瘀血之象明显者，故治疗在按脏腑辨证、扶正的基础上，需兼顾夹痰夹瘀的治疗，常加用当归、丹参、川芎、广地龙、赤芍、虎杖等活血化瘀之品。

案例

梁某，女，37 岁。

初诊（2024 年 5 月 6 日）：主诉“反复咳嗽伴气急 1 年余，再发半月”。现病史：患者 1 余年来反复咳嗽，伴气急，曾至外院就诊，自诉行肺功能检查后考虑哮喘，予沙美特罗替卡松、孟鲁司特、氯雷他定治疗，患者感症状好转后自行停药。半月前气急再发，咳嗽，咳黄黏痰，外院就诊再次复查肺功能提示：轻度阻塞性通气功能障碍，舒张试验阳性。FeNO 269 ppb，总 IgE 927 IU/ mL。血常规：嗜酸粒细胞百分比 14.2%。胸部 CT 示两肺支气管壁增厚，提示炎性改变；两肺少许纤维灶。予抗感染、化痰、沙美特罗替卡松吸入治疗。现患者咳嗽频次较前减少，白天为主，咳痰白黏，伴有气急，咽痒，舌红，苔薄腻，脉弦。

西医诊断：支气管哮喘慢性持续期。中医诊断：哮病，热哮证。治以清热化痰，降气平喘。

处方：炒黄芩 10g，蜜麻黄 9g，桔梗 10g，炒前胡 12g，姜厚朴 10g，炒陈皮 10g，姜半夏 9g，鱼腥草 25g，浙贝母 12g，生甘草 9g，炒黄芪 15g，麸炒白术 10g，炒防风 9g，蜜麸僵蚕 9g，蝉蜕 6g，地肤子 10g，炒荆芥 9g。14 剂，水煎服，每日服 1 剂。

二诊：患者气急缓解，咳嗽较前减少，晨起少许咳痰，口干。前方去蜜麻黄、地肤子、浙贝母、炒荆芥，加百合 12g、制黄精 12g，续服 14 剂。

（四）支气管扩张症

支气管扩张症病机以肺虚为本，以痰、热、瘀为标，急性加重期痰、热、瘀蕴结于肺，损伤肺体；迁延期肺体已伤，正虚邪恋；恢复期则以肺、脾、肾亏虚为主。

1. 善用清法，顾护脾胃

支气管扩张症中痰、热、瘀为最重要的病理因素，贯穿疾病始终。因此治疗当以清法为纲，包括清热解毒、清肺化痰、疏风清热、清热通腑、清肝降气、清气凉血等法。临床常用黄芩、桑白皮、金银花等清肺泻火，前胡、牛蒡子、浙贝母、竹沥半夏、金荞麦、鱼腥草等清热化痰，大黄、玄参、虎杖等清热通腑，白茅根、仙鹤草、紫草、白及清热凉血止血，青黛、海蛤壳、焦山栀、旋覆花、代赭石清肝泻火。但若清热苦寒之药攻伐太过，易伤脾胃，故而对于苦寒药的使用中病即止，顾护脾胃，杜绝生痰之源。

2. 气火同治，降气止血

咳血为支气管扩张症常见症状，咳血者在治疗上主要为治火、治气、治血。治火，实火当清热泻火，虚火当滋阴降火；治气，实证当清气降气，虚证当补气益气；治血，当以“止血为要”，予以凉血止血、收敛止血或活血止血。《先醒斋医学广笔记 · 吐血》中强调：“宜降气不宜降火，气有余，即是火，气降即火降，火降则气不上升，血随气行，无溢出上窍之患矣。”故气与火是咯血病机关键，不能一味止血，而应凉血、降气并用，常用旋覆代赭汤、黛蛤散加减，药用旋覆花、代赭石、白芍、黛蛤散等以发挥降气止血作用，临床疗效显著。

3. 扶正祛邪，益气健脾补肾

肺虚是本病的本质，因此支气管扩张症稳定期注重益气养阴，常用太子参、南沙参、北沙参、黄芪、麦冬、百合、白芍、石斛、甘草等补益肺气、滋阴润肺。若肺病迁延不愈，子病及母，累及脾脏，脾气虚则脾之运化功能失司，水液停聚，聚而化痰，痰湿内蕴，又会导致肺宣降失司。临证多用六君子汤、二陈汤加减来益气健脾，培土生金，同时兼能燥湿化痰。疾病迁延不愈，病变由肺累及脾、肾，当出现呼吸困难、呼多吸少、短气、动则喘甚等肾不纳气之症，治疗的重点为补肾纳气，常用金匮肾气丸或六味地黄丸加减，选用山茱萸、五味子、山药、杜仲、续断、桑寄生、淫羊藿等益肾阴、补肾阳之品。补益宜用药性平和之药缓缓图之，不可使用峻补之品以求速治，并常配伍陈皮、枳壳等理气之品使补药不致过腻。

案例

陈某，男，39 岁。

初诊（2023 年 11 月 1 日）：主诉“反复咳嗽咳痰 6 月余，再发伴咯血 1 个月”。现病史：患者 6 个多月前因咳嗽咳痰、胸闷胸痛于外院住院，诊断考虑“支气管扩张伴感染”，予抗感染等对症治疗后咳嗽明显好转。1 个月前患者因受凉后出现发热，最高体温 37.8℃，咳嗽咳痰增多，痰黄黏，咯血 2 口，量中，色鲜红，外院查 CRP 25.60mg/L。胸部 CT：两肺多发支扩伴少许感染。予抗菌药抗感染及云南白药胶囊止血等治疗，症状有所缓解，但仍有少许咳嗽咳痰，痰黄量少，痰中偶有鲜红色血丝，稍感乏力，口干口苦，胃纳不佳，夜寐安，大便偏干，舌质红，苔薄黄，脉细数。

西医诊断：支气管扩张伴感染。中医诊断：咯血，证属阴虚肺热证。治以益气养阴，清肺化痰，佐以止血凉血。

处方：炒黄芩 12g，苦杏仁 10g，浙贝母 10g，炙甘草 9g，桔梗 10g，炒前胡 10g，鱼腥草 25g，金荞麦 30g，炒陈皮 10g，芦根 15g，炒白芍 15g，麦冬 12g，北沙参 15g，生茜草 10g，焦六神曲 12g。7 剂，水煎服，每日服 1 剂。

二诊：患者咳嗽咳痰减少，无痰中带血，稍乏力，口干口苦较前缓解，前方去生茜草，加西洋参 6g，续服 7 剂。

三诊：患者基本无咳嗽咳痰，口干、乏力明显好转，原方去鱼腥草、金荞麦，续服 14 剂。

（五）间质性肺疾病

本病多属本虚标实，本虚在肺、脾、肾，以肺肾气阴两虚为主，标实则多为痰、瘀、毒互结。治疗总则当为益气养阴，化痰祛瘀。

1. 补肺肾，化痰瘀

从间质性肺病的发生发展过程看，无论病程长短、病势缓急，正气不足尤其是肺肾气阴两虚是贯穿始终的病机所在，故在治疗上以百合固金丸、沙参麦冬汤、四君子汤、玉屏风散及补中益气汤为底方。养阴药常用南沙参、北沙参、天冬、麦冬、知母、生地黄、石斛、芦根等，益气药常用太子参、党参、黄芪、白术、山药、茯苓、甘草等，重用党参、黄芪以增强补气效力。

痰、瘀等毒邪痹阻肺络，是间质性肺病迁延不愈、病情发生发展的重要因素，因此祛邪以活血化痰通络为要。治血先治气，通常合用理气活血药以化瘀，常用丹参、川芎、虎杖、红花、红景天、当归、厚朴、陈皮、香附等，但不主张大量使用莪术、三棱等破血逐瘀药，因攻伐太过耗伤正气难免会加重病情。化痰多用陈皮、半夏、桔梗、前胡、贝母、款冬花、白前、紫菀等。因为间质性肺病病程较长，其痰、瘀、毒胶结痹阻较重，单纯草木之品往往不能取效，临证效法叶天士“藉虫蚁血中搜逐，以攻通邪结”之法，在化痰活血的基础上常加用僵蚕、地龙等动物类搜剔经络的药物。

2. 分期而治

间质性肺病复杂多样，疾病谱广泛，不同患者及同一患者的不同发展阶段病机虚实交错，证候纷繁多变。因此我们参照前人的经验将疾病分为急性加重期、慢性迁延期及重症多变期3期。

间质性肺病急性加重期常因外感六淫，以风邪为首，常夹痰、湿、热、瘀、毒。治当以辛为泄，根据风寒、风热、风燥不同，分别治以辛温、辛凉、润燥，或小青龙汤、银翘散或桑杏汤加减。若表邪已解，痰湿内蕴，蕴久成毒，阻遏气机，气滞血瘀，痰、瘀、毒胶结阻络，治宜辛开苦降、活血化痰为主，可选用小陷胸汤、千金苇茎汤、苏子降气汤等化裁。

慢性迁延期病机为本虚标实，以肺肾气阴两虚为主，夹杂痰瘀。在此阶段，根据夹痰或夹瘀的不同，在益气养阴基础上分别加用紫菀、款冬花、桔梗、紫苏子、前胡、半夏、浙贝母、厚朴等止咳化痰药，或丹参、川芎、虎杖、红景天、红花等活血化瘀通络药。

重症多变期，患者喘促气短，动则尤甚，病位从肺、肾渐进累及其他多脏。此时，当从肺痿论治。《金匮要略·肺痿肺痈咳嗽上气病脉证治》曰：“肺痿吐涎沫而不咳者，其人不渴，必遗尿，小便数。所以然者，以上虚不能制下故也。此为肺中冷，必眩，多涎唾，甘草干姜汤以温之。”肺痿患者后期气损及阳，出现脾肾阳虚，导致津液不能运化，机体失于温煦，从而出现形寒肢冷、咳痰白稀、小便清长的情况，甚者会导致阳气暴脱，阴阳离决。因此，针对这部分患者，常采用真武汤或理中汤加减，可加用桂枝、吴茱萸、肉桂、炮附片、淫羊藿、菟丝子、狗脊、杜仲、肉苁蓉等药。如出现阴阳两虚，则治宜大补阴阳，佐以活血化痰，方以参蛤散合右归饮加减。

案例

龚某，男，68岁。

初诊（2024年2月5日）：主诉“活动后胸闷气急伴咳嗽3年余，加重1年”。现病史：患者3年余前无明显诱因下出现活动后胸闷气急，休息后可缓解，伴咳嗽，偶有咳痰，当时查胸部CT提示：两肺间质纤维化；慢性肺气肿、肺大疱形成。予多索茶碱针和支气管舒张剂雾化吸入以平喘，乙酰半胱氨酸以抗氧化治疗。近1年来活动后胸闷气急较前加重，仍有咳嗽咳痰，1年前查肺功能提示：舒张前肺通气功能基本正常，弥散功能重度减退，支气管舒张试验阴性。呼吸内科长期进行抗炎、抗纤维化治疗，症状稍缓解，因考虑西药不良反应大，今求中药调理。现患者咳嗽咳痰，痰少，黄白相间，不易咳出，气促，畏风，大便偏干，纳寐可。舌红，苔薄黄腻而干，脉细弦。双下肺可闻及湿啰音，右下肺呈裂帛音。

西医诊断：特发性肺纤维化。中医诊断：肺痿，证属痰热蕴肺、气阴两虚证。治以清肺化痰，益气养阴。

处方：炒黄芪 15g，麦冬 10g，酒当归 12g，虎杖 12g，蒸萸肉 12g，红景天 10g，百合 12g，茯苓 15g，炒防风 6g，浙贝母 10g，浙重楼 6g，蜜麻黄 9g，桔梗 9g，炒黄芩 9g，蜜前胡 10g。14 剂，水煎服，日服 1 剂。

二诊：咳嗽咳痰较前减少，前方去麻黄，加用人参 9g，续服 14 剂。后续 1 个月前方加减治疗，患者诸症缓解，基本无咳嗽咳痰，活动后少许气促。

（六）急性肺损伤 / 急性呼吸窘迫综合征

中医学虽无“急性肺损伤”（ALI）或“急性呼吸窘迫综合征”（ARDS）病名的记载，根据 ALI/ARDS 气急、喘促的主要临床表现，可将其归于中医“暴喘”“喘脱”范畴。西医文献报道脓毒症是 ALI/ARDS 最多见的病因，中医学认为外感邪毒为本病的主要病因，邪毒包括六淫、疫毒时邪等，本病病机关键在于热毒内陷、瘀热互结，随着疾病发展必然耗伤气阴，虚、热、瘀是其发生发展的主要病理基础，属虚实夹杂之证。临证过程中我们遵循清热解毒、祛瘀通腑、益气养阴为主的治疗原则，常用王会仍主任的经验方“芪冬活血饮”。本方由黄芪、麦冬、当归、虎杖、大黄组成，虎杖清热散瘀，大黄清热通腑，麦冬养阴清热，黄芪和当归益气养血活血，本方具有祛邪不伤正、扶正不留邪的特点，祛邪扶正并行不悖。祛邪与扶正在疾病不同阶段要有所侧重，本病发生发展与肺、大肠、心、肾密切相关，常存在脏腑相关或脏腑同病的情况，可根据其病变脏腑，针对标本缓急进行论治。本病早期多累及肺、大肠、心，以标实为主，临床症状可概括为“喘”“满”“热”“昏”四症，宜祛除邪实为主；后期肺肾因素多见，以本虚为主，可见“喘”“脱”之症，宜扶正固脱为主。

本病属于临床急危重症，稍有不慎，危及患者生命，故在治疗过程中应中西医并重，依赖现代治疗技术和设备，同时发挥中医的协同作用，两者应优势互补，取长补短，最大程度地提高临床疗效，中医中药治疗可贯穿始终。

1. 早期：热毒闭肺，表邪未解，表里双解

早期温热毒邪袭肺，卫表之症未罢，里热已盛，可出现表闭现象，故此时应解表与清里并施。常在清热宣肺方药中，配合辛散透表之品，使邪热从卫外达，以冀汗出热退喘平。常用麻黄与石膏、黄芩与桑白皮相伍，以达清热透表之效；烦躁加栀子，功在清热除烦；口渴加知母、天花粉、芦根，功在清热生津。

2. 极期：肺壅肠闭，肺肠同病，清下并施

肺与大肠相表里，肺热邪盛下移大肠，与肠中积滞相结合而致热结肠燥，腑气不通，则浊气不能从下而出，浊气上迫于肺，使肺气郁闭，即肺壅肠闭。在此阶段，需要肺肠同治，采用“清热化痰，通腑泻下”之法，清下并施，脏腑同治。此时治疗最宜使用“芪冬活血饮”

为主方进行加减，常选用桑白皮、黄芩清肺，根据腹部胀满情况，加用厚朴、枳壳、郁李仁、火麻仁等通腑，对于腑实积滞严重者，在中药内服基础上使用芒硝或大黄粉敷脐，或大承气汤灌肠等方法，使药力直达病所，且利于调节药物剂量，中病即止。

3. 后期：心脑受邪，肺心同病，痰瘀并治

肺与心同居上焦，经脉相通，心肺同病，常见痰瘀凝结，故治宜活血化瘀，调气化痰。临证常用麻黄、桔梗、浙贝母、杏仁、陈皮、厚朴等，诸药相合，宣肺平喘，化痰降逆，并配伍当归、川芎、赤芍、牡丹皮、丹参、红花等药物，以达活血通络之目的。

4. 终末期：内闭外脱，肺肾同病，宣补共施

疾病终末期多表现为气阴亏虚、阳虚，甚则阴阳离决，出现脱证，故治疗需补肾宣肺，扶正固脱。常用黄芪、防风、白术、五味子、太子参、山茱萸、生地黄、熟地黄、山药、制黄精、杜仲等药益气养阴温肾，并配合前胡、半夏、杏仁化痰降气，宣补共施，以补为主。若病情进一步进展，肺肾虚极，累及心阳，阳气外脱或肺肾阴竭，气不归元，出现阴竭阳脱之象，疾病进入“喘脱”期，则需扶正固脱，予生脉散或参附汤，阳脱明显者可加肉桂冲服，阴脱明显者可加用山茱萸，重用麦冬。

案例

俞某，男，58岁。

初诊（2021年8月25日）：主诉“发热、咳嗽3天，加重伴气急1天”。现病史：患者3天前无明显诱因下出现发热，当时最高体温37.8℃，伴咳嗽、全身酸痛，无头晕、头痛、恶心、呕吐、腹痛、腹泻等伴随症状，自行口服感冒药。1天前患者仍发热，体温38.6℃，出现烦躁，胸闷气急，呼吸困难，就诊于医院发热门诊，查血常规及C反应蛋白（CRP），白细胞计数 13.5×10^9/L，嗜中性粒细胞百分数88.0%，CRP 212 mg/L；降钙素原（PCT）0.45 ng/L；甲型流感病毒抗原（+）；血气分析（吸氧浓度60%），pH 7.27，PCO_2 34.6mmHg，PO_2 90mmHg，PO_2/FiO_2 150mmHg。胸部CT：双肺磨玻璃影为主，多发斑片状高密度影。发热门诊以“急性呼吸窘迫综合征”收住我院呼吸重症监护病房，入院后予以有创呼吸机辅助通气，美罗培南、奥司他韦抗感染及对症支持治疗。之后患者镇静状态，见壮热汗出，气促，经气管插管吸引出少量黄黏痰，大便干结，小便短黄，舌红，苔黄，脉弦数。

西医诊断：病毒性肺炎，急性呼吸窘迫综合征。中医诊断：暴喘，证属热毒瘀阻、气阴两虚证。治以凉血解毒，祛瘀通腑，益气养阴。

处方：生黄芪20g，麦冬12g，虎杖20g，生当归12g，大黄9g，西洋参9g，金荞麦30g，生地黄15g，水牛角30g，金银花12g，连翘12g，浙贝母15g。7剂，水煎服，每日服1剂。

二诊：患者已转高流量给氧，发热已退，咳嗽，咳少量黄黏痰，神疲乏力，口干欲饮，排便费力，大便干结，小便短黄，舌红，苔黄，脉弦。患者热毒较前减轻，气阴亏虚较甚，拟酌减清热减毒之品，加强益气养阴之力，前方去金银花、连翘、水牛角，加百合10g、石斛10g、芦根20g、竹叶10g，生黄芪改为30g，麦冬改为15g，续服7剂。

三诊：患者目前鼻导管吸氧，气促不明显，咳嗽减少，咳少许白黏痰，精神可，胃纳欠

佳，稍口干，大便通畅，小便正常，舌红苔薄，脉细弦。后续调理以益气养阴为主。处方：前方去大黄、金荞麦，虎杖改为15g，续服7剂。

（七）肺癌

肺癌的发生与正气盛衰和邪毒入侵有密切的关系。根本原因是正气虚损为先，邪毒乘虚犯肺，导致肺脏功能失调，失于宣降，气机不利，血行瘀滞，津液失于输布，津聚为痰，痰凝气滞，瘀阻络脉，于是瘀毒胶结，日久形成肺部积块。正虚邪实贯穿肺癌的整个过程，临床治疗需根据患者的自身情况，把握扶正与祛邪的权重。

1. 不断扶正

正气亏虚，不能遏邪，邪毒积聚于肺中，导致癌肿的生成；癌肿的生长又会进一步耗损正气，从而助长癌肿的发展；随着病情的进展，正气抗邪的能力下降，进而导致癌毒的扩散，最终出现多处转移并发生多脏器衰竭而导致患者死亡的情况。另外大部分肺癌患者，前期经过手术、化疗、放疗、免疫、靶向等治疗后，通常出现正气不足的情况，表现为气虚或气阴两虚。因此治疗时不断扶正贯穿始终，临床常选用六君子汤进行加减，同时配伍清热宣肺、解毒散结及活血化瘀等，常选用人参、白术、茯苓、黄芪、甘草、白芍、北沙参、桔梗、杏仁等药物。

2. 适时祛邪

痰、瘀、毒为肺癌最重要的病理产物，在肺癌治疗的任何阶段，都应考虑祛除有形病理产物。临证时在扶正的基础上，如患者一般情况尚可，痰瘀毒之征明确，则可考虑加入攻伐之品及现代药理研究有抗癌作用的中药。化瘀多选用血府逐瘀汤加减，药用红花、桃仁、赤芍、川芎、三棱、莪术、路路通；化痰多用陈皮、半夏、胆南星、浙贝母、桔梗、射干、前胡等；解毒多选用现代药理有抗癌作用的中药，如白花蛇舌草、重楼、三叶青、半边莲、半枝莲、猫爪草、薏苡仁、龙葵等。

案例

夏某，男，71岁。

初诊（2023年8月7日）：主诉“发现肺癌5月余，化疗4月余”。现病史：患者5个多月前因声音嘶哑于当地医院就诊，查肺部CT提示：左下肺结节，左肺门及纵隔淋巴结肿大，两肺气肿。肺功能检查：中度混合性通气功能障碍。行气管镜及淋巴结穿刺活检，病理提示见少量腺癌细胞，肺穿刺活检病理提示肺腺癌，基因检测提示基因突变阴性，外科评估无手术指征。治以行卡铂400mg+培美曲塞800mg化疗6次。现患者自觉乏力，偶有气短，动则明显，少许咳嗽，痰白量少，无胸痛咯血等。胃纳欠佳，夜寐安，便秘，小便正常。唇甲略紫，舌暗淡胖，苔白，脉涩而无力。

西医诊断：肺恶性肿瘤（腺癌），慢性阻塞性肺疾病。中医诊断：肺癌，证属肺脾气虚、痰瘀互结证。治以益气健脾，活血化痰，攻邪散结。

处方：党参30g，茯苓12g，黄芪20g，白术12g，炒防风6g，薏苡仁30g，当归12g，川芎9g，炙甘草9g，焦六曲12g，炒陈皮10g，姜半夏9g，桔梗10g，前胡9g，猫爪草15g，三叶青6g，龙葵10g，红枣30g。14剂，水煎服，每日服1剂。

二诊：患者咳嗽咳痰好转，活动耐力较前提升，原方去桔梗、前胡，续服14剂，患者诸症均有好转。后续仍以上述处方加减治疗。

三、科研探索

（一）临床研究

1. 慢阻肺防治的临床研究与推广应用

我们首先针对浙江省中医药管理局发布的慢阻肺中西医结合诊疗规范开展了临床研究，分析了慢阻肺急性加重期中医证型分布规律与证型相关指标特点，并进行了中西医结合治疗的疗效与安全性评价。我们选取痰热郁肺型慢阻肺急性加重期患者，采用桑白皮汤联合西医常规治疗，结果显示中西医结合治疗可以更好地改善患者的临床症状，提高治疗总有效率，改善肺功能用力肺活量（FVC），降低BODE指数，改善生存预后，且无不良反应。

团队通过随机双盲临床研究评估了温肾益气颗粒对慢阻肺稳定期治疗的近期和远期疗效。结果发现，温肾益气颗粒联合西药治疗可明显缓解慢阻肺稳定期患者咳、痰、喘的临床症状，疗效优于单纯西药治疗；同时可以明显改善患者运动能力、提高运动耐量、减少急性加重次数、降低慢性阻塞性肺疾病评估测试（CAT）评分指数；肺功能指标方面，温肾益气颗粒联合西药治疗可明显提高肺功能深吸气量（IC），优于单纯西药治疗。

为了进一步扩大研究范围，为中医药辅助治疗慢阻肺稳定期患者提供高级别循证证据，并在临床推广应用，研究团队联合浙江省内7家三甲医院开展了多中心随机对照研究，对照组按照GOLD指南推荐方案给予西药治疗，试验组在西药治疗基础上联合辨证中药口服，同时辅以冬病夏治穴位敷贴、冬令膏方口服治疗，研究结果：①中医药干预方案联合西药治疗在改善慢阻肺患者咳嗽、咳痰、喘息、气急等临床症状方面要明显优于单纯西药治疗。②中医药干预方案联合西药治疗能明显改善患者运动能力，提高运动耐量，减少急性加重次数，降低CAT评分，从而明显提高患者生活质量，且疗效优于单纯西药治疗。③中医药干预方案联合西药治疗对肺功能一秒用力呼气容积（FEV_1）、用力肺活量（FVC）、一秒用力呼气容积占用力肺活量比值（FEV_1/FVC）、峰值呼气流速（PEF）等各项肺功能指标改善作用不明显；但对于慢阻肺早期患者，中医药干预能延缓其肺功能的下降程度。④中医药干预方案联合西药治疗慢阻肺疗效确切，无明显严重不良反应，安全性良好。

2. 芪冬活血饮治疗急性肺损伤的临床疗效评估

研究团队通过随机对照的前瞻性临床研究评估芪冬活血饮治疗重症肺炎导致的ALI的临床疗效。研究结果发现，芪冬活血饮联合西医综合治疗能明显改善重症肺炎导致的ALI患者的中医临床症状，降低CRP水平，疗效优于单纯西医治疗；在改善SOFA评分、APACHE Ⅱ

评分、Murray 评分方面与单纯西医治疗相比差异无统计学意义（$P > 0.05$）。芪冬活血饮联合西医综合治疗重症肺炎导致的 ALI 安全性良好，未发现不良反应。

3. 芍药甘草汤拓展应用的临床研究

团队开展了芍药甘草汤用于感染后咳嗽的治疗，通过前瞻性随机对照研究评价芍药甘草汤治疗感染后咳嗽的临床疗效。结果显示，芍药甘草汤联合西药治疗可以明显改善患者咳嗽、咳痰及咽痒等症状，疗效优于单纯中药或单纯西药治疗，证明芍药甘草汤联合西药治疗能加快感染后咳嗽症状缓解，从而缩短病程。

（二）基础研究

1.“肺与大肠相表里”理论的物质基础研究

基于中医学“肺与大肠相表里”的理论，团队首次提出肺表面活性蛋白相关物质 A（SP-A）在肺与大肠组织中的含量变化有着密切的相关性。我们开展了相应研究，研究首先通过建立急性肺损伤（ALI）大鼠模型，动态观测 ALI 前后大鼠肺、大肠、小肠、皮肤、肝组织及支气管肺泡灌洗液（BALF）、血清中 SP-A 含量的变化。结果证实 ALI 发生时，SP-A 在肺和大肠组织中的表达变化相关性最密切，且成正相关性。随后我们又通过建立急性肠损伤（AII）大鼠模型，动态观测 AII 前后大鼠肺和大肠等组织中 SP-A 含量的变化，同样发现 AII 大鼠大肠和肺组织中 SP-A 表达的变化相关性最密切。同时，研究采用芪冬活血饮和大黄汤对 ALI 大鼠进行干预，发现 SP-A 在肺、大肠组织中的表达及在 BALF、血清中的含量均呈现不同程度的升高；进一步研究发现肺肠同治对于 ALI 的治疗疗效具有协同作用，优于单纯治肺或单纯治肠。相关性分析结果提示 ALI 治疗过程中 SP-A 的表达同样具有器官特异性，在肺和大肠组织中表达的相关性最密切。以上关于“肺与大肠相表里”的理论研究，多方位探究了中医理论的物质基础，为中医经典理论的现代发展应用提供了实验依据。

2. 芪冬活血饮抑制急性肺损伤炎症的机制研究

团队从动物水平和细胞水平，通过信号通路阻断技术、基因沉默、细胞因子定量芯片等方法对 ALI 复杂的炎症网络进行分析和挖掘，对芪冬活血饮治疗 ALI 的作用机制进行了深入研究。

（1）在动物实验中证实芪冬活血饮可显著减少 ALI 小鼠血清和 BALF 中促炎因子肿瘤坏死因子 -α（TNF-α）、白介素 -1β（IL-1β）、白介素 -6（IL-6）的表达，增加抗炎因子白介素 10（IL-10）的表达，也验证了芪冬活血饮可以抑制肺泡小窝蛋白 -1（Cav-1）、Toll 样受体 4（TLR4）、核转录因子（NF-κB）p65 通路的表达；在巨噬细胞水平上，芪冬活血饮药物血清对 Cav-1、TLR4、NF-κB p65 通路，以及下游炎症因子 TNF-α、IL-6、IL-1β 具有较好的阻断抑制作用。

（2）选人肺微血管内皮细胞（HPMEC）作为研究对象，同样我们发现了芪冬活血饮药物血清在细胞水平的抗炎作用。研究证实芪冬活血饮可减轻 ALI 的炎症反应，其机制可能与抑制 Cav-1 表达，调控 Cav-1 连接的信号通路 TLR4/MYD88/p38MAPK，纠正促炎细胞因子与抗炎细胞因子的表达失衡有关。

（3）肺泡上皮细胞和肺血管内皮细胞是发生肺水肿的主要细胞，而位于细胞膜上的钠离子通道（epithelial sodium channel，ENaC-α）和水通道蛋白（aquaporin，AQP-1）是ALI肺水肿时肺泡钠水转运的关键位点。团队从动物水平证实芪冬活血饮能减轻ALI小鼠TNF-α、IL-1β、IL-6的释放，恢复ENaC-α和AQP-1的功能，恢复肺泡的钠水转运功能。细胞水平以肺泡上皮细胞A549和巨噬细胞为研究对象，明确芪冬活血饮对抗炎反应的效果，确定芪冬活血饮能改善ENaC-α和AQP-1的表达和释放，其分子机制是芪冬活血饮能抑制炎症引起的miR-155的表达，从而解除miR-155对细胞因子信号传导抑制蛋白（suppressors of cytokine signaling-1，SOCS1）的靶向抑制，该通路是通过抑制ASK1-JNK/p38MAPK磷酸化而实现的。通过上述研究，研究团队明确芪冬活血饮能够抑制ALI时炎症因子的分泌，通过抑制ASK1-JNK/p38MAPK通路减少miR-155的释放，解除对SOCS1的抑制，恢复肺泡钠水转运从而减轻ALI肺水肿的发生。

3. 芪冬活血饮治疗急性肺损伤的中药单体筛选

芪冬活血饮由黄芪、麦冬、当归、虎杖、大黄组成。为了明确芪冬活血饮治疗ALI的主要有效成分，研究团队针对主要的单体，对其抗炎机制逐一进行研究。我们初步探索发现了中药单体白藜芦醇、大黄素、蒿本内酯、黄芪多糖干预ALI大鼠后的肺间质内炎症细胞浸润、肺间质水肿、肺泡壁增厚、肺泡腔破坏等一系列病理改变可得到改善。蒿本内酯可以降低ALI大鼠BALF中的总细胞数、中性粒细胞比值、总蛋白含量，以及促炎因子TNF-α和IL-1β含量。黄芪多糖可以降低ALI大鼠BALF中总蛋白及TNF-α含量。

白藜芦醇可显著降低ALI大鼠血清和BALF中的高迁移率族蛋白（HMGB1）的释放，降低肺泡巨噬细胞中HMGB1 mRNA的表达，并且能抑制HMGB1从细胞核转位至胞浆，减轻炎症反应。同时发现白藜芦醇能明显抑制TNF-α、IL-6、CXC趋化因子配体10（CXCL 10）、可溶性细胞间黏附分子（sICAM）、诱导型一氧化氮合酶（iNOS）mRNA的表达，并呈浓度依赖性，说明白藜芦醇具有良好的体外抗炎活性，这与其阻断NF-κB、p38MAPK、STAT1/STAT3信号通路的激活从而抑制巨噬细胞活化有关。

大黄素能抑制ALI大鼠炎症因子TNF-α、IL-1β、IL-6的表达和释放，具有较好的抗炎效果。研究显示其抗炎作用机制为降低NF-κB p65磷酸化，抑制NF-κB p65转位至核内。

4. 温肾益气颗粒防治慢阻肺气道重构的机制研究

温肾益气颗粒系浙江省中医院名中医徐志瑛教授经验方，该方由黄芪、菟丝子、紫石英、重楼、莪术组成，具有温肾益气、清热活血的功效。研究结果发现，温肾益气颗粒能够减轻慢阻肺大鼠气道炎症细胞的浸润，减轻肺泡破坏，抑制小气道管壁胶原沉积，降低小气道中血管内皮细胞生长因子（VEGF）及其受体2（KDR）蛋白的表达，减少肺组织中VEGF mRNA及KDR mRNA的表达，从而证明温肾益气颗粒具有减轻气道重构的作用。进一步研究证实，温肾益气颗粒可以减少支气管增殖细胞核抗原（PCNA）、基质金属蛋白酶-9

（MMP-9）、NF-κB 蛋白的表达，同时抑制 PI3K/AKT/mTOR 信号通路的激活；温肾益气颗粒含药血清可以抑制香烟提取物（CSE）刺激后气道平滑肌细胞（ASMCs）的增殖，抑制因 CSE 刺激而激活的 PI3K/AKT/mTOR 信号通路，降低 PCNA 的表达；进一步从动物和细胞层面阐明了温肾益气颗粒治疗慢阻肺气道重构的机制。

5. 保肺定喘汤防治慢阻肺血管重构的机制研究

保肺定喘汤为浙江省中医院名老中医王会仍教授的经验方，该方由党参、黄芪、丹参、当归、熟地黄、麦冬、广地龙、淫羊藿、桔梗、甘草等组成，具有益气活血、行滞通络之功效。研究结果显示，保肺定喘汤可以明显减轻慢阻肺大鼠肺血管重构病理形态学变化，表现为肺小动脉管壁变薄，管腔变大，管壁内胶原纤维表达减少的情况；同时能够减少血清 IL-6 含量，抑制 JAK/STAT 信号通路磷酸化，减少肺血管组织中 VEGF、PCNA 的表达。在细胞实验中以肺动脉平滑肌细胞（PASMCs）为研究靶细胞，发现保肺定喘汤含药血清能够抑制 CSE 刺激下 PASMCs 的增殖，可以抑制由于 CSE 刺激而激活的 JAK/STAT 信号通路，降低 PCNA 的表达。研究从动物和细胞层面阐明了保肺定喘汤干预慢阻肺肺血管重构的作用机制。

6. 芍药甘草汤治疗支气管哮喘的机制研究

研究团队观察芍药甘草汤干预组胺所致豚鼠支气管收缩和卵白蛋白诱发的豚鼠哮喘模型，结果发现芍药甘草汤能显著延长豚鼠引喘潜伏期和抑制豚鼠颅骨骨膜肥大细胞脱颗粒，证实芍药甘草汤具有平喘和抗过敏作用。我们继续通过建立大鼠卵蛋白哮喘模型，发现芍药甘草汤可显著抑制哮喘大鼠肺组织中信号传导转录激活因子 6（STAT6）的表达，降低血清中炎症因子 IL-13、IL-4 含量，上调抗炎因子 IFN-γ 含量，降低哮喘大鼠 BALF 中的白细胞计数及嗜酸性粒细胞计数；调节哮喘大鼠 Treg/Th17 比例失调及其相关细胞因子的表达，其中促炎因子 IL-2、IL-6 含量降低，抗炎因子 IL-10 含量升高；进一步在细胞层面观察到芍药甘草汤含药血清可抑制哮喘大鼠 T 淋巴细胞生长并促进其凋亡，降低 T 淋巴细胞 p-Akt 磷酸化水平。团队不仅证实芍药甘草汤抗炎、抗过敏、平喘的作用机制，同时发现芍药甘草汤可明显降低哮喘大鼠血清及肺组织中 MMP-9 及金属蛋白酶组织抑制剂 -1（TIMP-1）水平，从而抑制气道重塑。

四、结语

回望 40 余载的临床、科研、教学工作，我一直致力于中医呼吸病学的基础理论与临床研究，坚持以中医理论为指导，运用中医思维，在继承传统的基础上，吸收西医学先进技术和方法，发挥中医特色，突出中医优势。这一路上有幸得到前辈、老师的教导与支持，中医代代薪火相传，从学生成为老师，努力为培养优秀后学尽自己的绵薄之力。

当今社会，医学知识的更新非常迅速，西医占据了医学界的主流，而中医看似繁荣兴旺，实则良莠不齐，缺乏真正优秀的中医人才，更有甚者打着中医的名号招摇撞骗，严重损害了中医的名誉，对于中医的传承发展十分不利。在这种情况下，我们新一代中医人要转变思维方式，不要神话中医，也不要自惭形秽，不仅要熟读经典，夯实中医基础，还要时刻关注并掌握自己专业的医学最新进展，紧跟医学前沿。

（蔡宛如）

中华中医药学会肺系病分会大事记

2011 年 12 月 中华中医药学会肺系病分会成立暨全国中医肺系病第十五次学术交流大会于北京召开。中华中医药学会肺系病分会成立，选举张洪春担任主任委员，晁恩祥担任名誉主任委员。

2012 年 12 月 全国中医肺系病第十六次学术交流会于河南郑州召开。

2013 年 6 月 《支气管哮喘中医诊疗专家共识（2012）》发布。

2013 年 9 月 晁恩祥教授学术思想研讨会于山东烟台召开。

2013 年 9 月 全国中医肺系病第十七次学术交流会于山东烟台召开。

2013 年 11 月 流感中医药防治学术论坛于北京召开。

2014 年 12 月 全国中医肺系病第十八次学术交流大会暨青年委员会成立会议于安徽合肥召开。会议选举了产生肺系病分会第一届青年委员会，张洪春兼任主任委员。

2015 年 10 月 全国中医肺系病第十九次学术交流会暨 2015 年浙江省中医药学会呼吸病分会学术年会于浙江杭州召开。

2015 年 12 月 国医大师洪广祥学术思想研讨会暨肺系病论坛于江西南昌召开。

2016 年 6 月 《普通感冒中医诊疗指南（2015 版）》发布。

2016 年 6 月 《急性气管－支气管炎中医诊疗指南（2015 版）》发布。

2016 年 12 月 中华中医药学会肺系病分会换届暨全国中医肺系病第二十次学术交流会于北京召开。会议产生了肺系病分会第二届委员会，选举张洪春担任主任委员。

2017 年 1 月 《支气管哮喘中医证候诊断标准（2016 版）》发布。

2017 年 7 月 《肺系病常用经典名方的专家共识》发布。

2017 年 10 月 全国中医肺系病第二十一次学术交流会暨咳喘和中医康复高峰论坛于江苏南京召开。

2018 年 9 月 全国中医肺系病第二十二次学术交流会于甘肃兰州召开。

2019 年 3 月 《社区获得性肺炎中医诊疗指南（2018 修订版）》发布。

2019 年 10 月 全国中医肺系病第二十三次学术会于湖北武汉召开。

2020 年 6 月 《中医内科病证诊断疗效标准・哮病（修订版）》发布。

2020 年 8 月 全国中医肺系病第二十四次交流会于贵州贵阳召开。

2020 年 8 月 《支气管扩张症中医证候诊断标准（2019 版）》发布。

2020 年 10 月 《特发性肺纤维化中医证候诊断标准（2019 版）》发布。

2021 年 3 月 《新型冠状病毒肺炎中医证候诊断标准（试行）》发布。

2021 年 3 月 《中医药单用 / 联合抗生素治疗社区获得性肺炎临床实践指南》发布。

2021 年 5 月 中医药专家走基层暨革命老区送学术送医疗活动走进贵州遵义市。

2021 年 9 月 《咳嗽中医诊疗专家共识意见（2021）》发布。

2022 年 1 月 《慢性阻塞性肺疾病中医肺康复临床应用指南》发布。

2022 年 2 月 《急性气管 – 支气管炎中医诊疗指南》发布。

2023 年 4 月 全国中医肺系病第二十五次学术交流会，暨肺系病分会换届选举会议于北京召开。会议产生了肺系病分会第三届委员会，选举王成祥担任主任委员，张洪春担任名誉主任委员。

2023 年 11 月 “中医药专家赴革命老区送学术送医疗”活动在河南南阳举行。

2024 年 3 月 全国中医肺系病第二十六次学术交流会于浙江杭州召开。

2024 年 8 月 “中医药专家走基层暨边疆地区送医疗”活动走进新疆喀什。

2024 年 8 月 “中医药专家赴革命老区送学术送医疗暨肺系病分会党建活动”在河北易县举办。

2024 年 11 月 《中国慢性阻塞性肺疾病急性加重中西医诊治专家共识（2021）》发布。